Checkliste Dobutamin-Streßechokardiographie

Pharmakologische Streßechokardiographie mit Dobutamin: Vorbereitende Maßnahmen und Kontraindikationen

Vorbereitende Maßnahmen	Kontraindikationen
▸ Indikation und Kontraindikationen überprüfen ▸ Patienten-Aufklärung mindestens 24 h vor der Untersuchung ▸ Klärung der Medikamenten-Einnahme vor der Untersuchung (Untersuchung mit oder ohne antianginöse Medikation) ▸ Dobutamin-Dosierungen aus der Dosierungstabelle nach Körpergewicht entnehmen und in das Untersuchungsprotokoll eintragen ▸ Abfrage über • Einhaltung der Nahrungskarenz über 4 h • Medikamenten-Pause ▸ Überprüfung der • Durchgängigkeit des Venenzuganges • Bereithaltung der Antidotmedikamente (Betablocker z. B. Esmolol, Propanolol) • Notfallausrüstung • PC-Speicherkapazität • Qualität des EKG-Triggersignals ▸ Registrierung von • Ruhe-EKG und Blutdruck	▸ Akuter Myokardinfarkt (< 3 Tage) ▸ Instabile Angina pectoris ▸ Maligne ventrikuläre Herzrhythmusstörungen ▸ Obstruktion des linksventrikulären Ausflußtraktes (hypertroph obstruktive Kardiomyopathie, Aortenstenose) (relativ) ▸ Schwergradige arterielle Hypertonie (relativ) ▸ Bei Atropin-Addition (Relative Kontraindikation): • Glaukom • Prostata-Hypertrophie

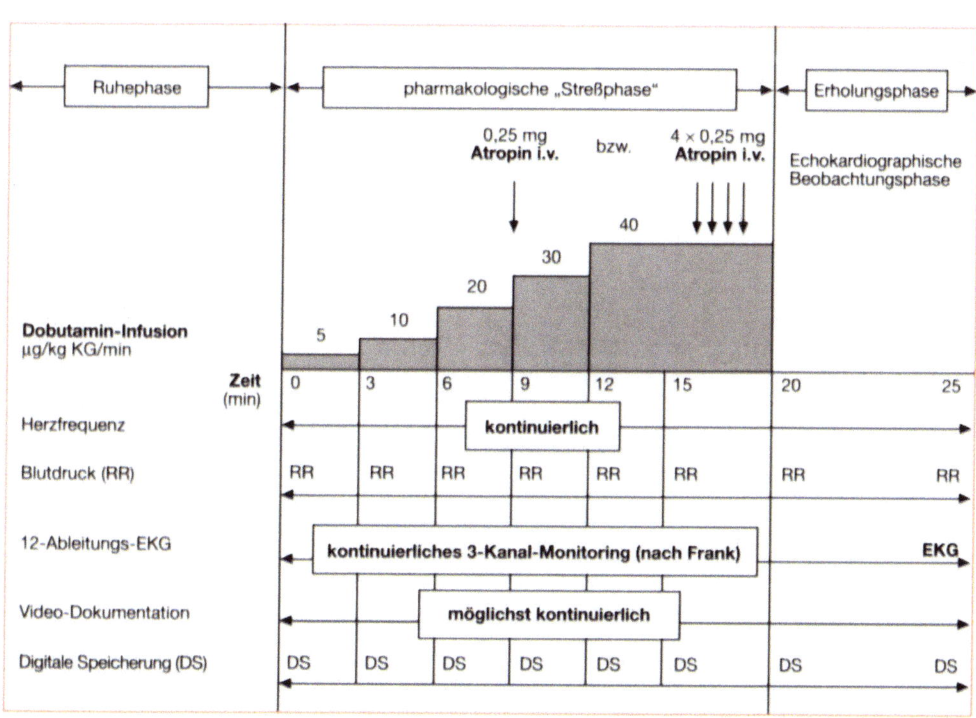

Schematische Darstellung der Untersuchungsabläufe der Dobutamin-Streßchokardiographie

Dosierungstabelle für die Infusionspumpe bei der Dobutamin-Streßechokardiographie

Dobutamin	5	10	20	30	40 µg/kg KG/min
Körpergewicht	**umgerechnet in ml/h für die Applikation mit der Infusionspumpe***				
kg	**ml/h**	**ml/h**	**ml/h**	**ml/h**	**ml/h**
50– 51	15	30	60	90	120
52– 54	16	32	64	96	128
55– 58	17	34	68	102	136
59– 61	18	36	72	108	144
62– 64	19	38	76	114	152
65– 68	20	40	80	120	160
69– 71	21	42	84	126	168
72– 74	22	44	88	132	176
75– 78	23	46	92	138	184
79– 81	24	48	96	144	192
82– 84	25	50	100	150	200
85– 88	26	52	104	156	208
89– 91	27	54	108	162	216
92– 94	28	56	112	168	224
95– 98	29	58	116	174	232
99–100	30	60	120	180	240

* Dobutamin-Gabe über Infusionspumpe (250 ml = 250 mg; 1 ml = 1000 µg Dobutamin)

Dosierungstabelle für die Perfusor-Applikation bei der Dobutamin-Streßechokardiographie

Dobutamin	5	10	20	30	40 µg/kg KG/min
Körpergewicht	**umgerechnet in ml/h für die Perfusor-Applikation ***				
kg	**ml/h**	**ml/h**	**ml/h**	**ml/h**	**ml/h**
50	3,0	6,0	12,0	18,0	24,0
51–52	3,1	6,2	12,4	18,6	24,8
53–54	3,2	6,4	12,8	19,2	25,6
55	3,3	6,6	13,2	19,8	26,4
56–57	3,4	6,8	13,6	20,4	27,2
58–59	3,5	7,0	14,0	21,0	28,0
60	3,6	7,2	14,4	21,6	28,8
61–62	3,7	7,4	14,8	22,2	29,6
63–64	3,8	7,6	15,2	22,8	30,4
65	3,9	7,8	15,6	23,4	31,2
66–67	4,0	8,0	16,0	24,0	32,0
68–69	4,1	8,2	16,4	24,6	32,8
70	4,2	8,4	16,8	25,2	33,6
71–72	4,3	8,6	17,2	25,8	34,4
73–74	4,4	8,8	17,6	26,4	35,2
75	4,5	9,0	18,0	27,0	36,0
76–77	4,6	9,2	18,4	27,6	36,8
78–79	4,7	9,4	18,8	28,2	37,6
80	4,8	9,6	19,2	28,8	38,4
81–82	4,9	9,8	19,6	29,4	39,2
83–84	5,0	10,0	20,0	30,0	40,0
85	5,1	10,2	20,4	30,6	40,8
86–87	5,2	10,4	20,8	31,2	41,6
88–89	5,3	10,6	21,2	31,8	42,4
90	5,4	10,8	21,6	32,4	43,2
91–92	5,5	11,0	22,0	33,0	44,0
93–94	5,6	11,2	22,4	33,6	44,8
95	5,7	11,4	22,8	34,2	45,6
96–97	5,8	11,6	23,2	34,8	46,4
98–99	5,9	11,8	23,6	35,4	47,2
100	6,0	12,0	24,0	36,0	48,0

* Dobutamin-Gabe über Perfusor (50 ml = 250 mg; 1 ml = 5000 µg Dobutamin)

Dobutamin-Streßechokardiographie: Ischämie- und Abbruchkriterien

Ischämie- und Abbruchkriterien

Zielherzfrequenz: 220 – Lebensalter · 0,85

- *Subjektive klinische Abbruchkriterien*
  - Allgemeine Intoleranz gegen Dobutamin im Sinne verstärkter Nebenwirkungen mit Palpitationen und Angstzuständen, Zittern, Übelkeit, Kopfschmerzen ...
  - Progrediente Angina pectoris
  - Progrediente Dyspnoe

- *Objektive klinische Abbruchkriterien*
  - Verstärkte Arrhythmien mit gehäuften Couplets und ventrikulären Salven sowie atrialen Tachykardien bis hin zum Auftreten von Vorhofflattern/-flimmern
  - Erregungsrückbildungsstörungen i. S. horizontaler ST-Streckensenkung über 0,2 mV oder progredienter ST-Streckenhebung >0,1 mV
  - Systolischer Blutdruckabfall >20 mmHg unter den Ausgangswert
  - Blutdruckanstieg mit systolischem Wert > 220 mmHg oder diastolischem Wert > 120 mmHg

- *Objektive methodenspezifische Abbruchkriterien*
  - Neu aufgetretene Wandbewegungsstörungen in mindestens zwei benachbarten Segmenten

Unter Beachtung der übrigen klinischen Abbruchkriterien ist allerdings eine Fortsetzung der Untersuchung trotz signifikanter ST-Streckensenkung möglich bei:

- einwandfreier Beurteilbarkeit aller Wandsegmente mit gutem Kontraktionsverhalten
- gleichbleibenden bis sich verkleinernden Ventrikelvolumina

Dobutamin-Streßechokardiographie: Nachsorgemaßnahmen

Nachsorgemaßnahmen

- *Unkomplizierter Untersuchungsablauf*
  - Klinische Überwachung für mindestens 30 Minuten
  - Asymptomatische Herzrhythmusstörungen = keine akute Therapie erforderlich (meist spontane Besserung bereits 5 min nach Beendigung der Dobutamin-Infusion)
  - Antidotgabe *(Betablocker i. v.)* bei symptomatischen tachykarden Herzrhythmusstörungen und Ischämiereaktionen
  - Blutdruckabfall ohne Wandbewegungsstörungen (= keine Ischämiereaktion), daher nur symptomatische Behandlung mit Beinhochlagerung, ggf. kurzzeitige Volumensubstitution
  - EKG- und Blutdruckkontrolle bis 5 min nach Abbruch der Untersuchung
  - Information des Patienten über weitere Verhaltensmaßregeln, z. B. über Wiederaufnahme der pausierten antianginösen Medikation und ggf. über den Streßechokardiographiebefund

- *Komplizierter Untersuchungsablauf*
  (z. B. protrahierte Ischämiereaktion bzw. Herzrhythmusstörungen)
  - Antidotgabe *(Betablocker i. v.)*, ggf. antianginöse Medikation und ergänzende Therapie z. B. Sauerstoff-Gabe, Volumensubstitution, elektrische Kardioversion bei Tachyarrhythmia absoluta infolge Vorhofflimmerns oder anhaltender Kammertachykardie mit Schocksymptomatik ...
  - Engmaschige EKG-, Blutdruck- und Echokardiographie-Kontrolle bis zum vollständigen Rückgang der Ischämiekriterien mit anschließender klinischer Überwachung des Patienten für mindestens 30 Minuten, ggf. weitere stationäre Beobachtung
  - 12-Kanal-EKG-Kontrolle vor Entlassung des Patienten
  - Information des Patienten über den streßechokardiographischen Befund und sein Verhalten bei erneuten Beschwerden
  - Information des nachbetreuenden Arztes über den streßechokardiographischen Befund und die getroffenen Maßnahmen

Checkliste Arbutamin-Streßechokardiographie

Arbutamin-Streßechokardiographie: Vorbereitende Maßnahmen und Kontraindikationen

Vorbereitende Maßnahmen	Kontraindikationen und Warnhinweise*
• Indikation überprüfen • Methodenspezifische Fragestellung präzisieren • Kontraindikationen für Testsubstanz und Antidotmedikation ausschließen • Aufklärung mindestens 24 h vor der Untersuchung • Notfallausrüstung einsatzbereit • Assistenzpersonal verfügbar • EKG-Triggersignal prüfen • Speicherplatz prüfen • Venenzugang stabil anlegen • Antidotmedikamente bereithalten Die gegenüber Dobutamin umfangreichere Liste an Kontraindikationen bzw. Warnhinweisen (markiert mit einem*) erklärt sich durch das für Arbutamin bereits abgeschlossene Zulassungsverfahren und bezieht sich auf die deutschen Fachinformationen (Gegenanzeigen) und die FDA-Zulassung (Kontraindikationen und Warnhinweise*).	• Akuter Myokardinfarkt (< 30 Tage)* • Instabile Angina pectoris* • Herzinsuffizienz NYHA III–IV • Anamnestisch dokumentierte persistierende supra- und ventrikuläre Herzrhythmusstörungen • Verlängertes QT-Intervall* • Hypertroph obstruktive Kardiomyopathie • Hämodynamisch signifikante Herzklappenfehler* • Hämodynamisch signifikante Ausflußbehinderung des LV* • Schwangerschaft und Stillzeit* • Signifikante Erregungsleitungsstörungen* • Aortenaneurysma* • Anamnestisch dokumentierte Apoplexie* • Unkontrollierte systemische arterielle Hypertonie* • Patienten mit Herzschrittmacher oder automatischem Kardioverter/Defibrillator • Dilatative Kardiomyopathie* • Z. n. Herztransplantation* • Engwinkelglaukom* • Hyperthyreose (unkontrolliert)* • Schweres Asthma bronchiale mit Sulfit-Überempfindlichkeit • Antiarrhythmika, Digoxin, Atropin, anticholinerge Substanzen, Alphablocker, trizyklische Antidepressiva, Ganglienblocker* • Hypokaliämie* • Hypomagnesiämie*

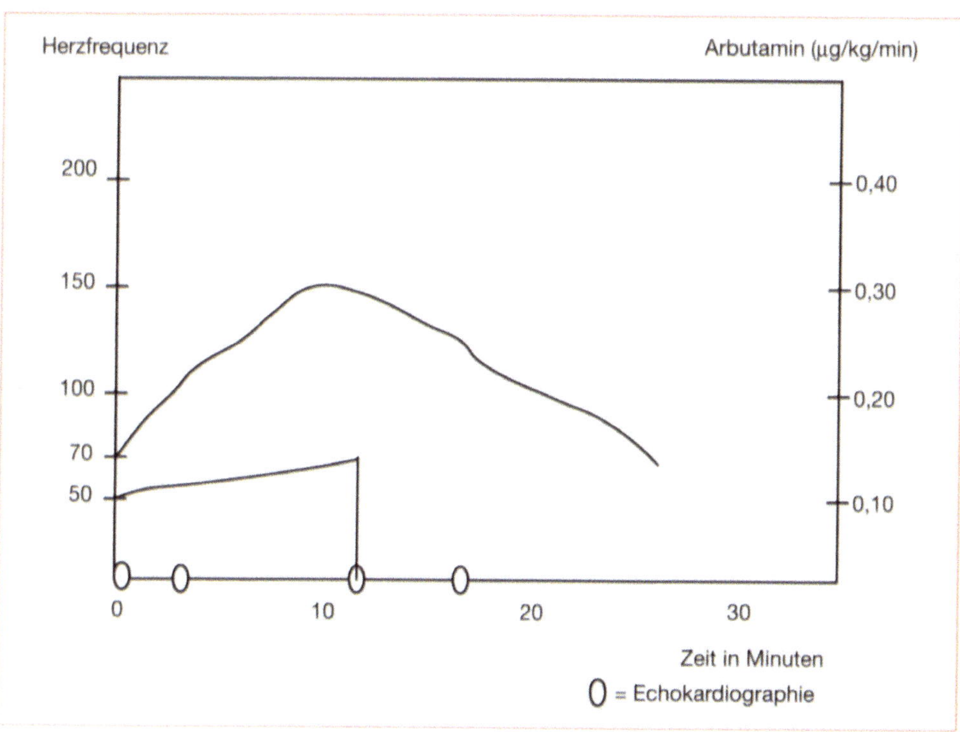

Idealtypischer Dosierungsverlauf bei der Arbutamin-Streßechokardiographie

Ischämie- und Abbruchkriterien

- *Subjektive klinische Abbruchkriterien*
  - Progredienter Schwindel
  - Progrediente Ataxie
  - Progrediente Angina pectoris
  - Progrediente Dyspnoe

- *Objektive klinische Abbruchkriterien*
  - Progrediente Arrhythmien (repetitive VES, Couplets etc.)
  - Progrediente Erregungsleitungsstörungen
  - Progrediente Erregungsrückbildungsstörungen (ST-Streckensenkung horizontal über 0,2 mV, ST-Streckenhebung progredient oder monophasisch
  - Progredienter Blutdruckabfall (um > 20 mmHg)
  - Progredienter übermäßiger Blutdruckanstieg

  - *Objektive methodenspezifische Abbruchkriterien in der Streßechokardiographie*
  - Neu auftretende Wandbewegungsstörungen in mindestens zwei benachbarten Segmenten nur unter Beachtung der klinischen Abbruchkriterien

- *GenEsa-System®-spezifische Abbruchkriterien*
  - Testspezifische End-Zielherzfrequenz
  - 10 µg/kg KG Arbutamin (max. Gesamtdosis)

Nachsorgemaßnahmen

- *Unkomplizierter Belastungsverlauf*
  - Klinische Überwachung für mindestens 30 Minuten
  - Antidotgabe (Betablocker i. v.) bei ausgelöster Ischämiereaktion,
    ggf. auch nach Abbruch wegen progredienter oder höhergradiger Herzrhythmusstörungen,
    ggf. nach Betablocker-Pause
  - EKG-, Herzfrequenz- und Blutdruckkontrolle bis zum Erreichen akzeptabler Herzfrequenz- und Blutdruckwerte sowie kontinuierliches echokardiographisches Monitoring bis zum völligen Rückgang klinischer, elektrokardiographischer und echokardiographischer Ischämiekriterien
  - Information des Patienten über weitere Verhaltensmaßregeln, z. B. über Wiederaufnahme der pausierten antianginösen Medikation und ggf. über den Streßechokardiographiebefund

- *Komplizierter Belastungsverlauf (z. B. positive protrahierte Ischämiereaktion, Komplikationen u. a.)*
  - Antianginöse Medikation und ergänzende Therapie
  - EKG-, Herzfrequenz- und Blutdruckkontrolle bis zum Erreichen akzeptabler Herzfrequenz- und Blutdruckwerte sowie kontinuierliches echokardiographisches Monitoring bis zum völligen Rückgang klinischer, elektrokardiographischer und echokardiographischer Ischämiekriterien (s. o.) mit anschließender klinischer Überwachung des Patienten für mindestens 30 Minuten
  - Standardisiertes 12-Kanal-EKG vor Entlassung des Patienten
  - Information des Patienten über den streßechokardiographischen Befund und sein Verhalten bei erneuten Beschwerden
  - Information des nachbetreuenden Arztes über den streßechokardiographischen Befund und die getroffenen Nachsorgemaßnahmen

Standardisierter Streßechokardiographie-Report und dokumentierte Qualitätssicherung

Streßechokardiographie – Auswertung und Befundung
Standardisierter Streßechokardiographie-Report und dokumentierte Qualitätssicherung

Patienten - Daten :
Name, Vorname:
Geburtsdatum:
Geschlecht: o männl. o weibl.
Identifikations-Nr.:
Gewicht: kg, Größe cm

Ziel-HF(220-LA)x0,85:
oder Patienten - Aufkleber

Klinische Daten und Vorbefunde:
Subjektive Beschwerden: o AP I II III o Dyspnoe I II III
Anamnest. Daten: o VWI o HWI o HOCM o AS o MS
o AI o AKE o MKE
Medikamente: o Nitrate o Ca-Antag. o Betablocker o pausiert

Objektive Vorbefunde: o Ruhe - EKG o LSB
o Ruhe-Echokardiographie:
o Thallium - SPECT: o normal o patholog. .... o bei ....Watt
o Herzkatheterbefund vom .... in ....
o LCA/LAD o PTCA
o RCX o PTCA
o RCA o PTCA
o AC (V)B:

Daten zur Dokumentation:
Untersuchungstermin:......................
Untersuchungs-Nr.:........................
Diagnose-Code:..............................
Dokumentation MOD ....
Video ....

Gewünschtes Streßechoverfahren:
o Dynamisch - ergometrisch
o Dobutamin o TEE
o Arbutamin o Pacing
o Dipyridamol o ....
o ....

Indikation und Kontraindiktionen geprüft, Patientenaufklärung adäquat durchgeführt:
Anfordernder Arzt: ....

Methodenspezifische und klinische Fragestellung:
Ausschluß oder Nachweis einer Ischämiereaktion
o KHK-Primärdiagnose (anamnestisch nicht bekannt)
o KHK (anamnestisch bekannt, siehe oben)
o Koronar - /Rezidiv-Stenose o LAD .... o RCX .... o RCA ....
o Ischämie - Schwelle o Ischämiefreie Belastbarkeit
o Funktionelle Fluß-, Gradienten-, Druck- und Volumendiagnostik
o LV - Funktion

Belastungs-(Streß-)parameter				Hämodynamik			Fluß-Gradienten-Druck-Vol.-P.				Klinische Parameter
µg / kg / min		mg/kg	Watt	RRsys	RR d	HF	mmHg/cm2	ΔP mean	Pmax	EF	
Arbutamin	Dobu	Dipyridamol	Ruhe								
	5		25								
			25								
			25								
			25								
			25								
0,1	10	0,56	50								
0,1			50								
bis			50								
0,8	20		50								
			75								
	Atrop.		75								
	30		100								
			100								
	Atrop.	0,28	125								
	40		125								
			150								
			150								
	Atrop.	Atrop.	175								
	Atrop.	Atrop.	175								
max	Atrop.	Atrop.	200								
10	Atrop.	Atrop.	200								
	Beta-	Amino-	E1								
	Blocker	phyllin	E2								
			E3								
			E4								

Formular zur standardisierten Auswertung, Befundung und Qualitätssicherung streßechokardiographischer Routine-Untersuchungen

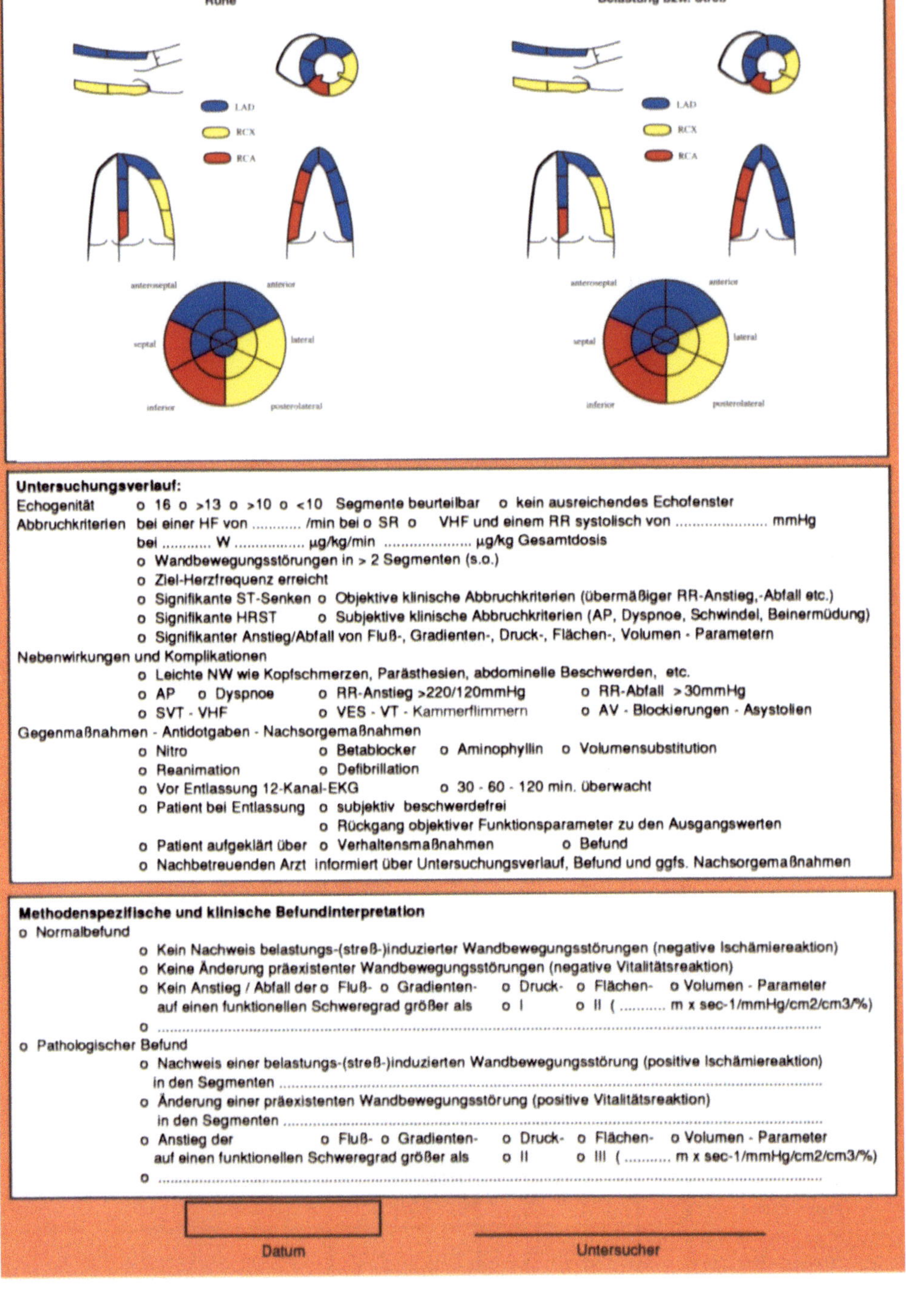

Wandbewegungsanalyse

Untersuchungsverlauf:

Echogenität o 16 o >13 o >10 o <10 Segmente beurteilbar o kein ausreichendes Echofenster

Abbruchkriterien bei einer HF von .... /min bei o SR o VHF und einem RR systolisch von .... mmHg

bei .... W .... µg/kg/min .... µg/kg Gesamtdosis

o Wandbewegungsstörungen in > 2 Segmenten (s.o.)

o Ziel-Herzfrequenz erreicht

o Signifikante ST-Senken o Objektive klinische Abbruchkriterien (übermäßiger RR-Anstieg,-Abfall etc.)

o Signifikante HRST o Subjektive klinische Abbruchkriterien (AP, Dyspnoe, Schwindel, Beinermüdung)

o Signifikanter Anstieg/Abfall von Fluß-, Gradienten-, Druck-, Flächen-, Volumen - Parametern

Nebenwirkungen und Komplikationen

o Leichte NW wie Kopfschmerzen, Parästhesien, abdominelle Beschwerden, etc.

o AP o Dyspnoe o RR-Anstieg >220/120mmHg o RR-Abfall >30mmHg

o SVT - VHF o VES - VT - Kammerflimmern o AV - Blockierungen - Asystolien

Gegenmaßnahmen - Antidotgaben - Nachsorgemaßnahmen

o Nitro o Betablocker o Aminophyllin o Volumensubstitution

o Reanimation o Defibrillation

o Vor Entlassung 12-Kanal-EKG o 30 - 60 - 120 min. überwacht

o Patient bei Entlassung o subjektiv beschwerdefrei

o Rückgang objektiver Funktionsparameter zu den Ausgangswerten

o Patient aufgeklärt über o Verhaltensmaßnahmen o Befund

o Nachbetreuenden Arzt informiert über Untersuchungsverlauf, Befund und ggfs. Nachsorgemaßnahmen

Methodenspezifische und klinische Befundinterpretation

o Normalbefund

o Kein Nachweis belastungs-(streß-)induzierter Wandbewegungsstörungen (negative Ischämiereaktion)

o Keine Änderung präexistenter Wandbewegungsstörungen (negative Vitalitätsreaktion)

o Kein Anstieg / Abfall der o Fluß- o Gradienten- o Druck- o Flächen- o Volumen - Parameter

auf einen funktionellen Schweregrad größer als o I o II (.......... m x sec-1/mmHg/cm2/cm3/%)

o ....

o Pathologischer Befund

o Nachweis einer belastungs-(streß-)induzierten Wandbewegungsstörung (positive Ischämiereaktion)

in den Segmenten ....

o Änderung einer präexistenten Wandbewegungsstörung (positive Vitalitätsreaktion)

in den Segmenten ....

o Anstieg der o Fluß- o Gradienten- o Druck- o Flächen- o Volumen - Parameter

auf einen funktionellen Schweregrad größer als o II o III (.......... m x sec-1/mmHg/cm2/cm3/%)

o ....

Datum

Untersucher

Checkliste Segmentenmodell

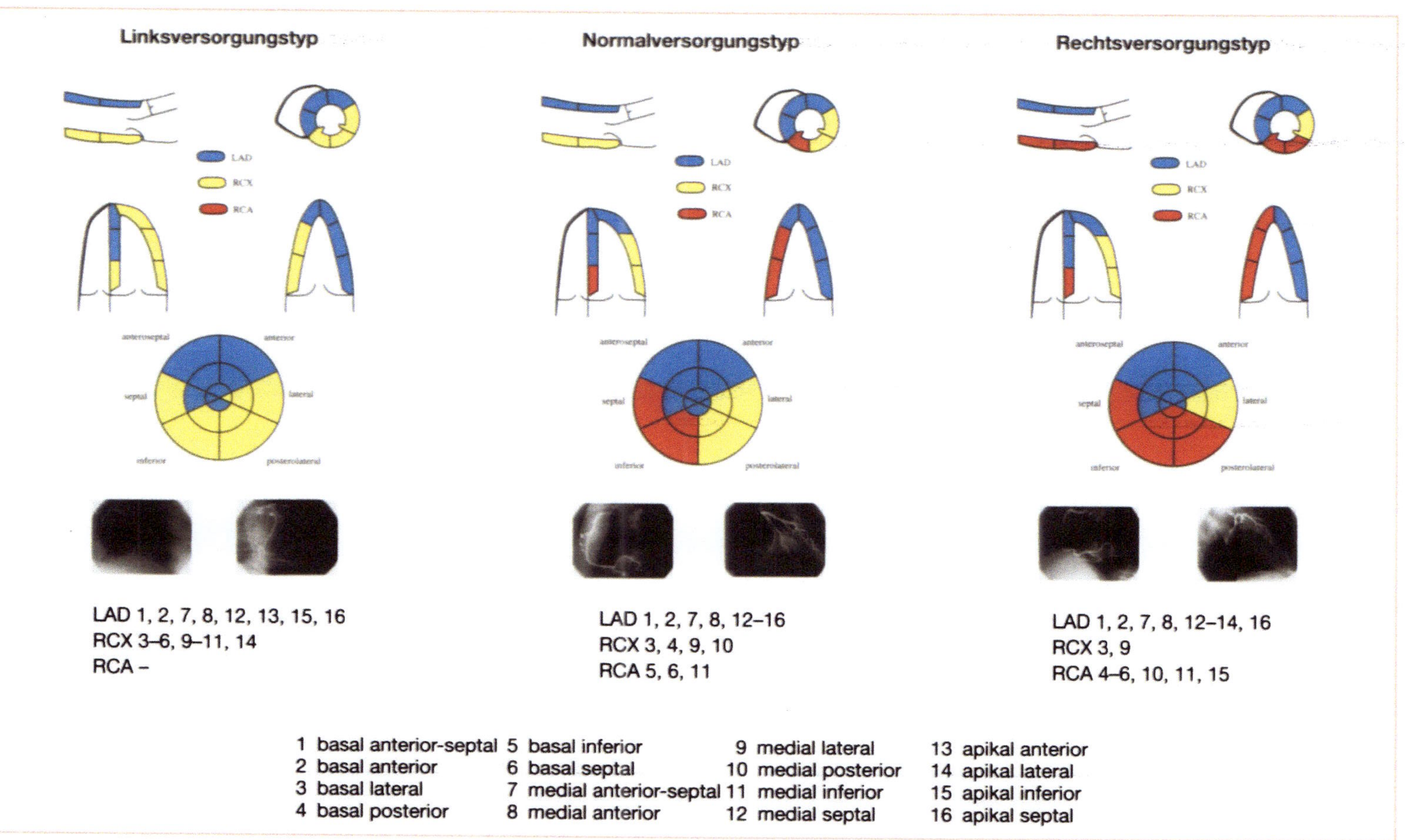

Zuordnung der echokardiographischen linksventrikulären Wandsegmente (16-Segmenten-Modell; nach 3) zu den versorgenden Koronararterien in Abhängigkeit vom Versorgungstyp (mit Beispielen). **a.** Ausgeglichener Versorgungstyp. **b.** Linksversorgungstyp. **c.** Rechtsversorgungstyp

Checkliste Dynamisch-ergometrische Streßechokardiographie

Dynamisch-ergometrische Belastungs-Echokardiographie: Vorbereitende Maßnahmen und Kontraindikationen

Vorbereitende Maßnahmen	Kontraindikationen
• Indikation überprüfen • Methodenspezifische Fragestellung präzisieren • Medikamenten-Pause abfragen • Aufklärung (mündliche oder schriftliche) • Notfallausrüstung einsatzbereit • Assistenzpersonal verfügbar • Sitzposition und Elektrodenanlage überprüfen • EKG-Triggersignal prüfen • Speicherplatz prüfen • Ruhe-EKG und -Blutdruck registrieren	• Akuter Myokardinfarkt (< 6 Tage) • Instabile Angina pectoris • Herzinsuffizienz NYHA III–IV • Potentiell lebensbedrohliche Herzrhythmusstörungen • Akute Peri-, Myo- oder Endokarditis • Bekanntes Hauptstamm-Äquivalent • Aortenstenose höheren Grades (relativ) • Schwere arterielle Hypertonie (> 200/120 mmHg) • Akute Lungenembolie oder -infarkt • Aktue Thrombophlebitis oder Phlebothrombose • Schwere allgemeine Erkrankungen • Hypertroph obstruktive Kardiomyopathie (relativ) • Schwere Stoffwechselstörung • Fehlende Motivation

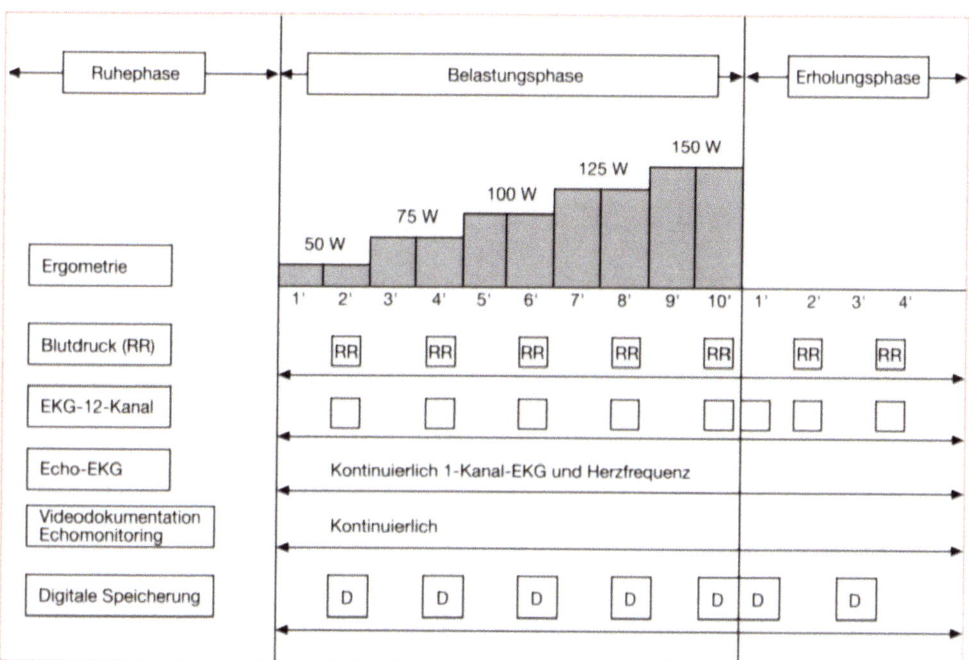

Schematischer Untersuchungsablauf einer dynamisch-ergometrischen Streßechokardiographie mit diagnostischem Belastungsprotokoll. Die Einstellung der Leistung bei Testbeginn, der Leistungssteigerung und Stufendauer sind individuell und indikationsspezifisch festzulegen.

Dynamisch-ergometrische Belastungsechokardiographie: Ischämie- und Abbruchkriterien

Ischämie- und Abbruchkriterien

- *Subjektive Abbruchkriterien in der Ergometrie*
  - Progredienter Schwindel
  - Progrediente Ataxie
  - Progrediente Angina pectoris
  - Progrediente Dyspnoe

- *Objektive Abbruchkriterien in der Ergometrie*
  - Progrediente Arrhythmien
  - Progrediente Erregungsleitungsstörungen
  - Progrediente Erregungsrückbildungsstörungen (ST-Streckensenkung horizontal über 0,2 mV, ST-Streckenhebung progredient oder monophasisch)
  - Progredienter Blutdruckabfall (unzureichender Blutdruckanstieg mit weniger als 10 mmHg pro Belastungsstufe)
  - Progredienter übermäßiger Blutdruckanstieg

- *Objektive methodenspezifische Abbruchkriterien in der Streßechokardiographie*
  - Neu auftretende Wandbewegungsstörungen in mindestens zwei benachbarten Segmenten unter Beobachtung der klinischen Abbruchkriterien, allerdings ist eine Fortsetzung der Belastung trotz signifikanter ST-Streckensenkung möglich bei:
    - einwandfreier Beurteilbarkeit aller Wandsegemente
    - gleichbleibenden bis sich verkleinernden Ventrikelvolumina
    - qualifiziertem Untersucher
    - eher nur in der Klinik

Dynamisch-ergometrische Belastungsechokardiographie: Nachsorgemaßnahmen

Nachsorgemaßnahmen

- *Unkomplizierter Belastungsverlauf*
  - EKG- und Blutdruckkontrolle bis 5 min nach Belastungsabbruch
  - Information des Patienten über weitere Verhaltensmaßregeln, z. B. über Wiederaufnahme der pausierten antianginösen Medikation und ggf. über den Streßechokardiographiebefund

- *Komplizierter Belastungsverlauf* (z. B. positive protrahierte Ischämiereaktion, Komplikationen u. a.)
  - Antianginöse Medikation und ergänzende Therapie
  - EKG- und Blutdruckkontrolle und kontinuierliches echokardiographisches Monitoring bis zum völligen Rückgang klinischer, elektrokardiographischer und echokardiographischer Ischämiekriterien (s. o.) mit anschließender klinischer Überwachung des Patienten für mindestens 30 Minuten
  - Standardisiertes 12-Kanal-EKG vor Entlassung des Patienten
  - Information des Patienten über den streßechokardiographischen Befund und sein Verhalten bei erneuten Beschwerden
  - Information des nachbetreuenden Arztes über den streßechokardiographischen Befund und die getroffenen Nachsorgemaßnahmen

Checkliste Dipyridamol-Streßechokardiographie

Pharmakologische Streßechokardiographie mit Dipyridamol: Vorbereitende Maßnahmen und Kontraindikationen

Vorbereitende Maßnahmen

- *Indikation und Kontraindikationen* überprüfen
- *Patienten-Aufklärung* mindestens 24 h vor der Untersuchung
- *Klärung der Medikamenten-Einnahme* vor der Untersuchung (Untersuchung mit oder ohne antianginöse Medikation)
- *Dipyridamol-Dosierungen* aus der Dosierungstabelle nach Körpergewicht entnehmen und in das Untersuchungsprotokoll eintragen
- *Abfrage über*
  - Einhaltung der Nahrungskarenz über 4 h
  - Einhaltung der Karenz von xanthinhaltigen Nahrungsmitteln bzw. Medikamenten über 12 h (Tee, Kaffee, Cola, Medikamente)
- *Überprüfung der*
  - Durchgängigkeit des Venenzuganges
  - Bereithaltung der Antidotmedikamente (Theophyllin)
  - Notfallausrüstung
  - PC-Speicherkapazität
  - Qualität des EKG-Triggersignals
- *Registrierung von*
  - Ruhe-EKG
  - Blutdruck

Kontraindikationen

- Akuter Myokardinfarkt (<3 Tage)
- Instabile Angina pectoris
- Höhergradige AV-Blockierungen
- Sick sinus-Syndrom
- WPW-Syndrom
- Arterielle Hypotonie
- Obstruktive Atemwegserkrankungen

- *Bei Atropin-Addition (Relative Kontraindikationen):*
  - Glaukom
  - Prostatahypertrophie

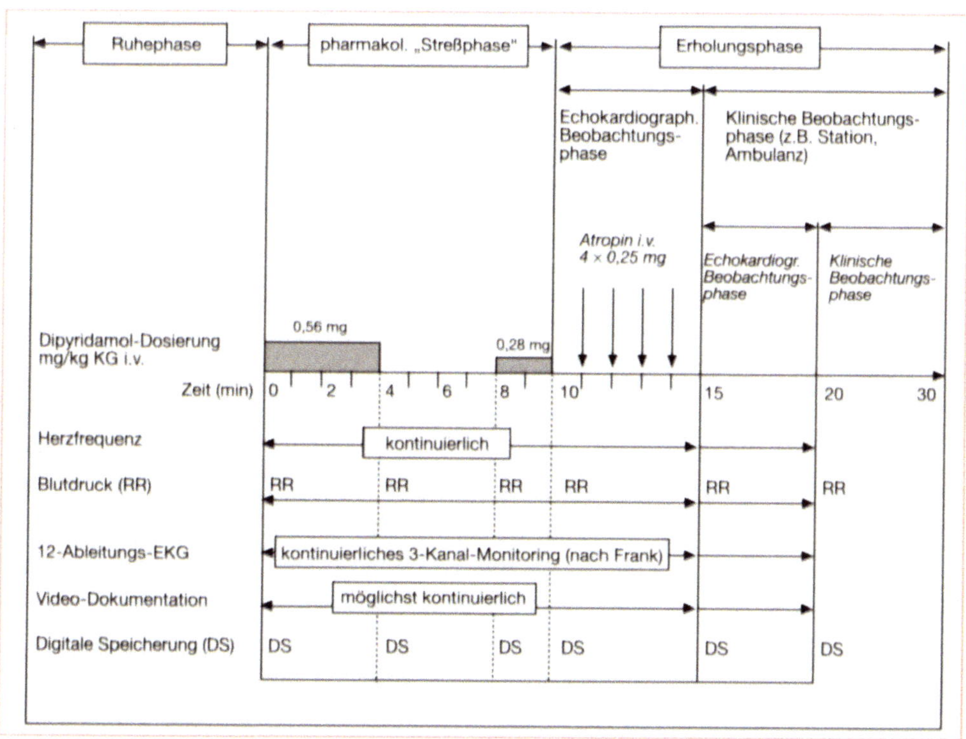

Schematische Untersuchungsabläufe der Dipyridamol-Streßechokardiographie

Dosierungstabelle für die Dipyridamol-Streßechokardiographie nach Körpergewicht

Dipyridamol					
Körpergewicht	**1. Dosis 0,56 mg/kg KG**	**2. Dosis 0,28 mg/kg KG**	**Körper-gewicht**	**1. Dosis 0,56 mg/kg KG**	**2. Dosis 0,28 mg/kg KG**
kg	**mg**	**mg**	**kg**	**mg**	**mg**
50	28	14	76–79	44	22
51–54	30	15	80–83	46	23
55–58	32	16	84–86	48	24
59–61	34	17	87–90	50	25
62–65	36	18	91–93	52	26
66–68	38	19	94–97	54	27
69–72	40	20	98–100	56	28
73–75	42	21			

Anmerkungen:
1 Ampulle Persantin (2 ml) = 10 mg Dipyridamol
Aus technischen Gründen werden die oben genannten Dosierungen so gewählt, daß sie für die Applikation besser vorbereitet werden können. Die sich dabei ergebenden Dosierungsdifferenzen bei den einzelnen Körpergewichten bis maximal + 2,16 mg und – 0,72 mg / gesamte Dosis / Patient können in Kauf genommen werden. Mit einer Beeinflussung des Testergebnisses ist bei den geringen Dosisverschiebungen nicht zu rechnen.

Dosierungstabelle für die Dipyridamol-Streßechokardiographie bei der Vorbereitung mit Perfusor oder Infusomat-Infusionspumpe

	Perfusor mit 200 ml/h-Leistung	**Infusomat-Infusionspumpe**
Körpergewicht	Dipyridamol in unverdünnter Lösung 1 ml = 5 mg Perfusor-Geschwindigkeit für **1. Dosis** in 4 Min / **2. Dosis** in 2 Min	Dipyridamol in verdünnter Lösung 1 ml = 2 mg Infusionsgeschwindigkeit für **1. Dosis** in 4 Min / **2. Dosis** in 2 Min
kg	**ml/h**	**ml/h**
50	84	210
51–54	90	225
55–58	96	240
59–61	102	255
62–65	108	270
66–68	114	285
69–72	120	300
73–75	126	315
76–79	132	330
80–83	138	345
84–86	144	360
87–90	150	375
91–93	156	390
94–97	162	405
98–100	168	420

Dipyridamol-Streßechokardiographie: Ischämie- und Abbruchkriterien

Ischämie- und Abbruchkriterien

▶ *Subjektive klinische Abbruchkriterien*

- Allgemeine Intoleranz gegen Dipyridamol im Sinne verstärkter Nebenwirkungen mit Übelkeit, Erbrechen, Kopfschmerzen, Schwindel
- Progrediente Angina pectoris
- Progrediente Dyspnoe

▶ *Objektive klinische Abbruchkriterien*

- Zunehmende bradykarde Herzrhythmusstörungen
- Höhergradige AV-Blockierungen, Asystolie
- Progrediente Erregungsrückbildungsstörungen (ST-Streckensenkung horizontal über 0,2 mV, ST-Streckenhebung progredient oder monophasisch)
- Progredienter Blutdruckabfall

▶ *Objektive methodenspezifische Abbruchkriterien*

- Neu auftretende Wandbewegungsstörungen in mindestens zwei benachbarten Segmenten

Unter Beachtung der übrigen klinischen Abbruchkriterien ist allerdings eine Fortsetzung der Untersuchung trotz signifikanter ST-Streckensenkungen möglich bei

- einwandfreier Beurteilbarkeit aller Wandsegmente mit gutem Kontraktionsverhalten
- gleichbleibenden bis sich verkleinernden Ventrikelvolumina

Dipyridamol-Streßechokardiographie: Nachsorgemaßnahmen

Nachsorgemaßnahmen

▶ *Unkomplizierter Untersuchungsablauf*

- Klinische Überwachung für mindestens 30 min
- Antidotgabe (Theophyllin i. v.) bei Dipyridamol-Unverträglichkeit und bei ausgelöster Ischämiereaktion, ggf. nach Abbruch wegen progredienter oder höhergradiger Herzrhythmusstörungen
- Pektanginöse Beschwerden nach vorausgegangener Theophyllin-Gabe (nicht wegen ausgelöster Ischämiereaktion) ➨ Verdacht auf koronare Vasospasmen; Therapie: Nitratmedikation
- EKG- und Blutdruckkontrolle bis 5 min nach Abbruch der Untersuchung
- Information des Patienten über weitere Verhaltensmaßregeln, z. B. über Wiederaufnahme der pausierten antianginösen Medikation und ggf. über den Streßechokardiographiebefund

▶ *Komplizierter Untersuchungsablauf z. B. protrahierte Ischämiereaktion, Komplikationen u. a.*

- Antidotgabe (Theophyllin i. v.), ggf. antianginöse Medikation und ergänzende Therapie
- Engmaschige EKG-, Blutdruck- und Echokardiographie-Kontrolle bis zum vollständigen Rückgang der Ischämiekriterien mit anschließender klinischer Überwachung des Patienten für mindestens 30 min
- Standardisiertes 12-Kanal-EKG vor Entlassung des Patienten
- Information des Patienten über den streßechokardiographischen Befund und sein Verhalten bei erneuten Beschwerden
- Information des nachbetreuenden Arztes über den streßechokardiographischen Befund und die getroffenen Nachsorgemaßnahmen

Haug ■ Streßechokardiographie

Günter Haug
Herausgeber

Streß-echokardiographie

Praktischer Leitfaden
für die Klinik und Praxis,
Rehabilitation, Sozialmedizin
und Sportmedizin

2., völlig neu bearbeitete Auflage

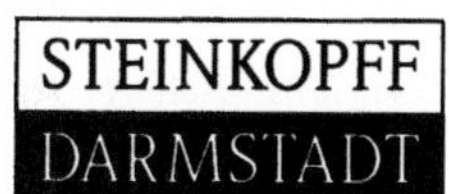

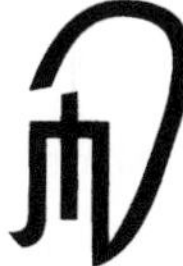

Anschrift des Herausgebers:
Dr. med. Günter Haug
Internist – Kardiologie – Sportmedizin
Rehabilitationswesen – Sozialmedizin
Leitender Arzt der
Rehabilitationsklinik Hochstaufen der BfA
– AHB-Klinik –
Herkommerstraße 2
83455 Bayerisch Gmain

Die Deutsche Bibliothek – CIP-Einheitsaufnahme

Streßechokardiographie: praktischer Leitfaden für die Klinik und Praxis, Rehabilitation, Sozialmedizin und Sportmedizin / Günter Haug, Hrsg. – 2., völlig neu bearb. Aufl. – Darmstadt: Steinkopff, 1998
ISBN 978-3-642-63819-0 ISBN 978-3-642-59002-3 (eBook)
DOI 10.1007/978-3-642-59002-3

Ursprünglich erschienen bei Dr. Dietrich Steinkopff Verlag 1998
Softcover reprint of the hardcover 2nd edition 1998
Verlagsredaktion: Sabine Ibkendanz – Herstellung: Heinz J. Schäfer
Umschlaggestaltung: Erich Kirchner, Heidelberg

Gesamtherstellung: Konkordia Druck GmbH, 77815 Bühl

Gedruckt auf säurefreiem Papier

Foreword to the 2nd edition

The second edition of the book "Stress Echocardiography" by Günter Haug is a vivid reflection of the new, dynamic role of ultrasound in coronary artery disease. Despite some sceptical cardiologists, only a few left indeed, stress echocardiography has gained a seat in the arena of noninvasive diagnostic techniques in clinical cardiology. This book, enriched by 15 new chapters which covers the gamut of clinical and physiopathological aspects of stress echocardiography, gets to the point with sound momentum.

It could well be that seen from Pisa, Rotterdam, London, Cleveland, Houston, Indianapolis, Rome, etc. (just to quote only some of the many sites where this technique has taken solid ground) a German book on stress echocardiography could have a "localistic or regional" flavor, as all the contributing authors are from the same country, a fact that might be seen as a "bias". Haug avoided this risk by involving as many as 26 centers with a proper mixing of academic temples, district hospitals, and rehabilitation units.

However, there is no doubt that Germany constitutes a positive example of the pathway that should accompany all the diagnostic methods when they are proven to be useful: the scientific community brings the evidence and proposes a few techniques, the clinical cardiologists validate which ones are the indications and, finally, the health system includes the new methodology within those that can be reimbursed.

More hard evidence of this reality is reflected by the number of stress echo tests performed in Germany in the last few years, with 26.000 in 1995 and 61.000 in 1996, as reported in the chapter on the survey. The merit of this diffusion goes, in great part, to the dedicated effort that HAUG and coauthors have also made to organize a German Working Group on Stress Echocardiography. This experience – which underscored the need for standards, guidelines, and recommendations in stress echocardiography – is not stranger to the decision of Günter HAUG to write a second edition of a successful book, adding new chapters and describing new modalities and new techniques, as well as new indications.

The diffusion of stress echocardiography into centers with heavy clinical workload was not only the dream of those who thought that stress echo was going to be successful in clinical practice but also a due step to overcome the critical threshold which makes the difference between a "research tool" and a "clinical tool".

This book informs us that a battle has already been won, up to the point that new generations of cardiologists cannot hide themselves anymore behind the gratification provided by the morphological richness of cardiac ultrasound but have to learn stress echocardiography as soon as they can.

With good luck!

Prof. Alessandro Distante, MD, FESC

Cardiovascular and Pneumology Department
Pisa University Medical School
Institute of Clinical Physiology
National Research Council – CNR
Via Paolo Savi, n. 8
I-56126 Pisa

Past-Chairman, Working Group of Echocardiography
European Society of Cardiology

Geleitwort zur 2. Auflage

Die 2. Auflage des Buches „Streßechokardiographie“ von G. Haug beschreibt höchst anschaulich die neue Rolle und die wachsende Bedeutung, die der kardiovaskuläre Ultraschall in der Diagnostik der koronaren Herzkrankheit spielt. Ungeachtet einiger skeptischer Kardiologen, und in der Tat sind nur einige wenige übriggeblieben, hat sich die Streßechokardiographie inzwischen einen festen Platz im Spektrum der nichtinvasiven funktionsdiagnostischen Techniken in der klinischen Kardiologie erobert. Das um 15 völlig neu geschriebene Beiträge erweiterte Buch deckt alle wesentlichen klinischen und pathophysiologischen Aspekte streßechokardiographischer Techniken ab und wird diesem Anspruch voll gerecht.

Aus der Sicht von Pisa, Rotterdam, London, Cleveland, Houston, Indianapolis, Rom usw., um nur einige der vielen Zentren zu nennen, an denen sich diese Technik fest etabliert hat, könnte einem ausschließlich von deutschen Autoren verfaßten Buch über die Streßechokardiographie ein Anflug von „Lokal- oder Regionalkolorit“ anhaften und als „Einseitigkeit in der Darstellung“ angesehen werden. G. Haug vermied diese Problematik durch die Beteiligung von nicht weniger als 26 Zentren in einer ausgewogenen Mischung aus akademischen Institutionen, Kreiskrankenhäusern bis hin zu Rehabilitationskliniken.

Zweifellos wird in Deutschland ein Weg beschritten, den alle diagnostischen Methoden mit nachgewiesenem Nutzen gehen sollten: Die Wissenschaft liefert den Nachweis ihrer diagnostischen Zuverlässigkeit und schlägt einige Methoden vor, die klinische Kardiologie erarbeitet die Indikationen, und das Gesundheitswesen schließlich nimmt die neue Methodik in den Leistungskatalog erstattungsfähiger Untersuchungsmethoden auf. Deutlich untermauert wird dies noch durch die in einem gesonderten Kapitel dargestellte steigende Zahl der in den letzten Jahren in Deutschland durchgeführten Streßechokardiographien, von 26.000 im Jahre 1995 auf über 61.000 im Jahre 1996.

Diese zunehmende Verbreitung ist zu einem großen Teil den unermüdlichen Bemühungen von G. Haug und den Mitautoren zu verdanken, eine deutsche Arbeitsgruppe „Streßechokardiographie“ zu organisieren. Die gewonnenen Erfahrungen belegten die Notwendigkeit von Standardisierungen, Richtlinien und Empfehlungen zur Streßechokardiographie und veranlaßten G. Haug dazu, das Buch in 2. Auflage herauszugeben, neue Kapitel hinzuzufügen, neue Vorgehensweisen und Techniken sowie neue Indikationen zu beschreiben.

Die Verbreitung der Streßechokardiographie auch in Zentren mit einer hohen klinischen Arbeitsbelastung war nicht nur der Traum derer, die an den erfolgreichen Einsatz im klinischen Alltag glaubten, sondern ein entscheidender Schritt, die kritische Schwelle von einer rein wissenschaftlichen zu einer klinischen Methode zu überschreiten.

Dieses Buch zeigt uns unmißverständlich, daß die Schlacht bereits insoweit gewonnen ist, als zukünftige Kardiologen-Generationen sich nicht mehr länger nur mit dem morphologischen Reichtum kardiovaskulärer Ultraschall-Bildgebung zufrieden geben können, sondern die Methode Streßechokardiographie so schnell wie möglich erlernen müssen.

In diesem Sinne viel Erfolg!

Prof. Dr. med. Alessandro Distante

Abteilung für Kardiologie und Pneumologie
Medizinische Hochschule der Universität Pisa
Institut für Klinische Physiologie
Nationales Forschungszentrum CNR
Via Paolo Savi, n. 8
I-56126 Pisa

Ex-Vorsitzender der Arbeitsgruppe Echokardiographie
der Europäischen Gesellschaft für Kardiologie

Vorwort zur 2. Auflage

Seit Erscheinen der 1. Auflage im Sommer 1994 erlebte die Streßechokardiographie in der Bundesrepublik Deutschland einen enormen Aufschwung. Verschiedene Gründe haben zu dieser Entwicklung beigetragen: Die zunehmende Zahl interventioneller Eingriffe verlangt nach einem nichtinvasiven Test zum objektiven Ischämie- und Vitalitätsnachweis, der die Limitationen des Belastungs-EKG überwindet. Kardiovaskuläre Ultraschalldiagnostik, insbesondere die funktionelle Ischämie- und Vitalitätsdiagnostik, neuerdings auch die Diagnostik hämodynamischer Fluß-, Gradienten-, Druck- und Volumenparameter, hat das funktionelle Denken in der modernen Kardiologie gefördert und wesentlich zur Akzeptanz dieser Methode beigetragen. Die Einbeziehung der Streßechokardiographie in die kassenärztliche Versorgung zu Beginn des Jahres 1996 hat diese Entwicklung stark beschleunigt. Schließlich erwies sich die Streßechokardiographie als geeignete Methode zur Patientenselektion für die invasive Diagnostik mit einer u. U. gesundheitsökonomisch interessanten Kosten-Nutzen-Relation.

Auf nationaler Ebene fand die zunehmende Bedeutung der Streßechokardiographie im Spektrum kardiologischer Funktionsdiagnostik u. a. ihren Niederschlag in der Einrichtung eines Arbeitskreises „Streßechokardiographie" innerhalb der Arbeitsgruppe „Kardiovaskulärer Ultraschall" der Deutschen Gesellschaft für Kardiologie. Dieser hat die Aufgabe, wissenschaftliche Projekte der Arbeitsgruppe auf diesem Gebiet zu fördern und zu koordinieren. Er führt auch eine jährliche Erhebung zur „Qualitätssicherung streßechokardiographischer Untersuchungen in Deutschland" unter Einschluß einer prospektiven Erhebung zu „Komplikationen und Nebenwirkungen" durch.

Auf europäischer Ebene erkannte die Europäische Union die zunehmende Bedeutung der Streßechokardiographie und verabschiedete eine „konzertierte Aktion" mit dem Ziel, Struktur-, Prozeß- und Ergebnisqualität streßechokardiographischer Untersuchungen unter Einschluß von Wirtschaftlichkeitsaspekten prospektiv zu evaluieren. Neben Italien steuert die Bundesrepublik Deutschland den mit Abstand größten Anteil an Streßechokardiographie-Untersuchungen in Europa bei.

In fachlicher Hinsicht schlägt sich die Bedeutung dieser neuen Methode ebenfalls nieder in den Empfehlungen des „European Board for the Specialty of Cardiology" zur Weiterbildung im Schwerpunkt Kardiologie, der in seinen Anforderungen an die Weiterbildung die selbständige Durchführung streßechokardiographischer Untersuchungen aufgenommen hat und empfiehlt, diese in die nationalen Weiterbildungsordnungen zu integrieren.

Die 2. Auflage dieses Buches möchte diesen Entwicklungen Rechnung tragen. Größte Aufmerksamkeit wurde darauf verwandt, den bewährten Charakter des Buches als praxisorientierter Leitfaden beizubehalten. Herausgeber und 27 Mitautoren aus allen Anwendungsgebieten – akutkardiologische und herzchirurgische Kliniken großer Krankenhäuser und universitärer Zentren, kardiologische Fachpraxen und Rehabilitationskliniken – haben sich bemüht, in flüssig lesbarer und, so hoffen wir, gut verständlicher Form, Theorie und Praxis bewährter Routinetechniken und neuester Entwicklungen streßechokardiographischer Diagnostik detailliert zu beschreiben.

Die pathophysiologischen Grundlagen wurden um Kapitel zu „hibernation", „stunning", „remodelling" und zur streß(-doppler-)echokardiographischen Diagnostik hämodynamischer Parameter erweitert. Gänzlich neu aufgenommen wurden Kapitel zu neuen Techniken intrakavitärer und myokardialer Analyse und Bildgebung, so zur Gewebe-Doppler-Echokardiographie (TDE), zur gepulsten Myokard-Doppler-Echokardiographie (DME) sowie zur „Color Kinesis"- und Kontrast-Streßechokardiographie. Die Kapitel zur computergestützten Auswertung und zur quantitativen Wandbewegungsanalyse wurden weitgehend neu geschrieben und um Normwerte zu den beiden häufigsten Streßechokardiographie-Verfahren ergänzt. Neue Kapitel zur Vitalitätsdiagnostik, zur funktionellen

Diagnostik der regionalen und globalen Ventrikelfunktion bei Patienten mit eingeschränkter LV-Funktion und zur Diagnostik der Transplantatvaskulopathie nach Herztransplantation unterstreichen die wachsende Bedeutung der Methode bei diesen Differentialindikationen.

Dem Wunsch vieler Leser entspricht eine übersichtliche Darstellung der diagnostischen Zuverlässigkeit streßechokardiographischer Techniken. Im Vergleich zu den Referenzmethoden Thallium-SPECT und PET sowie zur Koronarangiographie werden Angaben zur Sensitivität, Spezifität und diagnostischen Zuverlässigkeit in der Literatur synoptisch präsentiert.

Ein völlig neues Anwendungsgebiet stellt die Sportmedizin dar. In einem eigenen Kapitel werden interessante Perspektiven zu erweiterten Indikationen aufgezeigt.

In gesonderten Kapiteln detailliert beschrieben werden die neuen Methoden Arbutamin-Streßechokardiographie und die transösophageale Streßechokardiographie.

Die beiden abschließenden Kapitel bilden zwei weitere Schwerpunkte dieser Neuauflage: Basierend auf den Ausführungen zu Qualifikationskriterien in der Erstauflage, will das vorliegende Buch einen Beitrag leisten zur Harmonisierung, Standardisierung und Qualitätssicherung streßechokardiographischer Untersuchungen in den deutschsprachigen Ländern. Ihre praktische Umsetzung in Aus- und Fortbildung, Kursen, Hospitationen und Anwenderworkshops ist ein wichtiges Anliegen des Buches, das letztlich aus diesen Aktivitäten heraus entstand.

Tips und Tricks für die tägliche Streßechokardiographiepraxis im Schlußkapitel des Buches werden ergänzt durch herausnehmbare Checklisten zu den standardisierten Streßprotokollen und Dosierungstabellen, vorbereitenden Maßnahmen, Kontraindikationen, Ischämie- und Abbruchkriterien, Nachsorgemaßnahmen, Segmentenmodellen und Auswertungsschemata. Sie sollen die praktische Durchführung und Befundung erleichtern.

Zum Schluß ist es mir ein großes Anliegen, all jenen zu danken, die durch ihre Anregungen und konstruktive Kritik zur Erstauflage und bei Kursen, Seminaren und Vorträgen zum Gelingen der 2. Auflage beigetragen haben. Frau Ibkendanz im Steinkopff Verlag hat mich bei der Herausgabe der 2. Auflage dieses Buches in bewährter Weise unterstützt und beraten. Besonders danken möchte ich auch drei langjährigen Mitarbeitern unserer Klinik: Herrn Dr. med. N. Tretter, der mit Unterstützung durch Frau Dr. med. S. Orthen wiederum die enorm gewachsene Literatur-Datenbank bearbeitet hat, und Frau Dr. med. G. Lang, die große Teile der Manuskriptkorrekturen geleistet hat. Danken möchte ich weiterhin allen Mitarbeitern der Nuklearmedizinischen Abteilung des Kreiskrankenhauses Traunstein für die hervorragende Zusammenarbeit bei den Thallium-SPECT-Untersuchungen. Zu großem Dank verpflichtet bin ich Herrn Prof. Dr. med. A. Distante, Leiter der Kardiologischen Abteilung des Instituts für Klinische Physiologie am nationalen Forschungszentrum der Universität zu Pisa, zugleich Koordinator der konzertierten Aktion „Streßechokardiographie" der Europäischen Union, für die ausgezeichnete Kooperation mit dem nationalen Forschungszentrum in Fragen der Standardisierung, Wirtschaftlichkeit und Qualitätssicherung streßechokardiographischer Untersuchungen.

Bayerisch Gmain, im Frühjahr 1998 Günter Haug

Inhaltsverzeichnis

Autorenverzeichnis

Prof. Dr. med. Christiane Angermann
Medizinische Klinik im Klinikum
Innenstadt der Ludwig-Maximilians-
Universität München
Ziemssenstr. 1
80336 München

Priv. Doz. Dr. med. Frank M. Baer
Universität zu Köln
Klinik III für Innere Medizin (Kardiologie)
Joseph-Stelzmann-Str. 9
50924 Köln

Dr. med. Thomas Bartel
Universitätsklinikum Essen
Abteilung Kardiologie
Hufelandstr. 55
45122 Essen

Dr. med. Stephan Beckmann
I. Innere Medizin
Krankenhaus Am Urban
Dieffenbachstr. 1
10967 Berlin

Dr. med. Alfred Berghoff
Gertherstr. 65
44627 Herne

Prof. Dr. med. Helene von Bibra
Klinikum Rechts der Isar der
Technischen Universität
I. Medizinische Klinik und Poliklinik
Ismaninger Str. 22
81675 München

Dr. med. Adrian C. Borges
I. Medizinische Klinik
Med. Fakultät (Charité) der
Humboldt-Universität zu Berlin
Schumannstr. 20–21
10117 Berlin

Priv. Doz. Dr. med. Hans Josef Deutsch
Universität zu Köln
Klinik III für Innere Medizin (Kardiologie)
Joseph-Stelzmann-Str. 9
50924 Köln

Dr. med. Jürgen Gehring
Klinische Abteilung I
Klinik Höhenried für
Herz- und Kreislaufkrankheiten
der LVA Oberbayern
82347 Bernried / Obb.

Dr. med. Günter Haug (Hrsg.)
Rehabilitationsklinik Hochstaufen der BfA
– AHB-Klinik –
83455 Bayerisch Gmain

Dr. med. Sabine Heinbuch
Zentralklinik Bad Berka GmbH
Robert-Koch-Allee 9
99438 Bad Berka

Prof. Dr. med. Wilfried Kindermann
Institut für Sport- und Präventivmedizin
Fachbereich Klinische Medizin der
Universität des Saarlandes
66041 Saarbrücken

Dr. med. Ulrich Kiwus
Klinik Seehof der BfA
Lichterfelder Allee 55
14513 Teltow bei Berlin

Prof. Dr. med. Reiner Körfer
Klinik für Thorax- und Kardiovaskular-
chirurgie
Herz- und Diabeteszentrum NRW
Universitätsklinik der Ruhr-Universität
Bochum
Georgstr. 11
32545 Bad Oeynhausen

Dr. med. Heinrich Körtke
Klinik für Thorax- und Kardiovaskular-
chirurgie
Herz- und Diabeteszentrum NRW
Universitätsklinik der Ruhr-Universität
Bochum
Georgstr. 11
32545 Bad Oeynhausen

Dr. med. Wolfgang Krahwinkel
Herzzentrum Wuppertal
Klinikum Barmen
Medizinische Klinik B – Kardiologie
Universität Witten-Herdecke
Heusnerstr. 40
42283 Wuppertal

Dr. med. Irmtraut Kruck
Aspergstr. 48
71634 Ludwigsburg

Dr. med. Gabriele Lang
Rehabilitationsklinik Hochstaufen der BfA
– AHB-Klinik –
83455 Bayerisch Gmain

Dr. med. Silvana Müller
Universitätsklinikum Essen
Abteilung Kardiologie
Hufelandstr. 55
45122 Essen

Dr. med. Si Huyen Nguyen
Medizinische Klinik II/Kardiologie
Kreiskrankenhaus St. Marienberg
Akad. Lehrkrankenhaus der
Medizinischen Hochschule Hannover
Conringstr. 26
38350 Helmstedt

Priv. Doz. Dr. med. Uwe Nixdorff
Johannes-Gutenberg-Universität
II. Medizinische Klinik
Langenbeckstr. 1
55101 Mainz

Dr. med. Klaus Schröder
Reha-Klinik Ahrenshoop
18348 Ostseebad Ahrenshoop

Dr. med. Benno Rolf Schwartz
Medizinische Klinik II/Kardiologie
Kreiskrankenhaus St. Marienberg
Akademisches Lehrkrankenhaus der
Medizinischen Hochschule Hannover
Conringstr. 26
38350 Helmstedt

Dr. med. Christoph Spes
Medizinische Klinik im Klinikum
Innenstadt der Ludwig-Maximilians-
Universität München
Ziemssenstr. 1
80336 München

Dr. med. Norbert Tretter
Rehabilitationsklinik Hochstaufen der BfA
– AHB-Klinik –
83455 Bayerisch Gmain

Priv. Doz. Dr. med. Axel Urhausen
Institut für Sport- und Präventivmedizin
Fachbereich Klinische Medizin der
Universität des Saarlandes
66041 Saarbrücken

Dr. med. Eberhard Voth
Universität zu Köln
Nuklearmedizin
Joseph-Stelzmann-Str. 9
50924 Köln

Dr. med. Ursula Wilkenshoff
Universitäts-Klinikum Benjamin-Franklin
der Freien Universität Berlin
Abteilung für Kardio-Pulmologie
Hindenburgdamm 30
12203 Berlin

1. Streß(-Doppler-)echokardiographie: Begriffsdefinition

1.1 Streß und Belastung

Streß bedeutet in der Übersetzung aus dem Englischen Druck, Belastung oder Spannung. Im medizinischen Sinne verstehen wir unter „Streß" ein spezifisches Anpassungssyndrom des Organismus, das in Form einer Alarmreaktion u. a. zu erhöhter Sympathikus-Aktivität und Katecholamin-Ausschüttung sowie zu einem Anstieg von Herzfrequenz- und Blutdruck führt. Diese Streßreaktion kann durch eine Vielzahl unspezifischer Reize, den sogenannten *Stressoren*, ausgelöst werden: psychomentale Reize wie Ärger, Freude, Leistungsdruck, aber auch Medikamente, elektrische Einwirkungen oder psychophysische Be- und Überlastungen können solche Streßfaktoren darstellen.

Belastung bezeichnet physikomechanisch die Summe aller einwirkender Kräfte oder zu überwindenden Widerstände. Im medizinischen Sinne verstehen wir unter Belastung eine Anforderung an den Organismus, eine bestimmte Reaktion oder Leistung zu erbringen, im allgemeinen eine körperlich-muskuläre Leistung. Eine körperliche Belastung ist eine von vielen denkbaren Streßfaktoren. Die individuell höchste erreichbare Belastung kennzeichnet die Leistungsfähigkeit bzw. das Leistungsvermögen eines Individuums, eine ohne Risiko und Gesundheitsgefährdung erreichbare Belastung die sog. *Belastbarkeit*.

„Streß" ist daher der übergeordnete Begriff für eine Anpassungsreaktion des Organismus auf unterschiedliche Reize, auch auf eine physische Belastung.

1.2 Streßechokardiographie

> Nach der o. g. Definition verstehen wir unter Streßechokardiographie die Durchführung einer echokardiographischen Untersuchung während und nach einer Streßreaktion, sei sie medikamentöser, elektrophysiologischer, psychomentaler oder psychophysischer Art.

Die übergeordnete Bezeichnung Streßechokardiographie für alle diese Untersuchungstechniken hat sich nicht nur auf internationaler Ebene durchgesetzt, sondern auch im deutschen Sprachraum. Lediglich für eine echokardiographische Untersuchung unter körperlicher Belastung ist auch die Bezeichnung *„Belastungsechokardiographie"* bzw. im anglo-amerikanischen Sprachraum der Begriff *„exercise echocardiography"* gebräuchlich. Meist wird jedoch auch bei der physischen Belastungsform der übergeordnete Begriff Streßechokardiographie verwendet, und dann durch ein diese Technik beschreibendes Adjektiv ergänzt. Wir sprechen dann von *„aktiver Streßechokardiographie"* und bei den Untersuchungstechniken ohne körperliche Belastung von *„passiver Streßechokardiographie"*.

1.3 Streß(-Doppler-)echokardiographie

Mit dem Begriff *Streß(-Doppler-)echokardiographie* bezeichnen wir eine echokardiographische Untersuchung *intrakardialer* Flüsse mittels CW-, PW- oder farbkodierter Doppler-Technik wiederum während und nach einer wie auch immer ausgelösten Streßreaktion.

Wird eine solche Untersuchung unter körperlicher Belastung durchgeführt, sprechen wir auch von *Belastungs(-Doppler-)echokardiographie* oder synonym von *aktiver Streß-(-Doppler-)echokardiographie.* Im Gegensatz dazu ist der Begriff „passive Streß(-Doppler-)echokardiographie“ für intrakardiale Flußanalysen ohne körperliche Belastung, z. B. unter medikamentöser Stimulation, weniger gebräuchlich. Wir sprechen dann eher von *„pharmakologischer Streß(-Doppler-)echokardiographie“.*

Neuerdings erfährt die Streß(-Doppler-)echokardiographie eine begriffliche Ausweitung durch neue technische Möglichkeiten, beispielsweise durch die Untersuchung intrakoronarer Flüsse und Gradienten mittels transösophagealer oder intravaskulärer PW-Doppler-Techniken oder durch die Beurteilung myokardialer Geschwindigkeiten sowie epi-endokardialer Geschwindigkeitsgradienten mit Hilfe der sogenannten transthorakalen bzw. transösophagealen „low-flow“-PW- bzw. farbkodierten „Gewebe“-Doppler-Echokardiographie.

In Ergänzung zur konventionellen *intrakardialen Streß(-Doppler-)echokardiographie* sprechen wir dann von *intrakoronarer bzw. myokardialer Streß(-Doppler-)echokardiographie.*

2 Pathophysiologische Basis streßechokardiographischer Techniken

Nach der in Kapitel 1 gegebenen Begriffsdefinition verstehen wir unter Streßechokardiographie eine echokardiographische Untersuchung während und nach einer körperlichen Belastung bzw. einer pharmakologischen, psychomentalen, hyperventilatorischen oder elektrophysiologischen Streßreaktion. Ziel dieser Methode ist es, die Auswirkungen der gewählten Streßreaktion auf die Myokardkinetik zu untersuchen.

Eine der häufigsten Ursachen belastung- bzw. streßinduzierter Störungen der Myokardkinetik ist die myokardiale Ischämie.

Ischämie kann durch einen erhöhten Vasomotorentonus und damit überwiegend funktionell bedingt sein. Sie kann aber auch durch eine fixierte und reduzierte Koronarreserve auf dem Boden organischer Faktoren wie Stenosen der epikardialen Koronararterien oder strukturellen Veränderungen des Myokards und seiner Mikrozirkulation entstehen (10, 11, 37, 41, 42, 54, 90, 91, 92, 98, 105, 108, 131, 139, 140, 149, 150, 163, 180, 197).

Zwischen funktionell und organisch bedingter Ischämie bestehen fließende Übergänge. Entsprechend ihrem pathophysiologischen Wirkmechanismus führen die verschiedenen Belastungs- und Streßmodalitäten mehr über die funktionelle oder organische Komponente zur Ischämie (Abb. 2.1).

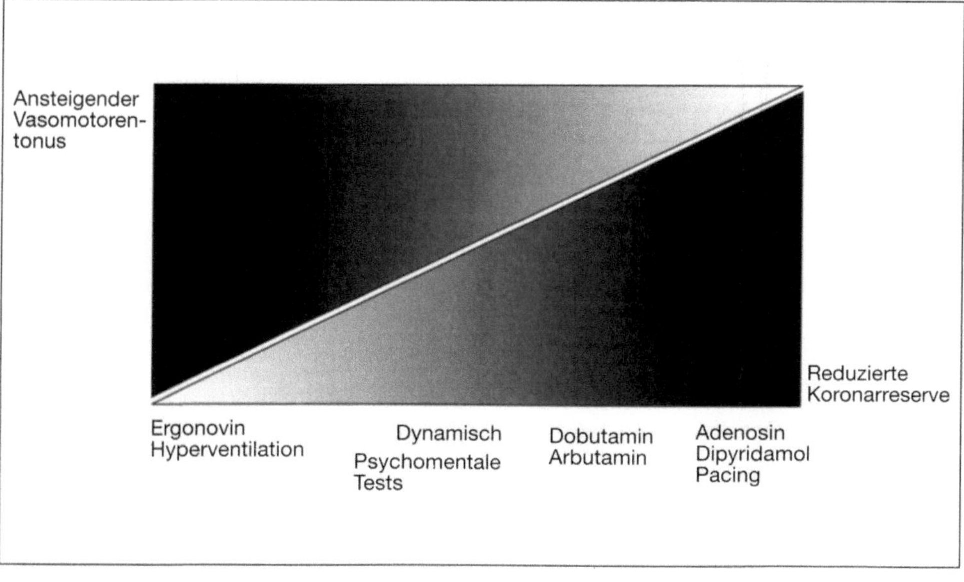

Abb. 2.1. Belastungs- und Streßmodalitäten und ihr Bezug zur funktionellen und organischen Komponente bei der Ischämieentstehung

Ischämie führt aber nicht nur zu Störungen der normalen Myokardkinetik, sondern auch zu hämodynamischen Veränderungen, die wir zum Teil über charakteristische Veränderungen intrakardialer Flüsse erfassen können.

Mit der Streß(-Doppler-)echokardiographie sind wir in der Lage, intrakardiale Flüsse und Gradienten, aber auch Druck-Parameter während und nach einer körperlichen Belastung bzw. unterschiedlich ausgelösten Streßreaktion zu untersuchen.

In den folgenden Abschnitten sollen die verschiedenen Belastungs- und Streßmodalitäten mit ihren unterschiedlichen pathophysiologischen Wirkmechanismen näher beschrieben und ihre Auswirkungen auf die Myokardkinetik und Flußdynamik besprochen werden.

2.1 Belastungs- und Streßmodalitäten

Die streßechokardiographische Ischämieprovokation basiert im wesentlichen auf zwei pathophysiologischen Mechanismen, einem gesteigerten Sauerstoffbedarf und/oder einer koronararteriolären Flußinhomogenität.

> In unterschiedlichem Ausmaß führen die verschiedenen Belastungs- und Streßmodifikationen auf dem Boden funktioneller oder organischer Faktoren entweder über einen gesteigerten Sauerstoffverbrauch und eine inadäquate Zunahme des koronaren Blutflusses im poststenotischen Versorgungsgebiet zu einem Mißverhältnis zwischen Sauerstoffangebot und -bedarf (Abb. 2.2) oder bei weitgehend gleichbleibendem Sauerstoffbedarf direkt über koronararterioläre Flußverteilungsstörungen zur Ischämie (Abb. 2.3).

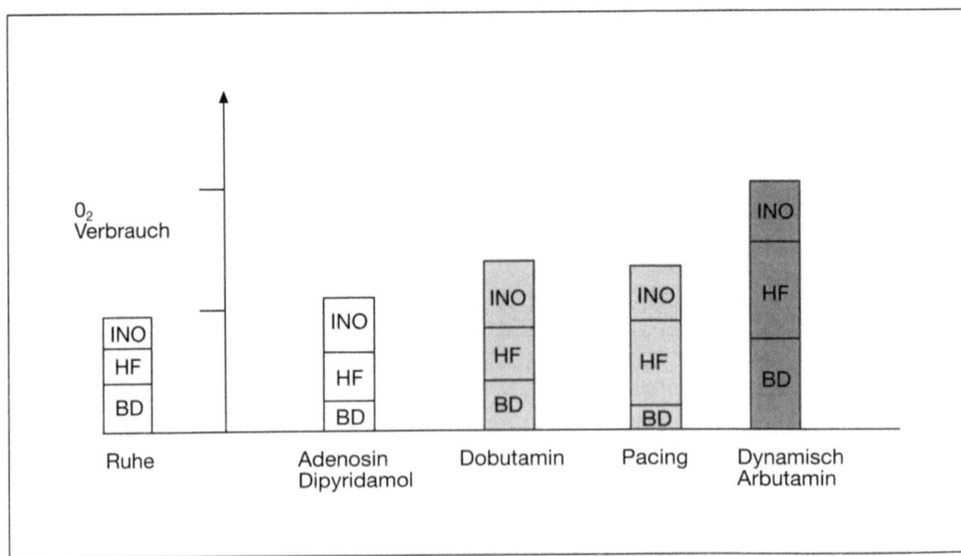

Abb. 2.2. Belastungs- und Streßmodalitäten und myokardialer Sauerstoffverbrauch.
INO: Inotropie; HF: Herzfrequenz; BD: Blutdruck

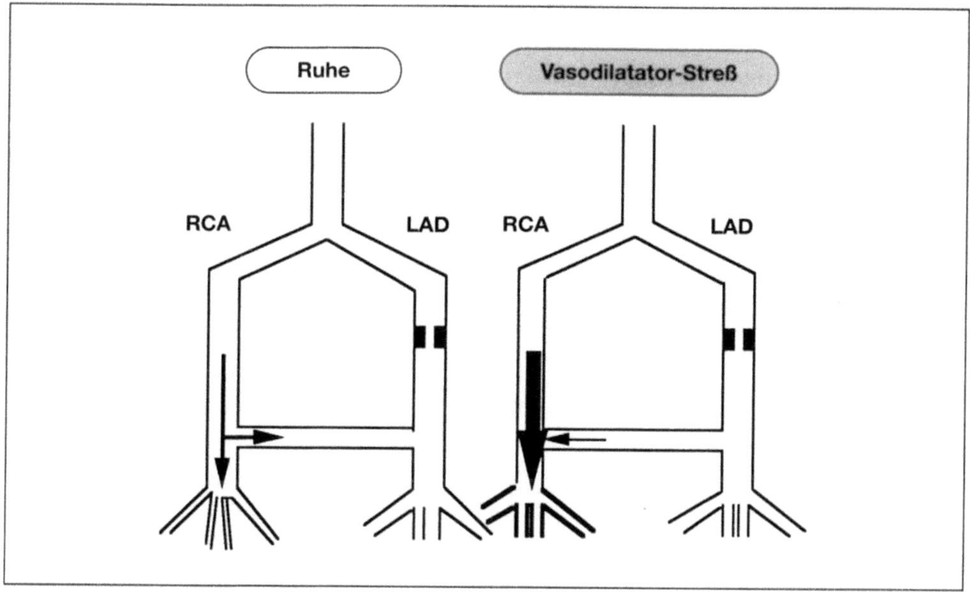

Abb. 2.3. Belastungs- und Streßmodalitäten und koronararterioläre Flußinhomogenität

2.1.1 Psychophysische Streßmodi

2.1.1.1 Dynamisch-ergometrische Belastung

Die verbreitetste Art, Patienten einem standardisierten physischen Streß zu unterziehen, stellt sicherlich die dynamische Belastung auf dem Fahrradergometer in sitzender, liegender oder halbsitzender Position oder auf dem Laufband dar (siehe auch Kapitel 3.1). Bei dieser Art der körperlichen Belastung werden relativ große Muskelgruppen eingesetzt.

Unter einer dynamisch-ergometrischen Belastung steigen Herzfrequenz und Blutdruck und damit das Druck-Frequenz-Produkt an, die Inotropie nimmt zu. Die körperliche Belastung erlaubt in alltagsnaher Form eine Steigerung des myokardialen Sauerstoffverbrauchs, die in dieser Form mit den anderen Tests nicht zu erreichen ist. Mit der körperlichen Belastung einher geht eine Steigerung des koronaren Blutflusses in normalen Koronargefäßen auf das 1,5 bis 3fache seines Ausgangswertes, in Abhängigkeit vom koronarangiographischen Stenosegrad entsprechend weniger im poststenotischen Gefäßbett (166, 167).
Sobald in einem koronararteriolären Versorgungsareal die Koronarreserve ausgeschöpft ist und belastungsinduziert ein Mißverhältnis zwischen Substratangebot und -bedarf auftritt, wird dieses Myokardareal ischämisch und kann über die im nächsten Abschnitt beschriebenen Veränderungen der Myokardkinetik streßechokardiographisch erkannt werden.

2.1.1.2 Isometrische Belastung

Isometrische Belastungsformen spielen für den klinischen Alltag keine große Rolle. Mit Handdynamometern werden nur kleine Muskelgruppen aktiviert. Lediglich Modifikationen, bei denen größere Muskelgruppen belastet werden, erreichen eine den dynamischen Belastungsformen vergleichbare Steigerung des Druck-Frequenz-Produktes, vorwiegend über einen Anstieg des arteriellen Blutdruckes (siehe auch Kapitel 3.3.1). Der pathophysiologische Mechanismus der Ischämieentstehung ist dann der gleiche wie bei der dynamischen Belastung.

2.1.1.3 Psychomentaler Streß

Die Konfrontation mit kognitiven, psychomotorischen und affektiven Problemlösungsaufgaben führt über einen frequenzbetonten Anstieg des Druck-Frequenz-Produktes zu einer Steigerung des myokardialen Sauerstoffverbrauchs. Zusätzlich können noch funktionelle koronarspastische Komponenten zu einem Mißverhältnis zwischen Sauerstoffangebot und -bedarf beitragen. Auswirkungen auf Myokardkinetik und Hämodynamik sind bisher aber noch kaum untersucht, möglicherweise auch aufgrund fehlender Standardisierung und Validierung solcher Tests für streßechokardiographische Zwecke (siehe auch Kapitel 3.3.3).

2.1.2 Pharmakologische Streßmodi

Die pharmakologische Streßechokardiographie bedient sich einer ganzen Palette von Medikamenten und Testsubstanzen, die im wesentlichen in zwei Kategorien mit ganz unterschiedlichem pathophysiologischen Wirkmechanismus unterteilt werden können. Für Routinezwecke haben sich als Prototyp dieser Kategorien die Substanzen Dipyridamol und Dobutamin durchgesetzt (143).

2.1.2.1 Dipyridamol-Typ (Dipyridamol und Adenosin)

Dipyridamol inhibiert die Wiederaufnahme von Adenosin in die Myokard-, Endothel- und Blutzellen, indem es das Enzym Adenosindeaminase und Phosphodiesterase blockiert. Beide Substanzen sind potente Vasodilatatoren. Die so ausgelöste Vasodilatation führt zu einer 4 bis 5fachen Steigerung des koronaren Blutflusses. Distal einer Koronararterienstenose ist die Koronarreserve, also die Steigerungsmöglichkeit des koronaren Blutflusses, in Abhängigkeit vom Stenosegrad eingeschränkt und bei hochgradigen Stenosen ausgeschöpft (18, 19, 46, 65, 77, 86, 102, 117, 124, 130, 135, 138, 139).

> Dipyridamol induziert in Abhängigkeit vom koronararteriellen Stenosegrad verglichen mit *subendokardialen* Arteriolen eine relativ und signifikant ausgeprägtere Vasodilatation und Flußzunahme in *subepikardialen* Arteriolen und führt über diesen sogenannten *intra*koronariellen Steal-Effekt zur Ischämie.
> Liegt ein kollateralisierter Koronararterienverschluß ohne Narbe im entsprechenden Versorgungsgebiet vor, so kann die Vasodilatation im Ursprungsgebiet der Kollateralen zu einem Abfall des Kollateralflusses und dieser sogenannte *inter*koronarielle Steal-Effekt zur Ischämie im kollateralenabhängigen Gebiet führen (Abb. 2.3).

Dipyridamol ist eine relativ koronarselektive vasodilatatorische Substanz. Systemisch kommt es zu einem gering ausgeprägten Abfall des systolischen und diastolischen Blutdruckes, reflektorisch kann die Herzfrequenz leicht ansteigen. Der myokardiale Sauerstoffverbrauch steigt nicht signifikant an. Dipyridamol wird über die Leber metabolisiert und nach enterohepatischer Rezirkulation über die Galle ausgeschieden.

Adenosin vermittelt die koronardilatatorischen Effekte der Substanz Dipyridamol, wie oben näher beschrieben. Daher wird Adenosin selbst ebenfalls als pharmakologischer Stressor eingesetzt.

Adenosin kann extra- wie intrazellulär aus AMP (Adenosinmonophosphat) und intrazellulär aus SAH (S-Adenosyl-Homozystein) gebildet werden. Es induziert die arterioläre Vasodilatation über Rezeptoren an der glatten Gefäßmuskelzelle und an Endothelzellen. Nach seiner Freisetzung in das Interstitium wird es extrem schnell durch „wash-out" und enzymatische Prozesse bzw. zelluläre Wiederaufnahme inaktiviert.

Dipyridamol steigert indirekt, Adenosin direkt den Koronarfluß auf das 4 bis 5fache des Ruhewertes. Adenosin hat aber mehr systemische Wirkungen. Es erhöht in geringem Maße den zerebralen Blutfluß, senkt leicht die Nierenarteriendurchblutung und den systolischen und diastolischen Blutdruck, reflektorisch steigt die Herzfrequenz an. Höhere Dosen üben einen negativ chronotropen Effekt aus. Sie führen zur Depression der Sinusknotenaktivität und der AV-Überleitung mit Verlängerung des A-H-Intervalls. Eines der klinisch bedeutsamsten Charakteristika ist die extrem kurze Halbwertszeit von 10–30 Sekunden, die die Substanz gut steuerbar macht (179).

2.1.2.2 Dobutamin-Typ (Dobutamin und Arbutamin)

Ein völlig anderer pathophysiologischer Wirkmechanismus liegt der Ischämieentstehung bei der Anwendung der synthetischen Substanz *Dobutamin* und analogen Pharmaka zugrunde. Dobutamin stimuliert bevorzugt β_1-Rezeptoren, aber auch β_2- und in geringerem Maße auch α-Rezeptoren. Es besitzt über seine Angriffspunkte an β_1-Rezeptoren einen ausgeprägt positiv inotropen Effekt, über diese Rezeptoren am Sinusknoten führt es zum Anstieg der Herzfrequenz und am AV-Knoten zur Beschleunigung der AV-Überleitung. β_2-Rezeptoren vermitteln eine peripherarterielle Vasodilatation und Bronchodilatation, die Effekte an α-Rezeptoren mit peripherer Vasokonstriktion und myokardialer Kontraktilitätszunahme sind von untergeordneter Bedeutung (1, 7, 40, 45, 48, 58, 66, 70, 85, 96, 114, 116, 118, 119, 128, 132, 142, 148, 164, 165, 171, 173).

> Dobutamin erhöht den myokardialen Sauerstoffverbrauch vorwiegend über seine positiv inotropen Effekte, zu einem geringeren Teil über eine leichte Zunahme des Druck-Frequenz-Produktes und führt zu einer geringen Zunahme des koronaren Blutflusses. Im poststenotischen Versorgungsgebiet führt die eingeschränkte Koronarreserve mit inadäquater Steigerungsmöglichkeit des Koronarflusses zu einem Mißverhältnis zwischen erhöhtem myokardialen Sauerstoffverbrauch und -angebot und folglich zur Ischämie.

Beim Einsatz der Substanz in der Therapie der Herzinsuffizienz steigert Dobutamin die Kontraktilität, reduziert den linksventrikulären Füllungsdruck und verbessert so den diastolischen Koronarfluß. Verkleinerte enddiastolische und endsystolische Ventrikelvolumina sind die Folge und kompensieren über eine abnehmende Wandspannung den durch die Kontraktilitätszunahme bedingten erhöhten myokardialen Sauerstoffverbrauch.

Ganz anders liegen die Verhältnisse, wenn eine koronare Herzerkrankung vorliegt und die Ventrikelfunktion weitgehend normal ist. Der gesteigerte Sauerstoffverbrauch wird dann nicht durch eine Reduktion erhöhter Füllungsdrucke kompensiert, sondern das Mißverhältnis zwischen erhöhtem Bedarf und Angebot im poststenotischen Versorgungsgebiet durch die inadäquate Steigerungsmöglichkeit des koronaren Blutflusses noch verschlechtert. Dobutamin wird vorwiegend über die Niere ausgeschieden. Die Plasmahalbwertszeit beträgt etwa 2 Minuten (161, 162, 168, 174–176, 195, 196, 199, 203).

> *Arbutamin*hydrochlorid ist ein Sympathomimetikum mit überwiegend betaagonistischer und zu einem geringen Teil auch Alpha-Rezeptoren stimulierender Wirkung. Die positiv chronotropen und inotropen Eigenschaften erhöhen in erster Linie den systolischen Blutdruck und die Herzfrequenz, aber auch die Inotropie und damit insgesamt die Herzarbeit.

Die ausgeprägte Herzfrequenzsteigerung verkürzt die diastolische Perfusionszeit des Myokards und vermindert dadurch die subendokardiale Perfusion im Versorgungsgebiet einer sogenannten hämodynamisch signifikant stenosierten Koronararterie. Gleichzeitig erhöht der steigende Blutdruck das Druck-Frequenz-Produkt und damit den myokardialen Wandstreß.

Das im poststenotischen Gebiet entstehende Mißverhältnis zwischen Substratangebot und -bedarf wird durch die positiv inotropen Eigenschaften noch verstärkt und führt schließlich zur regionalen Myokardischämie.

Arbutamin wird rasch und in großem Umfang metabolisiert und vorwiegend über die Niere ausgeschieden. Die Plasmahalbwertszeit beträgt 8 Minuten, was einen etwas protrahierten Rückgang der Herzfrequenz nach Beendigung der Arbutamininfusion erklärt (siehe Kapitel 3.2.4).

2.1.2.3 Atropin-Addition

Atropin trägt als Parasympathikolytikum zu einem erhöhten myokardialen Sauerstoffverbrauch über seinen frequenzsteigernden Effekt bei. Passend zum pathophysiologischen Konzept eines erhöhten Druck-Frequenz-Produktes wird Atropin häufig als Ergänzung zum Dobutamin-Testprotokoll (siehe Kapitel 3.2.3) eingesetzt (113, 198).

In der Kombination mit dem Dipyridamol-Protokoll (siehe Kapitel 3.2.1) kann Atropin über eine weitere Frequenzsteigerung und damit Zunahme des myokardialen Sauerstoffverbrauchs die Auswirkungen einer durch Dipyridamol induzierten Perfusionsinhomogenität verstärken und zur Ischämieentstehung beitragen. Diese Mechanismen könnten eine Erklärung für die verbesserte Sensitivität des Dipyridamoltests unter Atropin-Addition sein.

2.1.2.4 Kombinationen

Unter Kombination pharmakologischer Streßtests verstehen wir den aufeinanderfolgenden Einsatz von Substanzen vom Dipyridamol- und Dobutamin-Typ. Diese Vorgehensweise versucht, die pathophysiologischen Wirkmechanismen beider Substanzkategorien zusammenzuführen.

Theoretisch ist eine verbesserte Ischämiedetektion zu erwarten, wenn die Dipyridamol-induzierte maximale Koronardilatation über inter- und intrakoronare Stealmechanismen zur Flußreduktion im Versorgungsgebiet einer stenosierten Koronararterie führt, und dann mit Dobutamin der myokardiale Sauerstoffverbrauch durch eine Steigerung des Druck-Frequenz-Produktes und vor allem der Inotropie deutlich erhöht wird.

Tatsächlich wird von einer erhöhten Sensitivität beim funktionellen Ischämienachweis durch dieses kombinierte Vorgehen berichtet. Die Untersuchungszeit wird dadurch natürlich entsprechend verlängert, was dieses Vorgehen nicht praktikabler und patientenfreundlicher gestaltet. Größere Erfahrungen zur kombinierten Anwendung dieser oder analoger Substanzen liegen aber derzeit noch nicht vor.

2.1.3 Sonstige Streßmodi

Der *Hyperventilationstest* ist in Deutschland nicht gebräuchlich, wird im europäischen Ausland aber nicht selten eingesetzt. Ein häufig angewandtes Testprotokoll verlangt eine 5 Minuten anhaltende tiefe und schnelle Atmung von etwa 30 Atemzügen pro Minute, die über eine systemische Alkalose vasospastisch vermittelte Ischämiephänomene provozieren kann. Die Ischämie setzt meist in der Erholungsphase ein, so daß die echokardiographische Beurteilung der Myokardkinetik noch etwa 10 Minuten nach Abbruch der Hyperventilation fortgesetzt werden muß.

Der *Ergonovin-Test* kann wie die Hyperventilation zur funktionellen Diagnostik einer vasospastisch ausgelösten Ischämie eingesetzt werden. Er ist in Deutschland kaum verbreitet.

Elektrophysiologische Stimulationstests erhöhen den myokardialen Sauerstoffverbrauch vorwiegend über einen Anstieg der Herzfrequenz und eine leichte Inotropiezunahme.

Alle diese Tests, auch die elektrophysiologischen, werden nur selten durchgeführt und sollen daher in diesem Buch, das schwerpunktmäßig Routinetechniken beschreibt, nicht näher erläutert werden.

2.2 Streßechokardiographie und regionale Ventrikelfunktion (Myokardkinetik)

Die oben beschriebenen Belastungs- und Streßmodalitäten führen in der Regel auf dem Boden funktioneller oder organisch-struktureller Veränderungen des Myokards oder seiner Mikrozirkulation zu einem Mißverhältnis zwischen Sauerstoffangebot und -bedarf und folglich zur Ischämie, die früher und verstärkt einsetzt, wenn im entsprechenden Myokardareal durch vorgeschaltete Koronarstenosen eine Steigerung des koronaren Blutflusses und damit der Substratzufuhr nicht adäquat möglich ist. Die einsetzende Ischämie führt zu Funktionsstörungen des Myokards, die wir über die in Kapitel 2.3 beschriebenen Auswirkungen auf die globale Ventrikelfunktion und damit über echokardiographisch erfaßbare hämodynamische Parameter oder über Störungen der regionalen Ventrikelfunktion und damit über die Analyse der regionalen Myokardkinetik erfassen können.

2.2.1 Normale Myokardkinetik

Im gesunden und gut durchbluteten Myokard kommt es während einer Streßreaktion, die mit einem erhöhten Koronarfluß einhergeht, zur *Hyperkinesie,* das heißt zu einer schnelleren und dem Ausmaß nach verstärkten systolischen Wanddickenzunahme und konzentrischen Wandeinwärtsbewegung zum Zentrum des Ventrikels (29).

> Die echokardiographische Beurteilung der Myokardkinetik stützt sich im wesentlichen auf die zwei Parameter *Wanddickenzunahme* und *Wandbewegung*.

Zwischen transmuralem Blutfluß und regionaler Wanddickenzunahme besteht dabei eine enge Beziehung. Kommt es unter Streßeinfluß zur Steigerung des koronaren Blutflusses etwa bis zum Vierfachen der Ruhewerte, so nimmt die Wanddicke stetig zu und erreicht schließlich ein Plateau, wobei die Gesamtdickenzunahme etwa 50 % des Ruhewertes ausmacht. Die Wanddickenzunahme vollzieht sich zu etwa zwei Dritteln in den subendokardialen Wandabschnitten. Sie ist in den apikalen Myokardsegmenten ausgeprägter als in den basalen Segmenten. Sie tritt unter Streßeinfluß verstärkt in Erscheinung und könnte zur streßechokardiographischen Beurteilung große Bedeutung erlangen, da sie mit der „Doppler Myocardial Imaging (DMI)"-Technik quantitativ erfaßbar (siehe Kapitel 3.5.2) und mit der Gewebedoppler (TDI)-Technik sowohl absolut quantitativ als auch relativ in Form des subepi- subendokardialen Geschwindigkeitsgradienten meßbar und darüber hinaus noch farblich kodiert direkt darstellbar ist (siehe Kapitel 3.5.1) (172).

> Im Versorgungsgebiet einer sogenannten signifikant stenosierten Koronararterie tragen die je nach Belastungs(-Streß-)art unterschiedlich gewichtete Erhöhung des Blutdruck- und Herzfrequenzprodukts und der Inotropie zur Ischämieprovokation bei.
> Die regional verminderte subendokardiale Perfusion führt zu einer geringeren *Wanddickenzunahme* und die regional ischämisch unterdrückte Inotropiereaktion zu einer langsameren und dem Ausmaß nach verminderten *Wandeinwärtsbewegung*. Diese Mechanismen überlagern sich zu einer segmentalen Störung der Wandbewegung, die konventionell echokardiographisch erkannt und neuerdings mit dem Gewebedoppler auch farbkodiert visuell dargestellt und quantitativ über veränderte myokardiale Geschwindigkeitsgradienten gemessen werden kann (siehe Abb. 2.4).

2.2.2 Myokardkinetik und myokardiale Ischämie

2.2.2.1 Ischämiekaskade

Wie oben erläutert, entsteht Ischämie, wenn es auf dem Boden funktioneller Faktoren oder organischer Ursachen in Form struktureller Veränderungen des Myokards und seiner Makro- und Mikrozirkulation zu einem Mißverhältnis zwischen Substratbedarf- und -angebot kommt.

> Eine der häufigsten Ursachen für ein Mißverhältnis zwischen Substratbedarf und -angebot besteht in der inadäquaten Steigerungsmöglichkeit des koronaren Blutflusses infolge einer stenosierenden koronaren Herzkrankheit. Die zunehmende poststenotische Flußreduktion setzt eine Kaskade pathophysiologischer Vorgänge in Gang, die sogenannte Ischämiekaskade (siehe Abb. 2.4).

Am Beginn der Ischämiekaskade steht die morphologische Einengung einer Koronararterie. Überschreitet sie einen gewissen Stenosegrad, entsteht eine Perfusionsinhomogenität zuungunsten des poststenotischen Versorgungsgebietes. In Abhängigkeit vom Substratbedarf, d. h. im klinischen Alltag meist in Abhängigkeit von der Höhe einer körperlichen Belastung bzw. dem Ausmaß einer wie auch immer gewählten Streßreaktion, kommt es mit zunehmender Perfusionsstörung zu metabolischen Veränderungen auf zellulärer Ebene, die schließlich zur Wandbewegungsstörung führen.

> Die ischämisch bedingten Wandbewegungsstörungen manifestieren sich zunächst in Form von Relaxationsstörungen und gehen dann über in systolische Kontraktionsstörungen, den klassischen Wandbewegungsstörungen, die wir streßechokardiographisch erfassen können (188).

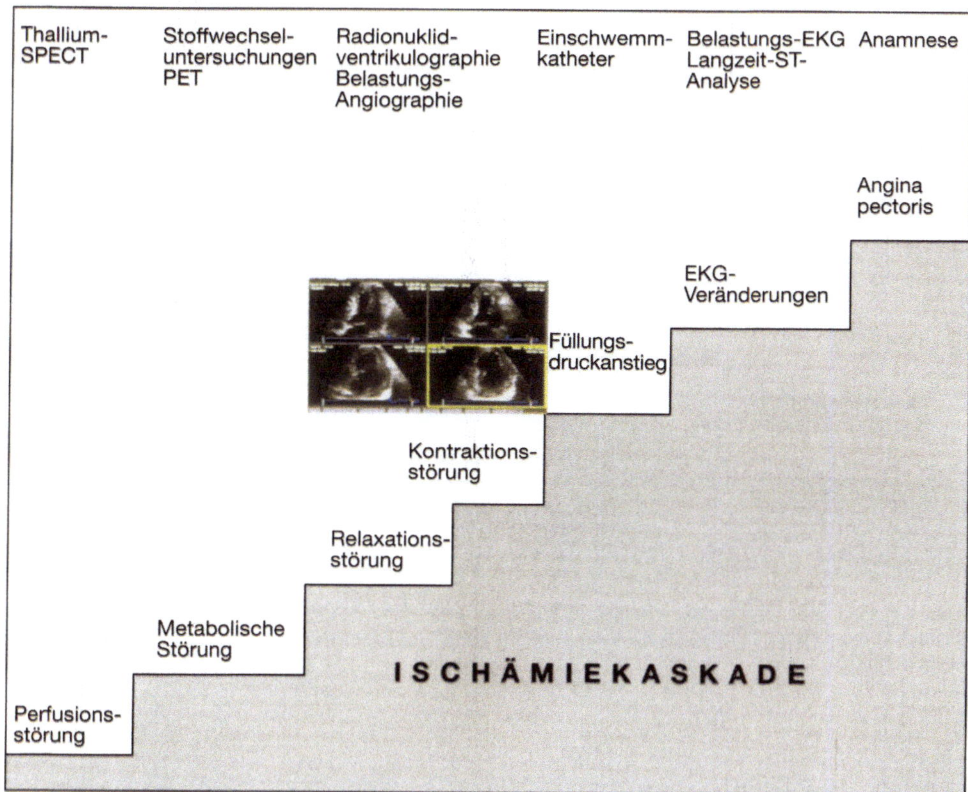

Abb. 2.4. Ischämiekaskade

Wenn sich diese regionalen Wandbewegungsstörungen auf die globale linksventrikuläre Funktion auswirken, stellen sich hämodynamische Veränderungen ein, dann Endstreckenveränderungen, und zuletzt kommt es zu subjektiven Beschwerden des Patienten. Diese Abfolge ist nicht nur ein theoretisches Konstrukt oder anschauliches pathophysiologisches Konzept, sondern klinisch-experimentell gut belegt und im Streßecholabor regelhaft zu beobachten (siehe auch Kapitel 9.2).

2.2.2.2 Ischämie und Störungen der Myokardkinetik

Der Zusammenhang zwischen transmuralem koronaren Blutfluß und regionaler Myokardkinetik ist bei eingeschränkter Koronarperfusion fast linear. Eine 20 %ige Reduktion führt zu einer ebenso großen Abnahme der Wandverdickung, eine 50 %ige Einschränkung des transmuralen Blutflusses halbiert annähernd die normalerweise erfolgende Wanddickenzunahme, eine mehr als 80 %ige Abnahme der Perfusion führt zur Akinesie im betreffenden Perfusionsgebiet (siehe Abb. 2.5).

Mittelgradige Einschränkungen des Blutflusses überlagern sich mit einsetzenden systolischen Kontraktionsstörungen zu jener verminderten Myokardkinetik, die wir echokardiographisch als klassische Wandbewegungsstörung diagnostisch beurteilen.

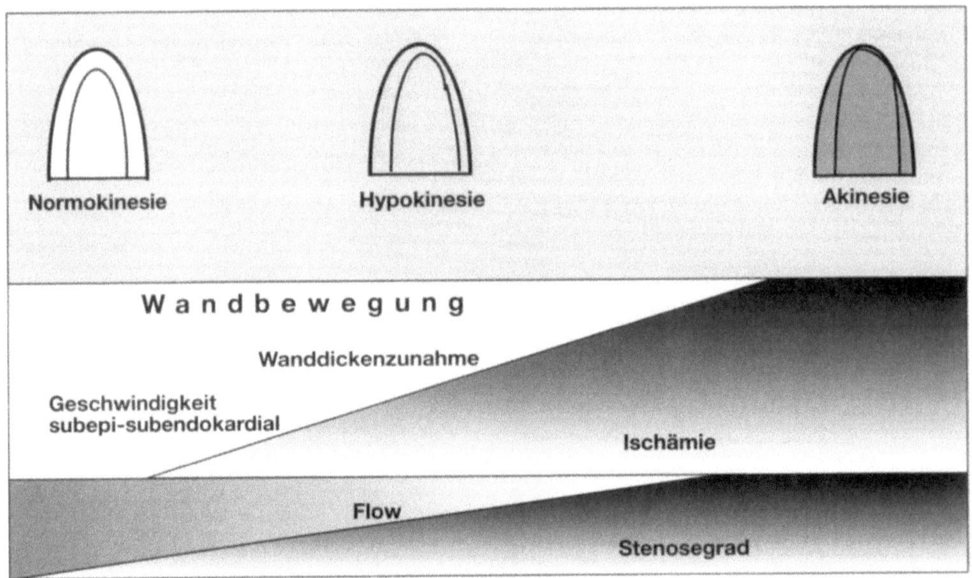

Abb. 2.5. Fließende Übergänge zwischen abnehmender subendo- subepikardialer Wanddickenzunahme und Wandbewegungsstörung. Wanddickenzunahme und Wandbewegung als Parameter einer normalen und gestörten Myokardkinetik:

Hyperkinesie: Verstärkte Wanddickenzunahme (WDZ) und Wandbewegung (WB)
Normokinesie: Normale WDZ und WB
Hypokinesie: Verminderte WDZ und WB
Akinesie: Aufgehobene WDZ und WB
Dyskinesie: Aufgehobene WDZ und paradoxe systolische Wandauswärtsbewegung

> Es besteht eine fast lineare Beziehung zwischen eingeschränkter transmuraler Perfusion und verminderter regionaler Myokardkinetik in Form einer zunehmenden Hypokinesie bis zur Akinesie. Der reduzierte Blutfluß führt zur stetigen Abnahme der Geschwindigkeit und des Ausmaßes der subendokardialen Wanddickenzunahme. Mit den konventionellen echokardiographischen Techniken kann diese Abnahme der subendokardialen Wanddickenzunahme erst ab einer Flußreduktion erkannt werden, bei der auch Kontraktionsstörungen einsetzen. Die reduzierte *Wanddickenzunahme* überlagert sich dann der abnehmenden *Wandeinwärtsbewegung* zur beide Phänomene einschließenden *Störung der Wandbewegung* in Form der Hypokinesie (Abb. 2.5).

Eine aus einer Akinesie heraus entstehende Dyskinesie scheint allein von den Vor- und Nachlastverhältnissen abzuhängen und wird als rein passives Wandstreßphänomen, nicht jedoch als Ausdruck einer verstärkten Ischämiereaktion angesehen.

2.2.2.3 Stellung der Streßechokardiographie in der Ischämiekaskade

Perfusionstracer wie Thallium und andere Substanzen werden eingesetzt, Perfusionsinhomogenitäten aufzudecken. Der Nachweis einer inhomogenen Koronarflußverteilung im Myokard ist die erste Stufe der Ischämiekaskade, die wir beispielsweise mit der Thallium-

SPECT-Untersuchung erfassen können. Der Nachweis allein gibt jedoch noch keinen Aufschluß darüber, ob diese inhomogene Blutflußverteilung schon zur myokardialen Ischämie geführt hat oder unter bestimmten Belastungs- oder Streßintensitäten zur Ischämie führen wird. Erst der nuklearkardiologische Nachweis ischämisch-metabolischer Störungen beispielsweise mit der PET ist in der Lage, Ischämie nichtinvasiv sichtbar zu machen (siehe auch Kapitel 7.3. und 7.6).

Mit der Streßechokardiographie verfügen wir jetzt über eine elegante Ultraschallmethode, die Ischämiephänomene auf einer sehr frühen Stufe in der kaskadenartig ablaufenden Ischämieentstehung sichtbar machen kann. Erst danach werden die hämodynamischen Auswirkungen regionaler Relaxations- und Kontraktionsstörungen streßdopplerechokardiographisch über Veränderungen zentraler hämodynamischer Parameter (siehe Kapitel 2.3) oder semiinvasiv mit der Einschwemmkatheteruntersuchung erfaßbar. Am Ende der Ischämiekaskade stehen ST-Streckenveränderungen schließlich Angina-pectoris- und Dyspnoe-Beschwerden des Patienten.

Diese pathophysiologischen Abläufe sind eine mögliche Erklärung für die überzeugende Sensitivität streßechokardiographischer Techniken beim funktionellen Ischämienachweis im Vergleich zum Belastungs-EKG.

> Im kardiologischen Alltag ist mit nichtinvasiven Herz-Kreislauf-Belastungsuntersuchungen und Streßtests häufiger nicht die Intensität zu erreichen, die für das Auftreten von elektrischen ST-Streckenveränderungen und klinischen Beschwerden notwendig wäre. Sie reicht aber oft aus, Wandbewegungsstörungen zu induzieren, die wir streßechokardiographisch nachweisen können.

2.2.2.4 Ischämiefolgen für die regionale Myokardkinetik („hibernation" - „stunning")

Eine regelrechte Myokardkinetik ist von einer ausreichenden epikardialen Blutzufuhr und einem adäquaten epikardial-subendokardialen transmuralen Blutfluß abhängig. Kommt es zum akuten und bleibenden Verschluß einer der großen Herzkranzarterien, wird das Myokardgewebe im zugehörigen Versorgungsgebiet nekrotisch. Das Resultat ist eine *komplette transmurale Narbe* mit einer echokardiographisch aufgehobenen Wandbewegung.

> Pathophysiologisch kann einer mehr oder weniger eingeschränkten Myokardkinetik aber auch eine schon unter Ruhebedingungen chronisch verminderte Perfusion zugrunde liegen. Wir sprechen dann vom sogenannten „hibernating myocardium" oder von *„hibernation"*. Eine Kontraktionsstörung vitalen Myokards kann aber auch auf einer postischämischen metabolisch-strukturellen Schädigung beruhen, die über die Zeit der Ischämie hinaus andauert und die wir als *„stunning"* bezeichnen. Zwischen beiden Funktionszuständen bestehen fließende Übergänge (Tabelle 2.1).

Die genannten Definitionen beziehen sich auf eine Betrachtung unter Ruhebedingungen. „Hibernation" beruht danach auf einer schon in Ruhe so weitgehend eingeschränkten Perfusion, daß ein Zustand deutlich reduzierter Myokardkinetik bis hin zur Akinesie in der Ruhe-Echokardiographie zu erkennen ist. Kommt es belastungsinduziert oder pharmakologisch stimuliert zur Zunahme der Wandmotilität, ist das betreffende Myokardsegment als noch vital identifiziert. Eine Verschlechterung der Myokardkinetik unter weiterem Belastungsverlauf kann dann auf eine vorgeschaltete kritische Stenose hinweisen und die Ruhekontraktionsstörung tatsächlich als chronisch hypoperfundiert und damit als

Tabelle 2.1. Funktionell-strukturelle und funktionsdiagnostische Charakteristika von „hibernation" und „stunning" (modifiziert nach [72, 73])

Funktionell-strukturelle Charakteristika	
Kurzzeit-Hibernation • Gleichgewicht zwischen regional reduziertem myokardialem Blutfluß und reduzierter Funktion • Erholung der kontraktilen Funktion nach Reperfusion • Erholung metabolischer Parameter trotz andauernder Ischämie • Inotrope Kontraktionsreserve (auf Kosten der metabolischen Erholung) **Langzeit-Hibernation** • Partielle Strukturschäden • Erholung der koronaren Funktion nach Reperfusion	**Stunning** • Anhaltend kontraktile Dysfunktion trotz normalisierter regionaler Perfusion • Spontane Erholung der kontraktilen Funktion • Inotrope Kontraktionsreserve (ohne Verschlechterung des Metabolismus)
Funktionsdiagnostische Charakteristika	
Hibernation • Nachweis des Gleichgewichts Perfusion-Kontraktion ○ PET (N13, O15) ○ Thallium-SPECT ○ Technetium-Sestamibi ▲ Echokardiographie (zum Nachweis der Funktion) • Nachweis eines Ungleichgewichts Perfusion-Metabolismus ○ PET (18 FDG) • Nachweis einer inotropen Reserve (auf Kosten des Metabolismus) ○ Streßecho (Dobutamin u.a.) ○ Postextrasystolische Potenzierung ▲ Methoden zum Nachweis des Metabolismus (PET-18FDG u.a.)	**Stunning** • Nachweis eines Ungleichgewichts Perfusion-Kontraktion ○ PET (N13, O15) ○ Thallium-SPECT ○ Technetium-Sestamibi ▲ Echokardiographie (zum Nachweis der Funktion) • Nachweis einer inotropen Reserve (ohne metabolische Störungen) ○ Streßecho (Dobutamin u.a.) ○ Postextrasystolische Potenzierung ▲ Methoden zum Nachweis des Metabolismus (PET-18FDG u.a.)

„hibernating" identifizieren. Die therapeutische Konsequenz wäre dann die Revaskularisation dieses Versorgungsgebietes (14–16, 28, 33, 34, 71, 79, 80, 94, 112, 141, 156, 157, 159, 160).

Bleibt unter der Voraussetzung einer mindestens submaximalen Stimulation die verbesserte Wandkinetik erhalten, kann dem Ausgangszustand aber auch ein postischämisch strukturell geschädigtes Myokard und damit ein sogenannter „partieller Strukturdefekt" zugrunde liegen. Ein *partieller Strukturdefekt* kann einerseits visueller Ausdruck eines morphologisch-zellulären Strukturschadens und damit irreversel sein. Andererseits kann dieser jedoch auch Folge einer metabolisch-strukturellen Schädigung und somit überwiegend funktionell und weitgehend reversibel im Sinne von „Stunning" sein. Eine kritische Stenose ist einem solchen Gebiet nicht oder nicht mehr vorgeschaltet, revaskularisierende Maßnahmen sind nicht indiziert.

Einer gestörten regionalen Myokardkinetik können somit fließende Übergänge dieser Funktionszustände zugrunde liegen. Diese reichen von einer hypoperfusionsbedingten verminderten Wanddickenzunahme und ischämisch-metabolisch gestörten Kontraktion („hibernation“) über einen postischämisch-funktionellen und damit im zeitlichen Verlauf reversiblen („stunning“) bis zum morphologisch-irreversiblen Strukturdefekt i. S. einer intramuralen Nekrose.

Ob es tatsächlich im Alltag gelingt, diese Funktionszustände zu differenzieren, ist noch in wissenschaftlicher Diskussion. Eine solche Differenzierung ist nicht nur von akademischem, sondern auch von großem praktischen Interesse (siehe Kapitel 12.4), scheint z. Zt. allerdings mit echokardiographischen Methoden alleine nicht möglich (siehe auch Tabelle 2.1).

Chronische Hypoperfusion bedeutet aber nicht notwendigerweise chronische myokardiale Dysfunktion und Wandbewegungsstörung. Komplette oder funktionelle Koronararterienverschlüsse sind bekanntermaßen nicht immer mit einem avitalen Narbenareal im betroffenen Versorgungsgebiet assoziiert. Ob ein solches fatales Ereignis eintritt, hängt nicht zuletzt von der *Kollateralisation* ab (50, 5, 57, 68, 76, 81, 87, 106, 145, 146, 151, 153–155, 182, 183).

Üblicherweise beurteilen wir das Ausmaß der koronariellen Kollateralzirkulation angiographisch. Eine gebräuchliche semiquantitative Einteilung reicht von nicht sichtbaren Kollateralgefäßen über dünnkalibrige bis hin zu ausgeprägten Kollateralen mit guter retrograder Darstellung des poststenotischen Gefäßes. Gut belegt ist der Wert der Kollateralisation in der Aufrechterhaltung der Ruheperfusion und Ruhefunktion, d. h. in der Myokardprotektion beim akuten Koronargefäßverschluß. Es scheint ihr aber keine große Bedeutung für die Belastungshämodynamik bzw. Belastungsischämie zuzukommen. In kollateralisierten nicht infarzierten Myokardarealen mit vorgeschaltetem funktionellen Koronararterienverschluß unterscheidet sich nämlich in der Regel der Ruheflow in kontraktionsgestörten und nicht kontraktionsgestörten Arealen nicht. Diese kontraktionsgestörten Areale erfüllen also strenggenommen nicht die Definition von „hibernation“, die ja ein gestörtes Kontraktionsverhalten in Ruhe auf dem Boden einer Hypoperfusion im Vergleich zu normal kontrahierenden Wandabschnitten voraussetzt. Kontraktionsgestörte Areale unterscheiden sich von normokinetischen Segmenten lediglich in ihrem positronenemissionstomographisch feststellbaren Substratmetabolismus. Ihre Koronarreserve ist jedoch deutlich eingeschränkt, so daß wiederholte Belastungen zu repetitiven Ischämien führen und schließlich auch strukturelle Schäden im Sinne des „stunning“ setzen können. Diese Befunde machen fließende Übergänge zwischen diesen Funktionszuständen wahrscheinlich und plausibel und können ihrerseits zu Störungen der globalen Myokardkinetik führen (3, 4, 8, 28, 29, 43, 47, 49, 60, 64, 72, 73, 83, 89, 95, 109–111, 120, 152, 167, 169).

2.2.2.5 Ischämiefolgen für die globale Myokardkinetik („remodelling“)

Unter *„remodelling“* verstehen wir progressive Veränderungen der Größe und der Form des linken Ventrikels mit ungünstigen Auswirkungen auf die globale Myokardkinetik und LV-Funktion. Der Prozeß des „remodelling“ geht mit einer erhöhten Rate an kardialen Ereignissen einher und ist insgesamt prognostisch ungünstig.

Ursache ist meist eine mehr oder weniger ausgedehnte Infarzierung, insbesondere in den mittleren und apikalen anterioren und septalen Segmenten, im Versorgungsgebiet einer funktionell verschlossenen Koronararterie. Die Ausdünnung und Ausweitung der Infarktzone führt schließlich zur progressiven LV-Dilatation. Dieser Prozeß kann durch eine medikamentös-mechanische Reperfusion limitiert und durch postinfarzielle repetitive Ischämien beschleunigt werden (2, 20, 21, 35, 44, 61, 122, 123, 127, 144, 170, 187, 201).

> Funktionelle Ischämiediagnostik bedeutet daher nicht nur aus akademisch-theoretischen, sondern aus ganz praktischen Gründen eine immer feinere Differenzierung verschiedener pathophysiologischer Konditionen des Myokards mit dem Ziel, die Kaskade der aufgezeigten Ischämiefolgen auf die regionale und globale Myokardkinetik zu verhindern.

Literatur zu den Kapiteln 2.1, 2.2 und 2.4

1. Aakhus S, Bjornstad K, Hatle L (1995) Cardiovascular response in patients with and without myocardial ischaemia during dobutamine echocardiography stress test for coronary artery disease. Clinical Physiology 15: 249–263
2. Abrams J (1996) Remodeling. In: HC Mehmel (Hrsg) Nitroglycerin VIII. Grundlagen, Standardanwendungen und Optionen. Berlin, New York
3. Afridi I, Kleiman NS, Raizner AE, Zoghbi WA (1995) Dobutamin Echocardiography in Myocardial Hibernation. Optimal Dose and Accuracy in Predicting Recovery of Ventricular Function After Coronary Angioplasty. Circulation 91: 663–670
4. Afridi I, Main M, Grayburn PA (1996) Accuracy of Dobutamine Echocardiography for Detection of Myocardial Viability in Patients With an Occluded Left Anterior Descending Coronary Artery. JACC 28: 455–459
5. Ara N, Nishimura RA, Tajik J, Redfield MM (1995) Pulmonary Venous Velocity Patterns in Mitral Stenosis. J Am Soc Echo 8: 643–646
6. Archer SL, Mike DK, Hetland MB, Kostamo KL, Shafer RB, Chesler E (1994) Usefulness of Mean Aortic Valve Gradient and Left Ventricular Diastolic Filling Pattern for Distinguishing Symptomatic from Asymptomatic Patients. Am J Cardiol 73: 275–281
7. Arena FJ, Paglioroni T, Wun T, Galloway MT, Bommer WJ, Lewis WR (1995) Platelet Activation During Dobutamine Stress Echo. Circulation 92: Suppl I–70 (Abstract)
8. Armstrong WF (1996) “Hibernating” Myocardium: Asleep or Part Dead? JACC 28: 530–535
9. Baroni M, Maffei S, Terrazzi M, Palmieri C, Paoli F, Biagini A (1996) Mechanisms of Regional ischaemic changes during dipyridamole echocardiography in patients with severe aortic valve stenosis and normal coronary arteries. Heart 75: 492–497
10. Bartunek J, Marwick T, Vincent M, Rodrigues AC, Van Schuerbeeck E, De Bruyne B (1995) Dobutamine-induced Wall Motion Abnormalities: Comparison with Physiologic and Morphologic Assessment of Coronary Stenosis. Circulation 92: Suppl I–89 (Abstract)
11. Bartunek J, Vincent M, Van Schuerbeeck E, Mortier L, De Meester M, Rodrigues ACT, De Bruyne B (1995) Dobutamine Echocardiography and Exercise ECG, Side by Side Comparison with Invasively Assessed Myocardial Fractional Flow Reserve. Circulation 92: Suppl I–413 (Abstract)
12. Baumgartner H, Khan S, DeRobertis M, Czer L, Maurer G (1992) Effect of Prosthetic Aortic Valve Design on the Doppler-Catheter Gradient Correlation: An In Vitro Study of Normal St. Jude, Medtronic-Hall, Starr-Edwards and Hancock Valves. JACC 19: 324–332
13. Baumgartner H, Khan S, DeRobertis M, Czer L, Maurer G (1990) Discrepancies Between Doppler and Catheter Gradients in Aortic Prosthetic Valves In Vitro. A Manifestation of Localized Gradients and Pressure Recovery. Circulation 82: 1467–1475
14. Beckmann S, Bocksch W, Müller C, Schartl M (1995) Does Dobutamine Stress Echocardiography Induce Myocardial Damage in Patients After Myocardial Infarction? Circulation 92: Suppl I–70 (Abstract)
15. Beckmann S, Schartl M, Bocksch W, Fleck E (1995) Diagnosis of coronary artery disease and viable myocardium by stress echocardiography. Diagnostic accuracy of different stress modalities. European Heart Journal 16 (Suppl J): 10–18
16. Beckmann S, Schartl M, Bocksch W, Müller C, Fleck E (1995) Induziert die Dobutaminstreßechokardiographie myokardiale Schäden in der Vitalitätsdiagnostik nach Myokardinfarkt? Z Kardiol 84 (Suppl 1): 25
17. Bermejo J, Garcia MA, Moreno M, Torrecilia EG, San Roman D, Bueno H (1995) Effects of Dobutamine on Echo-Doppler Derived Indexes of Aortic Stenosis: The Usefulness of Valve Resistance. Circulation 92: Suppl I–337 (Abstract)

18. Bernardino L, Gliozheni E, Pingitore A, Simonetti I, Marzilli M (1996) Angiographically-Assessed Coronary Collateral Circulation Increases Vulnerability to Myocardial Ischemia During Vasodilator Stress Testing. Circulation 94: I–377
19. Bertolet BD, Mills RM, Belardinelli L, Hill JA (1993) Absence of Adenosine-Induced Chest Pain Following Denervation. JACC 21: 90A (abstract)
20. Bogati P, Robitaille N-M, Plante S, Charbonneau L, Beauchemin J, Kingma JG, Dumesnil JG (1995) Characterization of Exercise-induced Ischemic Preconditioning and its Relation with Left Ventricular Wall Motion. Circulation 92: Suppl I–736 (Abstract)
21. Bonaduce D, Petretta M, Morgano G, Villari B, Bianchi V, Conforti G, Salemme L, Themistoclakis S, Pulcino A (1994) Left ventricular remodelling in the year after myocardial infarction: an echocardiographic, haemodynamic, and radionuclide angiographic study. Coronary Artery Disease 5: 155–162
22. Bortone AS, Hess OM, Gaglione A, Suter T, Nonogi H, Grimm J, Krayenbuehl HP (1990) Effect of Intravenous Propranolol on Coronary Vasomotion at Rest and During Dynamic Exercise in Patients With Coronary Artery Disease. Circulation 81: 1225–1235
23. Braverman AC, Thomas JD, Lee RT (1991) Doppler Echocardiographic Estimation of Mitral Valve Area During Changing Hemodynamic Conditions. Am J Cardiol 68: 1485–1490
24. Brodin LA, Ivert T, Källner G (1996) Stress Doppler Echocardiography in patients with free-hand implanted aortic valve homografts:Haemodynamic evaluation at rest and during exercise. Circulation 94: Suppl I–31
25. Brown BG, Lee AB, Bolson EL, Dodge HT (1984) Reflex constriction of significant coronary stenosis as a mechanism contributing to ischemic left ventricular dysfunction during isometric exercise. Circulation 70: 18–24
26. Burstow DJ, Nishimura RA, Bailey KR, Reeder GS, Holmes Jr DR, Seward JB, Tajik AJ (1989) Continuous Wave Doppler Echocardiographic Measurement of Prosthetic Valve Gradients. A Simultaneous Doppler-Catheter Correlative Study. Circulation 80: 504–514
27. Burwash IG, Francis MI, Bryson CM, McNutt BJ, Raymond R, Chan KL (1996) Effect of inotropic Stimulation on Doppler-Echo Indices of Stenosis Severity in Patients with Valvular Aortic Stenosis. Circulation 94: Suppl I–31
28. Buxton DB, Vaghaiwalla Mody F, Krivokapich J, Phelps ME, Schelbert HR (1992) Quantitative Assessment of Prolonged Metabolic Abnormalities in Reperfused Canine Myocardium. Circulation 85: 1842–1856
29. Carstensen S, Ali SM, Stensgaard-Hansen FV, Toft J, Haunso S, Kelbaek H, Saunamäki K (1995) Dobutamine-Atropine Stress Echocardiography in Asymptomatic Healthy Individuals. The Relativity of Stress-Induced Hyperkinesia. Circulation 92: 3453–3463
30. Chafizadeh ER, Zoghbi WA (1991) Doppler Echocardiographic Assessment of the St. Jude Medical Prosthetic Valve in the Aortic Position Using the Continuity Equation. Circulation 83: 213–223
31. Chaney RK, Crawford MH, Shively BK (1995) Mechanism of Valve Area Flow Dependence in Aortic Stenosis: Role of Valve Morphology. Circulation 92: Suppl I–466 (Abstract)
32. Channer KS, Culling W, Wilde P, Jones JV (1986) Estimation Of Left Ventricular Enddiastolic Pressure By Pulsed Doppler Ultrasound. Lancet May 3: 1005–1007
33. Cheirif J (1995) Diagnosis of Myocardial Stunning: A New Use for Myocardial Contrast and Dobutamine Echocardiography. Am J Cardiac Imaging 9: 261–268
34. Chen C, Chen L, Ma L, Hall E, Dyckman W, Waters D, Gillam L (1995) The Responses of Stunned and of Hibernating Myocardium to Dobutamine Differ; Implications for Dobutamine Stress Echocardiography. Circulation 92: Suppl I–267 (Abstract)
35. Chen C, Ma L, Dyckman W, Santos F, Gillam LD, Waters DD (1996) Left Ventricular Remodeling in Myocardial Hibernation. Circulation 94: I–597
36. Christie J, Sheldahl LM, Tristani FE, Sagar KB, Ptacin MJ, Wann S (1987) Determination of stroke volume and cardiac output during exercise: comparison of two-dimensional and Doppler echocardiography, Fick oxymetry, and thermodilution. Circulation 76: 539–547
37. Chunzeng Lu, Picano E, Pingitore A, Sicari R, Tongiani R, Baratto M, Palmieri C, Marzilli M, L'Abbate A (1995) Complex Coronary Artery Lesion Morphology Influences Results of Stress Echocardiography. Circulation 91: 1669–1675
38. Costard-Jäckle A, Temmel A, Rödiger W, Christiansen W, Kalmar P, Greten H (1993) Belastungs-Dopplerechokardiographie nach prothetischem Aortenklappenersatz (Abstract). Z Kardiol 82 (Suppl I): 108
39. Currie PJ, Seward JB, Chan K-L, Fyfe DA, Hagler DJ, Mair DD, Reeder GS, Nishimura RA, Tajik AJ (1985) Continuous Wave Doppler Determination of Right Ventricular Pressure: A Simultaneous Doppler-Catheterization Study in 127 Patients. JACC 750–756
40. Daly AL, Linares OA, Smith MJ, Starling MR, Supiano MA (1995) Dobutamine Pharmacokinetics During Dobutamine Stress Echocardiography. Circulation 92: Suppl I–88 (Abstract)
41. De Bruyne B, Bartunek J, Sys SU, Heyndrickx GR (1995) Relation Between Myocardial Fractional Flow Reserve Calculated From Coronary Pressure Measurements and Exercise-Induced Myocardial Ischemia. Circulation 92: 39–46
42. Di Carli M, Czernin J, Hoh CK, Gerbaudo VH, Brunken RC, Sung-Chen H, Phelps ME, Schelbert HR (1995) Relation Among Stenosis Severity, Myocardial Blood Flow, and Flow Reserve in Patients With Coronary Artery Disease. Circulation 91: 1944–1951

43. Dilsizian V (1996) Myocardial Viability: Contractile Resreve or Cell Membrane Integrity? JACC 28: 443–446
44. Dionisopoulos PN, Smart SC, Sagar KB (1996) Remodeling During the First year After Acute Myocardial Infarction is Predicted by Infarct Size Rather Than Viability by Dobutamine Stress Echocardiography. Circulation 94: I–25
45. Elhandy A, Geleijnse L, Salustri A, van Domburg RT, Cornel JH, Arnese M, Roelandt JRTC, Fioretti PM (1996) T wave normalization during dobutamine stress testing in patients with non-Q wave myocardial infarction. A marker of myocardial ischaemia? Eur Heart J 17: 526–531
46. Elliott PM, Rosano GMC, Gill JS, Poole-Wilson PA, Kaski JC, McKenna WJ (1996) Changes in coronary sinus pH during dipyridamole stress in patients with hypertrophic cardiomyopathy. Heart 75: 179–183
47. Elsässer A, Schlepper M, Schaper J (1995) Klinische und morphologische Befunde bei „hibernating myocardium". Z Kardiol 84 (Supplement 4): 107–114
48. El-Said EM, Roelandt JRTC, Fioretti PM, McNeill A, Forster T, Boersma H, Linker DT (1994) Abnormal Left Ventricular Early Diastolic Filling During Dobutamine Stress Doppler Echocardiography Is a Sensitive Indicator of Significant Coronary Artery Disease. J Am Coll Cardiol 24: 1618–1624
49. Erdmann E, Kirsch C-M (1993) „Stunned" und „Hibernating Myocardium" – Diagnostik und klinische Implikationen. Z Kardiologie 82 (Suppl 5): 143–147
50. Eriksen UH, Nielsen TT, Bagger JP, Egeblad H (1995) Exercise Stress Testing in Relation to Coronary Collaterals. Circulation 92: Suppl I–736 (Abstract)
51. Federici RE, Puma JA, Tcheng JE, Woodlief LH, Peters KG, Ivanhoe RJ, Timmis GC, Stack RS (1995) The Significance of Collateral Blood Flow During an Acute Myocardial Infarction: Results From the Primary Angioplasty Registry. Circulation 92: Suppl I–719 (Abstract)
52. Fehske W, Omran H, Manz M, Köhler J, Hagendorff A, Lüderitz B (1994) Color-Coded Doppler Imaging of the Vena Contracta as a Basis for Quantification of Pure Mitral Regurgitation. Am J Cardiol 73: 268–274
53. Ferrara N, Coltorti F, Leosco D, Sederino S, Abete P, Caccese P, Landino P, Longobardi G, Verde R, Rengo F (1995) Protective effect of beta-blockade on dipyridamole-induced myocardial ischemia. Role of heart rate. European Heart J 16: 903–908
54. Ferro G, Duilio C, Spinelli L, Liucci GA, Mazza F, Indolfi C (1995) Relation Between Diastolic Perfusion Time and Coronary Artery Stenosis During Stress-Induced Myocardial Ischemia. Circulation 92: 342–347
55. Fisman EZ, Ben-Ari E, Pines A, Drory Y, Motro M, Kellermann JJ (1992) Usefulness of Heavy Isometric Exercise Echocardiography for Assessing Left Ventricular Wall Motion Patterns Late (> 6 Months) After Acute Myocardial Infarction. Am J Cardiol 70: 1123–1128
56. Fisman EZ, Ben-Ari E, Pines A, Drory Y, Shiner RJ, Motro M, Kellermann JJ (1991) Pronounced Reduction of Aortic Flow Velocity and Acceleration During Heavy Isometric Exercise in Coronary Artery Disease. Am J Cardiol 68: 485–491
57. Flameng W, Schwarz F, Hehrlein F, Boel A (1978) Functional significance of coronary collaterals in man. Basic Res Cardiol 73: 188–199
58. Fung AY, Gallagher KP, Buda AJ (1987) The physiologic basis of dobutamine as compared with dipyridamole stress interventions in the assessment of critical coronary stenosis. Circulation 76: 943–951
59. Geibel A, Kasper W, Constantinides S, Tiede N, Just H (1992) Limitation of Doppler-Echocardiography in the Judgement of Prostetic Valves. JACC 19: 39A
60. Gerber BL, Vanoverschelde JLJ, Bol A, Michel C, Labar D, Wijns W, Melin JA (1996) Myocardial Blood Flow, Glucose Uptake, and Recruitment of Inotropic Reserve in Chronic Left Ventricular Ischemic Dysfunction. Implications for the Pathophysiology of Chronic Myocardial Hibernation. Circulation 94: 651–659
61. Giannuzzi P, Tavazzi L, Temporelli PL, Corra U, Imparato A, Gattone M, Giordano A, Sala L, Schweiger C, Malinverni C (1993) Long-Term Physical Training and Left Ventricular Remodeling After Anterior Myocardial Infarction: Results of the Exercise in Anterior Myocardial Infarction (EAMI) Trial. JACC 22: 1821–1829
62. Gonzales MA, Child JS, Krivokapich J (1987) Comparison of Two-Dimensional and Doppler Echocardiography and Intracardiac Hemodynamics for Quantification of Mitral Stenosis. Am J Cardiol 60: 327–332
63. Gotsis W, Meisner JS, Shirani J, Monrad ES, Lerrick KS, Strom JA (1995) Measurement of Coefficient of Velocity for Stenotic Aortic Valves in Patients. Circulation 92: Suppl I–466 (Abstract)
64. Gregorini L, Marco J, Palombo C, Kozakova M, Anguissola G, Distante A, Bernies M, Cassagneau B, Fajadet J, Zanchetti A (1996) Pathophysiological Mechanisms of Myocardial Stunning in Humans. Circulation 94: I–377
65. Guideri F, Ferber D, Galgano G, Isidori S, Blardi P, Pasini FL, Di Perri T (1995) QTc interval prolongation during infusion with dipyridamole or adenosine. Int J Cardiol 48: 67–73
66. Hammond HK, McKirnan MD (1994) Effects of Dobutamine and Arbutamine on Regional Myocardial Function in a Porcine Model of Myocardial Ischemia. JACC 23: 475–82
67. Hatle L, Brubakka, Tromsdal A, Angelsen B (1978) Noninvasive assessment of pressure drop in mitral stenosis by Doppler ultrasound. Br Heart J 40: 131–140
68. Hecht AS, Aroesty JM, LaRaia PJ, Morkin E, Paulin S (1973) Role of the Coronary Collateral Circulation in the Preservation of Left Ventricular Function. Supplement IV to Circulation Vols. VII and VIII

69. Hegrenaes L, Hatle L (1985) Aortic stenosis in adults. Non-invasive estimation of pressure differences by continuous wave Doppler echocardiography. Br Heart J 54: 396–404
70. Henein MY, O'Sullivan CA, Koh TW, Harrington D, Gibson DG (1996) Dobutamine Stress Echocardiography Reveals Early Impairment Of Diastolic Ventricular Function in Coronary Artery Disease. Circulation 94: Suppl I–679
71. Hess OM, Schneider J, Nonogi H, Carroll JD, Schneider K, Turina M, Krayenbuehl HP (1988) Myocardial structure in patients with exercise-induced ischemia. Circulation 77: 967–977
72. Heusch G, Schulz R (1994) Pathophysiologie der Myokarddurchblutung: Teil I: Adaptation an Myokardischämie („hibernating"-Myokard). DMW 119: 1589–1590
73. Heusch G, Schulz R (1994) Pathophysiologie der Myokarddurchblutung: Teil II: Postischämische kontraktile Dysfunktion („stunned"-Myokard). DMW 119: 1745–1746
74. Higashidate M, Tamiya K, Beppu T, Imai Y (1995) Regulation of the Aortic Valve Opening. In vivo dynamic measurement of aortic valve orifice area. J Thoracic Cardiovasc Surg 110: 496–503
75. Himelman RB, Schiller NB (1990) Dynamic Assessment of Right Ventricular Systolic Pressure by Doppler of Tricuspid Insufficiency During Supine Bicycle Exercise in Chronic Lung Disease. In: Schlepper M, Berwing K (Hrsg) Kontrast-, Doppler-, Farb-Doppler- und transösophageale Echokardiographie. Schattauer, Stuttgart, New York: S. 155–162
76. Hirai T, Fujita M, Nakajima H, Asanoi H, Yamanishi K, Ohno A, Sasayama S (1989) Importance of Collateral Circulation for Prevention of Left Ventricular Aneurysm Formation in Acute Myocardial Infarction. Circulation 79: 791–796
77. Hogate ST (1985) Specific antagonism of adenosine-induced bronchoconstriction in asthma by oral theophylline. Br J Clin Pharmacol 19: 685–692
78. Honda Y, Yokota Y, Yokoyama M (1996) Evaluation of Left Ventricular Relaxation Using the Continuous-Wave Doppler Velocity Profile of Aortic Regurgitation: Noninvasive Measurement of Left Ventricular Negative dP/dt and Time Constant. Clin. Cardiol. 19: 709–715
79. Hutchison SJ, Shen A, Soldo S, Hla A, Kawanishi DT, Chandraratna AN (1996) Transesophageal Assessment of Coronary Flow Velocity Reserve During „Regular" and „High"-Dose Dipyridamole Stress Testing. Am J Cardiol 77: 1164–1168
80. Iliceto S, Galiuto L, Marchese A, Cavallari D, Colonna P, Biasco G, Rizzon P (1996) Analysis of Microvascular Integrity, Contractile Reserve, and Myocardial Viability After Acute Myocardial Infarction by Dobutamine Echocardiography and Myocardial Contrast Echocardiography. Am J Cardiol 77: 441–445
81. Jafar MZ, Feldman MD, Lee JE, Edmundowicz D, Brammell PA, Counihan PJ, Smith AJC, Cohen HA, Reddy PS, Villanueva FS (1995) Intermittent Coronary Occlusion Enhances Collateral Recruitment: Pathophysiologic Basis for Ischemic Preconditioning During Coronary Angioplasty. Circulation 92: Suppl I–659 (Abstract)
82. Jehle J, Lauber A, Spiller P, Uhlmann D (1986) Left ventricular function during exercise in patients with aortic valve disease. Z Kardiol 75 (Suppl 2): 28–32
83. Jeroudi MO, Cheirif J, Habib G (1994) Prolonged wall motion abnormalities after chest pain at rest in patients with unstable angina: A possible manifestation of myocardial stunning. Am Heart J 127: 1241–1250
84. Jin XY, Zhang Z-M, Gibson DG, Yacoub MH, Pepper JR (1995) Comparison of Left Ventricular Function and Hypertrophy Following Aortic Valve Replacement Using Stentless or Stented Valve. Circulation 92: Suppl I–441 (Abstract)
85. Job FP, Frieske R, Breithardt OA, Axer S, Fischer D-C, Hanrath P (1996) Laktatproduktion bei der Arbutamin- und Dobutamin-Streßechokardiographie. Eine vergleichende Studie bei Patienten mit signifikanter Koronarstenose. Z Kardiol 85 Suppl 2: 315 (Abstract)
86. Johnston DL, Daley JR, Hodge DO, Hopfenspirger MR, Gibbons RJ (1995) Hemodynamic Responses and Adverse Effects Associated With Adenosine and Dipyridamole Pharmacologic Stress Testing: A Comparison in 2,000 Patients. Mayo Clin Proc 70: 331–336
87. Juilliere Y, Marie PY, Danchin N, Karcher G, Bertrand A, Cherrier F (1991) Evolution of Myocardial Ischemia and Left Ventricular Function in Patients With Angina Pectoris Without Myocardial Infarction and Total Occlusion of the Left Anterior Descending Coronary Artery and Collaterals from other Coronary Arteries. Am J Cardiol 68: 7–12
88. Kawanishi DT, McKay CR, Chandraratna PAN, Nanna M, Reid CL, Elkayam U, Siegel M, Rahimtoola SH (1986) Cardiovascular response to dynamic exercise in patients with chronic symptomatic mild-to-moderate and severe aortic regurgitation. Circulation 73: 62–72
89. Kawano S, Beppu S, Koyama J, Tanaka N, Miyatake K (1995) Severity of the Segmental Wall Motion Abnormality at Rest Influences the Assessment of Hibernating Myocardium by Dobutamine Echocardiography. Circulation 92: Suppl I–337 (Abstract)
90. Kenny A, Shapiro LM (1994) Identification of Coronary Artery Stenoses and Poststenotic Blood Flow Patterns Using a Miniature High-Frequency Epicardial Transducer. Circulation 89: 731–739
91. Kerensky AR, Lewis JF, Gordon JA, Franco EA, Hill JA (1996) Echocardiography Assessment of Wall Motion in ST-Segment Alternans during Coronary Angioplasty. Clin Cardiol 1996: 749–750

92. Khoury Z, Chanzbraun A, Stern S, Keren A (1995) Right Ventricular Function During Exercise or Dobutamine Echocardiography Improves Diagnosis of Proximal Right Coronary Artery Disease. Circulation 92: Suppl I–89 (Abstract)
93. Kim C-J, Berglund H, Nishioka T, Luo H, Siegel RJ (1995) Are Aortic Valve Area Determinations by Echocardiography and Cardiac Catheterization Equivalent? An Analysis of Agreement. Circulation 92: Suppl I–466 (Abstract)
94. Kirsch CM, Erdmann E (1993) Hibernating myocardium – Diagnostik mit 99m Tc-MIBI. Herz/Kreislauf 25: 188–189
95. Kisanuki A, Sawada G, Ryan T, Johnson M, Tanaka H, Feigenbaum H, Segar D (1996) Detection of Hibernating Myocardium by Arbutamine Stimulation. Circulation 94: Suppl I–141
96. Knickelbine T, Smart SC, Chai A, Sagar KB (1995) A Biphasic Response during Dobutamine During Stress Echocardiography Predicts the Prognostic Benefit of Revascularization in Patients with Left Ventricular Dysfunction. Circulation 92: Suppl I–267 (Abstract)
97. Kohama A, Masuyama T, Nanto S, Lim Y-J, Hori M, Kamada T (1994) Echocardiographic Determination of Stroke Volume and Ejection Fraction during Exercise: Analysis from Left Ventricular External Dimension. Am J Noninvas Cardiol 8: 134–139
98. Kondo H, Masuyama T, Ishihara K, Mano T, Yamamoto K, Naito J, Nagano R, Kishimoto S, Tanouchi J, Hori M, Takeda H, Inoue M, Kamada T (1995) Digital Subtraction High-Frame-Rate Echocardiography in Detecting Delayed Onset of Regional Left Ventricular Relaxation in Ischemic Heart Disease. Circulation 91: 304–312
99. Kücherer H, Will M, da Silva K, Borst M, Schwencke C, Strasser R, Kübler W (1996) Kontrastverstärkter Dopplerultraschall zur Quantifizierung des Pulmonalarteriendrucks während dynamischer Belastung. Z Kardiol 85 Suppl 2: 117 (Abstract)
100. Laskey WK, Kussmaul WG, Noordergraaf A (1995) Valvular and Systemic Arterial Hemodynamics in Aortic Valve Stenosis. A Model-Based Approach. Circulation 92: 1473–1478
101. Latcham AP, Gray PG, Guo R, Orsinelli DA, Pearson AC (1994) Aging Significantly Influences the Chronotropic and Ventricular Response to Dobutamine Infusion. Circulation 90: Abstract
102. Lattanzi F, Picano E, Bolognese L, Piccinino C, Sarasso G, Orlandini A, L'Abbate A (1991) Inhibition of Dipyridamole-Induced Ischemia by Antianginal Therapy in Humans. Correlation With Exercise Electrocardiography. Circulation 83: 1256–1262
103. Leavitt JI, Coats MH, Falk RH (1991) Effects of Exercise on Transmitral Gradient and Pulmonary Artery Pressure in Patients With Mitral Stenosis or a Prosthetic Mitral Valve: A Doppler Echocardiographic Study. JACC 17: 1520–1526
104. Lehmkuhl LB, Bonagura JD, Jones DE, Stepien RL (1995) Comparison of Catheterization and Doppler-derived Pressure Gradients in a Canine Model of Subaortic Stenosis. J Am Soc Echo 8: 611–620
105. Leung DY, Dawson IG, Haluska BA, Marwick TH (1996) Exercise Echocardiography as the Primary Test for Coronary Disease in Patients With Mitral Valve Prolapse: Accuracy and Cost Implications of a Probabilistic Strategy. Circulation 94: I–448
106. Levin DC (1974) Pathways and functional significance of coronary collateral circulation. Circulation 50: 831–837
107. Levine RA, Jimoh A, Cape EG, McMillan S, Yoganathan AP, Weyman AE (1989) Pressure Recovery Distal to a Stenosis: Potential Cause of Gradient „Overestimation" by Doppler Echocardiography. JACC 13: 706–715
108. Longabaugh JP, Gall SA, Lilly E, Tedder M, Ismail S, Utsunomiya H, Smith P, Kisslo J (1993) Intracavitary Echocardiography: In-Vivo Wall Motion and Perfusion Analysis of the Heart. JACC 21: 275A (Abstract)
109. Ma L, Chen L, Eldin A, Hall E, Gillam L, Chen C (1995) Nitroglycerin Enhances the Ability of Dobutamine Echocardiography to Identify Hibernating Myocardium. Circulation 92: Suppl I–267 (Abstract)
110. Ma L, Knibb D, Mansoor M, Waters DD, Gillam L, Chen C (1996) Importance of Preservation of Contractile Structures for Recruitable Inotropic Reserve with Dobutamine in Hibernating Myocardium. Circulation 94: I–82
111. Maes A, Flameng W, Nuyts J, Borgers M, Shivalkar B, Ausma J, Bormans G, Schiepers C, De Roo M, Mortelmans L (1994) Histological Alterations in Chronically Hypoperfused Myocardium. Correlation With PET Findings. Circulation 90: 735–745
112. McGhie AI, Weyman A (1996) Searching for Hibernating Myocardium. Time to Reevaluate Investigative Strategies? Circulation 94: 2685–2688
113. Mc Neill AJ, Fioretti PM, El-Said EM, Salustri A, Forster T, Roelandt JRTC (1992) Enhanced Sensitivity for Detection of Coronary Artery Disease by Addition of Atropine to Dobutamine Stress Echocardiography. Am J Cardiol 70: 41–46
114. McGillem MJ, DeBoe SF, Friedman HZ, Mancini GBJ (1988) The effects of dopamine and dobutamine on regional function in the presence of rigid coronary stenoses and subcritical impairments of reactive hyperemia. Am Heart J 115: 970–977

115. Meluzin J, Toman J, Soucek M, Rihacek I, Novak M, Koukalova H, Groch L (1994) Variability of changes in Doppler transmitral filling pattern during stress echocardiography in patients with stable angina pectoris. Int J Cardiology 45: 209–217
116. Meyer SL, Curry GC, Donsky MS, Twieg DB, Parkey RW, Willerson JT (1976) Influence of Dobutamine on Hemodynamics and Coronary Blood Flow in Patients With and Without Coronary Artery Disease. Am J Cardiol 38: 103–108
117. Minamino T, Kitakaze M, Morioka T, Node K, Shinozaki Y, Chujo M, Mori H, Takeda H, Inoue M, Hori M, Kamada T (1995) Bidirectional Effects of Aminophylline on Myocardial Ischemia. Circulation 92: 1254–1260
118. Modena MG, Rossi R, Sgura FA, Castelli A, Muia N Jr, Molinari R (1996) Dobutamine Stressecho in Viability Evaluation: Effect on Late Ventricular Enlargement after Anterior Myocardial Infarction. Circulation 94: I–378
119. Murata K, Ono S, Tanaka N, Tomochika Y, Tone T, Aoyagi S, Muro A, Yamamura T, Hironaka K, Tanigawa T (1996) Prediction of Exercise Tolerance by Low Dose Dobutamine Stress Echo Doppler in Patients With Old Myocardial Infarction. Circulation 94: I–25
120. Nanto S, Lim YJ, Masuyama T, Hori M, Nagata S (1996) Diagnostic Performance of Myocardial Contrast Echocardiography for Detection of Stunned Myocardium. J Am Soc Echocardiogr 8: 314–319
121. Nishimura RA, Tajik AJ (1988) Determination of Left-Sided Pressure Gradients by Utilizing Doppler Aortic and Mitral Regurgitant Signals: Validation by Simultaneous Dual Catheter and Doppler Studies. JACC 11: 317–321
122. Nixdorff U, Erbel R, Pop T, Rupprecht H-J, Henrichs K-J, Mörchen S, Meyer J (1993) Long-term follow-up of global and regional left ventricular function by two-dimensional echocardiography after thrombolytic therapy in acute myocardial infarction. Int J of Cardiology 41: 31–47
123. O'Brien WD, Sagar KB, Warltier DC, Rhyne TL (1995) Acoustic Propagation Properties of Normal, Stunned, and Infarcted Myocardium. Morphological and Biochemical Determinants. Circulation 91: 154–160
124. Ogilby JD, Iskandrian AS, Untereker WJ, Heo J, Nguyen TN, Mercuro J (1992) Effect of Intravenous Adenosine Infusion on Myocardial Perfusion and Function. Hemodynamic/Angiographic and Scintigraphic Study. Circulation 86: 887–895
125. Oh JK, Taliercio CP, Holmes DR, Reeder GS, Bailey KR, Seward JB, Tajik AJ (1988) Prediction of the Severity of Aortic Stenosis by Doppler Aortic Valve Area Determination: Prospective Doppler-Catheterization Correlation in 11 Patients. JACC 11: 1227–1234
126. Ohshima M, Yamazoe M, Tamura Y, Matsubara T, Suzuki M, Igarashi Y, Tanabe Y, Yamazaki Y, Koyama S, Yamaguchi T, Mito M, Izumi T, Shibata A, Miida T, Oda H, Toeda T, Higuma N (1992) Immediate Effects of Percutaneous Transvenous Mitral Commissurotomy on Pulmonary Hemodynamics at Rest and During Exercise in Mitral Stenosis. Am J Cardiol 70: 641–644
127. Ono S, Waldman LK, Yamashita H, Covell JW, Ross J (1995) Effect of Coronary Artery Reperfusion on Transmural Myocardial Remodeling in Dogs. Circulation 91: 1143–1153
128. O'Sullivan CA, Henein MY, Sutton R, Gibson DG (1996) The Role Of ECG Recording And Analysis During Dobutamine Stress Echocardiography In Coronary Artery Disease. Circulation 94: I–377
129. Otto CM, Pearlman AS, Kraft CD, Miyake-Hull CY, Burwash IG, Gardner CJ (1992) Physiologic Changes With Maximal Exercise in Asymptomatic Valvular Aortic Stenosis Assessed by Doppler Echocardiography. JACC 20: 1160–1167
130. Patsilinakos SP, Kranidis AJ, Housianakou IK, Sioras EP, Zamanis NI, Giannopoulou HD, Antonelis JP, Rondoyanni FE, Anthopulos LP (1996) Adenosine Stress Echocardiography and Adenosine Stress Myocardial Perfusion Tomographic Imaging in Patients with Significant Aortic Stenosis. Circulation 94: Suppl I–313
131. Patterson RE, Kirk ES (1983) Coronary Steal Mechanisms in Dogs with One-vessel Occlusion and Other Arteries Normal. Circulation 67: 1009–1015
132. Pellikka PA, Roger VL, McCully RB, Mahoney DW, Bailey KR, Seward JB, Tajik AJ (1995) Normal Stroke Volume and Cardiac Output Response During Dobutamine Stress Echocardiography in Subjects Without Left Ventricular Wall Motion Abnormalities. Am J Cardiol 76: 881–886
133. Petropulakis PN, Kyriakidis MK, Tentolouris CA, Kourouclis CV, Toutouzas PK (1995) Changes in Phasic Coronary Blood Flow Velocity Profile in Relation to Changes in Hemodynamic Parameters During Stress in Patients With Aortic Valve Stenosis. Circulation 92: 1437–1447
134. Pibarot P, Honos GN, Durand L-G, Dumesnil JG (1995) Substitution of Left Ventricular Outflow Tract Diameter With Prosthesis Size is Inadequate for Calculation of the Aortic Prosthetic Valve Area by the Continuity Equation. J Am Soc Echo 8: 511–517
135. Picano E (1992) Stress Echocardiography, Springer Berlin, Heidelberg, New York, London, Paris, Tokyo, Hong Kong, Barcelona, Budapest, pp 1–58
136. Picano E (1989) Dipyridamole-echocardiography test: historical background and physiologic basis. European Heart J 10: 365–376
137. Picano E (1992) Stress Echocardiography. From Pathophysiological Toy to Diagnostic Tool. Circulation 85: 1605–1612

138. Pingitore A, Picano E, Quarta Colosso M, Reisenhofer B, Gigli G, Lucarini R, Petix N, Previtali M, Bigi R, Chiaranda G, Minardi G, De Alcantara M, Lowenstein J, Sclavo MG, Palmieri C, Galanti A, Sevesco G, Heyman J, Mathias W, Casazza F, Sicari R, Raciti M, Landi P, Marzilli M for the Echo Persantine (EPIC) and Echo Dobutamine International Cooperative (EDIC) Study Groups (1996) The Atropine Factor in Pharmacologic Stress Echocardiography. JACC 27: 1164–1170
139. Popp RL (1995) ‚High Time' for Noninvasive Assessment of Regional Ventricular Diastolic Ischemic Dysfunction. Circulation 91: 552–554
140. Quinones MA, Cheirif BJ (1991) New Perspectives for Perfusion Imaging in Echocardiography. Circulation 83 (suppl III): III-104–III-110
141. Rahimtoola SH (1996) Hibernating Myocardium Has Reduced Blood Flow at Rest That Increases With Low-Dose Dobutamine. Circulation 94: 3055–3061
142. Rose GA, Weissman NJ, Guerrero JL, Svizzero TA, Weyman AE, Picard MH (1995) Importance of the Rate of Thickening in the Myocardial Response to Dobutamine. Circulation 92: Suppl I–412 (Abstract)
143. Van Rugge FP, van der Wall EE, Bruschke AVG (1992) New developments in pharmacologic stress imaging. Am Heart J 124: 468–485
144. Sabbah HN, Goldstein S (1993) Ventricular remodeling: consequences and therapy. Eur Heart J 14 (Suppl): 24–29
145. Sabia PJ, Powers ER, Jayaweera AR, Ragosta M, Kaul S (1992) Functional Significance of Collateral Blood Flow in Patients With Recent Acute Myocardial Infarction. A Study Using Myocardial Contrast Echocardiography. Circulation 85: 2080–2089
146. Sabia PJ, Powers ER, Ragosta M, Sarembock IJ, Burwell LR, Kaul S (1992) An association between collateral blood flow and myocardial viability in patients with recent myocardial infarction. N Engl J Med 327: 1825–1831
147. Sagar KB, Wann LS (1990) Evaluation of exercise performances in mitral stenosis using Doppler echocardiography. In: Teague (ed): Stress Doppler Echocardiography, Kluwer Academic Publishes, Dordrecht, Boston, London, pp 219–225
148. Salustri A, Fioretti PM, McNeill AJ, Pozzoli MMA, Roelandt JRTC (1992) Pharmacological stress echocardiography in the diagnosis of coronary artery disease and myocardial ischemia: a comparison between dobutamine and dipyridamole. European Heart Journal 13: 1356–1362
149. Salustri A, Pozzoli MMA, Hermans W, Ilmer B, Cornel JH, Reijs AEM, Roelandt JRTC, Fioretti PM (1992) Relationship between exercise echocardiography and perfusion single-photon emission computed tomography in patients with single-vessel coronary artery disease. Am Heart J 124: 75–83
150. Salustri A, Pozzoli MMA, Reijs AEM, Fioretti PM, Roelandt JRTC (1991) Comparison of exercise echocardiography with myocardial perfusion scintigraphy for the diagnosis of coronary artery disease. Herz 16: 388–394
151. Sasayama S, Fujita M (1992) Recent Insights Into Coronary Collateral Circulation. Circulation 85: 1197–1204
152. Schaper J (1988) Effects of multiple ischemic events on human myocardium – an ultrastructural study. Eur Heart J 9 (Suppl A): 141–149
153. Schaper W (1982) Influence of Physical Exercise on Coronary Collateral Blood Flow in Chronic Experimental Two-vessel Occlusion. Circulation 65: 905–912
154. Schaper W, Flameng W, Winkler B, Wüsten B, Türschmann W, Neugebauer G, Carl M, Pasyk S (1976) Quantification of Collateral Resistance in Acute and Chronic Experimental Coronary Occlusion in the Dog. Circulation Research 39: 371–377
155. Schaper W, Sharma HS, Quinkler W, Markert T, Wünsch M, Schaper J (1990) Molecular biologic concepts of coronary anastomoses. JACC 15: 513–518
156. Schröter G, Schneider-Eicke J, Schwaiger M (1994) Assessment of Tissue Viability with Fluorine-18-fluoro-2deoxyglucose (FDG) and Carbon-11-acetate PET Imaging. Herz 19: 42–50
157. Schulz R, Heusch G (1994) Characterization of Hibernating and Stunned Myocardium. Herz 19: 189–203
158. Schwammenthal E, Chen C, Benning F, Block M, Breithardt G, Levine RA (1994) Dynamics of Mitral Regurgitant Flow Convergence Method: Clinical Data and Experimental Testing. Circulation 90: 307–322
159. Scognamiglio R, Fasoli G, Nistri S, Miorelli M, Palisi M, Marin M, Dalla-Volta (1994) Reversible Contractile Dysfunction of Viable Myocardium. Herz 19: 221–226
160. Scognamiglio R, Ponchia A, Fasoli G, Miraglia G, Dalla-Volta S (1991) Exercise-induced left ventricular dysfunction in coronary heart disease. A model for studying the stunned myocardium in man. European Heart J 12 (Suppl G): 16
161. Segar DS, Brown SE, Sawada SG, Ryan T, Feigenbaum H (1992) Dobutamine Stress Echocardiography: Correlation With Coronary Lesion Severity as Determined by Quantitative Angiography. J Am Coll Cardiol 19: 1197–1202
162. Segar DS, Sawada SG, Brown SE, Ryan T, Armstrong WF, Feigenbaum H (1990) Dobutamine Stress Echocardiography: Correlation of Dose Responsiveness and Quantitative Angiography (Abstract). J Am Coll Cardiol 15: 234A

163. Sehgal R, Ahmed MW, Bergelson BA, Bonow RO, Tommaso CL, Chaudhry FA (1995) Does Stress Echocardiography Predict Total Ischemic Burden? Circulation 92: Suppl I–90 (Abstract)
164. Senior R, Lahiri A (1995) Enhanced Detection of Myocardial Ischemia by Stress Dobutamine Echocardiography Utilizing the „Biphasic" Response of Wall Thickening During Low and High Dose Dobutamine Infusion. JACC 26: 26–32
165. Severi S, Underwood R, Mohiaddin RH, Boyd H, Paterni M, Camici PG (1995) Dobutamine Stress: Effects on Regional Myocardial Blood Flow and Wall Motion. JACC 26: 1187–1195
166. Sheikh KH, Bengtson JR, Helmy Sherif, Juarez C, Burgess R, Bashore TM, Kisslo J (1990) Relation of Quantitative Coronary Lesion Measurements to the Development of Exercise-Induced Ischemia Assessed by Exercise Echocardiography. J Am Coll Cardiol 15: 1043–1051
167. Sklenar J, Camarano G, Goodman C, Ismail S, Jayaweera AR, Kaul S (1996) Contractile Versus Microvascular Reserve for the Determination of the Extent of Myocardial Salvage After Reperfusion. The Effect of Residual Coronary Stenosis. Circulation 94: 1430–1440
168. Skopicki HA, Abraham SA, Weissman NJ, Mukerjee AK, Alpert NM, Fischman AJ, Picard MH, Gewirtz H (1996) Factors Influencing Regional Myocardial Contractile Response to Inotropic Stimulation. Analysis in Humans With Stable Ischemic Heart Disease. Circulation 94: 643–650
169. Skopicki HA, Weissman NJ, Rose GA, Abraham SA, Gewirtz H, Pidard MH (1996) β-Blocker Inhibits the Ability of DSE to Detect Ischemia but Does Not Affect The Assessment of Myocardial Viability. Circulation 94: Suppl I–83
170. Spiecker M, Erbel R, Janssen H, Meyer J (1994) Bedeutung der Koronarperfusion für den Therapieerfolg beim akuten Myokardinfarkt. Herz 19: 353–359
171. Steen-Müller M-K, Schmitt U, Waas W, Tillmanns H, Haberbosch W (1996) Arbutamin-Stressechokardiographie: Welche zusätzliche Information bringt die Beurteilung der diastolischen linksventrikulären Funktion? Z Kardiol 85 Suppl 5: 27 (Abstract)
172. Stewart MJ, Sutherland GR, Moran CM, Fleming AD, Fenn LN, McDicken WN (1993) Imaging of Ischaemic and Infarcted Myocardium by Doppler Tissue Imaging. Circulation 88: I–47
173. Stoiber T, Smart S, Hellman R, Saeian K, Duchak J, Wynsen J, Sagar K (1993) Wall Thickening during Low Dose Dobutamine Echocardiaography and Thallium Uptake Identifies Reversible Dysfunction after Myocardial Infarction. JACC 21: 384A
174. Sun KT, Czernin J, Krivokapich J, Lau Y-K, Böttcher M, Maurer G, Phelps ME, Schelbert HR (1996) Effects of Dobutamine Stimulation on Myocardial Blood Flow, Glucose Metabolism, and Wall Motion in Normal and Dysfunctional Myocardium. Circulation 94: 3146–3154
175. Tanimoto M, Pai RG, Jintapakorn W (1995) Normal Changes in Left Ventricular Filling and Hemodynamics During Dobutamine Stress Echocardiography. J Am Soc Echo 8: 488–493
176. Tanimoto M, Pai RG, Jintapakorn W, Shah PM (1995) Mechanisms of Hypotension During Dobutamine Stress Echocardiography in Patients With Coronary Artery Disease. Am J Cardiol 76: 26–30
177. Tashiro H, Koyanagi S, Takeshita A (1995) Temporal variability in wall motion abnormality with stress-induced myocardial ischemia assessed by quantitative exercise echocardiography: Difference between reversible and persistent myocardial ischemia. Am Heart J 130: 1189–1195
178. Tawa CB, Baker WB, Kleiman NS, Trakhtenbroit A, Desir R, Zoghbi WA (1996) Comparison of Adenosine Echocardiography, With and Without Isometric Handgrip, to Exercise Echocardiography in the Detection of Ischemia in Patients With Coronary Artery Disease. J Am Soc Echocardiogr 9: 33–43
179. Tebbenjohanns J, Lüderitz B (1994) Adenosin – ein neues Antiarrhythmikum. Arzneimitteltherapie 12: 365–366
180. Temporelli PL, Silva P, Imparato A, Giannuzzi P (1995) Amlodipine Improves the Anti-Ischemic Effect of Atenolol in Postinfarction Patients with Exercise-induced Ischemia: An Echostress Study. Circulation 92: Suppl I–736 (Abstract)
181. Teoh KH, Fulop JC, Weisel RD, Ivanov J, Tong CP, Slattery SA, Rakowski H (1987) Aortic valve replacement with a small prosthesis. Circulation 76 (suppl III), III–123
182. Tomoike H, Inou T, Watanabe K, Mizukami M, Kikuchi Y, Nakamura M (1983) Functional Significance of Collaterals During Ameroid-induced Coronary Stenosis in Conscious Dogs. Interrelationships Among Regional Shortening, Regional Flow and Grade of Coronary Stenosis. Circulation 67: 1001–1008
183. Topol EJ, Ellis SG (1991) Coronary Collaterals Revisited. Accessory Pathway to Myocardial Preservation During Infarction. Circulation 83: 1084–1086
184. van den Brink RBA, Verheul HA, Visser CA, Koelemay MJW, Dunning AJ (1992) Value of Exercise Doppler Echocardiography in Patients with Prosthetic or Bioprosthetic Cardiac Valves. Am J Cardiol 69: 367–372
185. Vandervoort PM, Greenberg NL, Pu M, Powell KA, Cosgrove DM, Thomas JD (1995) Pressure Recovery in Bileaflet Heart Valve Prostheses. Localized High Velocities and Gradients in Central and Side Orifices With Implications for Doppler-Catheter Gradient Relation in Aortic and Mitral Position. Circulation 92: 3464–3472
186. Vanoverschelde J-L, D'Hondt A-M, De Kock M (1995) Flow-Dependence of Aortic Stenosis Severity During Dobutamine Infusion: Comparison of the Gorlin and Continuity Equations with Measurements of Aortic Valve Resistance. Circulation 92: Suppl I–466 (Abstract)

187. Vannan MA, Taylor DJE (1992) Ventricular remodeling after myocardial infarction. Br Heart J 68: 257–9
188. Vilacosta I, Castillo J, San Roman A, Dominguez L, Rollan MJ, Peral V, Batlle E, Rodriguez P, Sanchez-Harguindey (1995) Prevalence and Relevance of an Early Septal Diastolic Notch During Dobutamine Stress Echocardiography. Circulation 92: Suppl I–88 (Abstract)
189. Voelker W, Reul H, Stelzer T, Schmidt A, Karsch KR (1992) Pressure Recovery in Aortic Stenosis: An In vitro Study in a Pulsatile Flow Model. JACC 20: 1585–1593
190. Voelker W, Schmid M, Oberhoff M, Athanasiades A, Haase KK (1995) Hemodynamic Effects of Mitral Valve Reserve in Patients with Mitral Stenosis. Circulation 92: Suppl I–41 (Abstract)
191. Völker W, Jacksch R, Dittmann H, Karsch KR (1990) Wertigkeit der Belastungs-Doppler-Echokardiographie bei Patienten mit Mitralstenose. In: Schlepper M, Berwing K (Hrsg) Kontrast-, Doppler-, Farb-Doppler- und transösophageale Echokardiographie. Schattauer, Stuttgart, New York, S 125–140
192. Völler H, Uhrig A, Schröder K, Spielberg Ch, Agrawal R, Schröder R (1993) Altersabhängige Veränderungen der linksventrikulären Füllungsparameter in Ruhe und während ergometrischer Belastung – eine Doppler-echokardiographische Untersuchung bei Herzgesunden. Herz/Kreislauf 25: 292–296
193. Völler H, von Ameln H, Spielberg C, Schröder K, Uhrig A, Schröder R (1993) Hemodynamic Response to Exercise-induced Myocardial Ischemia Detected by Transmitral Filling Patterns Derived from Doppler Echocardiography. J Am Soc Echoc 6: 255–264
194. Völler H, Uhrig A, Dißmann R, Schröder K, Brüggemann Th, Wegscheider K, Spielberg Ch (1996) Reproduzierbarkeit dopplerechokardiographisch ermittelter linksventrikulärer Füllungsparameter, Herz/Kreislauf 28: 39–42
195. Wagner S, Kölsch B, Nixdorff U, Kuntz S, Mohr-Kahaly S, Meyer (1995) Dynamische intraventrikuläre Obstruktion unter Dobutaminbelastung; Korrelation zur globalen und regionalen linksventrikulären Funktion. Z Kardiol 84 (Suppl 1): 24
196. Warzok F, Schneider H, Petzsch M, Zingler C, Urbaszek W (1996) Das Verhalten von Plasmaendothelinspiegeln unter Dobutamininfusion bei der Streßechokardiographie. Herz/Kreislauf 28: 347–349
197. Watanabe T, Harumi K, Okazaki O, Katagiri T (1995) The Correlation Between Myocardial Blood Flow Quantified by Positron Emission Tomography and ST Segment Changes. Circulation 92: Suppl I–71 (Abstract)
198. Weissman NJ, Levangle MW, Newell JB, Guerrero JL, Weyman AE, Picard MH (1995) Effect of β-adrenergic receptor blockade on the physiologic response to dobutamine stress echocardiography. Am Heart J 130: 248–253
199. Weissman NJ, Nidorf SM, Weyman AE, Picard MH (1995) Effect of Hydration on Cavity Obliteration during Dobutamine Stress Echocardiography. Clin Cardiol 18: 17–20
200. Wendt MO, Pohl M, Werner S, Kühnel R, Toppel D (1995) Differenzierte Bewertung von Herzklappenstenosen durch die erweiterte Bernoulli-Gleichung – In-vitro-Untersuchungen an Modellstenosen. Z Kardiol 84: 686–693
201. Wolf R, Nötges A, Sinn R, Lichtlen PR (1991) Einfluß koronarer Kollateralgefäße auf den Verlauf der linksventrikulären Dilatation nach Myokardinfarkt. Z Kardiol 80: 614–621
202. Yock PG, Popp RL (1984) Noninvasive estimation of right ventricular systolic pressure by Doppler ultrasound in patients with tricuspid regurgitation. Circulation 70: 657–662
203. Zhang J, Path G, Chepuri V, Homans DC, Merkle H, Hendrich K, Ugurbil K, Bache RJ, From AHL (1995) Effects of dobutamine on myocardial blood flow, contractile function, and bioenergetic responses distal to coronary stenosis: Implications with regard to dobutamine stress testing. Am Heart J 129: 330–342

2.3 Streßechokardiographie und globale Ventrikelfunktion (Hämodynamik)

2.3.1 Streß-(Doppler-)echokardiographische Funktionsdiagnostik hämodynamischer Parameter

2.3.1.1 Systolische Funktion

Im Rahmen der streßechokardiographischen Bewertung der *systolischen linksventrikulären Funktion* über die Analyse der myokardialen Wandbewegung sind die *Ejektionsfraktion (EF)* sowie Parameter der regionalen Myokardkinetik in der Praxis häufig genutzte

Größen. Die Bestimmung des *Schlagvolumens (SV)* und hiervon abgeleiteter hämodynamischer Parameter, wie das *Herzminutenvolumen (HMV)* und der *Herzindex (HI)*, mittels zweidimensionaler Echokardiographie konnte sich bereits unter Ruhebedingungen wegen der zu großen Fehlerbreite nicht durchsetzen.

Alternativ stellt die orientierende Bestimmung von Volumenparametern mittels Doppler-Technik über die Messung der maximalen systolischen Flußgeschwindigkeit an der Aortenwurzel eine anerkannte, jedoch wenig verbreitete Methode zur Beurteilung der systolischen linksventrikulären Funktion dar (5, 8, 13). Hierbei stehen folgende Doppler-Meßverfahren zur Verfügung:

1. Die Bestimmung der Ejektionsfraktion (EF) aus der *maximalen Flußgeschwindigkeit (V_m in cm/s) an der Aortenwurzel* mittels PW-Doppler (9):

   $$EF\,(\%) = (V_m - 25)/1{,}62$$

2. Bestimmung der *Ejektionsfraktion (EF)* über die *mittlere aortale Flußgeschwindigkeitsbeschleunigung (ACC in cm/s²)* mittels CW-Doppler (20):

   $$EF\,(\%) = (ACC \cdot t_{(V=0-Vm)} - 25)/1{,}62$$

3. Die Bestimmung des *Herzminutenvolumens (HMV)* aus der Herzfrequenz (HF), dem Aortenwurzeldiameter (d) und dem Geschwindigkeits-Zeit-Integral des aortalen Flusses (Int. (v)) (23):

   $$HMV\,(l/min) = HF \cdot \pi \cdot (d/2)^2 \cdot Int\,(v)$$

Die mathematischen Beziehungen zwischen Doppler- und dreidimensionalen Volumenparametern beziehen sich auf Ruheuntersuchungen (Normalwerte siehe Tabelle 2.2). Eine weitere Methode zur Berechnung des HMV ist durch die Bestimmung der *diastolischen maximalen Flußgeschwindigkeit an der Mitralklappe* gegeben. Dies setzt jedoch die Messung der Mitralöffnungsfläche voraus, die infolge der großen zyklischen Variabilität des diastolischen Mitralringdiameters mit einem sehr hohen Fehler verbunden ist. Die „Mitralismethode“ findet deshalb kaum Anwendung. Von größerer Bedeutung ist die Streß-(Doppler-)echokardiographie hinsichtlich der Diagnostik einer belastungsabhängigen linksventrikulären Obstruktion bei *hypertroph-obstruktiver Kardiomyopathie* oder sehr ausgeprägter *linksventrikulärer Hypertrophie* infolge arterieller Hypertonie (siehe auch Kapitel 5.2).

Tabelle 2.2. Systolische hämodynamische Funktionsparameter

	Normwerte in Ruhe (20,23)
Vm	135 (100-170) cm/s
ACC	955 (735-1318)cm/s²
Int. (v)	15,7 (12,6-22,5) cm

Vm – maximale systolische Flußgeschwindigkeit an der Aortenwurzel; ACC – mittlere aortale Flußgeschwindigkeitsbeschleunigung; Int (v) – Geschwindigkeits-Zeit-Integral des aortalen Flusses

Prinzipiell sind die angegebenen Verfahren auch auf die *Flußgeschwindigkeit im rechtsventrikulären Ausflußtrakt bzw. an der Pulmonalklappe* anwendbar. Da jedoch wegen der vergleichsweise niedrigen Flußgeschwindigkeiten im rechten Herzen schwächere Doppler-

Signale resultieren und das rechtsventrikuläre Schlagvolumen ausgenommen bei Shuntvitien dem linksventrikulären entspricht, empfiehlt sich eine belastungsechokardiographische Bewertung der systolischen Funktion anhand von Doppler-Messungen nicht. Die Doppler-Methoden zur Bestimmung von Volumenparametern werden auch durch Rhythmusstörungen maßgeblich limitiert.

2.3.1.2 Diastolische Funktion

Echokardiographische Untersuchungen unter Belastung dienen vorzugsweise der Erhöhung der Sensitivität bezüglich einer Einschränkung der myokardialen Pumpfunktion. Die belastungsechokardiographische Bewertung der *diastolischen linksventrikulären Funktion* (1–3, 16) ermöglicht eine qualitative Abschätzung von Veränderungen der Lastbedingungen bei Herzinsuffizienz. Diesbezüglich korreliert die *frühdiastolische Einstromgeschwindigkeit* direkt mit dem *linksventrikulären Füllungsdruck* und invers mit dem *systemvaskulären Widerstand* (1). Die Senkung der *Nachlast* und die Erhöhung der *Vorlast* beschleunigen demnach den frühdiastolischen Einstrom. Eine solche Veränderung, die auch unter der Bezeichnung *Pseudonormalisierung* bekannt ist, kann als Resultat einer medikamentösen Therapie auftreten oder auch unter Belastung provoziert werden (7). Zur Pseudonormalisierung kommt es unter weitgehender Ausschöpfung der Kompensationsmechanismen oder als Resultat einer medikamentösen Nachlastsenkung ohne gleichzeitige Senkung der Vorlast. Bei ausgeglichener Senkung von Vor- und Nachlast bleibt das Füllungsprofil auch bei fortgeschrittener *Herzinsuffizienz* unverändert.

Die Diastole läßt sich in folgende Phasen unterteilen: *isovolumetrische Relaxation, frühe und schnelle Füllungsphase, Diastase und Vorhofsystole*. In der frühen und schnellen Füllungsphase gelangen ungeachtet der ATP-Abhängigkeit der Relaxation beim Gesunden 60–80 % des Schlagvolumens passiv in den linken Ventrikel. In der Diastase fließt das aus den Lungen kommende Blut durch den Vorhof in den linken Ventrikel. Die Vorhofkontraktion führt zu einem verstärkten Bluteinstrom in den linken Ventrikel mit Anstieg des linksventrikulären Drucks und Volumens (6). Mit Hilfe des gepulsten Dopplers lassen sich die *frühdiastolische maximale Einstromgeschwindigkeit* (V_E) und die *spätdiastolische maximale Einstromgeschwindigkeit* (V_A) registrieren und das Verhältnis beider Parameter berechnen (V_E/V_A) (Abb. 2.6). Für eine Belastung bis 75 Watt konnten lediglich geringe Normalwertveränderungen bei gesunden Probanden nachgewiesen werden, wobei sich der Anteil der Vorhofkontraktion unter Belastung etwas erhöht (2). Erst nach maximaler dynamischer Belastung kommt es bei untrainierten Gesunden zu Veränderungen des Flußprofils (21). Die Bestimmung der *diastolischen Funktionsparameter* erfolgt in Atemmittellage. Nach vorheriger In- und Expiration unterbricht der Patient unter der Belastung für 2 bis 3 Sekunden die Atmung. Das Atemregime wird dem Patienten vor Beginn des Belastungstests erläutert. Der Belastungstest erfolgt beginnend mit 25 Watt in Steigerungsstufen zu 25 Watt nach jeweils 5 Minuten bis zu 75 Watt. Die Methode hat sich trotz ihrer einfachen Handhabbarkeit für die Steuerung der Herzinsuffizienztherapie klinisch bislang nicht durchgesetzt (Normwerte siehe Tabelle 2.3).

2.3.1.3 Systolische LV- (RV-)Dysfunktion

Aufgrund des linearen Zusammenhangs zwischen der maximalen *Flußgeschwindigkeit* bzw. der *Flußgeschwindigkeitsbeschleunigung* an der Aortenwurzel bzw. der Pulmonalklappe und den hämodynamischen Volumenparametern kommt es bei Beeinträchtigung der Pumpfunktion zu einer Abnahme der Flußgeschwindigkeit und zu einem verzögerten Flußgeschwindigkeitsanstieg. Die Verminderung der Flußgeschwindigkeit findet auch ihren

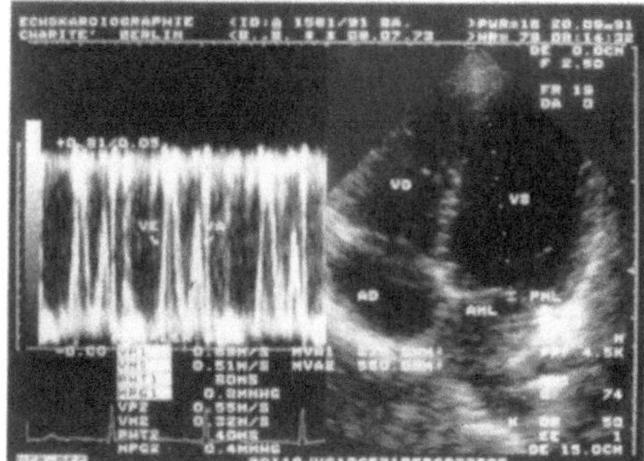

a

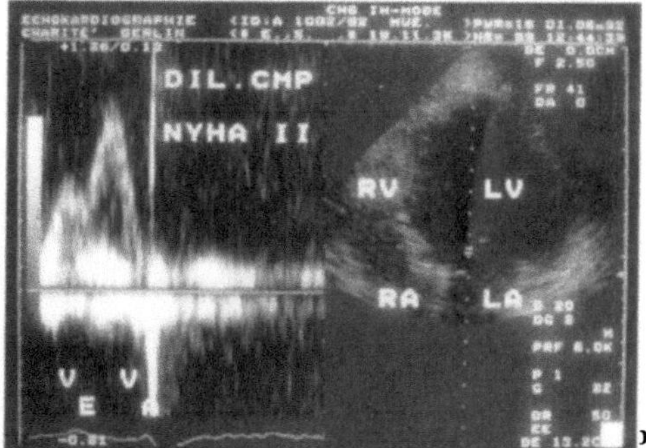

b

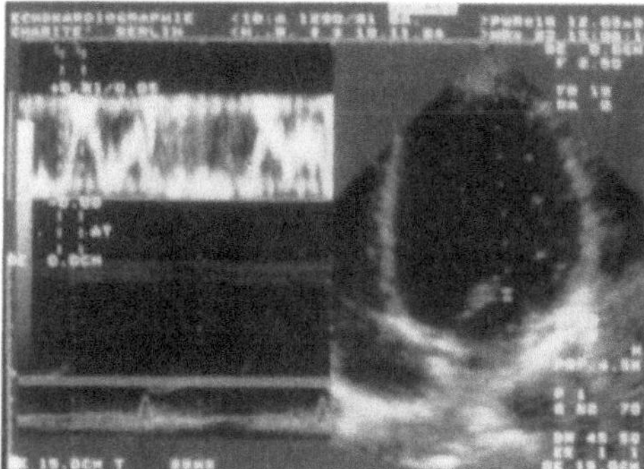

c

Abb. 2.6.
a. Diastolisches Einstromprofil an der Mitralklappe: normales Einstromprofil
b. Diastolisches Einstromprofil an der Mitralklappe: Einstromprofil bei diastolischer Füllungsbehinderung
c. Diastolisches Einstromprofil an der Mitralklappe: Pseudonormalisierung

Tabelle 2.3. Diastolische hämodynamische Funktionsparameter (m/s)

Parameter	Ruhe	75 Watt	6 Min nach Belastung
V_{Em}	0,59+/–0,12	0,84+/–0,34	0,61+/–0,14
V_{Am}	0,43+/–0,07	0,74+/–0,22	0,56+/–0,18
V_E/V_{Am}	1,38+/–0,17	1,17+/–0,33	1,15+/–0,34
E_m	0,33+/–0,09	0,53+/–0,23	0,33+/–0,08
A_m	0,24+/–0,06	0,43+/–0,15	0,28+/–0,09
E/A_m	1,41+/–0,23	1,29+/–0,40	1,28+/–0,38
V_{Et}	0,53+/–0,11	0,67+/–0,22	0,45+/–0,02
V_{At}	0,38+/–0,10	0,46+/–0,12	0,38+/–0,06
V_E/V_{At}	1,41+/–0,30	1,45+/–0,19	1,19+/–0,21
E_t	0,28+/–0,06	0,38+/–0,09	0,23+/–0,05
A_t	0,21+/–0,07	0,25+/–0,07	0,20+/–0,04
E/A_t	1,43+/–0,36	1,50+/–0,27	1,16+/–0,20

V_E – frühdiastolische maximale Einstromgeschwindigkeit; V_A – atriale maximale Einstromgeschwindigkeit; E – frühdiastolische mittlere Einstromgeschwindigkeit; A – atriale mittlere Einstromgeschwindigkeit; m – transmitral; t – transtrikuspidal

Ausdruck in einer Verkürzung der Aorten- oder Pulmonalklappenöffnungszeit. Eine linksventrikuläre Obstruktion führt zur Erhöhung der Flußgeschwindigkeit und im Gegensatz zur Aortenstenose zum Auftreten eines spätsystolischen Geschwindigkeitsmaximums.

2.3.1.4 Diastolische LV- (RV-)Dysfunktion

Die diastolische Dysfunktion tritt im Ergebnis einer Kalziumüberladung der Zelle auf, die im Zuge eines intrazellulären ATP-Mangels entsteht und eine verzögerte Relaxation des Myokards nach sich zieht (11). Ein weiterer Mechanismus, der bei der *Herzinsuffizienz ohne Myokardischämie* im Vordergrund steht, ist die Erhöhung des systemvaskulären Widerstandes. Ein klassisches klinisches Beispiel dafür ist die *arterielle Hypertonie.* Kompensatorisch kommt es zu einer Verstärkung der atrialen Kontraktion. Das *Verhältnis von* V_E/V_A fällt bereits bei einer leichten Herzinsuffizienz (NYHA I) auf Werte unter 1 ab (16). Die aktive, spätdiastolische Füllung gleicht somit den zu geringen frühdiastolischen Einstrom aus. Kommt es bei fortgeschrittener Kongestion zum Anstieg des linksventrikulären Füllungsdrucks, so gleicht sich die Druckdifferenz zwischen linkem Vorhof und Ventrikel wieder etwa den physiologischen Bedingungen, jedoch auf höherem Druckniveau, an (3). Dies hat den Anstieg des Verhältnisses von V_E/V_A auf Werte über 1 (Pseudonormalisierung) zur Folge. Das Flußprofil kann dann nicht von dem eines Gesunden unterschieden werden. An der Trikuspidalklappe kommt es unter der Voraussetzung, daß pulmonale Erkrankungen ausgeschlossen werden können, erst bei fortgeschrittener Links-Rechtsherzinsuffizienz zum Abfall der frühdiastolischen und zum Anstieg der spätdiastolischen maximalen Einstromgeschwindigkeit ($V_E/V_A < 1$). Eine erneute Umkehr der Einstromanteile wie an der Mitralklappe wurde auch bei schwerer Herzinsuffizienz nicht beobachtet (2). Veränderte Einstromprofile an Mitral- oder Trikuspidalklappe gelten jedoch nur unterhalb des 60. Lebensjahres (10, 15) als pathologisch.

2.3.2 Neue streßechokardiographische Techniken zur Diagnostik der systolischen und diastolischen Ventrikelfunktion

Die Entwicklung der *dreidimensionalen Echokardiographie* (19) erlaubt trotz einer geringen systematischen Unterschätzung gegenwärtig bereits eine zuverlässige Volumetrie unabhängig von Störungen der Ventrikelsymmetrie (Abb. 2.7), wie sie nach Infarkten insbesondere bei ventrikulären Aneurysmen oder Ventrikeldilatation regelmäßig zu beobachten ist (17). Eine hinreichend genaue *Volumenmessung* erfordert jedoch in den meisten Fällen eine transösophageale Anlotung, was die Verbindung mit einem Belastungstest erheblich erschwert und somit für die Mehrzahl der Patienten als unzumutbar erscheinen läßt. Als vielversprechend kann hingegen die *dreidimensionale Rekonstruktion von Ischämiezonen* nach Kontrastmittelgabe angesehen werden. Hierzu wird ein die Lungenstrombahn passierendes Echokontrastmittel intravenös verabreicht, das sich nach Passieren des linken Ventrikels im perfundierten Myokard anreichert und ischämische Zonen ausspart. Diese lassen sich dann schichtweise planimetrisch markieren.

Das Volumen des ischämischen Myokards kann errechnet und das Areal räumlich vom übrigen Myokard abgegrenzt werden. Bei guter Schallbarkeit ist dafür eine transthorakale Anschallungen ausreichend. Eine entsprechende Kontrastmittelgabe kann auch unter Belastung erfolgen, wobei die Akquisition des dreidimensionalen Datensatzes nach Abbruch der Belastung erfolgen kann und damit eine belastungsinduzierte Ischämie sichtbar und meßbar wird.

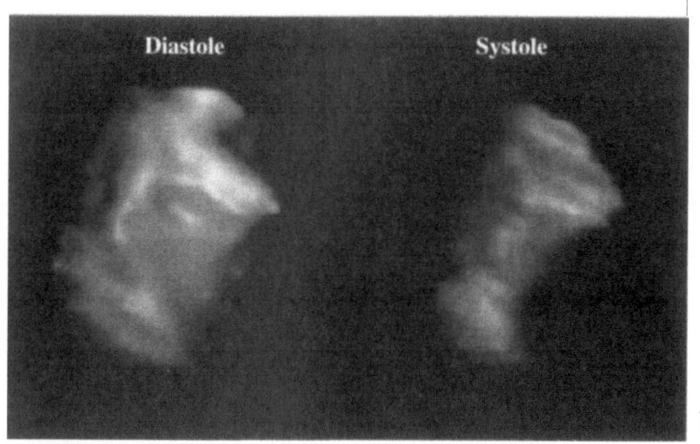

a b

Abb. 2.7.
a. Volumetrie durch dreidimensionale Echokardiographie: enddiastolisches linksventrikuläres Volumen
b. Volumetrie durch dreidimensionale Echokardiographie: endsystolisches linksventrikuläres Volumen

Eine weitere Neuentwicklung im Rahmen der Streßechokardiographie stellt die akustische Quantifizierung der regionalen Ventrikelkinetik mittels Farbbildgebung unter der Bezeichnung *Color Kinesis* dar, die bereits für den klinischen Einsatz verfügbar ist (12). Dabei wird die Wandbewegung unabhängig von ihrer Richtung farbig kodiert. Die Farbe wechselt innerhalb eines vorgegebenen Spektrums jeweils nach einem bestimmten Zeitintervall, so daß einzelne Subphasen der Systole als verschieden farbige Zonen abgegrenzt werden können. Fehlen bestimmte Farben bezüglich einzelner Segmente oder treten Mischfarben auf, so deutet dies auf Wandbewegungsstörungen hin (siehe auch Kapitel 3.5.3).

Noch weitgehend Gegenstand der Forschung ist die *Gewebe-Doppler-Echokardiographie* (Tissue Doppler Echocardiography, TDE). Die Methode, die zunächst unter der Bezeichnung Gewebe-Doppler-Bildgebung (TDI) bekannt wurde (14, 24), basiert auf dem durch die Wandbewegung erzeugten Doppler-Signal. Das farbkodierte Gewebe-Doppler-Signal erleichtert die qualitative Beurteilung der Ventrikelfunktion (22) (siehe auch Kapitel 3.5.1). Ohne Einschränkungen ist dies hinsichtlich der linksventrikulären Hinterwand und des interventrikulären Septums möglich, da diese Myokardanteile in der parasternalen kurzen Achse nahezu ohne Winkelfehler angelotet werden können. Ähnliches gilt für die Ventrikelspitze hinsichtlich der apikalen Anschallung, obgleich hier Störungen durch Artefakte die Bildgebung erschweren können. Alle anderen Regionen sind nur bedingt beurteilbar, da diese sich nicht parallel zum Doppler-Strahl bewegen und sich damit die wahre Wandgeschwindigkeit um den Faktor cos (Doppler-Winkel) reduziert. TDI erlaubt darüber hinaus eine exakte Untersuchung der einzelnen Phasen des Herzzyklusses sowie die Messung der entsprechenden Zeitintervalle (18).

> *Zur Objektivierung regionaler Wandbewegungsstörungen rückt die quantitative TDE zunehmend in den Vordergrund des Interesses. Die Messung von Wandgeschwindigkeiten über Zeitintervalle und Myokardregionen beliebiger Länge bzw. Größe (4) kann als erster Schritt auf dem Weg zur digitalen Wandbewegungsanalyse angesehen werden. Der physiologische Wandgeschwindigkeitsanstieg unter Belastung läßt sich qualitativ mittels TDI (Abb. 2.8) und quantitativ mit Hilfe einer computergestützten Geschwindigkeitsmessung aus dem Gewebe-Doppler-Bild (quantitative TDE) (Tabelle 2.4 und Abb. 2.9) objektiv beurteilen.* Dadurch eröffnen sich neue Möglichkeiten einer abgestuften Bewertung streßbedingter Kinetikstörungen. Ein weiteres Ziel besteht in der Quantifizierung von Vitalität, die bislang nur grob qualitativ abschätzbar war.

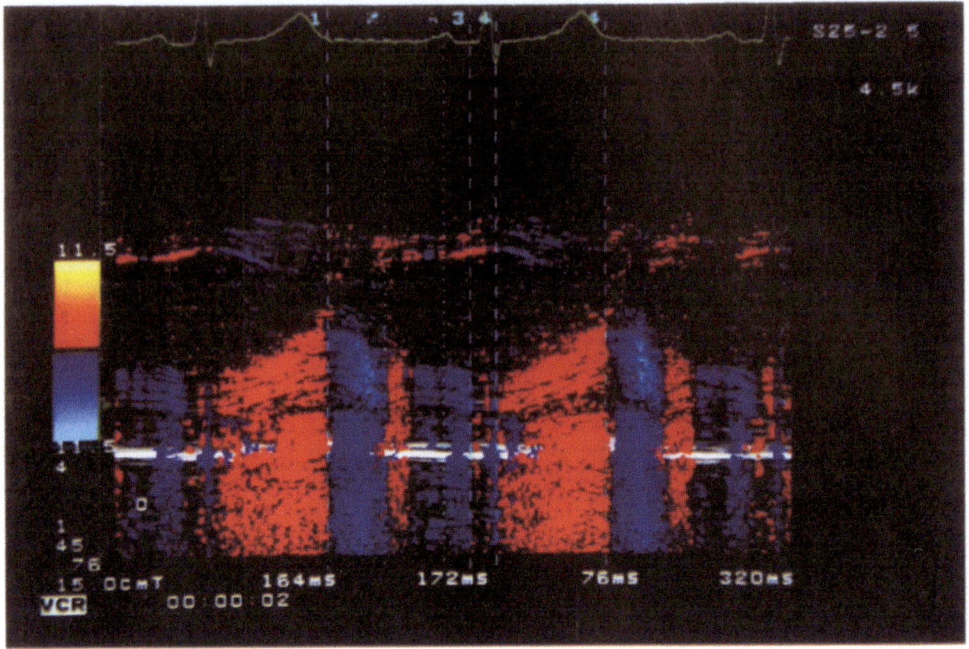

Abb. 2.8a. Vitalitätsnachweis durch TDE mittels Arbutaminbelastung: Ruheuntersuchung

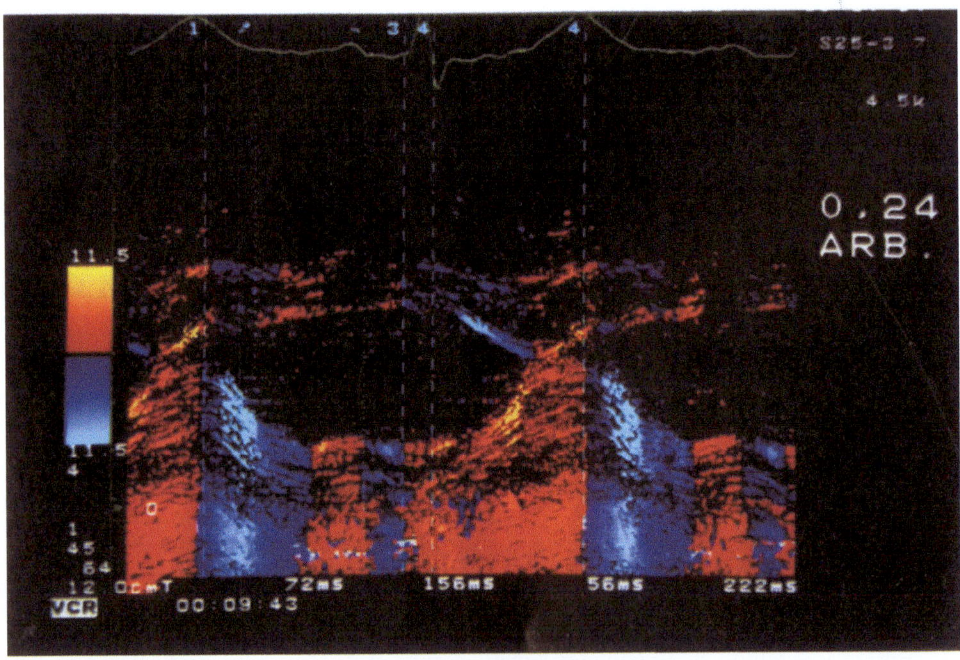

Abb. 2.8b. Vitalitätsnachweis durch TDE mittels Arbutaminbelastung: Arbutamininfusion (0,24 µg/kg/min)

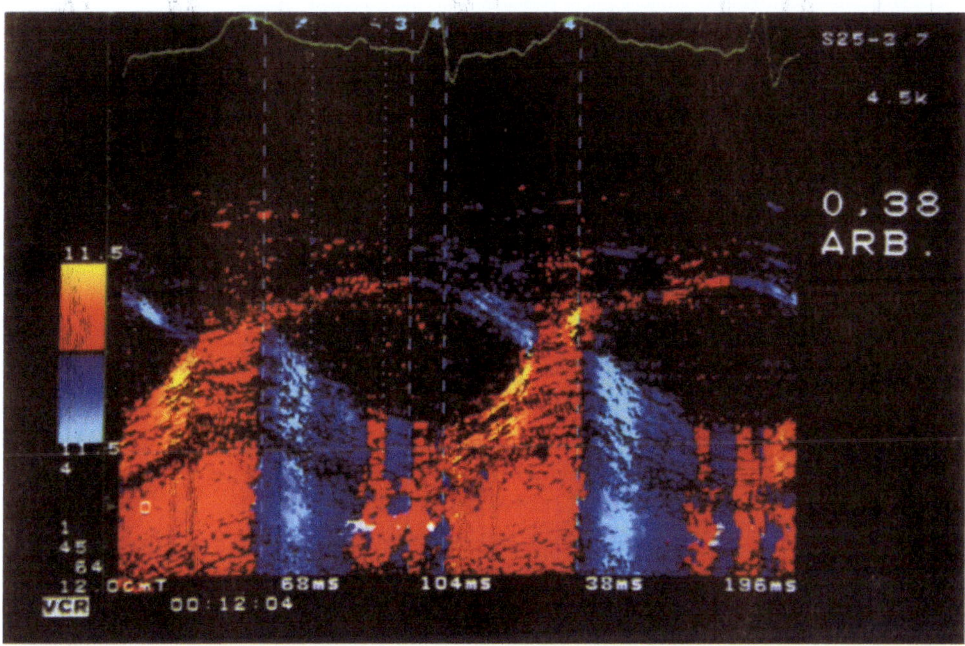

Abb. 2.8c. Vitalitätsnachweis durch TDE mittels Arbutaminbelastung: Arbutamininfusion (0,38 µg/kg/min)

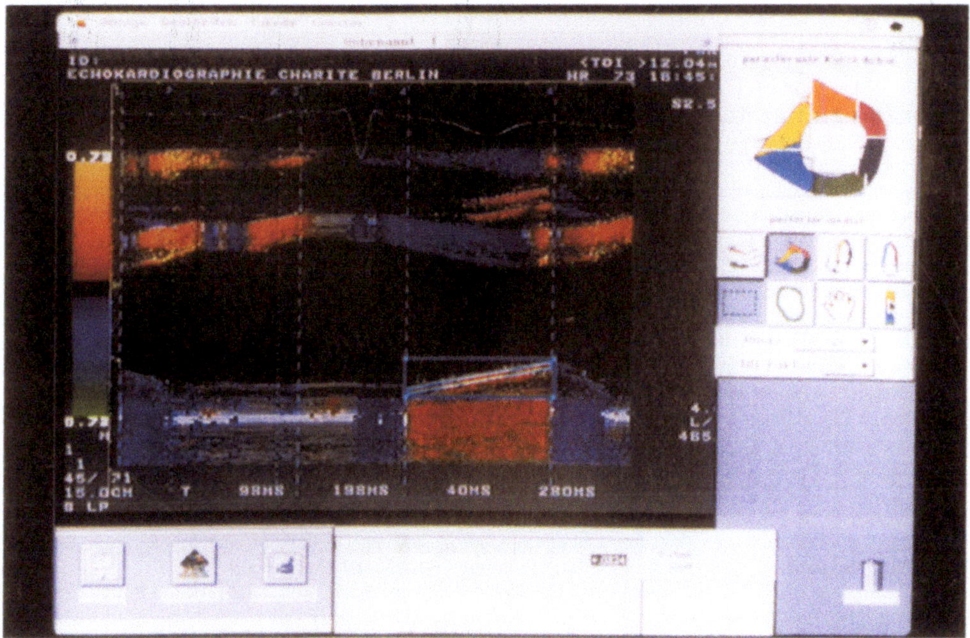

Abb. 2.9. Geschwindigkeitsquantifizierung über beliebig große Myokardareale und Zeitintervalle (Beispiel: mittlere subendokardiale Wandgeschwindigkeit während der Ejektionsphase)

Tabelle 2.4. Vorläufige Normalwerte für Gewebe-Doppler-echokardiographische Wandgeschwindigkeitsparameter an der linksventrikulären Hinterwand in verschiedenen Altersgruppen

Parameter	Population	Gruppe 1	Gruppe 2	Gruppe 3
	(n = 95)	(n = 34)	(n = 45)	(n = 16)
	(Mittelwert +/– SD in cm/s)			
RF1	2,83+/–1,20	3,23+/–1,39	2,63+/–1,04	2,17+/–0,85
RF2	2,33+/–0,92	2,53+/–1,01	2,38+/–0,83	1,77+/–0,74
RF3	2,52+/–1,04	2,81+/–1,22	2,44+/–0,90	1,87+/–0,72
SF1	0,82+/–0,44	0,88+/–0,43	0,81+/–0,47	0,70+/–0,39
SF2	0,99+/–0,41	1,12+/–0,40	0,92+/–0,06	0,82+/–0,38
SF3	0,92+/–0,40	1,02+/–0,35	0,88+/–0,41	0,82+/–0,46
AF1	1,40+/–0,53	1,24+/–0,44	1,38+/–0,41	1,69+/–0,80
AF2	1,32+/–0,41	1,27+/–0,36	1,33+/–0,42	1,38+/–0,48
AF3	1,35+/–0,34	1,25+/–0,28	1,34+/–0,31	1,52+/–0,44
S1	2,83+/–1,03	2,92+/–1,07	2,71+/–0,94	2,72+/–1,23
S2	2,11+/–0,60	2,13+/–0,52	2,20+/–0,66	1,82+/–0,46
S3	2,36+/–0,71	2,45+/–0,72	2,33+/–0,66	2,06+/–0,74

AF – mittlere Wandgeschwindigkeit während der atrialen Füllungsphase; RF – mittlere Wandgeschwindigkeit während der schnellen Füllungsphase; S – mittlere Wandgeschwindigkeit während der Systole; SF – mittlere Wandgeschwindigkeit während der Diastase; 1 – subendokardial; 2 – subepikardial; 3 – transmural; SD – Standardabweichung

Literatur zu Kapitel 2.3

1. Bartel T, Müller S, Borges AC (1996) Doppler-derived diastolic indices in dilated cardiomyopathy: A hemodynamic evaluation relating pre- and afterload parameters to flow velocity. Can J Cardiol, angenommen und im Druck befindlich
2. Bartel T, Müller S, Borges AC, Baumann G (1994) Left and right heart Doppler stress echo in congestive heart failure. Int J Cardiac Imaging 10 (2): 289–297
3. Bartel T, Müller S, Borges AC, Förster A (1993) Doppler stress echocardiography of the left and right ventricle: A new echo device to quantify left ventricular backward failure. Eur J Med 2: 135–142
4. Bartel T, Müller S, Gaßmann B, Schürger D (1996) Quantitative Gewebe-Doppler-Echokardiographie des linken Ventrikels: Invasive Validierung von Wandbewegungsparametern mittels TIP-Manometrie (Abstrakt). Z Kardiol 85 (Suppl. 2): 5
5. Bennett ED, Barclay SA, Davis AL, Mannering D, Mehta N (1984) Ascending aortic blood velocity and acceleration using Doppler ultrasound in the assessment of left ventricular function. Cardiovasc Res 18. 632–636
6. Borges AC, Müller S, Bartel T (1993) Diagnostischer Wert der Belastungsechokardiographie – Teil I und II. Herz/Kreisl 25: 124–127 und 140–146
7. Borges AC, Müller S, Bartel T (1993) Linksventrikuläre diastolische Dysfunktion nach Myokarditis – Doppler-echokardiographische Untersuchungen unter Belastung. Herz/Kreisl 25: 330–334
8. Chandraratna PAN, Silveira B, Aronow WS (1980) Assessment of left ventricular function by determination of maximum acceleration of blood flow in the aorta using continuous Doppler ultrasound. Am J Cardiol 45: 398–403
9. Gardin JM, Lloyd IT, Elkayan U, Tobis J, Childs J, Burr CS, Henry WL (1983) Evaluation of dilated cardiomyopathy by pulsed Doppler echocardiography. Am Heart J 106: 1057–1065

10. Hatle L (1984) Maximal blood flow velocities – hemodynamic data obtained noninvasovely with CW-Doppler ultrasound. Med Biol 10: 225–228
11. Kihara Y, Morgan JP (1991) Intracellular calcium and ventricular fibrillation. Studies in the aequorin-loaded isovolumetric ferret heart. Circ Res 68: 1378–1385
12. Lang RM, Vignon P, Weinert L, Bednarz J, Korcarz C, Sandelski J, Koch R, Prater D, Moravi V (1996) Echocardiographic quantification of regional left ventricular wall motion with color kinesis. Circulation 93: 1877–1885
13. Levy B, Targett RC, Bardou A, McLiroy MB (1985) Quantitative ascending aortic Doppler blood velocity in normal human subjects. Cardiovasc Res 19: 383–386
14. McDicken WN, Sutherland GR, Moran CM, Gordon LN (1992) Color Doppler velocity imaging of the myocardium. Ultrasound Med Biol 18: 651–654
15. Missri J (1990) Clinical Doppler echocardiography. McGraw-Hill Service Information Company, New York, pp 161–162
16. Müller S, Bartel T, Förster A, Borges AC (1993) Die Bewertung der links-ventrikulären diastolischen Dysfunktion mittels Doppler-Belastungsechokardiographie: Klinische Anwendung bei Patienten mit Herzinsuffizienz. Herz/Kreisl 25: 255–259
17. Müller S, Bartel T, Erbel R (1996) Preliminary report: Evaluation of three-dimensional echocardiographic volumetry by simultaneous thermal dilution in coronary heart disease. Cardiology, angenommen und im Druck befindlich
18. Müller S, Bartel T, Gaßmann B, Schürger D (1996) Quantitative Gewebe-Doppler-Echokardiographie im Vergleich mit M-mode und Doppler-Flußmessungen bei gesunden Probanden (Abstrakt) Z Kardiol 85 (Suppl. 2): 4
19. Pandian NG, Nanda NC, Schwartz SL, Fan P, Cao Q, Sanyal R, Hsu T, Mumm B, Wollschläger H, Weintraub A (1992) Three-dimensional and four-dimensional transesophageal echocardiographic imaging of the heart and aorta in humans using a computer tomographic imaging probe. Echocardiography 9: 677–687
20. Sabbah HN, Khja F, Brymer JF, McFarland TM, Albert DE, Sneider JE, Goldstein S, Stein PD (1986) Noninvasive evaluation of left ventricular performance based on peak aortic blood acceleration measured with a continous-wave Doppler velocity meter. Circulation 74: 323–329
21. Störk TV, Möckel M, Eichstädt H, Müller RM, Hochrein H (1991) Noninvasive assessment by pulsed Doppler ultrasound of the left ventricular filling behavior in long distance runners during marathon race. Am J Cardiol 68: 1237–1241

2.4 Streß(-Doppler-)echokardiographie und hämodynamische Parameter der Klappenfunktion und erweiterter Indikationen

Mit streßdopplerechokardiographischen Methoden sind wir prinzipiell in der Lage, intrakardiale Flüsse zu messen und daraus verschiedene Druck-, Gradienten- und Volumenparameter abzuleiten. Physiologie und Pathophysiologie der kardiozirkulatorischen Hämodynamik sind bisher streßdopplerechokardiographisch, insbesondere im Vergleich zu invasiv-hämodynamischen Meßwerten, jedoch noch kaum unter Belastungsbedingungen untersucht worden (5, 6, 9, 12, 13, 17, 23, 24, 26, 27, 30, 31, 36, 38, 39, 52, 29, 62, 63, 67, 69, 74, 75, 78, 82, 84, 88, 93, 97, 99, 100, 103, 104, 107, 115, 121, 125, 126, 129, 133, 134, 147, 158, 181, 184–189, 189–194, 200, 202).

Es würde den Rahmen dieses praktischen Leitfadens sprengen, die Pathophysiologie der gesamten Belastungshämodynamik bei Herzklappenerkrankungen und den vielfältigen erweiterten Indikationen darzustellen. Daher sei an dieser Stelle auf die Kapitel 4.3.2, 5.2.3, 8.1.2.2 und 8.3.2.2 verwiesen, in denen diese Indikationen näher besprochen werden.

3 Streßechokardiographie-Methoden

In kardiologischen Akut- und Rehabilitationskliniken und in kardiologischen Fachpraxen hat sich aus methodischen und praktischen Gründen die dynamische Streßechokardiographie und unter den pharmakologischen Techniken die Dipyridamol-, Arbutamin- und vor allem die Dobutamin-Streßechokardiographie durchgesetzt. In diesem Buch werden daher schwerpunktmäßig diese Routinetechniken eingehender vorgestellt. In Tabelle 3.1 sind die gängigsten Belastungs- bzw. Streßmodifikationen aufgeführt. Isometrische, elektrophysiologische und psychomentale Streßverfahren und alle transösophagealen Methoden kommen überwiegend bei wissenschaftlichen Fragestellungen zum Einsatz und sollen nur kurz besprochen werden (2, 10–15, 17, 19, 22–25, 28–31, 34, 36, 37, 44, 45, 47, 51–59, 65–67, 70, 75, 78, 88–90, 93, 94).

Tabelle 3.1. Belastungs- und Streßmodifikationen

Aktive Streßechokardiographie	
▶ dynamisch	1. sitzend 2. liegend 3. halbsitzend (mit und ohne Seitwärtsneigung) 4. kombiniert liegend – halbsitzend (mit und ohne Seitwärtsneigung) 5. Laufband
▶ isometrisch*	„handgrip" bzw. Expander-Belastung
Passive Streßechokardiographie	
▶ pharmakologisch*	1. Dipyridamol ± Atropin ± Ergometrie 2. Adenosin 3. Dobutamin ± Atropin 4. Arbutamin 5. sonstige (z. B. Kombinationen, Enoximon, Ergonovin)
▶ hyperventilatorisch	
▶ elektrophysiologisch*	
▶ psychomental*	
* auch transösophageal möglich	

3.1 Dynamisch-ergometrische Streßechokardiographie

Die dynamisch-ergometrische Streßechokardiographie ist die gebräuchlichste der aktiven Techniken. Diese Art der Belastung liefert Ergebnisse, die am ehesten auf die Anforderungen des Alltags in Beruf und Freizeit übertragbar sind.

Sie kann in verschiedenen Modifikationen durchgeführt werden. In den USA ist die Laufbandergometrie sehr verbreitet. In Europa und auch bei uns in Deutschland kommt überwiegend die Ergometrie auf dem Standfahrrad zum Einsatz. Die Fahrradergometrie im Sitzen ist in der Kardiologie die mit Abstand verbreitetste Form der Belastung, gefolgt von der Liegendergometrie. Seit einigen Jahren findet in Deutschland die Ergometrie in halbsitzender Position zunehmend Verwendung. Im folgenden wollen wir die Besonderheiten der einzelnen Belastungsmodifikationen näher erläutern (4, 5, 7, 16, 20, 39, 46, 68, 77).

3.1.1. Belastungsmodifikationen

3.1.1.1 Fahrradergometrie im Sitzen

Diese Belastungsform hat den großen Vorteil, in fast jeder Institution vorhanden und fast allen Patienten vertraut zu sein. Sie besitzt infolgedessen eine annähernd uneingeschränkte Akzeptanz. Nur selten fühlen sich ältere Patienten oder auch solche aus anderen Kulturkreisen auf dem Fahrrad unsicher. Die Belastung auf dem Fahrrad in sitzender Position ist auf Alltagssituationen sehr gut übertragbar. Diesen Vorteilen steht der Nachteil gegenüber, für streßechokardiographische Untersuchungen nur bedingt geeignet zu sein. Der gewichtigste Grund liegt in der nicht stabilisierten Oberkörperposition, die das Anschallen erschwert. Die meist recht gut zugänglichen apikalen Fenster in optimierter Linksseitenlage in Ruhe und vor allem unmittelbar nach Abbruch der Belastung stehen nicht zur Verfügung. Der Patient müßte dann schon vom Fahrrad steigen und – wie es beim Laufbandtest üblich ist – sich auf eine Liege legen. Diese Manöver kosten Zeit und verschlechtern die Sensitivität, da Ischämiephänomene schon wenige Sekunden nach Belastungsabbruch zurückgehen und sich folglich bei diesem Vorgehen der Registrierung entziehen können.

Die Fahrradergometrie im Sitzen ist bei entsprechender Patientenselektion und -instruktion und in geübter Hand aber durchaus eine auch für streßechokardiographische Untersuchungen geeignete Belastungsform. Keinesfalls sollten fehlende räumliche oder finanzielle Möglichkeiten zur Anschaffung eines Liegend/Halbsitzendergometers, wie es weiter unten beschrieben ist, dazu führen, mit der dynamischen Streßechokardiographie nicht zu beginnen. Sie bietet so viele Vorteile gegenüber dem Belastungs-EKG, daß es sich auf jeden Fall lohnt, die Methode zu erlernen und zu versuchen, mit den vorhandenen Möglichkeiten zurecht zu kommen.

3.1.1.2 Fahrradergometrie im Liegen

Ergometrische Belastungen in liegender Position sind weit verbreitet und kommen bei Belastungs-EKG- und Rechtsherzkatheter-Untersuchungen zum Einsatz. Ruheschnitte können in liegender Position wie auf der normalen Echoliege gewonnen werden, besonders günstig in einer optimierten Linksseitenlage. Streßechokardiographische Untersuchungen in Rückenlage im Liegen sind allerdings aufgrund meist schlechter Echofenster bei parasternaler, apikaler wie subkostaler Anlotung unpraktikabel. Ist ein Liegendergometer vorhanden, so sollte daher die Belastung in halbsitzender Position (siehe unten) erfolgen, die wesentlich bessere Schallbedingungen verspricht.

3.1.1.3 Fahrradergometrie halbsitzend

In dieser Position sind wesentlich bessere Schallbedingungen für die Streßechokardiographie zu erwarten als bei liegendem Patienten. In den meisten aktiven Streßechokardiographielabors in Deutschland hat sich daher diese Belastungsmodifikation durchgesetzt.

Wird allerdings ein herkömmliches Liegendergometer verwandt und der Patient im Halbsitzen belastet, verändert sich beim Aufrichten des Rückenteils die Oberkörper- zur Beinposition. Der Winkel zwischen Oberkörper und den Beinen wird kleiner und von Patienten gelegentlich als ungewohnt und unphysiologisch empfunden. aber so gut wie immer toleriert. Etwa 5–10 % aller Patienten verfügen in halbsitzender Position bei parasternaler und apikaler Anlotung über kein ausreichendes Echofenster. In diesem Fall empfiehlt es sich, auf subkostale Schnitte auszuweichen oder besser von vornherein eine Kombination aus liegender und halbsitzender Ergometrie anzustreben. Diese Vorgehensweise wird im folgenden Abschnitt näher beschrieben.

3.1.1.4 Fahrradergometrie kombiniert liegend und halbsitzend (mit und ohne Seitwärtsneigung)

Ergometer ohne Möglichkeit zur Seitwärtsneigung
In vielen Institutionen wird ein Liegendergometer für Belastungs-EKG- oder Einschwemmkatheteruntersuchungen vorhanden sein. Mit diesen Liegen sind Cineloops in optimierter Linksseitenlage und in halbsitzender Position in Ruhe wie unter Belastung möglich. Ein Ausschnitt in der Liegenauflagefläche, von jeder Polsterei leicht und kostengünstig anzufertigen, erleichtert das Anschallen wesentlich. Das Anheben in die halbsitzende Position und das Absenken nach Belastung in die liegende Stellung erfordern allerdings einen gewissen Kraftaufwand (Abb. 3.1a). Die neuen elektrisch verstellbaren Ergometer führen diese Manöver auf Knopfdruck aus, lassen sich als Ganzes in eine halbsitzende Position von 45 Grad fahren und vermeiden so ein Abknicken des Oberkörpers im Hüftgelenk (Abb. 3.1b).

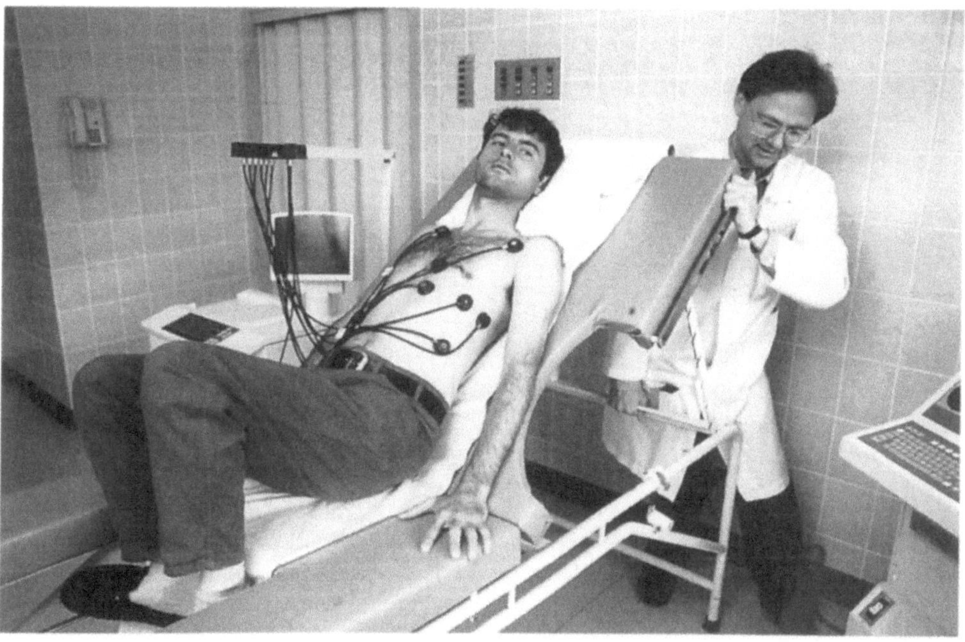

Abb. 3.1a. Älteres Liegendergometer mit Ausschnitt in der Auflagefläche und manueller Verstellung des Rückenteils

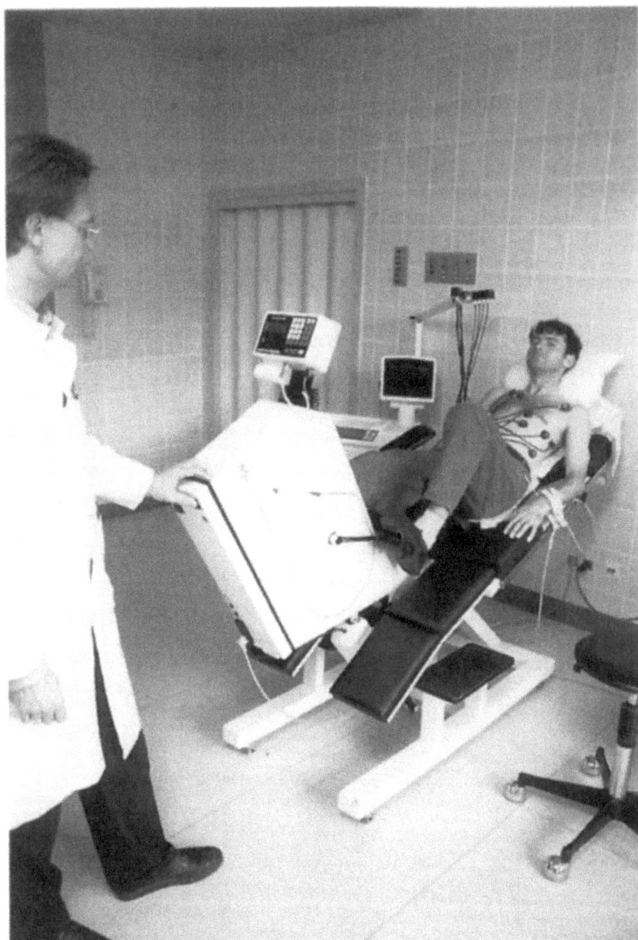

Abb. 3.1b. Modernes Liegend/Halbsitzendergometer mit vertikaler elektrischer Verstellmöglichkeit des Rückenteils

Die Kombination aus liegender und halbsitzender Fahrradergometrie vereint die Vorteile eines guten Echofensters in optimierter Linksseitenlage mit den Vorzügen einer stabileren Oberkörperposition im Vergleich zur Sitzendergometrie und deutlich besserer Schallfenster gegenüber der Rückenlage bei der Liegendergometrie. Diese Vorteile tragen zusätzlich zu einer höheren Auswertungsrate streßechokardiographischer Untersuchungen bei.

Das kombinierte Schema sieht vor, unter Ruhebedingungen repräsentative Echoschnitte, das heißt den 4- (4CV) und 2-Kammerblick (2CV), die apikale lange Achse (apLAX), die parasternale kurze Achse in Höhe der Papillarmuskeln (SAX mid) und ergänzende Schnitte zunächst in optimierter Linksseitenlage im Liegen zu gewinnen und abzuspeichern. Unmittelbar nach der Belastung, die in halbsitzender Position erfolgt, werden die Patienten wiederum in diese Linksseitenlage gebracht und die oben genannten Schnitte registriert. Dieses Vorgehen ermöglicht den Vergleich von Ruhe- und Post-exercise-Loops unter weitgehend identischen Anschallbedingungen. Wie schon erwähnt, werden die Patienten zur Belastung in eine halbsitzende Position gefahren. Zunächst erfolgt wiederum die Abspeicherung der oben genannten Standardschnitte unter Ruhebedingungen. Dann werden diese Schnitte während der Belastung kontinuierlich beobachtet, gegebenenfalls auf

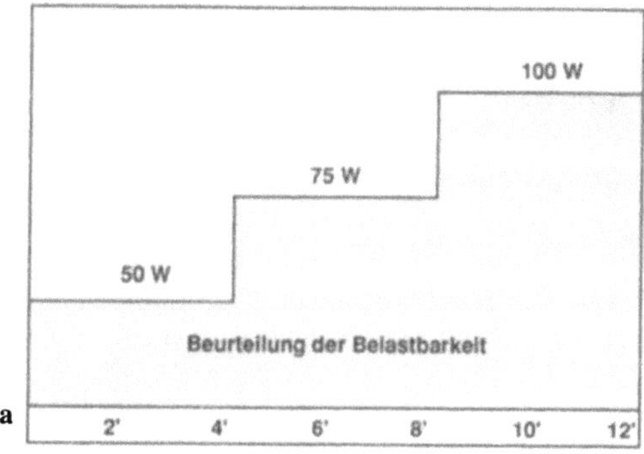

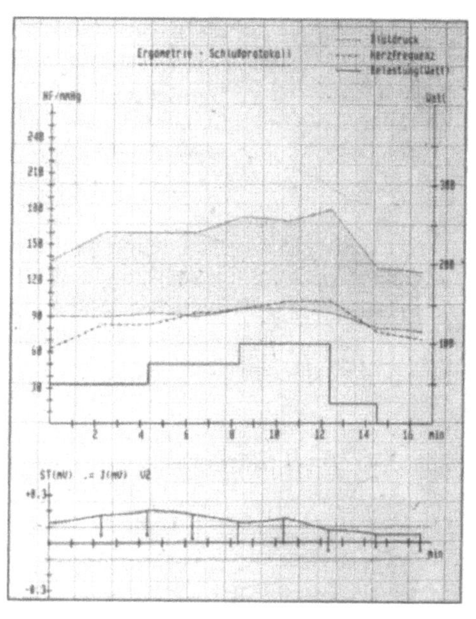

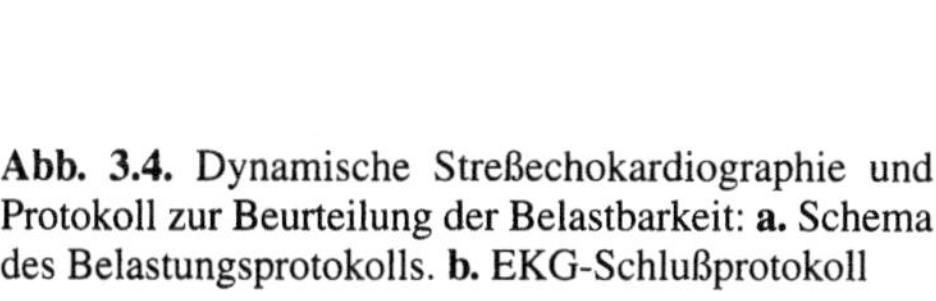

Abb. 3.4. Dynamische Streßechokardiographie und Protokoll zur Beurteilung der Belastbarkeit: **a.** Schema des Belastungsprotokolls. **b.** EKG-Schlußprotokoll

3.1.3.2 Personelle Voraussetzungen

Zunächst ist der *Untersucher* selbst gefordert. Er sollte über eine internistisch-kardiologische Mindestweiterbildung und eingehende Kenntnisse und Erfahrungen in der konventionellen Echokardiographie verfügen, möglichst unter Einschluß der Dopplertechniken.

> Um eigenverantwortlich untersuchen und selbständig befunden zu können, sollte der Untersucher mindestens 100 Streßechokardiographien unter qualifizierter Anleitung durchgeführt haben (siehe Kapitel 11).

Für verläßliche Untersuchungsergebnisse sind aber nicht nur echokardiographische Kenntnisse entscheidend. Die dynamische Technik erfordert zu Beginn ein gehöriges Maß an Frustrationstoleranz und Durchhaltevermögen und auf Dauer einen Untersucher mit Geduld und Freude, exakt zu beobachten und zu analysieren.

Eine *EKG-Assistenz* ist zusätzlich erforderlich. Ihr obliegen die vorbereitenden Maßnahmen und das Registrieren des EKG, so daß sich der Untersucher ganz auf die echokardiographische Wandbewegungsanalyse konzentrieren kann.

3.1.3.3 Zeitbedarf

> Im klinischen Alltag hat es sich bewährt, die Patienten zur Streßechokardiographie in halbstündlichen Abständen einzubestellen.

Etwa 5–10 Minuten werden für die vorbereitenden Maßnahmen auf dem Ergometer benötigt. In dieser Zeit werden die Elektroden des Echogerätes angelegt, in dieser halbsitzenden Position unter mehr oder weniger starker Seitwärtsneigung erneut ein gutes Schallfenster gesucht, die standardisierten Ruheschnitte abgespeichert und der Ergometersattel eingestellt. Anschließend kann der Patient probetreten, dann werden das Ruhe-

EKG geschrieben und die Ruheblutdruckmessung ausgelöst. Wir raten, sich ausreichend Zeit für diese Ruhephase zu nehmen (siehe Kapitel 9.3.2.1). Die Belastungsphase nimmt je nach gewähltem Streßprotokoll etwa eine Viertelstunde in Anspruch, die Nachbeobachtungsphase bei unkompliziertem Verlauf weitere 5 Minuten.

Das halbstündliche Untersuchungsintervall gewährleistet einen ruhigen, nicht gehetzten Untersuchungsablauf und läßt noch genügend Raum für eine kurze Befunderläuterung an den Patienten. In der Lernphase der Methode sollten eher 40 Minuten einkalkuliert werden. In einem eingespielten Team, bei großer Untersuchererfahrung, diagnostischen Belastungsprotokollen und einem Patientengut, das keine sehr hohen Belastungen erreicht, kann theoretisch auch in 20minütlichen Abständen einbestellt werden. Wie meistens, so ist auch hier der goldene Mittelweg richtig, das heißt in der Regel ist ein halbstündliches Untersuchungsintervall zu bevorzugen.

3.1.3.4 Durchführbarkeit und Verträglichkeit

> Für streßechokardiographische Untersuchungen in der dynamischen Form, also im allgemeinen der Fahrradergometrie, gelten die gleichen Kontraindikationen und Vorsichtsmaßregeln wie für das herkömmliche Belastungs-EKG. Die Akzeptanz seitens der Patienten ist für die Streßechokardiographie mittels Fahrradergometrie ausgezeichnet.

Einzelheiten zu den Kontraindikationen, den Nebenwirkungen und ergometrischen und methodenspezifischen streßechokardiographischen Abbruchkriterien sind in Kapitel 6 ausführlich beschrieben. Die meisten Patienten empfinden die Beobachtung des schlagenden Herzens auf dem Bildschirm des Echokardiographiegerätes als außerordentlich interessant und diese Art einer Herzkreislaufbelastung als eine ganz besonders gründliche Untersuchung. Nur sehr wenige Patienten, meist Ältere oder Angehörige anderer Kulturkreise, haben Mühe mit dem Fahrradfahren zurechtzukommen. Selbstverständlich kann eine Fahrradergometrie bei Patienten mit peripher arterieller Verschlußkrankheit oder orthopädischen Erkrankungen erschwert oder unmöglich sein. In diesen Situationen bieten sich die pharmakologischen Tests als Alternative an.

3.1.3.5 Auswertungsraten, Sensitivitäten und Spezifitäten

Der Anteil streßechokardiographisch untersuchbarer Patienten ist von mehreren Faktoren abhängig.

Die *Patientenselektion* spielt eine gewichtige Rolle. In einem kardiologisch-kardiochirurgischen Zentrum sind beispielsweise Patienten mit ausgeprägtem Lungenemphysem oder massivem Übergewicht zur invasiven Diagnostik und interventionellen Therapie oder zur operativen Revaskularisation eher seltener, in einer kardiologischen Rehabilitationsklinik deutlich häufiger vertreten. Eine gewisse Selektion ist nicht nur durch das jeweilige Krankengut bedingt, sondern findet auch durch die Indikationsstellung und Zuweisung zur Streßechokardiographie statt.

> Patienten, die bei der konventionellen Ruhe-Echokardiographie in Linksseitenlage als schlecht schallbar eingestuft werden, sollten grundsätzlich einer indizierten dynamischen Streßechokardiographie zugeführt werden, denn nicht selten sind unter der Belastung wider Erwarten doch Bilder ausreichender Beurteilungsqualität zu gewinnen (siehe auch Kapitel 9.2.1).

Die gewählte *Belastungsart* hat ebenfalls Einfluß auf die Auswertungsrate. Sie wird bei Untersuchungen im Liegen schlechter sein als in halbsitzender Position, insbesondere auf einem Ergometer mit der Möglichkeit zur Seitwärtsneigung (siehe auch Kapitel 3.1.1.4).

Seit wir die modernen Liegend/Halbsitzendergometer mit der Möglichkeit zur stufenlosen elektrischen Verstellung vertikal *und* seitwärts in die Routine einführten, liegt in unserem Labor die Auswertungsrate bei 95 %.

Nicht zu unterschätzen ist schließlich die besondere Abhängigkeit der Methode von der jeweiligen *Untersuchererfahrung*. Die individuelle Lernkurve erreicht bei etwa 100 Untersuchungen ein Plateau, das der Beurteilungsqualität des Erfahrenen gleichkommt. Aber auch die Einschätzung, ob ein Patient als schallbar gilt oder nicht, hängt ganz wesentlich von der Untersuchererfahrung ab (siehe Kapitel 9.3.2.1). Erfahrung meint in diesem Zusammenhang die Kenntnis und Fertigkeit, auch unter schwierigen Schallbedingungen und noch dazu während einer körperlichen Belastung ein Schallfenster auffinden und Standardprojektionen ausreichender Beurteilungsqualität in der gebotenen Zeit gewinnen zu können.

Selbstverständlich spielt aber die *individuelle Schallbarkeit* der Patienten die größte Rolle. Lungenemphysem, Thoraxdeformitäten, Adipositas und vieles andere mehr beeinflussen die Echogenität letztlich unabhängig von den oben genannten Faktoren und lassen sich auch durch Erfahrung, Wahl einer geeigneten Belastungsform und alternativer Echofenster nur bedingt überspielen.

In der neueren Literatur schwanken die Angaben zur Auswertungsrate zwischen 85 % und 95 %. Wie die Auswertungsrate, so hängt auch die *Sensitivität* und die *Spezifität* einer Methode von den oben genannten Faktoren ab. Die Angaben in der Literatur weisen bei allen drei statistischen Größen enorme Schwankungen auf. Die Bewertung dieser statistischen Kenngrößen, insbesondere der Sensitivität, Spezifität und diagnostischen Zuverlässigkeit hängt davon ab, mit welcher Referenzmethode die Streßechokardiographie verglichen wird.

Die echokardiographische Methode deckt neue Wandbewegungsstörungen auf, die als unmittelbare Folge einer myokardialen Ischämie entstehen. Die Streßechokardiographie gilt daher als klassischer *Ischämiemarker*. Diesen Wandbewegungsstörungen voraus gehen ischämiebedingte *Störungen des myokardialen Stoffwechsels*, die mit positronenemissionstomographischen Techniken (PET) erfaßbar sind. Für einen Vergleich mit der Streßechokardiographie scheint die PET trotz gewisser Einschränkungen am geeignetsten, da beide Methoden Ischämiephänomene nachweisen.

Störungen der myokardialen Wandkinetik und – diese verursachend – Störungen des myokardialen Stoffwechsels sind bedingt durch eine kritische Reduktion des koronaren Blutflusses im Versorgungsareal einer stenosierten Koronararterie. Diese Blutflußinhomogenitäten können mit der *Thallium-SPECT-Untersuchung als Perfusionstracer* erfaßt und dargestellt werden. Der Nachweis einer Flußinhomogenität im koronararteriellen Gefäßbett muß zwar nicht zwangsläufig zu Ischämiephänomenen im betroffenen Myokardsegment führen, doch interpretieren wir im klinischen Alltag einen solchen SPECT-Befund meist als „Ischämie".

Die PET und mit Einschränkung die Thallium-SPECT-Untersuchung scheinen uns die geeignetsten Referenzmethoden, um die Sensitivität und Spezifität der Streßechokardiographie abzuschätzen. Eine Analyse diskrepanter Befunde zwischen dynamischer Streßechokardiographie und einer Referenzmethode und insbesondere auch die Bewertung der genannten statistischen Kenngrößen hat diesen pathophysiologischen Gegebenheiten Rechnung zu tragen (3, 6, 9, 40, 71–74, 76, 82–84, 91).

Keinesfalls der Goldstandard für derartige Vergleiche ist die Koronarangiographie, die zwar das morphologische Korrelat für Flußinhomogenitäten im Koronargefäßsystem sichtbar machen, nicht aber Ischämiephänomene an sich nachweisen kann. Dennoch beziehen sich die meisten Angaben zur Sensitivität (70–95 %), Spezifität (85–100 %) und diagnostischen Zuverlässigkeit (75–95 %) auf die Koronarangiographie mit unterschiedlichen Stenosegraden, was die Problematik des Vergleichs einer Methode zur funktionellen Ischämiediagnostik und einer Methode zum Nachweis koronarmorphologischer Veränderungen unterstreicht. Ausführliche Übersichten zu den genannten Kenngrößen der verschiedenen Streßechokardiographietechniken in bezug auf unterschiedliche Referenzmethoden finden sich in Kapitel 7.7 (20, 32, 27, 41, 42, 48, 50, 61–64, 80, 81, 85, 86, 92).

Literatur zu den Kapiteln 3.1 und 3.2.4

1. Agati L, Arata L, Luongo R, Iacoboni C, Renzi M, Vizza CD, Penco M, Fedele F, Dagianti A (1991) Assessment of Severity of Coronary Narrowings by Quantitative Exercise Echocardiography and Comparison with Quantitative Arteriography. Am J Cardiol 67: 1201–1207
2. Agati L, Voci P, Bilotta F, Luongo R, Iacoboni C, Fedele F, Dagianti A (1994) Dipyridamole myocardial contrast echocardiography in patients with single-vessel coronary artery disease: Perfusion, anatomic, and functional correlates. Am Heart J 128: 28–35
3. Amanullah AM, Lindvall K, Bevegard S (1992) Exercise Echocardiography after Stabilization of Unstable Angina: Correlation With Exercise Thallium-201 Single Photon Emission Computed Tomography. Clin Cardiol 15: 585–589
4. Armstrong WF (1995) Emerging technology in stress echocardiography. European Heart Journal 16 (Supplement J): 5–9
5. Armstrong WF (1988) Echocardiography in Coronary Artery Disease. Progress in Cardiovasc Dis 15: 4, 267–271
6. Armstrong WF (1987) Effect of Prior Myocardial Infarction and Extent and Location of Coronary Disease on Accuracy of Exercise Echocardiography. J Am Coll Cardiol 10: 531–538
7. Armstrong WF (1991) Stress Echocardiography for Detection of Coronary Artery Disease. Circulation 84 (Suppl I): 3, 43
8. Bach DS, Armstrong WF, for the International Arbutamine Study Group (1995) Adequacy of Low-Stress Arbutamine to Provoke Myocardial Ischemia During Echocardiography. Am J Cardiol 76: 259–262
9. Bates JR, Segar DS, Ryan T, Sawada SG, Fitch GN, Feigenbaum H (1993) Colorized Wall Motion Analysis to Detect and Correct for Translation During Upright Bicycle Stress Echocardiography. JACC 21: 275A (Abstract)
10 Bates JR, Segar DS, Ryan T, Sawada SG, Mertes H, Feigenbaum H (1993) Comparison of Regional Wall Motion Interpretation Using Colorized Wall Motion Analysis and Conventional Digitized Gray Scale Images. Circulation 88: I–47
11. Baumgart D, Buck T, Leischik R, Oelert H, Farahati J, Reiners C, Erbel R (1994) Enoximon-Echocardiography. Herz 19: 227–234
12. Biagini A, Maffei S, Baroni M, Levantino M, Comite C, Russo V, Lalerno L, Borzoni G, Piacenti M, Salvatore L (1990) Early assessment of coronary reserve after bypass surgery by dipyridamole transesophageal echocardiographic stress test. Am Heart J 120: 1097–1101
13. Blomstrand P, Engvall J, Karlsson JE, Björkholm A, Wallentin L, Wranne B (1992) Exercise echocardiography: a methodological study comparing peak-exercise and post-exercise image information. Clin Physiol 12: 553–565
14. Brown BG, Josephson MA, Petersen RB, Pierce CD, Wong M, Hecht HS, Bolson E, Dodge HT (1981) Intravenous Dipyridamole Combined With Isometric Handgrip for Near Maximal Acute Increase in Coronary Flow in Patients With Coronary Artery Disease. Am J Cardiol 48: 1077–1085
15. Buck T, Hunold P, Erbel R (1995) Dynamic 3-Dimensional Stress Echocardiography – A New Sight into Ischemia Induced Regional Left Ventricular Dysfunction. Circulaton 92: Suppl I–70 (Abstract)
16. Burn S, Kaye GC (1995) Stress echocardiography. QJ Med 88: 755–761
17. Claus G, Lorenz A, Schwerdtfeger A, Liese KS, Stolle C, Klein HU (1996) Vergleichende Streßechokardiographie in der Konturerkennung und dem Prinzip der Color-Kinesis in der Erkennung einer koronaren Herzerkrankung. Z Kardiol 85 Suppl 2: 126 (Abstract)
18. Cremer K, Dixon R (1993) Pharmacokinetic and Pharmacodynamic Profile of Arbutamine: A New Agent For the Diagnosis of Coronary Artery Disease. Am Soc for Clinical Pharmacology and Therapeutics 53 (2)
19. Crouse LJ (1992) Sonicated Serum Albumin in Contrast Echocardiography: Improved Segmental Wall Motion Depiction and Implications for Stress Echocardiography. Am J Cardiol 69: 1581–1585

20. Crouse LJ, Harbrecht JJ, Vacek JL, Rosamond TL, Kramer PH (1991) Exercise Echocardiography as a Screening Test for Coronary Artery Disease and Correlation with Coronary Arteriography. Am J Cardiol 67: 1213–1218
21. Crouse LJ, Vacek JL, Beauchamp GD, Porter CB, Rosamond TL, Kramer PH (1992) Exercise Echocardiography After Coronary Artery Bypass Grafting. Am J Cardiol 70: 572–576
22. Cusick DA, Tauke JT, Vonesh MJ, Cho C-H, Kraus M, Ostlund VL, Young I, Talano JV, Mehlman DJ, Chandran KB, McPherson DD, Chaudhry FA (1995) Three Dimensional Dobutamine Transesophageal Stress Echo with Finite Element Analysis to Improve Detection of Stress Induced Relaxation Abnormalities. Cirulation 92: Suppl I–337 (Abstract)
23. Daniel WG, Erbel R, Kasper W, Visser CA, Engberding R, Sutherland GR, Grube E, Hanrath P, Maisch B, Dennig K, Schartl M, Kremer P, Angermann C, Iliceto S, Curtius JM, Mügge A (1991) Safety of Transesophageal Echocardiography. A Multicenter Survey of 10,419 Examinations. Circulation 83: 817–821
24. Davila-Roman VG, Barzilai B (1994) Myocardial Contrast Echocardiography: Enhancement of Perfusion Images by Color Coding. J of Clin Ultrasound 22: 21–27
25. deFilippi CR, Willett DL, Irani WN, Eichhorn, EJ, Velasco CE, Grayburn PA (1995) Comparison of Myocardial Contrast Echocardiography and Low-Dose Dobutamine Stress Echocardiograpy in Predicting Recovery of Left Ventricular Function After Coronary Revascularization in Chronic Ischemic Heart Disease. Circulation 92: 2863–2868
26. Dennis CA, Pool PE, Perrins EJ, Mohiuddin SM, Sklar J, Kostuk WJ, Muller DWM, Starling MR (1995) Stress Testing With Closed-Loop Arbutamine as an Alternative to Exercise. JACC 26: 1151–1158
27. Dohan A, Ryan T, Sawada SG, Segar DS, Smart SC, Duchak J, White E, Armstrong WF, Feigenbaum H (1990) Detection of Coronary Artery Disease Using Bicycle Stress Echocardiography. Circulation 84 (Suppl III): 191
28. Drozdz J, Nesser JH, Schön F, Buck T, Leischik R, Zamorano J, Wallbridge DR, Erbel R (1995) New Parameters of Left Ventricular Performance Assessed by Tissue Doppler Echocardiography. Normal Values. Z Kardiol 84 (Suppl 1): 167
29. Edmundowicz D, Jadali F, Towsend DW, Dachille MA, Mintun MA, Murali S, Mills JD, Feldman MD, Smith AJC, Jafar MZ, Crawford L, Vilanueva FS (1996) Can Myocardial Contrast Echocardiography Detect Hibernating Myocardium or Healed Infarction?: Validation with Positron Emission Tomography. Circulation 94: I–82
30. Erbel R, Zotz R, Mohr-Kahaly S, Wittlich N, Schön F, Steinmetz E, Brennecke R, Meyer J (1993) Left ventricular contrast echocardiography – echoventriculography. In: Nanda N, Schlief R (eds) Advances in Echo Imaging Using Contrast Enhances 183–201
31. Falcone RA, Marcovitz PA, Perez JE, Dittrich HC, Hopkins WE, Armstrong WF (1995) Intravenous albunex during dobutamine stress echocardiography: Enhanced localization of left ventricular endocardial borders. Am Heart J 130: 254–258
32. Feigenbaum H (1991) Stress echocardiography: an overview. Herz 16: 347–354
33. Feigenbaum H (1992) Evolution of stress testing. Circulation 85: 1217–1218
34. Feinberg MS, Gussak HM, Davila-Roman VG, Miller JG, Perez JE (1993) Dissociation between myocardial cyclic variation of integrated backscatter and segmental thickening: assessment by dobutamine stress echocardiography. Abstract
35. Galati G, Sciagrà R, Comeglio M, Taddei T, Bonecht F, Giusti F, Malfanti P, Bisi G (1991) Diagnostic accuracy of peak exercise echocardiography in coronary artery disease: Comparison with thallium-201 myocardial scintigraphy. Am Heart J 122: 1609–1616
36. Galiuto L, Marchese A, Iliceto S (1995) Diagnostic Value of Low Dose Dobutamine and Myocardial Contrast Echo in Predicting Functional Recovery After Acute Myocardial Infarction. Circulation 92: Suppl I–268 (Abstract)
37. Geny B, Mettauer B, Muan B, Bischoff P, Epailly E, Piquard F, Eisenmann B, Haberey P (1993) Safety and Efficacy of a New Transpulmonary Echo Contrast Agent in Echocardiographic Studies in Patients. JACC 22: 1193–1198
38. Ginzton LE, Appleton C, Mohluddin S, Pool PE, Robertson W, Bach D, Ismail G, Armstrong W (1993) Arbutamine, a New Agent for Diagnosing Coronary Artery Disease: Comparison with Exercise Testing. JACC 21: 761–764
39. Haug G, Lang G, Tretter N, Berghoff A (1993) Stellenwert der Streß-Echokardiographie in der kardiologischen Rehabilitation. In: Gehring J, von Bibra H: Echokardiographische Diagnostik bei koronarer Herzkrankheit. Steinkopff Verlag Darmstadt
40. Hecht HS, DeBord L, Shaw R, Chin H, Dunlap R, Ryan C, Myler RK (1993) Supine Bicycle Stress Echocardiography Versus Tomographic Thallium-201 Exercise Imaging for the Detection of Coronary Artery Disease. J Am Soc Echoc 6: 177–185
41. Hecht HS, DeBord L, Shaw R, Dunlap R, Ryan C, Stertzer SH, Myler RK (1993) Usefulness of Supine Bicycle Stress Echocardiography for Detection of Restenosis After Percutaneous Transluminal Coronary Angioplasty. Am J Cardiol 71: 293–296
42. Hecht HS, DeBord L, Shaw R, Dunlap R, Ryan C, Stertzer SH, Myler RK (1993) Digital Supine Bicycle Stress Echocardiography: A New Technique for Evaluating Coronary Artery Disease. J Am Coll Cardiol 950–956

43. Hecht HS, DeBord L, Sotomayor N, Shaw R, Dunlap R, Ryan C (1993) Supine Bicycle Stress Echocardiography: Peak Exercise Imaging is Superior to Post exercise Imaging. J Am Soc Echoc 6: 265–271
44. Huang Z, Long W, Xie G, Kwain OL, DeMaria AN (1992) Comparison of gray-scale and B-color ultrasound images in evaluating left ventricular systolic function in coronary artery disease. Am Heart J 123: 395–402
45. Iliceto S, Marangelli V, Memmola C, Rizzon P (1991) Transesophageal Doppler Echocardiography Evaluation of Coronary Blood Flow Velocity in Baseline Conditions and During Dipyridamole-Induced Coronary Vasodilation. Circulation 83: 61–69
46. Iliceto S, Rizzon P (1991) Stress echocardiography: ready for routine clinical use? European Heart J 12: 262–265
47. Ismail S, Jayaweera AR, Goodman NC, Camarano GP, Skyba DM, Kaul S (1995) Detection of Coronary Stenoses and Quantification of the Degree and Spatial Extent of Blood Flow Mismatch During Coronary Hyperemia With Myocardial Contrast Echocardiography. Circulation 91: 821–830
48. Jaarsma W, Visser CA, Funke Kupper AJ, Res JCJ, van Eenige MJ, Roos JP (1986) Usefulness of Two-Dimensional Exercise Echocardiography Shortly After Myocardial Infarction. Am J Cardiol 57: 86–90
49. Job FP (im Namen der „International Arbutamine Study Group“) (1996) Diagnose der koronaren Herzkrankheit bei älteren Menschen. Ein Vergleich zwischen Arbutamin und dynamischer Belastungsechokardiographie. Z Kardiol 85 Suppl 2: 48 (Abstract)
50. Kaufmann P, Vassalli G, Utzinger U, Hess OM (1995) Coronary Vasomotion During Dynamic Exercise: Influence of Intravenous and Intracoronary Nicardipine JACC 26: 624–631
51. Klauss V, Meissner O, Metz J, Theisen K, Mudra H (1993) Kontrastechokardiographie zur Beurteilung der myokardialen Flußreserve. Z Kardiol 82: 799–806
52. Koch R, Mor-Avi V, Garcia MJ, Bednarz J, Weinert L, Korcarz C, Sandelski J, Lang RM (1996) Automated Interpretation of Dobutamine Stress Echocardiography using Segmental Analysis of Color Kinesis Images. Circulation 94: Suppl I–679
53. Kurisu S, Tateishi H, Shimatani Y, Ueda K (1996) Effect of Intracoronary Injection of Papaverine on Myocardial Contrast Echocardiography Enhancement in Patients with Reperfused Acute Myocardial Infarction. Circulation 94: I–140
54. Leischik R, Kuhlmann C, Haude M, Görge G, Ge J, Liu F, Erbel R (1996) Verbesserung der Quantifizierung der LV-Funktion unter der Belastung mittels Kontrastechokardiographie. Z Kardiol 85 Suppl 2: 127 (Abstract)
55. Lethen H, Hoffmann R, vom Dahl J, Flachskampf FA (1995) Assessment of Myocardial Viability with Doppler Tissue Imaging. Circulation 92: Suppl I–730 (Abstract)
56. Lethen H, Hoffmann R, vom Dahl J, Flachskampf FA, Hanrath P (1996) Doppler Tissue Imaging: Eine neue Methode zur Vitalitätsbeurteilung. Z Kardiol 85 Suppl 2: 3 (Abstract)
57. Longabaugh JP, Gall SA, Lilly E, Tedder M, Ismail S, Utsunomiya H, Smith P, Kisslo J (1993) Intracavitary Echocardiography: In-Vivo Wall Motion and Perfusion Analysis of the Heart. JACC 21: 275A (Abstract)
58. Mandysova E, Niederle P, Malkova A, Feuereisl R, Cervenka V, Aschermann M, Mandys F (1991) Usefulness of Dipyridamole-Handgrip Echocardiography Test for Detecting Coronary Artery Disease. Am J Cardiol 67: 883–885
59. Marcovitz PA, Bach DS, Segar DS, Armstrong WF (1993) Impact of B-Mode Color Encoding on Rapid Detection of Ultrasound Targets: An In Vitro Study. J Am Soc Echocardiogr 6: 382–386
60. Marwick TH (1995) Arbutamine Stress Testing With Closed-Loop Drug Delivery. Toward the Ideal of Just Another Pharmacologic Stress Technique? JACC: 26: 1176–1179
61. Marwick TH, Nemec JJ, Pashkow FJ, Stewart WJ, Salcedo EE (1992) Accuracy and Limitations of Exercise Echocardiography in a Routine Clinical Setting. J Am Coll Cardiol 19: 74–81
62. Mertes H, Erbel R, Nixdorff U, Mohr-Kahaly S, Krüger S, Meyer J (1993) Exercise Echocardiography for the Evaluation of Patients After Nonsurgical Coronary Artery Revascularization. J Am Coll Cardiol 21: 1087–1093
63. Mertes H, Erbel R, Nixdorff U, Mohr-Kahaly S, Wölfinger D, Meyer J (1991) Belastungsechokardiographie: eine sensitive Methode in der Diagnostik der koronaren Herzkrankheit. Herz 16: 355–366
64. Mertes H, Nixdorff U, Erbel R, Meyer J (1991) Normalwerte der globalen und regionalen Myokardfunktion für die Belastungsechokardiographie. Z Kardiol 80: 529–536
65. Miyatake K, Yamagashi M, Tanaka N, Sasaki T, Ohe T, Yamazaki N, Mine Y, Sano A, Hirama M (1993) A New Method for Evaluation of Left Ventricular Wall Motion by Colorcoded Tissue Doppler Echocardiography: in Vitro and in Vivo Studies. Circulation 86: I–48 (Abstract)
66. Nixdorff U, Sichau J, Mohr-Kahaly S, Rupprecht H-J, Gutfreund S, Makowski T, Erbel R, Meyer J (1995) Zuverlässigkeit der digitalen transösophagealen Echokardiographie in der Darstellung der linken Herzkranzarterie. Z Kardiol 84: 844–851
67. Patsilinakos SP, Kranidis AJ, Housianakou IK, Sioras EP, Zamanis NI, Giannopoulou HD, Antonelis JP, Rondoyanni FE, Anthopulos LP (1996) Adenosine Stress Echocardiography and Adenosine Stress Myocardial Perfusion Tomographic Imaging in Patients with Significant Aortic Stenosis. Circulation 94: Suppl I–313

68. Paulsen PR, Pavek T, Crampton M, Badche R, Boundreau R, Homans D (1993) Which stress is best? Exercise, dobutamine, dipyridamole and pacing in an animal model (abstract). JACC 21: 90A
69. Pines A, Fisman EZ, Ben-Ari E, Modan M, Kessler G, Drory Y (1989) Usefulness of Immediate Post-exercise Two-Dimensional Echocardiography in Post-Myocardial Infarction Patients Without Ischemic ECG Changes in Stress Testing: Comparison with Radionuclide Angiography. Angiology 40: 605–612
70. Porter TR, Xie F, Kricsfeld A, Chiou A, Dabestani A (1994) Improved Endocardial Border Resolution During Dobutamine Stress Echocardiography With Intravenous Sonicated Dextrose Albumin. J Am Coll Cardiol 23: 1440–1443
71. Pozzoli M, Fioretti PM, Ilmer B, Salustri A, Reijs A, Roelandt J, Sutherland GR (1990) Comparative Diagnostic Value of Exercise Digital Echocardiography vs 99m-Tc-MIBI Spect for the Diagnosis of Coronary Artery Disease in Patients with Normal ECG at Rest. Circulation 82 (Suppl III): 743
72. Pozzoli MA, Fioretti PM, Salustri A, Reijs AEM, Roelandt JRTC (1991) Exercise Echocardiography and Technetium-99m MIBI Single-Photon Emission Computed Tomography in the Detection of Coronary Artery Disease. Am J Cardiol 67: 350–355
73. Pozzoli M, Salustri A, Hermans W, Ilmer B, Reijs A, Reiber J, Krenning E, Fioretti PM (1990) Digital Exercise Echocardiography and 99m-Tc-MIBI SPECT 6 Months After PTCA: a Comparison with Quantitative Coronary Angiography. Circulation 82 (Suppl III): 743
74. Pozzoli M, Salustri A, Sutherland GR, Tuccillo B, Tijssen JGP, Roelandt JRTC, Fioretti PM, Bakker W, Reijs A, Vletter W (1991) The comparative value of exercise echocardiography and 99m Tc MIBI single photon emission computed tomography in the diagnosis and localization of myocardial ischaemia. European Heart J 12: 1293–1299
75. Prince CR, Stoddard MF, Morris GT, Ammash NM, Goad JL, Dawkins PR, Vogel RL (1994) Dobutamine two-dimensional transesophageal echocardiographic stress testing for detection of coronary artery disease. Am Heart J 128: 36–41
76. Quinones MA, Verani MS, Haichin RM, Mahmarian JJ, Suarez J, Zoghbi WA (1992) Exercise Echocardiography Versus 2ol Tl Single-Photon Emission Computed Tomography in Evaluation of Coronary Artery Disease. Circulation 85:1026–1031
77. Richards KL (1988) Exercise Echocardiography. J Am Coll Cardiol 11: 1000–1001
78. Rovai D, Zanchi M, Lombardi M, Magagnini E, Chella P, Pieroni A, Picano E, Ferdeghini EM, Morris H, Distante A, L'Abbate A (1996) Residual myocardial perfusion in reversibly damaged myocardium by dipyridamole contrast echocardiography. Eur Heart J 17: 296–301
79. Ryan T, Feigenbaum H (1992) Exercise Echocardiography. Am J Cardiol 69: 82H–89H
80. Ryan T, Segar DS, Sawada SG, Berkovitz KE, Whang D, Dohan AM, Duchak J, White ET, Foltz J, O'Donnell JA, Feigenbaum H (1993) Detection of Coronary Artery Disease With Upright Bicycle Exercise Echocardiography. J Am Soc Echo 6: 186–197
81. Ryan T, Vasey CG, Presti CF, O'Donnell JA, Feigenbaum MA, Armstrong WF (1988) Exercise Echocardiography: Detection of Coronary Artery Disease in Patients with Normal Left Ventricular Wall Motion at Rest. J Am Coll Cardiol 11: 993–999
82. Salustri A, Pozzoli MMA, Hermans W, Ilmer B, Cornel JH, Reijs AEM, Roelandt JRTC, Fioretti PM (1992) Relationship between exercise echocardiography and perfusion single-photon emission computed tomography in patients with single-vessel coronary artery disease. Am Heart J 124: 75–83
83. Salustri A, Pozzoli M, Ilmer B, Reiber J, Hermans W, Fioretti PM (1990) Relation of the Severity of Coronary Artery Lesions to the Development of Wall Motion and Perfusion Abnormalities Assessed by Exercise Echocardiography and SPECT. Circulation 84 (Suppl III): 191
84. Salustri A, Pozzoli MMA, Reijs AEM, Fioretti PM, Roelandt JRTC (1991) Comparison of exercise echocardiography with myocardial perfusion scintigraphy for the diagnosis of coronary artery disease. Herz 16: 388–394
85. Sawada SG, Ryan T, Fineberg NS, Armstrong WF, Judson WE, McHenry PL, Feigenbaum H (1989) Exercise Echocardiographic Detection of Coronary Artery Disease in Women. J Am Coll Cardiol 14: 1440–1447
86. Sawada SG, Judson WE, Ryan T, Armstrong WF, Feigenbaum H (1989) Upright Bicycle Exercise Echocardiography After Coronary Artery Bypass Grafting. Am J Cardiol 64: 1123–1129
87. Schröder K, Völler H, Agrawal R, Schlief U, Schröder R (1992) Improved Border Delineation in Suboptimal Stress Echocardiography by the new Left Heart Contrast Agent SH U 508A. JACC 19: 175A
88. Senior R, Lahiri A, Raval U, Khattar R, Dittrich H, Kaul S (1996) Detection of Coronary Artery Disease Using Myocardial Contrast Echocardiography: Comparison with 99m-Tc-Sestamibi Single Photon Emission Computed Tomography. Circulation 94: I–140
89. Song J-K, Lee SJ-K, Kang D-H, Cheong SS, Hong MK, Kim J-J, Parks S-W, Park S-J (1996) Ergonovine Echocardiography as a Screening Test for Diagnosis of Vasospastic Angina Before Coronary Angiography. JACC 27: 1156–1161
90. Stratmann HG, Kennedy HL (1989) Evaluation of coronary artery disease in the patient unable to exercise: Alternatives to exercise stress testing. Am Heart J 117: 1344–1365

91. Visser CA, van der Wieken RL, Kan G, Lie KI, Busemann-Sokele E, Meltzer RS, Durrer D (1988) Comparison of two-dimensional echocardiography with radionuclide angiography during dynamic exercise for the detection of coronary artery disease. Am Heart J 106: 528–534
92. Wann LS, Faris JV, Childress RH, Dillon J, Weyman AE, Feigenbaum H (1979) Exercise Crosssectional Echocardiography in Ischemic Heart Disease. Circulation 60: 1300–1308
93. Wei K, Skyba SM, Firschke C, Lindner J, Jayaweera AR, Kaul S (1996) Why Are Bubbles Destroyed by Ultrasound? Circulation 94: Suppl I–141
94. Yoshida K, Yoshikawa J, Hozumi T, Yamaura Y, Akasaka T, Shiratori K, Okumachi F, Koizumi K, Kato H (1990) Value of Transesophageal Color Doppler Echocardiography in the Evaluation of Coronary Artery Anatomy and Blood Flow. Japanese Circulation J 54: 298–303

3.2 Pharmakologische Streßechokardiographie

Kann aufgrund neurologischer, orthopädischer, muskulärer oder anderer Ursachen eine körperliche Belastung nicht durchgeführt oder eine Ausbelastung nicht erreicht werden, oder ist das 2-D-Bild nach körperlicher Belastung durch vermehrte Atemarbeit nicht mehr ausreichend zu interpretieren, besteht die Möglichkeit der pharmakologischen Belastung. Dabei finden in der Streßechokardiographie überwiegend das positiv inotrop wirkende Dobutamin und die vasodilatatorisch wirkenden Pharmaka Dipyridamol und Adenosin Anwendung, wie auch das speziell für diesen Einsatz entwickelte Katecholamin Arbutamin (4).

In den USA wird zur pharmakologischen Belastung in der Streßechokardiographie fast ausschließlich Dobutamin verwendet (37, 76, 79), während in Europa, besonders in Italien, bis vor kurzem überwiegend Dipyridamol eingesetzt wurde. Zunehmend wird jetzt auch in Europa neben Dipyridamol Dobutamin als streßechokardiographisches Pharmakon benutzt (23, 69, 77). Adenosin dagegen ist weniger verbreitet, wird aber in einigen Zentren wahlweise neben den genannten Pharmaka eingesetzt (47). Aufgrund der arbeitserleichternden Applikationseinheit wird auch Arbutamin in letzter Zeit zunehmend häufiger eingesetzt. Der genaue Stellenwert von Arbutamin als Streßechokardiographie-Pharmakon muß aber noch festgelegt werden. Eine nähere Beschreibung dazu erfolgt in Kapitel 10.3.

Zu den einzelnen Streßechoformen existieren verschiedene Untersuchungsprotokolle, dieses gilt besonders für die Dobutamin-Streßechountersuchung. Die im folgenden aufgeführten Untersuchungsprotokolle basieren auf den Empfehlungen der europäischen Streßechokardiographie-Arbeitsgruppe und sind mit denen unserer Klinik und denen der meisten Literaturangaben übereinstimmend.

Wie bei der körperlichen Belastungsform erfolgt die echokardiographische Ableitung in der Regel von transthorakal. Bei eingeschränkten Untersuchungsbedingungen von transthorakal kann aber auch von transösophageal abgeleitet werden (2, 8) (siehe Kapitel 10.4).

Üblicherweise wird die Untersuchung in Linksseitenlage mit leicht angehobenem Oberkörper durchgeführt. Die Anlotung des linken Ventrikels empfiehlt sich von parasternal (lange und kurze Achse) und von apikal (2- und 4-Kammerblick). Bei allen Verfahren erfolgt während der gesamten Untersuchung ein kontinuierliches Echomonitoring. Die Zeitpunkte der echokardiographischen Bildabspeicherung sind je nach Art der Streßprovokation unterschiedlich.

3.2.1 Dipyridamol

Dipyridamol ist ein Pyrimidinopyrimidin-Derivat, das primär als Vasodilatator der Koronararterien entwickelt wurde und bei supraventrikulären Tachykardien Anwendung findet. Darüber hinaus wurde die Substanz auch zur Thrombozytenaggregationshemmung eingesetzt. Dipyridamol bewirkt indirekt über eine Blockade der zellulären Adenosinaufnahme eine Inaktivierung der Autoregulation der Koronardurchblutung (6) und somit eine Vasodilatation durch eine direkte dilatatorische Wirkung von Adenosin auf die Gefäßwand. Die Wirkung des Dipyridamols hängt wesentlich vom jeweiligen Aktivitätszustand der Autoregulation ab. In poststenotischen, kaum durchbluteten Myokardregionen sind die Arteriolen autoregulativ bereits bis zur Ausschöpfung dilatiert, so daß ein arteriolär angreifender Vasodilatator keine Wirkung mehr zeigen kann. Hingegen kommt es gleichzeitig an gut durchbluteten, nicht sklerotisch veränderten Arterien, insbesondere Koronararterien, zu beträchtlichen Durchblutungssteigerungen. Dabei kann es zur Stromableitung aus den bereits minderdurchbluteten Myokardarealen kommen, so daß sich Dipyridamol als Koronardilatator therapeutisch weder in der Anfallskupierung noch in der Anfallsverhinderung bewährt hat.

Diagnostisch bietet sich jedoch die Möglichkeit, über dieses sog. Steal-Phänomen eine Ischämie zu provozieren (64, 57), indem Dipyridamol bei dem Vorliegen einer koronaren Herzerkrankung eine Blutflußumverteilung mit Dilatation der gesunden Gefäße zuungunsten poststenotischer Gefäßareale bewirkt. Es kommt hierbei zu einem geringen Anstieg der Herzfrequenz und der Inotropie und aufgrund der Gefäßdilatation zu einer Senkung des Blutdrucks.

Ein bekanntes Asthma bronchiale und eine chronisch-obstruktive Lungenerkrankung gelten bei der Anwendung von Dipyridamol als Kontraindikation. Da mit einer Verzögerung der AV-Überleitung gerechnet werden muß, sollte Dipyridamol auch bei vorbestehenden AV-Blockierungen nicht eingesetzt werden. Auf die speziellen Indikationen und Kontraindikationen zur Dipyridamol-Streßechokardiographie wird näher in Kapitel 5 und 6 eingegangen.

Wie aus Abbildung 3.5 ersichtlich wird Dipyridamol über einen Perfusor in 2 Phasen intravenös appliziert. Zunächst erfolgt eine Infusion über 4 Minuten mit einer Dosis von 0,56 mg/kg KG, nach 4 Minuten Pause und bei fehlendem Anhalt für eine Ischämiereaktion erfolgt die zweite Infusion über 2 Minuten mit einer Dosis von 0,28 mg/kg KG, so daß insgesamt maximal 0,84 mg/kg KG appliziert werden.

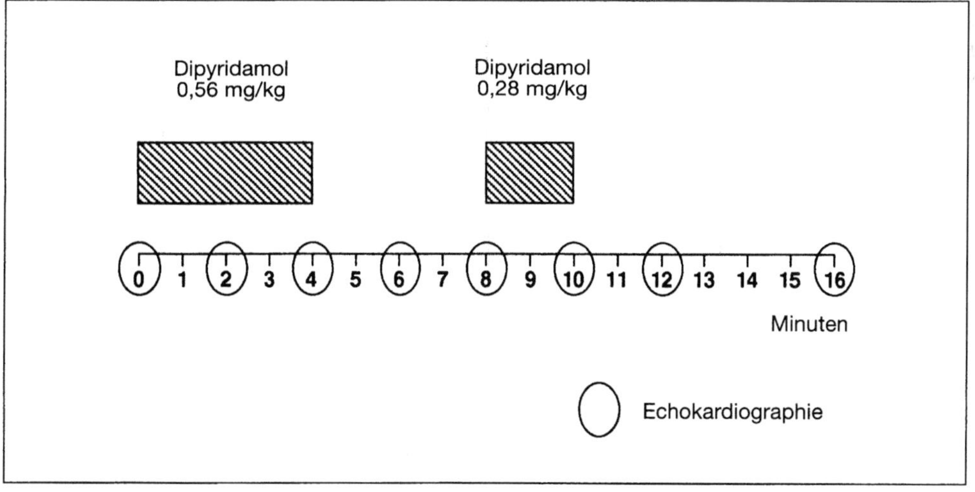

Abb. 3.5. Untersuchungsprotokoll des Dipyridamol-Streßechotests. Dipyridamol wird über 4 Minuten mit einer Dosierung von 0,56 mg/kg KG infundiert. Nach 4 Minuten Pause ohne Ischämienachweis wird Dipyridamol über weitere 2 Minuten mit einer Dosis von 0,28 mg/kg KG infundiert. Die Echokardiographie-Aufzeichnungen erfolgen vor Infusionsbeginn, während der Infusion alle 2 Minuten bis Testende bzw. unmittelbar nach Abbruch des Tests und nach 2 und 6 Minuten Erholung.

Vor einer geplanten streßechokardiographischen Untersuchung mittels Dipyridamol sollte der Patient, wenn möglich, keine koffein-, thein- oder kakaohaltigen Nahrungsmittel oder Medikamente mit Xanthinen (Theophyllin) zu sich nehmen, da diese Substanzen die Wirkung des Dipyridamols beeinträchtigen (58).

Die Wirkung von Dipyridamol setzt mit einer gewissen Latenz ein, so daß zum einen eine fraktionierte Gabe sinnvoll ist, zum anderen zur Erfassung der Ischämie die Phase nach Infusionsende ebenso wichtig ist wie die Zeit während der Infusion. Aufgrund dieser protrahierten Wirkung des Dipyridamols sollte der Patient nach Beendigung der Untersuchung mit peripherem Zugang noch für ca. 15–30 Minuten unter ärztlicher Aufsicht bleiben.

Im Dipyridamol-Streßechotest wird erwartet, daß das Myokard unter maximaler Medikamenteninfusion das gleiche Kontraktionsverhalten zeigt wie in Ruhe, wie in Abbildung 3.6 dargestellt. Jede neu auftretende Kontraktionsstörung unter Infusion ist als Ischämiereaktion zu werten, wie am Beispiel in Abbildung 3.7 erkennbar.

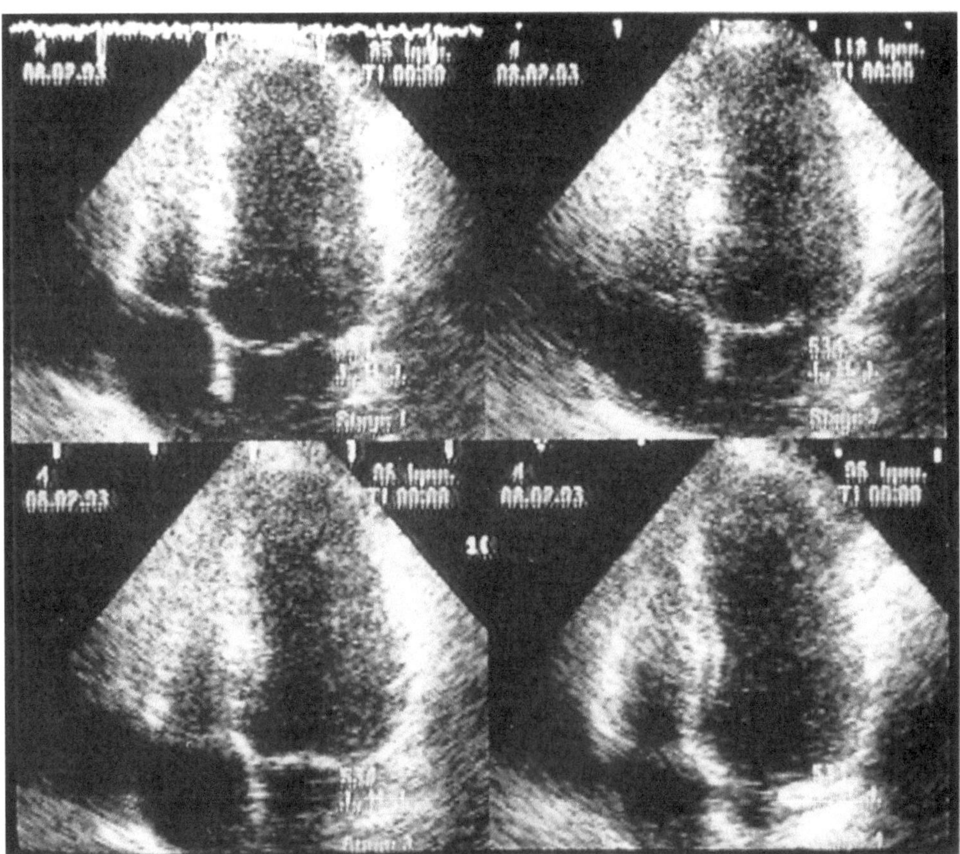

Abb. 3.6. Quad screen mit Darstellung des 4-Kammerblicks: Oben links: in Ruhe, oben rechts: nach 4 Minuten („low-dose") unten links: nach 10 Minuten („high-dose"), unten rechts: nach Erholung. Adäquate Reaktion der dargestellten linksventrikulären Wandabschnitte im Dipyridamol-Streßechotest

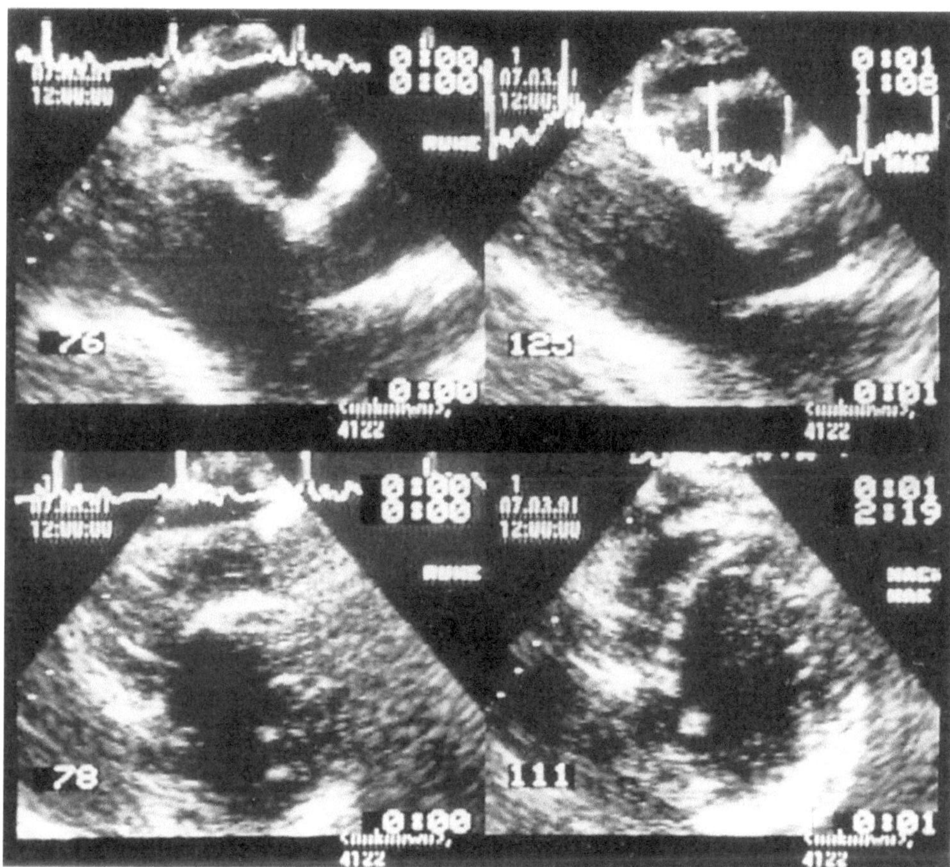

Abb. 3.7. Quad screen mit computergesteuerter gleichzeitiger Darstellung der Aufnahmen in Ruhe (links) und nach Dipyridamol-Belastung (rechts) im „cine-loop". Oben im Bild Darstellung der langen Achse, unten im Bild die kurze Achse. Nachweis einer Ischämie anteroseptal im Versorgungsgebiet des Ramus interventrikularis anterior

Dipyridamol – Atropin

Die zusätzliche fraktionierte Gabe von Atropin nach Beendigung der Dipyridamol-Infusion wird zur Verbesserung der Sensitivität des Tests empfohlen.

Wird die geforderte Herzfrequenz von 220 – Lebensalter × 0,85 während der Dipyridamol-Infusion nicht erreicht, kann die zusätzliche fraktionierte intravenöse Gabe von je 0,25 mg Atropin bis zu maximal 1 mg nach Beendigung der Dipyridamol-Infusion erfolgen (siehe Untersuchungsprotokoll Abb. 3.8). Durch eine höhere Herzfrequenz kann ähnlich wie bei der Dobutamin-Streßechountersuchung eine bessere Aussagekraft erreicht werden (60).

Dipyridamol und Ergometrie

In einigen Zentren wird zur Erhöhung der diagnostischen Aussagekraft die Kombination einer Dipyridamol-Infusion mit anschließender Ergometrie durchgeführt. Berichtet wird dabei von einer Verbesserung der Sensitivität von 65% für Dipyridamol allein auf über 85% nach anschließender Ergometrie (52). Auch durch Anwendung einer kombinierten Dipyridamol-Handgrip-Streßecho-Untersuchung konnte ein zusätzlicher diagnostischer

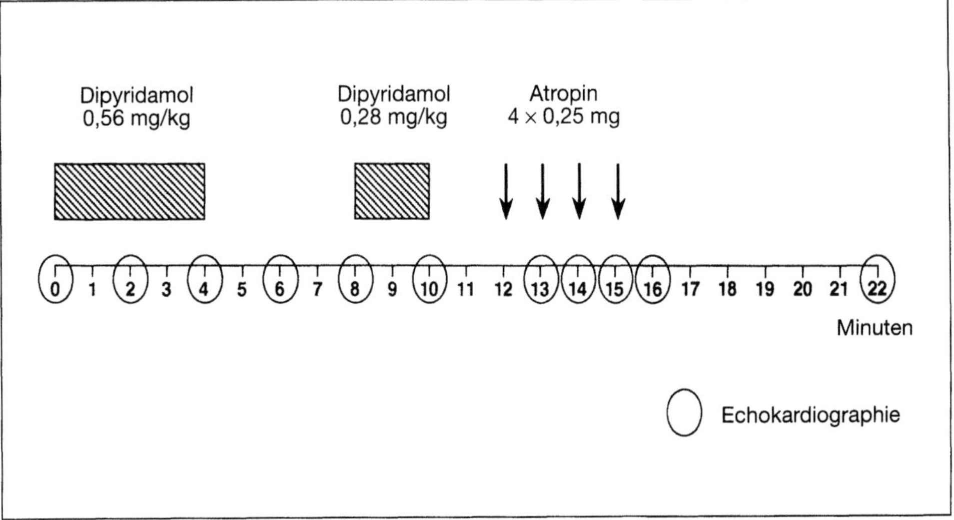

Abb. 3.8. Untersuchungsprotokoll des Dipyridamol + Atropin-Streßechotests. Die Dipyridamol-Infusion wird in üblicher Weise durchgeführt. Nach der 12. Untersuchungsminute werden minütlich intravenös 0,25 mg Atropin als Bolus bis zu einer kumulativen Gesamtdosis von 1 mg Atropin injiziert. Die Echokardiographie-Aufzeichnungen erfolgen dabei minütlich nach jeder Dosissteigerung bis Testende bzw. unmittelbar nach Abbruch des Tests und nach 6 Minuten Erholung.

Gewinn erzielt werden (34). Beide Vorgehensweisen bedeuten aber auch einen Mehraufwand in der Durchführung und eine größere Belastung des Patienten, so daß diese Kombinationen nur dort sinnvoll scheinen, wo die Möglichkeiten zur invasiven Diagnostik erheblich eingeschränkt sind.

3.2.2 Adenosin

Adenosin bewirkt an gesunden, nicht sklerotisch veränderten Arterien, insbesondere Koronararterien, eine Vasodilatation. Dabei hat Adenosin eine direkte vasodilatatorische Wirkung auf die Gefäßwand, während Dipyridamol über eine Blockade der zellulären Adenosinaufnahme indirekt vasodilatatorisch wirkt (6). Bei dem Vorliegen einer koronaren Herzerkrankung bewirkt Adenosin eine Blutflußumverteilung mit Dilatation der gesunden Gefäße zuungunsten poststenotischer Gefäßareale. Über dieses Steal-Phänomen wird eine Ischämie provoziert (57, 83).

> Adenosin hat im Vergleich zu Dipyridamol durch seine direkte Wirkung an der Gefäßmuskulatur einen rascheren Wirkungseintritt und durch die kürzere Halbwertszeit eine schnellere Abklingquote (82) und somit eine bessere Steuerbarkeit. Nebenwirkungen halten entsprechend nur kurz an, treten aber bedingt durch den direkten Ansatz an den Gefäßwänden häufiger und ausgeprägter auf und werden von den Patienten weniger gut toleriert (61).

Darüber hinaus hat Adenosin einen ausgeprägt negativen Effekt auf die AV-Überleitung, so daß Adenosin bei AV-Blockierungen und bei dem Syndrom des kranken Sinusknotens nicht angewandt werden darf (1, 50). Ebenso gelten wie bei der Anwendung des Dipyridamols ein bekanntes Asthma bronchiale und eine chronisch obstruktive Lungenerkrankung als Kontraindikation.

> Für die Adenosin-Streßechokardiographie ergeben sich die gleichen Indikationen wie für die Anwendung von Dipyridamol (39).

Auf die speziellen Indikationen und Kontraindikationen zur Adenosin-Streßechokardiographie wird näher in Kapitel 5 und 6 eingegangen.
Adenosin wird mittels Perfusor kontinuierlich appliziert (siehe Abb. 3.9). Die Infusion wird mit einer Dosierung von 50 µg/kg KG pro Minute begonnen und minütlich gesteigert auf 75, 100 bis maximal 140 µg/kg KG/min. Die letzte Dosierung wird über 4 Minuten infundiert.

> **Vor einer geplanten streßechokardiographischen Untersuchung mittels Adenosin sollte der Patient, wenn möglich, keine koffein-, thein- oder kakaohaltige Nahrung oder Medikamente mit Xanthinen (Theophyllin) zu sich nehmen, da diese Substanzen die Wirkung des Adenosins beeinträchtigen (58).**
> **Bei der Anwendung des Adenosins ist aufgrund der extrem kurzen Halbwertszeit nur während der kontinuierlichen Infusion eine Ischämiereaktion zu erwarten, zur Nachbeobachtung sollte der Patient aber dennoch auch bei diesem Test 15 Minuten unter ärztlicher Aufsicht bleiben.**

Insgesamt sind die Erfahrungen in der Anwendung von Adenosin auf dem Gebiet der Streßechokardiographie begrenzt (88). Zunächst therapeutisch in der Behandlung paroxysmaler supraventrikulärer und gelegentlich auch ventrikulärer Tachykardien eingesetzt (20), hat Adenosin diagnostisch eine breitere Anwendung in der Nuklearmedizin gefunden (25). Dort wird die Substanz als zuverlässig in der Erkennung myokardialer Ischämien beschrieben (1).

Im Adenosin-Streßechotest wird wie im Dipyridamol-Streßechotest erwartet, daß das Myokard unter maximaler Medikamenteninfusion das gleiche Kontraktionsverhalten zeigt wie in Ruhe, so daß jede neuauftretende Kontraktionsstörung unter Infusion als Ischämiereaktion zu werten ist.

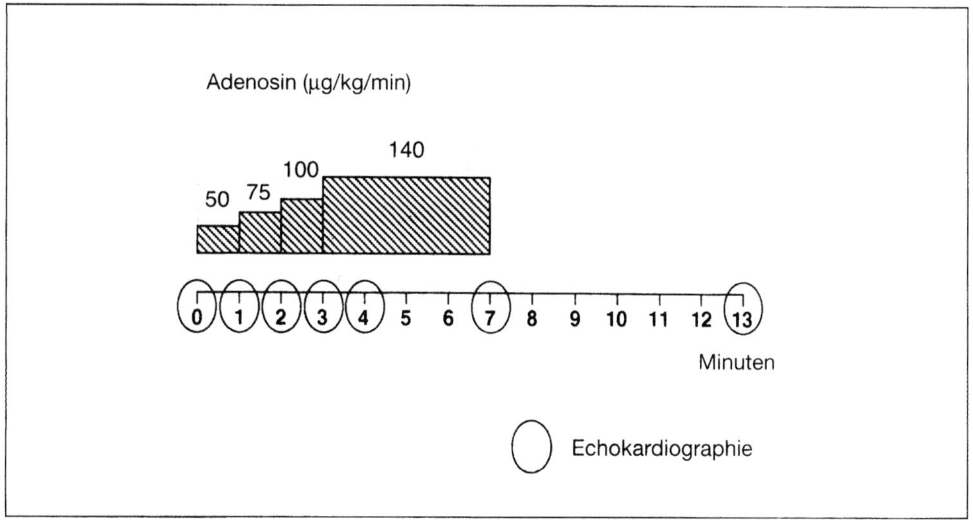

Abb. 3.9. Untersuchungsprotokoll des Adenosin-Streßechotests. Die Adenosin-Infusion wird mit einer Dosierung von 50 µg/kg KG pro Minute begonnen und minütlich gesteigert auf 75, 100 und auf maximal 140 µg/kg KG pro Minute. Die letzte Dosierung wird über 4 Minuten infundiert. Die Echokardiographie-Aufzeichnungen erfolgen alle 3 Minuten bis Testende bzw. unmittelbar nach Abbruch des Tests und nach 6 Minuten Erholung.

3.2.3 Dobutamin

Dobutamin ist ein N-p-Hydroxyphenyl-Isobutyl-Derivat des Dopamins mit einer relativ selektiven Wirkung an kardialen β_1-Adrenorezeptoren. Es führt über eine α- und β-Adrenorezeptorenstimulation zu einer positiv chronotropen und positiv inotropen Wirkung mit Anstieg der Herzfrequenz, des Blutdrucks und der Inotropie. Der dadurch bedingte erhöhte Sauerstoffbedarf des Myokards kann bei ungenügender Bedarfsanpassung der Koronarperfusion nicht gewährleistet werden, so daß eine Ischämie provoziert wird.

Entsprechend der positiv inotropen Wirkung des Dobutamin wird als adäquate Reaktion eine Kontraktionssteigerung der linksventrikulären Muskulatur erwartet (siehe Abb. 3.10), ihr Fehlen, wie auch alle neu auftretenden Wandbewegungsstörungen im Sinne einer Hypo- oder Akinesie müssen als Ischämiereaktion gedeutet werden, siehe dazu Abbildung 3.11.

Indikationen zur Durchführung einer Streßechountersuchung mit Dobutamin sind im einzelnen in Kapitel 5 und 6 aufgeführt. Als Kontraindikationen sind bekannte komplexe tachykarde Herzrhythmusstörungen in der Anamnese anzusehen. In diesen Fällen sollte ein alternatives Streßechoverfahren angewandt werden. Einzelheiten dazu sind im Kapitel 6 beschrieben.

Am Tag der Untersuchung sollten die Patienten, wenn vertretbar, auf eine Einnahme von Nitraten und Betarezeptorenblockern verzichten. Obwohl einige Autoren keinen Einfluß einer fortgesetzten Betablocker- oder antianginösen Medikation auf die Sensitivität einer Dobutamin-Streßechountersuchung nachweisen konnten (21, 36), liegen vermehrt Studien vor, die gezeigt haben, daß es unter Betablockermedikation nicht zu einem adäquaten Herzfrequenzanstieg kommt und somit eine eingeschränkte Aussagekraft des Streßtestes besteht. (42). Durch zusätzliche Gabe von Atropin (siehe Schema) kann bei vorausgegangener Betablockereinnahme am Untersuchungstag allerdings eine Verbesserung der Testaussagekraft erreicht werden. (23, 32, 33, 45). Sinnvoll erscheint die Durchführung einer streßechokardiographischen Untersuchung unter Betablocker- und Nitratmedikation nur dann zu sein, wenn bei nachgewiesener koronarer Herzerkrankung eine Therapiekontrolle unter entsprechender Medikation erforderlich ist.

Bei der Dobutamin-Streßechountersuchung hat sich im wesentlichen das erstmals von Berthe beschriebene Stufenprotokoll durchgesetzt (7).

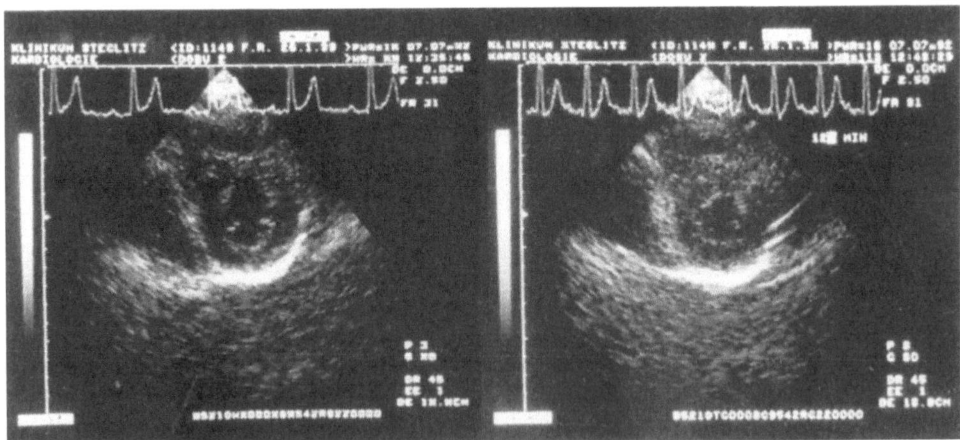

Abb. 3.10. a. Dobutamin-Streßechotest: Darstellung der kurzen Achse in Ruhe. **b.** Deutliche Kontraktionszunahme unter Dobutamin als adäquate Reaktion

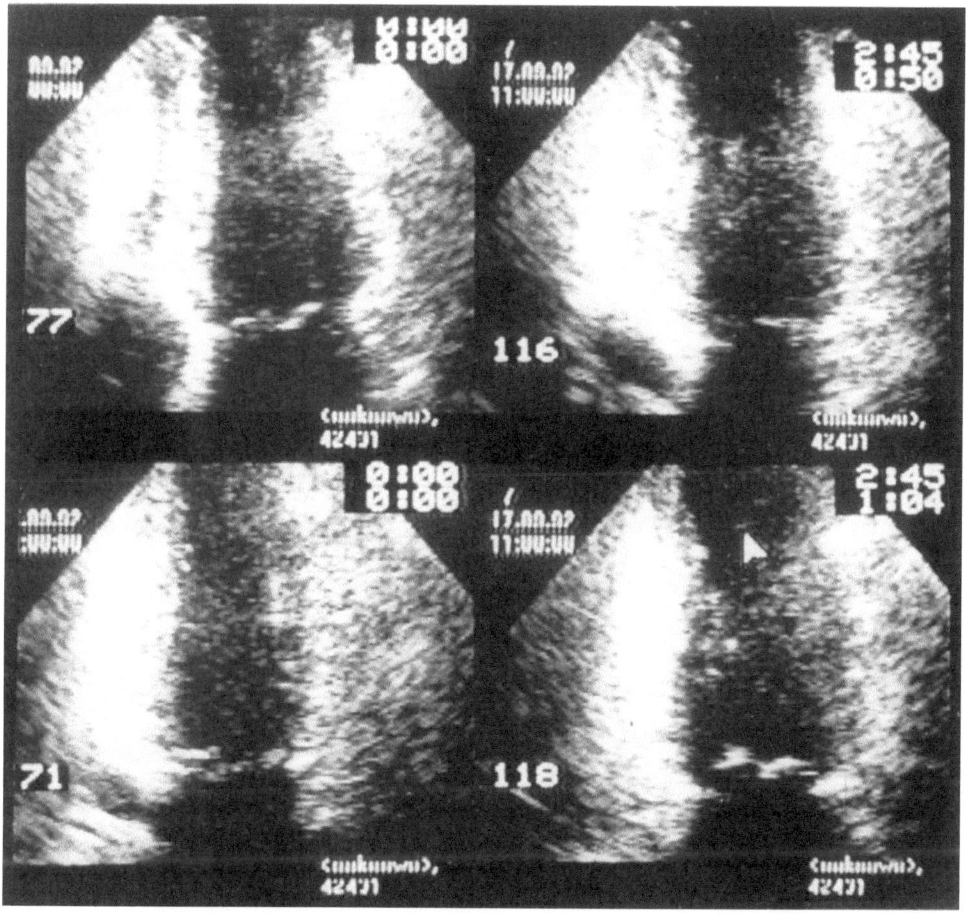

Abb. 3.11. Quad screen mit Darstellung des 4-Kammerblicks (oben) in Ruhe (links) und nach Dobutamin-Belastung (rechts) und des 2-Kammerblicks (unten). Abbruch des Dobutamin-Streßechotests bereits nach 2.45 Minuten bei Auftreten einer deutlichen A- bis Dyskinesie apikal (siehe Pfeil)

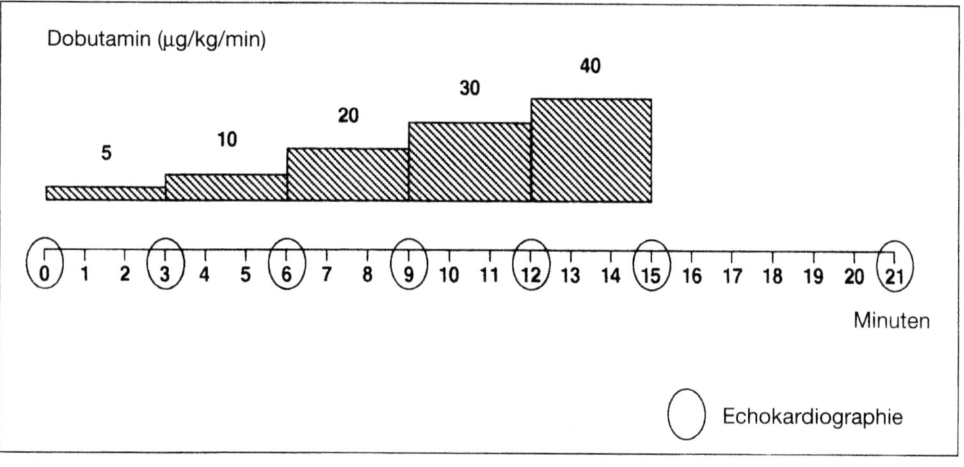

Abb. 3.12. Untersuchungsprotokoll des Dobutamin-Streßechotests. Dobutamin wird stufenweise mit 5 µg/kg KG pro Minute beginnend bis maximal 40 µg/kg KG pro Minute infundiert. Die Echokardiographie-Aufzeichnungen erfolgen alle 3 Minuten bis Testende bzw. unmittelbar nach Abbruch des Tests und nach 6 Minuten Erholung

Dobutamin wird, wie in Abbildung 3.12 dargestellt, über einen Perfusor kontinuierlich intravenös appliziert, beginnend mit einer Dosierung von 5 µg/kg KG pro Minute, die alle 3 Minuten gesteigert wird auf 10, 20, 30 bis maximal 40 µg/kg KG/min. Echokardiographische Aufzeichnungen werden in Ruhe vor Infusionsbeginn, vor jeder Steigerung, nach Infusionsende und nach 2 und 6 Minuten der Erholungsphase durchgeführt.

Das Protokoll beginnt mit niedriger Dosierung von 5 µg/kg KG/min, um somit den Nachweis von „viable myocardium" (lebendes Myokard) nach Myokardinfarkt zu ermöglichen (siehe Abb. 3.13). Stellt sich diese Frage nicht, so kann die niedrige Stufe von 5 µg/kg KG/min ausgelassen und gleich mit 10 µg/kg KG/min begonnen werden.

Dobutamin und Atropin

Wird die geforderte Herzfrequenz von 220 – Lebensalter × 0,85 im Dobutamin-Streßechotest nicht erreicht, ist die zusätzliche fraktionierte intravenöse Gabe von 0,25 mg Atropin bis zu einer Maximaldosis von 1 mg unter Fortsetzung der Dobutamininfusion von 40 µg/kg KG bis zu einer Infusionsdauer von maximal 19 Minuten sinnvoll (33). Infolge einer weiteren Zunahme der Herzfrequenz wird eine deutlich bessere diagnostische Aussage ohne Zunahme der Nebenwirkungen erreicht (22, 23, 32, 66).

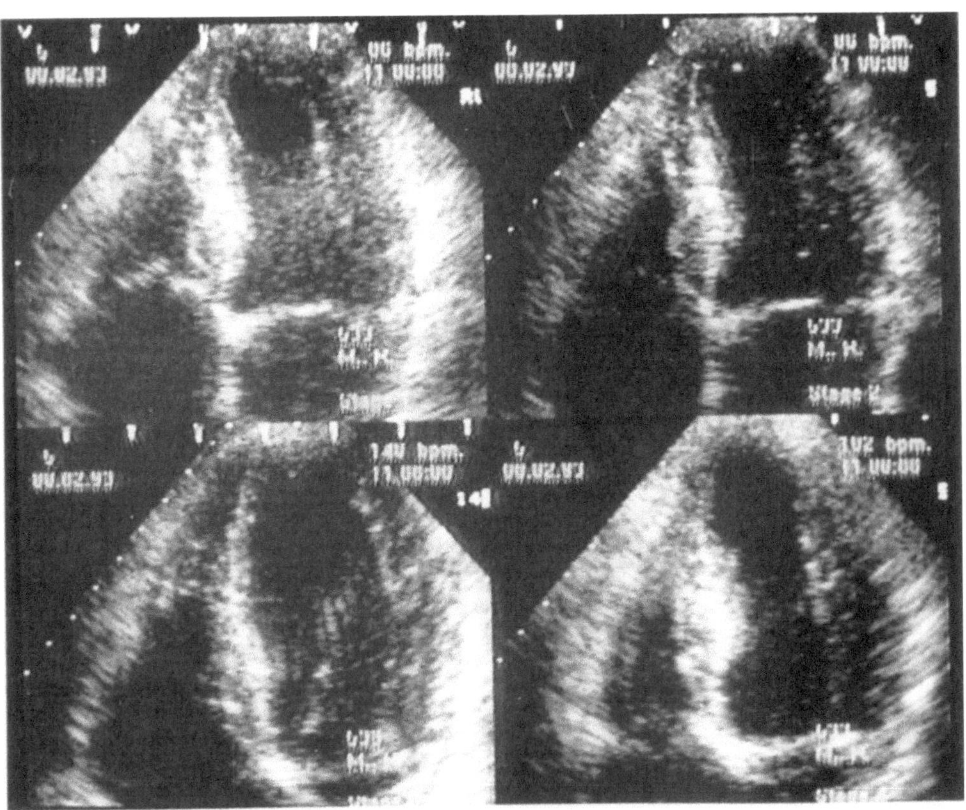

Abb. 3.13. Quad screen mit Darstellung des 4-Kammerblicks in vier Stadien: Bei Zustand nach anteroseptalem Myokardinfarkt Nachweis einer Hypokinesie im Septum. Unter Dobutamin zunächst verbesserte Kontraktion unter niedriger Dosierung, anschließend Auftreten einer Akinesie septal. Nachweis von lebendem und gefährdetem Myokard

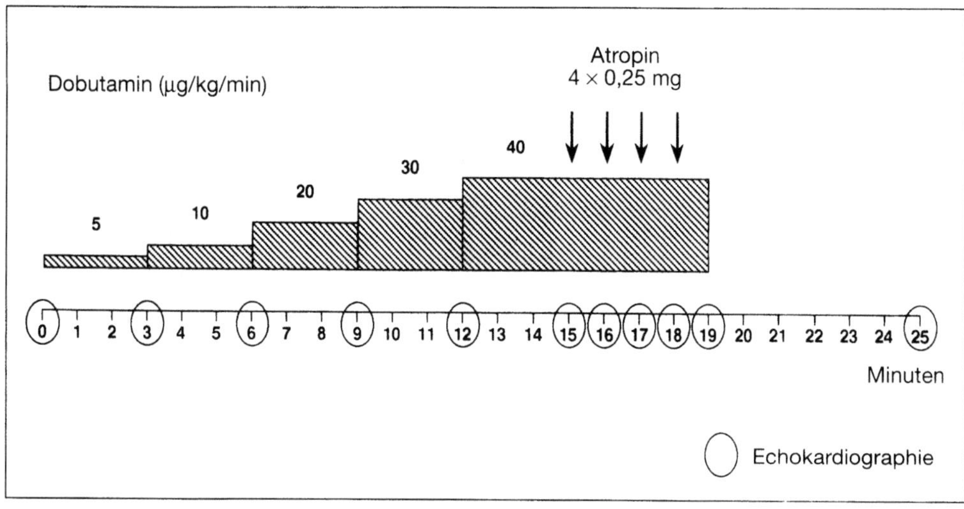

Abb. 3.14. Untersuchungsprotokoll des Dobutamin + Atropin-Streßechotests. Die Dobutamininfusion wird in üblicher Weise durchgeführt. Nach der 15. Untersuchungsminute werden unter Fortführung der Dobutamininfusion mit 40 µg/kg KG/min minütlich 0,25 mg Atropin injiziert. Die Echokardiographie-Aufzeichnungen erfolgen dabei minütlich nach jeder Dosissteigerung bis Testende bzw. unmittelbar nach Abbruch des Tests und nach 6 Minuten Erholung.

Ein übliches Protokoll ist in Abbildung 3.14 dargestellt. Einige Zentren sind dazu übergegangen, die Atropin-Gabe vorzuziehen und Atropin bereits bei einer Herzfrequenz unter 100/min während einer Dosierung von 20 µg/kg KG Dobutamin zu verabreichen, um die Untersuchungszeit zu verkürzen (78).

Kombinationen
Weitere Möglichkeiten ergeben sich aus der Kombination verschiedener Streßechokardiographie-Pharmaka. So wird von einer Dipyridamol-Dobutamin-Kombination mit jeweils voller Dosierung berichtet, mit der auch mildere Formen der koronaren Herzerkrankung erkannt werden können, die mit Dipyridamol oder Dobutamin allein nicht erfaßt werden (51). Auch bei dem Nachweis der Myokard-Viability konnten durch die kombinierte Anwendung beider Substanzen signifikant mehr Wandsegmente identifiziert werden, die von einer revaskularisierenden Maßnahme profitierten (55). Insgesamt besteht zwar eine verbesserte Aussagekraft, und es wird von ausreichender Sicherheit der kombinierten Tests berichtet. Jedoch sollte eine solche Kombination hinsichtlich des Auftretens von Nebenwirkungen und besonders ihrer Beherrschung nicht unterschätzt werden.

Literatur zu den Kapiteln 3.2–3.2.3 siehe Seite 69.

3.2.4 Arbutamin

Arbutamin ist ein neues Pharmakon, das speziell für die Anwendung in der Streßechokardiographie entwickelt wurde. Es ist ein kardioselektives Katecholamin mit Betarezeptorenwirkung und einem Wirkungsspektrum ähnlich dem Dobutamin, allerdings mit stärkerer positiv chronotroper Wirkung (8, 18, 26, 38, 49, 60).

Arbutamin wird intravenös appliziert, wobei das GenESA-Gerät die Infusionsrate bestimmt. Das Gerät ist mit einem einkanaligen EKG-(R-Wellen)-Detektor, einem nichtinvasiven Blutdruckmesser sowie Computersoftware (Algorithmus für ein geschlossenes Regelkreis-System), Infusionspumpe und einem Bedienertastenfeld ausgestattet. Mit Hilfe des Algorithmus kann das GenESA-Gerät die Arbutamindosis je nach Ansprechen der Herzfrequenz (HF) des Patienten individuell einstellen.

Bei körperlich belastbaren Patienten ist das Nutzen-Risiko-Profil für Arbutamin im Vergleich zur körperlichen Belastung weniger günstig und die körperliche Belastung sollte bei diesen Patienten daher die Methode der Wahl sein. Es sind bei der Anwendung eine ganze Reihe von Kontraindikationen zu beachten, auf die in Kapitel 6 ausführlich eingegangen wird.

Arbutamin wird als infusionsfertige sterile Lösung zur Einmalanwendung in 20-ml-Spritzen angeboten. Die Lösung darf nicht verdünnt oder auf andere Spritzen aufgezogen werden. GenESA darf nur zur direkten intravenösen Applikation verwendet werden. Die Verabreichung von GenESA (Arbutamin) darf nur mit Hilfe des GenESA-Gerätes und unter direkter Überwachung durch einen Arzt erfolgen, der eine ausreichende persönliche Erfahrung mit kardiologischen Streßtests besitzt. Wie bei einem physikalischen Belastungstest müssen auch bei der Durchführung eines pharmakologischen Streßtests stets Überwachungsgeräte sowie Notfallmedikationen bereitstehen (z. B. Defibrillator, intravenöse Betablocker, Nitrate etc.). Ferner muß geschultes Personal für eine Reanimation vorhanden sein.

Wie bei der Verabreichung von parenteralen Katecholaminen ist auch in diesem Fall eine kontinuierliche Überwachung von EKG und Blutdruck notwendig. Das GenESA-Gerät verfügt zwar über entsprechende Überwachungsvorrichtungen, doch es muß zusätzlich ein diagnostisches EKG-Gerät eingesetzt werden, mit dem der Patient regelmäßig auf Arrhythmien überwacht werden kann (Abb.3.15a und Abb. 3.15b).

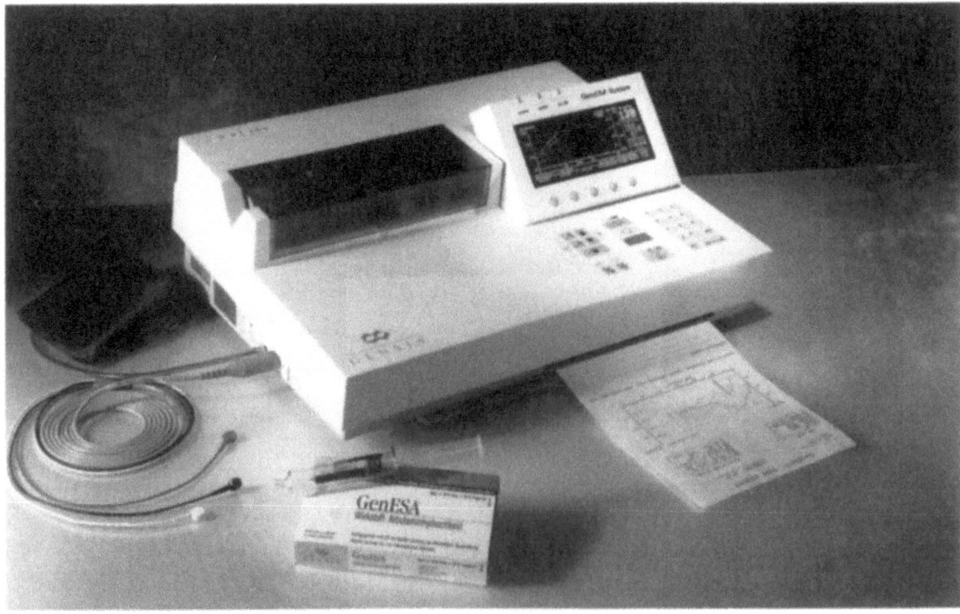

Abb. 3.15a. Das pharmakologische Belastungstestsystem GenESA

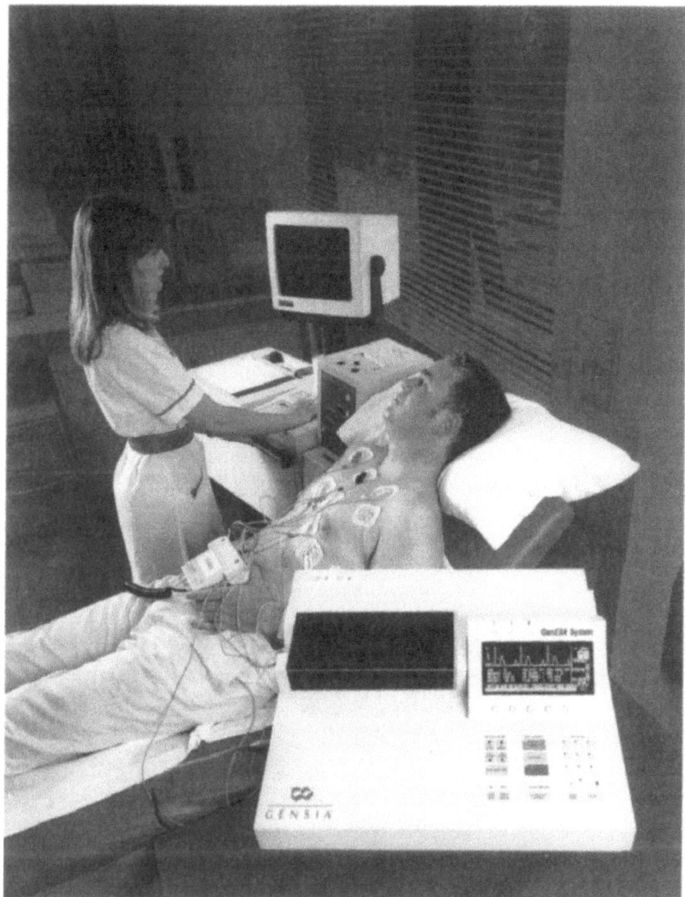

Abb. 3.15b. Patient bei einem pharmakologischen Belastungstest mit GenESA

Arbutamin wird intravenös appliziert, wobei das GenESA-Gerät die Infusionsrate bestimmt. Das Gerät ist mit einem einkanaligen EKG-(R-Wellen)-Detektor, einem nichtinvasiven Blutdruckmesser sowie Computersoftware (Algorithmus für ein geschlossenes Regelkreis-System), Infusionspumpe und einem Bedienertastenfeld ausgestattet. Mit Hilfe des Algorithmus kann das GenESA-Gerät die Arbutamindosis je nach Ansprechen der Herzfrequenz (HF) des Patienten individuell einstellen.

Der Arzt wählt den gewünschten HF-Anstieg (HF-Slope), entweder einen niedrigen Wert (4 oder 6 Schläge/min) oder den höheren (8 Schläge/min) sowie die zu erreichende maximale HF (HF Target), die vom Gerät auf (200 – Lebensalter) × 0,85 geschätzt wird oder vom Bediener manuell eingestellt werden muß) für den jeweiligen Patienten. Bei der Wahl des HF-Anstiegs können die gewünschte Testdauer sowie die vom Arzt als am geeignetsten betrachtete HF-Anstiegsrate zugrunde gelegt werden. Wahrscheinlich ist bei den meisten Patienten der höhere HF-Anstieg angemessen (Abb. 3.16).

Zu den Sicherheitsfunktionen des GenESA-Geräts gehört eine fortlaufende EKG-, HF-, Blutdruck- und Dosierungsanzeige. Das Gerät verfügt ferner über eine Reihe von „Warnfunktionen" zur Meldung von Zuständen, die u. U. der Intervention bedürfen. Die Wirkstoffzufuhr wird bei Eintreten eines potentiellen Sicherheitsrisikos durch einen „Alarm"

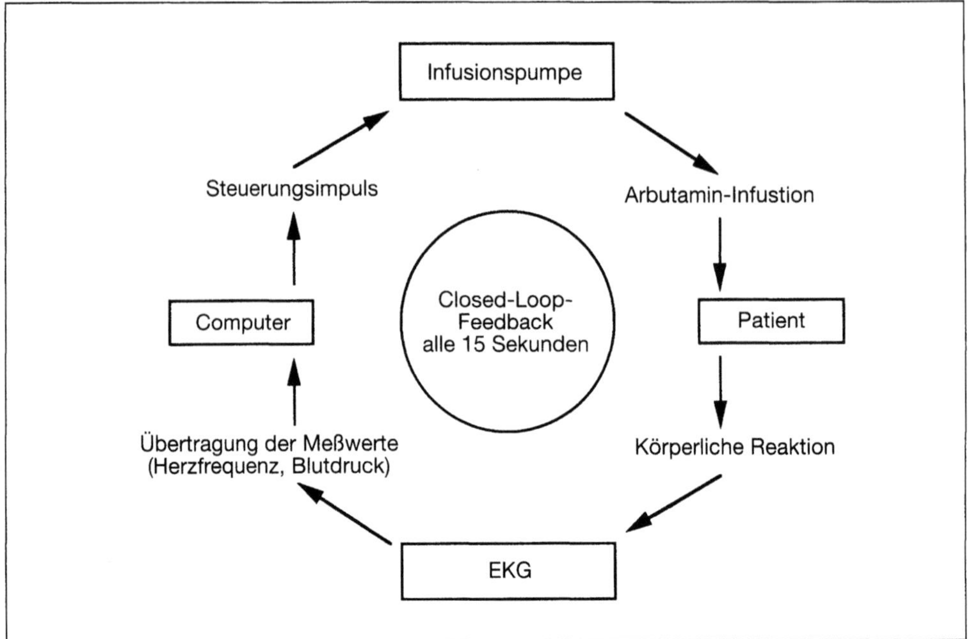

Abb. 3.16a. Das computerisierte Closed-loop-System (GenESA-System)

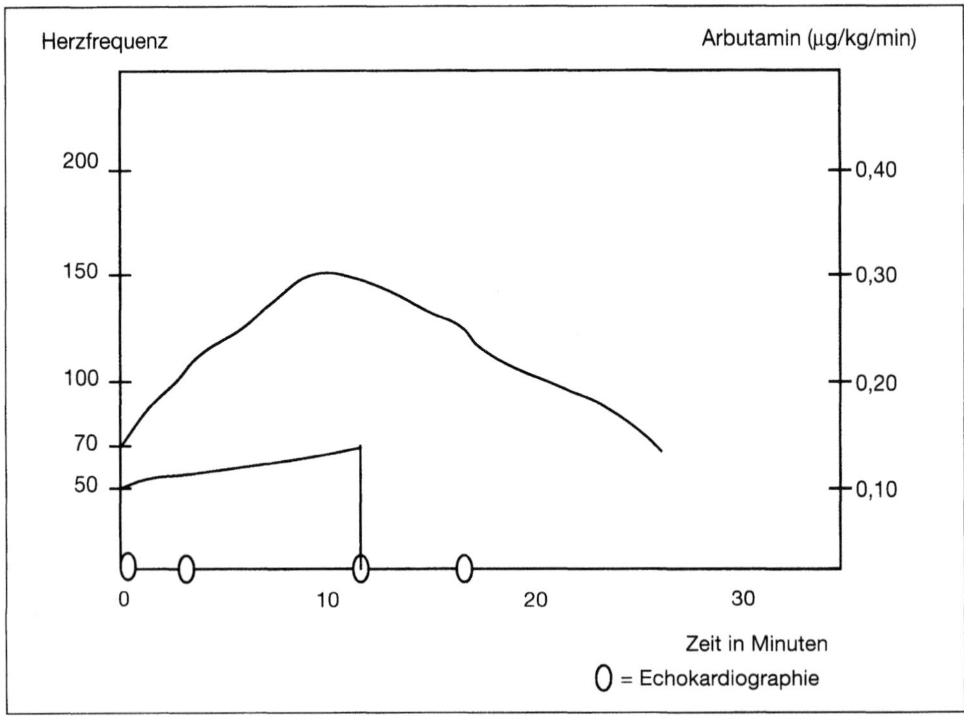

Abb. 3.16b. Idealtypischer Dosierungsverlauf für Arbutamin

gestoppt. Warn- und Alarmfunktionen sind mit sichtbaren Signalen und einem hörbaren Alarmton gekoppelt, der den Bediener warnt. Der den GenESA-Test durchführende Arzt kann die Arbutaminzufuhr jederzeit manuell unterbrechen, wenn dies aus klinischen Gründen notwendig erscheint. Er kann die Infusion erneut starten, wenn der Zustand, der zur Unterbrechung der Infusion führte, behoben worden ist oder noch kein diagnostischer Endpunkt erreicht wurde oder eine Fortsetzung der Infusion angebracht und sicher ist. Der GenESA-Test darf nicht erneut gestartet werden, wenn ein HF-Sättigungsalarm ausgelöst wurde (d. h. wenn die HF trotz steigender Arbutamindosen ein Plateau erreicht hat) oder wenn eine Fortsetzung des Tests aus klinischen Gründen unangebracht ist.

Bei Erreichen eines diagnostischen Endpunkts (z. B. Angina pectoris und pathognomonische ST-Strecken-Abweichung im EKG oder Wandbewegungsstörungen im Echokardiogramm, siehe auch Kapitel 6) muß die Arbutamininfusion beendet werden. Die Infusion ist auch zu beenden, wenn ein Abbruch aus klinischen Gründen angemessen erscheint. Das GenESA-Gerät bricht die Infusion bei Erreichen der eingegebenen Zielherzfrequenz oder bei Erreichen einer Gesamtdosis von 10 µg/kg Arbutamin automatisch ab. Nach Infusionsende kann der Patient am GenESA-Gerät überwacht werden, bis Blutdruck und HR wieder akzeptable Werte erreicht haben und die EKG-Veränderungen sich wieder normalisiert haben.

Literatur zu Kapitel 3.2.4 siehe Seite 46.

3.2.5 Allgemeine Voraussetzungen zur Durchführung pharmakologischer streßechokardiographischer Untersuchungen

3.2.5.1 Gerätetechnische Voraussetzungen und Auswertung

Für die Durchführung einer streßechokardiographischen Untersuchung gelten die gleichen Voraussetzungen wie für die Durchführung eines Belastung-EKGs. Es muß eine Notfallausrüstung inklusive Defibrillator vorhanden sein, und der untersuchende Arzt sollte über Kenntnisse der Notfallmedizin verfügen. Die Registrierung eines 12-Kanal-EKG ist notwendig und sollte in Ruhe und minütlich während der Belastung vorgenommen werden, weiterhin ist eine kontinuierliche EKG-Monitorkontrolle erforderlich. Analog zum Belastungs-EKG sollte eine 2minütliche Blutdruck-Kontrolle mittels einer Armmanschette entweder automatisch oder durch eine Hilfskraft erfolgen.

Die echokardiographische Ableitung kann mit jedem konventionellen Echokardiographie-Gerät erfolgen. Voraussetzung bei der Wahl eines Gerätes sollte eine gute 2-D-Bildqualität mit hoher Auflösung sein. Die Qualität von CW-, PW- und Farb-Doppler ist bei der Durchführung streßechokardiographischer Untersuchungen zur Ischämiediagnostik weniger ausschlaggebend. Die abgeleiteten Bilder sollten kontinuierlich mit einem Videorekorder aufgezeichnet werden. Sinnvoll bei der Auswertung ist die Anwendung eines digitalen Bildverarbeitungssystems. Mit Hilfe speziell entwickelter streßechokardiographischer Computerprogramme können aufgezeichnete Bilder von der langen, kurzen Achse sowie vom 2- und 4-Kammerblick EKG-getriggert digitalisiert und gespeichert werden. Dabei wird von jeder der 4 aufgezeichneten Anlotebenen jeweils ein einzelner Herzzyklus mit 8 Einzelbildern gespeichert und im Endlosverfahren („cine-loop") auf einem viergeteilten Bildschirm, dem sog. „quad screen" (siehe Abb. 3.17), abgespielt.

Durch computergesteuerte, gleichzeitige und zeitsynchrone Darstellung der Ruheaufnahmen neben den Belastungsaufnahmen ist ein direkter Vergleich der segmentalen Kontraktion des linken Ventrikels vor, während und nach pharmakologischer Belastung mög-

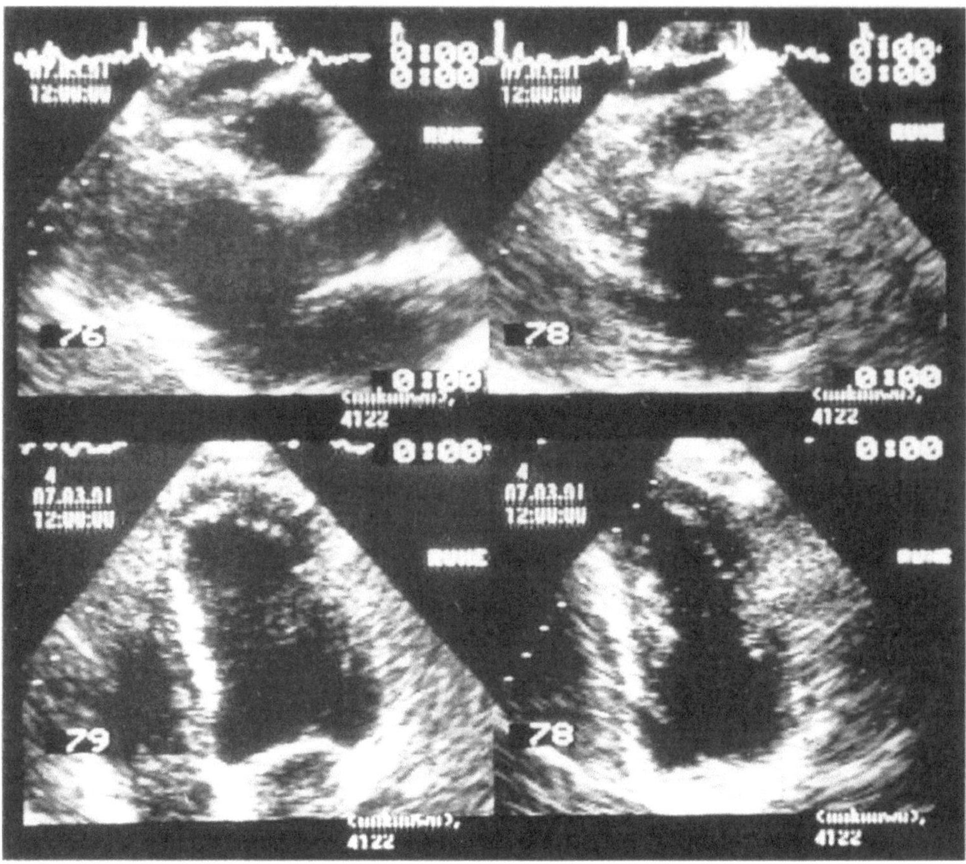

Abb. 3.17. Quad-Screen mit Darstellung der 4 Anlotebenen in Ruhe (lange und kurze Achse, 2- und 4-Kammerblick)

lich, wie in Abb. 3.18 dargestellt. Bei pharmakologischer Belastung ist die Anwendung des Streßechocomputers nicht so entscheidend wie bei der körperlichen Belastungsform, erspart aber häufiges Vor- und Zurückspulen und ermöglicht einen direkten Vergleich der Ruhe und Belastungsaufnahmen.

Auf diese Weise können die Ruheaufnahme, Aufnahmen unter steigender Medikamentendosierung sowie die anschließende Aufnahme nach Erholung dargestellt und auf einen Blick erfaßt werden. Eine solche Darstellung unter niedriger und hoher Medikamentendosierung im Vergleich ist sinnvoll zum Nachweis von lebendem Myokardgewebe nach akutem Myokardinfarkt. Erwartungsgemäß würde sog. „viable myocardium“ unter niedriger Dobutamin-Dosierung eine verbesserte Kontraktion zeigen, die bei zudem gefährdetem („jeopardized“) Myokard unter maximaler Dosierung wieder abnimmt (siehe Abb. 3.19). Die Anwendung digitaler Bildverarbeitungssysteme erlaubt eine schnellere Auswertung der streßechokardiographischen Untersuchung, ein wesentlicher diagnostischer Gewinn ist nicht immer zu erwarten (13) (siehe auch Kapitel 4.2). Auf eine identische Anlotung der entsprechenden Ebenen zu den verschiedenen Zeitpunkten ist zu achten.

Zur Durchführung der pharmakologischen Streßechountersuchungen wird ein peripher-venöser Zugang benötigt. Es empfiehlt sich, den Zugang an dem Arm anzulegen, an dem keine Blutdruckmessung stattfindet. Als Zugang sollte eine periphere Verweilkanüle gewählt werden, die gut fixiert wird.

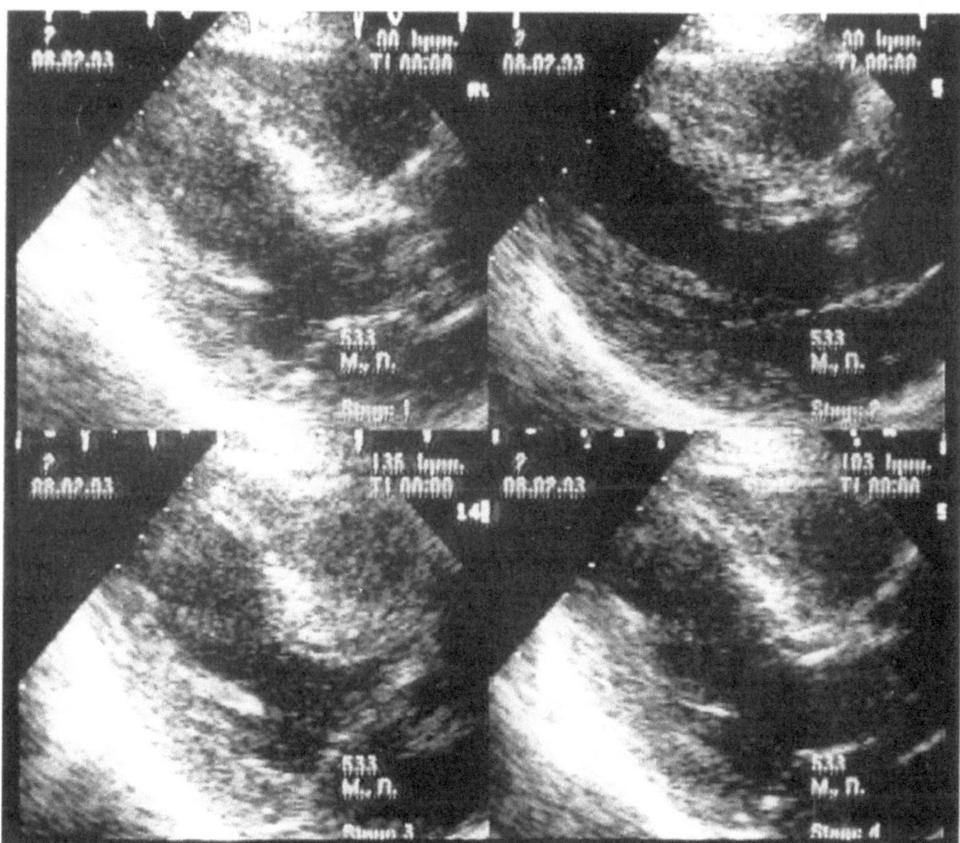

Abb. 3.18. Quad screen mit Darstellung der langen Achse in vier Stadien: Gute Ventrikelkontraktion in Ruhe, beginnende Kontraktionsstörung unter niedriger Dipyridamoldosierung, zunehmend unter steigender Dosierung, verbessert nach Infusionsabbruch und anschließender Erholungsphase.

Schließlich werden seit einiger Zeit auch computergesteuerte Applikationssysteme mit integriertem Pharmakonperfusor, EKG- und Blutdruckmeßeinrichtung angeboten, die eine computergesteuerter Abgabe des Pharmakons in Abhängigkeit vom Anstieg des Blutdrucks und der Herzfrequenz ermöglichen.

Die für die Durchführung einer pharmakologischen Streßechountersuchung notwendige Ausrüstung ist in Tabelle 3.2 aufgelistet.

Endpunkt einer jeden Streßechountersuchung sollte das Auftreten eindeutiger Wandbewegungsstörungen, schwerer Angina pectoris, deutlichen EKG-Veränderungen, komplexer Herzrhythmusstörungen oder schwerer Nebenwirkungen sein.

3.2.5.2 Personelle Voraussetzungen

Die streßechokardiographische Untersuchung sollte von einem Arzt selbst durchgeführt werden oder im Beisein eines Arztes durch einen echokardiographisch ausgebildeten Untersucher. Die Vorbereitung einer Untersuchung kann nach Einweisung von einer Hilfskraft vorgenommen werden (siehe auch Kapitel 11).

Zur Vorbereitung gehört das Zubereiten der pharmakologischen Streßechosubstanz. Das gewählte Medikament muß entsprechend zubereitet werden: Dipyridamol wird in

Tabelle 3.2. Liste der notwendigen Materialien zur pharmakologischen Streßechokardiographie

- Echogerät, Videogerät, Streßechoauswertungscomputer
- Infusomat (Perfusor), Perfusorspritzen, Dreiwegehähne, periphere Verweilkanülen
- Pharmakologische Streßmedikation (Dobutamin, Dipyridamol, Adenosin, Arbutamin, Atropin)
- Pharmakologische Antidotmedikation (Euphyllin, Betablocker, Plasmaexpander)
- Blutdruckmeßgerät
- 12-Kanal-EKG-Schreiber
- Notfallausrüstung, inklusive Defibrillator

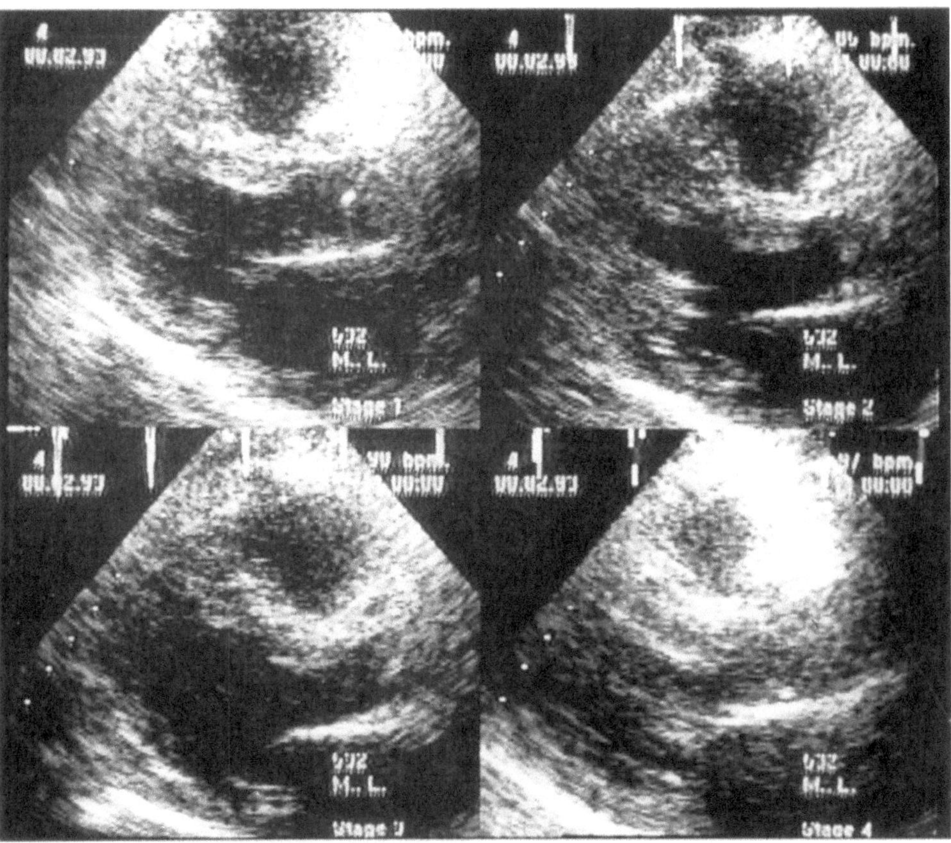

Abb. 3.19. Quad screen mit Darstellung der langen Achse in Ruhe mit Nachweis einer Hypokinesie des interventrikulären Septums, nach 6minütlicher („low-dose") Dobutamingabe verbesserte Kontraktion im Septumbereich, nach maximaler („high-dose") Dobutamingabe Auftreten einer Akinesie des Septums und nach Erholung wie in Ruhe Hypokinesie des Septums. Nachweis von lebendem („viable") und zugleich gefährdetem („jeopardized") Myokard

gewichtsentsprechender Dosierung verdünnt aufgezogen, ebenso Adenosin, während Dobutamin in Standarddosierung aufgezogen, aber gewichtsentsprechend appliziert wird (siehe auch Kapitel 10.1 und 10.2).

Zur Vorbereitung gehört weiterhin das richtige Plazieren der Patienten auf der Liege, das Anlegen der EKG-Elektroden, das Legen einer peripheren Verweilkanüle sowie die Registrierung von Ruhe-EKG und Ruhe-Blutdruck.

Auch während der Untersuchung ist die Unterstützung einer Hilfskraft zur Durchführung der EKG-Registrierung, der Messung des Blutdrucks und der Aufzeichnung eines Untersuchungsprotokolls mit Registrierung von Blutdruck, Angina pectoris, Nebenwirkungen etc. zu empfehlen (siehe auch Kapitel 10.1 und 10.2).

3.2.5.3 Zeitbedarf

Für eine komplette pharmakologische streßechokardiographische Untersuchung sollte mit Vorbereitungszeit und Nachbeobachtung des Patienten etwa 45 Minuten bis 1 Stunde veranschlagt werden. Vor jeder streßechokardiographischen Untersuchung sollte nochmals eine eingehende Patientenaufklärung durch den Arzt vorgenommen werden. Dabei wird der Patient über den genauen Ablauf informiert sowie über das mögliche Auftreten von Nebenwirkungen und die Art der Nebenwirkungen unterrichtet. Eigene Erfahrungen haben gezeigt, daß die Untersuchung nach einer guten Aufklärung von Beginn an ruhig und koordiniert verläuft (siehe hierzu auch Kapitel 9, 10.1, 10.2 und 10.3).

3.2.5.4 Durchführbarkeit und Verträglichkeit

> Bei jeder pharmakologischen Streßechountersuchung gelten ähnliche Abbruchkriterien wie bei der ergometrischen Streßechountersuchung (siehe auch Kapitel 9). Bei Auftreten von deutlichen Wandbewegungsstörungen, Angina pectoris, komplexen Rhythmusstörungen oder nicht zu tolerierenden anderen Nebenwirkungen wird die Untersuchung abgebrochen.

In der Regel kommt es zu einem spontanen Sistieren der Nebenwirkungen. Bei Dipyridamol- und Adenosin-induzierten Nebenwirkungen empfiehlt sich die intravenöse Gabe von Theophyllin, bei Dobutamin-induzierten Nebenwirkungen die intravenöse Gabe von Betablockern. Beide Substanzen sollten langsam appliziert werden. Anhaltende Angina pectoris wird in üblicher Weise therapiert (z. B. Nitro sublingual). In einigen Ausnahmefällen kann bei anhaltender ausgeprägter Ischämiereaktion oder bedeutenden Nebenwirkungen (bes. Rhythmusstörungen) eine vorübergehende stationäre Überwachung notwendig werden. Eine nähere Erläuterung zu den einzelnen Nebenwirkungen erfolgt in Kapitel 6.

Sowohl der Dobutamin- als auch der Dipyridamol- und Adenosin-Streßechotest werden nach den Erfahrungen vieler Arbeitsgruppen insgesamt gut toleriert (14, 24, 48, 53, 61, 62, 68, 85, 87). Einzelne Untersuchungen zeigen, daß der Dipyridamol-Streßechotest bereits drei Tage nach akutem Myokardinfarkt sicher durchgeführt und das weitere Vorgehen geplant werden kann (17). Zur Klärung, ob nach Myokardinfarkt noch lebendes Gewebe („viable myocardium“) vorliegt, kann der Dobutamin-Streßechotest in niedriger Dosierung ebenfalls bereits am 3. Tag nach Infarkt sicher durchgeführt werden (16). Nach neuesten Arbeiten ist eine Identifizierung von „viable myocardium“ auch mit Hilfe des Dipyridamol-Streßechotestes möglich (56, 84) (siehe auch Kap. 5.6). Der Dobutamin-

Streßechotest mit hoher Dosierung wird in den meisten Zentren in der Regel erst ein bis zwei Wochen nach Myokardinfarkt angewandt (37, 54). Da für Arbutamin einige Kontraindikationen zu beachten sind, sei für Einzelheiten hierzu auf Kapitel 6 verwiesen.

3.2.5.5 Auswertungsraten, Sensitivität und Spezifität

Voraussetzung zur Durchführung der angeführten streßechokardiographischen Untersuchungen ist die Schallbarkeit des Patienten von transthorakal. Im Gegensatz zur aktiven körperlichen Belastung, bei der vermehrt Bewegung und Atemarbeit des Patienten die echokardiographische Untersuchung beeinträchtigen und die Auswertung unmöglich machen können, ist die pharmakologische Streßechomethode davon relativ unbeeinflußt. Dennoch können sich Faktoren, die eine echokardiographische Ableitung in Ruhe bereits erschweren, wie Emphysemthorax, Adipositas u.ä. unter pharmakologisch verursachtem Streß durch vermehrte Herzbewegung ausgeprägter bemerkbar machen und die Auswertung limitieren oder auch unmöglich machen.

Nach eigenen Erfahrungen kann bei ca. 85 % aller Patienten, bei denen eine pharmakologische Streßechokardiographie vorgesehen ist, diese Untersuchung auch durchgeführt und ausgewertet werden.

In einer Vielzahl von Studien wurde der Wert der Dipyridamol- und der Dobutamin- bzw. Arbutamin-Streßechokardiographie zum Nachweis einer signifikanten Koronarstenose (> 50 %) belegt. Es wurde dabei für den Dobutamin- bzw. Arbutamin-Streßechotest von Sensitivitäten zwischen 60–85 % und Spezifitäten von 80–90 % berichtet (37, 46, 43). Bei dem Vorliegen von Mehrgefäßerkrankungen erhöht sich die Sensitivität auf über 90 % (9, 76, 79). Für den Dipyridamol-Streßechotest liegen Sensitivität und Spezifität für Mehrgefäßerkrankungen in ähnlicher Größenordnung, bei Eingefäßerkrankungen liegt die Sensitivität deutlich niedriger (11, 12, 38, 44, 63, 64, 69).

Die Adenosin-Streßechokardiographie hat nach bisherigen Untersuchungen eine ähnliche diagnostische Wertigkeit wie die Dobutamin- oder Dipyridamol-Streßechokardiographie mit einer Sensitivität zwischen 60 und 85 % und einer Spezifität von 90 % (88, 40).

Ein Vergleich der pharmakologischen Streßechomethoden mit der Ergometrie-Streßechokardiographie ergibt vergleichbare Sensitivitäten und Spezifitäten (18, 31). Dabei liegt die Sensitivität des Ergometrie-Streßechos nach Angaben verschiedener Autoren zwischen 80 und 90 % (3, 41), bei der Erkennung von Mehrgefäßerkrankungen in den meisten Studien über 90 %. Die Spezifität des Tests wird mit 85–90 % angegeben.

Für die pharmakologischen streßechokardiographischen Methoden wie auch für die Ergometrie-Streßechokardiographie ist neben dem Nachweis einer koronaren Herzerkrankung der Wert einer Risikostratifizierung (49, 78, 81) und Prognosebestimmung (20, 80, 86) erwiesen.

In vergleichenden Untersuchungen zeigten die verschiedenen Streßechopharmaka keine wesentlichen Unterschiede in der diagnostischen Wertigkeit. Dobutamin, Dipyridamol und Adenosin können als zuverlässige Streßechopharmaka bezeichnet werden (10, 70, 74, 85).

> Die pharmakologische Streßechokardiographie ist mit der physikalischen Streßechokardiographie hinsichtlich ihrer diagnostischen Aussagekraft vergleichbar. Es wird jedoch aufgrund der physiologischen Belastung und des zusätzlichen funktionellen diagnostischen Gewinns empfohlen, die Ergometrie-Streßechokardiographie der pharmakologischen Belastung vorzuziehen, wenn diese durchführbar und auswertbar ist (35).

3.2.5.6 Vergleich der pharmakologischen Streßechokardiographie mit anderen Verfahren der Ischämiediagnostik

Das Belastungs-EKG sollte nach wie vor die Grundlage der Ischämiediagnostik darstellen. Die aktive Streßechokardiographie bietet eine sinnvolle Ergänzung für den Fall, daß ein Belastungs-EKG nicht auswertbar oder nicht aussagekräftig ist oder ein begründeter KHK-Verdacht trotz negativem Belastungs-EKG weiter besteht. Darüber hinaus bietet die pharmakologische Streßechokardiographie den Vorteil, auch Patienten mit eingeschränkter körperlicher Belastungsfähigkeit oder -willigkeit zu diagnostizieren. Mittlerweile ist durch eine Vielzahl von Studien nachgewiesen worden, daß die Streßechokardiographie dem Belastungs-EKG hinsichtlich der Sensitivität deutlich überlegen ist mit 60–95 % im Vergleich zu 40–70 % (19, 67, 71). Dieses gilt insbesondere auch für die koronare Eingefäßerkrankung (28). Auch bei der Untersuchung von Frauen zeigte die Streßechokardiographie im Gegensatz zum Belastungs-EKG eine größere diagnostische Genauigkeit (75).

Im Vergleich zu etablierten nuklearmedizinischen Verfahren wie der Thallium- oder MIBI-SPECT-Perfusionsszintigraphie werden bei der Ischämie-Diagnostik durch die Dobutamin- bzw. Arbutamin- und Dipyridamol- bzw. Adenosin-Streßechokardiographie im wesentlichen vergleichbare Sensitivitäten und Spezifitäten erreicht (27, 30, 65).

Auch bei dem Nachweis von lebendem Myokardgewebe bietet sich die Dobutamin-Streßechokardiographie in niedriger Dosierung als zuverlässige Alternative zur Positronen-Emissions-Tomographie an (5, 15). Lediglich bei geringer ausgeprägten Stenosegraden erweist sich die Dipyridamol-Thallium-SPECT-Perfusionsszintigraphie der Dobutamin-Streßechokardiographie als überlegen (26).

Wesentliche Vorteile der Streßechokardiographie gegenüber nuklearmedizinischen Verfahren bestehen in der einfacheren Handhabung, der kostengünstigeren Durchführung und der fehlenden Strahlenexposition (siehe hierzu Kapitel 7.5).

Literatur zu den Kapiteln 3.2.1–3.2.3 und 3.2.5

1. Abreu A, Mahmarian JJ, Nishimura S, Boyce TM, Verani MS (1991) Tolerance and safety of pharmacologic coronary vasodilation with adenosine in association with thallium-201 scintigraphy in patients with suspected coronary artery disease. J Am Coll Cardiol 18: 730–735
2. Agati L, Renzi M, Sciomer S, Vizza DC, Voci P, Penco M, Fedele F (1992) Transesophageal dipyridamole echocardiography for diagnosis of coronary artery disease. J Am Coll Cardiol 19: 765–770
3. Armstrong FW. Clinical validation and application of exercise echocardiography (1988) Learning center, Highlights 4: 1–5
4. Bach DS, Ginzton LE, Appleton C, Mohluddin SM, Pool PE, Robertson WS, Armstrong WF. For the arbutamine study group (1992) The efficiancy of arbutamine stress echocardiography for the detection of coronary disease. J Am Soc Echocardiogr 5(3): 311
5. Baer FM, Voth E, Deutsch HJ, Schneider CA, Horst M, De Vivie ER, Schicha H, Erdmann E, Sechtem U (1996) Predictive value of low dose dobutamine transesophageal echocardiography and fluorine-18 fluorodeoxyglucose positron emission tomography for recovery of regional left ventricular function after successful revascularization. J Am Coll Cardiol 28: 60–69
6. Becker LC (1978) Conditions for vasodilatator-induced coronary steal in experimental myocardial ischemia. Circulation 57: 1103–1110
7. Berthe C, Pierard L, Hiernaux M, Trotteur G, Lempereur P, Carlier J, Kulbertus H (1986) Predicting the extent and location of coronary artery disease in acute myocardial infarction by echocardiography during dobutamine infusion. Am J Cardiol 58: 1167–1172

8. Biagini A, Maffei S, Baroni M (1990) Early assessment of coronary reserve after bypass surgery by dipyridamol transesophageal echocardiographic stress test. Am Heart J 120: 1097–1101
9. Bigi R, Occhi G, Fiorentini C, Partesana N, Bandini P, Sponzilli C, Inglese L (1995) Dobutamine stress echocardiography for the identification of multivessel coronary artery disease after uncomplicated myocardial infarction: the importance of test end-point. Internat J Cardiol 50: 51–60
10. Boccanelli A, Pontillo D, Greco C, Zanchi E, Carboni GP, Cecchetti C, Risa AL (1992) Comparison of exercise test, dipyridamole and dobutamine stress echocardiography for the detection of multivessel disease after myocardial infarction. J Am Coll Cardiol 19 (suppl): 359A
11. Bolognese L, Sarasso G, Aralda D, Bongo AS, Rossi L, Rossi P (1989) High dose dipyridamole echocardiography early after uncomplicated acute myocardial infarction: Correlation with exercise testing and coronary angiography. J Am Coll Cardiol 14: 357–363
12. Casanova R, Parrocini A, Guidalotti PL, Capacci PF, Jacopi F, Fabbri M, Maresta A (1992) Dose and test for dipyridamole infusion and cardiac imaging early after uncomplicated acute myocardial infarction. Am J Cardiol 70: 1402–1406
13. Castini D, Gentile F, Ornaghi M, Montani E, Lippolis A, Mangiarotti E, Esposti E, Cirino D, Maggi GC (1995) Dobutamine echocardiography: usefulness of digital image processing. Eur Heart J 16: 1420–1424
14. Cerqueira MD, Verani MS, Schwaiger M, Heo J, Iskandrian AS (1994) Safety profile of adenosine stress perfusion imaging: Results from the adenoscan multicenter trail registry. J Am Coll Cardiol 23: 384–389
15. Chan RKM, Lee KJ, Calafiore P, Berlangieri SU, McKay WJ, Tonkin AM (1996) Comparison of Dobutamine echocardiography and positron emission tomography in patients with chronic ischemic left ventricular dysfunction. J Am Coll Cardiol 27: 1601–1607
16. Chiaranda G, Lazzaro A, Mangiameli S (1993) The low-dose echo-dobutamine test in post-AMI early phase. 1st international symposium of stress echocardiography, Pisa
17. Chiarella F, Domenicucci S, Bellotti P, Bellone P, Scarsi G, Vecchio C (1994) Dipyridamole echocardiographic test performed 3 days after an acute myocardial infarction: feasibility, tolerability, safety and in-hospital prognostic value. Eur Heart J 15: 842–850
18. Cohen JL, Duvvuri S, George A, Ottenweller J, Wilchfort SD, Binenbaum SZ, Kim CS (1992) Dobutamine versus exercise digital echocardiography for detecting coronary artery disease. J Am Coll Cardiol 19 (suppl): 39A
19. Crouse L, Harbrecht J, Vacek J, Rosamund T, Kramer P (1991) Exercise echocardiography as a screening test for coronary artery disease and correlation with coronary arteriography. Am J Cardiol 67: 1213–1218
20. DiMarco JP, Sellers TD, Berne RM, West GA, Belardinelli L (1983) Adenosine: Electrophysiologic effects and therapeutic use for terminating paroxysmal supraventricular tachycardia. Circulation 68: 1254–1263
21. Epstein M, Gin K, Sterns L, Pollick C (1991) Dobutamine stressechocardiography: Diagnosis of CAD with continuation of anti-anginal medication. Circulation 84 (suppl II): 704
22. Fioretti PM, McNeill AJ, El-Said EM, Salustri A, Brace MJ, Roelandt JR (1991) Adding Atropine to dobutamine Echocardiography increases sensitivity for detecting coronary disease. Circulation 84 (suppl II): 704
23. Fioretti PM, Poldermans D, Salustri A, Bellotti P, McNeill AJ, El-Said ESM, Roelandt JRTC (1994) Atropine increases the accuracy of dobutamine stress echocardiography in patients taking beta-blockers. Eur Heart J 15: 355–360
24. Gordon BM, Mohan V, Chapekis AT, Kander NH, Elwell J, Antalis G, Yakubov SJ (1995) An analysis of the safety of performing dobutamine stress echocardiography in an ambulatory setting. J Am Soc Echocardiogr 8: 15–20
25. Gupta NC, Esterbrooks D, Mohiuddin S, Hilleman D, Sunderland J, Shiue CY, Frick MP (1991) Adenosine in myocardial perfusion imaging using positron emission tomography. Am Heart J 122: 293–301
26. Ho FM, Huang PJ, Liau CS, Lee FK, Chieng PU, SU CT, Lee YT (1995) Dobutamine stress echocardiography compared with dipyridamole thallium-201 single-photon emission computed tomography in detecting coronary artery disease. Eur Heart J 16: 570–575
27. Hoffmann R, Lethen H, Kleinhans E, Krüger S, Flachskampf FA, Hanrath P (1996) Dobutamin-Streßechokardiographie und Perfusionsszintigraphie zur Erfassung myokardialer Ischämien bei Patienten mit und ohne vorausgegangenen Myokardinfarkt. Z Kardiol 85: 20–27
28. Hoffmann R, Lethen H, Kleinhans E, Weiss M, Flachskampf FA, Hanrath P (1993) Comparative evaluation of bicycle and dobutamine stress echocardiography with perfusion scintigraphy and bicycle electrocardiogram for identification of coronary artery disease. Am J Cardiol 72: 555–559
29. Kamaran M, Teague SM, Finkelhor RS, Dawson N, Bahler RC (1995) Prognostic value of dobutamine stress echocardiography in patients referred because of suspected coronary artery disease. Am J Cardiol 76: 887–891
30. Kisacik HL, Özdemir K, Altinyay E, Oguzhan A, Kural T, Kir M, Kütük E, Göksel S (1996) Comparison of exercise stress testing with simultaneous dobutamine stress echocardiography and technetium-99m isonitrile single-photon emission computerized tomography for diagnosis of coronary artery disease. Eur Heart J 17: 113–119
31. Klaer R, Curtius JM, Deutsch HJ, Schenkel C (1992) Vergleich der Wertigkeit der Dipyridamole-Echokardiographie und der Ergometer-Echokardiographie bei koronarer Herzerkrankung. Z Kardiol 81 (suppl I): 188

32. Ling LH, Mahoney DW, McCully RB, Oh JK, Pellikka PA (1994) Efficacy of atropine augmentation in dobutamine stress echocardiography. Circulation 90 (suppl): I–660
33. Ling LH, Pellikka PA, Mahoney DW, Oh JK, McCully RB, Roger VL, Seward JB (1996) Atropine augmentation in dobutamine stress echocardiography: Role and incremental value in a clinical practice setting. J Am Coll Cardiol 28: 551–557
34. Mandysova E, Niederle P, Malkova A, Feuereisl R, Cervenka V, Aschermann M, Mandys F (1991) Usefulness of dipyridamole-handgrip echocardiography test for detecting coronary artery disease. Am J Cardiol 15: 883–885
35. Marangelli V, Iliceto S, Piccinni G, De Martino G, Sorgente L, Rizzon P (1994) Detection of coronary artery disease by digital stress echocardiography: Comparison of exercise, transesophageal atrial pacing and dipyridamole echocardiography. J Am Coll Cardiol 24: 117–124
36. Marcovitz PA, Bach DS, Markarian M, Armstrong WF (1992) Beta blockade blunts heart rate and blood pressure response but not contractility augmentation during incremental dobutamine infusion. J Am Coll Cardiol 19 (suppl): 278A
37. Marcovitz PA, Armstrong WF (1991) Dobutamine stress echocardiography: diagnostic utility. Herz 16: 372–378
38. Martin T, Seaworth J, Johns J, Pupa L, Condos W (1992) Comparison of adenosine, dipyridamole and dobutamine in stress echocardiography. Ann Int Med 116: 190–196
39. Martin T, Seaworth J, Johns J, Pupa L, Condos W (1991) Comparison of adenosine, dipyridamole and dobutamine stress echocardiography for the detection of coronary artery disease. J Am Coll Cardiol 17 (suppl): 277A
40. Marwick TH, Willemart B, D'Hondt A, Baudhuin T, Wijns W, Detry J, Melin J (1993) Selection of optimal nonexercise stress for the evaluation of ischemic regional myocardial dysfunction and malperfusion. Circulation 87: 345–354
41. Marwick TH, Nemec JJ, Pashkow FJ, Stewart WJ, Salcedo EE (1992) Accuracy and limitations of exercise echocardiography in a routine clinical setting. J Am Coll Cardiol 19: 74–81
42. Mascitelli VA, Shuaib TA, Ahlberg AW, Fleming RA, White MP, Russel A, McMahon MV, Herman SD, Chen C, Gillam GV, Heller GV (1995) Does beta-blocker therapy affect dobutamine stress? Evaluation of myocardial perfusion imaging and wall motion. Circulation 92 (suppl I): I–448
43. Mazeika PK, Nadazdin A, Oakley CM (1992) Dobutamine stress echocardiography for detection and assessment of coronary artery disease. J Am Coll Cardiol 19: 1203–1211
44. Mazeika P, Nihoyannopoulos P, Joshi J, Oakley CM (1992) Uses and limitations of high dose dipyridamole stress echocardiography for evaluation of coronary artery disease. Br Heart J 67: 144–149
45. McNeill AJ, Fioretti PM, El-Said ESM, Salustri A, Forster T, Roelandt JRTC (1992) Enhanced sensitivity for detection of coronary artery disease by addition of atropine to dobutamine stress echocardiography. Am J Cardiol 70: 41–46
46. McNeill AJ, Fioretti PM, El-Said EM, Salustri A, de Feyter PJ, Roeland JR (1992) Dobutamine stress echocardiography before and after coronary angioplasty. Am J Cardiol 69: 740–745
47. Mertes H, Sawada SG, Ryan T, Segar DS, Kovacs R, Foltz J, Feigenbaum H (1993) Symptoms, adverse effects and complications associated with dobutamine stress echocardiography. Circulation 88: 15–19
48. Miller DD, Labovitz AJ (1994) Dipyridamole and Adenosine vasodilatator stress for myocardial imaging: Vive la différence! J Am Coll Cardiol 23: 390–392
49. Nescovic AN, Popovic AD, Babic R, Marinkovic J, Obradovic V (1995) Positive high-dose dipyridamole echocardiography test after acute myocardial infarction is an excellent predictor of cardiac events. Am Heart J 129: 31–39
50. Nguyen T, Heo J, Ogilby JD, Iskandrian AS (1990) Single-photon emission computed tomography with thallium-201 scintigraphy during adenosine-induced coronary hyperemia: Correlation with coronary artery angiography, exercise thallium imaging and two-dimensional echocardiography. J Am Coll Cardiol 16: 1375–1383
51. Ostojic M, Picano E, Leleslin B, Dordjevic-Dikic A, Distante A, Stepanovic J, Reisenhofer B, Babic R, Stojkovic S, Nedeljkovic M, Stancovic G, Simeunovic S, Kanjuh V (1994) Dipyridamole-dobutamine echocardiography: A novel test for the detection of milder forms of coronary artery disease. J Am Coll Cardiol 23: 1115–1122
52. Ostoji MC, Quinounes M, Winters W (1993) Physical and pharmalogical stress testing: alternative or complementary? 1st international symposium of stress echocardiography, Pisa
53. Pellikka PA, Roger VL, Oh JK, Seward JB, Tajik AJ (1996) Safety of performing Dobutamine stress echocardiography in patients with abdominal aortic aneurysm ≥4cm in diameter. Am J Cardiol 77: 413–416
54. Pierard LA, de Landsheere C, Berthe C, Rigo P, Kulbertus HE (1990) Identification of viable myocardium by echocardiography during dobutamine infusion in patients with myocardial infarction after thrombolytic therapy: Comparison with positron emission tomography. J Am Coll Cardiol 15: 1021–1031
55. Picano E, Ostojic M, Varga A, Sicara R, Djordejevic-Dikic A, Nedeljkovic I, Torres M (1996) Combined low dose dipyridamole-dobutamine stress echocardiography to identify myocardial viability. J Am Coll Cardiol 27: 1422–1428

56. Picano E, Marzullo P, Gigli G, Reisenhofer B, Parodi O, Distante A, L'Abbate A (1992) Identification of viable myocardium by dipyridamole-induced improvement in regional left ventricular function assessed by echocardiography in myocardial infarction and comparison with thallium scintigraphy at rest. Am J Cardiol 70: 703–710
57. Picano E, Lattanzi F, Masini M, Distante A, L'Abbate A (1986) High dose dipyridamole echocardiography test in effort angina pectoris. J Am Coll Cardiol 8: 848–854
58. Picano E (1988) Dipyridamole-echocardiography test. In: Visser C, Kan G, Meltzer R (eds) Echocardiography in coronary artery disease. Kluver, Bosten, pp 65–75
59. Picano E, Pingitore A, Conti U, Kozáková M, Boem A, Cabani E, Ciuti M, Distante A, L'Abbate A (1993) Enhanced sensitivity for detection of coronary artery disease by addition of atropine to dipyridamole echocardiography. Eur Heart J 14: 1216–1222
60. Picano E, Pingitore A, Conti U, Kozacova M, Boem A, Cabana E, Ciuti M, Distante A, L'Abbate A (1993) Enhanced sensitivity for detection of coronary artery disease by addition of atropine to dipyridamole echocardiography. Eur Heart J 14: 1216–1222
61. Picano E (1992) Stress Echocardiography. Springer, Berlin, Heidelberg, New York, pp 62–64
62. Picano E, Marini C, Chiriatti G, Pirelli S, Maffei S et al. for the EPIC study group (1992) Safety of intravenous high-dose dipyridamole echocardiography. Am J Cardiol 70: 252–258
63. Picano E, Severi S, Michelassi C, Lattanzi F, Masini M, Orsini E, Distante A, L'Abbate (1989) Prognostic importance of dipyridamole-echocardiography test in coronary artery disease. Circulation 80: 450–457
64. Picano E, Pirelli S, Marzilli M, Faletra F, Lattanzi F, Campoplo L, Massa D, Alberti A, Gara E, Distante A, L'Abbate A (1989) Usefulness of high-dose dipyridamole echocardiography test in coronary angioplasty. Circulation 80: 807–815
65. Pirelli S, Danzi GB, Massa D, Piccalo G, Faletra F, Cannizzaro G, Sarullo F, Picano E, De Vita C, Campolo L (1993) Exercise thallium scintigraphy versus high dose dipyridamole echocardiography testing for detection of asymptomatic restenosis in patients with positive exercise tests after coronary angioplasty. Am J Cardiol 71: 1052–1056
66. Poldermans D, Fioretti PM, Boersma E, Forster T, van Urk H, Cornel JH, Arnese M, Roelandt JRTC (1994) Safety of dobutamine-atropine stress echocardiography in patients with suspected or proven coronary artery disease. Am J Cardiol 73: 456–459
67. Pozzoli M, Fioretti P, Salustri A, Reijs A, Roelandt JRCT (1991) Exercise echocardiography and technetium-99m MIBI single photon emission tomography in the detection of coronary artery disease. Am J Cardiol 67: 350–355
68. Rosamund TL, Vacek JK, Hurwitz A, Rowland AJ, Beauchamp GD, Crouse LJ (1992) Hypotension during dobutamine stress echocardiography: initial description and clinical relevance. Am Heart J 123: 403–407
69. Previtali M, Lanzarini M, Ferrario M, Tortorici M, Mussini A, Montemartini C (1991) Dobutamine versus dipyridamole in coronary artery disease. Circulation 83 (suppl III): III27–III31
70. Previtali M, Lanzarini L, Fetiveau R, Poli A, Ferraio M, Falcone C, Mussini A (1993) Comperison of dobutamine, dipyridamole stress echocardiography and exercise stress testing for diagnosis of coronary artery disease. Am J Cardiol 72: 865–870
71. Ryan T, Segar D, Sawada S, Berkovitz K, Whang D, Dohan A, Duchak J, White E, Foltz J, O'Donnell J, Feigenbaum H (1993) Detection of coronary artery disease with upright bicycle exercise echocardiography. J Am Soc Echocardiogr 6: 186–197
72. Ryan T, Feigenbaum H (1992) Exercise echocardiography. Am J Cardiol 69: 82H–89H
73. Salustri A, Fioretti P, Pozzoli M, McNeill A, Roelandt JRTC (1992) Dobutamine stress echocardiography: It's role in the diagnosis of coronary artery disease. Eur Heart J 13: 70–77
74. Salustri A, Fioretti PM, McNeill AJ, Pozzoli MMA, Roeland JR (1992) Pharmacological stress echocardiography in the diagnosis of coronary artery disease and myocardial ischemia: a comparison between dobutamine and dipyridamole. Eur Heart J 13: 1356–1362
75. Sawada SG, Ryan T, Fineberg N, Armstrong W, Judson W, McHenry P, Feigenbaum H (1989) Exercise echocardiography detection of coronary artery disease. J Am Coll Cardiol 14: 1440–1447
76. Sawada SG, Segar DS, Ryan T, Brown SE, Dohan AM, Williams R, Fineberg NS, Armstrong WF, Feigenbaum H (1991) Echocardiographic detection of coronary artery disease during dobutamine infusion. Circulation 83: 1605–1614
77. Schröder K, Kürsten B, Dissmann R, Schultheiss HP (1996) A new dobutamine-atropine stress echocardiography protocol: feasibility, accuracy and safety (abstract). J Am Soc Echocardiogr 9: 398
78. Schröder K, Völler H, Hansen B, Levenson B, Wilkenshoff U, Schröder R (1992) Streß-Echokardiographie als Routine-Untersuchung bei koronarer Herzkrankheit. DMW 117: 1583–1588
79. Segar DS, Brown SE, Sawada SG, Ryan T, Feigenbaum H (1992) Dobutamine stress echocardiography: correlation with coronary lesion as determined by quantitative angiography. J Am Coll Cardiol 19: 1197–1202
80. Severi S, Picano E, Michelassi C, Lattanzi F, Landi P, Distante A, L'Abbate A (1994) Diagnostic and prognostic value of dipyridamole echocardiography in patients with suspected coronary artery disease. Circulation 89: 1160–1173

81. Sicari R, Picano E, Lusa AM, Salustri A, Ciavatti M, Del Rosso G, Kozakova M, Ferrari M, Pedrinelli R, Pingitore A, on behalf of the EPIC (Echo Persantine International Study)Group (1995) The value of dipyridamole echocardiography in risk stratification before vascular surgery. Eur Heart J 16: 842–847
82. Trakhtenbroit AD, Cheirif J, Kleiman N, Verani MS, Zoghbi WA (1990) Adenosine echocardiography in the diagnosis of coronary artery disease: Comparison with coronary angiography. Circulation 82 (suppl III): 193A
83. Verani MS (1992) The Adenosin Saga: One more piece of the puzzle. Editorial Comment. Circulation 86: 1038–1040
84. Wilkenshoff U, Schröder K, Völler H, Münzberg H, Dissmann R, Spielberg C, Linderer T, Schröder R (1993) Detection of jeopardized myocardium after acute myocardial infarction with dipyridamole echocardiography stress test. Eur Heart J 14 (suppl): 1528
85. Wilkenshoff U, Schröder K, Völler H, Dissmann R, Linderer T, Schröder R (1993) Validity and tolerance of dobutamine and dipyridamole stress echocardiography before and after PTCA. 1st international symposium of stress echocardiography, Pisa
86. Williams MJ, Odabashian J, Lauer MS, Thomas JD, Marwick TH (1996) Prognostic value of dobutamine echocardiography in patients with left ventricular dysfunction. J Am Coll Cardiol 27: 132–139
87. Zahn R, Lotter R, Nöhl H, Schiele R, Bergmeier C, Zander M, Seidl K, Senges J (1996) Praktikabilität und Sicherheit der Dobutamin-Streßechokardiographie: Erfahrungen bei 1000 Untersuchungen. Z Kardiol 85: 28–34
88. Zoghbi WA, Cheirif J, Kleiman NS, Verani MS, Trakhtenbroit A (1992) Diagnosis of ischemic heart disease with adenosine echocardiography. J Am Coll Cardiol 8: 1271–1279

3.3. Sonstige streßechokardiographische Techniken

3.3.1 Isometrische Streßechokardiographie

Bisher existieren nur wenige Studien zur Wertigkeit streßechokardiographischer Untersuchungen unter Verwendung isometrischer Belastungsprovokationen. Meist wird die isometrische Belastung als Handgrip-Test unter Verwendung eines Handdynamometers durchgeführt. Diese Geräte gestatten nicht nur die maximale willkürliche Kraft zu messen, sondern eine vorgegebene submaximale isometrische Kraftentfaltung für wenige Minuten durch Einstellen eines Grenzwertalarmgebers zu halten. In den letzten Sekunden einer jeden Minute erfolgt dann die echokardiographische Registrierung.

Da bei dieser Art der isometrischen Belastung nur kleine Muskelgruppen aktiviert werden, ist die Steigerung des Druck-Frequenz-Produktes geringer als bei einer dynamischen Fahrradergometrie. Die echokardiographischen und dopplerechokardiographischen Studien berichten in bezug auf hochgradige Koronarstenosen über eine hohe Spezifität, die deutlich geringer ausfällt bei funktionellen Koronarverschlüssen mit guter Kollateralisation, aber über eine inakzeptabel niedrige Sensitivität bezogen auf 70–90%ige Stenosen. Neuere Studien verwenden deshalb ein expanderähnliches Teleskopdynamometer, das mit beiden Armen etwa 2 Minuten lang auf 50% der maximalen willkürlichen Kraft auseinander gezogen wird und bei dem folglich mehr Muskelgruppen zur Kraftentfaltung eingesetzt werden. Bei diesem Vorgehen scheinen zwar bessere Sensitivitäten und Spezifitäten erreicht zu werden, dennoch haben isometrische Techniken bisher keine Verbreitung gefunden (2, 3, 11, 14, 15, 16, 18).

3.3.2 Elektrophysiologische Streßechokardiographie

Unter den passiven Verfahren ohne körperliche Belastung stellen die elektrophysiologischen Stimulationen eine Alternative zu den pharmakologischen Techniken dar.

In den meisten Studien kommt die Vorhofstimulation während einer transösophagealen Echokardiographie zum Einsatz. Zur Prämedikation wird häufig Atropin verwendet, um eine Hypersalivation zu vermeiden und die AV-Überleitung zu verbessern. Die Vorhofstimulation erfolgt bei den gängigsten Protokollen über Gleichstromimpulse von 10 ms Dauer und einer Intensität von bis zu 20 mA. Sie beginnt bei etwa 15–20 Schlägen/min oberhalb der Ruheherzfrequenz und wird alle 2 Minuten um 10–20 Impulse pro Minute bis auf 85 % der altersspezifischen Ausbelastungsfrequenz oder bis zum Auftreten der allgemein bekannten Abbruchkriterien (siehe Kapitel 6) gesteigert. Tritt das Wenckebach-Phänomen auf, kann unterhalb der Wenckebachschwelle mit reduzierter Impulsfrequenz weiter stimuliert werden. Gelegentlich wird auch erst bei Auftreten dieser AV-Blockierung Atropin appliziert.

In einigen wenigen Studien wird auch eine nasale Ösophagussonde zur Vorhofstimulation verwendet und die Echokardiographie erfolgt dann transthorakal in optimierter Linksseitenlage.

Die elektrophysiologischen Verfahren kommen überwiegend in akutkardiologischen Abteilungen und vor allem bei wissenschaftlichen Fragestellungen zum Einsatz. Die Auswertungsraten liegen natürlich bei transösophagealer Technik nahe 100 %, Sensitivität und Spezifität sind denen der aktiven Techniken vergleichbar oder diesen sogar überlegen.

Die Stimulationsmethoden gehören wegen ihrer Belästigung für die Patienten und aufgrund ihrer Semiinvasivität und eingeschränkten Übertragbarkeit ihrer Ergebnisse auf die Alltagsanforderungen der Patienten aber nicht zu den Routinetechniken (7, 8, 9, 10, 13, 17).

3.3.3 Psychomentale Streßechokardiographie

Die Wertigkeit psychomentaler Streßtests, bei der koronaren Herzkrankheit Ischämiephänomene aufzudecken, ist in zahlreichen Studien mit invasiven und nuklearkardiologischen Methoden untersucht worden. Echokardiographische Wandbewegungsanalysen und dopplerechokardiographische Untersuchungen systolischer und diastolischer Flußparameter unter psychomentaler Streßprovokation sind bisher noch kaum durchgeführt worden.

Generell können folgende Kategorien mentaler Streßtests eingesetzt werden: Problem-Lösungsaufgaben, Informationsverarbeitungsaufgaben, psychomotorische Anforderungen, affektive Konditionen (zum Beispiel eine Rede halten) oder Anwendungen unangenehmer vegetativer Reize.

In der kardiologischen Rehabilitation käme solchen Tests zur Beurteilung der ischämiefreien Belastbarkeit bei der Vielzahl von Patienten mit ganz überwiegend psychomentalen Anforderungen in Beruf und Freizeit eine große Bedeutung zu. Die Hauptproblematik derartiger Tests besteht in ihrer schwierigen Standardisierung und teilweise unsicheren Reliabilität und Validität. Wir verzichten in diesem Zusammenhang auf eine detaillierte Beschreibung möglicher Testprotokolle, da ihre Bedeutung für die klinische Routine noch nicht absehbar ist (1, 5, 6, 12).

3.4 Transösophageale Techniken

Transösophageale Techniken zählen ebenfalls nicht zu den Verfahren, die für den klinischen Alltag und für eine weite Verbreitung der Streßechokardiographie geeignet sind. Ihr herausragender Vorteil liegt in der exzellenten Bildqualität. Dieser Vorteil macht den transösophagealen Zugangsweg daher besonders für die Vitalitätsdiagnostik interessant, bei der es gilt, Veränderungen präexistenter Wandbewegungsstörungen unter pharmakologischer Streßinduktion subtil zu erfassen (siehe auch Kapitel 10.4) (4, 7, 8, 9, 10, 17).

Diesem Vorteil stehen aber gewichtige Nachteile gegenüber. So sind alle Wandsegmente des linken Ventrikels meist nur mit multiplanen Sonden zugänglich, der Patient muß die endoskopische Prozedur über sich ergehen lassen und eine körperliche Belastung, die den Bezug zu Alltagsbelastungen ermöglichen würde, ist weder zumutbar noch praktikabel. Der transösophageale Zugang erfordert daher die Kombination mit einem der pharmakologischen oder elektrophysiologischen Streßverfahren. In dieser Kombination stellt die transösophageale Technik eine Alternative zur transthorakalen Anschallung dar. In Kapitel 10.4 beschreiben wir ausführlich, wie sie praktisch durchgeführt wird.

Literatur zu den Kapiteln 3.3 und 3.4

1. Deanfield JE, Shea M, Kennett M, Horlock P, Wilson RA, De Landsheere CM, Selwyn AP (1988) Silent Myocardial Ischaemia Due To Mental Stress. Lancet: 1001–1004
2. Fisman EZ, Ben-Ari E, Pines A, Drory Y, Motro M, Kellermann JJ (1992) Usefulness of Heavy Isometric Exercise Echocardiography for Assessing Left Ventricular Wall Motion Patterns Late (> 6 Months) After Acute Myocardial Infarction. Am J Cardiol 70: 1123–1128
3. Fisman EZ, Ben-Ari E, Pines A, Drory Y, Shiner RJ, Motro M, Kellermann JJ (1991) Pronounced Reduction of Aortic Flow Velocity and Acceleration During Heavy Isometric Exercise in Coronary Artery Disease. Am J Cardiol 68: 485–491
4. Galati G (1993) Feasibility and diagnostic value of dipyridamole TEE for the assessment of myocardial ischemia and coronary flow abnormalities. 1st International Symposium on Stress Echo, Pisa
5. Gianuzzi P, Shabetai R, Imparato A, Temporelli PL, Bhargava V (1991) Effects of Mental Exercise in Patients with Dilated Cardiomyopathy and Congestive Heart Failure: An Echocardiographic Doppler Study. Circulation 83 (Suppl II): 155–165
6. Giubbini R, Galli M, Campini R, Bosimini E, Bencivelli W, Tavazzi L (1991) Effects of Mental Stress on Myocardial Perfusion in Patients With Ischemic Heart Disease. Circulation 83 (Suppl II): 100–107
7. Hoffmann R, Kleinhans E, Bexten M, Flachskampf FA, Buell U, Hanrath P (1992) Transesophageal Pacing Echocardiography for Identification of Patients With Restenosis After Percutaneous Transluminal Coronary Angioplasty. J Am Coll Cardiol 19: 54A
8. Hoffmann R, Lambertz H, Flachskampf FA, Hanrath P (1991) Transösophageale Echokardiographie in Kombination mit Vorhofstimulation zur Erkennung ischämiebedingter Wandbewegungsstörungen. Herz 16: 367–371
9. Iliceto S, D'Ambrosio G, Sorino M, Papa A, Amico A, Ricci A, Rizzon P (1986) Comparison of Postexercise and Transesophageal Atrial Pacing Two-Dimensional Echocardiography for Detection of Coronary Artery Disease. Am J Cardiol 57: 547–553
10. Kotler MN, Jacobs LE (1990) Transesophageal Atrial Pacing or Pharmacologic Stress Testing in Detection of Coronary Artery Disease in Patients Who Are Unable to Undergo Exercise Stress Testing. J Am Coll Cardiol 16: 1154–1157
11. Kettunen R, Huikuri HV, Heikkilä J, Takkunen JT (1991) Usefulness of Technetium-99m-MIBI and Thallium-201 in Tomographic Imaging Combined with High-Dose Dipyridamole and Handgrip Exercise for Detecting Coronary Artery Disease. Am J Cardiol 68: 575–581
12. LaVeau PJ, Rozanski A, Krantz DS, Cornell CE, Cattanach L, Zaret BL, Wackers FJT (1989) Transient left ventricular dysfunction during provocative mental stress in patients with coronary artery disease. Am Heart J 118: 1–8
13. Matthews RV, Haskell RJ, Ginzton LE, Laks M (1989) Usefulness of Esophageal Pill Electrode Atrial Pacing with Quantitative Two-Dimensional Echocardiography for Diagnosing Coronary Artery Disease. Am J Cardiol 64: 730–735
14. Mitamura H, Ogawa S, Hori S, Yamazaki H, Handa S, Nakamura Y (1981) Two Dimensional Echocardiographic Analysis of Wall Motion Abnormalities During Handgrip Exercise in Patients With Coronary Artery Disease. Am J Cardiol 48: 711–719
15. Rozanski A, Bairey CN, Krantz DS, Freidman J, Resser KJ, Morell M, Hilton-Chalfen S, Hestrin L, Bietendorf J, Berman DS (1988) Mental Stress and the Induction of Silent Myocardial Ischemia in Patients with Coronary Artery Disease. New England J Med 318: 1005–1012
16. Steptoe A, Vögele C (1991) Methodology of Mental Stress Testing in Cardiovascular Research: Circulation 83 (Suppl II): 14–24
17. Stratmann HG, Kennedy HL (1989) Evaluation of coronary artery disease in the patient unable to exercise: Alternatives to exercise stress testing. Am Heart J 117: 1344–1365
18. Young DZ, Dimsdale JE, Moore RH, Barlai-Kovach M, Newell JB, McKusick KA, Boucher CA, Fifer MA, Strauss HW (1989) Left ventricular performance during psychological stress. Eur J Nucl Med 115: 118–122

3.5. Neue Techniken

3.5.1. Gewebe-Doppler-Echokardiographie

> Die Gewebe-Doppler-Echokardiographie (Synonym: *Tissue Doppler Echocardiography* = *TDE*, Tissue Doppler Imaging = TDI, Doppler Tissue Imaging = DTI, Myocardial Velocity Imaging = MVI) ist eine neue Methode, die als qualitativ neue Funktionsparameter die *Myokardgeschwindigkeiten* und den subepi-subendokardialen Geschwindigkeitsgradienten erfaßt.

Historisch war dies nur experimentell mittels intramyokardialer Ultraschallkristalle möglich (5). 1983 wurde der erste epikardiale PW-Doppler beschrieben (4). Die heute klinisch verfügbare Technik wurde durch die Arbeitsgruppe um Sutherland in Edinburgh/Großbritannien (7) 1992 eingeführt.

Entsprechend den wesentlich langsameren Geschwindigkeiten der Herzmuskelwandbewegung (<10 cm/s) im Vergleich zu den bekannten Geschwindigkeiten der roten Blutzellen, wurde der konventionelle Dopplerfilter modifiziert. Im TDE-System umgehen die Doppler-Signale aus dem Gewebe den „high-pass filter", der in üblichen Doppler-Echo-

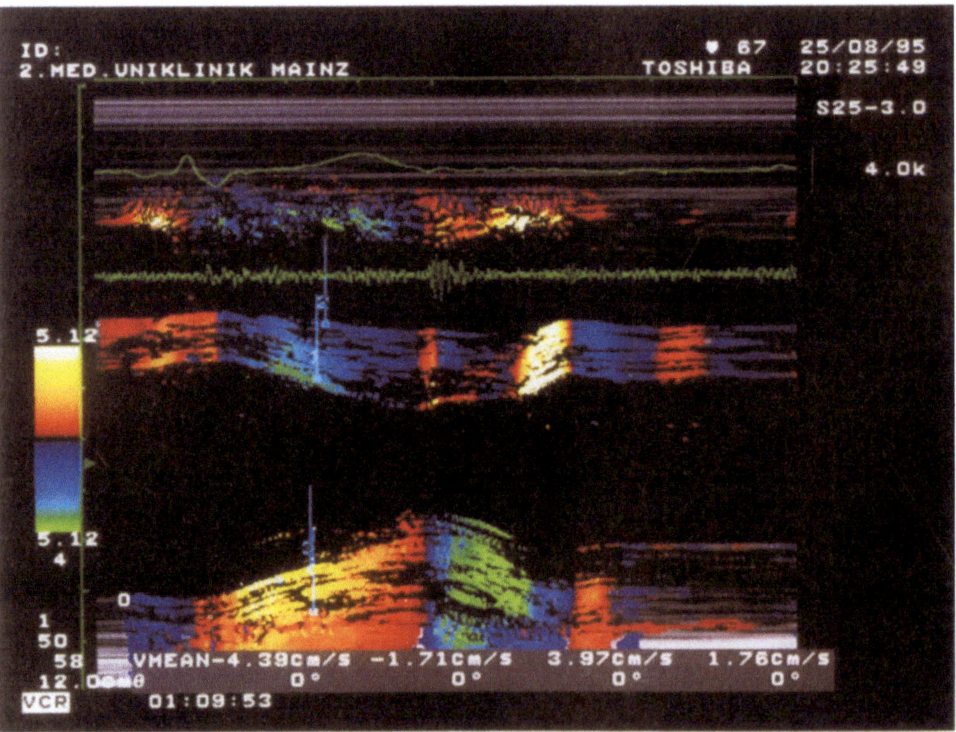

Abb. 3.20. M-mode Gewebe-Doppler-Echokardiogramm eines herzgesunden Probanden, abgeleitet von der parasternalen kurzen Achse. Darstellung der anteroseptalen Wand oben und der posterolateralen Wand unten. In Referenz zur Farb-Doppler-Skala der linken Bildkante werden sowohl die systolischen und diastolischen Wandbewegungsrichtungen und die höheren subendokardialen im Vergleich zu den niedrigeren subepikardialen Myokardgeschwindigkeiten deutlich. An repräsentativen Lokalisationen („region of interest = ROI") können simultan 4 Meßfenster positioniert werden, alphanumerische Werte werden an der unteren Bildkante angegeben. Rechnerisch ergeben sich transmurale Geschwindigkeitsgradienten.

kardiographie-Geräten nicht-blutflußassozierte Signale eliminiert (9). Die Prozessierung der niedrigen Geschwindigkeiten wurde so verbessert, daß die niedrigste meßbare Geschwindigkeit 0,1 cm/s beträgt (10). Die Bildrate wurde durch parallele Signalverarbeitung deutlich erhöht (50–80 Bilder/s). Die TDE-Bildgebung kann über das übliche Schwarz-weiß-Echokardiogramm superpositioniert werden (Abb. 3.20), ein „real-time display" ist möglich.

Die Bilddarstellung der kardialen Strukturen durch die Dopplersignale ist besonders bei schlechter Echogenität (Adipositas, Emphysem) relativ besser als beim konventionellen Schwarz-weiß-Bild, die Genauigkeit und Reproduzierbarkeit wird nachweislich erhöht (18). Es ist davon auszugehen, daß die Auswertbarkeit der qualitativen Streßechokardiographie erhöht werden kann und der Weg zu einer anzustrebenden *quantitativen Streßechokardiographie* (8, 12) weiter geebnet wird. Der subjektive Faktor wird durch die Bestimmung alphanumerischer Dopplerwerte reduziert.

Methodisch bedeutsamer ist allerdings der neue gewebedifferenzierende Funktionsparameter der Myokardgeschwindigkeit (siehe auch Kapitel 2.3). Aus den 80er Jahren war bereits experimentell bekannt, daß die fraktionelle Muskelfaserverkürzung von äußeren zu inneren Schichten der Myokardwand dem Verhältnis von 1:3 entspricht (3). Mit der TDE-Technologie konnten wir ein entsprechendes Verhältnis in einem Normalkollektiv finden (14). Dieser erstmals von englischen (17) und japanischen Autoren (20) beschriebene *„myocardial velocity gradient (MVG)"* konnte in eigenen experimentellen Serien am offenen Schweineherzen (13) und im Herzkatheterlabor während PTCA (13, 15) als sensitiverer Ischämieparameter im Vergleich zu konventionellen echokardiographischen Parametern festgestellt werden. Unter Ischämie nimmt der Gradient sehr frühzeitig ab, da entsprechend dem bekannten „wavefront phenomenon of ischemia (19)" die subendokardiale Myokardfunktion zuerst eingeschränkt wird. In der Reperfusionsphase stellt sich der Parameter auch als *Vitalitäts*index („stunned myocardium") heraus (13, 15). Je nach Positionierung der Meßfenster (Abb. 3.20) sind sowohl systolische als auch diastolische Gradienten bestimmbar (13). Die Nutzung dieser diagnostischen Möglichkeiten im Rahmen der Streßechokardiographie wurde bereits in Abstract-Form beschrieben: Die Sensitivität der Dobutamin-Streßechokardiographie konnte erhöht werden (2). Während diese Aussagen zum MVG nur zuverlässig mit dem farbkodierten M-Mode und 2-D-Echokardiogramm gelingen, können auch mittels PW-Doppler-Technik die im Herzzyklus insbesondere diastolisch auftretenden Geschwindigkeitsveränderungen unter Ischämie bestimmt werden. Auch hierzu wurden streßechokardiographische Befunde mit erhöhter Sensitivität vorgestellt (1, 16). Im Zusammenhang mit der niedrig-dosierten Dobutamin-Streßechokardiographie wurden auch Ergebnisse zur verbesserten Vitalitätsdiagnostik im Postinfarktstadium vorgestellt (6, 11).

Die Gewebe-Doppler-Echokardiographie ist zwar bereits in den neuen Geräten der meisten großen Herstellerfirmen implementiert, größere kontrollierte Studien sind aber vor der generellen Einführung in die klinische Routine abzuwarten (siehe auch Kapitel 3.5.2).

Literatur zu Kapitel 3.5.1

1. von Bibra H, Tuchnitz A, Klein A, Firschke C, Schömig A (1996) Stress test with pulsed Doppler velocity mapping of left ventricular myocardium. Eur Heart J 17 (Suppl): 415
2. Buck T, Wallbridge D, Drozdz J, Zamorano J, Bruch C, Görge G, Haude M, Erbel R (1995) Tissue Doppler echocardiography improves the detection of regional myocardial ischaemia during dobutamine stress. Eur Heart J 16 (Suppl): 391

3. Gallagher KP, Osakada G, Matsuzaki M, Miller M, Kemper WS, Ross J (1985) Nonuniformity of inner and outer systolic wall thickening in conscious dogs. Am J Physiol 249: H241–H248
4. Hartley C, Latson LA, Michael LH, Seidel CL, Lewis RM, Entman ML (1983) Doppler measurement of myocardial thickening with a single epicardial transducer. Am J Physiol 245: H1066–H1072
5. Homans DC, Sublett E, Linstrom P, Nesbitt T, Bache RJ (1988) Subendocardial and subepicardial wall thickening during ischemia in exercising dogs. Circulation 78: 1267–1276
6. Lethen H, Hoffmann R, vom Dahl J, Flachskampf FA (1995) Assessment of myocardial viability with Doppler tissue imaging. Circulation 92 (Suppl): I–730
7. McDicken WN, Sutherland GR, Moran CM, Gordon LN (1992) Colour Doppler velocity imaging of the myocardium. Ultrasound Med Biol 18: 651–654
8. Mertes H, Nixdorff U, Erbel R, Meyer J (1991) Normalwerte der globalen und regionalen Myokardfunktion für die Belastungsechokardiographie. Z Kardiol 80: 529–536
9. Miyatake K, Okamoto M, Kinoshita N (1984) Clinical applications of a new type of real-time two-dimensional Doppler flow imaging system. Am J Cardiol 54: 857–868
10. Miyatake K, Yamagishi M, Tanaka N, Uematsu M, Yamazaki N, Mine Y, Sano A, Hirama M (1995) New method for evaluating left ventricular wall motion by color-coded tissue Doppler imaging: In vitro and in vivo studies. J Am Coll Cardiol 25: 717–724
11. Nishino M, Tanouchi J, Kawabata Y, Tanaka K, Miyawaki M, Ito T, Kato J, Morioka T, Iwai K, Tanahashi H, Yamada Y (1995) Clinical usefulness of colorcoded tissue Doppler imaging during dobutamine stress echocardiography for detecting myocardial viability after reperfusion of acute myocardial infarction. Circulation 92 (Suppl): I–89
12. Nixdorff U, Wagner S, Erbel R, Weitzel P, Mohr-Kahaly S, Meyer J (1995) Normalwerte für die Dobutamin-Streßechokardiographie. Dtsch Med Wschr 120: 1761–1767
13. Nixdorff U (1996) Tissue Doppler echocardiography. XVIIIth Congress of the European Society of Cardiology, Birmingham, Großbritannien, 25.–29.8.96
14. Nixdorff U, Mohr-Kahaly S, Kremer M, Rippin G, Meyer J (1997) Quantitative tissue Doppler echocardiography: Physiologic nonuniformity of left ventricular transmural myocardial wall motion velocities and gradients. Echocardiography, im Druck
15. Nixdorff U, Rupprecht H-J, Mohr-Kahaly S, Kremer M, Bickel C, Meyer J (1997) Tissue Doppler echocardiography: A new method of evaluating perfusion-dependent myocardial function during PTCA. Int J Cardiac Imag 13: 99–103
16. Noto N, Ayusawa M, Karasawa K, Sumitomo N, Okada T, Harada K (1995) Quantitative Doppler tissue imaging during dobutamine stress echocardiography for detection of myocardial ischemia in Kawasaki disease. Circulation 92 (Suppl): I–646
17. Sutherland GR, Stewart MJ, Groundstroem KWE, Moran CM, Fleming A, Guell-Peris FJ, Riemersma RA, Fenn LN, Fox KAA, McDicken WN (1994) Color Doppler myocardial imaging: A new technique for the assessment of myocardial function. J Am Soc Echocardiogr 7: 441–458
18. Sutherland GR, Caso P, Palka P, Fenn LN, Lange A, McDicken WN (1995) Doppler myocardial imaging assessment of left ventricular volume and area. A comparison with grey-scale imaging. Eur Heart J 16 (Suppl): 392
19. Reimer KA, Lowe JE, Rasmussen MM, Jennings RG (1977) The wavefront phenomenon of ischemic cell death. I. Myocardial infarct size vs duration of coronary occlusion in dogs. Circulation 56: 786–794
20. Uematsu M, Miyatake K, Tamaka N, Matsuda H, Sano A, Yamazaki N, Hirama M, Yamagishi M (1995) Myocardial velocity gradient as a new indicator of regional left ventricular contraction: Detection by a two-dimensional tissue Doppler imaging technique. J Am Coll Cardiol 26: 217–223

3.5.2 Gepulster Myokard-Doppler (DMI)

Die Belastungsechokardiographie hat sich als Alternative zu nuklearmedizinischen Verfahren in der funktionellen Diagnostik der koronaren Herzkrankheit bewährt. Bei ihrer Evaluierung im Rahmen einer breiten klinischen Anwendung bleiben jedoch weiterhin drei methodenimmanente Probleme ungelöst:

- Die Beurteilung der systolischen anstelle der diastolischen Myokardfunktion.
- Die unzureichende Endokarderkennung zur Beurteilung der regionalen Wanddickenzunahme und
- das semiquantitative Scoring anstelle von Quantifizierung.

Mit der Einführung der Myokard-Doppler-Echokardiographie (9, 10, 12) befindet sich nun eine neue Ultraschallmethode zur Quantifizierung der regionalen Myokardfunktion in der Evaluierung. Grundsätzlich erlaubt diese Technik die Bestimmung myokardialer Bewegungsgeschwindigkeiten mit Hilfe des Doppler-Prinzips. Die relativ langsamen myokardialen Bewegungen werden dabei wie bei der traditionellen Doppler-Echokardiographie auf zwei Arten dargestellt: Quantitativ in gepulster Dopplertechnik als Geschwindigkeitskurve über der Zeitachse (*D* oppler *M* yocardial *I* maging – DMI) oder als zweidimensionales Farbdopplerbild im Echtzeitverfahren (*T* issue *D* oppler *I* maging – TDI) (siehe auch Kapitel 3.5.1).

Der *Myokard-Farbdoppler* (TDI) hat den Vorteil einer hohen räumlichen Auflösung bis hin zur Differenzierung der langsameren subepikardialen von den schnelleren subendokardialen Myokardanteilen. Für die myokardiale Farbdoppler-Echokardiographie im „velocity map" gelten die gleichen Prinzipien der Farbkodierung wie beim konventionellen Farbdoppler der Blutströmung. Es besteht eine deutliche Abhängigkeit vom Winkel des Ultraschallstrahles und, das ist neu, auch von der Gesamtbewegung des Herzens. So verursacht der komplexe myokardiale Bewegungsablauf auch sich rapide ändernde Farbbilder des Myokards, die z.T. erst in der M-mode Version der Farbtechnik die zeitliche Zuordnung verständlich werden lassen. Dies bedeutet, daß eine visuelle Beurteilung unter Belastungsbedingungen kaum zu eindeutigen Befunden führen wird. Die instantane Geschwindigkeit kann aus den Farbpixeln analysiert werden. Es gelten dabei die Prinzipien der Farbdopplerkardiographie, bei der bekanntlich mittels Autokorrelation lediglich mittlere Geschwindigkeiten errechnet werden.

Die Abbildungstechnik des *gepulsten Myokard-Dopplers* (DMI) erlaubt die Quantifizierung der Myokardgeschwindigkeit mit Hilfe der „Fast-Fourrier-Technik" mit hoher zeitlicher Auflösung. Die räumliche Auflösung ist dabei durch die Größe und Lokalisation des sog. „sample volume" vorgegeben (ca 3–5 mm). Insgesamt besteht weiterhin die systemimmanente Abhängigkeit der quantifizierenden Messung vom Einfallswinkel und zusätzlich von der Gesamtbewegung des Herzens in Relation zur Thoraxwand. Bei parasternaler Anlotung beschränken diese Faktoren die Regionen, in denen die myokardialen Geschwindigkeitsvektoren der linksventrikulären kurzen Achse bestimmt werden können, auf das Septum und die posteriore Wand, also auf die Regionen, auf die auch die M-mode-Echokardiographie beschränkt ist. Tatsächlich besteht auch sonst eine hohe Übereinstimmung zwischen den beiden Abbildungstechniken. Bereits 1979 waren die endokardialen Geschwindigkeiten der posterioren und septalen Wände durch computergestützte Differenzierung des M-mode-Echokardiogramms gemessen worden (3, 6). Sie zeigen auch in jüngeren Vergleichsmessungen (4) eine ausgezeichnet Übereinstimmung mit den Werten des Myokard-Dopplers.

Zur Vermeidung der Winkelproblematik ist die apikale Anlotung vorzuziehen, da bei den resultierenden LV-Schnittbildern die LV-Wände mit relativ kleinen und konstanten Einfallswinkeln aufgezeichnet werden. Das ermöglicht die Geschwindigkeitsmessung in allen Myokardabschnitten, beinhaltet aber dabei die Messung der Geschwindigkeitsvektoren der LV-Längsachse. Gerade die subendokardialen Myokardschichten enthalten jedoch einen bedeutenden Anteil von Myokardfasern in der longitudinalen Ausrichtung (5). Die LV-Funktion in der Longitudinalachse ist integraler Bestandteil der LV-Gesamtfunktion; ihr Ausmaß und Zeitablauf stimmen mit den entsprechenden Parametern von LV-Ejektion und -Füllung gut überein (7, 8, 11). Wir empfehlen eine Einteilung des linken Ventrikels in 12 Segmente (Abb. 3.21), davon 6 basale und 6 in der apikalen Hälfte unter Benutzung dreier mit ca. 60° zueinander stehenden Längsschnittebenen (4- und 2-Kammerblick und apikales Analogon zur parasternalen Längsachse). Diese Segmentierung erscheint für die räumliche Zuordnung von Bewegungsstörungen zum Versorgungsgebiet

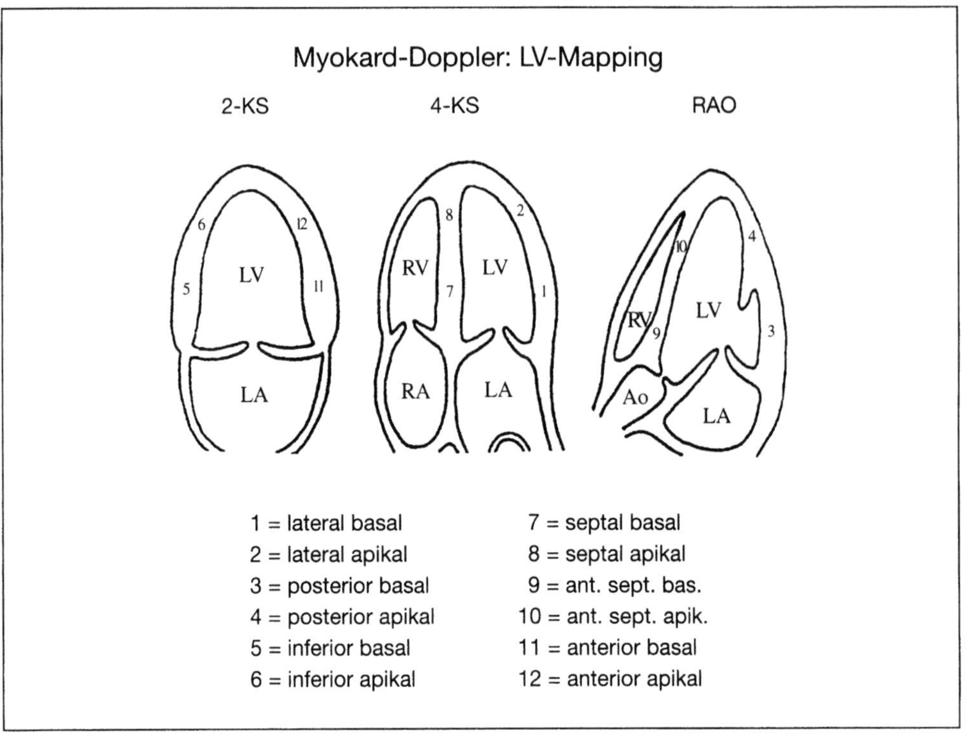

Abb. 3.21. Schema der apikalen Anlotebenen für die gepulste Myokard-Dopplerkardiographie. Die Zahlen bezeichnen die 12 Lokalisationen für das Meßvolumen.

eines stenosierten Gefäßes ausreichend genau. Es ergeben sich dabei 3–5 Segmente pro Koronararterie.

Insgesamt lassen diese methodischen Aspekte der neuen Technik „Doppler Myocardial Imaging" erwarten, daß mit Hilfe des gepulsten Doppler die regionale Myokardfunktion unter Ruhe und Belastungsbedingungen bestimmt und verglichen werden kann. Tatsächlich gibt es mit dem Myokard-Doppler bereits erste Veröffentlichungen mit Ergebnissen über Zeitintervalle, die systolische und auch die diastolische LV-Funktion (Tabelle 3.3). Eine Arbeitsgruppe (2) konnte zeigen, daß LV-Kurzachsen- und Längsachsengeschwindigkeiten unter Streßbedingungen gleichermaßen reagieren (Tabelle 3.4).

Unsere Arbeitsgruppe setzte den gepulsten Myokard-Doppler für pharmakologische Streßuntersuchungen (Dobutamin 5–40 mg/kg/min) bei ausschließlich apikaler Anlotung für die Beurteilung der diastolischen Funktion ein und verglich die Resultate mit denen der traditionellen Streßechokardiographie. Die vorausgegangenen Untersuchungen bei Normalkollektiven unterschiedlichen Alters hatten durchwegs eine hochsignifikante Zunahme der systolischen (um 6,3 ± 3 cm/s) und diastolischen (um 3,5 ± 2 cm/s, $p < 0,001$) Myokardgeschwindigkeiten unter Katecholamin-Stimulation bestätigt (Abb. 3.22). Diese Stimulierbarkeit des Myokard bestand unabhängig vom Alter des Patienten oder von der Lokalisation des Meßvolumens. Gleichwohl bestätigte sich in den Ruhemessungen die bekannte Altersabhängigkeit der diastolischen Myokardfunktion: Die frühdiastolische Peakgeschwindigkeit war bei 60jährigen Probanden signifikant niedriger als bei 30jährigen (9 ± 3 vs 12 ± 3 cm/s, $p < 0,01$); Zusätzlich wurden in den basalen LV-Segmenten größere Peakgeschwindigkeiten als in den apikalen Segmenten gemessen ($p < 0,001$). Die hiervon unabhängige Dobutamin-induzierte Zunahme der diastolischen Myokardgeschwindigkeiten bietet jedoch die Voraussetzung für diagnostische Streßtests.

Tabelle 3.3. Myokard-Doppler-Streßtests

			n	Parameter	D-Modus
T. Buck	J Am Coll Cardio	1995	14	Zeitintervalle	CD
H. von Bibra	Circulation	1995	64	diast. Funktion	PW
N. Notu	Circulation	1995	10	syst. Funktion	PW
M. Fluri	J Am Coll Cardiol	1996	18	syst. Funktion	PW
H. Fontanet	J Am coll Cardiol	1996	24	syst. Funktion	PW

n = Anzahl der Patienten, D-Modus = Dopplermodalität, CD = Color Doppler, PW = gepulster Doppler, syst. = systolisch, diast. = diastolisch

Tabelle 3.4. Systolische Myokardgeschwindigkeiten der LV kurzen und langen Achse während eines Dobutamin-Streßtests

		Septum interventriculare		posteriore Wand	
		Normal	KHK	Normal	KHK
parasternal	Ruhe	69 ± 17	58 ± 3*	83 ± 9	67 ± 14*
	Streß	158 ± 42	115 ± 13*	192 ± 43	120 ± 34*
4-KS	Ruhe	78 ± 8	63 ± 6*	90 ± 16	64 ± 13*
	Streß	199 ± 35	136 ± 16*	226 ± 40	115 ± 21*

Vergleich zwischen systolischen Myokard-Doppler Peak-Geschwindigkeiten der LV-kurzen Achse (parasternal) mit denen der LV-Längsachse (4-KS) unter Ruhe und Belastung (nach 2).
KHK = koronare Herzkrankheit mit signifikanter Stenose, 4-Kammerblick
* = p<0,05 im Vergleich zu Normal

In dieser prospektiven Studie mit 64 Patienten, die 6 Monate nach Koronarrevaskularisation nachuntersucht wurden, galt deshalb die streßinduzierte Reduktion der frühdiastolischen Peakgeschwindigkeit um 2 cm/s als Kriterium für einen positiven Belastungstest und für das Vorliegen einer signifikanten Koronararterienstenose (> 50 % Diameter Reduktion). Die diagnostische Genauigkeit war ausgezeichnet (Sensitivität 83 % und Spezifität 92 %) und bezüglich der Spezifität der konventionellen Streßechokardiographie überlegen (Sensitivität 90 %, Spezifität 57 %). In Regionen von Myokardinfarkten waren die Myokardgeschwindigkeiten vor und während „peak stress" erniedrigt, so daß die Differenzierung zur belastungsinduzierten Funktionsstörung möglich ist. Während in der Streßechokardiographie die unzureichende Endokarderkennung in 16 % der LV-Segmente eine Analyse der Wandbewegung unmöglich machte, bestand nur in 8 % der gepulsten Doppler Ableitungen eine für die Analyse unzureichende Bildqualität. Dieser Unterschied beruht auf der relativen Unabhängigkeit der Dopplersignale von den akustischen Eigenschaften der präkordialen Gewebe und erbringt bei den nur mäßig gut schallbaren Patienten sichtbare Vorteile gegenüber der konventionellen Streßechokardiographie. Der Zeitaufwand zur Durchführung der Streßtests ist für den gepulsten Myokard-Doppler und die konventionelle Streßechokardiographie identisch.

Der pharmakologische Streßtest mit dem gepulstem Myokard-Doppler erlaubt bei apikaler Anlotung die Messung myokardialer Geschwindigkeitsvektoren in der LV-Längsachse. Die frühdiastolische Peak-Geschwindigkeit ermöglicht die Differenzierung zwischen Ischämie und Narbenarealen. Der gepulste Myokard-Doppler ist eine vielversprechende Alternative zur konventionellen Streßechokardiographie mit den Vorteilen der besseren Bildqualität sowie der Möglichkeit zur Quantifizierung und Beurteilung der diastolischen Myokardfunktion. Es steht zu erwarten, daß technische Neuentwicklungen auf dem Gebiet des Myokard-Dopplers die hier beschriebene Untersuchungstechnik verbessern und den Untersuchungsablauf vereinfachen.

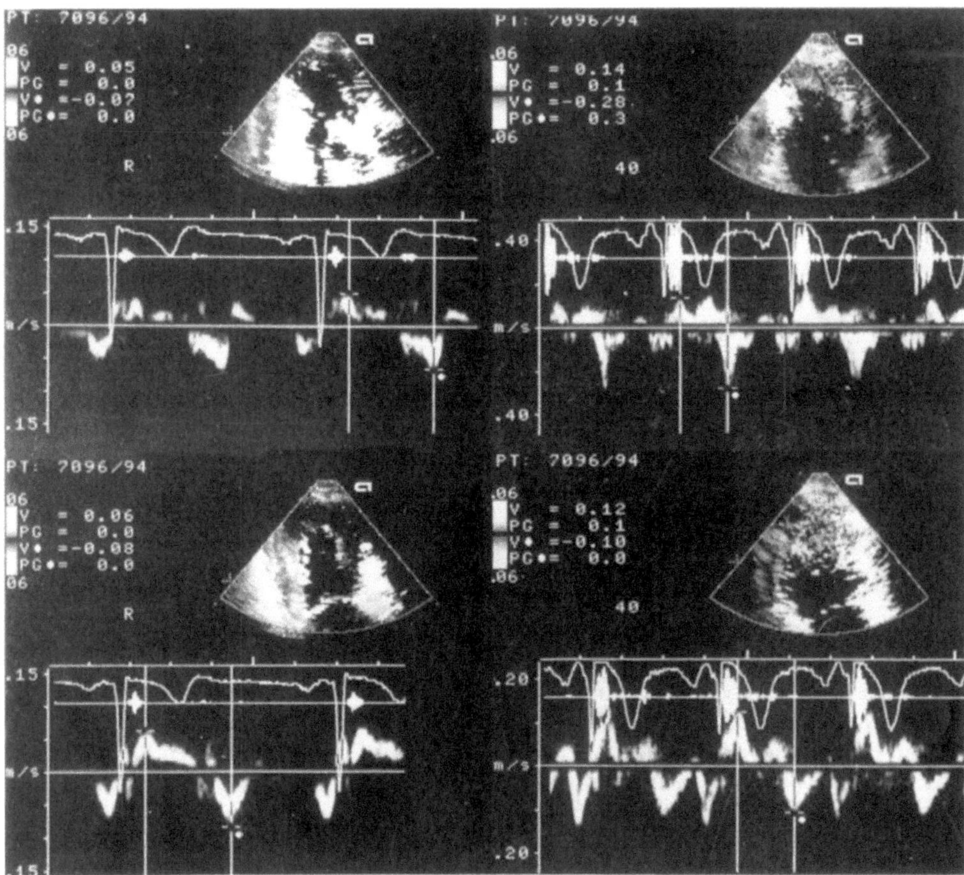

Abb. 3.22. Originale Doppler-Registrierung der apikalen (oben) und basalen (unten) anterioren Wand in Ruhe (links) und bei „peak stress“ (rechts) bei einem Patienten mit normalen Koronargefäßen. Man beachte die Zunahme der systolischen und diastolischen Peak-Geschwindigkeit unter Belastung

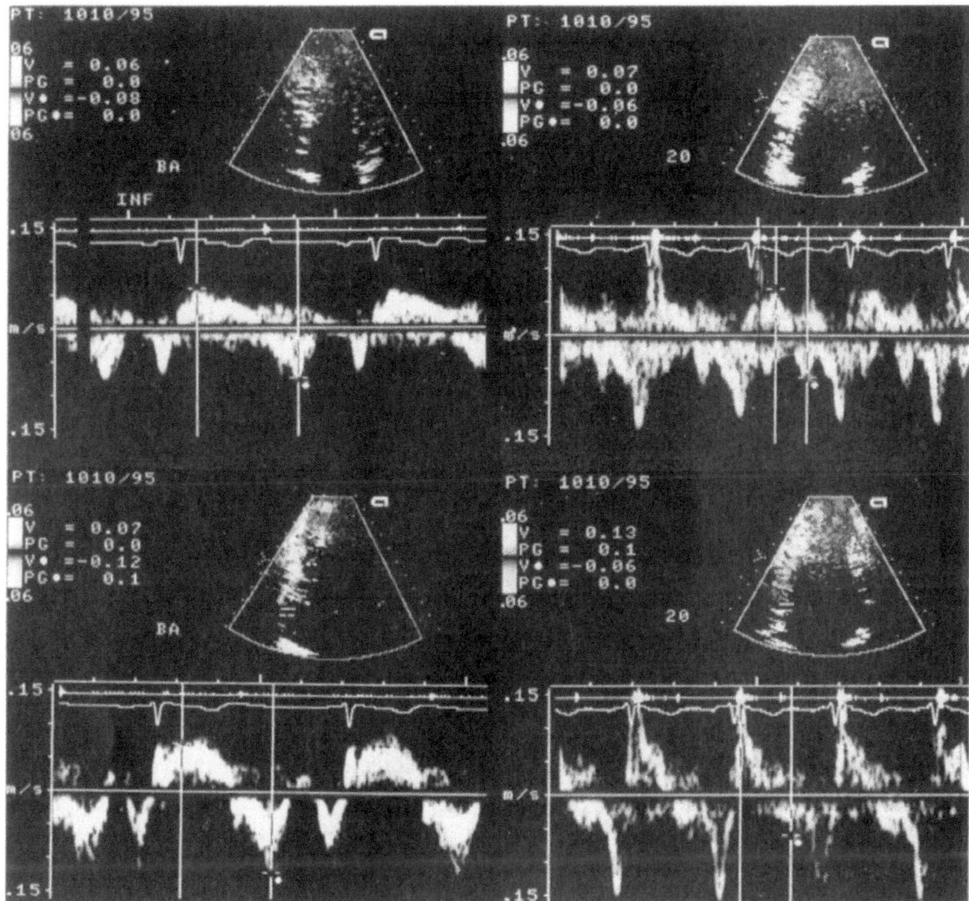

Abb. 3.23. Originale Doppler-Registrierung der apikalen (oben) und basalen (unten) inferioren Wand in Ruhe (links) und bei „peak stress" (rechts) bei einem Patienten mit 90% Stenose der rechten Koronararterie. Man beachte die Abnahme der diastolischen Peak-Geschwindigkeit unter Belastung.

Literatur zu Kapitel 3.5.2

1. von Bibra H, Tuchnitz A, Klein A, Firschke C (1995) Stress test with pulsed Doppler velocity mapping of the left ventricular myocardium. Circulation 92: I–88
2. Fluri M, Aeschbacher BC, Meier B, Luescher TI (1996) Quantitative assessment of systolic myocardial velocities with Doppler tissue imaging during Dobutamine stress. J Am Coll Cardiol 27: suppl 1–64A
3. Gibson DG, Brown DJ (1975) Measurement of peak rates of left ventricular wall movement in man. Br Heart J 37: 677–83
4. Gorcsan J, Gulati VK, Mandarino WA, Katz WE (1996) Color-coded measures of myocardial velocity throughout the cardiac cycle by tissue Doppler imaging to quantify regional left ventricular function. Am Heart J 131: 1203–13
5. Greenbaum RA, Ho SY, Gibson DG, Becker A, Anderson R (1981) Left ventricular fibre architecture in man. Br Heart J 45: 248–263
6. Hui WK, Gibson DG (1983) Mechanisms of reduced left ventricular filling rate in coronary artery disease. Br Heart J 50: 362–371
7. Jones CJH, Raposo L, Gibson DG (1990) Functional importance of the long axis dynamics of the human left ventricle. Br Heart J 63: 215–20
8. Karwatowski SP, Brecker SJD, Yang GZ, Firmin DN, St John Sutton, SR Underwood (1996) A comparison of left ventricular myocardial velocity in diastole measured by magnetic resonance and left ventricular filling measured by Doppler echocardiography. Eur Heart J 17: 795–802

9. Mc Dicken WN, Sutherland GR, Moran CM, Gordon L (1992) Colour Doppler velocity imaging of the myocardium. Ultrasound Med Biol 18: 651–654
10. Miyatake K, Yamagishi M, Tanaka N, Uematsu M, Yamazaki N, Mine Y, Sano A, Hirama M (1995) New method for evaluating left ventricular wall motion by color-coded Doppler imaging: In vitro and in vivo studies. J Am Coll Cardiol 25: 717–724
11. Simonson JS, Schiller N (1989) Descent of the base of the left ventricle: An echocardiographic index of left ventricular function. J Am Soc Echocardiogr 2: 25–35
12. Sutherland GR, Stewart MJ, Groundstroem KW, Moran CM, Fleming A, Guell-Peris FJ, Riemersma RA, Fenn LN, Fox KA, McDicken WN (1994) Color Doppler Myocardial Imaging: A new technique for the assessment of myocardial function. J Am Soc Echocardiogr 7: 441–458

3.5.3 Color Kinesis

Die Akustische Quantifizierung ist ein neues echokardiographisches Online-Verfahren, das über eine Verarbeitung der Ultraschall-Rohsignale („Backscatter"-Analyse) die Blut/Endokardgrenze detektiert.

> Die Ultraschallmethode Color Kinesis basiert auf der akutischen Quantifizierung (AQ). Die „Endokardbewegung" (Bewegung der Blut/Endokardgrenze), detektiert über AQ, wird beim Color-Kinesis-Verfahren farbkodiert dargestellt.

Der Endokardbewegung wird alle 40 ms eine neue Farbe zugeordnet. Insgesamt stehen 9 Farbstufen, entsprechend einer Gesamtdauer von 360 ms, von gelb über grün bis blau in unterschiedlichen Helligkeitsstufen zur Verfügung. Es ist eine Darstellung der systolischen oder diastolischen Endokardbewegung möglich. Die erreichte Farbstufe und die Breite der einzelnen Farbstufen beinhalten eine Aussage über das Ausmaß der Endokardbewegung (siehe Abb. 3.24a).

Da die systolische Endokardbewegung sehr stark von der systolischen Myokardbewegung und Wanddickenzunahme abhängt, wird das Verfahren „Color Kinesis" zur systolischen Wandbewegungsanalyse eingesetzt. Das Verfahren kann regionale systolische Wandbewegungsstörungen darstellen (siehe Abb. 3.25) (1, 2). Definierte Normwerte für die Diagnose Hypokinesie oder Akinesie mittels Color Kinesis sind für dieses neue Verfahren derzeit nicht verfügbar. Das endsystolische Color-Kinesis-Standbild beinhaltet interessanterweise die gesamte „Endokardbewegungsinformation".

Ein Problem der Methode in bezug auf die myokardiale Wandbewegungsanalyse ist, daß bei der Diskrimination der Endokardbewegung auch Bewegungen durch Rotation oder Translation des Herzens erfaßt werden. So werden z. B. bei myokardialer Narbe und Translationsbewegung des Herzens Endokardbewegungen im akinetischen Bereich farblich kodiert dargestellt (siehe Abb. 3.24b).

Die streßechokardiographische Wandbewegungsanalyse erfolgt üblicherweise aus dem 2-dimensionalen Bild visuell-subjektiv unter Verwendung des 16-Segment-Modells und des Wandbewegungsscore-Systems. Die Problematik dieser Wandbewegungsbewertung und die große Abhängigkeit von der Untersuchererfahrung ist hinreichend bekannt. Wünschenswert wäre daher ein Verfahren, das die quantitative Wandbewegungsanalyse zuläßt oder die subjektive Beurteilung erheblich vereinfacht.

In eigenen Untersuchungen mittels Dobutamin/Atropin-Streßechokardiographie wurden konventionelle zweidimensionale Cineloops registriert und simultane Color-Kinesis-Untersuchungen aufgenommen (1). Auffällig war die überwiegend gute Detektion der Blut/Endokardgrenze auch bei hohen Herzfrequenzen unter maximaler pharmakologischer Belastung. Die Wandbewegungsanalyse der konventionellen Cineloops und der Color-Kinesis-Aufnahmen erfolgte subjektiv-visuell unter Verwendung des 16-Segment-Modells und des Wandbewegungsscore-Systems. Bei der Color-Kinesis-Auswertung wurden subjektiv die regionalen Farbstufen und deren Breiten im Vergleich zu den anderen

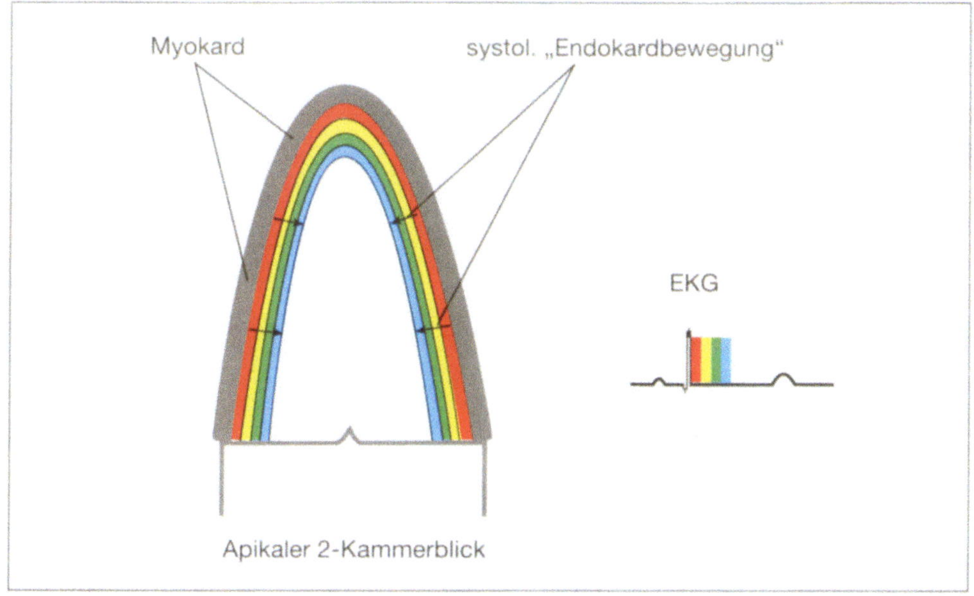

Abb. 3.24. Schematisierte Darstellung der neuen Ultraschalltechnik Color Kinesis.
a. Erfassung und farbliche Codierung der systolischen Bewegung der Blut/Endokardgrenze (Endokardbewegung)

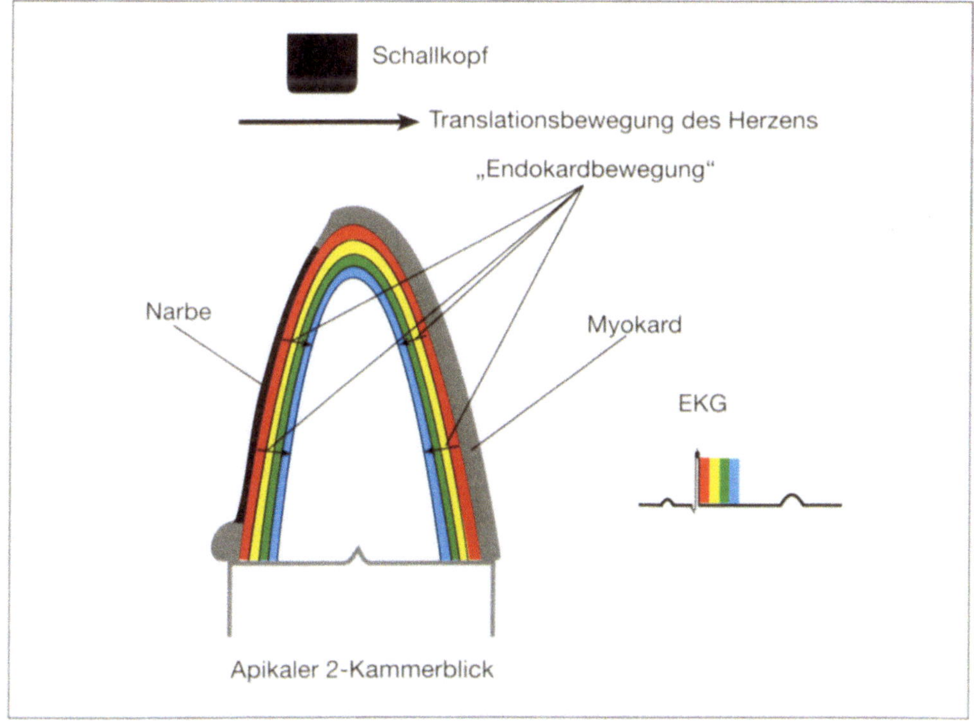

Abb. 3.24b. Erfassung und farbliche Codierung der systolischen Endokardbewegung aufgrund der Dickenzunahme und Einwärtsbewegung des benachbarten Myokards und aufgrund der Bewegung des gesamten Herzens (Translation, Rotation)

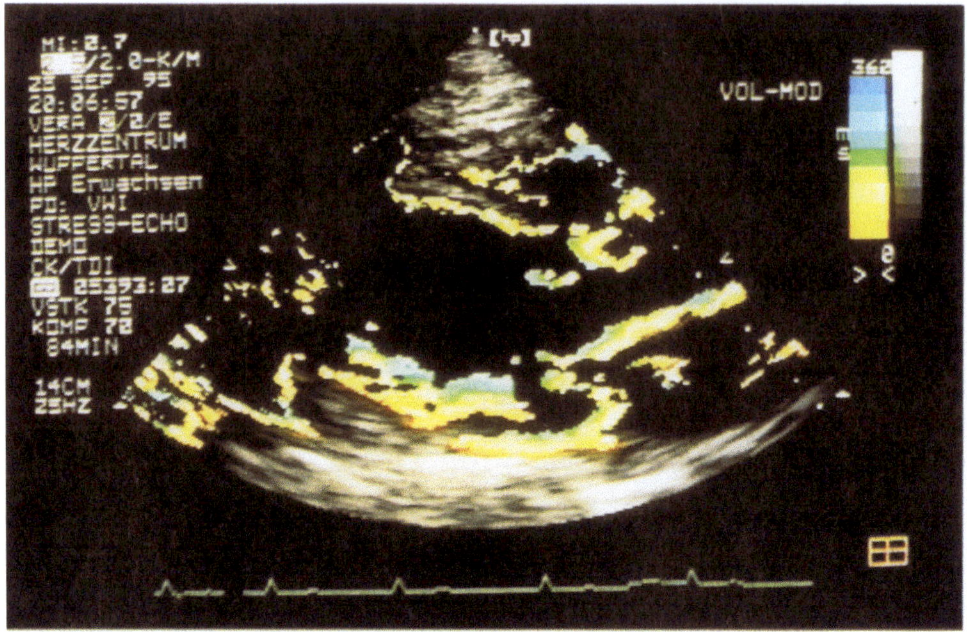

Abb. 3.25. Darstellung der parasternalen Längsachse mit Color Kinesis. Bei dem untersuchten Patienten lag ein Z.N. Vorderwandinfarkt vor. Gut erkennbar ist die erheblich verminderte Endokardbewegung der Anteroseptalwand im Vergleich zur Posterolateralwand

Segmenten berücksichtigt. Eine Verbesserung der Wandbewegungsanalyse durch Verwendung von Color Kinesis konnte mit dem von uns gewählten Vorgehen nicht nachgewiesen werden. Neben vielen Übereinstimmungen kam es in einigen Fällen insbesondere zur Unterschätzung der Wandbewegungsstörung aufgrund der oben geschilderten Erfassung nicht regional-myokardial bedingter Endokardbewegungen.

> Zusammenfassend läßt sich festhalten, daß der Stellenwert des neuen Ultraschallverfahrens Color Kinesis für den Einsatz in der streßechokardiographischen Diagnostik derzeit nicht abschließend beurteilt werden kann. Ein routinemäßiger Einsatz kann zum gegenwärtigen Zeitpunkt nicht empfohlen werden.

Literatur zu Kapitel 3.5.3

1. Bates JR, Segar DS, Ryan T, Sawada SG, Mertes H, Feigenbaum H (1995) Comparison of regional wall motion interpretation using colorized wall motion analysis and conventional digitized gray scale images. Circulation 92 (Suppl 1): 42 (abstr)
2. Krahwinkel W, Ketteler T, Ulbricht LJ, Krakau I, Gülker H (1996) Stress-Colorkinesis und Stress-Doppler-Tissue-Echocardiography – Einsatz neuer Methoden in der Streß-Echokardiographie. Z Kardiol 85: 126 (abstr)

3.5.4 Intrakavitäre und myokardiale Kontrastmitteltechniken

Mit der Entwicklung intravenös applizierbarer, lungengängiger Echokardiographie-*Kontrastmittel* werden für die Streßechokardiographie im wesentlichen zwei Erwartungen verknüpft: Einerseits sollen durch eine Kontrastanhebung des linksventrikulären Kavums eine verbesserte Endokarderkennung, anderseits durch *myokardiale* Kontrastierung Aussagen über *Perfusion* und *Vitalität* ermöglicht werden. Anforderungen an *Kontrastmittel* sind dabei eine homogene Kontrastierung mit einer guten Abgrenzung zwischen Kavum und Myokard, eine Anhebung des Grauwerts des Myokards, eine gute Verträglichkeit und leichte Applizierbarkeit der Substanz.

> Das Prinzip der Ultraschallkontrastmittel beruht auf der Herstellung von stabilen Mikrobläschen, die mit Luft oder anderen Gasen gefüllt sind. Die Stabilität der Bläschen wird durch verschiedene chemische Verbindungen wie z.B. Saccharide (*Levovist*, Schering), *Phospholipide* (BYK 963, Byk Gulden) oder Albumin (*Albunex*) erreicht. Diese Bläschen reflektieren die Ultraschallwellen stark, wodurch der Kontrasteffekt bewirkt wird (11). Darüber hinaus kann auch eine Frequenzverschiebung der reflektierten Wellen erfolgen, so daß mit geeigneten Schallköpfen (mit Frequenzfiltern) die Kontrasteffekte durch Herausfiltern der übrigen Strukturen, die nicht diese Frequenzverschiebung aufweisen, verstärkt werden können (sog. *„second harmonic imaging"*).

Eine wichtige Ursache falsch negativer Streßechokardiographie-Befunde ist die suboptimale Bildqualität (6). Darüber hinaus sind aufgrund eingeschränkter Schallbarkeit nicht alle Patienten einer streßechokardiographischen Untersuchung zugänglich. Die intravenöse Applikation eines der genannten Kontrastmittel führt in der Regel zu einer guten

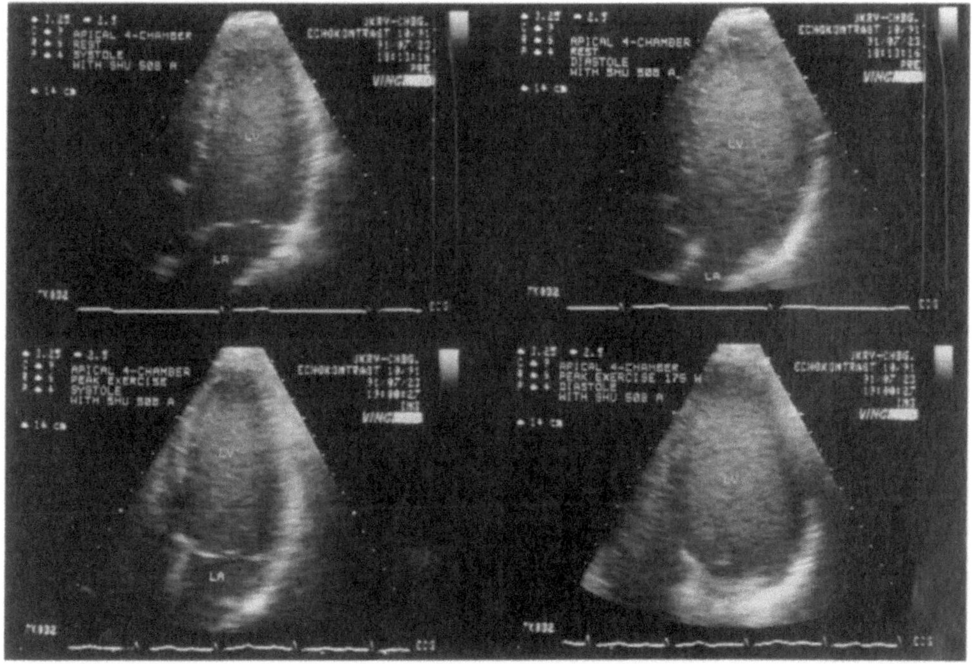

Abb. 3.26. Kontrastierung des linken Ventrikels mit Levovist (SHU 508A) in Systole und Diastole. Obere Reihe in Ruhe, untere Reihe während Belastung. LV = linker Ventrikel; LA = linker Vorhof

Anfärbung des linksventrikulären Kavums (Abb. 3.26). Bedeutsame *Nebenwirkungen* traten bisher nicht auf (1, 4, 7, 12, 14). Durch die intravenöse Injektion von verschiedenen Echokontrastmitteln konnte eine verbesserte Endokarddetektion sowohl für die pharmakologische als auch die physikalische Streßechokardiographie gezeigt werden (1, 4, 7, 12, 14). Aufgrund der erhöhten Herzzeitvolumina unter Belastung waren die Kontrasteffekte während Belastung besser als in Ruhe (7, 14). Dies kann bei Patienten mit eingeschränkter globaler Pumpfunktion von Vorteil sein, da dort aufgrund der schlechten Auswurfleistung des Herzens eine inkomplette Kontrastierung des Ventrikels in Ruhe auftreten kann (3). Vor allem im Bereich der Lateralwand konnte eine verbesserte Endokarderkennung durch Kontrastmittelgabe erzielt werden, da dort ohne Kontrast die Endokardabgrenzung oft schwierig ist (1, 7). Die Interobservervariabilität ist bei der Befundung von Streßechokardiogrammen unter Verwendung von Echokontrastmitteln geringer (12). Eine verbesserte *automatische Konturfindung* zur Bestimmung globaler Parameter wie der Ejektionsfraktion konnte allerdings nicht erreicht werden (1). Es sind jedoch einige für die allgemeine Anwendung *limitierende Faktoren* zu beachten: Durch die Abschwächung der Schallwellen nach dorsal können keine parasternalen Schnitte untersucht werden, da die posterioren Wandabschnitte im Schallschatten liegen würden. In der Herzspitze ist häufig bei apikaler Anlotung keine Kontrastierung sichtbar, was auf den Einfluß thebesischer Venen oder die Zerstörung der Mikrobläschen durch die Schallenergie des Schallkopfes zurückgeführt wurde, wobei neue Schallköpfe mit intermittierender Schallenergieabgabe eine verlängerte Lebensdauer der Bläschen versprechen (1). Eine digitale Speicherung einzelner Herzzyklen ist häufig nicht möglich, da durch die Abschattungs- und Herzspitzenartefakte keine komplette Kontrastierung des linken Ventrikels in einem einzelnen Herzzyklus gegeben ist (12). Bei der physikalischen Streßechokardiographie wird das Prinzip der Nichtinvasivität aufgegeben, da ein intravenöser Zugang gelegt werden muß. Der zusätzliche personelle und finanzielle Aufwand ist zu bedenken.

> Intravenös applizierbare Kontrastmittel können bei ausgewählten Patienten mit eingeschränkter Ableitqualität die Untersuchbarkeit verbessern.

Neue Entwicklungen der Ultraschalltechnologie wie das *„second harmonic imaging“* oder der sog. *„Doppler energy tissue imaging-Mode“* geben in ersten Untersuchungen Anlaß zur Erwartung, daß in Kombination mit intravenös applizierbaren lungengängigen Kontrastmitteln die myokardiale Perfusion sichtbar gemacht werden kann. Während das „second harmonic imaging“ auf einer veränderten Reflektionsfrequenz der Schallwellen durch die Kontrastmittelbläschen beruht, besteht der Mechanismus des „Doppler energy tissue imaging-Mode“ in einer Verstärkung von myokardialen Dopplersignalen durch die Kontrastierung. Eine myokardiale Kontrastierung war mit diesen neuen Techniken besser erkennbar als durch eine Grauwertanalyse (9, 13). In tierexperimentellen Modellen und am Menschen konnte gezeigt werden, daß Perfusionsdefekte durch Gefäßverschlüsse oder unter *Dobutaminstimulation* erkannt werden können (2, 5, 10, 13). Methodische Probleme ergeben sich durch die z. T. auftretende *dorsale Schallabschwächung* der Kontrastmittel, die eine Beurteilung posteriorer Segmente erschwert (8) und dadurch, daß ein Anstieg der myokardialen Kontrastierung nicht nur vom koronaren Fluß, sondern auch von einer Vielzahl anderer Faktoren wie dem myokardialen Blutvolumen und der Signalverarbeitung im Echokardiographiegerät abhängt (11).

> Die intravenös applizierbaren *lungengängigen* Echo-Kontrastmittel lassen in Verbindung mit neuen Ultraschalltechnologien erwarten, daß zukünftig in der Streßechokardiographie simultan durch die intrakavitäre Kontrastanhebung mit verbesserter Endokarderkennung eine Beurteilung der regionalen Myokardkinetik und durch myokardiale Kontrastierung auch der regionalen Perfusion möglich sein wird.

Literatur zu Kapitel 3.5.4

1. Beckmann S, Schartl M, Bocksch W, Paeprer H (1993) Streßechokardiographie: Beurteilung der linksventrikulären Funktion nach Gabe des lungengängigen Echokontrastmittels SHU 508A. Z Kardiol 82: 317–323
2. v. Bibra H, Tuchnitz A, Kreitmeir M, Horcher J, Schömig A (1996) Transthoracic imaging of regional myocardial perfusion in man using intra-venous injection of a phosphlipid based contrast agent (BYK 963) comparison of doppler energy and grey scale echocardiography. Eur Heart J 17 (Abstract Suppl): 6
3. Block R, Gandhok N, Osoic T, Hickle P, Rawal M, Devries S, Feinstein SB (1996) Low output states affect the left ventricular opacification of intra-venously administered Albunex imaged with optimal ultrasound contrast settings. Eur Heart J 17 (Abstract Suppl): 7
4. Falcone RA, Marcovitz A, Perez JE, Dittrich HC, Hopkins WE, Armstrong WF (1995) Intravenous albunex during dobutamine stress echocardiography: Enhanced localization of left ventricular endocardial borders. Am Heart J 130: 254–258
5. Hancock J, Dittrich H, Jewitt DE, Monagham MJ (1996) Evaluation of myocardial perfusion using 2nd harmonic imaging and FS069 ultrasound contrast agent. Eur Heart J 17 (Abstract Suppl): 6
6. Marwick TH, Nemec JJ, Pashkow FJ, Stewart WJ, Salcedo EE (1992) Accuracy and limitations of exercise echocardiography in a routine clinical setting. J Am Coll Cardiol 19: 74–81
7. Porter TR, Xie F, Kricsfeld A, Chiou A, Dabestani A (1994) Improved endocardial border resolution during dobutamine stress echocardiography with intravenous sonicated dextrose albumin. J Am Coll Cardiol 23: 1440–1443
8. Porter TR, Xie F, Kricsfeld A, Kilzer K (1995) Noninvasive identification of acute myocardial ischemia and reperfusion with contrast ultrasound using intravenous perfluorpropane-exposed sonicated dextrose albumin. J Am Coll Cardiol 26: 33–40
9. Porter T, Xie F, Kilzer K, Deligonul U (1996) Transient response imaging with intravenous perfluorcarbon-exposed sonicated dextrose albumin detects the spatial extent of ischemia during dobutamine stress echocardiography. J Am Coll Cardiol 27 (Suppl A): 406A
10. Richards DR, Colon III PJ, Meza MF, Mobarek S, Moreno CA, Barbee W, Revall S, Connaughton III JV, Shuler SE, Murgo JP, Cheirif J (1996) Myocardial contrast echocardiography: Comparison of sensitivity and specificity of FS069 vs. thallium-201 in detecting myocardial ischemia and heterogeneous perfusion. J Am Coll Cardiol 27 (Suppl A): 406A
11. Rovai D, DeMaria AN, L'Abbate A (1995) Myocardial contrast echo effect: The dilemma of coronary blood flow and volume. J Am Coll Cardiol 26: 12–17
12. Schröder K, Agrawal R, Völler H, Schlief R, Schröder R (1994) Improvement of endocardial border delineation in suboptimal stress-echocardiograms using the new left heart contrast agent SHU 508A. In J Cardiac Imaging 10: 54–51
13. Tuchnitz A, v. Bibra H, Kreitmeir M, Blobner M, Henke J, Schömig A (1996) Transthoracic myocardial contrast echocardiography by venous injection of BY963 A comparative study of doppler energy and grey scale imaging. Eur Heart J 17 (Abstract Suppl): 13
14. Yvorchuk KJ, Sochowski RA, Chan KL (1996) Sonicated albumin in exercise echocardiography: Technique and feasibility to enhance endocardial visualization. J Am Soc Echocardiogr 9: 462–469

4 Streßechokardiographie-Auswertung

Nicht jeder Untersucher ist es gewohnt, feine Störungen der Myokardkinetik wie Relaxationsstörungen, eine reduzierte Wanddickenzunahme und Wandeinwärtsbewegung zu erkennen und alle Segmente nach solchen Störungen der normalen Wandbewegungsmuster systematisch abzusuchen und zu analysieren. Die Beurteilung der normalen und pathologischen Myokardkinetik nach Art, exakter segmentaler Ausdehnung und Schweregrad hat in vielen Echolabors keinen herausragenden Stellenwert.

Wenn häufig genug schon bei der Ruhe-Echokardiographie kein allzu großer Wert gelegt wird auf eine genaue, das heißt exakt segmental bezogene Wandbewegungsanalyse, so fällt es anfangs umso schwerer, die Myokardkinetik während einer körperlichen Belastung oder während eines pharmakologischen Streßtests verläßlich zu beurteilen, zumal Wandbewegungsmuster unter Belastung einige Besonderheiten aufweisen, die es zu beachten gilt.

Unterschiedliche Softwareoptionen wurden entwickelt, die eine semiautomatische Auswertung auf elegante Weise ermöglichen und uns Untersuchern die Wandbewegungsanalyse erleichtern sollen. Üblicherweise werden dazu die Endokardkonturen mit Hilfe einer sogenannten „Maus“ elektronisch in Enddiastole und Endsystole markiert. Die Rechnerprogramme gestatten dann eine regionale Wandbewegungsanalyse nach der Centerline- oder Radial-wall-motion-Methode oder einem modifizierten Verfahren (siehe weiter unten in Abschnitt 4.2.2). Sie berechnen darüber hinaus aus diesen 2-D-Bildern Volumenparameter wie endsystolisches und enddiastolisches Volumen, Ejektionsfraktion und andere abgeleitete Größen.

Alle diese semiautomatischen Berechnungen unterliegen generell der Schwierigkeit, die wahren Längsschnitte durch das Kavum des linken Ventrikels einschließlich der Spitze vollständig zu erfassen und die Endokardstrukturen exakt und reproduzierbar abgrenzen zu können. Jeder erfahrene Untersucher weiß, wie problematisch dies in der täglichen Routine zu realisieren ist, obwohl wir alle eine praktikable und verläßlich reproduzierbare Quantifizierung der Wandbewegungsanalyse und daraus abgeleiteter Größen anstreben.

Aus den geschilderten Schwierigkeiten, die Wandbewegung und daraus abgeleitete Größen zu quantifizieren, wird verständlich, daß nach Möglichkeiten gesucht wurde und wird, Myokard und Endokard computerassistiert zu beurteilen. Ein Weg versucht das Endokard möglichst automatisch abzugrenzen, ein anderer, das Myokardgewebe nach seinen Struktureigenschaften zu charakterisieren. Nichtinvasive Lösungsansätze zu diesen Zielvorstellungen bieten die Verfahren der automatischen Konturfindung beispielsweise mittels akustischer Quantifizierung bzw. Color Kinesis und die verschiedenen Methoden regionaler Gewebecharakterisierung, auf die in diesem Buch nur kurz eingegangen werden kann (3, 8, 9, 13, 16, 17, 21, 23–25, 30, 38, 41, 44, 46–48, 60–62, 71)

Für die Routine hat sich die visuelle qualitative und semiquantitative, nicht aber die semiautomatische Befunderfassung durchgesetzt.

In den folgenden Abschnitten wollen wir die verschiedenen Arten und Methoden, streßechokardiographische Untersuchungen auszuwerten, vorstellen (Abb. 4.1). Wir beschreiben die Beurteilung streßechokardiographisch gewonnener Parameter einer global oder regional gestörten Myokardkinetik sowie die Beurteilung hämodynamischer Fluß-, Gradienten-, Druck- und Volumenparameter und erläutern die verschiedenen Kriterien einer Schweregradbeurteilung.

Auswertungsmodifikationen			
Visuell		Semiautomatisch bzw. computerunterstützt	Automatisch bzw. computergestützt
Qualitativ	Semiquantitativ	Quantitativ	Quantitativ
Segmentenmodell	Wandbewegungsscore	Auswertungsmethoden	Ultraschallbildanalyse
• Echogerät • Videoband • Digitale Auswertungseinheit		• Centerline-Methode • „Radial-wall-motion"-Methode • Intrakavitäre Fluß-, Gradienten-, Druck-, Flächen- und Volumen-Parameter	Gewebecharakterisierung • Grauwerthistogramm-Analyse • Grauwerttextur-Analyse • Ultraschallrohdaten-(Radiofrequenz-)Analyse Konturfindung • Regionale Wandbewegungsanalyse • 2-D-Volumenparameter • Intramyokardiale Geschwindigkeits-, Beschleunigungs- und Energie-Parameter (TDI, DMI)
Beurteilungsparameter			
Regionale Myokardkinetik			
Globale Myokardkinetik			
		Intrakavitäre und intramyokardiale Parameter	
			Gewebe-/Kontur-Analyse

Abb. 4.1. Auswertungsmodifikationen und Beurteilungsparameter streßechokardiographischer Untersuchungen

4.1 Auswertungsmodifikationen

4.1.1 Visuell qualitative und semiquantitative Auswertung

4.1.1.1 Visuelle Beurteilung „on line" am Echokardiographiegerät

Prinzipiell ist es möglich, sich die Motilität aller Segmente vor einer Belastung bzw. Streßprovokation einzuprägen, den Patienten kontinuierlich zu echokardiographieren, neu aufgetretene Wandbewegungsstörungen zu bewerten und anschließend den Befund zu schreiben. Selbstverständlich sollte der gesamte Untersuchungsablauf auf Videoband aufgenommen werden, um der Dokumentationspflicht zu genügen. Teure Hard- und Software zur digitalen Archivierung, Auswertung und Befundung entfällt.

In der Hand des Erfahrenen ist tatsächlich die sog. On-line-Analyse häufig geübte Praxis, wenn nicht sogar die Regel. Für den Anfänger ist dieses Vorgehen kaum praktikabel. Schon Ende der 70er und Anfang der 80er Jahre wurden streßechokardiographische Untersuchungen auf diese Weise durchgeführt und nicht zuletzt aus diesem Grunde – neben schlechterer 2-D-Technologie – wieder verlassen. Seitdem Computersysteme mit ausreichender Speicherkapazität zur Dokumentation und Analyse zahlreicher Bildsequenzen verfügbar sind, erlebt die Streßechokardiographie eine Renaissance. Wir wollen daher im folgenden die Vor- und Nachteile aufzeigen, die mit einer nachträglichen Off-line-Wandbewegungsanalyse an videodokumentierten Aufzeichnungen oder digital abgespeicherten Cineloops verbunden sind.

4.1.1.2 Visuelle Beurteilung „off line" mittels Videobandanalyse

Die Videoaufzeichnung der gesamten Streßechokardiographieuntersuchung ist die einfachste und billigste Art der Befunddokumentation und -archivierung. Sie ermöglicht es aber auch, die Aufzeichnungen unter Ruhebedingungen mit jenen unter Belastung bzw. während der pharmakologischen Streßapplikation durch Vor- und Zurückspulen der entsprechenden Bandsequenzen zu vergleichen. Dieses Verfahren ist etwas zeitraubend und für den Anfänger nicht ganz einfach, weil ein synoptischer Vergleich identischer Projektionen vor und während des Tests nicht möglich ist. Es ist außerhalb der Bundesrepublik Deutschland weit verbreitet, wird aber zunehmend von der digitalen Technik abgelöst.

4.1.1.3 Visuelle Beurteilung mittels digitaler Cineloop-Technik

Die digitale Speichermöglichkeit zahlreicher Bildsequenzen hat der Streßechokardiographie letztlich zum Durchbruch verholfen. Sie gestattet die Wiedergabe von Cineloops auf einem sogenannten „quad screen", der jeweils zwei Projektionen unter Ruhebedingungen, zwei weitere identischer Anlotung auf dem Maximum der Streßphase bzw. unmittelbar danach synoptisch gegenüberstellt. Alternativ können 4 Cineloops vergleichbarer Standardschnitte auf verschiedenen Last- bzw. Streßstufen dargestellt und so die Sequenz einer ischämieinduzierten Wandbewegungsstörung verfolgt werden. Endlos sich wiederholende Bildschleifen präsentieren dem Betrachter die myokardiale Wandbewegung, unter- oder nebeneinander ablaufend, zur vergleichenden Wandbewegungsanalyse (Abb. 4.2).

Die Art der Bildpräsentation unterscheidet sich je nach Hersteller, Gerätetyp und Auswertungsoptionen. Wir verzichten an dieser Stelle auf eine detaillierte Vorstellung der auf dem Markt befindlichen Hard- und Softwaresysteme, da sie einer geradezu hektischen Weiterentwicklung unterliegen. Wir beschränken uns darauf, unser eigenes Vorgehen am Beispiel einer dynamischen Streßechokardiographie vorzustellen, um das Prinzip und die Vor- und Nachteile derartiger digitaler Computersysteme zu verdeutlichen (siehe Kapitel 4.4).

Sobald auf dem Bildschirm des Echogerätes ein bestimmter Standardschnitt ausreichender Beurteilungsqualität optimiert ist, wird der Datentransfer in die interne oder externe Auswertungseinheit aktiviert. Dieser Befehl führt zum Transfer von Bildsequenzen wahlweise über den Videoausgang in Videoqualität oder direkt in Form von Ultraschallrohdaten. Die Länge dieser Bildsequenzen ist frei konfigurierbar. Wir empfehlen eine Sequenzlänge (mindestens 500 Millisekunden) so zu wählen, daß die gesamte Systole und zumindest der Beginn der Diastole in einen Zwischenspeicher („buffer") übertragen werden. Wenige Sekunden nach Aktivieren dieses Schritts kann bereits die Bildfolge der nächsten Standardprojektion transferiert werden, währenddessen der „buffer" seine Bildinhalte auf die Festplatte überträgt und für die nächste Zwischenspeicherung bereit steht. Am Ende der Untersuchung können, sofern jeweils am Ende einer Last- bzw. Streßstufe noch nicht automatisch geschehen, alle Bildsequenzen auf digitale Speichermedien übertragen werden. Zahlreiche optionale Text-, Graphik-, Layout- und Bildpräsentationsprogramme gestatten alle Arten der Reporterstellung, Datenevaluation, Dokumentation, Archivierung und Präsentation.

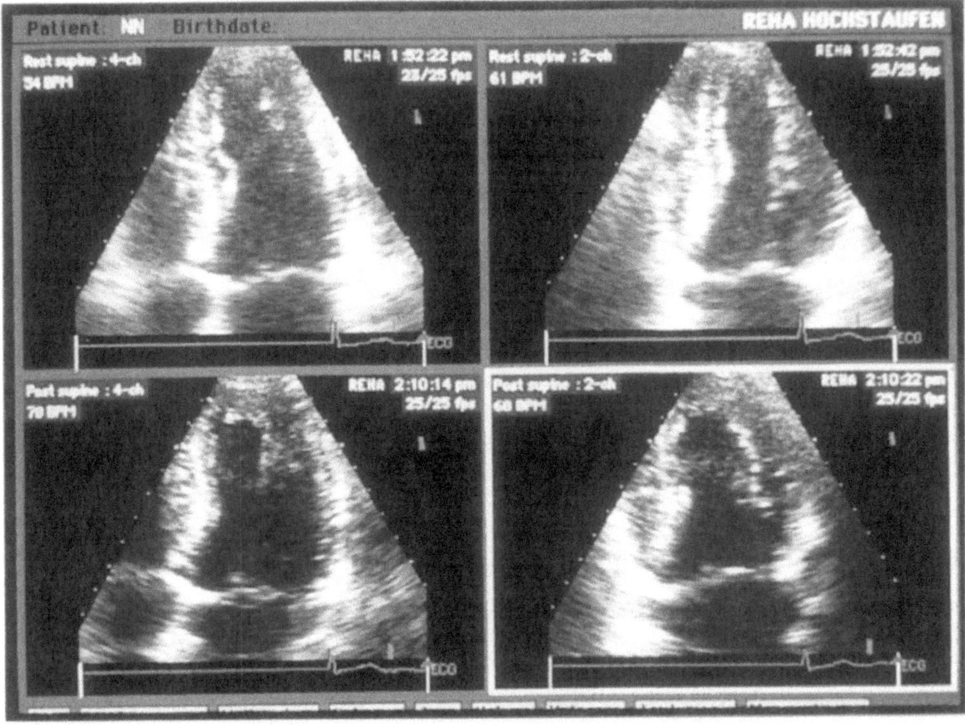

a

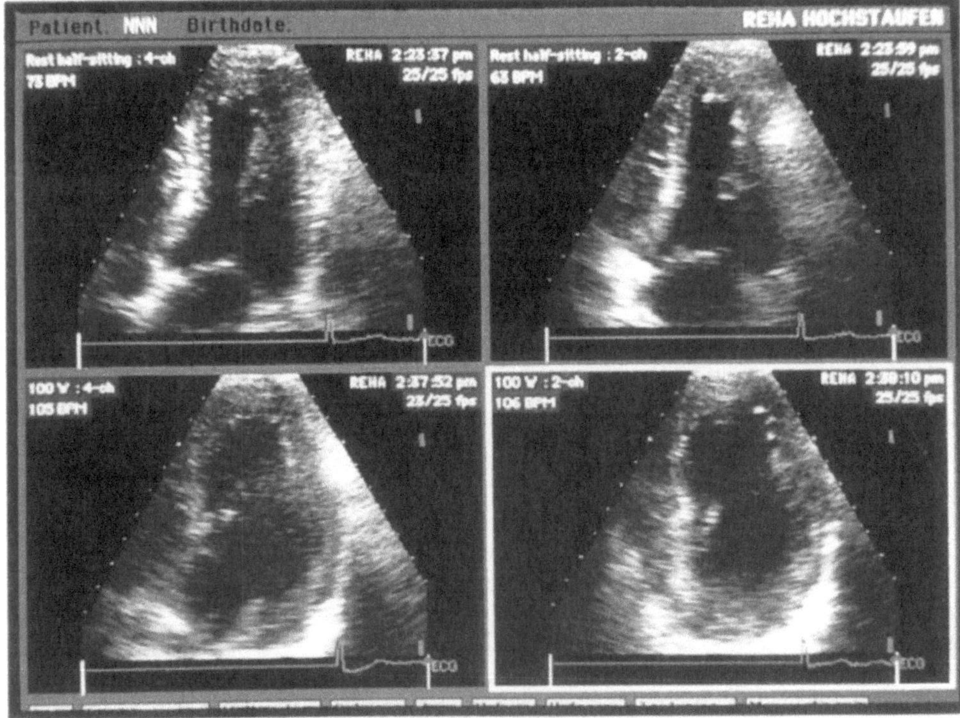

b

Abb. 4.2a. Quad-screen-Darstellung von 4- und 2-Kammerblick in Ruhe in Linksseitenlage (oben) und in gleicher Patientenposition aufgenommen unmittelbar Post-exercise (unten).
b. Quad-screen-Darstellung von 4- und 2-Kammerblick in Ruhe in halbsitzender Position (oben) und in gleicher Position aufgenommen auf der Höhe der Belastung (unten)

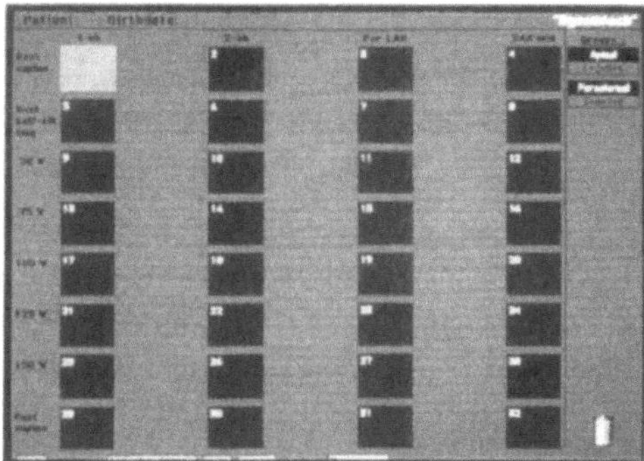
a

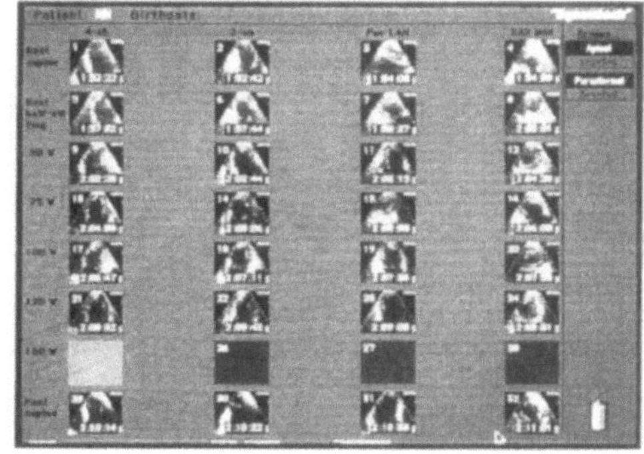
b

Abb. 4.3. Streßechoprotokoll zur Ischämiediagnostik: **a.** Dynamische Streßechokardiographie: „template". **b.** Abgespeicherte repräsentative Cineloops

Üblicherweise werden die Standardprojektionen in ein sogenanntes „stressecho-template" geladen, einer Art Belastungsprotokoll. Hinter einem repräsentativen Echobild einer bestimmten Projektion jeder Belastungsstufe verbirgt sich ein sogenannter Cineloop (Abb. 4.3). Vier Bildsequenzen können dann markiert, als Vergleichsgruppe zusammengefaßt, nebeneinander zur Wandbewegungsanalyse aktiviert und als sogenannter „quad screen" am Bildschirm der Auswertungseinheit EKG-getriggert präsentiert werden. Sie können dann visuell-qualitativ am Segmentenmodell (siehe Kapitel 4.2.1.1) oder visuell-semiquantitativ mit dem Wandbewegungsscore (siehe Kapitel 4.2.1.2) analysiert oder semi- bzw. automatisch-quantitativ (siehe Kapitel 4.2) mit Hilfe des Computers ausgewertet werden.

Literatur zu Kapitel 4.1.1 siehe Seite 138.

4.1.2 Semiautomatische (computerunterstützte) quantitative Auswertung

Die routinemäßig durchgeführte Beurteilung der Streßechokardiographie erfolgt überwiegend visuell qualitativ bzw. semiquantitativ, was eine große Erfahrung des Untersuchers voraussetzt. Im Vergleich zu den quantitativen nuklearmedizinischen Verfahren stellt dies eventuell einen Nachteil bezüglich der Reproduzierbarkeit und Variabilität dar. Dieser subjektive Charakter der Streßechokardiographie ist einer der Hauptkritikpunkte an dieser Methode. Nicht erst seit gezeigt wurde, daß die Streßechokardiographie eine nur suboptimale Reproduzierbarkeit hat (3), wird von vielen Untersuchern eine objektive, quantitative, computergestützte Analyse gefordert. Die meisten Firmen haben daraufhin auch entsprechende Programme in ihre Analyseeinheiten integriert.

Wir überprüften den Nutzen dieser Systeme im klinischen Alltag, indem wir die digitalisierten Bilder von 30 unselektionierten, pharmakologischen streßechokardiographischen Untersuchungen (15 Dipyridamol, 15 Dobutamin-Atropin) sowohl visuell semiquantitativ („Eyeball") als auch computergestützt quantitativ („Trackball") analysierten.

Die Streßechokardiographien wurden von einem erfahrenen Untersucher zweimal an unterschiedlichen Tagen und in unterschiedlicher Reihenfolge analysiert. Die „Eyeball Analyse" erfolgte semiquantitativ nach Unterteilung des linken Ventrikels in 16 Segmente (1). Die einzelnen Segmente wurden in Abhängigkeit von ihrer Kinetik mit einem hierarchischen Score, welcher von normal bis dyskinetisch reicht, benotet (Tabelle 4.1). Aus dem Summenscore und der Anzahl der beurteilbaren Segment wurde ein Index gebildet, der

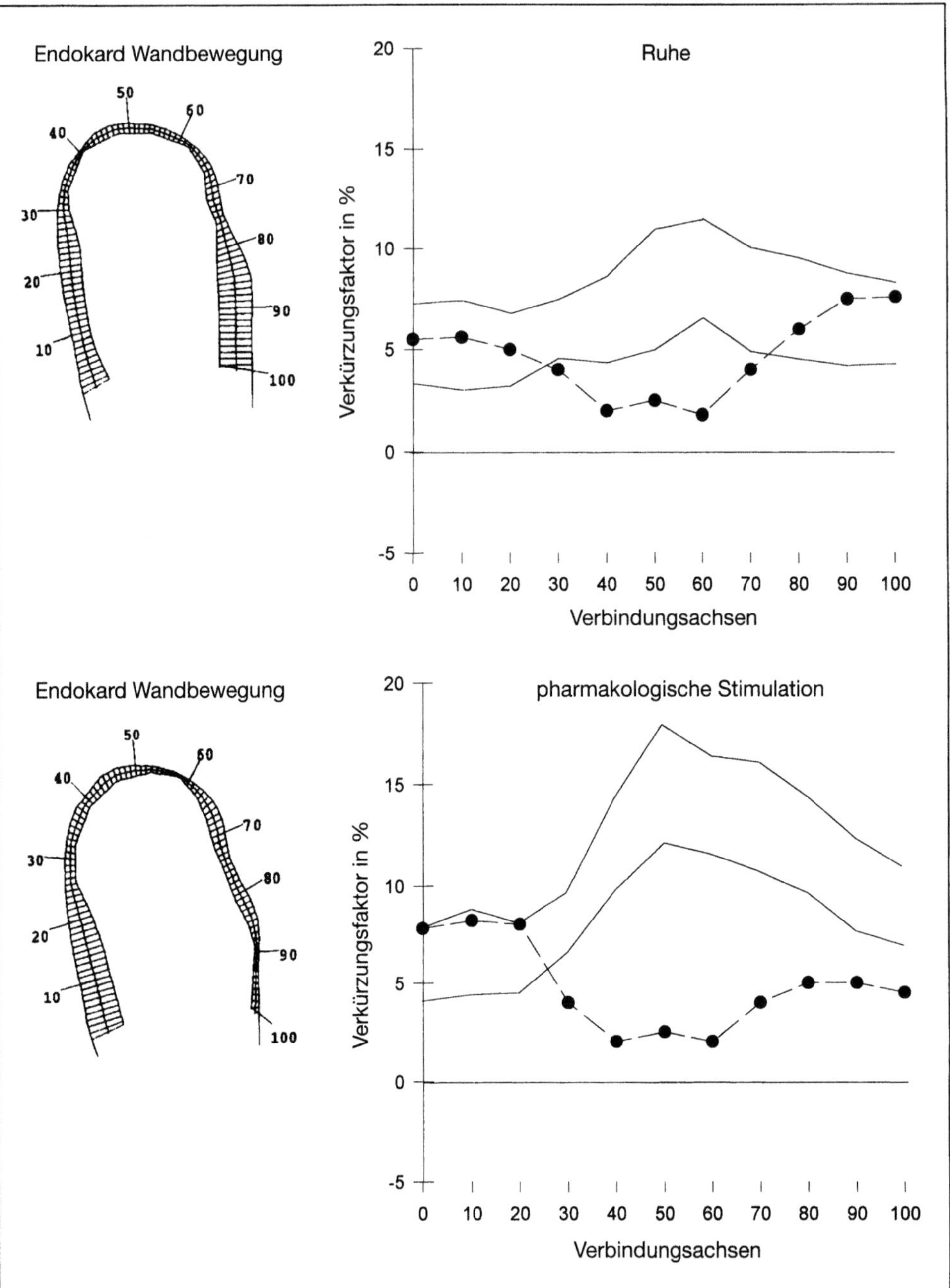

Abb. 4.4. Bestimmung der regionalen Wandbewegung (Centerline-Methode) im apikalen 4-Kammerblick in Ruhe (oben) und unter max. pharmakologischer Stimulation (unten). Angegeben werden sowohl die Verkürzungsfraktionen der 100 Verbindungsachsen, beginnend im basalen Septum (Nr. 1), über die apikale Region (Nr. 50) bis zur basalen lateralen Wand (Nr. 100) als auch der entsprechende Normbereich. während eine Störung der Kinetik im apikalen Bereich bereits in Ruhe sichtbar ist (Nr. 28–73), breitet sich diese unter Belastung nach lateral hin deutlich aus (Nr. 26–100). Ferner fällt eine geringere Hyperkinetik im Septum (Nr. 1–20) auf.

Tabelle 4.1. Wandbewegungsanalyse

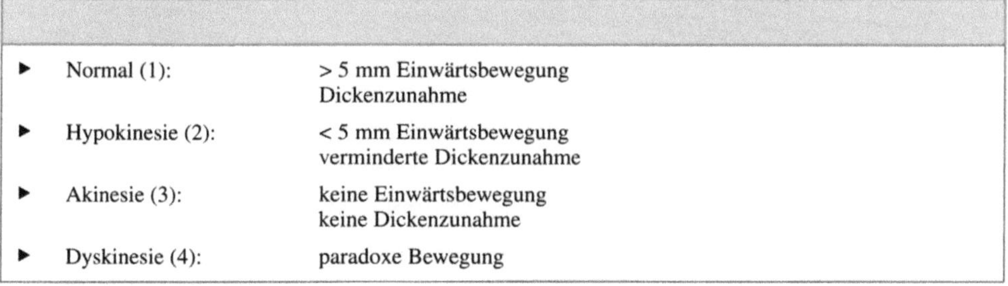

▶ Normal (1):	> 5 mm Einwärtsbewegung Dickenzunahme
▶ Hypokinesie (2):	< 5 mm Einwärtsbewegung verminderte Dickenzunahme
▶ Akinesie (3):	keine Einwärtsbewegung keine Dickenzunahme
▶ Dyskinesie (4):	paradoxe Bewegung

das Ausmaß der Wandbewegungsstörung widerspiegelt. Hierbei entspricht ein Index von 1,0 einer normalen Kinetik. Höhere Indizes implizieren ausgeprägtere Störungen. Die „Trackball Analyse" wurde mittels der Centerline-Methode biplan durchgeführt. Hierbei wird das Endokard sowohl endsystolisch als auch enddiastolisch manuell umfahren und die Konturen ohne Achsenkorrektur übereinander projiziert. Die Software des Computers verbindet dann die beiden Konturen mit 100 Verbindungsachsen und berechnet die prozentuale Verkürzung jeder einzelnen Achse. Die regionalen Verkürzungsfraktionen werden zur genauen Analyse der Wandbewegung mit Normalwerten für die Wandexkursion verglichen (Abb. 4.4).

Uns interessierten folgende Punkte bei dem Methodenvergleich:

- ▶ Beurteilbarkeit: das Echo galt als beurteilbar wenn > 70 % des Endokards abzugrenzen waren.
- ▶ Reproduzierbarkeit: Wiederholung der Analyse an unterschiedlichen Tagen, in unterschiedlicher Reihenfolge (randomisiert)
- ▶ Konkordanz der Methoden bezüglich des Ischämienachweises
- ▶ Sensitivität, Spezifität und diagnostische Genauigkeit im Vergleich mit der quantitativen Koronarangiographie als „Goldstandard"
- ▶ Analysendauer

Die Resultate unserer Untersuchung sind in den Abbildungen 4.5–4.7 dargestellt. Da es keinen Unterschied zwischen den beiden pharmakologischen Streßarten gab, sind die Resultate immer für die Gesamtgruppe angegeben.

Wir konnten zeigen, daß die Beurteilbarkeit der Echokardiogramme mittels „Trackball" signifikant schlechter ist als mit dem „Eyeball". Das Endokard der endsystolischen bzw. enddiastolischen Einzelbilder konnte nur in 25 (83 %) der 30 Fälle ausreichend beurteilt werden, während 93 % (n = 28) aller bewegten Echosequenzen analysierbar waren (p < 0,05). Dies erklärt sich durch den deutlichen Qualitätsverlust des Echostandbildes im Vergleich zur bewegten Sequenz. Des weitern dauerte eine „Trackball-Analyse" im Mittel fast 3 Minuten länger als die visuelle Analyse des selben Patienten (p < 0,001), wobei die längste Analyse 7.05 Minuten dauerte.

Interessanterweise gab es keine signifikanten Unterschiede bezüglich der Sensitivität, Spezifität sowie diagnostischen Genauigkeit (89 % vs. 88 %, 83 % vs. 83 % und 87 % vs. 86 %). Das gleiche gilt für die Reproduzierbarkeit der einzelnen Methoden (25/28 [90 %] vs. 22/25 [90 %]). In 82 % der Fälle lag eine Übereinstimmung der beiden Methoden im Hinblick auf das Ausmaß sowie die Lokalisation der provozierten Kinetikstörung und damit also des Ischämienachweises vor. Die 18 % Differenz betraf meist Patienten mit einer 1-Gefäßerkrankung bzw. ohne den Nachweis einer Koronaren Herzerkrankung, insgesamt also Patienten mit keiner oder nur geringer ischämischer Reaktion auf die Stimulation. Dies deckt sich mit den Befunden anderer Untersucher (2, 4), die ebenfalls zeigen konnten, daß die quantitative Analyse nicht geeignet ist, ausreichend zuverlässig zwischen normaler und hypokinetischer Wandbewegung zu unterscheiden.

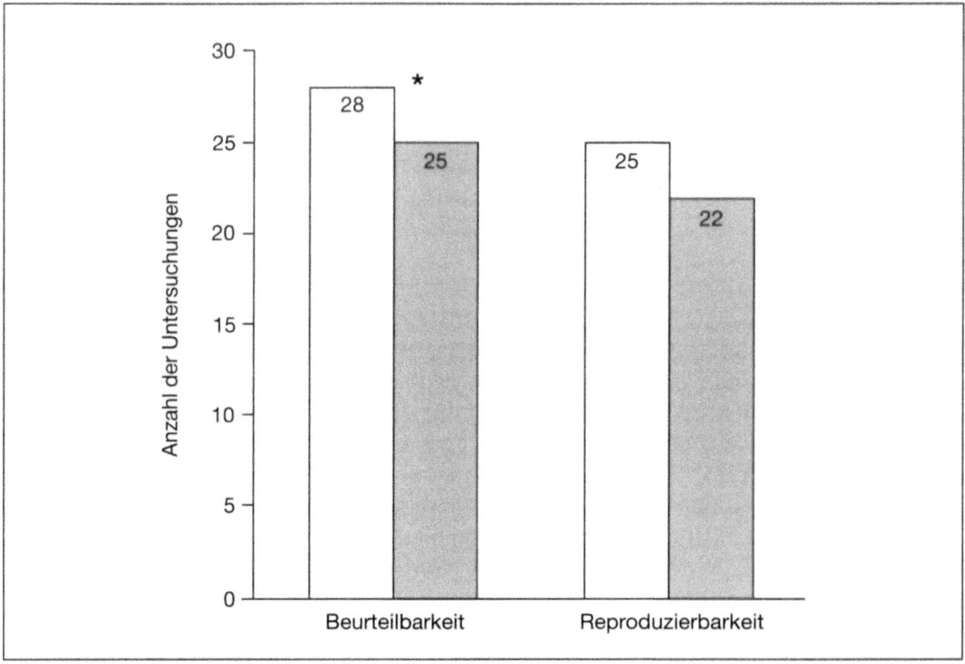

Abb. 4.5. Anzahl der beurteilbaren Untersuchungen bzw. der Reproduzierbarkeit der Analyse. Offene Säulen = Eyeball, Schraffierte Säulen = Trackball. * =p < 0,05

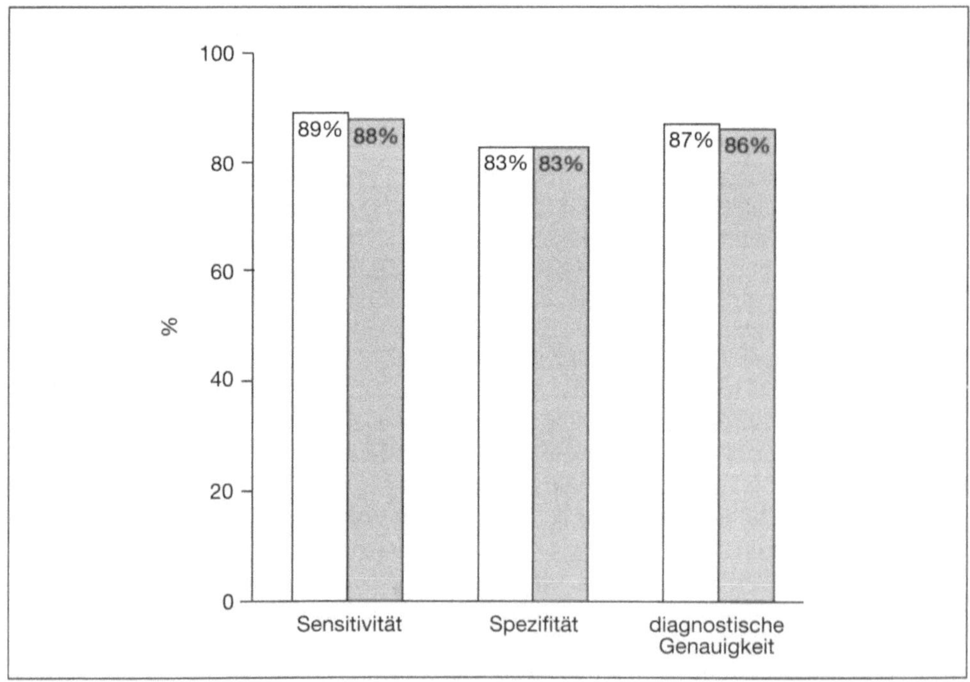

Abb. 4.6. Sensitivität, Spezifität und diagnostische Genauigkeit im Vergleich mit der quantitativen Koronarangiographie. Offene Säulen = Eyeball, schraffierte Säulen = Trackball

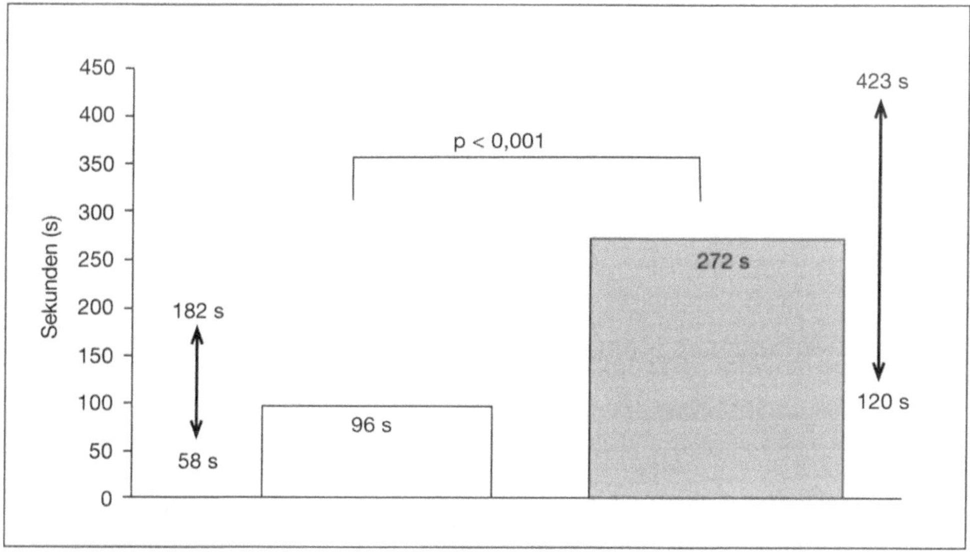

Abb. 4.7. Mittlere Untersuchungsdauer der beiden Verfahren. Offene Säulen = Eyeball, schraffierte Säulen = Trackball. Die Pfeile kennzeichnen die oberen und unteren Extremwerte.

Zusätzlich zu den oben genannten Problemen der computergestützten Analyse muß noch erwähnt werden, daß es sich bei dieser Methode auf gar keinen Fall um eine objektivere Methode handelt als die „Eyeball Analyse". Ohne eine automatische Konturerkennung ist nämlich die manuelle Umfahrung des Endokards sehr subjektiv und bedarf eines zusätzlichen Trainings sowie einer hierauf basierenden „learning curve", die über die Lernphase der Streßechokardiographie weit hinaus geht.

Wichtigste Voraussetzung für die quantitative Analyse regionaler Wandbewegungen sind Normalwerte für die Exkursion und Dickenzunahme, welche aber in der Literatur nur sehr selten zu finden sind. Kein zur Zeit kommerziell vorhandenes Analysesystem bietet diese Normalwerte. Bei der Erstellung bzw. beim Gebrauch von Referenzwerten muß aber berücksichtigt werden, daß unterschiedliche Untersuchungsmodalitäten (dynamisch vs. pharmakologisch) differente Normalwerte aufweisen (siehe Kapitel 4.2.3). Es empfiehlt sich also eigene laborspezifische Referenzwerte zu erstellen, welche den jeweiligen methodischen, apparativen und patientenspezifischen Besonderheiten des Labors Rechnung tragen.

> Die „Trackball-Analyse" von Streßechokardiogrammen ist sehr zeitaufwendig und problematisch. Sie kann darüber hinaus nicht bei allen Patienten durchgeführt werden und erhöht weder die diagnostische Genauigkeit noch die Reproduzierbarkeit im Vergleich zur „Eyeball-Analyse".

Beim momentanen Stand der Technologie scheint die visuell-quantitative „Eyeball-Analyse" von Routine-Streßechokardiogrammen die einfachste, schnellste und genaueste Methode zu sein. Es bleibt abzuwarten, ob durch die weitere Verbesserung der Bildqualität (digitaler Bildaufbau) sowie der automatischen Konturerkennung bzw. durch den Zusatz von lungengängigem Echo-Kontrast die quantitative Analyse der regionalen Wandbewegung auch in der Routine-Streßechokardiographie Einzug halten wird, und diese Methode damit das Manko der Subjektivität und daraus resultierender schlechter Reproduzierbarkeit verliert.

Literatur zu Kapitel 4.1.2

1. Feigenbaum H (1986) Coronary artery disease. In: Feigenbaum H (ed) Echocardiography. Lea & Feibinger, Philadelphia, pp 462–513
2. Ginzton LE, Conant R, Brizendine M (1984) Exercise subcostal two-dimensional echocardiography: A new method of segmental wall motion analysis. Am J Cardiol 53: 805–11
3. Hoffmann R, Lethen H, Marwick T, Arnese M, Fioretti P, Pingitore A, Picanp E, Buck T, Erbel R, Flachsklampf F, Hanrath P (1996) Analysis of Interinstitutional Observer Agreement in Interpretation of Dobutamine Stress Echocardiograms. J Am Coll Cardiol 27: 330–6
4. Mertes H, Nixdorff U, Erbel R, Meyer J (1991) Normalwerte der globalen und regionalen Myokardfunktion für die Belastungsechokardiographie. Z Kardiol 80: 529–36

4.1.3 Automatische (computergestützte) quantitative Auswertung

Die computergestützte Auswertung myokardialer Wandbewegung und Gewebecharakteristik ist zur Zeit Gegenstand intensiver Forschung. Ziel aller dieser Bemühungen ist es, normales Myokard von zeitweilig gestörtem (z. B. belastungsinduziert ischämischem) und längerfristig bis dauerhaft verändertem (z. B. hypertrophiertem, „hibernating“ und „stunned myocardium“, nekrotischem) Myokard weitgehend untersucherunabhängig abgrenzen und die Ausprägung dieser Veränderungen quantifizieren zu können. Zwei prinzipiell unterschiedliche Lösungsansätze werden derzeit verfolgt:

Zum einen wird versucht, aus den empfangenen Ultraschallrohdaten auf die akustischen Eigenschaften des vom Schallstrahl durchlaufenen Gewebes und seiner Grenzlinien zu schließen (Gewebecharakterisierung und Konturfindung über Radiofrequenzsignalanalyse). Für streßechokardiographische Anwendungen richtet sich das Interesse auf die Analyse der Empfangsstreustrahlung (sog. „backscatter“) aus dem Myokard zur Gewebecharakterisierung und an Grenzlinien zur Real-time-Darstellung systolisch-diastolischer Endokardkonturen (27, 31, 32, 39, 43, 45, 49–54, 72, 75).

Zum anderen wird versucht, über unterschiedliche Doppler-Techniken niederfrequente Geschwindigkeiten innerhalb des Myokards und der gesamten Myokardeinwärtsbewegung farbkodiert sichtbar und zur Analyse der Endokardgrenzen und Gewebeeigenschaften nutzbar zu machen.

4.1.3.1 Automatische Konturfindung und regionale Wandbewegungsanalyse

Dieses Vorgehen nutzt das unterschiedliche Streuverhalten von Blut (Kavum) und angrenzendem Gewebe (Endokard). Damit läßt sich diese Grenzlinie aufgrund der ganz anderen Empfangsstreustrahlung als Linie bildlich darstellen sowie der zeitliche Ablauf und das Ausmaß ihrer Einwärtsbewegung farbkodiert präsentieren und computergestützt analysieren (siehe auch Kapitel 3.5.1). Diese Verfahren, die akustische Quantifizierung und die sogenannte Color Kinesis, ermöglichen eine kontinuierliche On-line-Berechnung zweidimensionaler Volumenparameter und liefern Ansatzpunkte für eine automatische regionale Wandbewegungsanalyse.

4.1.3.2 Gewebecharakterisierung

Die Empfangsstreustrahlung („backscatter“) der radiofrequenzanalysierten Ultraschallrohdaten verändert sich in mehr oder weniger charakteristischer Weise durch den Flüssigkeits- und Strukturgehalt des durchschallten Myokards. Nicht nur Kalzifikationen und bindegewebsreiches Narbengewebe verändern die Empfangsstreustrahlung, bereits eine mittelgradige Reduktion des koronararteriellen Blutflusses führt zu typischen Veränderungen des Backscatter-Verhaltens. Die normalerweise zyklisch systolisch-diastolisch sich ändernde Backscatter-Intensität flacht sich zunehmend ab. Ischämieinduzierte Veränderungen des Rückstreuverhaltens treten zeitlich noch vor Wandbewegungsstörungen auf. Möglicherweise steht uns in nicht allzu ferner Zukunft mit diesem technisch noch sehr aufwendigen Verfahren ein früher und sensitiver Ischämieindikator zur Verfügung, der auch unter Belastungs- bzw. Streßbedingungen eingesetzt werden kann.

Die Radiofrequenzsignalanalyse von Ultraschallrohdaten zur automatischen „on line" Kontourfindung, zur kontinuierlichen akustischen Quantifizierung zweidimensionaler Volumenparameter und regionaler Wandbewegungsstörungen sowie zur Gewebecharakterisierung in Ruhe- und unter Belastung und die neuen Doppler-Techniken zur intramyokardialen Wandbewegungsanalyse eröffnen zukunftsweisende Perspektiven auch für streßechokardiographische Anwendungen. Alle diese Verfahren, obwohl z. T. schon kommerziell verfügbar, gehören noch nicht zu den Routinetechniken und werden daher in diesem Buch (noch) nicht detailliert vorgestellt.

4.2 Beurteilung streßechokardiographisch gewonnener Parameter der normalen globalen und regionalen Myokardkinetik

Wie oben ausgeführt, hat sich bisher weltweit die visuelle und qualitative Wandbewegungsanalyse zur routinemäßigen Auswertung streßechokardiographischer Untersuchungen durchgesetzt. Dennoch ist es anzustreben, ischämische Wandbewegungsstörungen, wenn schon qualitativ, so doch möglichst exakt segmental zugeordnet zu beschreiben und semiquantitativ oder sogar quantitativ in Maß und Zahl zu fassen. Ein solches Vorgehen zwingt zur genauen Beobachtung und kann für intraindividuelle Verlaufskontrollen vor und nach revaskularisierenden Maßnahmen, zur Risikostratifizierung und zur Prognoseabschätzung hilfreich sein.

4.2.1 Qualitative und semiquantitative Auswertungsmethoden

4.2.1.1 Visuell-qualitative Beurteilung am Segmentenmodell

Im klinischen Alltag ist es in den meisten Streßechokardiographielabors üblich, präexistente und neu aufgetretene Wandbewegungsstörungen rein qualitativ zu beschreiben und sie bestimmten Myokardsegmenten zuzuordnen. Es sind in der Vergangenheit zahlreiche Modelle einer segmentalen Unterteilung des linksventrikulären Myokards publiziert worden. Sinnvoll ist eine solche Unterteilung, wenn sie sich auf die häufigsten koronararteriellen Versorgungstypen beziehen läßt und darüber hinaus möglichst noch einen Vergleich mit den wichtigsten kardiologischen Referenzmethoden ermöglicht. Ein solches Segmentenmodell darf aber auch nicht zu differenziert sein, will es noch für die Routine praktikabel bleiben. Wir empfehlen das von der ASE (American Society of Echocardiography) empfohlene 16-Segmenten-Modell. Abbildung 4.8 zeigt dieses Modell und seine Zuordnung zu den drei großen epikardialen Koronararterien.

> Lokalisation und Ausmaß von Wandbewegungsstörungen sollten in möglichst exakter Zuordnung zu diesen 16 Segmenten dokumentiert werden. Ergänzend zur topographischen Zuordnung sollte die Art der Wandbewegungsstörung beschrieben und ihr Schweregrad abgeschätzt werden. Die echokardiographische Befundbeschreibung wird dann auf die Belastungsstufe bzw. Streßphase und Herzfrequenz bezogen, bei der die dokumentierte Wandbewegungsstörung zur Beobachtung kam.

Wir wollen diese Art einer segmentalen qualitativen Befundbeschreibung an einem Beispiel verdeutlichen. Es wird uns auch im nächsten Abschnitt noch einmal begegnen, wo wir den gleichen Musterfall semiquantitativ beurteilen werden.

Im Musterbeispiel handelt es sich um einen Patienten mit koronarangiographisch gesicherter Eingefäßerkrankung, normalen enddiastolischen Drücken und guter Kontraktion aller Myokardabschnitte und normaler linksventrikulärer Funktion in Ruhe. Vor zwei Monaten wurde eine hochgradige Stenose des Ramus interventrikularis anterior (RIVA) der linken Kranzarterie erfolgreich und komplikationslos dilatiert. Der Patient hatte vor und nach der Dilatation keine typische Angina pectoris oder Dyspnoe, sondern nur atypische linksthorakale Beschwerden, die jetzt allerdings zunahmen. Das ohne kardiale Medikation durchgeführte Belastungs-EKG war vor der PTCA und ist auch jetzt bei der Kontrolle grenzwertig pathologisch. Die klinische Problemstellung lautet: „*Liegt eine Rezidivstenose im Versorgungsgebiet des RIVA vor?*" Die methodenspezifische Problemstellung fragt nach dem „*funktionellen Ischämienachweis bei Verdacht auf eine hämodynamisch signifi-*

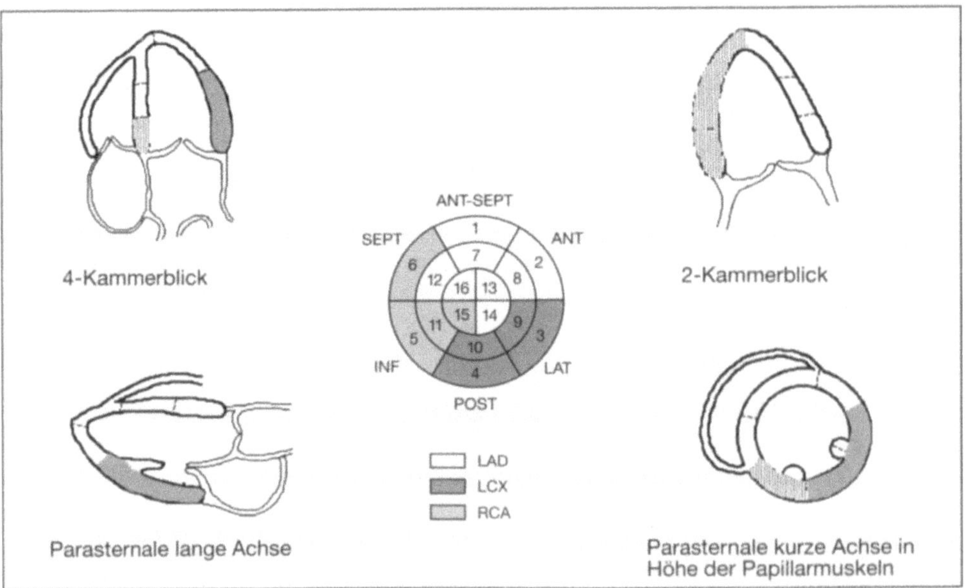

Abb. 4.8. Segmentmodell des linken Ventrikels mit 16 Segmenten und seine Zuordnung zu den drei großen epikardialen Koronararterien

1 basal anterior-septal	5 basal inferior	9 medial lateral	13 apikal anterior
2 basal anterior	6 basal septal	10 medial posterior	14 apikal lateral
3 basal lateral	7 medial anterior-septal	11 medial inferior	15 apikal inferior
4 basal posterior	8 medial anterior	12 medial septal	16 apikal septal

kante Rezidivstenose im RIVA-Versorgungsbereich". Die Streßechokardiographie ergibt einen pathologischen Befund. Die Befundbeschreibung könnte dann in Abhängigkeit von der gewählten Untersuchungstechnik lauten:

- *Dynamische Streßechokardiographie*

  Belastungsmodus

  Die Belastung erfolgte als Fahrradergometrie in halbsitzender Position ohne Medikation. Die Maximalbelastung betrug 125 Watt bei einer Herzfrequenz von 147/min und einem Blutdruck von 176/84 mmHg. Signifikante ST-Senken, Nebenwirkungen oder Komplikationen traten nicht auf. Abbruchkriterium waren neu aufgetretene Wandbewegungsstörungen.

  Befundbeurteilung

  Normale Myokardkinetik in Ruhe

  Bei guter Echogenität Nachweis einer systolischen Wandbewegungsstörung im Sinne einer beginnenden Hypokinesie bei 100 W und einer Herzfrequenz von 136/min (Ischämieschwelle) und einer eindeutigen Hypokinesie bei 125 W und einer Herzfrequenz von 147/min im mittleren und apikalen septalen Segment.

- *Pharmakologische Streßechokardiographie vom Dipyridamol-Typ*

  Streßmodus

  High-dose-Dipyridamoltest ohne Atropingabe. Die maximal erreichte Herzfrequenz lag bei 139/min und der Blutdruck bei 154/76 mmHg. Nebenwirkungen oder Komplikationen treten nicht auf. Eine Antidotgabe erfolgte nicht. Abbruchkriterium waren neu aufgetretene Wandbewegungsstörungen.

  Befundbeurteilung

  Normale Myokardkinetik in Ruhe

  Bei sehr guter Echogenität Nachweis einer Wandbewegungsstörung im Sinne einer Hypokinesie bis Akinesie nach der 2. Dipyridamolfraktion im mittleren und apikalen septalen Segment.

In diesem Beispiel wurde mit beiden streßechokardiographischen Methoden eine Wandbewegungsstörung aufgedeckt, also der funktionelle Ischämienachweis erbracht. Die dynamische Technik konnte darüber hinaus noch den Beginn dieser ischämischen Wandbewegungsstörung, also die Ischämieschwelle, festlegen.

Ist der Befundadressat mit der streßechokardiographischen Terminologie nicht vertraut, ergänzen wir die methodenspezifische Befundbeurteilung durch eine *klinische Befundinterpretation*. Sie würde lauten: *„Funktioneller Ischämie – Nachweis im RIVA – Versorgungsgebiet bei Verdacht auf hämodynamisch relevante Rezidivstenose."* Damit ist die streßechokardiographische Untersuchung visuell und qualitativ ausgewertet, segmental beschrieben, methodenspezifisch beurteilt und abschließend klinisch interpretiert.

4.2.1.2 Visuell-semiquantitative Beurteilung mittels Wandbewegungsscore

Prinzipiell unterscheidet sich die semiquantitative nicht von der rein qualitativen Beurteilung. Der Unterschied besteht lediglich darin, daß jedem Segment ein bestimmter Zahlenwert zugeordnet wird. Ein normokinetisches Segment erhält den Zahlenwert 1, ein hypokinetisches den Wert 2, ein akinetisches eine 3 und ein unter Streßeinfluß dyskinetisch gewordenes Segment den Zahlenwert 4. Die Bewertungszahlen aller beurteilten Segmente werden addiert und durch die Zahl aller beurteilbaren Segmente geteilt. Wir erhalten dann den sogenannten Wandbewegungsscore.

Ein Beispiel – wir greifen den Musterfall des vorangehenden Abschnitts über die qualitative Beurteilung noch einmal auf – soll dieses sogenannte „wall-motion-scoring" verdeutlichen. Der unter Ruhebedingungen normal kontrahierende Ventrikel ist nach dem obigen Segmentenmodell in 16 Segmente aufgeteilt, von dem jedes den Zahlenwert 1 erhält. 16 von 16 Segmenten kontrahieren normal, der Wanbewegungsscore erhält den Wert 1.

Sind, wie in unserem Beispiel, das mittlere und apikale septale Segment unter Streßeinfluß hypokinetisch geworden, so erhalten diese beiden Segmente jeweils den Zahlenwert 2 und ergeben zusammen den Zahlwert 4. Die 14 übrigen Segmente kontrahieren normal und behalten auch unter der Streßeinwirkung jeweils den Zahlenwert 1. Alle 14 Segmente zusammen ergeben folglich den Wert 14. Die 16 Segmente besitzen jetzt nicht mehr einen Summenwert von 16, sondern von 18, das heißt, der Wandbewegungsscore errechnet sich mit 18 bezogen auf 16 Segmente und ergibt folglich nun den Score-Wert 1,13 (siehe Abb. 4.9 und 4.10). Die Gesamtsumme unter Streßbedingungen wird zur Berechnung des Wandbewegungsscores immer auf die Zahl aller beurteilten Segmente bezogen und nicht etwa auf den Scorewert der Ruheuntersuchung (siehe auch Abb. 4.10).

Aus dem so erhaltenen Wandbewegungsscore kann die Ausdehnung und Ausprägung der eventuell schon in Ruhe bestehenden und unter Belastung zunehmenden Wandbewegungsstörung zumindest semiquantitativ beschrieben und eine gewisse Schweregradeinteilung, Risikoabschätzung und Prognosebeurteilung vorgenommen werden (siehe auch weiter unten in Abschnitt 4.4).

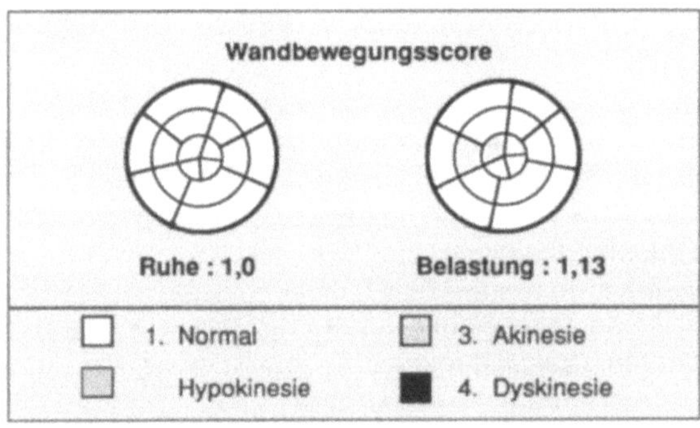

Abb. 4.9. Wandbewegungsscore in Ruhe (normal) und unter Streßbedingungen (pathologisch). **a.** Ruhe: Normal kontrahierender Ventrikel 1,0 (16 · 1, bezogen auf 16 beurteilbare Segmente). **b.** Streß: Hypokinesie in 2 Segmenten (2 · 2 = 4 und 14 · 1 = 14 ergibt die Gesamtsumme von 18, bezogen auf 16 beurteilbare Segmente) und damit den Wert 1,13.

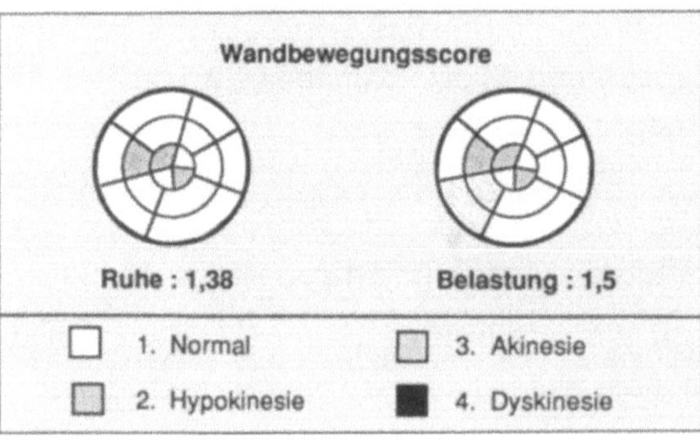

Abb. 4.10. Wandbewegungsscore in Ruhe (pathologisch) und unter Streßbedingungen (pathologisch zusätzlich zum Ruhebefund) Ruhe: Akinesie in 3 Segmenten 1,38 (3 · 3 = 9 und 13 · 1 = 13 ergibt die Gesamtsumme von 22, bezogen auf 16 beurteilbare Segmente). Streß: Weiterhin Akinesie in 3 Segmenten, zusätzlich Hypokinesien in 2 Segmenten (3 · 3 = 9 und 2 · 2 = 4 und 11 · 1 = 11 ergibt die Gesamtsumme von 24, bezogen auf 16 beurteilbare Segmente) und damit den Wert 1,5.

4.2.1.3 Beurteilung ischämieinduzierter globaler und regionaler Wandbewegungsstörungen

Die sogenannte Ischämiekaskade (siehe Kapitel 2.2.2.1) beschreibt die regelhaft ablaufende Sequenz ischämieinduzierter Störungen von Stoffwechsel, Myokardkinetik und Hämodynamik. Die streßechokardiographisch erfaßbaren Störungen der Myokardkinetik sollen in diesem, ihre Schweregradbeurteilung im nächsten Abschnitt erläutert werden.

Am Beginn einer belastungs- bzw. streßinduzierten ischämischen Wandbewegungsstörung steht eine funktionell-spastische oder organisch-strukturelle Veränderung des Myokards bzw. seiner Makro- und Mikrozirkulation. Sie führt zur Abnahme des transmuralen Blutflusses und der subendokardialen Blutfüllung. Das Resultat ist eine verminderte Wanddickenzunahme.

Die verminderte Wanddickenzunahme steht in einer fast linearen Beziehung zur Abnahme des transmuralen Blutflusses (siehe auch Kapitel 2.2.2.2) und zeigt im Vergleich mit den umgebenden Myokardsegmenten zunächst nicht mehr und nicht weniger an, als eine verminderte myokardiale Perfusion, die über dieses Phänomen echokardiographisch erkannt werden kann. Sie beweist noch *nicht*, daß das betreffende Myokardareal ischämisch ist.

Die segmental verminderte Wand*dicken*zunahme ist das früheste Zeichen einer belastungs- bzw. streßinduzierten gestörten Flußinhomogenität mit einem regional reduzierten transmuralen Koronarfluß und ist insofern vergleichbar der mittels Thallium-SPECT-Technik nachweisbaren Perfusionsinhomogenität. Beide Phänomene können, müssen aber nicht zwangsläufig mit einer Ischämie im entsprechenden Myokardareal assoziiert sein.
Setzt die weitere Abnahme der regionalen Perfusion metabolische Veränderung auf zellulärer Ebene und damit die ischämische Kaskade in Gang, so kommt es zu Störungen der Wand*bewegung* in Form diastolischer Relaxations- und schließlich systolischer Kontraktionsstörungen. Letztere gelten als klassische Ischämiezeichen.

Selbstverständlich läuft die Ischämiekaskade nicht stufenartig ab, sondern zeigt fließende Übergänge. Wie im Thallium-SPECT eine Perfusionsinhomogenität einmal mit einer Ischämie assoziiert ist, ein anderes Mal aber gerade noch nicht, so kann eine deutlich erkennbare Verminderung der normalen Wanddickenzunahme ohne eindeutige Hypokinesie schon mit einer Ischämie einhergehen (siehe auch Abb. 2.4 in Kapitel 2.2.2).

Frühestes Zeichen einer ischämischen Störung der Myokardkinetik ist eine segmentale vorzeitige Wandauswärtsbewegung am Ende der Systole in der isovolumischen Relaxationsphase (Abb. 4.11). Dieses Phänomen ist als sogenanntes „systolic early relaxation phenomenon" oder SERP-Phänomen bekannt.

Die Bewertung des Phänomens als Ischämiezeichen ist in der Literatur jedoch widersprüchlich. Wir haben diese Zeichen erstmals in einer streßechokardiographischen Studie untersucht und unsere Befunde mit den Ergebnissen der Thallium-SPECT-Untersuchung und mit der Koronarangiographie verglichen. Die Streßechokardiographie bietet die einmalige Chance, myokardiale Relaxationsstörungen unter Belastungsbedingungen – in dieser Form bisher nur mit der Belastungsangiographie möglich – nichtinvasiv direkt sichtbar machen und Schlag für Schlag beobachten zu können. Bei der echokardiographischen Beobachtung dieses Phänomens entsteht der Eindruck, als ob die systolische Kontraktion ischämiebedingt nicht lange genug aufrecht erhalten werden kann. In der

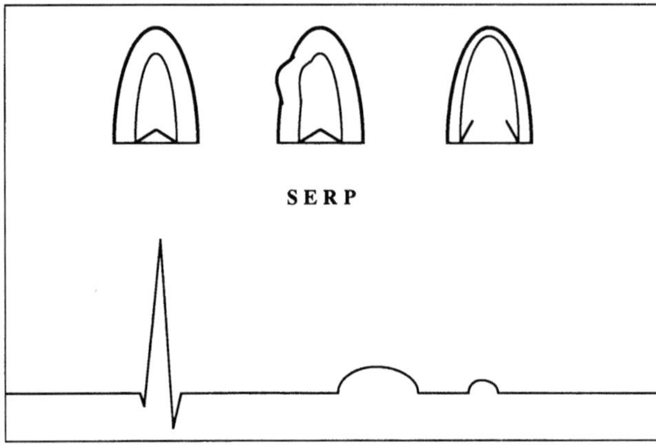

Abb. 4.11. Phänomene der vorzeitigen endsystolischen Relaxation („systolic early relaxation phenomenon") bzw. SERP-Phänomen

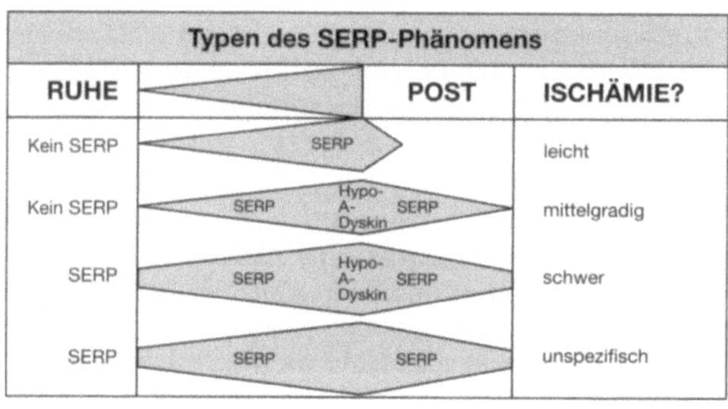

Abb. 4.12. Typeneinteilung des SERP-Phänomens in der dynamischen Streßechokardiographie

dynamischen Streßechokardiographie konnten wir vier verschiedene Typen dieses SERP-Phänomen herausarbeiten, die in Abbildung 4.12 dargestellt sind (1, 6, 7, 11, 12, 18–20, 22, 26, 28, 29, 33–36, 40, 56–59, 63–68, 70, 74, 78).

- Typ 1 zeigt in Ruhe eine normale Myokardkinetik, unter Belastung kommt es zu diesem SERP-Phänomen, das nach Abbruch der Belastung wieder verschwindet.
- Typ 2 weist unter Ruhebedingungen ein normales Wandbewegungsmuster auf, unter Belastung tritt jedoch dieses SERP-Zeichen auf und geht in eine Hypokinesie über, die als klassisches echokardiographisches Ischämiekriterium zum Abbruch der Belastung führt. In der Nachbeobachtungsphase klingt die Kontraktionsstörung mehr oder weniger schnell ab, die Myokardkinetik normalisiert sich über eine kurz dauernde Phase mit typischer SERP-Charakteristik.
- Typ 3 läßt schon unter Ruhebedingungen eine segmentale vorzeitige Relaxation erkennen, die auf geringer Belastungsstufe bereits in eine Hypokinesie und evtl. Akinesie übergeht, die ihrerseits wieder „post exercise" über eine anhaltende SERP-Phase linear abklingt.
- Typ 4 zeigt ebenfalls schon in Ruhe diese Relaxationsstörung, aber meist global oder zumindest nicht eindeutig segmental begrenzt. Sie verstärkt sich unter Belastung, klingt in der Nachbeobachtungsphase wieder ab, bleibt aber weiter bestehen.

Ein Vergleich dieser Streßechokardiographie-Befunde mit den Ergebnissen der Thallium-SPECT-Untersuchung und der Koronarangiographie lassen folgende Bewertung zu (Abb.4.12):

- Typ 1 zeigt szintigraphisch häufig diskrete Redistributionen und koronarangiographisch mittelgradige Koronarstenosen. Wir interpretieren diesen Typ, passend zum pathophysiologischen Konzept der Ischämiekaskade, als frühestes streßechokardiographisches Zeichen einer beginnenden Ischämie.
- Typ 2 geht immer mit einer szintigraphisch segmentalen Redistribution, also einem eindeutig pathologischen SPECT-Befund einher und korreliert mit mittel- bis höhergradigen Koronarstenosen oder gut kollateralisierten Koronarverschlüssen ohne Narbe im entsprechenden Versorgungsgebiet. Wir bewerten diesen Typ als frühes Zeichen der entstehenden Ischämie, die sich schließlich in Form einer der klassischen Wandbewegungsstörungen Hypo-, A- oder Dyskinesie manifestiert. Klingt die Ischämie ab, verschwindet zunächst die systolische Kontraktionsstörung und schließlich auch die Relaxationsstörung. Dieses Phänomen konnten wir auch häufig in der Umgebung einer Narbe erkennen, es korrelierte dann mit einer szintigraphisch dokumentierten periinfarziellen Redistribution. In diesem Zusammenhang interpretieren wir das SERP-Zeichen als Hinweis auf eine geringgradig ausgeprägte periinfarzielle Ischämie.
- Typ 3 korreliert meist mit ausgeprägten Redistributionen in der SPECT-Untersuchung und höher- bis höchstgradigen Koronarstenosen oder schlecht kollateralisierten Koronararterienverschlüssen ohne Narbe. Wir interpretieren diesen Typ als Ausdruck einer schon in Ruhe bestehenden, noch mäßig ausgeprägten Ischämie, die unter Belastung rasch in die klassischen Ischämiemarker Hypo- bis Dyskinesie übergeht.
- Typ 4 geht entweder mit normalem oder diskreten und dann nicht eindeutig segmental zuzuordnenden Redistributionen in der SPECT-Untersuchung einher. In der Koronarangiographie finden sich meist Normalbefunde oder allenfalls leicht- bis mittelgradige Stenosen. Häufig bestehen eine linksventrikuläre Hypertrophie oder Hinweise für eine hypertensive Herzerkrankung. Diesen Typ bewerten wir als nicht ischämiespezifisch, zumindest nicht als Hinweis auf eine signifikante koronare Herzkrankheit.

Das SERP-Phänomen läßt sich auch im 2-D-Bild echokardiographisch gut erkennen, wenn nur auf diese diskreten Zeichen einer gestörten Myokardkinetik geachtet wird. Die dynamische Streßechokardiographie ist unseres Erachtens eine sehr geeignete Methode zur Beobachtung dieses Phänomens. Mit den pharmakologischen Techniken ist es bisher nicht systematisch untersucht worden. Tritt dieses Phänomen auf, sollte es vor, während und unter Umständen nach der Belastung in M-mode-Technik aufgrund der besseren Bildauflösung dokumentiert werden (Abb. 4.13). Möglicherweise verfügen wir in Kürze mit der farbkodierten Doppler-tissue-imaging-Technik über ein Verfahren, das diese vorzeitige Wandauswärtsbewegung noch besser sichtbar machen kann (siehe auch Kapitel 3.5.1 und 4.1.3).

a
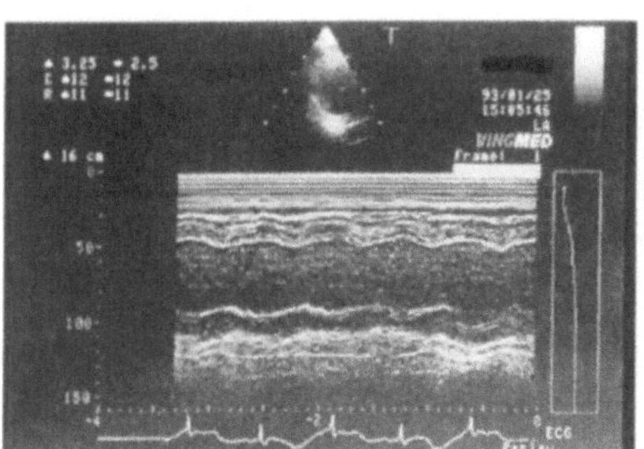
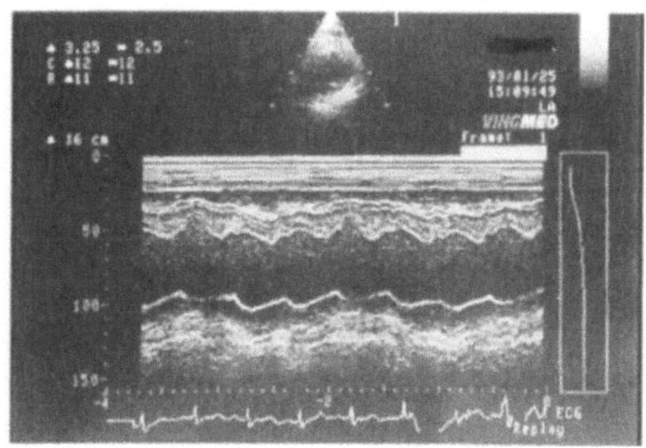
b

Abb. 4.13. M-mode-Darstellung des SERP-Phänomens. **a.** Normale Myokardkinetik in Ruhe. **b.** SERP-Phänomen unter dynamischer Belastung

> Die belastungsinduzierte endsystolische vorzeitige Relaxation (SERP) ist unseres Erachtens unter den genannten Voraussetzungen als frühes Zeichen einer beginnenden Ischämie zu werten, gilt jedoch bisher nicht als klassisches streßechokardiographisches Ischämiekriterium. Die klassischen allgemein akzeptierten streßechokardiographischen Ischämiemarker sind die systolischen Kontraktionsstörungen in Form der Hypo-, A- und Dyskinesie.

Wenn die regionalen Kontraktionsstörungen zu hämodynamischen Auswirkungen auf die globale linksventrikuläre Funktion führen, kann das endsystolische und enddiastolische Volumen zunehmen. Eine Zunahme der Ventrikelvolumina kann bei einer diffusen koronaren Dreigefäßerkrankung markantestes Zeichen einer schweren globalen Ischämie sein, wenn die Hypokinesie mehr global als segmental auftritt und visuell schwer oder erst relativ spät zu diagnostizieren ist.

> Die 2-D-Volumenparameter werden belastungs- bzw. streßinduziert meist bei schwerer globaler Ischämie pathologisch und sind dann späte Zeichen einer ischämischen Ventrikelfunktionsstörung.

Die genannten Kontraktionsstörungen sind aber nicht immer Ausdruck unterschiedlicher Schweregrade einer myokardialen Ischämie. Es gibt zahlreiche nichtischämische Ursachen einer regional gestörten Myokardkinetik, die belastungs- bzw. streßinduziert verstärkt in Erscheinung treten und Anlaß zu Fehlbeurteilungen geben können (Tabelle 4.2).

Sofern nicht strukturelle Veränderungen des Myokard wie Fibrose und Nekrose diesen regionalen Wandbewegungsstörungen zugrunde liegen, sondern beispielsweise Erregungsausbreitungsstörungen, so bereiten letztere kaum Schwierigkeiten bei der Interpretation. Sie führen lediglich zu einem veränderten myokardialen Bewegungsablauf, aber nicht zur verminderten Wanddickenzunahme und sind folglich nicht einer Perfusionsstörung zuzuordnen (siehe auch Abb. 4.14).

An dieser Stelle sollen noch zwei Besonderheiten erwähnt werden, die Anlaß zu Fehlbeurteilungen geben können. Bei Patienten mit asymmetrischer Septumhypertrophie unterschiedlicher Genese imponiert im 4-Kammerblick das mittlere septale Segment im Vergleich zum angrenzenden basalen septalen Segment relativ hypokinetisch. In diesem Fall kann die zweite Ebene, z. B. die kurze Achse parasternal oder subkostal in Höhe der

Tabelle 4.2. Ursachen regionaler Wandbewegungsstörungen

- ▶ Ischämie
- ▶ „hibernating myocardium"
- ▶ „Stunning myocardium"
- ▶ Infarktnarbe (transmural oder intramural)
- ▶ Myokarditis
- ▶ Kardiomyopathie
- ▶ Schenkelblockbilder
- ▶ WPW-Syndrom
- ▶ Zustand nach kardiochirurgischem Eingriff
- ▶ Pulmonalarterielle Hypertonie
- ▶ Asymetrische Septumhypertrophie

Papillarmuskeln Klarheit bringen. Das basal septale Segment kann jedoch gelegentlich selbst fälschlicherweise als hypokinetisch beurteilt werden, wenn der 4-Kammerblick leicht verkippt einem angeschnittenen 5-Kammerblick entspricht und Anteile des linksventrikulären Ausflußtraktes sich diesem Segment überlagern. Nähere Einzelheiten zur Differenzierung verschiedener Ursachen regionaler Wandbewegungsstörungen und Tips und Tricks zur Abgrenzung von Anlotungsartefakten sind in Kapitel 12 ausführlich beschrieben.

Wie bereits erwähnt, gelten die systolischen Kontraktionsstörungen Hypo-, A- und Dyskinesie, also Parameter einer eingeschränkten Wandbewegung, als klassische Ischämiemarker.

Unterschiedliche Grade einer Perfusionsstörung, einer metabolischen myokardialen Funktionsstörung oder strukturellen Schädigung des Myokards führen zu charakteristischen Mustern einer belastungs- bzw. streßinduziert eingeschränkten Myokardkinetik.

Die typischen Befundmuster ischämischer Wandbewegungsstörungen sind in Abbildung 4.14 schematisch und vereinfachend in der Übersicht dargestellt.

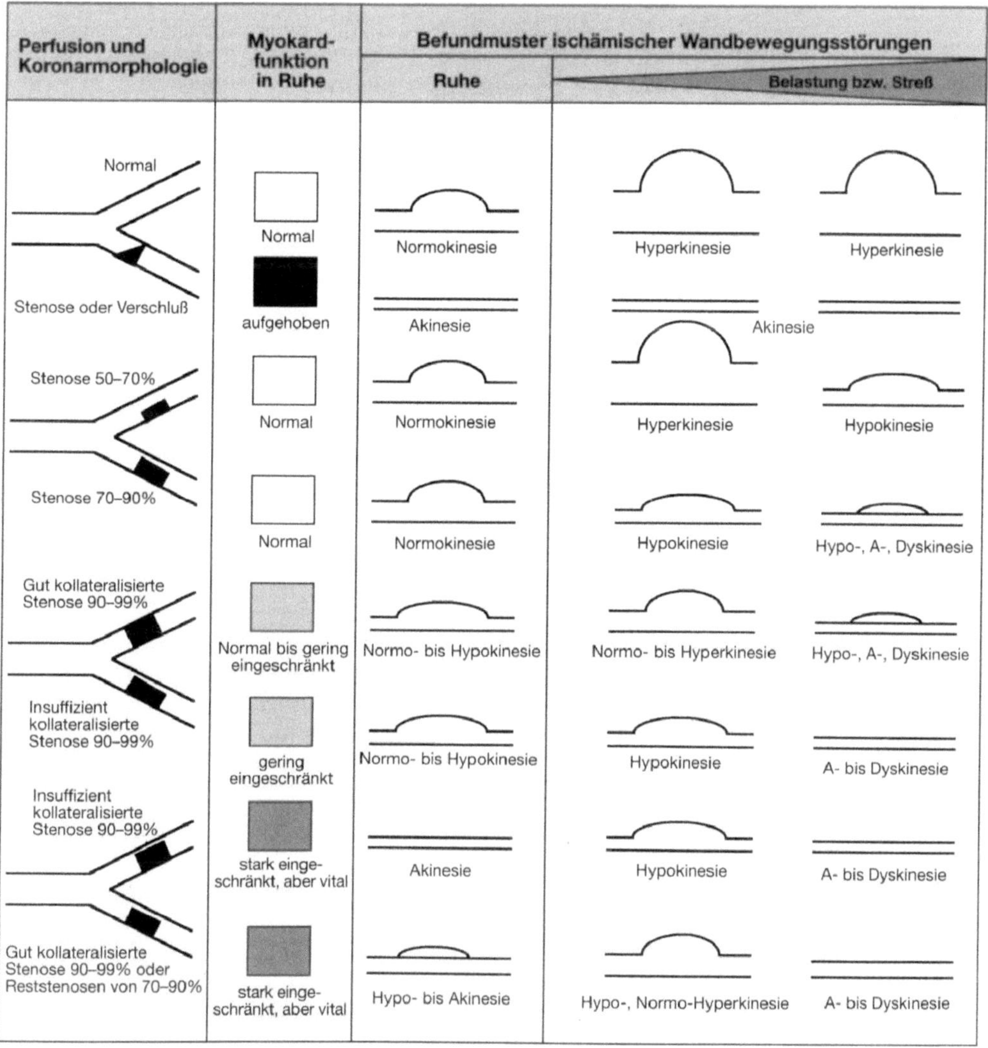

Abb. 4.14. Befundmuster ischämischer Wandbewegungsstörungen

- *Normokinesie in Ruhe und unter Streß Hyperkinesie*
  Dieses Befundmuster entspricht einem normalen streßechokardiographischen Befundmuster. Bei ausreichender Perfusion sind die Wanddickenzunahme und Wandbewegung und damit die Myokardkinetik in Ruhe und unter Streß normal.

- *Akinesie in Ruhe und unter Streß*
  Dieses Befundmuster ist charakteristisch für eine transmurale Narbe. Die Perfusion war oder ist kritisch reduziert und hat zur segmentalen Myokardnekrose geführt. Im fibrosierten Myokardareal ist weder eine Wanddickenzunahme noch eine systolische Kontraktion möglich, das betreffende Segment ist in Ruhe akinetisch und bleibt es auch unter Belastung.

- *Normokinesie in Ruhe, unter Streß zunächst Hyperkinesie, dann Hypokinesie*
  Diesem Befundmuster liegt eine mittelgradige Koronarstenose und eine normale Myokardfunktion in Ruhe zugrunde. Die Perfusion kann bei geringer Belastung oder Streßinduktion im poststenotischen Versorgungsgebiet zunächst noch adäquat gesteigert werden. Die myokardiale Wanddickenzunahme und -bewegung nehmen zu, das Segment wird hyperkinetisch. Mit steigender Belastung bzw. unter verstärktem Streßeinfluß kommt es dann jedoch zur Reduktion des transmuralen Blutflusses, die Wanddickenzunahme wird geringer. Das nun einsetzende Mißverhältnis zwischen Substratangebot und -bedarf führt zur ischämisch gestörten Kontraktion, die Wandexkursion nimmt ab. Das Resultat ist eine Wandbewegungsstörung in Form der Hypokinesie.

- *Normo- bis Hypokinesie in Ruhe, zunächst unter Streß Normo- bis Hyperkinesie, dann Hypo- A- bis Dyskinesie*
  Diese Situation findet sich häufig auf dem Boden gut kollateralisierter hochgradiger Koronarstenosen. Die poststenotische Perfusion ist bereits in Ruhe eingeschränkt, die myokardiale Funktion aber noch normal oder nur gering beeinträchtigt. Im betroffenen Segment ist die Wanddickenzunahme allenfalls leicht reduziert, die Wandbewegung noch normal oder nur leicht vermindert. Folglich finden wir in Ruhe noch eine Normokinesie oder eine segmentale Hypokinesie. Unter leichter Belastung oder pharmakologischer Fluß- bzw. Inotropiesteigerung ist vorübergehend noch eine verbesserte transmurale Perfusion zu erreichen. Die Ruhehypokinesie kann sich zur Normokinesie verbessern, ein anfänglich noch normokinetisches Segment kann für eine kurze Zeit hyperkinetisch werden. Mit steigender Belastung kommt es dann zum Substratmangel und die einsetzende Ischämie wird über die klassischen Ischämiemarker sichtbar.

- *Normo- bis Hypokinesie in Ruhe, unter Streß Hypo- bis A- und Dyskinesie*
  Ist die Kollateralversorgung des betreffenden Myokardsegments gering entwickelt, setzen die beschriebenen Veränderungen schon auf einem niedrigen Streßlevel ein, eine transiente Normo- oder gar Hyperkinesie kann sich nicht entwickeln.

- *Akinesie in Ruhe, unter Streß zunächst Hypokinesie, dann A- bis Dyskinesie*
  Diesem Befundmuster können die gleichen Bedingungen zugrunde liegen wie bei der im vorangehenden Absatz geschilderten Situation. Die in Ruhe eingeschränkte Perfusion hat aber zu einer ausgeprägten myokardialen Funktionsstörung geführt, das betroffene Segment kann akinetisch sein und folglich avital erscheinen. Pathophysiologisch kann es sich bei diesen Zuständen um ein „hibernating myocardium" oder auch um ein „stunned myocardium" handeln. Die vorübergehende, belastungs- bzw. streßinduzierte Koronarfluß- oder Inotropiesteigerung kann zu einer kurzzeitigen Verbesserung der myokardialen Funktion führen. Das betreffende Segment läßt sich streßechokardiographisch als noch vital identifizieren.

▶ *Hypo- bis Akinesie in Ruhe, unter Streß zunächst Hypo- bis Normo- und evtl. Hyperkinesie, dann A- bis Dyskinesie*
Eine deutliche Funktionsverbesserung eines in Ruhe vermindert kontrahierenden oder sogar avital erscheinenden Myokardareals, wie sie im vorangehenden Absatz beschrieben wurde, ist dann eher zu erreichen, wenn dem Versorgungsgebiet dieses Segments zwar eine höhergradige Stenose vorgeschaltet war, diese aber gut kollateralisiert ist oder diese durch interventionelle Maßnahmen beseitigt werden konnte.

Je komplexer Koronarmorphologie, myokardiale Struktur und Perfusion vom Normalen abweichen, umso mehr überlappen sich die Befundmuster ischämischer Wandbewegungsstörungen und erschweren die streßechokardiographische Wandbewegungsanalyse.

Schließlich müssen wir uns noch vor Augen führen, daß bei identischer Koronarmorphologie und Myokardstruktur die Schwelle der Ischämieentstehung in Abhängigkeit von der Herzarbeit durch den Einfluß vielfältiger funktioneller Komponenten beim gleichen Patienten unter Medikation, im Verlauf und selbst zirkadian stark variieren kann (Abb. 4.15).

4.2.1.4 Schweregradbeurteilung

Streßechokardiographisch läßt sich der Schweregrad einer Ischämiereaktion anhand der folgenden Indikatoren abschätzen (Abb. 4.16):

▶ *Ischämieauslösende Belastungsstufe bzw. pharmakologische Dosis*
Vergleichbar den Kriterien in der Ergometrie schätzen wir eine provozierte Ischämiereaktion um so schwerer ein, je früher sie auftritt, das heißt, je niedriger die Ischämieschwelle liegt.

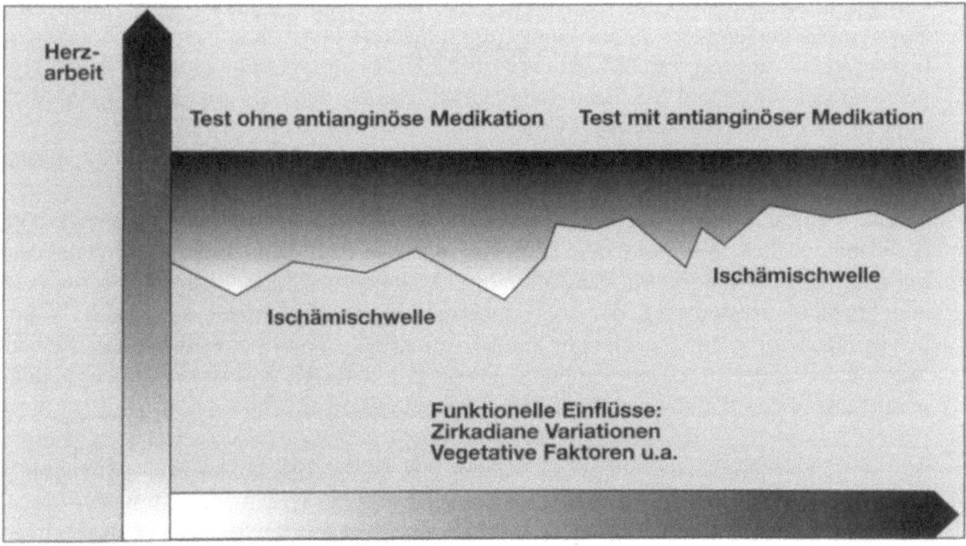

Abb. 4.15. Einfluß ischämischer Wandbewegungsstörungen

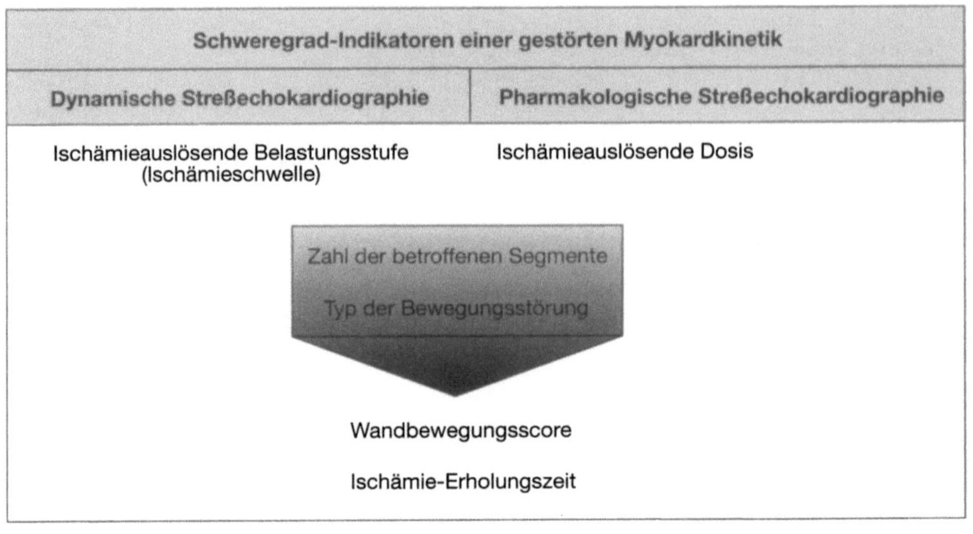

Abb. 4.16. Streßechokardiographische Schweregrad-Indikatoren einer gestörten Myokardkinetik

▶ *Zahl der betroffenen Segmente und Typ der Bewegungsstörung bzw. Wandbewegungsscore*

Mit der Zahl der Myokardsegmente, die von einer ischämischen Wandbewegungsstörung betroffen sind, steigen die Auswirkungen auf die regionale und globale Myokardkinetik und damit auch der Schweregrad einer Ischämiereaktion. Diese Auswirkungen auf die Myokardfunktion werden umso gravierender sein, je schwerer die Art der Wandbewegungsstörung einzustufen ist. In diesem Zusammenhang stellt eine Hypokinesie die leichtere, eine Akinesie die schwerere Form einer ischämischen Wandbewegungsstörung dar. Eine Dyskinesie wird eher als passives Phänomen in Abhängigkeit von der jeweiligen Vor- und Nachlast angesehen denn als Ausdruck eines noch höheren Ischämieschweregrades (2,4).

Diese Schweregradabstufung findet ihren Ausdruck im Zahlenwert, der diesen Formen der Bewegungsstörung (allerdings unabhängig davon, ob ischämischer oder anderer Genese!) zugeordnet wird, wenn wir den sogenannten Wandbewegungsscore berechnen wollen. Normokinesie bewerten wir mit dem Zahlenwert 1, Hypokinesie mit dem Wert 2, Akinesie mit der Zahl 3 und Dyskinesie mit dem Faktor 4 aufgrund der zunehmenden Auswirkung der so semiquantitativ beschriebenen regionalen Wandbewegungsstörung auf die globale Ventrikelfunktion. Die Gesamtsumme der Bewertungspunkte aller beurteilten Segmente, geteilt durch die Anzahl der beurteilbaren Segmente, ergibt den Wandbewegungsscore (siehe Kapitel 4.2.1.2).

> Der Wandbewegungsscore gibt in Zahlen den Schweregrad der Auswirkungen ischämischer Wandbewegungsstörungen auf die *globale* Ventrikelfunktion an.
> Je höher der Wandbewegungsscore ausfällt, um so schwerer beeinträchtigt ist die *globale* LV-Funktion als Folge einer Störung der regionalen Myokardkinetik.

Anhaltsmäßig kann eine Schweregradeinteilung in vier Gruppen vorgenommen werden:

Wandbewegungsscore 1:	Normale Myokardkinetik (in allen beurteilbaren Segmenten)
Wandbewegungsscore 1,1–1,49:	Leicht- bis mittelgradige Störung der Myokardkinetik
Wandbewegungsscore 1,5–1,99:	Mittel- bis hochgradige Störung der Myokardkinetik
Wandbewegungsscore 2 und mehr:	Höchstgradige Störung der globalen Myokardkinetik

▶ *Ischämieerholungszeit*
Ähnlich den Verhältnissen in der Ergometrie ist eine Ischämiereaktion umso schwerer einzuschätzen, je länger sie in der Phase nach Abbruch der Belastung bzw. Beendigung der pharmakologischen Streßapplikation anhält.

Die Streßechokardiographie ermöglicht durch ihre bildliche Information nicht nur die Ischämieentstehung zu erkennen und ihren Schweregrad abzuschätzen, sondern auch das Abklingen ischämischer Wandbewegungsstörung visuell zu verfolgen. Diese Vorteile machen die Methode so faszinierend und tragen zu ihrer Sicherheit wesentlich bei.

Literatur zu den Kapiteln 4.1.3–4.2.1.4 siehe Seite 138.

4.2.2 Quantitative Auswertungsmethoden

Das Ziel der Belastungsechokardiographie ist die Erkennung von ischämischem Myokard, dessen Lokalisation und Ausdehnung sowie die Erfassung einer ischämiebedingten Einschränkung der globalen linksventrikulären Funktion. Die bisherige visuelle Beurteilungsweise ist jedoch auch bei erfahrenen Untersuchern mit einer beträchtlichen Intra- und Interobserver-Variabilität verbunden (9, 7). In Anbetracht der hohen Prävalenz der koronaren Herzkrankheit, des zunehmenden Bedarfs an nichtinvasiven Verlaufskontrollen nach Myokardinfarkt, nach kardiochirurgischen und interventionellen Eingriffen sowie zur Abschätzung von Pharmakotherapie-Effekten, sollte die quantitative Beurteilung der linksventrikulären Funktion angestrebt werden. Deshalb wurden – ähnlich wie bei der linksventrikulären Angiographie – computergestützte Verfahren zur Berechnung der Volumina, Auswurffraktion und der Druck-Volumen-Beziehungen zusammen mit Algorithmen zur Bestimmung der Radianten- oder Halbachsenverkürzung eingeführt und durch vergleichende Untersuchungen validiert (5, 22).

Die wesentlichen 2-D-echokardiographisch zu bestimmenden Meßgrößen sind die systolischen und diastolischen Ventrikelflächen im apikalen 4- und 2-Kammerblick und der parasternalen kurzen Achse. Hieraus werden unter bestimmten geometrischen Annahmen mono- oder biplan Volumina, Schlagvolumen, Auswurffraktion sowie Parameter der regionalen Wandkinetik in Ruhe, während und nach Belastung errechnet (Abb. 4.17–4.18). Hierzu ist die endsystolische und enddiastolische Kontur des Endokards und für die Errechnung der Wandverdickung auch die des Epikards zu umfahren. Diese Prozedur ist nicht unproblematisch, da sie eine klare Endokarddarstellung erfordert, die wiederum von der Qualität des Ultraschallgeräts, der Schallbarkeit des Patienten und der Erfahrung des Untersuchers abhängt. Hinzu kommt der Informationsverlust des Videostandbildes gegenüber dem bewegten Bild. Aus diesem Grund sind etwa 25 % der Streßechostudien quantitativ nicht auswertbar (17). Deshalb werden gegenwärtig neben technischen Verbesserungen der Bildauflösung auch weitere Verfahren zur besseren Endokardabgrenzung z. B. durch Einsatz von lungenkapillargängigen Kontrastmitteln entwickelt (3) (siehe auch Kapitel 3.5).

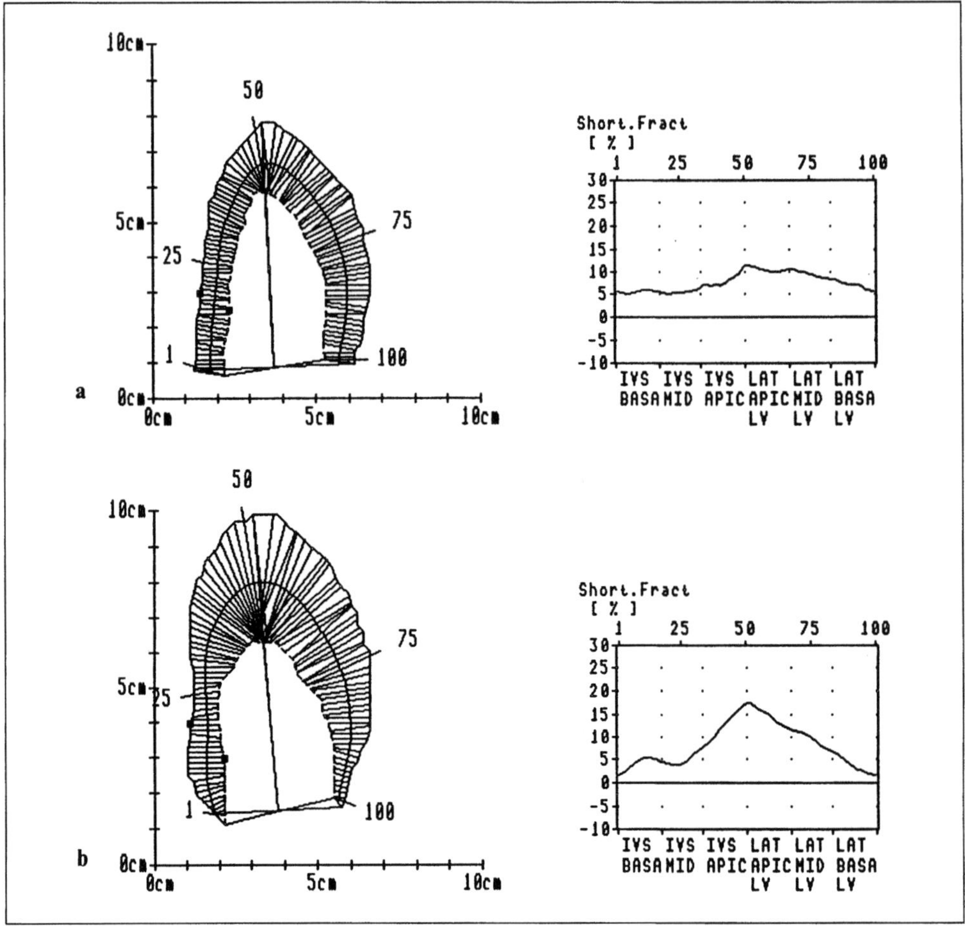

Abb. 4.17. Bestimmung der regionalen linksventrikulären Funktion in Ruhe (**a**) und unter maximaler Belastung (**b**) im 4-Kammerblick (4-CH) nach der Centerline-Methode bei einem 27jährigen Probanden. Angegeben werden die regionalen Verkürzungsfraktionen beginnend im proximalen basalen Septum (Nr. 1) über den apikalen Bereich (Nr. 50) bis hin zur basalen Lateralwand (Nr. 100).

4.2.2.1 Linksventrikuläre Diameter

Während die M-mode-Echokardiographie bei der Diagnostik der koronaren Herzkrankheit aus den bekannten Einschränkungen gänzlich verlassen wurde, findet die 2-D-abgeleitete M-mode-Echokardiographie bei sportmedizinischen Belastungsuntersuchungen wegen ihres geringeren Aufwandes immer noch Verwendung. Die M-mode-echokardiographisch bestimmten endsystolischen Diameter zeigten bei einigen Studien eine Abnahme unter Belastung (4, 23), bei anderen Untersuchern konnte dies nicht bestätigt werden (25, 26) (siehe auch Kapitel 8.4).

> Die sehr variablen Ergebnisse bezüglich der systolischen und diastolischen Diameterveränderungen unter Belastung legen somit den Schluß nahe, daß eindimensionale Meßmethoden wie die M-mode-Echokardiographie zur Beschreibung der komplexen Volumenveränderungen des Herzens unter Belastung selbst bei gesunden Probanden bzw. Sportlern wenig geeignet sind.

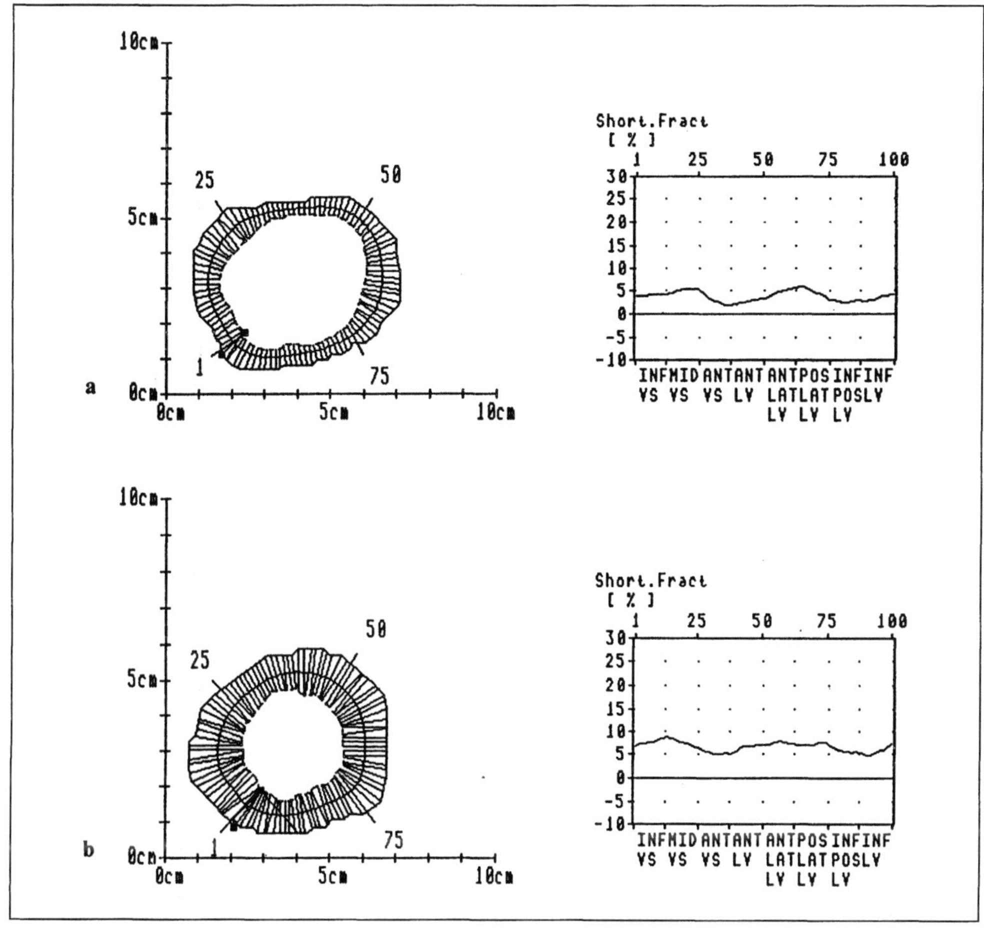

Abb. 4.18. Bestimmung der regionalen linksventrikulären Funktion in Ruhe (**a**) und unter maximaler Belastung (**b**) in der parasternalen Achse

4.2.2.2 Linksventrikuläre Volumina und abgeleitete Funktionsparameter

Voraussetzungen

Unabdingbare Voraussetzung für eine zuverlässige quantitative Bestimmung der linksventrikulären Funktion ist eine klare Endokarddarstellung und die Einstellung der apikalen Schnittebenen möglichst entlang der „wahren" Längsachse des linken Ventrikels unter Vermeidung paraapikaler Anschallungen.

Brauchbare Schnittebenen sind daran erkennbar, daß im 4-Kammerblick beide Vorhöfe ausreichend und im 2-Kammerblick der linke Vorhof in seiner größtmöglichen Ausdehnung erfaßt sind. Besonders bei der dynamischen Belastungsechokardiographie ist eine sorgfältige Schallkopfführung erforderlich, um den respiratorisch bedingten Translationsbewegungen Rechnung zu tragen. Des weiteren ist zu beachten, daß eine zu hohe Anlotung des linken Ventrikels die Längsachsen des apikalen 2- und 4-Kammerblicks verkürzt und somit die Volumina kleiner erscheinen läßt. In einzelnen Fällen muß jedoch zu Gunsten der besseren Bildqualität dieser Nachteil in Kauf genommen werden.

Welche und wie viele Schnittebenen sollten gewählt werden?

> Bei Patienten ohne abgelaufenen Myokardinfarkt und bei Patienten mit einer Kardiomyopathie oder Volumenbelastung des linken Ventrikels infolge Aorten- oder Mitralinsuffizienz ist in der Regel die monoplane Auswertung des 4-Kammerblicks ausreichend. Bei Patienten mit regionalen Kontraktionsstörungen ist grundsätzlich eine biplane Analyse unter Hinzunahme des apikalen 2-Kammerblicks genauer.

Andernfalls käme es bei ausschließlicher Auswertung des 4-Kammerblicks z.B. bei großen Anteroseptalinfarkten zu einer Unterschätzung der globalen linksventrikulären Funktion infolge Nichteinbeziehung einer kompensatorischen Mehrbewegung der Hinterwand. Andererseits kann es bei Hinterwandinfarkten bei ausschließlicher Bewertung des 4-Kammerblicks zu einer Überschätzung der linksventrikulären Funktion kommen, da die infarzierte inferiore Wand der Analyse entgeht. Trotz dieser prinzipiellen Vorteile hat die biplane Auswertung wegen ihres beträchtlichen Zeitaufwandes noch keinen Eingang in die Routinediagnostik gefunden.

Welche Methoden kommen in Betracht?

> Von der American Society of Echocardiography wird empfohlen, die linksventrikulären Volumina und die daraus abgeleiteten Funktionsparameter aus zwei senkrecht aufeinander stehenden apikalen Schnittebenen nach der modifizierten Simpson-Methode zu bestimmen.

Diese Methode weist die beste Korrelation mit in vitro gemessenen Volumina auf, da sie aufgrund der Summation von einzelnen Scheiben auch asymmetrische Volumina gut bestimmen kann (5, 14, 22, 28). Diese Methode ist mittlerweile Bestandteil der meisten in den Echogeräten integrierten Computerprogramme.

Einschränkungen
Bei unbefriedigender Erkennbarkeit des Endokards kann es zu beträchtlichen Fehleinschätzungen der Ventrikelfunktion kommen. Daher ist in diesen Fällen allenfalls eine qualitative Graduierung der Ventrikelfunktion vertretbar. Zu bedenken ist auch, daß vor allem unter den Bedingungen der dynamischen Belastungsechokardiographie durch Translationsbewegungen und durch Rotation um die horizontale kurze Achse des linken Ventrikels verkleinerte systolische oder diastolische Volumina zur Darstellung kommen können; dies ist auch durch sorgfältige Schallkopfführung nicht immer befriedigend ausgleichbar. Ein weiteres besonderes Problem stellen Patienten mit absoluter Arrhythmie bei Vorhofflimmern dar, bei denen die Auswertung von mindestens 6 Herzzyklen zur annäherungsweisen Bestimmung der globalen LV-Funktion erforderlich ist.

4.2.2.3 Regionale linksventrikuläre Funktion

Warum soll die regionale Wandbewegungsstörung quantifiziert werden?
Die Erkennung einer regionalen linksventrikulären Wandbewegungsstörung unter Belastung ist neben dem inadäquaten Anstieg der globalen linksventrikulären Funktion ein wichtiger Parameter der Myokardischämie. Ischämisch bedingte Wandbewegungsstörungen werden nicht nur durch Abnahme der Wandexkursion erkennbar, sondern auch durch Abnahme der systolischen Wandverdickung. Während Störungen der Wandexkursion allein durch Veränderungen der Endokardbewegung erkennbar sind, müssen für die schwierigere Erkennung einer eingeschränkten Wandverdickung Endokard und Epikard abzugrenzen sein.

Vor- und Nachteile beider Auswertungsprinzipien sind aus Tabelle 4.3 ersichtlich. Bislang ging man davon aus, daß das geschulte Auge eines erfahrenen Untersuchers diese ischämisch bedingten Kontraktionsstörungen mit hoher Zuverlässigkeit erkennen kann. Aufgrund einer hierzu publizierten Multicenterstudie hat diesbezüglich eine gewisse Ernüchterung Platz gegriffen. Es fanden sich in Abhängigkeit von der Bildqualität Übereinstimmungsraten zwischen 43 % und 100 %, die interinstitutionelle Variabilität betrug gerade bei gering ausgedehnten Wandbewegungsstörungen lediglich 40 %, bei größeren Wandbewegungsstörungen immerhin 66 % (9). Hieraus ist zu folgern, daß – bei gegebenen qualitativen Voraussetzungen – die quantitative Analyse der Belastungsechokardiogramme angestrebt werden sollte unter sorgfältiger Beachtung ihrer gegenwärtigen methodischen Unzulänglichkeiten.

Welche Methoden kommen in Betracht?

Die am häufigsten eingesetzten Methoden zur Bestimmung der regionalen Wandkinetik sind verschiedene Radiantenmethoden und die Centerline-Methode (24). Die Radiantenmethoden zeigten allerdings in mehreren Studien (6, 7, 13) einen wesentlich höheren Variationskoeffizienten als die Centerline-Methode.

Ein grundsätzliches Problem aller quantitativen Methoden liegt in der komplexen Bewegung des Herzmuskels in Form einer systolischen Rotation und einer Aufwärtsbewegung der Herzspitze nach frontal, lateral und cranial, während sich die Ventrikelbasis nach caudal bewegt und eine Rotation um 10° nach septal beschreibt (10). Durch Längsachsenüberlagerung im apikalen 4-Kammer- und 2-Kammerblick kann die Streubreite der regionalen Diameterverkürzung deutlich vermindert werden.

Methodische Einschränkungen

Die Superposition der Längsachsen bzw. Flächenschwerpunkte der Schnittebenen des linken Ventrikels im 4-Kammerblick ist im Prinzip zwar geeignet, falsch positive regionale Wandbewegungsstörungen weitgehend auszuschließen (Abb. 4.19, Abb. 4.20), stößt jedoch in einzelnen Fällen an methodische Grenzen. So ist z. B. bei großen Anteroseptalinfarkten die Herzspitze (größter Abstand von der Mitte der Herzbasis zur Herzspitze) durch Auswalzung nicht mehr genau zu definieren. In der parasternalen kurzen Achse

Tabelle 4.3. Vor- und Nachteile der Quantifizierung der Wandexkursion des linken Ventrikels gegenüber der regionalen Wandverdickung

Wandexkursionen	**Wandverdickung**
Vorteile	
• Die gesamte Zirkumferenz des linken Ventrikels ist besser meßbar • Besser definierbares Endokard	• Unabhängig von Referenzpunkten • Nicht verfälscht durch Translation oder Rotation
Nachteile	
• Methodenabhängig • Verfälschung durch Translation oder Rotation	• Selten meßbar in der gesamten Ventrikelzirkumferenz • Nicht vergleichbar mit anderen Methoden (z. B. RNV, Ventrikulographie) • Unsicher in den apikalen Schnitten

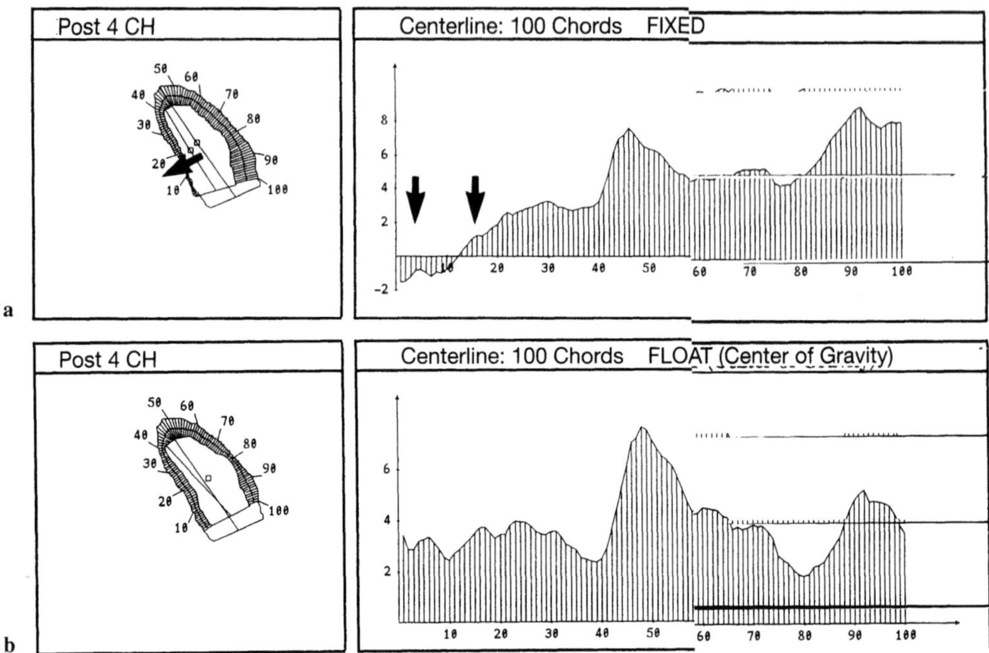

Abb. 4.19. Durch Translationsbewegung nach septal wird im 4-Kammerblick (Centerline-Methode) ohne Schwerpunktüberlagerung eine basale Septumhypokinesie, im Lateralbereich eine Hyperkinesie dargestellt (a). Nach Überlagerung der Schwerpunkte stellt sich ein normal kontrahierender linker Ventrikel dar (b).

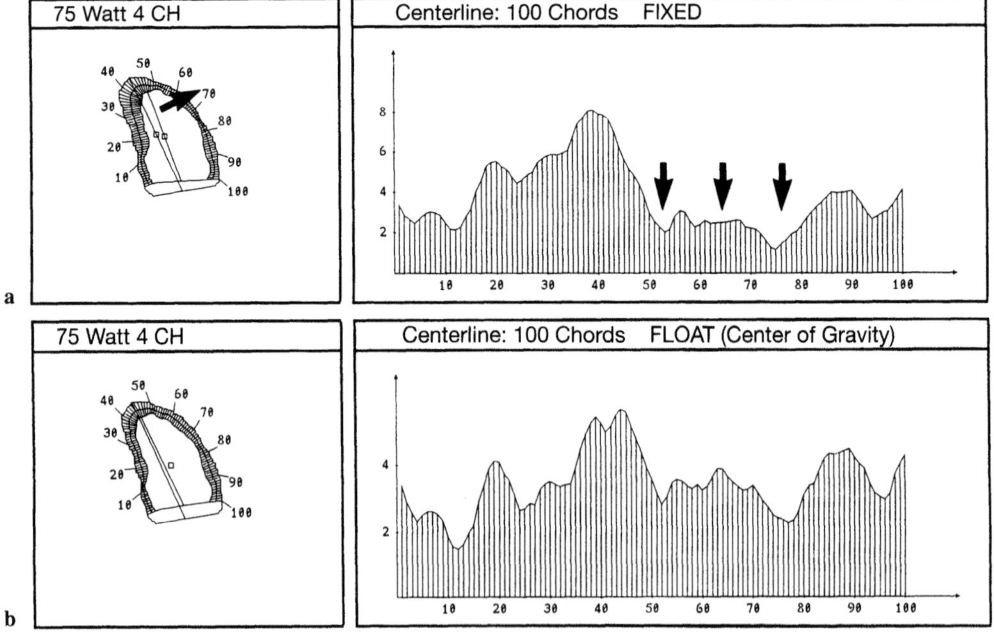

Abb. 4.20. Durch Kippbewegung des Herzens nach lateral wird ohne Schwerpunktüberlagerung eine laterale Hypokinesie vorgetäuscht (**a**). Nach Schwerpunktüberlagerung zeigt sich ein normales Kontraktionsprofil (**b**).

kommt es beim Auftreten von regionalen Wandbewegungsstörungen zu einer Verschiebung des Mittelpunkts der Ventrikelfläche in Richtung der kontraktionsgestörten Wand. Aus der Superposition der Mittelpunkte resultiert dann eine Verminderung oder ein gänzliches Verschwinden der Kontraktionsstörung (Abb. 4.21).

Somit empfiehlt sich für die Auswertung der apikalen Schnitte die Centerline-Methode *mit* Achsen- bzw. Schwerpunktüberlagerung („floating"), für die Auswertung der parasternalen Achse hingegen sollte diese *nicht* verwendet werden („fixed"). Computerauswertungen, die beträchtlich vom visuellen Eindruck eines erfahrenen Untersuchers abweichen, sollten mit äußerster Zurückhaltung bewertet, wenn nicht ganz verworfen werden.

Dies gilt in besonderem Maße für schräg angeschallte Ventrikelstrukturen, die in der parasternalen kurzen Achse Hypokinesien anteroseptal und posterolateral vortäuschen können.

Eine weitere Fehlerquelle liegt in der Auswertung von ausschließlich enddiastolischen und endsystolischen Silhouetten, die die asynchrone Kontraktion verschiedener Myokardareale nicht erfassen. Diese Inhomogenität der Kontraktion wird im Zustand der Ischämie noch weiter verstärkt. Eine Bild-für-Bild-Analyse kann diesen Nachteil zwar ausgleichen, ist aber mit einem erheblichen Zeit- und Rechneraufwand verbunden und bisher nur im Rahmen wissenschaftlicher Studien eingesetzt worden.

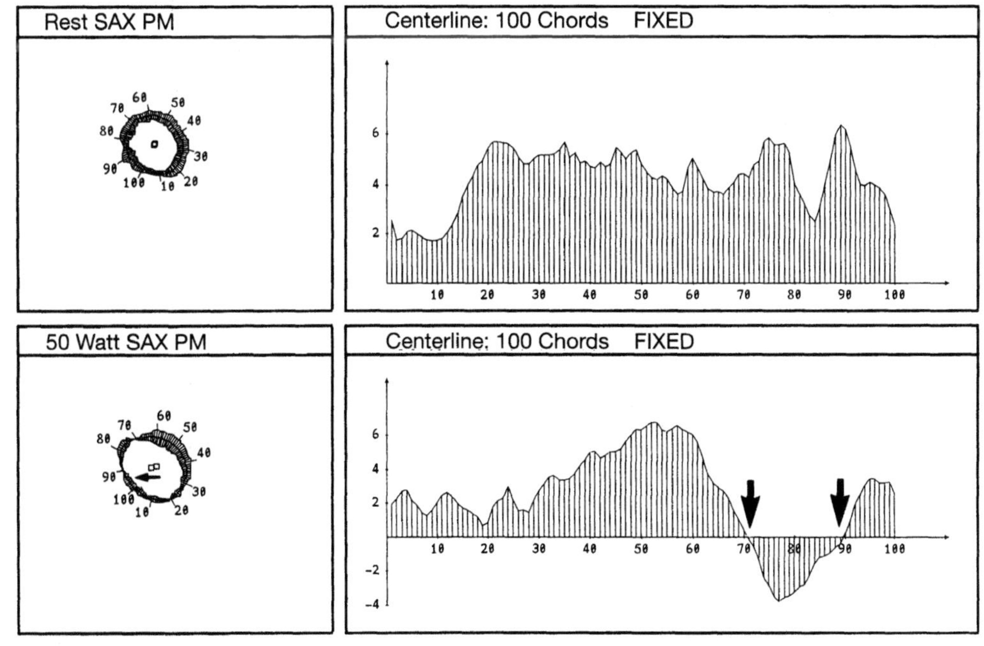

Abb. 4.21a-b. Linksventrikuläre Wandbewegungen eines Patienten mit signifikanter proximaler LAD-Stenose, ausgewertet mit der Centerline-Methode ohne Schwerpunktüberlagerung in der parasternalen kurzen Achse. In Ruhe (**a**): weitgehend normale Wandexkursionen.
Unter Belastung (**b**): bei 50 Watt Nachweis einer septalen Kontraktionsstörung. Der Flächenschwerpunkt wandert in Richtung der Kontraktionsstörung.

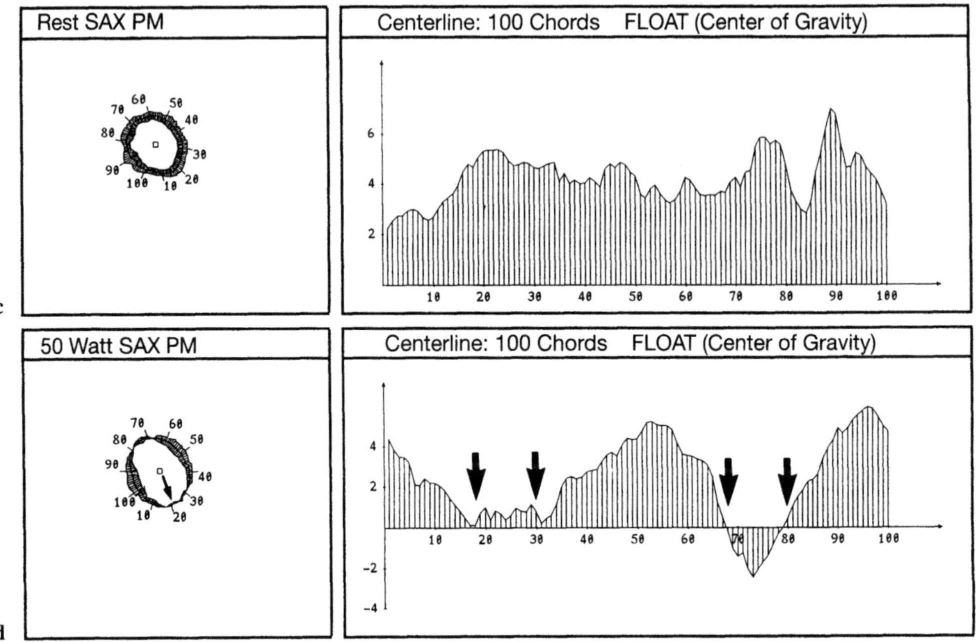

Abb. 4.21c-d. Nach Überlagerung der Schwerpunkte der gleichen Konturen: In Ruhe (**c**): normale Wandexkursion. Unter Belastung (**d**): die septale Kontraktionsstörung erscheint deutlich geringer ausgeprägt. Zusätzlich zeigt sich eine falsch-positive Hypokinesie.

4.2.2.4 Globale linksventrikuläre Funktion

Das linksventrikuläre endsystolische Volumen zeigt unabhängig von der Körperposition und dem Trainingszustand der Probanden sowohl monoplan als auch biplan eine signifikante Abnahme unter Belastung (4, 8, 19).
Bezüglich des enddiastolischen Volumens kamen die Untersucher zu sehr unterschiedlichen Ergebnissen in Abhängigkeit vom Trainingszustand der Probanden, der Methodik und der Körperposition, so daß diese nur mit Vorbehalt vergleichbar sind (4, 6, 13, 16, 21, 28) (Abb. 4.22, Tabelle 4.4).

Zusammenfassend kann gesagt werden, daß bei untrainierten Probanden unter Belastung im Liegen eine allenfalls geringe initiale Zunahme des enddiastolischen Volumens zu erwarten ist. Bei trainierten Probanden, insbesondere bei Hochleistungssportlern, wird das Herzminutenvolumen nicht nur durch Frequenzsteigerung, sondern auch durch das Wirksamwerden des Frank-Starling-Mechanismus erhöht, wobei ein stärkerer initialer Anstieg im Sitzen zu erwarten ist (27).

Die linksventrikuläre Auswurffraktion stieg in allen Studien um mindestens 10% an (4, 6, 13, 19). Bei Betrachtung der Untersuchungen, die eine monoplane Volumenbestimmung durchgeführt hatten, fielen für die Auswurffraktion höhere maximale Werte auf als in den Studien, bei denen biplan gemessen wurde.

Ferner lagen die Werte für die Ruhe-Auswurffraktion und das diastolische Volumen bei den Probanden, die im Liegen belastet wurden, höher als bei Probanden in aufrechter Position (4). Der Quotient aus systolischem Blutdruck und endsystolischem Volumenindex,

Tabelle 4.4. Bisher publizierte 2-D-echokardiographische Normalwerte der globalen linksventrikulären Funktion in Ruhe und unter/nach maximaler körperlicher Belastung (Mittelwerte ± 1 SD) von untrainierten Probanden (Werte gerundet)

Autor Jahr	Zwehl et al. 1981		Gehring et al. 1993		Mertes et al. 1991		Schairer et al. 1991		Schairer et al. 1992	
Probanden(n)	10		13		50		6		15	
Meßzeitpunkte	Ruhe – unter max. Bel.		Ruhe – alle 2 min. unter Bel.		Ruhe – unter max. Bel.		Ruhe – nach max. Bel.		Ruhe – unter max. Belastung	
Volumenbestimmung	biplan (kurze Achse, 4-CH)		biplan (kurze Achse, 4-CH)		monoplan (4-CH)		M-Mode-Diameter		M-Mode-Diameter	
Körperposition	liegend		liegend		halbsitzend		sitzend		sitzend	
Meßwerte (MW + ISD)	Ruhe	Belastung	Ruhe	Belastung	Ruhe	Belastung	Ruhe	Belastung	Ruhe	Belastung
ESV (ml)	–	–	–	–	42,9±13,3	13,5± 5,5	55,0±17,0	26,0±14,0	33,0±11,0	16,0± 4,0
EDV (ml)	–	–	–	–	98,0±24,0	89,0±21,0	130,0±16,0	98,0±14,0	96,0±20,0	92,0±18,0
ESVI (ml/m²)	28,1± 5,6	20,8± 4,3	23,7±3,7	18,2± 4,3	22,1± 6,9	7,1± 3,1	–	–	–	–
EDVI (ml/m²)	76,7±15,7	75,4±16,2	72,5±8,2	84,8±21,4	53,0±12,0	45,0±12,0	70,0±10,0	52,0± 7,0	–	–
ESA (cm²)	11,0± 0,6	8,8± 1,4	10,4±2,2	7,7± 2,1	–	–	–	–	–	–
EDA (cm²)	19,6± 3,4	19,4± 3,7	22,5±2,1	23,5± 6,2	–	–	–	–	–	–
HI (l/min/m²)	–	–	3,6±0,6	9,2± 2,3	–	–	2,6± 0,7	5,1± 1,3	–	–
EF (l/min/m²)	63,4± 6,3	72,1± 5,7	66,4±5,4	77,5± 5,2	59,0± 6,0	85,0± 4,0	57,0±12,0	74,0±12,0	66,0± 8,0	82,0± 3,0
SV (ml)	–	–	–	–	–	–	75,0±17,0	71,0±13,0	63,0±15,0	76,0±16,0
SVI (ml/m²)	–	–	48,7±8,3	66,6± 5,4	–	–	40,0±10,0	38,0± 6,0	–	–

ESV = endsystolisches Volumen, EDV = enddiastolisches Volumen, ESVI = endsystolischer Volumenindex, EDVI = enddiastolischer Volumenindex, ESA = endsystolische Fläche, EDA = enddiastolische Fläche, HI = Herzindex, EF = Auswurffraktion, SV = Schlagvolumen, SVI = Schlagvolumenindex

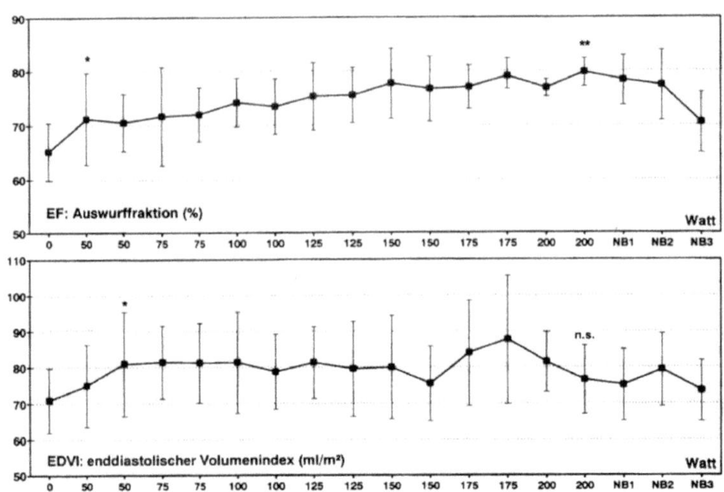

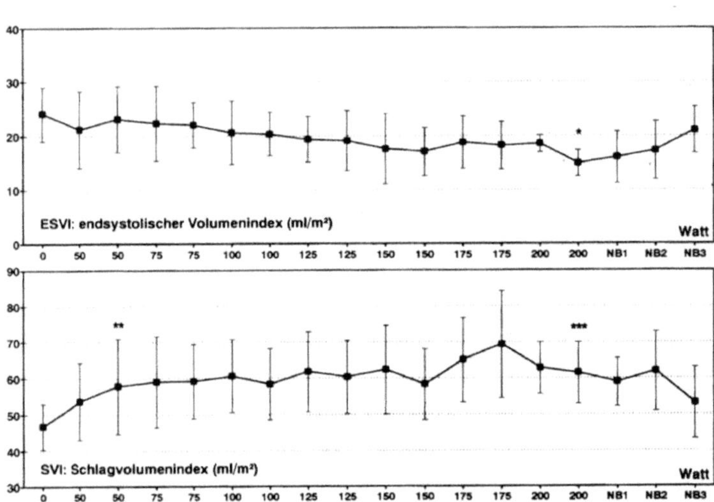

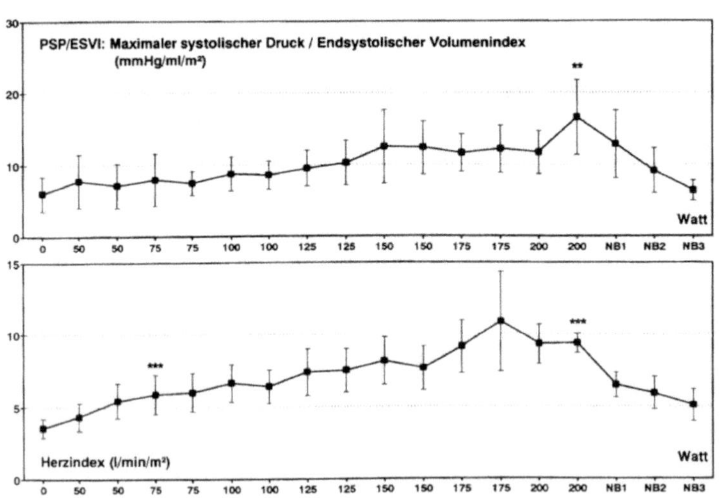

Abb. 4.22. Mittelwerte und Standardabweichungen der globalen LV-Funktionsparameter in Ruhe (Mittelwert +/– 1SD), unter stufenweiser Belastung mit Messung in der 1.–2. und 3.–4. min pro Wattstufe und in der 1.–2. min und der 5.–6. min nach Belastung (NB1, NB2, NB3) von 13 herzgesunden Probanden. Alle Probanden erreichten 150 W, 8 erreichten 175 W und 4 erreichten 200 W (6).
* = p < 0,05;
** = p < 0,001;
*** = p < 0,0001.

ein sensitiver Indikator der linksventrikulären systolischen Funktion (11), zeigt erst in den mittleren und höheren Belastungsstufen einen signifikanten Anstieg (6). Dieser Index (Emax) ist besser als die Auswurffraktion geeignet, zwischen normaler und eingeschränkter Myokardfunktion unter Belastung zu unterscheiden (8).

4.2.2.5 Regionale und globale Ventrikelfunktion in der Erholungsphase

Die Bestimmung von Normalwerten der linksventrikulären Funktionsparameter für die Erholungsphase ist wichtig, da eine regionale Myokardischämie bei Mehrgefäßerkrankungen in der Erholungsphase bis zu vier Minuten persistieren kann, während sich die durch Eingefäßerkrankungen hervorgerufene Ischämie in der Regel bereits während der ersten Erholungsminute zurückbildet (20).

> Ein Vergleich mit den Referenzwerten der einzelnen Phasen der Nach-Belastungsphase kann -insbesondere bei technisch nicht befriedigender Darstellbarkeit der echokardiographischen Schnitte unter maximaler Belastung- die Diagnose einer ischämisch bedingten Kontraktionsstörung erleichtern (6, 16, 20)

Die Zeichen eines vermehrten adrenergen Antriebs sind noch bis zu 10 Minuten nachweisbar (2). Diese Ergebnisse sind zwar nur mit Einschränkungen auf die meist schlechter belastbaren Patienten mit koronarer Herzkrankheit übertragbar, es erscheint jedoch dennoch geboten, die Untersuchung erst nach einer mindestens 4–6minütigen Erholungsphase zu beenden.

> Für Echokardiographielabors, die neben der noch weit verbreiteten qualitativen Beurteilung auch eine quantitative Auswertung anstreben, empfiehlt es sich, eigene Normalwerte zu erheben, um den jeweiligen methodischen Besonderheiten Rechnung zu tragen.

Ausblick
Die Erkennung einer regionalen linksventrikulären Wandbewegungsstörung unter Belastung ist neben der inadäquaten globalen linksventrikulären Funktion ein wichtiger Parameter der regionalen Myokardischämie. Voraussetzungen für eine quantitative Objektivierung regionaler Wandbewegungsstörungen sind jedoch Normalwerte für die regionale Wandexkursion und Wandverdickung. Die Centerline Methode scheint aufgrund mehrerer Studien gegenüber den Radiantenmethoden bezüglich der regionalen Myokardkinetik eine geringere Streubreite der Normreferenzwerte aufzuweisen (6, 7, 13, 24).

> Die Ergebnisse verschiedener Studien unter Verwendung der Centerline- und Radialachsenmethoden zeigen, daß allein aufgrund der verfügbaren Normreferenzwerte eine Unterscheidung zwischen normaler und hypokinetischer Wandbewegung nicht ausreichend zuverlässig möglich ist, da sich die Werte stark überlappen. Da jedoch bei der Belastungsuntersuchung jeder Patient seine eigene Kontrolle darstellt, kann die Quantifizierung der regionalen Wandbewegung durchaus die Sicherheit der Beurteilung erhöhen und die Reproduzierbarkeit verbessern (siehe Kapitel 4.2.3).

In Zukunft wird sicherlich die quantitative Belastungsechokardiographie von der automatischen Konturerkennung profitieren, die eine quantitative Echtzeiterfassung von LV-Volumina und der Auswurffraktion erlaubt. Die bisherigen Untersuchungen zeigten eine gute Korrelation (r: 0,78–0,91) (14, 18) mit handausgewerteten Off-line-Echokardiogrammen sowohl für den Vergleich endsystolischer- und enddiastolischer Flächen als auch der linksventrikulären Volumina und der Auswurffraktion. Ein weiterer vielversprechender Ansatz ist in der gewebedopplerechokardiographischen Bestimmung linksventrikulärer Funktionsparameter (Tissue-Doppler) zu sehen (26) (siehe auch Kapitel 3.5.1) sowie in der Verwendung von lungenkapillargängigen Kontrastmitteln zur besseren Definition der Endokardgrenze (3) (siehe auch Kapitel 3.5.4) und der Weiterentwicklung der dynamischen 3-D-Echokardiographie (1) (siehe auch Kapitel 2.3). Und schließlich kann bei schlechtem Schallfenster die transösophageale Echokardiographie unter pharmakologischer Belastung oder atrialem Pacing mit guter Sensitivität eingesetzt werden (12) (siehe auch Kapitel 10.4).

Literatur zu Kapitel 4.2.2

1. Buck T, Hunold P, Leischik R, Erbel R (1996) Erhöhung der Aussagekraft der Streß-Echokardiographie mittels dynamischer 3-dimensionaler Streß-Echokardiographie. (Abstract), Z Kardiol 85 (Suppl 2): 55
2. Coplan NL, Gleim GW, Nicholas JA (1989) Exercise-related changes in serum catecholamines and potassium: Effect of sustained exercise above and below lactate threshold. Am Heart J 117: 1070–1075
3. Crouse LJ (1992) Sonicated serum albumin in contrast echocardiography: improved segmental wall motion depiction and implications for Stress echocardiography. Am J Cardiol 69 (20): 42H–45H
4. Di Bello V, Santorno G, Cini G, Pentimone F, Ginanni A, Romano MF, Giusti C (1987) Cardiovascular adjustments induced by training evaluated during semisupine isotonic exercise and recovery period: An echocardiographic study. Int J Sports Med 8: 407–414
5. Erbel R, Schweizer P, Henn G, Meyer J, Effert S (1982) Apikale zweidimensionale Echokardiographie. Dtsch med Wschr 107: 1872–1877
6. Gehring J, Heinbuch S, Poller W, Hofmann H, Mond C (1992) Echokardiographische Normalwerte der globalen und regionalen linksventrikulären Funktion unter Belastung. Symposium Echokardiographische Diagnostik bei koronarer Herzkrankheit. Bernried
7. Ginzton LE, Conant R, Brizendine M (9184) Exercise subcostal two-dimensional echocardiography: A new method of segmental wall motion analysis. Am J Cardiol 53: 805–811
8. Ginzton LE, Laks M, Brizendine M (1984) Noninvasive measurement of the rest and exercise peak systolic pressure/endsystolic volume ratio: A sensitive two-dimensional echocardiographic indicator of left ventricular function. J Am Coll Cardiol 4: 509–516
9. Hoffmann R, Lethen H, Marwick T, Arnese M, Fioretti P, Pingitore A, Picano E, Buck T, Erbel R, Flachskampf FA, Hanrath P (1996) Analysis of interinstitutional observer agreement in interpretation of dobutamine stress echocardiograms. J Am Coll Cardiol 27(2): 330–336
10. Huhmann W, Duangphong K (1980) Normale Wandbewegungen des linken Ventrikels: Vergleich mehrerer Auswertemethoden. Z Kardiol 69: 818–826
11. Krayenbuehl HP (1985) Myocardial function. Eur Heart J 6 (Suppl C): 33–39
12. Marangelli V, Iliceto S, Piccinni G, De Martino G, Sorgente L, Rizzon P (1994) Detection of coronary artery disease by digital stress echocardiography: Comparison of exercise, transesophageal atrial pacing and dipyridamole echocardiography. J Am Coll Cardiol 24(1): 117–124
13. Mertes H, Nixdorff U, Erbel R, Meyer J (1991) Normalwerte der globalen und regionalen Myokardfunktion für die Belastungsechokardiographie. Z Kardiol 80: 529–536
14. Mügge A, Daniel WG, Niedermeyer J, Grote J, Hausmann D, Lichtlen PR (1992) Akustische Quantifizierung – ein neues On-line-Verfahren zur automatischen Erfassung von linksventrikulären Flächen und Flächenänderungen im Echokardiogramm. Z Kardiol 81: 681–686
15. Oberman A, Fan PH, Nanda NC, Lee JY, Huster WJ, Sulentic JA, Storey OF (1989) Reproducibility of two-dimensional exercise echocardiography. J Am Coll Cardiol 14 (4): 923–928
16. Palatini P, Bongiovi S, Mario L, Schiraldi C, Mos L, Pessina C (1995) Above-normal left ventricular systolic performance during exercise in young subjects with mild hypertension. Eur Heart J 16: 232–242
17. Picano E (ed) 1994: Stress echocardiography. Springer Berlin, Heidelberg, New York, pp 125–127
18. Perez JE, Waggoner AD, Barzilai B, Melton HE, Miller JG, Sobel BE (1992) On-line assessment of ventricular function by automatic boundary detection and ultrasonic backscatter imaging. J Am Coll Cardiol 19: 313–320
19. Percy RF, Conetta DA, Miller AB (1990) Echocardiographic assessment of the left ventricle of endurance athletes just before and after exercise. Am J Cardiol 65: 1140–1144

20. Ryan T, Vasey CG, Presti CF, O'Donnel JA, Feigenbaum H, Armstrong WF (1988) Exercise echocardiography: Detecting of coronary artery disease in patients with normal left ventricular wall motion at rest. J Am Coll Cardiol 11: 993–999
21. Schairer JR, Stein PD, Keteyian S, Fedel F, Ehrman J, Alam M, Henry JW, Shaw T (1992) Left ventricular response to submaximal exercise in endurance-trained athletes and sedentary adults. Am J Coll Cardiol 70: 930–933
22. Schiller NB (1991) Two-dimensional echocardiographic determination of left ventricular volume, systolic function and mass. Summary and discussion of the 1989 recommendations of the American Society of Echocardiography. Circulation 84 (Suppl I): 280–287
23. Schött D, Ong TS, Jaedicke W, Barmeyer J (1982) Echokardiographische Befunde unter dynamischer Belastung im Vergleich zur Hämodynamik bei Patienten mit koronarer Herzkrankheit. Herz-Kreislauf 4: 189–192
24. Sheehan FH, Bolson EL, Dodge HT, Mathey DG, Schofer J, Woo HW (1986) Advantages and applications of the centerline-method for characterizing regional ventricular function. Circulation 74: 293–305
25. Stein RA, Michielli D, Fox EL, Karsnow N (1978) Continuous ventricular dimensions in man during supine exercise and recovery. Am J Cardiol 41: 655–660
26. Wallbridge DR, Zamorano J, Ge J, Drozdz J, Erbel R (1995) Assessment of cardiac physiology by tissue Doppler echocardiography: a comparison with pressure recordings during heart catheterisation. Br Heart J 73 (suppl): 85
27. Weiss JL, Weisfeldt ML, Mason SJ, Garrison JB, Livengood SV, Fortuin NJ (1979) Evidence of Frank-Starling effect in man during severe exercise. Circulation 59: 655–661
28. Zwehl W, Gueret P, Meerbaum S, Holt D, Corday E (1981) Quantitative two-dimensional echocardiography during bicycle test in normal subjects. Am J Cardiol 47: 866–869

4.2.3 Quantitative Auswertungsmethoden: Normalwerte

Zur Beurteilung eines durch intrinsische (dynamische Streßechokardiographie) oder extrinsische (Dobutamin-Streßechokardiographie) katecholaminerge Belastung induzierten pathologischen Kontraktionsverhaltens ist es hilfreich, die physiologischen Anpassungsmechanismen unter den Belastungsbedingungen zu kennen. Hierzu dienen quantitative Hämodynamik- und Kontraktilitätsparameter herzgesunder Probanden. Diese werden im Rahmen der weiteren technischen Entwicklung inklusive der automatischen Konturdetektion auch zunehmend als Referenzwerte bedeutsam.

4.2.3.1 Dynamische Streßechokardiographie

Die dynamische Streßechokardiographie hat sich anfänglich ohne vorliegende Normalwerte etabliert. Dies steht im Gegensatz zu nuklearmedizinischen (2, 28) und angiographischen (5) Methoden.

> Heute ist die Kenntnis von quantitativen Normalwerten zu fordern, auch wenn qualitativ ausgewertet wird. So kann das Wissen um die normalen Wandbewegungsveränderungen und die richtig eingeschätzte pathologische linksventrikuläre Volumenänderung unter der Fahrradbelastung eine Interpretationshilfe sein. Dies hat nicht nur Bedeutung für die Reproduzierbarkeit, die Sensitivität und die Spezifität, sondern auch für die Qualitätssicherung.

Globale LV-Funktion: Volumina und Austreibungsfraktion

Für die globale Funktionsanalyse wird entsprechend den Empfehlungen der Amerikanischen Gesellschaft für Echokardiographie (34) das enddiastolische Endokard zu Beginn des QRS-Komplexes und das endsystolische Endokard zum Zeitpunkt der kleinsten Endokardsilhouette festgelegt (s. Kapitel 4.2.2.1). Die Berechnung der Volumina erfolgt nach der Scheibchensummationsmethode (34), wobei die Volumina vorzugsweise als Indizes (pro m² Körperoberfläche) angegeben werden. Neben dem enddiastolischen (EDVI) und endsystolischen Volumenindex (ESVI) wird die Austreibungsfraktion (EF) nach der Formel EF = (EDVI – ESVI)/EDVI × 100 errechnet.

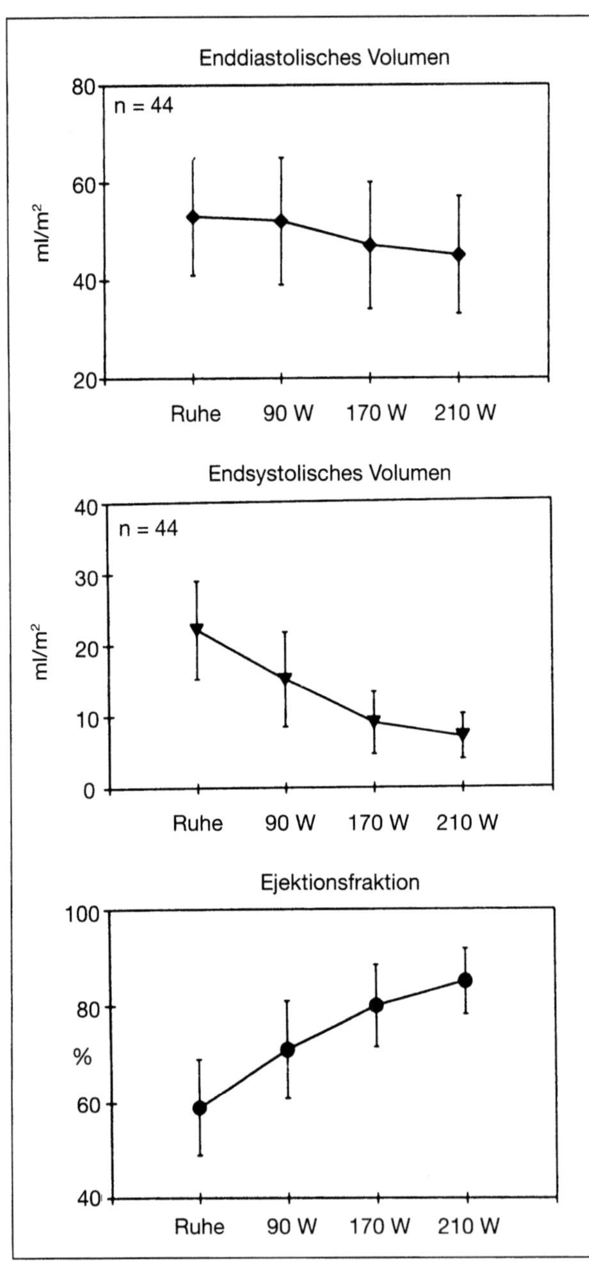

Abb. 4.23. Verlauf von enddiastolischem, endsystolischem Volumen und der Austreibungsfraktion (Ejektionsfraktion). Dargestellt sind Mittelwerte und Toleranzgrenzen (Zweiseitige Toleranzbereiche für die Vertrauenswahrscheinlichkeit ßt = 95% mit einem Toleranzbereich von 90%, Toleranzfaktor k = 1,7 für einen Stichprobenumfang n = 44). W, Watt (aus 20).

Unter der körperlichen Belastung auf der am weitesten verbreiteten halbschrägen Ergometerliege (siehe Kapitel 3.1.1.4, Abb. 3.1) kommt es zu einer hochsignifikanten Steigerung der EF (Abb. 4.23) und Abnahme des ESVI (20). In unserer Studie (20) zeigte kein einziger der 50 herzgesunden Probanden (Alter = im Mittel 28 Jahre) ein Gleichbleiben oder eine Abnahme der EF respektive eine Zunahme des ESVI. Der EDVI zeigt im Gegensatz hierzu keine gerichtete Veränderung (Abb. 4.23; [20]). Der EDVI wird wesentlich vom venösen Rückstrom determiniert. So findet im Gegensatz zu unseren Normalwerten bei dem in der Streßechokardiographie weniger üblichen Untersuchungsprotokoll der sitzenden Fahrradbelastung eine Abnahme und der Belastung im Liegen eine Zunahme des EDVI statt (11). Insgesamt scheint der EDVI ein wenig geeigneter Parameter für die Beurteilung der linksventrikulären Funktion unter dem üblichen Belastungsprotokoll zu sein, sensiblere Parameter sind das ESVI und die EF. Die hier vorgestellten Daten sind zwar an verhältnismäßig jungen Probanden erhoben worden, andererseits ist aber die fehlende Altersabhängigkeit der EF bekannt (2). Die tendenziell niedrigeren Werte der EF im höheren Alter sind vorwiegend von der Herzfrequenz abhängig (2). Andere Autoren (45) fanden ähnliche Ergebnisse zu den Normalwerten der dynamischen Streßechokardiographie bei älteren Probanden (EDVI-Abfall im Mittel: 77 → 75 ml/m²; ESVI-Abfall im Mittel: 28 → 21 ml/m²; EF-Anstieg im Mittel: 63 → 72 %). Die Volumina in dieser Studie lagen höher als bei uns, was sich gut aus dem Protokoll der liegenden Körperposition erklären läßt. Weiterhin zeigen sich in der Radionuklid-Ventrikulographie (28) Werte, die in Übereinstimmung mit den von uns bestimmten Ruhewerten und Ergebnissen bei mittlerer Belastungsstufe stehen.

> Unter Berücksichtigung der Toleranzgrenzen kann geschlußfolgert werden, daß bei fehlender Myokard- oder Koronarerkrankung die EF unter mäßiger Belastung auf > 70 % ansteigen und der ESVI auf < 11 ml/m² abnehmen muß. Eine Zunahme des ESVI oder Abnahme der EF unter körperlicher Belastung kann als pathologisch gelten (20). Enddiastolische Volumina haben für die linksventrikuläre Belastungsfunktion wenig Aussagekraft und werden leicht von den Untersuchungsbedingungen beeinflußt (20, 38).

Regionale LV-Funktion: Wandbewegungsanalyse

> Die myokardiale Wandbewegung wird mit der Radianten- (14, 21) und der Centerline-Methode (14, 16) quantitativ analysiert (siehe Kapitel 4.2.2.3). Beide Algorithmen unterteilen die Ventrikelkontur in 100 Segmente, beginnend am basalen Septumende fortlaufend im Uhrzeigersinn bis zum basalen Ende der Lateralwand unter Aussparung der Klappenebene. Bei der Radiantenmethode wird ein „Graviditätsschwerpunkt“ innerhalb der enddiastolischen Endokardsilhouette errechnet, um den herum in gleichen Winkelgraden Radianten festgelegt werden. Die relative Längendifferenz von enddiastolischem und endsystolischem Radianten entspricht der lokalen prozentualen Flächenverkürzung. Bei der Centerline-Methode wird zwischen der enddiastolischen und endsystolischen Endokardsilhouette eine Mittellinie berechnet, auf der im rechten Winkel Segmente positioniert werden, die in ihrer Länge der prozentualen Verkürzungsfraktion entsprechen (14, 20).

Bei der Analyse beider Methoden zeigen sich beim Herzgesunden breite Streubereiche in Ruhe für das basale septale Segment, bei der Radiantenmethode auch für das mittlere septale Segment (Abb. 4.24). Für das apikale septale und laterale Segment ist die Streuung für die Radiantenmethode am geringsten, während die Streuung der Centerline-Methode hier zunimmt. Bei den mittleren und basalen lateralen Anteilen verläuft die Streuung für beide Methoden gleich. Unter Belastung ergibt sich für die Centerline-Methode das gleiche

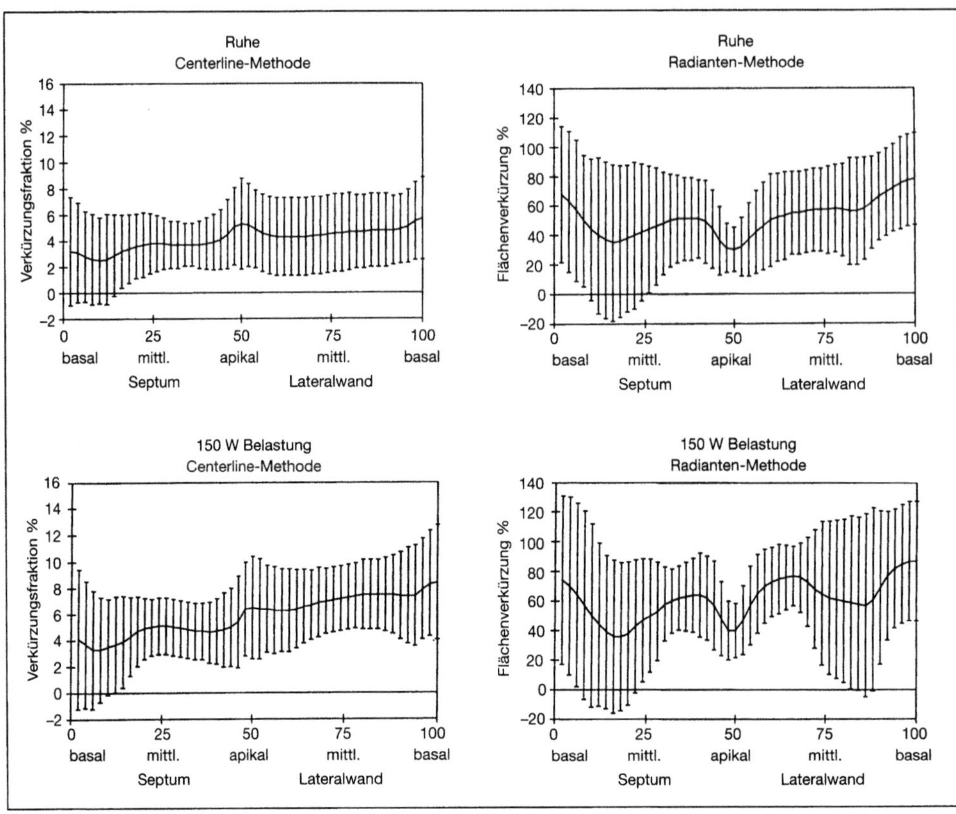

Abb. 4.24. Mittelwerte der mit der Centerline-Methode bestimmten Verkürzungsfraktion (links) und der mit der Radiantenmethode bestimmten Flächenverkürzung (rechts) in Ruhe (oben) und unter Belastung (unten) mit Toleranzgrenzen (Statistik der Toleranzgrenzen siehe Legende der Abb. 4.23). W, Watt (aus 20).

Verlaufsmuster wie in Ruhe. Für die Radiantenmethode nimmt die Streuung der mittleren und der meisten lateralen Segmente stark zu. Es ist damit festzustellen, daß die septalbasalen Abschnitte bei beiden Methoden unbrauchbar sind, die systolische Interaktion mit der Aortenklappe führt zu Toleranzbereichen bis unterhalb der Nullinie. Insgesamt scheint die Centerline-Methode unter der Belastung der Radiantenmethode überlegen zu sein. Radiantenmethoden setzen zur Konstruktion der linksventrikulären Längsachse die Identifikation des Apex voraus (siehe auch Kapitel 4.2.2.3). Dies entfällt bei der Centerline-Methode, weil kein internes Referenzzentrum benötigt wird (37). Eine Achsen- oder Schwerpunktkorrektur wird von uns vermieden, da in hypo- und akinetischen Bezirken Kontraktilität vorgetäuscht werden kann (9, 26). Andere (12) fanden vergleichbar mit unseren Ergebnissen bei Normalprobanden eine signifikante Steigerung der regionalen Flächenverkürzung, ebenfalls aber auch eine erhebliche Variabilität.

Zum derzeitigen Zeitpunkt kann aufgrund der Variabilität und dem großen manuellen Analyseaufwand die quantitative Auswertung der dynamischen Streßechokardiographie noch nicht für die alltägliche klinische Routine empfohlen werden. Die technische Weiterentwicklung (Bildauflösung und Bildrate; 13) und Einführung innovativer Techniken, wie die akustische Quantifizierung (27), Kontrastechokardiographie (3) und Gewebe-Doppler-Echokardiographie (siehe Kapitel 3.5.1; 22), wird die Referenz von Normalwerten zunehmend notwendig machen.

4.2.3.2 Dobutamin-Streßechokardiographie

Seit der klinischen Einführung durch Berthe und Mitarbeiter (4) im Jahre 1986 hat sich die Dobutamin-Streßechokardiographie durchgesetzt (24, 27, 32, 36), obwohl zunächst Normalwerte fehlten. Die meisten Studien beschränkten sich auf qualitative Analysen und die Beurteilung ausschließlich relativer Veränderungen im Vergleich zum individuellen Ausgangsbefund. Die technische Weiterentwicklung einer verbesserten Bildauflösung (13), EKG-synchroner Digitalisierung und Implementierung entsprechender Auswertealgorithmen in die Echokardiographiegeräte gestattet aber auch die quantitative Analyse. Diese wurde im Zusammenhang mit der Dobutamin-Streßechokardiographie im Gegensatz zur dynamischen Streßechokardiographie wegen der besseren Echogenität bereits häufiger in der Literatur beschrieben (1, 23, 24, 27). Wir (23) haben anhand von Untersuchungen gesunder Probanden (n = 14; Alter = im Median 25 Jahre) nach dem international üblichen Titrationsprotokoll (1, 4, 15, 27, 31, 32, 36, 41, 42; siehe Kapitel 3.2.1.5) Normalwerte der Hämodynamik als auch der globalen und regionalen linksventrikulären Funktion erstellt.

Hämodynamik: Herzfrequenz, Blutdruck und Doppelprodukt
Die Herzfrequenz wird zwar erst ab einer Dobutamindosis von 10 µg/kg/min gesteigert, aber im weiteren sukzessive und hochsignifikant (Abb. 4.25). Diese positive Chronotropie erklärt sich neben der positiven Inotropie durch die α1-agonistische Wirkung (30). Über einen zusätzlichen parasympatholytischen Effekt kann Atropin die Herzfrequenz weiter hochsignifikant steigern (Abb. 4.25). Unsere Daten zeigen, daß nur die zusätzliche Atropinapplikation die üblicherweise geforderte submaximale Herzfrequenz von (220-Lebensjahre) × 0,85 (17) gewährleistet. Diese pharmakodynamischen Befunde beim gesunden Probanden stellen die Grundlage dafür dar, daß klinisch die Sensitivität der Aufdeckung einer koronaren Herzkrankheit durch die zusätzliche Atropingabe nachweislich erhöht wird (17). Der systolische und diastolische Blutdruck wird bei mittlerer Dobutamindosis ebenfalls angehoben (α1-adrenerge Wirkung), die höheren Dosen und Atropin bleiben allerdings wirkungslos (Abb. 4.25). Grund hierfür ist ein Barореflexmechanismus durch das erhöhte Auswurfvolumen. Weiterhin führen entsprechende Wirkspiegel zur zusätzlichen Wirkung auf periphere α2-Adrenozeptoren, die eine relative Vasodilatation zur Folge haben. Der Metabolit 3-o-Methyldobutamin besitzt 1-adrenorezeptorisch antagonistische Wirkung, was ebenfalls den peripheren Widerstand potentiell senkt (30, 40). Zu einem absoluten Blutdruckabfall kommt es allerdings bei Normalprobanden nicht, wie er bei 20% der Patienten beobachtet werden kann (15, 41). Die potentiell ischämieinduzierende Herzarbeit gemessen am Doppelprodukt aus systolischem Blutdruck und Herzfrequenz wird beginnend mit 5 µg/kg/min sukzessive durch jede Titrationsstufe gesteigert (Abb. 4.25). Dies rechtfertigt das übliche Dobutamin-Streßechokardiographie-Protokoll (1, 4, 15, 27, 31, 32, 36, 41, 42). Wichtig sind diese Befunde auch für die sogenannte Low-dose Dobutamin-Echokardiographie zur Untersuchung von Postinfarktpatienten. Während vitales aber nicht kontrahierendes Myokard („stunning", „hibernating") durch niedrige Dosen von Dobutamin wegen seiner erhaltenen Inotropiereserve nachgewiesen werden kann (siehe Kapitel 5.1.6), ist eine gleichzeitige Ischämieinduktion prinzipiell unerwünscht. Einige Untersucher (39) konnten in diesem Zusammenhang finden, daß übliche Dosierungen bis 12 µg/kg/min zwar spezifisch sind, daß aber nur die hämodynamisch nicht beeinflussende Dosierung von 4 µg/kg/min eine ausreichende Sensitivität (86%) erreicht.

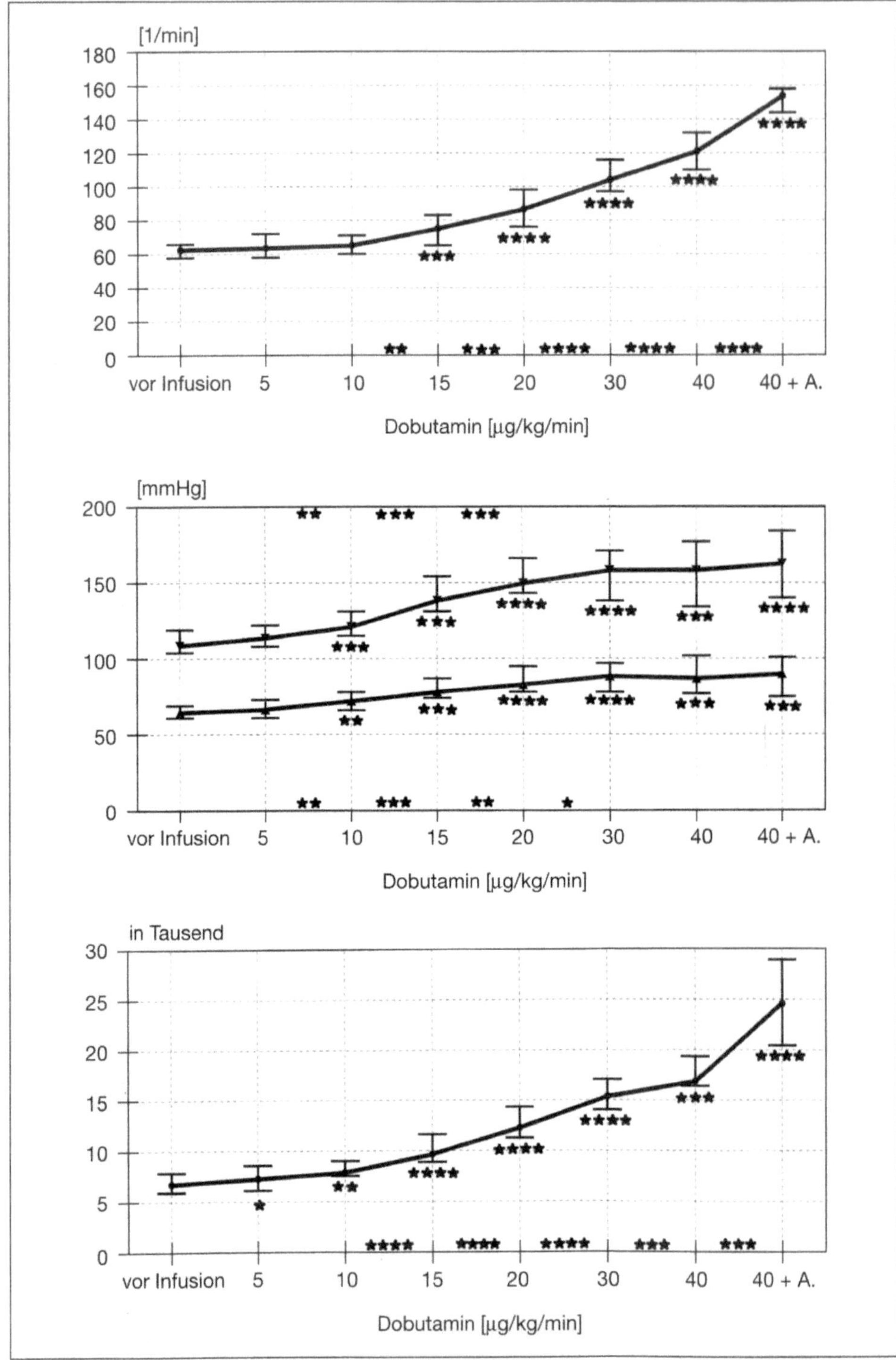

Abb. 4.25. Herzfrequenz (oben), Blutdruckverlauf (Mitte) sowie Verlauf des Doppelprodukts (systolischer Blutdruck × Herzfrequenz; unten) während Dobutamintitration. * p < 0,05, ** p < 0,01, *** p < 0,001, **** p < 0,0001. Sterne (*) unterhalb der Meßwerte bezeichnen das Signifikanzniveau im Vergleich zum Ausgangswert, solche am oberen und unteren Rand der Graphik im Vergleich zum Meßwert der vorausgegangenen Titrationsstufe (aus 23). Wiedergabe mit freundlicher Genehmigung des Georg Thieme Verlags, Stuttgart.

Globale LV-Funktion: Volumina und Austreibungsfraktion

Die Volumina und EF und ihre Normalwerte sollten wie bei der dynamischen Streßechokardiographie (siehe Kapitel 4.2.3.1) nach den Empfehlungen der Amerikanischen Gesellschaft für Echokardiographie (34) bestimmt werden. Physiologischerweise kommt es zu einer sukzessiven signifikanten Verkleinerung des ESVI und Zunahme der EF unter der Dobutamintitrierung (Abb. 4.26).

Beides erklärt sich zwanglos als Epiphänomen des inotropen Effekts (31). Der EDVI erweist sich nicht als diskriminatorische Variable, nur die höchste Dosierung in Kombination mit Atropin führt zu einem Abfall dieses Parameters (Abb. 4.26). Das Parasympatholytikum erzielt dies wahrscheinlich durch eine Verkürzung der Diastole und eine relative Reduktion des venösen Rückflusses. Diese Ergebnisse decken sich mit den Normalwerten der dynamischen Streßechokardiographie (20; siehe Kapitel 4.2.3.1) und den Normalwerten der Radionuklidventrikulographie (28). Neben der intrinsischen katecholaminergen Kontraktilitätssteigerung ändert sich der EDVI auch hier nicht gerichtet. Dies gilt nur für die halbschräge Ergometervorrichtung, die im Gegensatz zu sitzenden Protokollen (12) die Vorlast kaum beeinflußt (siehe Kapitel 4.2.3.1). In Analogie sind für Dobutamin ebenfalls keine Vorlaständerungen beschrieben (31). Die gefundenen Normalwerte und Quartilen stellen Referenzwerte für die quantitative Dobutamin-Streßechokardiographie dar. Die Sensitivität des Verfahrens, das von den meisten Autoren bisher nur qualitativ (z. B. Befund einer „antero-septalen Hypokinesie“, 36) oder semi-quantitativ mittels eines Wandbewegungscores (32, 34, 36) verwendet wurde, kann durch die volumetrische Analyse erhöht werden (24). Höhergradige Formen der koronaren Herzkrankheit (2- und 3-Gefäßerkrankungen) führen zu einer fehlenden oder im Vergleich zu unseren Normalwerten umgekehrten Veränderung der systolischen Funktionsparameter unter Dobutamin-Stimulation (24). Wir konnten den Informationszugewinn in der nichtinvasiven Restenosediagnostik zeigen, wobei dies insbesondere für die Fälle gilt, bei denen durch einen vorausgegangenen Infarkt bereits in Ruhe Wandbewegungsstörungen vorliegen, die nur schwierig von solchen der Ischämieinduktion abzugrenzen sind (19). Mit der weiteren Verbesserung der Bildauflösung (13) und Bildrate werden in Zukunft Analyseverfahren mit automatischer Konturdetektion bereits „on line“ Veränderungen der Ventrikelgröße erlauben. Eine erste Arbeit mit Applikation eines solchen Systems während Dobutamin-Streßechokardiographie liegt bereits vor (27). Lungengängige Echokontrastmittel können die Endokarderkennung während der Streßechokardiographie weiter präzisieren (3).

Die qualitative Einschätzung, insbesondere der EF und des ESVI, kann in der gedanklichen Gegenüberstellung zu den vorliegenden Normalwerten hilfreich sein, wenn bei schlechter Echogenität die genaue Endokard- und Myokardidentifikation schwerfällt und die Abgrenzung einer segmentalen Wandbewegungsstörung nicht hinreichend gelingt. Die Konkordanz zwischen visuellen Abschätzungen und quantitativen Werten ist beschrieben (44), ist aber erheblich von der Untersuchungserfahrung abhängig (29).

Regionale LV-Funktion: Wandbewegungsanalyse

Die quantitativen Wandbewegungsanalysen des Herzgesunden werden in der Abbildung 4.27 graphisch dargestellt. Die am häufigsten verwendeten Algorithmen der Radianten- und Centerline-Methode sind in Kapitel 4.2.2.3 beschrieben und in ähnlicher Weise für die Erstellung der Normalwerte der dynamischen Streßechokardiographie verwendet worden (siehe Kapitel 4.2.3.1). Physiologischerweise wird für beide Algorithmen (Radiantenmethode und Centerline-Methode [Abb. 4.27]) deutlich, daß bereits vor inotroper Stimulation

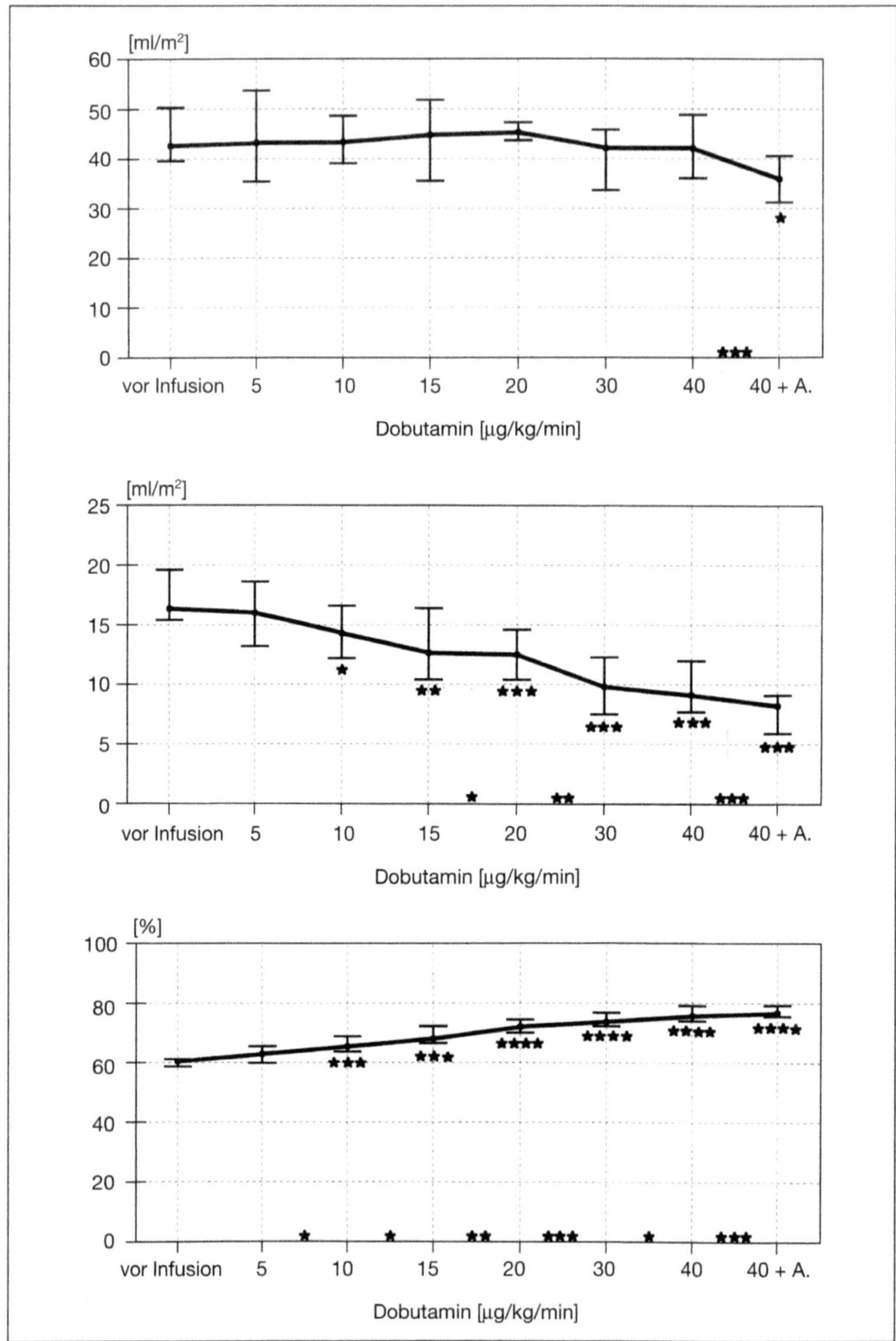

Abb. 4.26. Verlauf des enddiastolischen Volumenindex (EDVI; oben), des endsystolischen Volumenindex (ESVI; Mitte) und der Austreibungsfraktion (Ejektionsfraktion = EF; unten). * $p < 0{,}05$, ** $p < 0{,}01$, *** $p < 0{,}001$, **** $p < 0{,}0001$. Sterne (*) unterhalb der Meßwerte bezeichnen das Signifikanzniveau im Vergleich zum Ausgangswert, solche am unteren Rand der Graphik im Vergleich zum Meßwert der vorausgegangenen Titrationsstufe (aus 23). Wiedergabe mit freundlicher Genehmigung des Georg Thieme Verlags, Stuttgart.

eine topographische Heterogenität der Kontraktion zugunsten der posterolateralen Wand besteht. Wenn auch unter der Stimulation eine zirkumferente Kontraktionszunahme im Vordergrund steht, so nimmt auch die genannte kontraktile Heterogenität zu.

Die Streubereiche befinden sich über der gesamten Ventrikelzirkumferenz in einem engen Bereich und nehmen auch unter Dobutamin nur gering zu und sind im Gegensatz zu denen der dynamischen Streßechokardiographie (20; siehe Kapitel 4.2.3.1) ausgesprochen gering, so daß die quantitative Analyse Relevanz für die klinische Routine gewinnt.

Die höhere Genauigkeit erklärt sich aus der standardisierten ruhenden Linksseitenlage, der fehlenden Tachypnoe mit geringerer Lungeninterposition zwischen Herz und Thorax und der besseren Transducer-Positionierung. Die Radiantenmethode scheint unter diesen optimaleren Bedingungen bei homogeneren Verkürzungsfraktionen und vergleichsweise geringeren Streubereichen der Centerline-Methode gering überlegen zu sein. Die Diskussion um Vor- und Nachteile der Algorithmen ist umfangreich (14, 16, 21). Ein systematischer Vergleich von 19 Methoden bestätigte die beste Genauigkeit der Radiantenmethode (14). In diesem Zusammenhang ist der fixen Methode der Vorzug einzuräumen, da bei Achsen- oder Schwerpunktkorrektur Kontraktionsstörungen kaschiert werden können (26). Für die fixe Radiantenmethode werden Werte der Reproduzierbarkeit von unter 2% mitgeteilt (8, 33). Der von uns vorzugsweise verwendete 4-Kammerblick mit der bis auf die Mitralklappe weitestreichenden Darstellung der linksventrikulären Zirkumferenz weist die höchste Sensitivität (35) auf. Die Heterogenität der Kontraktion zugunsten der posterolateralen Wand und zuungunsten der Herzspitze als auch die besonders bei der Centerline-Methode auffallende Zunahme der Streuung im posterolateralen Bereich durch die bekannte laterale Auflösungsschwäche bei parallelem Verlauf von Herzstruktur und Schallstrahl (Abb. 4.27) unterstreicht die Bedeutung von Referenzwerten. Bach und Mitarbeiter (1) wiesen auf das Problem falsch positiver Dobutamin-Streßechokardiographiebefunde im Bereich der inferioren und inferoposterioren Wand hin. In der quantitativen Beurteilung eines potentiell pathologischen Befundes muß Radiant (Segment) für Radiant (Segment) verglichen werden (10).

Die Grundsatzdiskussion „eye-ball" (qualitative, visuelle Analyse) versus „trackball" (quantitative Analyse, bei der das Endokard mittels eines Trackballs umfahren und definiert wird; 10) kann durch die vorliegenden Daten nicht entschieden werden. Hier gilt allerdings ähnliches wie bei der Volumetrie: Quantitative Normalwerte helfen bei der qualitativen Befundung. Die technische Weiterentwicklung im Sinne der automatischen Konturfindung (27) wird aber auch eine Reduktion des subjektiven Faktors (29) und eine zunehmende Standardisierung erbringen.

Während sich die von uns vorgelegten quantitativen Normalwerte mit denen anderer Autoren (25) decken, scheinen regionale Parameter semiquantitativer Wandbewegungsalgorithmen und globale Parameter aus der M-mode-Echokardiographie bei widersprüchlichen Ergebnissen weniger für eine Standardisierung geeignet zu sein (7). Der noch bestehende Vorteil qualitativer Analysen einer mentalen Integrierung des gesamten Herzzyklus (zeitliche Heterogenität des Kontraktionsablaufs [43]) als auch der gleichzeitigen Myokardverdickung (6) wird durch höhere Rechnerleistung (Bild-für-Bild-Analyse) und Bildauflösung (Epikarderkennung) relativiert werden.

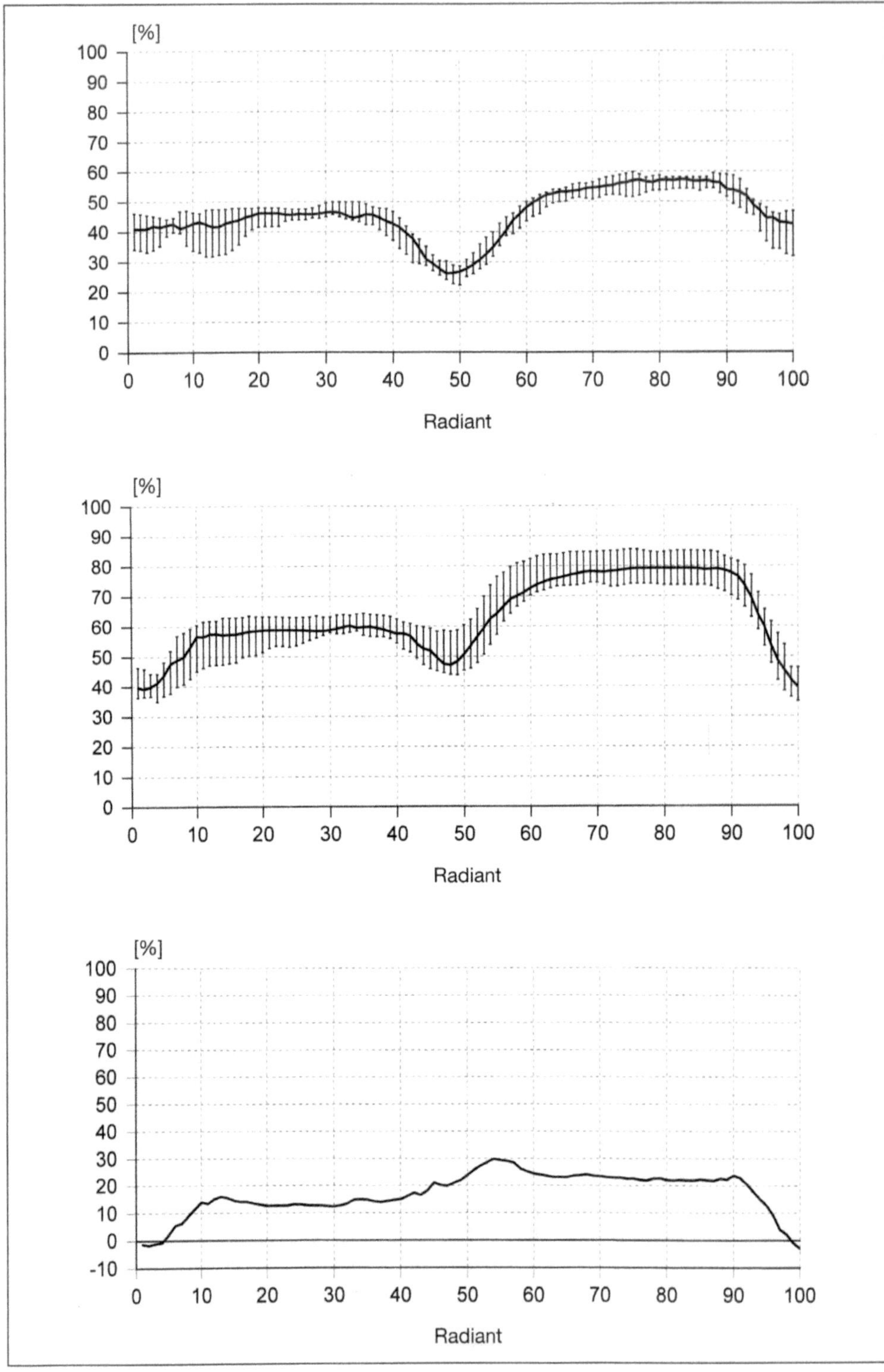

Abb. 4.27. Wandbewegungsanalyse nach der Radiantenmethode (links) und Centerline-Methode (rechts). Darstellung der Verkürzung(-sfraktion) (Ordinate) von 100 Radianten respektive Segmenten der linksventrikulären Zirkumferenz (Abszisse: von 1 = basales Septum über 50 = Apex nach 100 = basale Lateralwand) vor Infusion (oben), bei maximaler Dobutamininfusion (40 µg/kg/min) inklusive Atropinapplikation (0,5 mg; Mitte) und die

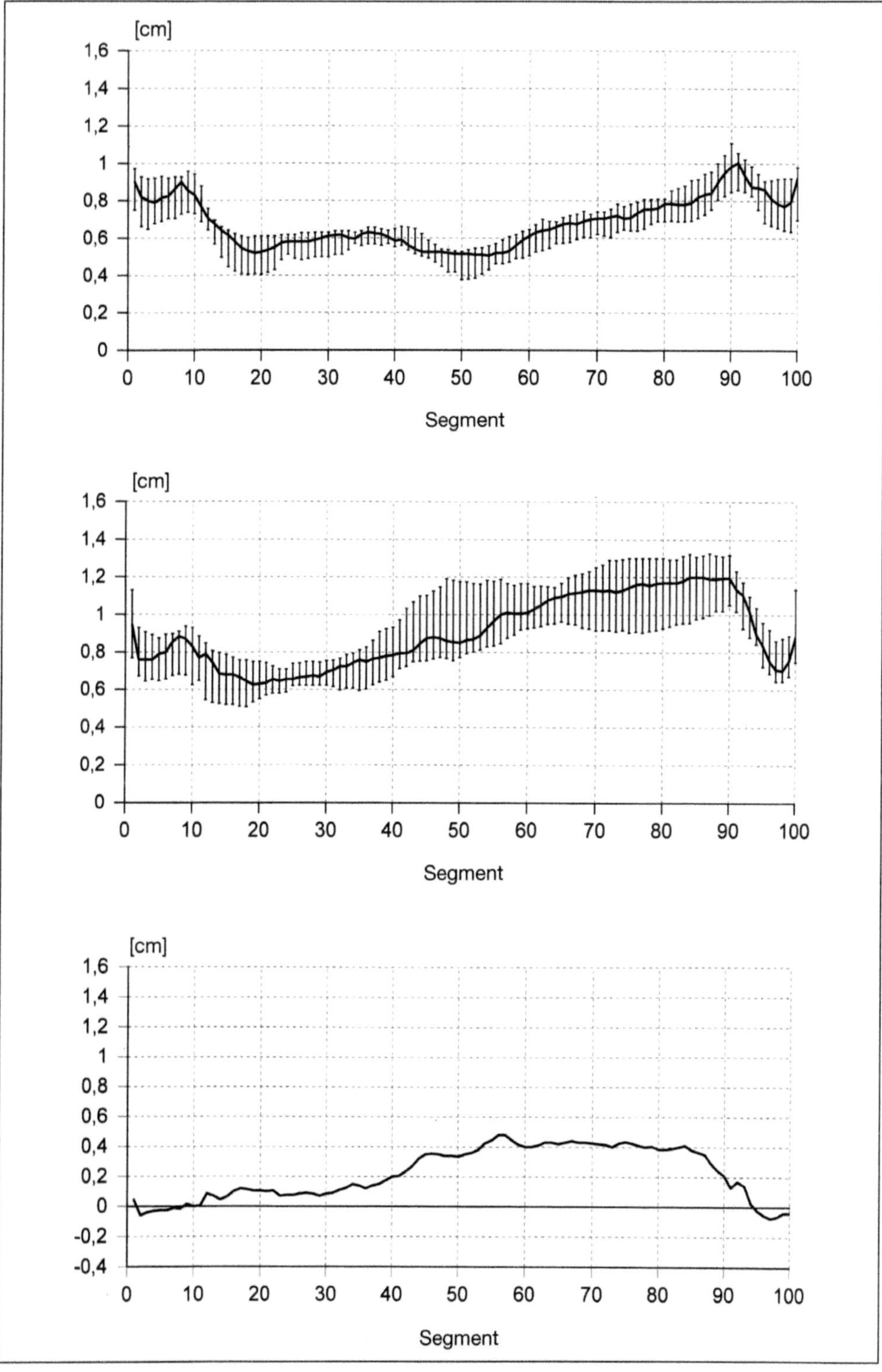

Mediandifferenzen der Verkürzung(-sfraktionen) (maximal Dobutamin inklusiv Atropin – vor Infusion) (unten). RWBA, regionale Wandbewegungsanalyse (aus 23). Wiedergabe mit freundlicher Genehmigung des Georg Thieme Verlags, Stuttgart.

Literatur zu Kapitel 4.2.3.1 und 4.2.3.2

1. Bach DS, Muller DWM, Gros BJ, Armstrong WF (1994) False positive dobutamine stress echocardiograms: characterization of clinical, echocardiographic and angiographic findings. J Am Coll Cardiol 24: 928–933
2. Bauer R, Busch U, van de Fliert E, Stettmeier H, Raab W, Langhammer HR, Pabst HW (1988) Altersabhängigkeit der Herzfunktion bei Herzgesunden. Z Kardiol 77: 632–641
3. Beckmann S, Schartl M, Bocksch W, Paeper H (1993) Streßechokardiographie: Beurteilung der linksventrikulären Funktion nach Gabe des lungengängigen Echokontrastmittels SHU 508A. Z Kardiol 82: 317–323
4. Berthe C, Pierard LA, Hiernaux M, Trotteur G, Lempereur P, Carlier J, Kulbertus HE (1986) Predicting the extent and location of coronary artery disease in acute myocardial infarction by echocardiography during dobutamine infusion. Am J Cardiol 58: 1167–1172
5. Birchler B, Hess OM, Mursakami T, Niederer P, Anliker M, Krayenbühl HP (1985) Comparison of intravenous digital subtraction cineangiography with conventional contrast ventriculography for the determination of the left ventricular volume at rest and during exercise. Eur Heart J 6: 497–509
6. Blumenthal DS, Becker LC, Bilkley BH, Hutchings GM, Weisfeldt ML, Weiss JL (1983) Impaired function of salvaged myocardium: two-dimensional echocardiographic quantification of regional wall thickening in the open-chest dog. Circulation 67: 225–230
7. Carstensen S, Ali SM, Stensgaard-Hansen FV, Toft J, Haunso S, Kelbaek H, Saunamäki K (1995) Dobutamine-atropine stress echocardiography in asymptomatic healthy individuals. The Relativity of stress-induced hyperkinesia. Circulation 92: 3453–3463
8. Erbel R (1983) Funktionsdiagnostik des linken Ventrikels mittels zweidimensionaler Echokardiographie. Steinkopff, Darmstadt
9. Force T, Parisi AF (1986) Quantitative methods for analysing regional systolic function with two-dimensional echocardiography. Echocardiography 3: 319–331
10. Foster E, Cahalan MK (1993) The search for intelligent quantitation in echocardiography: „eyeball", „trackball" and beyond (Editorial Comment). J Am Coll Cardiol 22: 848–850
11. Ginzton LE (1989) Stressechocardiography and myocardial contrast echocardiography. Cardiol Clinics 7: 494–509
12. Ginzton LE, Conant R, Brizendine M, Thigpen T, Laks MM (1986) Quantitative analysis of segmental wall motion during upright dynamic exercise: variability in normal adults. Circulation 73: 268–275
13. Görge G, Erbel R, Brennecke R, Rupprecht HJ, Todt M, Meyer J (1992) High-resolution two-dimensional echocardiography improves the quantification of left ventricular function. J Am Soc Echocardiogr 5: 125–134
14. Karsch KR, Lamm U, Blanke H, Rentrop KP (1980) Comparison of nineteen quantitative models for assessment of localized left ventricular wall motion abnormalities. Clin Cardiol 3: 123–130
15. Marcovitz PA, Bach DS, Mathias W, Shayna V, Armstrong WF (1993) Paradoxic hypotension during dobutamine stress echocardiography: clinical and diagnostic implications. J Am Coll Cardiol 21: 1080–1086
16. McGillem MJ, Mancini GBJ, DeBoe SF, Buda AJ (1988) Modification of the centerline method for assessment of echocardiographic wall thickness and motion: a comparison with areas of risk. J Am Coll Cardiol 11: 861–866
17. McNeill AJ, Fioretti PM, El-Said E-SM, Salustri A, Forster T, Roelandt JRTC (1992) Enhanced sensitivity for detection of coronary artery disease by addition of atropine to dobutamine stress echocardiography. Am J Cardiol 70: 41–46
18. Mertes H, Erbel R, Nixdorff U, Mohr-Kahaly S, Krüger S, Meyer J (1993) Exercise echocardiography for the evaluation of patients after nonsurgical coronary artery revascularization. J Am Coll Cardiol 21: 1087–1093
19. Mertes H, Erbel R, Nixdorff U, Mohr-Kahaly S, Wölfinger D, Meyer J (1991) Belastungsechokardiographie: eine sensitive Methode in der Diagnostik der koronaren Herzkrankheit. Herz 16: 355–366
20. Mertes H, Nixdorff U, Erbel R, Meyer J (1991) Normalwerte der globalen und regionalen Myokardfunktion für die Belastungsechokardiographie. Z Kardiol 80: 529–536
21. Nixdorff U, Erbel R, Pop T, Rupprecht H-J, Henrichs KJ, Mörchen S, Meyer J (1993) Long-term follow-up of global and regional left ventricular function by two-dimensional echocardiography after thrombolytic therapy in acute myocardial infarction. Int J Cardiol 41: 31–47
22. Nixdorff U, Rupprecht H-J, Mohr-Kahaly S, Kremer M, Bickel C, Meyer J (1997) Tissue Doppler echocardiography: A new method of evaluating perfusion-dependent myocardial function during PTCA. Int J Cardiol Imag 13: 99–103
23. Nixdorff U, Wagner S, Erbel R, Weitzel P, Mohr-Kahaly S, Meyer J (1995) Normalwerte für die Dobutamin-Streßechokardiographie. Dtsch Med Wschr 120: 1761–1767
24. Olson CE, Porter TR, Deligonul U, Xie F, Anderson JR (1994) Left ventricular volume changes during dobutamine stress echocardiography identify patients with more extensive coronary artery disease. J Am Coll Cardiol 24: 1268–1273
25. Panza JA, Curiel RV, Laurienzo JM, Unger EF (1994) The normal quantitative myocardial response to dobutamine in humans. Circulation 90 (Suppl I): I–391

26. Parisi AF, Moynihan PF, Folland ED, Feldman CL (1981) Quantitative detection of regional left ventricular contraction abnormalities by two-dimensional echocardiography: II. Accuracy in coronary artery disease. Circulation 63: 761–767
27. Perez JE, Waggoner AD, Davila-Roman VG, Cardona H, Miller JG (1992) On-line quantification of ventricular function during dobutamine stress echocardiography. Eur Heart J 13: 1669–1676
28. Pfisterer ME, Battler A, Zaret BL (1985) Range of normal values for left and right ventricular volumes at rest and during exercise as assessed by radionuclide angiography. Eur Heart J 6: 647–655
29. Picano E, Lattanzi F, Orlandini A, Marini C, L'Abbate A (1991) Stress echocardiography and the human factor: the importance of being expert. J Am Coll Cardiol 17: 666–669
30. Ruffolo RR (1987) The pharmacology of dobutamine. Am J Med Sci 294: 244–248
31. van Rugge FP, van der Wall EE, Bruschke AVG (1992) New development in pharmacologic stress imaging. Am Heart J 124: 468–485
32. Salustri A, Fioretti PM, Pozzoli MMA, McNeill AJ, Roelandt JRTC (1992) Dobutamine stress echocardiography: its role in the diagnosis of coronary artery disease. Eur Heart J 13: 70–77
33. Schartl M, Friedmann W, Maaß W, Schmutzler H (1986) Experimentelle Untersuchungen zur Beurteilung der Infarkt- bzw. Perfusionsdefektgröße mittels regionaler Wandbewegungsanalyse aus dem zweidimensionalen Echokardiogramm. Z Kardiol 75: 417–425
34. Schiller NB, Shah PW, Crawford M, DeMaria A, Devereux R, Feigenbaum H, Gutgesell H, Reichek N, Sahn D, Schnittger I, Silverman NH, Tajik AJ (1989) Recommendations for quantitation of the left ventricle by two-dimensional echocardiography. J Am Soc Echocardiogr 2: 358–367
35. Schnittger I, Fitzgerald PJ, Gordon EP, Alderman FL, Popp RL (1984) Computerized quantitative analysis of left ventricular wall motion by two-dimensional echocardiography. Circulation 70: 242–254
36. Segar DS, Brown SE, Sawada SG, Ryan T, Feigenbaum H (1992) Dobutamine stress echocardiography: correlation with coronary lesion severity as determined by quantitative angiography. J Am Coll Cardiol 19: 1197–1202
37. Sheehan FH, Bolson EL, Dodge HT, Mathey DG, Schofer J, Woo HW (1986) Advantages and applications of the centerline method for characterizing regional ventricular function. Circulation 74: 293–305
38. Slutzky R (1981) Response of left ventricle to stress: effects of exercise, atrial pacing, afterload stress and drugs. Am J Cardiol 47: 357–364
39. Smart S, Sawada S, Ryan T, Segar D, Atherton L, Berkovitz K, Bourdillon PDV, Feigenbaum H (1993) Low-dose dobutamine echocardiography detects reversible dysfunction after thrombolytic therapy of acute myocardial infarction. Circulation 88: 405–415
40. Sonnenblick EH, Frishman WH, LeJentel TH (1979) Dobutamine: a new synthetic cardioactive sympathetic amine. N Engl J Med 17: 17–22
41. Wagner S, Kölsch B, Nixdorff U, Kuntz S, Mohr-Kahaly S, Meyer J (1995) Dynamische intraventrikuläre Obstruktion unter Dobutaminbelastung: Korrelation zur globalen und regionalen linksventrikulären Funktion. Z Kardiol 84 (Suppl 1): 24
42. Wagner S, Mohr-Kahaly S, Nixdorff U, Kölsch B, Menzel T, Wittlich N, Meinert R, Meyer J (1996) Prospektive Untersuchung zur subjektiven Beeinträchtigung durch die Dobutaminbelastungsechokardiographie – Auswirkung auf die diagnostische Sicherheit. Z Kardiol 85: 588–595
43. Weyman AE, Hogan RD, Franklin TD, Wiske PS, Avery KS (1981) Importance of temporal heterogeneity in assessing contraction abnormalities associated with acute ischemia. Circulation 64 (Suppl IV): IV–205
44. Wong M, Bruce S, Joseph D, Lively H (1991) Estimating left ventricular ejection fraction from two-dimensional echocardiograms: visual and computerprocessed interpretation. Echocardiography 8: 1–7
45. Zwehl W, Gueret P, Meerbaum S, Holt D, Corday E (1981) Quantitative two-dimensional echocardiography during bicycle exercise in normal subjects. Am J Cardiol 47: 866–873

4.2.3.3 Arbutamin-Streßechokardiographie

Normalwerte zur quantitativen Beurteilung streßechokardiographisch gewonnener Parameter der globalen und regionalen Myokardkinetik bei der Arbutamin-Streßechokardiographie sind zwar in Vorbereitung, bis zur Drucklegung dieses Buches jedoch noch nicht publiziert worden.

Aufgrund des im Vergleich zur Substanz Dobutamin prinzipiell ähnlichen pharmakologisch-pathophysiologischen Wirkmechanismus sollten sich zwar die Auswirkungen einer Arbutamininfusion auf die Myokardkinetik nicht grundlegend von denjenigen einer Dobutamininfusion unterscheiden. Dennoch ist durch das Herzfrequenz- und blutdruckbetonte und etwas geringer inotrope Wirkprofil mit unterschiedlichen Auswirkungen auf die globale wie regionale Myokardkinetik zu rechnen.

Ganz besonders gilt dies für die aus den 2-D-Bildanalysen abgeleiteten Volumenparameter Ejektionsfraktion (DF) und endsystolisches Volumen (ESV). Die gegenüber Dobutamin etwas unterschiedlich ausfallenden Vor- und Nachlastveränderungen und die geringere Inotropiepotenz von Arbutamin lassen auch Unterschiede in den Auswirkungen auf die regionale Myokardkinetik zumindest im Ausmaß erwarten. Diese können ja heute nicht nur zweidimensional und damit konventionell-echokardiographisch, sondern mittels myokardialer Doppler-Technologie auch farbkodiert und gepulst quantitativ gemessen werden (siehe Kapitel 3.5.1 und 3.5.2). Nicht nur von akademischem Interesse dürften auch die Auswirkungen auf streß(-Doppler-)echokardiographisch gewonnene hämodynamische Fluß-, Druck-, Gradienten- und Volumenparamter sein, auf die weiter unten in Kapitel 4.3 näher eingegangen wird.

4.2.3.4 Dipyridamol-Streßechokardiographie

Normalwerte zur quantitativen Beurteilung streßechokardiographisch gewonnener Parameter der globalen und regionalen Myokardkinetik sind bisher nicht veröffentlicht worden, obwohl die Substanz Dipyridamol außerhalb Deutschlands in größerem Umfang eingesetzt wird. Da die Dipyridamol-Streßechokardiographie in der Bundesrepublik Deutschland keine große Rolle spielt, soll hier auf eine Darstellung pathophysiologisch zu erwartender Unterschiede im Vergleich zur dynamisch-ergometrischen oder zur Dobutamin-Technik verzichtet werden.

Literatur zu den Kapiteln 4.1.1, 4.1.3, 4.2.1, 4.2.3.3 und 4.2.3.4

1. Abe H, Tmotsune K (1982) Asynchronous Relaxation of the Ischemic Left Ventricle. Jap Circulation J 46: 103–112
2. Arnese M, Fioretti PM, Cornel JH, Postma-Tjoa, Reifs AEM, Roelandt JRTC (1994) Akinesis Becoming Dyskinesis During High-Dose Dobutamine Stress Echocardiography: A Marker of Myocardial Ischemia or a Mechanical Phenomenon? Am J Cardiol 73: 896–899
3. Assmann PE, Slager CJ, van der Borden SG, Tijssen JGP, Oomen JA, Roelandt JR (1993) Comparison of Models for Quantitative Left Ventricular Wall Motion Analysis from Two-Dimensional Echocardiograms During Acute Myocardial Infarction. Am J Cardiol 71: 1262–1269
4. Attenhofer CH, Pellikka PA, Sohn DW, Roger VL, Oh JK (1994) Left Ventricular Cavity Dilatation: The Unreliable Sign For Severe Ischemic Heart Disease In Dobutamine Stress Echocardiography. Circulation 90, Abstract
5. Bartunek J, Sys SU, Rodrigues AC, Van Schuerbeeck E, Mortier L, de Bruyne B (1996) Abnormal Systolic Intraventricular Flow Velocities After Valve Replacement for Aortic Stenosis. Mechanisms, Predictive Factors, and Prognostic Significance. Circulation 93: 712–719
6. Beeder C, Charuzi Y, Loh IK, Staniloff H, Swan HJC (1981) Relationship between segmental abnormalities and global left ventricular function in coronary artery disease: Validation of a theoretical model. Am Heart J 102: 330
7. Bonow RO, Vitale DF, Bacharach SL, Frederick TM, Kent KM, Green MV (1985) Asynchronous left ventricular regional function and impaired global diastolic filling in patients with coronary artery disease: reversal after coronary angioplasty. Circulation 71: 297–307
8. Buck T, Nesser HJ, Wallbridge DR, Leischik R, Erbel R (1996) Gewebe-Doppler-Echokardiographie verbessert die Erfassung regionaler Myokardischämien während Dobutamin-Stress. Z Kardiol 85 Suppl 2: 127 (Abstract)
9. Cao Q-L, Azevedo J, Snapper H, Schwartz S, Udelson J, Pandian N (1993) Automated, On-Line Determination of Left Ventricular Volumes and Ejection Fraction by Acoustic Quantification: (1) In Vitro Validation, (2) In Vivo Comparison With Radionuclide Method in Patients, (3) Examination of Factors Influencing Its Accuracy, and (4) Clinical Application. JACC 21: 275A (Abstract)
10. Castini D, Gentile F, Ornaghi M, Montani E, Lippolis A, Mangiarotti E, Esposti D, Cirino D, Maggi GC (1995) Dobutamine echocardiography: usefulness of digital image processing. Eur Heart J 16: 1420–1424
11. Dash H, Copenhaver GL, Ensminger S (1985) Improvement in regional wall motion and left ventricular relaxation after administration of diltiazem in patients with coronary artery disease. Circulation 72: 353–363

12. Devereux RB (1989) Left Ventricular Diastolic Dysfunction: Early Diastolic Relaxation and Late Diastolic Compliance. J Am Coll Cardiol 13: 337–339
13. Dißmann R, Brüggemann Th, Wegscheider K, Biamino G (1984) Normalbereiche der regionalen linksventrikulären Wandbewegung im zweidimensionalen Echokardiogramm. Z Kardiol 73: 686–694
14. Donovan CL, Armstrong WF, Bach DS (1995) Quantitative Doppler tissue imaging of the left ventricular myocardium: Validation in normal subjects. Am Heart J 130: 100–104
15. Epperlein S, Wittlich N, Mohr-Kahaly S, Erbel R, Meyer J (1994) Echokardiographische On-line-Volumetrie mittels akustischer Quantifizierung – Vergleiche zur manuellen echokardiographischen Analyse und Kineventrikulographie. Z Kardiol 83: 658–665
16. Erbel R, Brennecke R, Goerge G, Mohr-Kahaly S, Wittlich N, Zotz R, Meyer J (1989) Möglichkeiten und Grenzen der zweidimensionalen Echokardiographie in der quantitativen Bildanalyse. Z Kardiol 78: (Supplement 7): 131
17. Fujii J, Sawada H, Aizawa T, Kato K, Onoe M, Kuno Y (1984) Computer analysis of cross sectional echocardiogram for quantitative evaluation of left ventricular asynergy in myocardial infarction. Br Heart J 51: 139–148
18. Gaasch WH, Blaustein AS, Bing OHL (1985) Asynchronous (Segmental Early) Relaxation of the Left Ventricle. J Am Coll Cardiol 56: 891–897
19. Gibson DG, Prewitt TA, Brown DJ (1976) Analysis of left ventricular wall movement during isovolumic relaxation and its relation to coronary artery disease. Br Heart J 38: 1010–1019
20. Ginzton LE, Conant R, Brizendine M, Thigpen T, Laks MM (1986) Quantitative analysis of segmental wall motion during maximal upright dynamic exercise: variability in normal adults. Circulation 73: 268–275
21. Gorcsan J, Romand JA, Mandarino WA, Deneault LG, Pinsky MR (1994) Assessment of Left Ventricular Performance by On-Line Pressure-Area Relations Using Echocardiographic Automated Border Detection. JACC 23: 242–252
22. Grossman W, Tift Mann J (1978) Evidence for impaired left ventricular relaxation during acute ischemia in man. European J Cardiol 7 (Suppl): 239–249
23. Grube E, Backs B, Hanisch H, Zywietz M, Neumann G (1984) Quantitative rechnergestützte Bestimmung linksventrikulärer Kontraktionsanomalien im zweidimensionalen Echokardiogramm. II. Anwendung bei Patienten mit koronarer Herzkrankheit. Z Kardiol 73: 71–80
24. Grube E, Hanisch H, Zywietz M, Neumann G, Herzog H (1984) Rechnergestützte Bestimmung linksventrikulärer Kontraktionsanomalien mittels zweidimensionaler Echokardiographie. I. Analyse verschiedener Untersuchungsmethoden und Normalwertbestimmung. Z Kardiol 73: 41–51
25. Güell-Peris FJ, Groundstroem KWE, Sutherland GR, Stewart MJ, Fenn LN, Moran CM, McDicken N (1993) Myocardial Imaging by Colour Doppler Coded Velocity Mapping – A New Method for the Assessment of Myocardial Contractility. JACC 21: 276A
26. Haug G, Lang G, Berghoff A (1993) Systolic early relaxation in stress echo: sign of ischemia? 1st International Symposium on Stress Echo, Pisa
27. Hoyt RH, Collins SM, Skorton DJ, Ericksen EE, Conyers D (1985) Assessment of fibrosis in infarcted human hearts by analysis of ultrasonic backscatter. Circulation 71: 740–744
28. Kerber RE, Marcus ML, Ehrhardt J, Wilson R, Abboud FM (1975) Correlation between Echocardiographically Demonstrated Segmental Dyskinesis and Regional Myocardial Perfusion. Circulation 52: 1097–1104
29. Klausner SC, Blair TJ, Bulawa WF, Jeppson GM, Jensen RL, Clayton PD (1982) Quantitative Analysis of Segmental Wall Motion Throughout Systole and Diastole in the Normal Human Left Ventricle. Circulation 65: 580–590
30. Kwan OL, Wheeler K, Donaghy L, Kuvelas T, Brotherton T, Pollard T, Haines K, Dittrich H, DeMaria AN (1993) Automated Identification of Cardiac Chambers, Walls, and Valves Utilizing Hierarchical Neural Networks. Circulation 86: I–48 (Abstract)
31. Lattanzi F, Di Bello V, Picano E, Caputo MT, Talarico L, Di Muro C, Landini L, Santoro G, Giusti C, Distante A (1992) Normal Ultrasonic Myocardial Reflectivity in Athletes With Increased Left Ventricular Mass. A Tissue Characterization Study. Circulation 85: 1828–1834
32. Lattanzi F, Spirito P, Picano E, Mazzarisi A, Landini L, Distante A, Vecchio C, L'Abbate A (1991) Quantitative Assessment of Ultrasonic Myocardial Reflectivity in Hypertrophic Cardiomyopathy. J Am Coll Cardiol 17: 1085–1090
33. Laudevicius A, Berukstis E, Konsinskas E, Jablonskiene D, Ivaskeviciene L (1991) Quantitative Assessment of Transient Left Ventricular Asynergy in Coronary Artery Disease. Clin Cardiol 14: 105–110
34. Lawson WE, Swinford RD, Brown EJ Jr, Proctor C, Cohn PF (1988) Regional Relaxation Abnormalities in Coronary Artery Disease. Am J Noninvasive Cardiol 2: 148–154
35. Le Goff G, Carfora A, Delarche N, Kilpatrick DD, Besse P (1988) Long-Term Beneficial Effects of PTCA on Segmental Early Relaxation in Disease of the Left Anterior Descending Coronary Artery. Angiology 5: 466–478
36. Ludbrook PA, Byrne JD, Tiefenbrunn AJ (1981) Association of Asynchronous Protodiastolic Segmental wall Motion with Impaired Left Ventricular Relaxation. Circulation 64: 1201–1211
37. Marangelli V, Oliva S, Sorgente L, Rizzon P (1996) A Novel Approach to Digital High-Dose Dobutamine Stress Echocardiography; Peak versus Post-Peak Analysis. Circulation 94: Suppl I–141

38. Marcovitz PA, Armstrong WF (1993) A Novel Doppler Algorithm For Registration Of Left Ventricular Wall Motion: Initial Description And Clinical Experience. J Am Soc Echocardiogr S 20 (Abstract)
39. Masuyama T, Goar FGSt, Tye TL, Oppenheim G, Schnittger I, Popp RL (1989) Ultrasonic Tissue Characterization of Human Hypertrophied Hearts. In Vivo With Cardiac Cycle-Dependent Variation in Integrated Backscatter. Circulation 80: 925–934
40. Mertes H, Erbel R, Nixdorff U, Mohr-Kahaly S, Wölfinger D, Meyer J (1991) Belastungsechokardiographie: eine sensitive Methode in der Diagnostik der koronaren Herzkrankheit. Herz 16: 355–366
41. Mertes H, Nixdorff U, Erbel R, Meyer J (1991) Normalwerte der globalen und regionalen Myokardfunktion für die Belastungsechokardiographie. Z Kardiol 80: 529–536
42. Milunski MR, Mohr GA, Perez JE, Vered Z, Wear KA, Gessler CJ, Sobel BE, Miller JG, Wickline SA (1989) Ultrasonic Tissue Characterization With Integrated Backscatter. Acute Myocardial Ischemia, Reperfusion, and Stunned Myocardium in Patients. Circulation 80: 491–503
43. Moon KT, Hall CS, Mobley J, Kaushikkar S, Baumann CM, Miller JG, Perez JE (1995) Quantitative Segmental Myocardial Thickening: A New Ultrasonic Approach Based on Integrated Backscatter Imaging. Circulation 92: Suppl I–733 (Abstract)
44. Oberman A, Fan P, Nanda NC, Lee JY, Huster WJ, Sulentic JA, Storey OF (1989) Reproducibility of Two-Dimensional Exercise Echocardiography. J Am Coll Cardiol 14: 923–928
45. O'Brien PD, O'Brien WD, Rhyne TL, Warltier DC, Sagar KB (1995) Relation of Ultrasonic Backscatter and Acoustic Propagation properties to Myofibrillar Length and Myocardial Thickness. Circulation 91: 171–175
46. Pandian NG, Kerber RE (1982) Two-dimensional Echocardiography in Experimental Coronary Stenosis. I. Sensitivity and Specifity in Detecting Transient Myocardial Dyskinesis: Comparision with Sonomicrometers. Circulation 66: 597–603
47. Pandian NG, Kieso RA, Kerber RE (1982) Two-dimensional Echocardiography in Experimental Coronary Stenosis. II. Relationship Between Systolic Wall Thinning and Regional Myocardial Perfusion in Severe Coronary Stenosis. Circulation 66: 603–611
48. Pandian NG, Skorton DJ, Collins SM, Falsetti HL, Burke ER, Kerber RE (1983) Heterogeneity of Left Ventricular Segmental Wall Thickening and Excursion in 2-Dimensional Echocardiograms of Normal Human Subjects. Am J Cardiol 51: 1667–1673
49. Pérez JE (1991) Ultrasound Characterization of Myocardial Hypertrophy. J Am Coll Cardiol 17: 1091–1093
50. Pérez JE. Klein SC, Prater DM, Fraser CE, Cardona H, Waggoner AD, Holland MR, Miller JG, Sobel BE (1992) Automated, On-Line Quantification of Left Ventricular Dimensions and Function by Echocardiography with Backscatter Imaging and Lateral Gain Compensation. Am J Cardiol 70: 1200–1205
51. Pérez JE, Miller JG, Wickline SA, Holland MR, Waggoner AD, Barzilai B, Sobel BE (1992) Quantitative Ultrasonic Imaging: Tissue Characterization and Instantaneous Quantification of Cardiac Function. Am J Cardiol 69: 104H–111H
52. Pérez JE, Waggoner AD, Barzilai B, Melton HE, Miller JG, Sobel BE (1992) On-line Assessment of Ventricular Function by Automatic Boundary Detection and Ultrasonic Backscatter Imaging. JACC 19: 313–320
53. Picano E, Pelosi G, Marzilli M, Lattanzi F, Benassi A, Landini L, L'Abbate (1990) In Vivo Quantitative Ultrasonic Evaluation of Myocardial Fibrosis in Humans. Circulation 81: 58–64
54. Qureshi MA, Fan L, Mueller HS, Zhu J, Wu J, Kunkel L, Nanna M (1996) New Method For Echocardiographic Quantitation Of Left Ventricular Cavity Shape In Humans: Results In Normals And Patients With Acute Anterior Myocardial Infarction. Circulation 94. Suppl I–244
55. Rothbart RM, Smucker ML, Gibson RS (1988) Overestimation by Doppler Echocardiography of Pressure Gradients Across Starr-Edwards Prosthetic Valves in the Aortic Position. Am J Cardiol 61: 475–476
56. Rousseau MF, Veriter C, Detry JMR, Brasseur L, Pouleur H (1980) Impaired Early Left Ventricular Relaxation in Coronary Artery Disease: Effects of Intracoronary Nifedipine. Circulation 62: 764–772
57. Ruttley MS, Adams DF, Cohn PF, Abrams HL (1974) Shape and Volume Changes During „Isovolumetric Relaxation“ in Normal and Asynergic Ventricles. Circulation 50: 306–316
58. Sabbah HN, Khaja F, Brymer JF, McFarland TM, Stein PD (1984) Regional Left Ventricular Systolic Function in Patients With Segmental Early Relaxation and Normal Coronary Arteries. J Am Coll Cardiol: 45–49
59. Sabbah HN, Khaja F, Brymer JF, McFarland TM, Stein PD (1985) Regional left ventricular systolic function in patients with segmental early relaxation and single-vessel coronary artery disease. Am Heart J 110: 1001–1006
60. Schiller NB, Shah PM, Crawford M, DeMaria A, Devereux R, Feigenbaum H. Gutgesell H, Reichek N, Sahn D, Schnittgger I, Silverman NH, Tajik AJ (1989) Recommendations for Quantitation of the Left Ventricle by Two-Dimensional Echocardiography. J Am Soc Echoc 2: 358–367
61. Schnittger I, Fitzgerald PJ, Gordon EP, Alderman EL, Popp RL (1984) Computerized quantitative analysis of left ventricular wall motion by two-dimensional echocardiography. Circulation 70: 242–254
62. Schröder K, Kürsten B, Völler H, Dingerkus H, Dissmann R, Schultheiss HP (1996) Wandbewegungsanalyse von Streßechokardiogrammen: „Eyeball vs. Trackball“. Z Kardiol 85 Suppl 2: 126 (Abstract)
63. Serruys PW, Wijns W, van den Brand M, Meij S, Slager C. Schuurbiers JCH, Hugenholtz PG, Brower RW (1984) Left ventricular performance, regional blood flow, wall motion, and lactate metabolism during transluminal angioplasty. Circulation 70: 25–36

64. Sharma B, Goodwin JF, Raphael MJ, Steiner RE, Rainbow RG, Taylor SH (1976) Left ventricular angiography on exercise. A new method of assessing left ventricular function in ischaemic heart disease. Br Heart J 38: 59–70
65. Takagi S, Yokota M, Iwase M, Yoshida J. Hayashi H, Sotobata I, Koide M, Saito H (1989) The important role of left ventricular relaxation and left atrial pressure in the left ventricular filling velocity profile. Am Heart J 118: 954–962
66. Takeuchi M, Fujitani K, Fukuzaki H (1985) The relation between left ventricular asynchrony, relaxation, outward wall motion and filling characteristics during control period and pacing-induced myocardial ischaemia in coronary artery disease. Int J Cardiol 9: 45–58
67. Tepiltsky I, Wurzel M, Artul S, Aygen M (1989) Segmental Early Relaxation of the Left Ventricle. Angiology 17: 803–807
68. Theroux P, Ross J Jr, Franklin D, Kemper WS, Sasayama S (1976) Regional Myocardial Function in the Conscious Dog During Acute Coronary Occlusion and Responses to Morphine, Propranolol, Nitroglycerin, and Lidocaine. Circulation 53: 302–314
69. Tunick PA, Freedberg RS, Gargiulo A, Kronzon I (1992) Exercise Doppler Echocardiography as an Aid to Clinical Decision Making in Mitral Valve Disease. J Am Soc Echocardiogr 5: 225–230
70. Upton MT, Gibson DG, Brown DJ (1976) Echocardiographic assessment of abnormal left ventricular relaxation in man. Br Heart J 38: 1001–1009
71. Vandenberg BF, Rath LS, Stuhlmuller P, Melton HE Jr, Skorton DJ (1992) Estimation of Left Ventricular Cavity Area With an On-line, Semiautomated Echocardiographic Edge Detection System. Circulation 86: 159–166
72. Vandenberg BF, Kerber RE, Skorton DJ (1994) Detection of Myocardial Viability With Ultrasound Tissue Characterization: Myocardial Contrast Echocardiography and Integrated Backscatter Imaging. Am J Cardiac Imaging 8: 113–122
73. Vered Z, Barzilai B, Mohr GA, Thomas III LJ, Genton R, Sobel BE, Shoup TA, Melton HE, Miller JG, Perez JE (1987) Quantitative ultrasonic tissue characterization with real-time integrated backscatter imaging in normal human subjects and in patients with dilated cardiomyopathy. Circulation 76: 1067–1073
74. Vilacosta I, Castillo J, San Roman A, Dominguez L, Rollan MJ, Peral V, Batlle E, Rodriguez P, Sanchez-Harguindey (1995) Prevalence and Relevance of an Early Septal Diastolic Notch During Dobutamine Stress Echocardiography. Circulation 92: Suppl I–88 (Abstract)
75. Vitale DF, Bonow RO, Gerundo G, Pelaggi N, Lauria G, Leosco D, Coltorti F, Bordini C, Rengo C, Rengo F (1995) Alterations in Ultrasonic Backscatter During Exercise-Induced Myocardial Ischemia in Humans. Circulation 92: 1452–1457
76. Wilkins GT, Gillam LD, Kritzer GL, Levine RA, Palacios IF, Weyman AE (1986) Validation of continuous-wave Doppler echocardiographic measurements of mitral and tricuspid prosthetic valve gradients: a simultaneous Doppler-catheter study. Circulation 74: 786–795
77. Williams GA, Labovitz AJ (1985) Doppler Hemodynamic Evaluation of Prosthetic (Starr-Edwards and Björk-Shiley) and Bioprosthetic (Hancock and Carpentier-Edwards) Cardiac Valves. Am J Cardiol 56: 325–332
78. Wilson CS, Krueger S, Forker AD, Weaver WF (1975) Correlation between segmental early relaxation of the left ventricular wall and coronary occlusive disease. Am Heart J 89: 474–479

4.3 Beurteilung streßdopplerechokardiographischer Parameter

4.3.1 Beurteilung linksventrikulärer hämodynamischer Parameter

Das linksventrikuläre diastolische Flußprofil wird von zahlreichen Faktoren beeinflußt. Die entsprechenden Auswirkungen lassen sich durch Veränderungen von Relaxation und Dehnbarkeit des linken Ventrikels (10, 15), aber auch von Veränderungen der Vor- und Nachlast (1) erklären.

Es konnte nachgewiesen werden, daß die Doppler-belastungsechokardiographisch gewonnenen *transmitralen diastolischen Flußparameter* im Vergleich zu den *linksventrikulären systolischen Funktionsparametern in Ruhe und während dynamischer*

Belastung bei milden und mäßiggradigen Formen der Herzinsuffizienz als sensitiver gelten können (2, 3). Andererseits zeigte sich, daß die diastolischen Flußparameter an der Mitralklappe bei hochgradiger Herzinsuffizienz häufig als falsch negativ zu bewerten sind (11). *Die rechtsventrikulären Doppler-Parameter* verändern sich in Abhängigkeit von der rechtsventrikulären *Nachlast* und sind unabhängig von der linksventrikulären *Relaxation* und *Dehnbarkeit* (2–4). Die zu erwartenden Doppler-belastungsechokardiographischen Befunde an der Mitral- und Trikuspidalklappe in Abhängigkeit vom Schweregrad der *Herzinsuffizienz* sind in Tabelle 4.5 zusammengefaßt. Diese Angaben verlieren jedoch ihre Gültigkeit jenseits des 60. Lebensjahres.

Sensitivitätsunterschiede der transmitralen Flußparameter bei verschiedenen Entitäten resultieren aus einem unterschiedlichen Anteil von Relaxations- und Dehnbarkeitsstörungen. Da eine besonders hohe Empfindlichkeit gegenüber Relaxationsstörungen besteht, verändern sich die Flußparameter insbesondere bei der *koronaren* und der *hypertensiven Herzkrankheit* frühzeitig. So wird ein Abfall des Verhältnisses V_E/V_A an der Mitralklappe auf Werte unter 1 auch ohne Störung der Wandkinetik und bei noch unauffälliger Ejektionsfraktion beobachtet. Da diese Veränderung jedoch unspezifisch ist, besitzt der Parameter im Hinblick auf die koronare Herzkrankheit ausschließlich Bedeutung als Siebtest. Dies hat jedoch auch Gültigkeit im Hinblick auf die Streß-(Doppler-)echokardiographie. Bei *Kardiomyopathien* und *Myokarditis* dagegen sind sowohl die Relaxation als auch die Dehnbarkeit gestört, was eine etwas geringere Empfindlichkeit der transmitralen Flußparameter nachsichzieht (6). Eine durch *körperliches Hochleistungstraining* bedingte Hypertrophie des linksventrikulären Myokards führt im Gegensatz zu hypertensiv- oder kardiomyopatisch bedingten Hypertrophien nicht zu einer Veränderung des Flußprofils (7). Die Hämodynamik bei *terminaler Niereninsuffizienz* ist sowohl durch eine Vorlast- wie auch eine Nachlasterhöhung gekennzeichnet. Dies bewirkt eine diastolische Funktionsstörung im Sinne einer überwiegenden Relaxationsstörung. Als ursächlich sind sowohl die begleitende *Hypertonie* als auch eine Mitbeteiligung des Myokards anzusehen (11). Bei *Herztransplantierten* besteht eine Besonderheit mit der fehlenden Erhöhung des atrialen Anteils am linksventrikulären Einstroms unter Belastung. Es handelt sich hier demnach nicht um eine linksventrikuläre Dysfunktion, sondern vielmehr um eine linksatriale Störung (17). Hämodynamisch bedeutsame Herzvitien lassen in der Regel keine Aussage zur diastolischen Ventrikelfunktion durch die Bewertung der Flußparameter zu, da Drucke und Flüsse zu heterogen verändert sind. Eine Ausnahme stellt dabei die *Aortenstenose* dar. Patienten mit hämodynamisch bedeutsamer Aortenstenose sollten jedoch keiner Belastungsuntersuchung unterzogen werden. Eine Belastungsuntersuchung ist jedoch dann angezeigt, wenn der Verdacht auf eine zusätzliche, hypertrophiebedingte Obstruktion des linksventrikulären Ausflußtraktes besteht. Nach Beginn oder Umstellung einer medikamentösen Therapie kann die zentrale Hämodynamik soweit beeinflußt werden, daß sich

Tabelle 4.5. Links- und rechtsventrikuläre diastolische Funktion in Ruhe und unter dynamischer Belastung

	V_E/V_A-transmitral		V_E/V_A-transtrikuspidal	
	Ruhe	Belastung	Ruhe	Belastung
NYHA I	> 1	< 1	> 1	> 1
NYHA II	< 1	< 1	> 1	</> 1
NYHA III	> 1	> 1	</> 1	< 1
Norm*	> 1	> 1	> 1	> 1

* Normwerte gültig bis zum Alter von 60 Jahren

die Doppler-echokardiographischen Parameter bei *Herzinsuffizienz* im Verlauf verändern. Durch die Gabe von *Diuretika* kommt es zu einer Abnahme erhöhter rechts- und linksventrikulärer Füllungsdrucke sowie zu einer arteriellen Blutdrucksenkung (16). Durch eine rechts- bzw. linksventrikuläre Nachlastsenkung kommt es zur Senkung der diastolischen Ventrikeldrucke und damit zur Begünstigung des frühdiastolischen, passiven Einstroms. Eine Vorlastsenkung, die mit einer Verminderung der Füllungsdrucke verbunden ist, kann im Falle der Unterfüllung den passiven atrioventrikulären Einstrom erschweren und damit eine verstärkte atriale Kontraktion auslösen. Eine normalisierende Wirkung auf die Doppler-echokardiographischen Füllungsparameter kann also von nachlastsenkenden Medikamenten, wie beispielsweise *ACE-Inhibitoren,* erwartet werden (9). *Digitalispräparate* bewirken vorrangig eine Verbesserung der systolischen Ventrikelfunktion und lediglich mittelbar über die Linksverschiebung auf der Frank-Starling-Kurve eine Verbesserung des frühdiastolischen Einstroms. Auf die hämodynamischen Verhältnisse im rechten Herzen wirken am ehesten *Diuretika* durch ihren günstigen Effekt auf die Vorlast. Durch die sympatikolytische Wirkung von Beta-Rezeptorenblockern, durch die es ebenfalls zu einer Senkung des enddiastolischen linksventrikulären Drucks kommt, tritt eine den passiven transmitralen Einstrom begünstigende Wirkung ein (8). Eine Normalisierung der rechtsventrikulären Füllungsparameter erfolgt über eine Abnahme der linksventrikulären *Rückwärtsinsuffizienz.*

Mit Hilfe der Gewebe-Doppler-Echokardiographie (TDE) werden zur Zeit weitere Parameter erarbeitet, die bei Abwesenheit regionaler Störungen der Myokardfunktion hilfreich hinsichtlich der Bewertung der globalen Ventrikelfunktion und der Lastbedingungen sein können. Diesbezüglich liegen lediglich vorläufige Ergebnisse vor. Danach jedoch läßt sich schlußfolgern, daß systolische Wandgeschwindigkeiten repräsentativ für Kontraktilität und Nachlast und diastolische Wandgeschwindigkeiten während der schnellen Füllungsphase repräsentativ für Relaxation und Vorlast sind (5, 14).

Literatur zu Kapitel 4.3.1

1. Bartel T, Müller S, Borges AC (1996) Doppler-derived diastolic indices in dilated cardiomyopathy: A hemodynamic evaluation relating pre- and afterload parameters to flow velocity. Can J Cardiol, angenommen und im Druck befindlich
2. Bartel T, Müller S, Borges AC, Baumann G (1994) Left and right heart Doppler stress echo in congestive heart failure. Int J Cardiac Imaging 10 (2): 289–297
3. Bartel T, Müller S, Borges AC, Förster A (1993) Doppler stress echocardiography of the left and right ventricle: A new echo device to quantify left ventricular backward failure. Eur J Med 2: 135–142
4. Bartel T, Müller S, Förster A, Borges AC (1993) Doppler-Belastungsechokardiographie des rechten Ventrikels: Einbeziehung der links-rechtsventriklären Interaktion zur Beurteilung der Linksherzinsuffizienz. Herz/Kreisl 25: 195–199
5. Bartel T, Müller S, Gaßmann B, Schürger D (1996) Quantitative Gewebe-Doppler-Echokardiographie des linken Ventrikels: Invasive Validierung von Wandbewegungsparametern mittels TIP-Manometrie (Abstrakt). Z Kardiol 85 (Suppl. 2): 5
6. Borges AC, Müller S, Bartel T (1993) Linksventrikuläre diastolische Dysfunktion nach Myokarditis – Doppler-echokardiographische Untersuchungen unter Belastung. Herz/Kreisl 25: 330–334
7. Borges AC, Müller S, Bartel T (1993) Diagnostischer Wert der Belastungsechokardiographie – Teil I und II. Herz/Kreisl 25: 124–127 und 140–146
8. Brodsky MA (1988) Beta-Blocker therapy in left ventricular dysfunction. Am Heart J 115: 799–803
9. Ertel G, Gaudron P, Eilles CH (1990) Beeinflussung der Hämodynamik durch Angiotensin-Conversions-Enzyme bei Herzinsuffizienz. Herz 15: 158–163
10. Gallino RA, Milner MP, Goldstein SA, Pickard AD, Majchrzak C, Lindsay J (1989) Left ventricular filling patterns in aortic stenosis in patients older than 65 years of age. Am J Cardiol 63:1103–1110

11. Josephs W, Oldenthal HJ, Lenga P, Wiechmann HW (1990) Dopplerechokardiographische Beschreibung einer diastolischen Funktionsstörung bei terminaler Niereninsuffizienz – Neucharakterisierung der urämischen Kardiomyopathie. Z Kardiol 79: 482–488
12. Klein AL, Hatle LK, Burstow DJ, Seward JB, Kyle RA, Bailey KR, Luscher TF, Gertz MA, Tajik AJ (1989) Doppler characterization of left ventricular diastolic function in cardiac amyloidosis. J Am Coll Cardiol 13: 1017–1020
13. Müller S, Bartel T, Förster A, Borges AC (1993) Die Bewertung der linksventrikulären diastolischen Dysfunktion mittels Doppler-Belastungsechokardiographie: Klinische Anwendung bei Patienten mit Herzinsuffizienz. Herz/Kreisl 25: 255–259
14. Müller S, Bartel T, Gaßmann B, Schürger D (1996) Quantitative Gewebe-Doppler-Echokardiographie im Vergleich mit M-mode und Doppler-Flußmessungen bei gesunden Probanden (Abstrakt) Z Kardiol 85 (Suppl 2): 4
15. Myreng Y, Smiseth OA (1990) Assessment of left ventricular relaxation by Doppler echocardiography. Comparison of isovolumic relaxation time and transmitral flow velocities with time constant of isovolumetric relaxation. Circulation 81: 260–267
16. Schüren KP (1990) Differentialtherapie der chronischen Herzinsuffizienz. DMW 115: 1319–1324
17. Spes CH, Schnaack SD, Theisen K, Angermann CE (1993) Cardiac function during graded bicycle exercise: Doppler echocardiographic findings in normal subjects and heart transplant recipients. Z Kardiol 82: 324–331

4.3.2 Beurteilung hämodynamischer Parameter der Klappenfunktion und erweiterter Indikationen

Die außerhalb wissenschaftlicher Fragestellungen streßdopplerechokardiographisch gewonnenen hämodynamischen Fluß-, Druck-, Gradienten-, Flächen- und Volumenparameter orientieren sich in der klinischen Routine prinzipiell an den gleichen Norm- und Grenzwerten, die auch in der invasiven Kardiologie Verwendung finden, auch wenn diese meist unter Ruhebedingungen erstellt wurden. Sie im einzelnen hier auszuführen, würde den Rahmen dieses Leitfadens sprengen, da streßdopplerechokardiographische Untersuchungen noch nicht zu den verbreiteten Routinetechniken gehören. Im Rahmen dieses Buches können daher nur einige generelle Anmerkungen zu den häufigsten Indikationen gemacht werden (siehe auch Kap. 5.2.3).

Patienten mit asymptomatischer Aortenstenose
Sofern die Untersuchung auf *asymptomatische* Patienten mit weitgehend *normaler linksventrikulärer Funktion* in Ruhe beschränkt wird, ist der mittlere Aortenklappengradient unter Belastung der am meisten benutzte Parameter. Mit ihm gelingt die Bestimmung der funktionellen Stenosekomponente unter definierten Belastungsbedingungen. Dabei findet die aus der Ruhe-Echokardiographie bekannte Schweregradeinteilung Verwendung. Eine leichtgradige Aortenstenose liegt danach bei mittleren Aortenklappengradienten zwischen 10 und 25 mmHg, eine mittelgradige Stenose bei Gradienten von 25 bis 50 mmHg und eine hochgradige Aortenklappenstenose bei einem mittleren Gradienten von über 50 mmHg vor. Die dynamische Streßechokardiographie läßt abschätzen, ab welcher Belastungsstufe und Herzfrequenz Ausdauerbelastungen *bei gegebener Aortenklappenöffnungsfläche* in einem Bereich geleistet werden, der einer leichten, mittleren oder höhergradigen Aortenstenose entspricht (siehe auch Kapitel 5.2.3, 8.1.2 und 8.3.2.2) (1, 3, 4, 8, 9, 10, 14, 22, 24).

Ob aus den Ruhegradienten verläßliche Vorhersagen auf die zu erwartenden Belastungsgradienten möglich sind, ist noch in wissenschaftlicher Diskussion.

Patienten mit Aortenklappenersatz
Auch bei dieser Indikation sollte Voraussetzung für eine streßdopplerechokardiographische Beurteilung hämodynamischer Parameter eine weitgehend normale linksventrikuläre Funktion in Ruhe sein. Der am häufigsten untersuchte Parameter unter Belastung ist

wiederum der mittlere transprothetische Aortenklappengradient. Die Schweregradeinteilung erfolgt in Analogie zur Einteilung bei den nativen valvulären Aortenstenosen in der Ruhe-Echokardiographie, die im vorangehenden Absatz erläutert wurde.

Die Bestimmung der Belastungsgradienten könnte gerade bei Aortenklappenprothesen der Größe 19, 21 und 23 klinische Bedeutung gewinnen, da deren Ruhegradienten in Abhängigkeit vom Prothesentyp unter Belastung in einer exponentiellen Regression anzusteigen scheinen. Offensichtlich bestehen bei mechanischen Herzklappenprothesen gleichen Typs enge Korrelationen zwischen Ruhe- und Belastungsgradienten, nicht so jedoch bei ungestenteten Bioprothesen, bei denen unerwartete Gradientenanstiege unter Belastung zur Beobachtung kommen (siehe auch Kapitel 5.2.3 und 8.1.2) (2, 6, 7, 13, 17, 27).

Patienten mit Mitralklappenstenose

Zur Bedeutung der Belastungsdopplerechokardiographie bei Patienten mit Mitralklappenstenose liegen bisher nur wenige Untersuchungen mit kleinen Fallzahlen vor.

Korrelationsstudien mit simultan und invasiv gewonnenen hämodynamischen Meßwerten sind bisher kaum durchgeführt worden. Die streßdopplerechokardiographisch gemessenen Werte scheinen aber mit den invasiv ermittelten Belastungsgradienten gut übereinzustimmen. Voraussetzung für solche Messungen ist eine weitgehend normale linksventrikuläre Funktion in Ruhe.

Streßdopplerechokardiographischer Beurteilungsparameter ist der mittlere Druckgradient unter Belastung. Seine Bewertung ergänzt die unter Ruhebedingungen gemessene Mitralklappenöffnungsfläche, die sich unter Belastung nur unwesentlich verändert (5, 16, 26, 28).

Die Schweregradbeurteilung stützt sich auf die Einteilung, die auch bei dopplerechokardiographischen Ruhemessungen Verwendung findet. Mittlere Druckgradienten über der Mitralklappe bis 5 mmHg weisen auf eine leichte, Gradienten zwischen 5 und 10 mmHg auf eine mittelschwere und solche über 10 mmHg auf eine schwere Mitralstenose hin. Die Beurteilung der funktionellen Stenosekomponente stützt sich dann auf die Belastungsstufe und Herzfrequenz, bei der Ausdauerbelastungen in einem Bereich erbracht werden, der einer leichten, mittleren oder höhergradigen Mitralstenose mit den entsprechenden Auswirkungen auf die Kleinkreislaufdrücke entspricht.

Patienten nach Mitralklappenersatz bzw. -rekonstruktion oder -valvuloplastie

Zu belastungsdopplerechokardiographischen Untersuchungen von Patienten mit Mitralklappenersatz, Mitralklappenrekonstruktion oder Mitralklappenvalvuloplastie liegen ebenfalls nur vereinzelt Berichte vor (siehe unsere eigenen Untersuchungen in Kapitel 8.3.2.2). Unter Belastung weisen kleine Bioprothesen höhere Gradienten auf als große Bioprothesen, der Gradientenanstieg scheint bei mechanischen Prothesen geringer auszufallen. Patienten nach Mitralklappenrekonstruktion bzw. -valvuloplastie können nach den gleichen Kriterien beurteilt werden wie solche mit nativer Mitralstenose (siehe oben und Kapitel 5.2.3) (6, 11, 12, 15, 18, 19, 23, 27).

> Die klinische Bedeutung streßdopplerechokardiographisch gewonnener hämodynamischer Parameter bei Patienten mit nativen und operierten Herzklappenerkrankungen ist derzeit noch nicht abschließend zu beurteilen.

Literatur zu Kapitel 4.3.2

1. Areskog N-H (1984) Exercise testing in the evaluation of patients with valvular aortic stenosis. Clin Physiol 4: 201–8
2. Aris A, Crexells C, Auge JM, Orol A, Caralps JM (1985) Hemodynamic evaluation of the integral monostrut Björk – Shiley prosthesis in the aortic position. Ann Thorac Surg 40: 234–241

3. Balady GJ, Jacobs AK, Faxon DP, Ryan TJ (1990) Dynamic arm exercise during cardiac catheterization in the assessment of stenotic valvular disease. Clin Cardiol 13: 632–7
4. Bassand JP, Ba SA, Cucellier D, et al (1988) Adaptation of the left ventricular function parameters to dynamic exercise in aortic stenosis. Eur Heart J 9 (suppl E): 87–92
5. Braverman AC, Thomas JD, Lee RT (1991) Doppler Echocardiographic Estimation of Mitral Valve Area During Changing Hemnodynamic Conditions. Am J Cardiol 68: 1485–1490
6. Brink van den RBA, Verheul HA, Visser CA, Koelemay MJW, Dunning AJ (1992) Value of Exercise Doppler Echocardiography in Patients with Prosthetic or Bioprosthetic Cardiac Valves. Am J Cardiol 69: 367–372
7. Chaitman Br, Boman R, Lepage G, Tubau JF, David PR, Dyrda I, Grondin CM (1979) Hemodynamic evaluation of the Carpentier Edwards porcine xenograft. Circulation 60: 1170–1183
8. Clyne C, Arrighi J, Cannon RO III (1990) Exercise hemodynamic responses of asymptomatic patients with aortic stenosis (abstr) Circulation 82 (Suppl III): III–242
9. Clyne C, Arrighi J, Cannon RO III, Bonow RO (1990) Left ventricular performance in asymptomatic patients with aortic stenosis (abstr). Circulation 82 (Suppl III): III–331
10. Clyne C, Arrighi J, Maron BJ, Dilsizian V, Bonow RO, Cannon RO III (1991) Systemic and left ventricular responses to exercise stress in asymptomatic patients with valvular aortic stenosis. Am J Cardiol 68: 1469–76
11. Cordoba M, Almeida P, Goicolea J, Andrade I, Frasle J, Rabago P, Rabago G (1983) Early in vivo hemodynamic evaluation of the mitral Medtronic Hall cardiac valve. J Thorac Cardovasc Surg 31: 85–88
12. Costard-Jäckle A, Temmel A, Bruhn W, Kreymann G, Rödiger W, Kalmar P, Greten H (1992) Belastungsechokardiographie nach Mitralklappenersatz: Einfluß von Prothesengröße und -typ auf transvalvuläre Gradienten. Z Kardiol 81 (Suppl I): 188
13. Costard-Jäckle A, Temmel A, Rödiger W, Christiansen W, Kalmar P, Greten H (1993) Belastungs-Dopplerechokardiographie nach prothetischem Aortenklappenersatz. Z Kardiol 82 (Suppl I): 108
14. Cyran SE, James FW, Daniels S, Mays W, Shukla R, Kaplan (1988) Comparison of the cardiac output and stroke volume response to upright exercise in children with valvular and subvalvular aortic stenosis. J Am Coll Cardiol 11: 651–8
15. Ferrini M, Tartulier M, Boutarin J, Ritz B, Delahaye JP, Delaye J, Deyrieux F, Blum J, Corsini G, Mikaeloff P (1985) Controle hemodynamique au repos et a l'effort apres remplacement valvulaire mitral par prothese St. Jude Medical. Arch Mal Coer 78: 111–117
16. Hatle L, Brubakk A, Tromsdal A, Angelsen B (1978) Noninvasive assessment of pressure drop in mitral stenosis by Doppler ultrasound. Br Heart J 40: 131–140
17. Horstkotte D, Haerten K, Körfer R, Spiller P, Budde Th, Bircks W, Loogen F (1983) Hemodynamic findings at rest and during exercise after implantation of different aortic valve prostheses. Z Kardiol 72: 429–437
18. Horstkotte D, Haerten K, Seipel L, Körfer R, Budde T, Bircks W, Loogen F (1983) Central hemodynamics at rest and during exercise after mitral valve replacement with different prostheses. Circulation 68 (suppl II): II–161–II–169
19. Horstkotte D, Haerten K, Herzer JA, Seipel L, Bircks W, Loogen F (1981) Preliminary results in mitral valve replacement with the St. Jude Medical prosthesis: comparison with the Björk-Shiley valve. Circulation 64 (suppl II): II-203–II-210
20. Martin GR, Soifer SJ, Silverman NH, Dae MW, Stanger P (1987) Effects of activity on ascending aortic velocity in children with valvular aortic stenosis. Am J Cardiol 59: 1386–90
21. Martin TW, Slife DM, Moody JM Jr, Murgo JP (1990) Effect of exercise on indices of valve dysfunction in patients with aortic stenosis (abstr). Circulation 82 (Suppl III): III–243
22. Nitter-Hauge S, Semb B, Abelnoor M, Hall KV (1983) A 5-year experience with the Medtronic-Hall disc valve prosthesis. Circulation 68 (suppl II): II-169–II-174
23. Oshima M, Yamazoe M, Tamura Y, Matsubara T, Suzuki M, Igarashi Y, Tanabe Y, Yamazaki Y, Koyama S, Yamaguchi T, Mito M, Izumi T, Shibata A, Miida T, Oda H, Toeda T, Higuma N (1992) Immediate Effects of Percutaneous Transvenous Mitral Commissurotomy on Pulmonary Hemodynamics at Rest and During Exercise in Mitral Stenosis. Am J Cardiol 70: 641–644
24. Otto CM, Pearlman AS, Comess KA, Reamer RP, Janko CL, Huntsman LL (1986) Determination of the stenotic aortic valve area in adults using Doppler echocardiography. J Am Coll Cardiol 7: 509–517
25. Reisner SA, Lichtenberg GS, Shapiro JR, Schwarz KQ, Meltzer RS (1989) Exercise Doppler echocardiography in patients with mitral prosthetic valves. Am Heart J 118: 755–760
26. Sagar KB, Wann LS (1990) Evaluation of exercise performance in mitral stenosis using Doppler echocardiography. In Teague SM (ed): Stress Doppler Echocardiography, Kluwer Academic Publishers, pp 219–225
27. Tatineni S, Barner HB, Pearson C, Hlb D, Woodruff R, Labovitz AJ (1989) Rest and exercise evaluation of St. Jude Medical and Medtronic Hall prostheses. Circulation 80 (suppl): I-16–I-23
28. Völker W, Jacksch R, Dittmann H, Karsch KR (1990) Wertigkeit der Belastungs-Doppler-Echokardiographie bei Patienten mit Mitralstenose, in Schlepper M und Berwing K (Hrsg): Kontrast-Doppler-, Farb-Doppler- und transösophageale Echokardiographie. Schattauer Stuttgart – New York S 125–140

4.4 Auswertungssysteme (Hardware und Software)

Betrachtet man die Entwicklung der Streßechokardiographie über die letzten 17 Jahre (Tabelle 4.6) hinsichtlich der diagnostischen Genauigkeit sowie Durchführbarkeit bzw. Beurteilbarkeit, so kann man feststellen, daß sich die Genauigkeit nicht sehr verändert hat. Die Erfolgsrate hat aber seit der Erstbeschreibung im Jahre 1979 (7) deutlich von 71 % auf bis zu 100 % zugenommen. Ursächlich hierfür wird in erster Linie die Einführung digitaler Techniken zur Analyse der Wandbewegung sein, wie sie erstmals 1984 (8) auf der Jahrestagung des „American College of Cardiology" vorgestellt wurde. Die meisten Arbeitsgruppen sind davon überzeugt, daß die Analyse digitalisierter Bilder zu einer Verbesserung der diagnostischen Genauigkeit führt. Diese Hypothese ist aber in der Literatur noch nicht überprüft worden. Eigene Daten einer noch nicht veröffentlichen Studie zeigen aber einen deutlichen Vorteil der Wandbewegungsanalyse digitalisierter Bilder im direkten Vergleich mit analogen Videobildern der selben Patienten (Abb. 4.28).

Der Einsatz der digitalen Technik zur Analyse der Wandbewegung sollte in jedem Streßechokardiographie-Labor zum Standard gehören.

In einer Ergänzung der Ultraschall-Vereinbarung hat die Bundes-KV 1995 gefordert, daß die Belastungsechokardiographie nur durch eine „EKG-getriggerte Bildspeicherung mit der Möglichkeit der kontinuierlichen Bilddarstellung in einem Zyklus unter Verwendung der Seit-zu-Seit-Darstellung" (2) durchgeführt werden darf. Der „Arbeitskreis Streßechokardiographie" der „Arbeitsgruppe kardiovaskulärer Ultraschall" der Deutschen Gesellschaft für Kardiologie – Herz- und Kreislaufforschung hat sich 1996 dieser Forderung angeschlossen und sie noch geringfügig erweitert (siehe auch Kapitel 11).

2-D-Echokardiographiegerät

Die hohen Anforderungen an die Bildqualität zur optimalen Durchführung der Streßechokardiographie können nur hochwertige Echokardiographiegeräte erfüllen.

Daraus folgt, daß Systeme, welche älter als 5 Jahre sind, nicht für die Streßechokardiographie verwendet werden sollten (3).

Tabelle 4.6. Erfolgsrate sowie diagnostische Genauigkeit in Abhängigkeit von der benutzten Technik zur Wandbewegungsanalyse: Analoge versus digitale Technik

Autor	Jahr	Anzahl	Methode	Erfolgsrate	Sensitivität	Spezifität
Wann (1)	1979	28	Analog	71 %	87 %	100 %
Visser (5)	1983	52	Analog	75 %	77 %	92 %
Armstrong (6)	1986	95	Digital	100 %	88 %	87 %
Ryan (7)	1993	309	Digital	100 %	91 %	78 %
Schröder (8)	1996	121	Digital	98 %	93 %	89 %

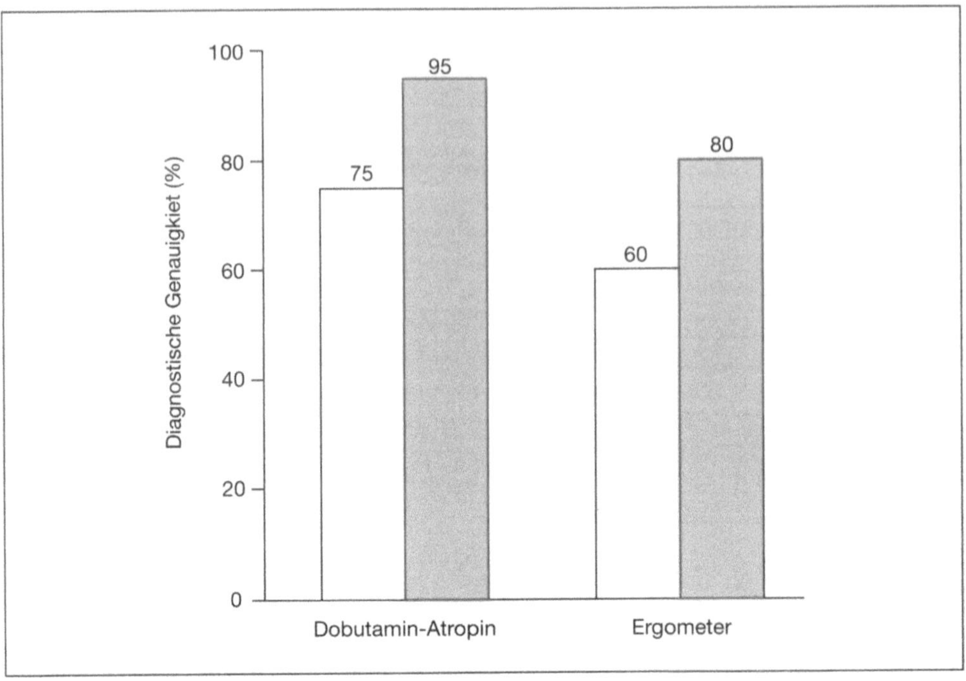

Abb. 4.28. Diagnostische Genauigkeit von Routine-Streßechokardiographien (Dobutamin-Atropin und Ergometer) in Abhängigkeit vom Einsatz der digitalen Technik. Offene Säulen = Video, schraffierte Säulen = digital

Analyse-Systeme

Konventionelle analoge Aufzeichnung

Eine der Stärken der Echokardiographie ist die Fähigkeit Bewegungen des schlagenden Herzens kontinuierlich darzustellen. Das einzige Medium, das diese Information speichern und wiedergeben konnte, war bis vor einigen Jahren das Videoband. Videoaufzeichnungen haben aber einige Nachteile, welche besonders für die Streßechokardiographie problematisch sind. Erstens gibt es einen Verlust der Bildqualität während der Aufzeichnung und Wiedergabe der Echobilder. Dies ist besonders bei der Abgrenzung des Endokards problematisch, und wird bei Patienten mit suboptimaler Schallbarkeit zum unüberwindbaren Hindernis. Zweitens ist die Wiedergabe nur in „real-time" möglich. Um eine Sequenz in Ruhe mit jener der Belastungsphase zu vergleichen, ist es notwendig, daß sich der Untersucher die Wandbewegung jedes einzelnen Segmentes des linken Ventrikels merkt und sie dann mental mit der Bewegung des aktuellen Zeitpunktes vergleicht. Dies ist nicht nur äußerst schwierig, sondern auch sehr zeitaufwendig. Das notwendige Vor- und Zurückspulen der Aufzeichnung kann sehr demotivierend sein und fördert sicherlich nicht die Kommunikation zwischen einzelnen Untersuchern.

Digitale Aufzeichnung

Die rasante Entwicklung der Computertechnologie hat in den letzten Jahren die Einführung der digitalen Bildverarbeitung als sinnvolle und kostengünstige Alternative zur analogen Videoaufzeichnung ermöglicht. In den meisten Fällen werden dabei analoge

Videosignale mittels eines „frame-grabber" digitalisiert und in einem Computer weiterverarbeitet. Dies kann entweder „off line", d.h. nach Abschluß der Untersuchung vom Videoband, oder aber „on line" während der laufenden Untersuchung erfolgen. Die meisten Zentren benutzten die „on line" Methode, da sie schneller und einfacher durchzuführen ist. Ferner ist die Qualität der Bilder besser, da die Informationen direkt vom Ultraschallsystem übernommen und nicht erst auf ein Videoband aufgezeichnet werden. Bezüglich des Einsatzes der digitalen Technologie im Bereich der Streßechokardiographie muß aber auf jeden Fall zwischen speziellen Analyseeinheiten, welche zur digitalen Bearbeitung entwickelt worden sind, und den „cine-loop" Einrichtungen, welche in vielen der modernen Ultraschall-Geräte vorhanden sind, differenziert werden. Die „cine-loop" Einrichtungen sind durch geringe Speicherkapazität und Flexibilität nicht zur adäquaten Durchführung einer Wandbewegungsanalyse geeignet.

Der benötigte Speicherplatz hängt bei der digitalen Bildverarbeitung zum einen Teil von der Auflösung, d.h. der Anzahl der verwendeten Pixel, ab. Eine Matrix mit 256 × 256 Pixel benötigt z.B. insgesamt 65.536 Kilobyte Speicher, während eine Auflösung von 512 × 512 Pixel bereits 262.144 Kilobyte verbraucht. Für die Routine hat sich bei einer Eindringtiefe von 18 cm eine Matrix mit 256 × 256 (axiale Auflösung pro Pixel von 0,7 mm) als am ökonomischsten erwiesen.

Ein weiterer Faktor, welcher den benötigten Speicher beeinflußt, ist die Anzahl von zu digitalisierenden Bildern. Würde man z.B. jedes Einzelbild eines Herzzyklus bei einer Herzfrequenz von 60/min mit einer Bildrate von 30/min digitalisieren, so würde man knapp 2 Megabyte Speicher (256 × 256 Pixel) benötigen. Selbst mit neuesten Computern, welche mit sehr großen Speichermedien ausgestattet sind, wären solche Dimensionen sehr unökonomisch. Glücklicherweise liegt das Hauptinteresse bei der Streßechokardiographie auf dem systolischen Anteil des Herzzyklus, so daß man mit einer geringeren Anzahl von Bildern auskommt. Durch die Benutzung eines sog. „interim delay" (Intervall zwischen den Bildern) von 40 bis 60 ms gelingt es, eine Systole mit einer Bild-Rate von nur 8 Bildern (Dauer 280 bis 420 ms) aufzuzeichnen. Dies führt bei einer Pixelmatrix von 256 × 256 zu einer Reduktion des benötigten Speichers auf ca. ½ Megabyte.

Die Digitalisierung wird R-Zacken getriggert initiiert. Dazu wird entweder das EKG vom Video des Ultraschallgerätes, oder aber ein externes EKG-Signal (EKG-Gerät) verwandt. Letzteres ist auf Grund der geringeren Artefakthäufigkeit besonders bei der dynamischen Belastung vorzuziehen.

Die endgültige Speicherung der Bilder erfolgt auf unterschiedlichen Medien (Festplatte, Diskette oder magnetooptische Platte).

Die Benutzung der digitalen Technik bringt insgesamt sowohl für die Bildgewinnung als auch für die Wandbewegungsanalyse der Bilder einen erheblichen Vorteil. Die Qualität digitalisierter Bilder ist deutlich besser als vom Video. Ferner gelingt es sehr viel schneller, adäquate Bilder während der Untersuchung aufzuzeichnen, da eine kontinuierliche Qualitätskontrolle der digitalisierten „cine-loops" möglich ist, und somit ein rascher Wechsel der Ableitungsebenen möglich wird. Die Interpretation der Wandbewegung wird ebenfalls deutlich erleichtert, da es möglich ist, mehrere Einzelsequenzen EKG-getriggert synchronisiert nebeneinander im sog. „Quad-screen-Display" darzustellen. Durch diese Technik können also Ruhe- und Belastungssequenzen direkt nebeneinander dargestellt und so optimal und schnell interpretiert werden. Ferner ist es möglich, die Geschwindigkeit der Wiedergabe sowie die Anzahl der Einzelbilder (nur erste Hälfte der Systole) individuell zu verändern oder Bilder von seriellen Untersuchungen nebeneinander zu betrachten, um so unterschiedliche Untersuchungszeitpunkte miteinander zu vergleichen.

Aus den oben genannten Gründen sollte die Streßechokardiographie nur noch mit digitaler Technik durchgeführt und analysiert werden. In den folgenden Abschnitten werden noch einige Details wiedergegeben, auf die man beim Kauf eines „Streßechokardiographie-Computers" achten sollte (Tabelle 4.7).

Tabelle 4.7. Checkliste zum Kauf eines digitalen Streßechokardiographie-Auswertungssystems

▶ EKG-Triggerung	Triggerung sowohl von einem externen Gerät (EKG) als auch vom Video-Signal des Echogerätes
▶ Individuelle Konfigurierbarkeit	Individuelle Konfigurierbarkeit aller Parameter, welche sowohl zur Digitalisierung als auch zur Wiedergabe und Analyse notwendig sind
▶ Unterschiedliche Streß-Protokolle	Alle gängigen Streß-Protokolle müssen ebenso wie individuell gestaltetet Protokolle durchführbar sein
▶ Einfache, automatische Bedienung	Alle Arbeitsschritte sollen automatisch ablaufen. Auswertungssysteme müssen einfach bedienbar (eine Hand bzw. ein Fuß) sein
▶ Quad Screen mit „real-time" Bildern	Darstellung digitalisierter (Ruhe)Bilder parallel zu den „real-time" (Belastungs)Bildern
▶ Echte „Cine Loops"	„Cine Loop" muß aus *einem* Herzzyklus gewonnen werden
▶ Report-Ausdruck	Frei konfigurierbarer Befund-Ausdruck, welcher sowohl Daten des Patienten, der Untersuchung als auch das Ergebnis wiedergibt
▶ Speichermedien	Diskette, Festplatte als auch Optische Platten sollen optional vorhanden sein. Die Wahl des Mediums hängt von der Untersuchungszahl ab

EKG-Triggerung
Es sollte darauf geachtet werden, daß es möglich ist, sowohl EKG-Signale von einem externen Gerät als auch vom Video des Ultraschallsystems zur Triggerung zu verwenden. Besonders bei der dynamischen Belastung sind externe Signale sehr zu empfehlen, da sie störunanfälliger sind.

Individuelle Konfigurierbarkeit
Es ist wichtig, die einzelnen Parameter der Digitalisierung (Interim Delay, Anzahl der Bilder etc.) individuell konfigurieren zu können. Besonders wenn man unterschiedliche Protokolle verwendet, sind differenzierte Einstellungen notwendig. Ferner muß es möglich sein, die Wiedergabe, d. h. die Darstellung auf dem Monitor nach erfolgter Digitalisierung, frei auszuwählen. Hier ist besonders auf die Möglichkeit der Darstellung serieller Untersuchungen (d. h. zu unterschiedlichen Untersuchungszeitpunkten durchgeführt) zu achten.

Unterschiedliche Streßprotokolle
Das System sollte alle gängigen Belastungsprotokolle anbieten. Ferner muß es möglich sein, individuelle Protokolle (sog. „templates") anzulegen.

Einfache, automatische Bedienung
Nach der individuelle Konfigurierung sollten alle Arbeitsschritte automatisch ablaufen. Alle Einstellungen, die während der Untersuchung notwendig sind, müssen mit einer Hand bzw. einem Fuß schnell und einfach parallel zur Echokardiographie von einem Untersucher auszuführen sein.

Quad screen mit „real-time" Bildern
Eine sehr empfehlenswerte Einrichtung ist die Möglichkeit, digitalisierte Bilder parallel mit den „real-time" Bildern im „quad screen" darzustellen. Dies ermöglicht einen konti-

nuierlichen Vergleich der Ruhebilder (bereits digitalisiert) mit den aktuellen Belastungssequenzen („real-time") während der gesamten Untersuchung. Hierdurch ist es einerseits möglich, die einzelnen Anlotungsebenen reproduzierbar exakt abzuleiten, und andererseits kontinuierlich eine visuelle Analyse (Vergleich Ruhe zu aktuellem Bild) der Wandbewegungen durchzuführen. Leider bieten nur wenige Hersteller diese doch recht hilfreiche Funktion an. Die meisten Fabrikate erstellen den „quad screen" erst nach Beendigung der Untersuchung, zu einem Zeitpunkt, wo es also nicht mehr möglich ist, die digitalisierten Bilder zu ändern.

Echte „cine loops"
Die digitalisierten Bilder eines „cine loop" müssen von *einem* Herzzyklus stammen. Sie dürfen nicht vom System aus mehreren Zyklen zusammengesetzt werden.

Report-Ausdruck
Nach erfolgreicher Digitalisierung und Analyse sollte das System einen Befund-Ausdruck ermöglichen. Auch dieser Report sollte frei konfigurierbar sein und sowohl Daten des Patienten, als auch der Untersuchung (d. h. Streß-Art, hämodynamische Veränderungen, Nebenwirkungen usw.) und natürlich auch das Resultat mit Interpretation enthalten. Ferner ist es sinnvoll, diesen Report zusammen mit den Bildern sowie den Daten des Patienten und der Untersuchung gemeinsam abzuspeichern.

Speichermedien
Ein wichtiger Bestandteil eines „Streßechokardiographie-Computers" ist das Speichermedium, auf dem die Daten nach Durchführung der Untersuchung und Analyse abgespeichert werden. Die Entscheidung, ob eine Festplatte ausreicht, oder ob eine magnetooptische Platte notwendig ist, hängt in erster Linie von der Anzahl der Untersuchungen ab. In einem Labor mit hohem Umsatz sind die Mehrkosten einer Optischen Platte durch ihre Vorteile (Geschwindigkeit, Platzangebot) gerechtfertigt. Werden aber nur vereinzelt Untersuchungen durchgeführt, reicht in der Regel eine große, schnelle Festplatte aus. Zu beachten ist aber in jedem Fall, daß eine Festplatte irgendwann ihre Kapazität erschöpft hat, und es notwendig wird, Daten zu löschen oder auf Disketten zu übertragen. Die Mehrkosten einer optischen Platte werden sich also in den meisten Fällen über kurz oder lang rentieren.

Literatur zu Kapitel 4.4

1. Armstrong WF, O'Donnell J, Dillon JC, McHenry PL, Morris SN, Feigenbaum H (1986) Complementary value of two-dimensional exercise echocardiography to routine treadmill testing. Ann Intern Med 105: 829–835
2. Ergänzung der Ultraschall-Vereinbarung (1995) Deutsches Ärzteblatt 50: C-2264
3. Marwick T (1994) How to perform stress echocardiography – Practical aspects. In: Marwick T Stress Echocardiography. Kluwer Academic Publishers, Dordrecht, pp 11–37
4. Ryan T, Segar TS, Sawada SG (1993) Detection of coronary artery disease with upright bicycle exercise echocardiography. J Am Soc Echocardiogr 6: 186–197
5. Schröder K, Völler H, Dingerkus H, Münzberg H, Dissmann R, Linderer T, Schultheis H-P (1996) Comparison of the diagnostic potential of four echocardiographic stress tests shortly after acute myocardial infarction: submaximal exercise, transesophageal atrial pacing, dipyridamole, and dobutamine-atropine. Am J Cardiol 77: 909–914
6. Visser CA, van der Wieken RL, Kann G (1983) Comparison of two-dimensional echocardiography with radionuclide angiography during dynamic exercise for the detection of coronary artery disease. Am Heart J 106: 528–534
7. Wann S, Faris J, Childress R, Dillon J, Weyman A, Feigenbaum H (1979) Exercise cross-sectional echocardiography in ischemic heart disease. Circulation 60: 1300–1308
8. West SR, Feigenbaum H, Armstrong WF, Green D, Dillon JC (1984) Split screen simultaneous digital imaging of rest and stress echocardiograms – A new method for evaluation of exercise-induced wall motion abnormalities [abstract]. J Am Coll Cardiol 3: 563

5 Indikationen zur Streßechokardiographie

Die Streßechokardiographie ist in ihren verschiedenen Modifikationen eine neue Methode im Spektrum der kardiologischen Funktionsdiagnostik. Ihr Indikationsschwerpunkt umfaßt alle Aspekte der funktionellen Ischämiediagnostik im Rahmen der koronaren Herzkrankheit. Weitere Indikationen zeichnen sich ab. Sie erfordern meist den Einsatz streß*doppler*echokardiographischer Techniken, deren klinischer Stellenwert noch nicht abschließend zu beurteilen ist (Tabelle 5.1). Wir haben sie daher unter dem Kapitel 5.2 als „Perspektiven zu erweiterten Indikationen" zusammengefaßt und können sie im Rahmen dieses Buches nur kurz beleuchten.

Tabelle 5.1. Indikationen zur Streßechokardiographie

Funktionelle Ischämie- und Vitalitätsdiagnostik bei koronarer Herzkrankheit		
Invasive Diagnostik?	**Therapeutische Maßnahmen?**	**Belastbarkeit?**
• KHK-Primärdiagnostik Ischämie-Screening bei bekannter KHK • Risikostratifikation nach Herzinfarkt/vor großen operativen Eingriffen • Belastungs-EKG unklar positiv: ohne Beschwerden bei arterieller Hypertonie unter Digitalis u. a. nach PTCA negativ: mit Beschwerden bei Schenkelblock bei WPW Schrittmacher-EKG	• Lokalisation • Ausmaß • Vor PTCA/AC(V)B • Nach PTCA/AC(V)B • Periinfarzielle Ischämie • Insuffiziente Kollateralen nach Koronararterienverschluß ohne Narbe • „hibernating"/„stunning"/ Narbe	• Restischämie nach Ausschöpfen therapeutischer Maßnahmen • Ischämieschwelle mit/ohne antianginöse Medikation • Ischämieinduzierte LV-/ Klappendysfunktion • Prognoseabschätzung • Sozialmedizinisch-gutachterliche Fragestellungen
Funktionelle Diagnostik hämodynamischer Fluß-, Gradienten-, Druck- und Volumenparameter		
Perspektiven zu erweiterten Indikationen (überwiegend Streßdopplerechokardiographie)		
Transplantatvaskulopathie	Arterielle Hypertonie mit/ohne linksventrikuläre Hypertrophie Nach Herztransplantation Medikamententestung Aorteninsuffizienz (OP?) Aortenstenose mittleren bis höheren Grades (OP?) Herzinsuffizienz	Aortenstenose I°–(II°) Aortenklappenersatz Mitralstenose I° + II° Mitralklappenersatz/ -rekonstruktion/ -valvuloplastie Hypertroph obstruktive Kardiomyopathie (HOCM) Pulmonale Hypertonie Myokarditis-Folgen Herzinsuffizienz

5.1 Funktionelle Ischämie- und Vitalitätsdiagnostik bei koronarer Herzkrankheit

In der Erwachsenenkardiologie spielt die Frage, ob eine koronare Herzkrankheit vorliegt oder nicht, eine zentrale Rolle. Die Abklärung dieser Frage stellt keine leichte Aufgabe dar. Falsch positive und falsch negative Befunde der nichtinvasiven Routinediagnostik kommen sehr häufig vor, wenn subjektive Beschwerden der Patienten, Blutdruck, Herzfrequenz und EKG-Veränderungen als Endpunkte unserer üblichen Herzkreislauf-Belastungstests herangezogen werden. Ein weiteres Problem kommt hinzu, wenn aus verschiedenen Gründen keine ausreichend hohe Belastung erreicht werden kann, um ST-Senkungen als objektive Ischämieparameter zu induzieren. Dies ist häufig der Fall bei älteren Patienten, unter Medikation, bei schlechter Ventrikelfunktion oder anderen nicht kardialen Einschränkungen der körperlichen Belastbarkeit. Der Bedarf ist immens, über eine nichtinvasive – und in der heutigen Zeit wichtiger denn je – über eine kostengünstige Methode ohne Strahlenbelastung für Patient und Umwelt zu verfügen, die eine höhere Sensitivität und Spezifität als die bisherigen Belastungstests auch bei eingeschränktem Leistungsvermögen aufweist. In dem vorliegenden Buch möchten wir aufzeigen, daß die Streßechokardiographie in ihren verschiedenen Modifikationen in der Lage ist, diese Aufgabe zu erfüllen (1, 6, 8, 11, 25, 37, 39, 43, 50, 51, 54, 91, 94, 100, 103, 106, 124, 125, 129, 143, 148, 150, 170, 172, 178, 182, 183, 188, 189, 196, 199, 202, 220–223, 227–229, 236, 244, 252).

5.1.1 KHK-Primärdiagnostik und Ischämiescreening bei bekannter KHK

Immer dann, wenn eine koronare Herzkrankheit vermutet wird, versuchen wir im Vorfeld der invasiven Abklärung unter Einsatz des gesamten Spektrums der kardiologischen Funktionsdiagnostik entweder eine myokardiale Ischämie anhand objektiver Ischämiekriterien nachzuweisen oder auszuschließen. Doch was sind objektive Ischämiekriterien?

Eine Redistribution in der Thallium-SPECT-Untersuchung macht eine inhomogene koronare Perfusion sichtbar, beweist aber nicht notwendigerweise das Vorliegen einer Ischämie in diesem Areal. Diese Methode wird uns eine koronare Herzkrankheit nachweisen lassen, auch wenn Koronarstenosen noch nicht hämodynamisch wirksam sind, also noch keine Ischämiephänomene nach sich ziehen (90, 118).

5.1.1.1 Ischämieausschluß bzw. -nachweis

Zielt unsere Fragestellung ganz generell auf den weitgehenden Ausschluß einer *koronaren Herzkrankheit (KHK),* auch einer hämodynamisch noch nicht relevanten, so ist die nuklearkardiologische Methode, wenn sie überhaupt als Screening-Methode eingesetzt werden soll, eher als die Streßechokardiographie geeignet, diese Frage zu beantworten.

Richtet sich die klinische Fragestellung auf den *Ausschluß oder Nachweis objektiver Ischämiekriterien* in Fällen unklarer Belastungs-EKG-Befunde, so stellt dies eine geeignete Indikation zu den verschiedenen streßechokardiographischen Techniken dar.

Der fehlende Nachweis einer belastungs- bzw. streßinduzierten segmentalen Wandbewegungsstörung schließt eine regionale myokardiale Ischämie weitgehend aus, nicht jedoch das Vorliegen einer koronaren Herzkrankheit! Im Extremfall können selbst hochgradige Koronarstenosen, ja komplette Koronararterienverschlüsse, dem streßechokardiographischen Nachweis entgehen, wenn sie gut kollateralisiert sind oder verallgemeinernd auf einem entsprechenden Belastungs- bzw. Streßlevel nicht zu ischämischen Wandbewegungsstörungen führen.

Wir müssen uns immer wieder vor Augen führen, daß wir mit der Streßechokardiographie eine koronare Herzkrankheit nicht mit Sicherheit ausschließen können, auch wenn wir einen Ischämienachweis nicht haben erbringen können. Dies sollte gerade bei der Untersuchung von Berufsgruppen mit besonders hohen Sicherheitsanforderungen bedacht werden, bei denen unter Umständen die Kenntnis der gesamten Koronarmorphologie wünschenswert ist oder gar gefordert werden muß.

Die Streßechokardiographie ist indiziert zum *funktionellen* Nachweis bzw. Ausschluß von Ischämie, nicht jedoch von koronarmorphologischen Veränderungen. In dieser Indikation ist sie jedoch dem Belastungs-EKG an Sensitivität und Spezifität deutlich überlegen (siehe Kapitel 7.2). Ihre Indikation setzt gerade dann ein, wenn die Ergebnisse des Belastungs-EKG diagnostisch unklar sind.

5.1.1.2 Ischämieausmaß

In vielen Fällen kann es von praktischer Bedeutung sein, das *Ausmaß ischämischer Myokardareale* abschätzen zu können. Im kardiologischen Alltag kann diese Kenntnis bei schwierigen Entscheidungsprozessen bei Patienten zum Tragen kommen, bei denen wir aufgrund gewisser Begleitumstände wie beispielsweise einem massiven Übergewicht, einem hohen biologischen Alter oder anderweitiger Erkrankungen zögern, invasiv zu untersuchen oder auch bei ungünstiger Koronarmorphologie interventionell therapeutisch vorzugehen.

In solchen Situationen ist es wünschenswert, nicht nur mehr oder weniger große Areale einer Perfusionsinhomogenität als Entscheidungsgrundlage heranziehen zu müssen, sondern über Methoden zu verfügen, die auch bei komplexer Koronarmorphologie erst dann sensitiv und spezifisch werden, wenn Myokardsegmente tatsächlich ischämisch werden. Auch das Ausmaß einer periinfarziellen Ischämie kann differentialtherapeutische Konsequenzen nach sich ziehen, wenn beispielsweise eine Bypassversorgung oder Rekanalisation unter anderem davon abhängig gemacht wird, ob das entsprechende Infarktareal noch vital ist (siehe weiter unten) bzw. wie ausgedehnt die periinfarzielle Ischämie einzuschätzen ist.

5.1.1.3 Ischämielokalisation

Für differentialtherapeutische Überlegungen vor und nach PTCA spielt es eine große Rolle, nicht nur das Ausmaß einer Ischämie abschätzen zu können, sondern auch die *Lokalisation ischämischer Areale* objektivieren zu können. Ersteres ist mit dem Belastungs-EKG kaum, letzteres praktisch gar nicht verläßlich möglich.

Ist beispielsweise bei einer koronaren Mehrgefäßerkrankung mit mittel- bis höhergradigen Stenosen mittels Belastungs-EKG ein Ischämienachweis gelungen, so kann nicht entschieden werden, welche der Stenosen hinsichtlich der Ischämiefolgen führt und folglich vordringlich angegangen werden sollte, sofern die Koronarmorphologie nicht die Reihenfolge der interventionellen Maßnahmen diktiert. Ähnliche Fragen nach Ausmaß und Lokalisation ischämischer Myokardareale können auch in der meist komplexen Perfusionssituation vor und nach koronarer Bypassoperation aufkommen. Die zu revaskularisierenden Myokardareale, revaskularisierte und nicht revaskularisierte Versorgungsgebiete, können lokalisiert und bei Verdacht auf eine Bypassdysfunktion Ausmaß und Lokalisation des gefährdeten Myokards erkannt werden.

Die *Dobutamin-Streßechokardiographie* ist aufgrund ihres Wirkmechanismus mit vorrangiger Steigerung der Inotropie zur Beantwortung dieser Fragen geeignet. Aber auch die dynamische Technik ist dazu in der Lage.

Es soll aber nicht verschwiegen werden, daß die Beantwortung dieser Fragen bei komplexer Koronarsituation ähnliche Probleme wie bei der szintigraphischen Abklärung aufwerfen kann, insbesondere dann, wenn die Perfusionsverhältnisse zu einer diffusen und nicht mehr segmental zuzuordnenden Ischämie und Wandbewegungsstörung führen (siehe auch Kapitel 7.4).

5.1.2 Funktioneller Kollateralisationsgrad

> Das Ausmaß der funktionellen Kollateralzirkulation, nicht unbedingt der angiographisch sichtbaren, und Funktionszustände des Myokard mit gestörter Wandkinetik wie „hibernation“ und „stunning“ scheinen pathophysiologisch in enger Beziehung zu stehen. Die Indikation zu ihrer Differenzierung mit streßechokardiographischen Techniken ist noch in wissenschaftlicher Diskussion (16, 28, 67, 70, 77, 88, 92, 107, 158, 185, 190, 191, 235, 239, 253).

Bei Koronararterienverschlüssen ohne Narbe in ihrem Versorgungsgebiet ergeben sich klinisch relevante Indikationen zur Differentialdiagnostik einer in Ruhe normalen, unter Belastung jedoch *funktionell* suffizienten oder insuffizienten Kollateralzirkulation. Letztere führt bei noch regelrechter Myokardkinetik in Ruhe zu klassischen belastungs- bzw. streßinduzierten Wandbewegungsstörungen und damit zum objektiven Ischämienachweis im Kollateralen-abhängigen Segment.

Häufig beobachten wir im Ursprungsgebiet der Kollateralen ein sogenanntes SERP-Phänomen (siehe Kapitel 4.2.1.3), das wir als Ausdruck einer geringgradigen Ischämie infolge von Stealmechanismen interpretieren.

Zur Beurteilung des funktionellen Kollateralisationsgrades ist unter der Voraussetzung einer bekannten Koronarmorphologie vorrangig die *dynamische Streßechokardiographie* indiziert, da nur sie den Bezug zu alltagsnahen Belastungen herstellen läßt (siehe weiter unten).

5.1.3 Ischämieinduzierte LV- und Klappendysfunktion

Belastungsinduzierte Verschlechterungen zweidimensionaler Volumenparameter können auf einem diffus ischämischen Myokard beruhen. Häufig, aber nicht immer segmental erkennbar gehen ihnen regionale Wandbewegungsstörungen voraus. Sie können zu Veränderungen streßdopplerechokardiographisch meßbarer hämodynamischer Parameter führen. Im Vorfeld einer globalen Störung der Myokardkinetik sind oft charakteristische Veränderungen der diastolischen Flußdynamik erfaßbar. Sie sind zwar ischämietypisch, unterliegen aber vielfältigen Einflußfaktoren (siehe Kapitel 2.3.1).

Ischämiebedingte Klappendysfunktionen sind vor allem an der Mitralklappe bekannt, können als Mitralinsuffizienz in Erscheinung treten und unter Belastung zunehmen. Sie sind dann im Zusammenhang mit entsprechenden regionalen Wandbewegungsstörungen entweder Ausdruck einer ischämischen Papillarmuskeldysfunktion oder, häufiger, die Folge einer globalen ischämischen LV-Dysfunktion.

Streßdopplerechokardiographische Parameter einer global gestörten Myokardkinetik sowie eine belastungsinduzierte ischämische Mitralinsuffizienz sind späte Ischämiezeichen, Veränderungen der diastolischen Flußdynamik zu unspezifisch. Indikation und Stellenwert dieser Parameter im Rahmen der Ischämiediagnostik bei koronarer Herzkrankheit sind noch nicht abschließend zu bewerten.

5.1.4 Ischämieschwelle und ischämiefreie Belastbarkeit

Die Domäne streßechokardiographischer Methoden ist der funktionelle Ischämienachweis. Insbesondere mit der *dynamischen Technik* gelingt es, den Beginn objektiver Ischämieparameter während der ansteigenden Fahrradergometrie zu erkennen. Die mit dem Ischämiebeginn assoziierte Herzfrequenz und Belastungsstufe in W oder W/kg kann zumindest auf die körperlichen Anforderungen in Beruf, Freizeit und Sport übertragen werden. Die Verschiebung der Ischämieschwelle nach oben kann unter der antianginösen Medikation dokumentiert und die Medikation auf rationaler Basis optimiert werden (1, 36).

Voraussetzung ist, daß die Ischämie Hauptdeterminante der Belastbarkeit darstellt und Arrhythmien, eine eingeschränkte LV-Funktion, eine Klappendysfunktion oder auch eine inadäquate Blutdruckregulation nicht im Vordergrund der individuellen Problematik des Patienten stehen (siehe auch Kapitel 8.3).

Auch mit den pharmakologischen Methoden wurde versucht, die Ischämieschwelle zu bestimmen. Sie gestatten zwar, den Schweregrad einer provozierten Ischämie abzuschätzen und den Ischämiebeginn einer bestimmten Streßstufe zuzuordnen, werden jedoch dem individuellen Anforderungsprofil im Alltag eines Patienten kaum gerecht (93, 102, 164, 169, 173).

Die Objektivierung der Ischämieschwelle und damit der ischämiefreien Belastbarkeit ist die ideale Indikation für die dynamische Streßechokardiographie. Sie kann mit und ohne Medikation bestimmt werden und ist geeignet zur Steuerung von Trainingsprogrammen in der stationären Bewegungstherapie und in ambulanten Herzgruppen und zur umfassenden sozialmedizinischen und allgemein gutachterlichen Beurteilung der Belastbarkeit in Beruf, Freizeit und Sport, vor allem bei diagnostisch unklarem Belastungs-EKG.

5.1.5 Ischämie- und Vitalitätsdiagnostik zur Risikostratifikation und Beurteilung der Prognose

Eines der Hauptziele kardiologischer Funktionsdiagnostik stellt die Risikostratifikation von Patienten mit bekannter oder vermuteter KHK dar. Die Ergebnisse derartiger Untersuchungen haben zwangsläufig auch prognostische Bedeutung. Der Wert streßechokardiographischer Methoden zur Planung des weiteren therapeutischen Vorgehens und zur Beurteilung der Prognose ist gut belegt. Dies gilt prinzipiell für alle Routinetechniken (22–24, 30–33, 40, 59–61, 65, 83, 113, 146, 174, 179, 201, 237, 238).

Streßechokardiographisch gelingt es, Patienten mit niederem von solchen mit einem hohen Risiko und schlechter Prognose zu differenzieren. Patienten in der Postinfarktphase mit einem belastungs- bzw. streßinduzierten Anstieg des Wandbewegungsscores, das heißt einer Zunahme ischämischer Wandbewegungsstörungen, haben mit einem beträchtlichen Risiko kardialer Ereignisse zu rechnen.

Andererseits können wir bei Patienten mit typischer oder auch atypischer Angina-pectoris-Symptomatik und pathologischem Belastungs-EKG von einer exzellenten Prognose ausgehen, wenn die Streßechokardiographie einen unauffälligen Befund ergibt (5, 19, 21, 29, 35, 46–49, 68, 108–110, 114, 122, 123, 126–129, 149, 156, 161, 166, 171, 176, 177, 179, 181, 184, 186, 197, 198, 203, 205, 207–209, 217, 226, 231, 238, 248, 250).

> Alle streßechokardiographischen Verfahren sind zur Risikostratifikation und Beurteilung der Prognose geeignet und dem Belastungs-EKG in dieser Hinsicht deutlich überlegen.

Literatur zu den Kapiteln 5.1–5.1.5 siehe Seite 178.

5.1.6 Vitalitätsdiagnostik

Bei Patienten, die im Ruhe-Echokardiogramm eine regionale Wandbewegungsstörung aufweisen, kann die Unterscheidung zwischen einer Narbe mit irreversibler regionaler Pumpstörung des Myokards und vitalem erholungsfähigem Myokard aus therapeutischen (z. B. Indikation für eine Revaskularisation) (10, 32) und prognostischen Gründen (20, 31, 40) wichtig sein.

> Einer Wandbewegungsstörung in Ruhe mit vitalem Myokard können unterschiedliche pathophysiologische Ursachen zu Grunde liegen, z. B. eine stumme Ischämie, eine inkomplette Infarzierung mit verbleibendem Strukturschaden, das „stunned“ oder „hibernating“ Myokard.

Während die stumme Ischämie nur eine kurzzeitige Wandbewegungsstörung induziert, besteht diese bei den übrigen Zuständen länger und ist verschiedenen echokardiographischen und szintigraphischen Untersuchungsmethoden zugänglich (siehe auch Kapitel 7.6).

> Mit Hilfe der Streßechokardiographie kann eine spätere spontane oder revaskularisationsbedingte Erholung der regionalen und globalen Pumpfunktion mit hoher Genauigkeit vorhergesagt werden. Die Indikation zur Durchführung einer streßechokardiographischen Untersuchung ergibt sich in der Regel bei Patienten, bei denen aus klinischen oder prognostischen Gründen Aussagen über das Ausmaß einer irreversiblen bzw. reversiblen myokardialen Schädigung nach klinischem Infarkt und damit über die Indikation und Ausdehnung von Revaskularisationsmaßnahmen getroffen werden sollen.

Sowohl „stunned“ als auch „hibernating“ Myokard sind Zustände reversibler kontraktiler Dysfunktion (19). Kurze Episoden einer Ischämie, die keine irreversible Schädigung des

Myokards verursachen, können trotz guter postischämischer Koronarperfusion eine länger bestehende myokardiale Kontraktionsstörung verursachen, welche als myokardiales „stunning“ (Betäubung) bezeichnet wird (13) (siehe auch Kapitel 2.2). Kennzeichnend sind die Dissoziation zwischen normaler Koronarperfusion und eingeschränkter Pumpfunktion, die spontane Erholung der Kontraktion und eine inotrope Stimulierbarkeit des Myokards, die keine Schäden verursacht oder die Erholung verzögert (33). *„Stunned“ Myokard* tritt z. B. in den ersten Wochen nach akutem Myokardinfarkt mit erfolgreicher Lysetherapie oder akuter PTCA auf. Beim *„hibernating“ Myokard* (winterschlafendes Myokard) besteht eine chronische Minderdurchblutung mit sekundär angepaßter verminderter Kontraktion des Myokards (28). Diese Funktionsanpassung dient dem Überleben der Myokardzelle und ist nach Wiederherstellung der Ruhe-Durchblutung reversibel. Auch hier besteht eine inotrope Stimulierbarkeit (29), die bei Anwendung des üblichen Dobutamin-Infusionsschemas keine Zell-Nekrosen induziert (11). „Hibernating“ Myokard kann z. B. in der chronischen Phase nach Myokardinfarkt auftreten, wenn eine bedeutsame Koronarstenose im Versorgungsgebiet des Infarktareals vorliegt. Zwar überleben die vorhandenen vitalen Zellen, aber eine kontraktile Funktion ist aufgrund der Minderperfusion nicht mehr möglich. Nach Revaskularisation können sich diese Zellen aber erholen, was zu einer Verbesserung der vorher bestehenden Wandbewegungsstörung führt.

Klinisch können auch *Übergänge zwischen „stunning“ und „hibernating“* auftreten, wenn z. B. bei erfolgreicher Lysetherapie nach Myokardinfarkt eine bedeutsame Reststenose in der versorgenden Koronararterie verbleibt. Das zunächst noch bestehende „stunning“ als postischämische kontraktile Dysfunktion kann in „hibernating“ als persistierend ischämische Dysfunktion übergehen. Die Streßechokardiographie ermöglicht die Erkennung von vitalem Myokard mit („hibernating“) und ohne („stunning“) bedeutsamer Koronarstenose im Versorgungsgebiet. Die Empfehlung zur Revaskularisation ergibt sich so unabhängig davon, ob noch „stunning“ oder schon „hibernating“ besteht.

Im Gegensatz dazu zeigt eine nichttransmurale Infarzierung, die über 20 % der Wanddicke betrifft, auch ohne chronisch-persistierende Ischämie, also ohne bedeutsame Koronarstenose, eine auch nach Reperfusion nicht reversible Ruhewandbewegungsstörung. Aufgrund der myokardialen Kontraktionsreserve ist jedoch auch hier je nach Ausmaß des postinfarziellen Strukturschadens während einer inotropen Stimulation eine Verbesserung der regionalen Pumpfunktion möglich (4).

> Die Erkennung von vitalem erholungsfähigem Myokard beruht auf dem Prinzip einer inotropen Stimulation. Sie erfolgt über den Nachweis der sogenannten Kontraktionsreserve, d. h. über die Verbesserung einer in Ruhe beobachteten Wandbewegungsstörung (z. B. einer Akinesie zur Hypo- oder Normokinesie).

Um diese Verbesserung der Kontraktion erkennen zu können, reicht es aus, ja ist es sogar wichtig, daß die inotrope Stimulation ohne wesentliche Erhöhung von Blutdruck und Herzfrequenz geschieht. Ein späterer Anstieg des Blutdruck-Herzfrequenzproduktes kann eine erneute myokardiale Ischämie bzw. ein Durchbrechen von Regulationsmechanismen beim hibernierenden Myokard bewirken, die die inotrop bedingte Verbesserung der regionalen Pumpfunktion wieder rückgängig machen (29).

> Die derzeit gebräuchlichste Methode zur Vitalitätsdiagnostik ist die Dobutamin-Streßechokardiographie. Da Dobutamin bei niedriger Dosierung fast ausschließlich positiv inotrop wirkt, wird eine sogenannte „low-dose“ Dobutamindosierung von 2,5 bis 10 µg/kg KG/min über 3 bis 5 Minuten zur Erkennung der verbesserten regionalen Kontraktion von „stunned“ oder „hibernating“ Myokard durchgeführt (15, 27, 32, 33). Bei einer Steigerung der Dobutamindosis nach dem üblichen Schema

auf 40 oder 50 µg/kg KG/min („high-dose") bleibt diese verbesserte Myokardkinetik erhalten, wenn keine ischämisch bedeutsame Koronarstenose vorgeschaltet ist (10). Liegt jedoch eine kritische Stenose vor, verschlechtert sich mit steigender Dobutamindosis durch den erhöhten Sauerstoffbedarf die Kontraktion (z.B. eine Normo- oder Hypokinesie zur Akinesie) wieder. Dies wird als biphasische Antwort bezeichnet (z.B. Akinesie-Normokinesie-Akinesie) (1).

Bei der Durchführung der Streßechokardiographie ist darauf zu achten, daß zur Erfassung dieser Veränderungen sowohl bei niedriger als auch bei hoher Belastung Herzzyklen zur späteren Befundung abgelegt werden.

Die Umsetzung dieser Kontraktionsmuster unter inotroper Stimulation in klinische Aussagen ist in Abbildung 5.1 wiedergegeben.

In der Frühphase nach akutem Myokardinfarkt, wenn „stunned" Myokard angenommen werden kann, bedeutet eine Zunahme der regionalen Pumpfunktion unter „low-dose" *und* „high-dose" Dobutamin, daß vitales Myokard ohne ischämisch relevante Stenose in der versorgenden Koronararterie vorliegt, so daß eine spontane Erholung ohne Revaskularisationsmaßnahme zu erwarten ist. Das Auftreten einer biphasischen Antwort, das heißt Verbesserung bei „low-dose" (Abb. 5.2) und Verschlechterung bei „high-dose", deutet auf vitales Myokard mit vorgeschalteter relevanter Stenose hin, die als therapeutische Konsequenz revaskularisiert werden sollte (10).

Bei einer chronischen regionalen Wandbewegungsstörung ist die Befundung etwas komplexer. Eine biphasische Antwort ist der beste Prädiktor für das Vorhandensein von hibernierendem Myokard, das nach Revaskularisation ein verbessertes Ruhe-Kontraktionsverhalten aufweist (1, 30). Kommt es sowohl bei „low-" als auch „high-dose"-Dobutamininfusion nur zu einer Verbesserung der Kontraktion, ist in der Regel nicht mit einer Verbesserung der Ruhewandbewegungsstörung nach Revaskularisation zu rechnen, da keine zugrundeliegende kritische Stenose zu erwarten ist. Dies kann z.B. bei einer nichttransmuralen Infarzierung mit inotrop stimulierbarer Kontraktionsreserve auftreten (4, 35).

Ruhe	„low stress"	„high stress"	Funktionsstatus	Klinische Konsequenz
			Vitalität-stunning Keine signifikante Koronarstenose	Spontane Erholung Keine Revaskularisation
			Vitalität-hibernation Signifikante Koronarstenose	Revaskularisation
			Keine Vitalität Vor- und Nachlast-phänomene	Keine Revaskularisaton
			Keine Vitalität Narbe	Keine Revaskularisation

Abb. 5.1. Wandbewegungsmuster unter niedrig- und hochdosierter inotroper Stimulation bzw. ergometrischer Belastung zur Differenzierung zwischen „stunning", „hibernation" und Narbe. Erklärungen siehe Textteil

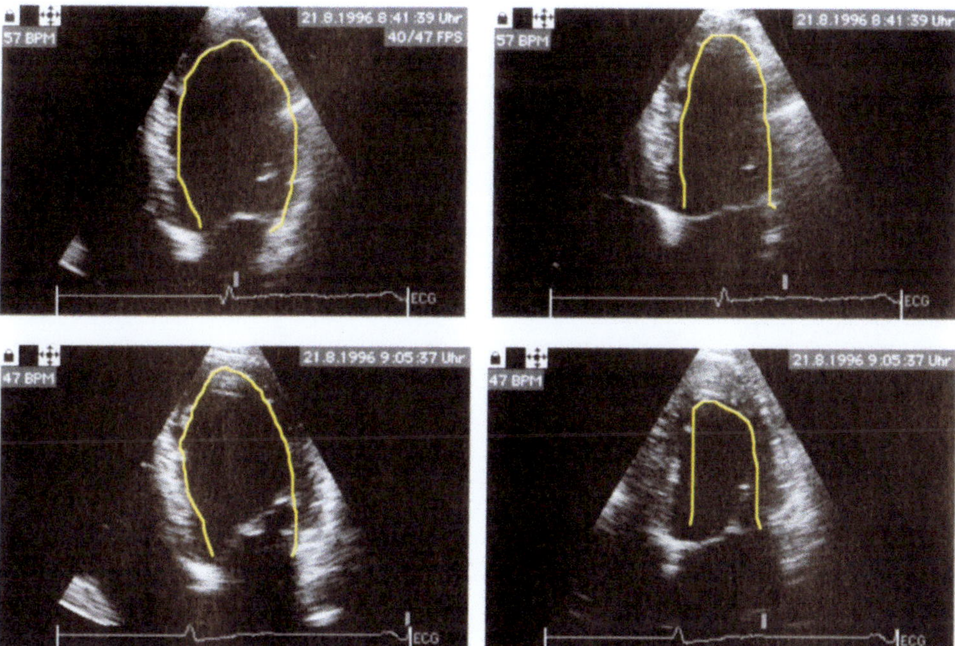

Abb. 5.2. Vitales Myokard. In Ruhe ist eine Wandbewegungsstörung in den lateralen Segmenten (apikaler 4-Kammerblick) erkennbar, die bei 25 Watt Fahrradergometrie nicht mehr sichtbar ist. Obere Reihe links: Ruhe Diastole; rechts: Ruhe Systole. Untere Reihe links: niedrige Belastung Diastole; rechts: niedrige Belastung Systole

Eine Ruhewandbewegungsstörung, die unter inotroper Stimulation unverändert bleibt, ist als Narbe anzusehen (Abb. 5.3). Die Verschlechterung einer Akinesie hin zur Dyskinesie unter Dobutaminstimulation ohne zwischenzeitliche Verbesserung ist ein mechanisches Phänomen durch Vor- und Nachlastveränderungen des Ventrikels und nicht Ausdruck einer Ischämie oder von vitalem Myokard (5, 17, 18).

Obwohl anfänglich überwiegend Studien publiziert wurden, die nur eine Low-dose-Untersuchung durchführten (15,32), weisen die Ergebnisse neuerer Untersuchungen darauf hin, daß es zur Erkennung der unterschiedlichen Wandbewegungsmuster notwendig ist, eine komplette Dobutaminuntersuchung (mit niedriger und hoher Dosierung) durchzuführen (1, 30, 35). Dabei ist die Durchführung einer „Hoch-Dosis"-Dobutaminuntersuchung auch innerhalb der ersten Woche nach Myokardinfarkt mit ausreichender Sicherheit möglich (34).

Für die Auswertung der Echokardiogramme ist die Beurteilung der systolischen Dickenzunahme der entscheidende Parameter, da nur diese eindeutig einen aktiven Prozeß darstellt. Die systolische Endokardeinwärtsbewegung kann unter Dobutaminstimulation gerade bei Patienten mit Ruhewandbewegungsstörungen durch benachbarte und unter Dobutamin hyperkontraktile Segmente ausgelöst werden. Da eine passive Mitbewegung vor allem im Randbereich von normalem zu akinetischem bis dyskinetischem Myokard zu erwarten ist, sollten zur Beurteilung der Vitalität mindestens *zwei benachbarte Segmente* in ihrem Zentrum eine verbesserte systolische Dickenzunahme unter inotroper Stimulation aufweisen, um falsch positive Vitalitätsbefunde zu vermeiden (15, 32).

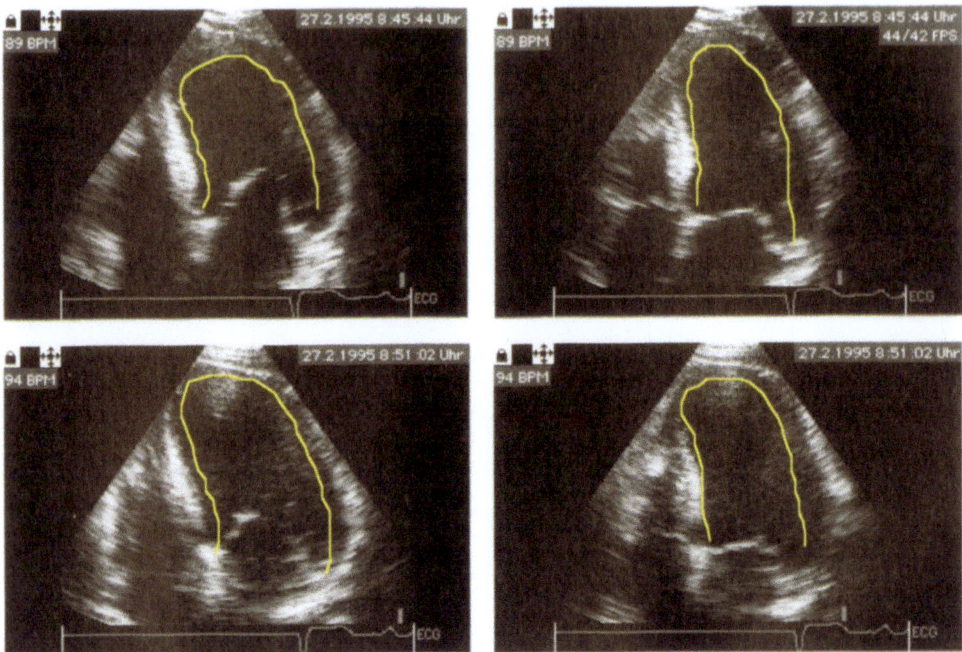

Abb. 5.3. Ruhewandbewegungsstörung in den apikalen Segmenten (apikaler 4-Kammerblick), die unter niedrig dosierter Dobutaminstimulation unverändert bleibt. Obere Reihe links: Ruhe Diastole; rechts: Ruhe Systole. Untere Reihe links: niedrige Belastung Diastole; rechts: niedrige Belastung Systole

Diese Mindestanforderung, d.h. der Nachweis von mindestens zwei benachbarten Segmenten mit Vitalitätsnachweis, wird unterstrichen durch die Tatsache, daß ein durch Revaskularisation zu erwartender postoperativer Anstieg der globalen Pumpfunktion bzw. der Ejektionsfraktion linear mit der Anzahl der Segmente mit Nachweis von vitalem Myokard zusammenhängt (22). Somit erscheint eine Revaskularisation zur Verbesserung der globalen Pumpfunktion erst sinnvoll, wenn mehrere Segmente vitales Myokard aufweisen (37).

In vielen Untersuchungen konnte der diagnostische Stellenwert der Dobutaminechokardiographie in der Vitalitätsdiagnostik nachgewiesen werden. In der Regel wurde dabei als goldener Standard die Vorhersage einer spontanen oder revaskularisationsbedingten funktionellen Erholung der Segmente mit Ruhewandbewegungsstörungen angegeben. Die Ergebnisse sind hinsichtlich der Sensitivität (ca. 80–85%) und Spezifität (ca. 80–90%) für Untersuchungen in der Frühphase nach Myokardinfarkt („stunning") und bei chronischen Ruhewandbewegungsstörungen („hibernating") vergleichbar und erlauben eine gute Vorhersage einer späteren funktionellen Erholung (1, 6, 15, 32, 39). Die Lokalisation einer Ruhewandbewegungsstörung im Vorder- oder Hinterwandbereich hat keinen Einfluß auf die diagnostische Genauigkeit (32). Eine streßechokardiographische Untersuchung zur Vitalitätsdiagnostik kann auch ohne vorherige Kenntnis des Koronarstatus durchgeführt werden. Die kontraktile Reserve vitalen Myokards ist bei nicht verschlossener Koronararterie unabhängig vom Stenosegrad (36). Bei verschlossenem Koronargefäß ist unabhängig vom angiographischen Kollateralisierungsgrad der echokardiographische Nachweis von vitalem Myokard in ähnlichem Ausmaß und vergleichbarer diagnostischer Genauigkeit möglich wie bei nicht verschlossenen Koronararterien (2). Bei bekannter Koronaranatomie kann die echokardiographische Vitalitätsdiagnostik entscheidend zur Festlegung der weiteren Revaskularisationsstrategie beitragen.

Trotz dieser guten Ergebnisse ist eine streßechokardiographische Untersuchung mit der Frage nach Vitalität nicht immer sinnvoll. Es sollte nicht vergessen werden, daß auch das Ruhe-Echokardiogramm wichtige Informationen enthält. So weist eine Verdünnung der Segmente (< 5 mm) mit Ruhewandbewegungsstörung in Verbindung mit einer Zunahme der Echogenität auf eine Narbe hin (7). Auch eine Ruhe-Dyskinesie bzw. ein apikales Aneurysma nach Infarkt sind Ausdruck fehlender Vitalität (15, 33). Demgegenüber sind eine erhaltene Wanddicke bzw. Hypokinesie (> 5 mm systolische Einwärtsbewegung oder Dickenzunahme) eher mit vitalem Myokard korreliert (16, 33). Ein hoher Prozentsatz der Segmente mit Ruhe-Hypokinesie, aber nur ca. ein Drittel der in Ruhe akinetischen Segmente, weisen vitales Myokard in der Dobutamin-Echokardiographie auf (16).

Wie oben angeführt, ist das Prinzip der Vitalitätsdiagnostik eine inotrope Stimulation ohne wesentliche Änderung des Herzfrequenz-Blutdruckproduktes. Neben der weit verbreiteten Dobutaminechokardiographie sind auch andere Methoden zum Vitalitätsnachweis geeignet.

Bei der Fahrrad-Streßechokardiographie kommt es wahrscheinlich bedingt durch eine allgemeine Aktivierung des sympathoadrenergen Systems bei niedriger Belastung (z.B. 25 Watt) zu einer inotropen Stimulation ohne bedeutsamen Anstieg von Herzfrequenz oder Blutdruck. Unter Verwendung eines geeigneten Belastungsschemas (Beginn mit niedriger Belastung) und Speicherung von Herzzyklen auf niedrigen und hohen Belastungsstufen ist eine mit der Dobutamin-Streßechokardiographie vergleichbare diagnostische Genauigkeit in der Vitalitätsdiagnostik aufgezeigt worden (12).

Auch über die Dipyridamol-Echokardiographie, die zu einer inotropen Stimulation führen kann (26), die Dipyridamol-Dobutamin-Echokardiographie (38), die Nitroglycerin-Dobutamin-Echokardiographie (21) und den Einsatz von Enoximon (9) werden gute diagnostische Ergebnisse berichtet. Als Alternative zur transthorakalen Untersuchung ist auch die Durchführung einer transösophagealen Dobutamin-Echokardiographie möglich, die aufgrund der guten Bildqualität eine hohe Aussagekraft aufweist (8) (siehe auch Kap. 7.6 und 10.4).

Mit szintigraphischen Methoden wie der Positronen-Emissions-Tomographie (PET) oder der Thallium-Szintigraphie werden im wesentlichen metabolische Marker und Perfusionsmarker gemessen. Die Streßechokardiographie benutzt dagegen die inotrope Stimulierbarkeit des Myokards als Parameter. Diese Unterschiede kommen auch bei den Ergebnissen von Vergleichsstudien zum Ausdruck.

In der Vorhersage einer funktionellen Erholung nach Revaskularisation weisen die szintigraphischen Verfahren eine höhere Sensitivität auf (d.h. sie erkennen mehr Segmente als vital als die Echokardiographie), aber die Spezifität ist geringer als bei der Streßechokardiographie (d.h. nicht alle szintigraphisch als vital erkannten Segmente profitieren von der Revaskularisation).

Auf zellulärer Ebene bedeutet dies, daß es zwar Myokardzellen gibt, die noch einen szintigraphisch erfaßbaren Stoffwechsel aufweisen. Aufgrund der Verteilung, der Schädigung oder der Menge dieser Zellen ist jedoch dieses Niveau an Vitalität nicht ausreichend, um auch zu einer funktionellen Verbesserung zu führen. Da bei der Streßechokardiographie aber ein höheres Niveau an Zellintegrität bzw. Menge vitaler Zellen vorliegen muß, um eine inotrop vermittelte Kontraktionsverbesserung zu bewirken, kann die Streßechokardiographie mit größerer Genauigkeit eine Erholung von Segmenten vorhersagen (6, 14, 23, 25).

Für die klinische Anwendung ist die Frage, wieviel vitales Myokard vorhanden sein muß, um für den einzelnen Patienten einen klinischen Gewinn durch die Revaskularisation herbeizuführen, noch nicht geklärt. Patienten mit vitalem oder ischämischem Myokard weisen bei eingeschränkter linksventrikulärer Pumpfunktion ohne Revaskularisation eine schlechtere Prognose auf als solche ohne Vitalitätsnachweis (40) (siehe auch Kap. 5.1.7). Zu bedenken ist jedoch, daß eine Bypass-Operation oder eine Angioplastie insbesondere bei Patienten mit eingeschränkter Pumpfunktion mit einem höheren Risiko einhergehen, aber gerade diese Patienten mit eingeschränkter Pumpfunktion von Bypass-Operationen besonders profitieren (3). Eine Verbesserung der Prognose hinsichtlich der kardialen Mortalität konnte bereits beim Nachweis von mindestens zwei in Ruhe akinetischen, aber vitalen Segmenten und anschließender Revaskularisation (Bypass/Angioplastie) im Vergleich zu einer medikamentösen Therapie gezeigt werden (24). Eine Zunahme der *globalen* Pumpfunktion ist jedoch nur zu erwarten, wenn mehrere Segmente eine Erholung nach Revaskularisation zeigen.

Zusammenfassend weist die Streßechokardiographie eine hohe diagnostische Aussagekraft in der Erkennung von erholungsfähigem vitalem Myokard auf. Der positiv prädiktive Wert für die Erholung der regionalen, insbesondere aber der globalen Myokardfunktion ist höher als mit szintigraphischen Verfahren.

Literatur zu Kapitel 5.1.6

1. Afridi I, Kleiman NS, Raizner AE, Zoghbi W (1995) Dobutamine echocardiography in myocardial hibernation. Optimal dose and accuracy in predicting recovery of ventricular function after coronary angioplasty. Circulation 91: 663–670
2. Afridi I, Main ML, Grayburn P (1996) Accuracy of dobutamine echocardiography for detection of myocardial viability in patients with an occluded left anterior descending coronary artery. J Am Coll Cardiol 28: 455–459
3. Alderman EL, Fisher LD, Litwin P (1983) Results of coronary artery surgery in patients with poor left ventricular function (CASS). Circulation 68: 785–795
4. Armstrong WF (1996) „Hibernating" myocardium: Asleep or part dead. J Am Coll Cardiol 28: 530–535
5. Arnese M, Fioretti PM, Cornel JH, Postma Tjoa J, Reijs AE, Roelandt JR (1994) Akinesis becoming dyskinesis during high-dose dobutamine stress echocardiography: a marker of myocardial ischemia or a mechanical phenomenon? Am J Cardiol 73: 896–898
6. Arnese M, Cornel JH, Salustri A, Maat AP, Elhendy A, Reijs AE, Ten Cate FJ, Keane D, Balk AH, Roelandt JR, Fioretti PM (1995) Prediction of improvement of regional left ventricular function after surgical revascularization. Circulation 91: 2748–2752
7. Athanassopoulos G, Maginas N, Pavlides G, Cokkinos P, Karatasakis G, Cokkionos DV (1993) Are wall thickness and echo reflectivity of akinetic segments at rest related to the detection of viable tissue using dobutamine stress echocardiography? Eur Heart J 14 (Suppl A): A 388
8. Baer FM, Voth E, Deutsch HJ, Schneider CA, Schicha H, Sechtem U (1994) Assessment of viable myocardium by dobutamine transoesophageal echocardiography and comparison with fluorine-18 fluordesoxyglucose positron emission tomography. J Am Coll Cardiol 24: 343–353
9. Baumgart D, Buck T, Leischick R, Oelert H, Farahati J, Reiners C, Erbel R (1994) Enoximon-Echokardiographie. Herz 19: 227–234
10. Barilla F, Gheorghiade M, Alam M, Khaja F, Goldstein S (1991) Low-dose dobutamine in patients with acute myocardial infarction identifies viable but not contractile myocardium and predicts the magnitude of improvement in wall motion abnormalities in response to coronary revascularization. Am Heart J 122: 1522–1531
11. Beckmann S, Bocksch W, Müller C, Schartl M (1995) Does dobutamine stress echocardiography induce myocardial damage in patients after myocardial infarction? Circulation 92: I–70
12. Beckmann S, Bocksch W, Schartl M. Unpublizierte Daten
13. Braunwald E, Kloner RA (1982) The stunned myocardium: Prolonged, postischemic ventricular dysfunction. Circulation 66: 1146
14. Chan RK, Lee KJ, Calafiore P, Berlangieri SU, McKay WJ, Tonkin AM (1996) Comparison of dobutamine echocardiography and positron emission tomography in patients with chronic ischemic left ventricular dysfunction. J Am Coll Cardiol 27: 1601–1607

15. Cigarroa CG, deFilippi CR, Brickner ME, Alvarez LG, Wait MA, Grayburn PA (1993) Dobutamine stress echocardiography identifies hibernating myocardium and predicts recovery of left ventricular function after coronary revascularization. Circulation 88: 405–415
16. deFilippi CR, DuWayne LW, Irani WN, Eichhorn EJ, Velasco CE, Grayburn PA (1995) Comparison of myocardial contrast echocardiography and low-dose dobutamine stress echocardiography in predicting recovery of left ventricular function after coronary revascularization in chronic ischemic heart disease. Circulation 92: 2863–2868
17. Elhendy A, Cornel JH, Roelandt JR, van Domburg RT, Nierop PR, Geleynse ML, El-Said GM, Fioretti PM (1996) Relation between contractile response of akinetic segments during dobutamine stress echocardiography and myocardial ischemia assessed by simultaneous thallium-201 single-photon emission computed tomography. Am J Cardiol 77: 955–959
18. Elhendy A, Cornel JH, Roelandt JR, van Domburg RT, El-Said GM, Ibrahim MM, Fioretti PM (1996) Akinesis becoming dyskinesis at high-dose dobutamine stress echocardiography: A marker of poor functional recovery after myocardial revascularization. J Am Coll Cardiol 27 (Suppl A): 99A
19. Heusch G (1992) Hibernation, Stunning, Ischemic Preconditioning-neue Paradigmen der koronaren Herzkrankheit? Z Kardiol 81: 596–609
20. Lee KS, Marwick TH, Cook SA, Go RT, Fix JS, James KB, Sapp SK, MacIntyre WJ, Thomas JD (1994) Prognosis of patients with left ventricular dysfunction, with and without viable myocardium after myocardial infarction. Relative efficacy of medical therapy and revascularization. Circulation 90: 2687–2694
21. Ma L, Chen L, Eldin A, Hall E, Gillam L, Chen C (1995) Nitroglycerin enhances the ability of dobutamine echocardiography to identify hibernating myocardium. Circulation 92 (Suppl): I–267
22. Meluzin J, Cigarroa CG, Brickner E, Cerny J, Spinarova L, Frelich M, Stetka F, Groch L, Grayburn PA (1995) Dobutamine echocardiography in predicting improvement in global left ventricular systolic function after coronary bypass or angioplasty in patients with healed myocardial infarcts. Am J Cardiol 76: 877–880
23. Panza JA, Dilsizian V, Laurienzo JM, Curiel RV, Katsiyiannis PT (1995) Relation between thallium uptake and contractile response to dobutamine. Circulation 91: 990–998
24. Pasquet A, Gerber B, D`Hondt AM, De Kock M, Melin JA, Vanoverschelde JL (1995) Value of dobutamine echocardiography and FDG-PET in evaluating prognosis in patients with chronic left ventricular ischemic dysfunction. Circulation 92 (Suppl I): I–268
25. Perrone-Filardi P, Pace L, Prastaro M, Piscione F, Betocchi S, Squame F, Vezzuto P, Soricelli A, Indolfi C, Salvatore M, Chiariello M (1995) Dobutamine echocardiography predicts improvement of hypoperfused dysfunctional myocardium after revascularization in patients with coronary artery disease. Circulation 91: 2556–2565
26. Picano E, Marzullo P, Gigli G, Reisenhofer B, Parodi O, Distante A, L'Abbate A (1992) Identification of viable myocardium by dipyridamole-induced improvement in regional left ventricular function assessed by echocardiography in myocardial infarction and comparison with thallium scintigraphy at rest. Am J Cardiol 70: 703–710
27. Pierard LA, De Landsheere CM, Berthe C, Rigo P, Kulbertus HE (1990) Identification of viable myocardium by echocardiography during dobutamine infusion in patients with myocardial infarction after thrombolytic therapy. Comparison with positron emission tomography. J Am Coll Cardiol 15: 1021–1031
28. Rahimtoola SH (1989) The hibernating myocardium. Am Heart J 117: 211–221
29. Schulz R, Guth B, Pieper K, Martin C, Heusch G (1992) Recruitment of an inotropic reserve in moderately ischemic myocardium at the expense of metabolic recovery. Circulation Research 70: 1282–1295
30. Senior R, Lahiri A (1995) Enhanced detection of myocardial ischemia by stress dobutamine echocardiography utilizing the „Biphasic“ response of wall thickening during low and high dose dobutamine infusion. J Am Coll Cardiol 26: 26–32
31. Sicari R, Vassalle C, Torres M, Bigi R, Heyman J, Mattioli R, Seveso G, Gandolfo N, Picano E, EDIC (Echo Dobutamine International Cooperative) Study Group (1995) The relative prognostic value of resting function, myocardial viability and induced ischemia early after uncomplicated myocardial infarction. Eur Heart J 16 (Abstract Suppl): 326
32. Smart SC, Sawada S, Ryan T, Segar D, Atherton L, Berkovitz K, Bourdillon PD, Feigenbaum H (1993) Low-dose dobutamine echocardiography detects reversible dysfunction after thrombolytic therapy of acute myocardial infarction. Circulation 88: 405–415
33. Smart SC (1994) The clinical utility of echocardiography in the assessment of myocardial viability. J Nucl Med 35 (Suppl): 49S–58S
34. Smart S, Knickelbine T, Carlos M, Stoiber T, Wynsen J, Sagar K (1995) Safety of dobutamine stress echocardiography during the first week after acute myocardial infarction. Circulation 92 (Suppl): I–411
35. Trani C, Lombardi A, Giordani A, Pennestri F, Manzoli A, Loperfido F, Maseri A (1996) Residual contractile reserve in viable myocardium with persistent asynergy after revascularization. J Am Coll Cardiol 27 (Suppl A): 98A
36. Trocino G, Cornel JH, Elhendy A, Gelejinse ML, Salustri A, Fioretti PM (1996) Contractile reserve by low-dose dobutamine echocardiography after myocardial infarction: Correlation with coronary angiographic anatomy. J Am Coll Cardiol 27 (Suppl A): 313A

37. Vanoverschelde JL, Gerber BL, D'Hondt AM, De Kock M, Dion R, Wijns W, Melin JA (1995) Preoperative selection of patients with severely impaired left ventricular function for coronary revascularization. Role of low-dose dobutamine echocardiography and exercise-redistribution-reinjection thallium SPECT. Circulation 92 (Suppl II): II-37–II-44
38. Varga A, Ostojic M, Djordjevic-Dikic A, Sicar R, Nedelkjkovic I, Baroni M, Torres MA, Picano E (1995) Combined low-dose dipyridamole-dobutamine echocardiography: A new stress for myocardial viability identification by pharmacologic stress echocardiography. Circulation 92 (Suppl): I–267
39. Watada H, Ito H, Oh H, Masuyama T, Aburaya M, Hori M, Iwakura M, Higashino Y, Fuji K, Minamino T (1994) Dobutamine stress echocardiography predicts reversible dysfunction and quantitates the extent of irreversibly damaged myocardium after reperfusion of anterior myocardial infarction. J Am Coll Cardiol 24: 624–630
40. Williams MJ, Obadashaian J, Lauer MS, Thomas JD, Marwick TH (1996) Prognostic value of dobutamine echocardiography in patients with left ventricular dysfunction. J Am Coll Cardiol 27: 132–139

5.1.7 Funktionelle Diagnostik der regionalen und globalen Ventrikelfunktion bei Patienten mit eingeschränkter linksventrikulärer Funktion

Der Langzeitverlauf bei Patienten mit chronischer linksventrikulärer Dysfunktion wird durch klinische Faktoren, die Schwere der linksventrikulären Dysfunktion und wesentlich vom Vorhandensein ischämischen und/oder vitalen Myokards bestimmt. Bei diesen Patienten sind die diagnostischen Aussagen durch die Streßechokardiographie hinsichtlich Ischämie, Vitalität und globaler Ventrikelfunktion unter Belastung von besonderer Bedeutung für die weiteren therapeutischen Konsequenzen wie konservativ-medikamentöse Therapie, Revaskularisation oder Herztransplantation (1, 2, 14, 21, 22, 23, 30, 31, 45, 47, 48).

Der entscheidende Vorteil der Belastungsechokardiographie besteht in der Nichtinvasivität und dem geringen Nebenwirkungsrisiko und der Möglichkeit, gleichzeitig Aussagen über die hämodynamische Situation, die linksventrikuläre Funktion unter Belastungsbedingungen, über die koronare Flußreserve und zur Prognose der Erkrankung treffen zu können.

> Unter Beachtung der beschriebenen Indikationen, Kontraindikationen und Abbruchkriterien für die einzelnen Belastungsformen ergibt sich für Patienten mit einer deutlich reduzierten globalen linksventrikulären Ejektionsfraktion (LVEF < 35 %) kein erhöhtes Risiko und keine erhöhte Nebenwirkungsrate unter Belastung (8, 11, 17, 35, 36, 47, 48).

Eine umfangreiche Untersuchung an über 300 Patienten unter Einschluß von 44 Patienten mit einer LVEF < 25 % konnte zeigen, daß bei der Streßechokardiographie mit Dobutamin bis 40 µg/kg/min und Atropin bis 1 mg keine schweren Komplikationen wie Tod, Myokardinfarkt oder Kammerflimmern auftraten (8). Die Praktikabilität dieses Tests betrug insgesamt 97 % und immerhin noch 89 % in der Gruppe mit einer LVEF < 25 %. Als Nebenwirkungen traten Vorhofflimmern, nichtanhaltende ventrikuläre Tachykardien und Hypotonien auf, die zu keinen ernsten Komplikationen führten. Die gering erhöhte Auslösbarkeit von Tachyarrhythmien in der Gruppe mit einer LVEF < 25 % (14 % vs. 5 %) korrelierte mit einer positiven Anamnese in bezug auf tachyarrhythmische Herzrhythmusstörungen.

5.1.7.1 Diagnostik der regionalen Ventrikelfunktion unter Belastung

Im Mittelpunkt des Interesses steht die semiquantitative und quantitative Beurteilung der *regionalen Wandbewegung*. Die Bedeutung der Streßechokardiographie in der Diagnostik der koronaren Herzkrankheit hat nicht zuletzt dadurch zugenommen, daß die koronare Revaskularisation bei selektierten Patientengruppen mit reduzierter linksventrikulärer Funktion dann die Lebensqualität und die linksventrikuläre Funktion verbessert sowie das Überleben verlängert, wenn ein positiver Ischämie- und/oder Vitalitätsnachweis erbracht werden kann (1, 2, 7, 10–12, 22, 31, 34, 46, 47).

Der Nachweis myokardialer *Vitalität* erwies sich bei gering oder moderat erniedrigter systolischer Funktion (LVEF > 35 %) bisher nicht als ein unabhängiger prognostischer Faktor. Die Entscheidung über eine koronare Revaskularisation wird hierbei durch die Klinik, die Koronaranatomie und den *Ischämie*nachweis bestimmt (11, 36).
Im Gegensatz dazu scheinen bei deutlich erniedrigter linksventrikulärer Funktion (LVEF < 35 %) schon Änderungen der regionalen systolischen Funktion geringen Ausmaßes und damit geringe Verbesserungen der globalen LVEF von prognostischer Bedeutung zu sein (46).

Der Nachweis vitalen Myokards erwies sich bei konservativ-medikamentös behandelten Patienten als prognostisch ungünstig (10), hatte dagegen in anderen Studien einen positiven (31) oder keinen Effekt auf die Prognose der Erkrankung (49). Eine weitere Studie konnte zeigen, daß der Nachweis vitalen oder ischämischen Myokards eine negative prognostische Bedeutung hatte, die unabhängig vom Alter und dem Ausmaß der Reduktion der globalen LVEF war (48). In der Gruppe mit vitalem oder ischämischem Myokard traten bei konservativer Therapie häufiger kardiale Ereignisse (Tod, Herzinfarkt, instabile Angina) auf. Bei Patienten, die hingegen einer koronaren Revaskularisation unterzogen wurden, hatte der Vitalitätsnachweis einen positiven Einfluß auf die Prognose, die funktionelle Erholung des linken Ventrikels und auf die Verbesserung der klinischen Symptomatik (10, 31, 49).

Eine endgültige Aussage zur Bedeutung der *Vitalitätsdiagnostik* insbesondere bei Patienten mit eingeschränkter Ventrikelfunktion kann erst nach Vorliegen der Ergebnisse großer, prospektiver Multizenter-Studien getroffen werden.
Als *Belastungsformen* für die Vitalitätsdiagnostik bei Patienten mit eingeschränkter linksventrikulärer Funktion kommen in erster Linie die pharmakologische Belastung mit *Dobutamin* im Dosisbereich von 2,5–10 µg/kg/min (1, 3, 7, 21, 37, 42, 47) und mit *Dipyridamol* in einer Dosierung von 0,28 mg/kg über 4 min (34, 35, 37) für die Praxis in Betracht.

Für diese Streßprotokolle ist die diagnostische Genauigkeit ausreichend belegt, wobei umfangreichere Daten für Dobutamin vorliegen. Das Prinzip des Vitalitätsnachweises basiert auf dem positiven Nachweis einer kontraktilen Reserve in einem basal kontraktionsgestörten linksventrikulären Segment (Abb. 5.4).

Dobutamin wirkt als inotroper Stimulus direkt über den Beta-Rezeptor vermittelten sympathomimetischen Effekt am Myokard. Begrenzte Erfahrungen liegen für *Isoproterenol* (Beta-Rezeptor vermittelt) und für *Enoximon* (Phosphodiesterase-Hemmer, der zu einem cAMP-Anstieg führt) als weitere inotrope Stimuli vor (36). Als Beispiel für einen vasodilatatorischen Stimulus führt *Dipyridamol* über Adenosin-A2-Rezeptoren zur Relaxation der glatten Muskulatur an den koronaren Arteriolen und damit zu einem Flußanstieg. Andere vasodilatatorische Stimuli, wie *Adenosin* oder *Nitrate,* wirken auf ähnliche Weise. Der Anstieg der regionalen kontraktilen Funktion als Folge eines vasodilatatorischen Stimulus wurde als erstes von Gregg (15) beschrieben, wobei als Mechanismus einerseits der sogenannte „Mini-Starling"-Effekt diskutiert wird, bei dem die Vasodilatation die Sarkomerausgangsdehnung beeinflußt. Andererseits führen komplexe, adenosinvermittelte biochemische Prozesse über den Abbau toxischer Metabolite zur verbesserten regionalen Kinetik (36). Im Zustand des „hibernating myocardium" besteht auch noch

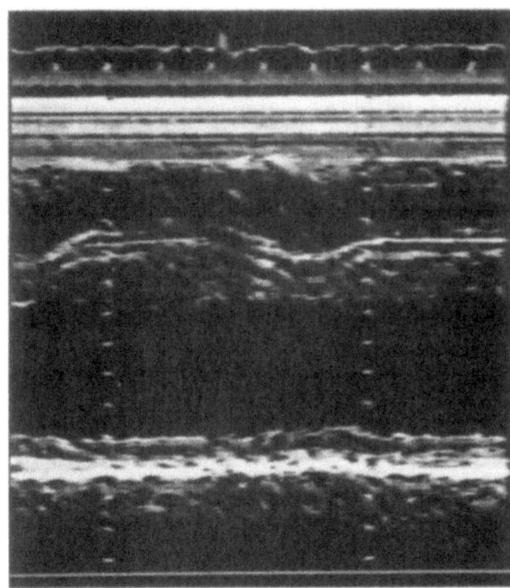
a

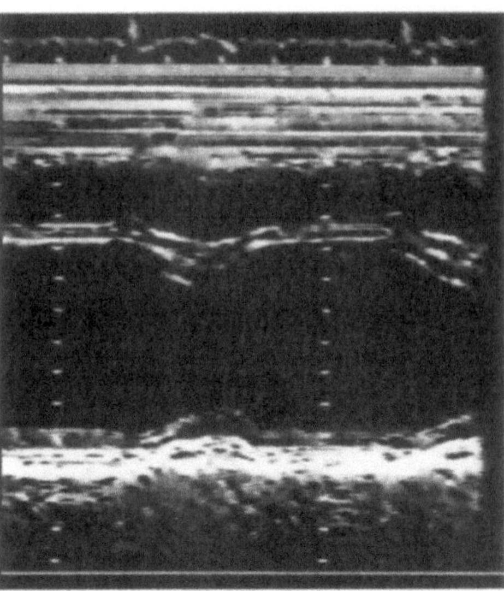
b

Abb. 5.4. Beispiel für den Nachweis einer kontraktilen Reserve mittels low-dose Dipyridamol (0,28 mg/kg über 4 min). **a.** Basale M-mode-Darstellung der kurzen Achse des linken Ventrikels mit Dilatation des linken Ventrikels und posteriorer Akinesie. **b.** Unter Dipyridamol stellt sich eine deutliche systolische Wanddickenzunahme dar.

unterhalb der autoregulatorischen Reserve eine pharmakologisch stimulierbare vasodilatatorische Reserve. Dies wurde sowohl tierexperimentell als auch am Menschen nachgewiesen (33, 34). Längere Zeit bekannt sind die als positiver inotroper Stimulus wirkenden Effekte einer *ergometrischen* Belastung oder *postextrasystolischen* Potenzierung. Umfassende Erfahrungen in der Vitalitätsdiagnostik fehlen aber derzeit noch. Auch für *Arbutamin* wird von der Möglichkeit der Vitalitätsdiagnostik berichtet, abschließende Daten liegen aber noch nicht vor.

Vor dem Hintergrund der Kombination vasodilatatorischer und inotroper Stimuli bei gleichzeitig geringer Beeinflussung der hämodynamischen Situation wurden neue pharmakologische Streßprotokolle entwickelt (Abb. 5.5).

> Die *Kombination* von *Dipyridamol* (0,28 mg/kg über 4 min) und *Dobutamin* (5–10 µg/kg/min über jeweils 3 min) zeigte in den ersten Untersuchungen eine erhöhte Sensitivität bei gleichbleibender Spezifität in der Vitalitätsdiagnostik bei chronisch ischämischer Herzkrankheit und reduzierter linksventrikulärer Funktion (41).
> Die *diagnostische Genauigkeit* des Vitalitätsnachweises und der Vorhersage einer funktionellen Erholung eines kontraktionsgestörten Segments nach erfolgreicher Revaskularisation mittels Streßechokardiographie ist sehr hoch.

Sie wird im Vergleich zur Positronen-Emissions-Tomographie oder Thallium-Ruhe-Szintigraphie in der Literatur mit einer Sensitivität zwischen 74–85 % und einer Spezifität von 86–95 % angegeben (1, 7, 34, 42, 47). Der Vorteil der Streßechokardiographie in der Vitalitätsdiagnostik – vor allem mittels Dobutamin – besteht gegenüber der Thallium-Myokardszintigraphie und der Positronen-Emissions-Tomographie neben dem wesentlich geringeren technischen und finanziellen Aufwand in der wesentlich höheren Spezifität bei vergleichbarer, nur wenig geringerer Sensitivität (35, 47). Außerdem ist gleichzeitig während einer Untersuchung auch die Diagnostik ischämischen Myokards möglich (1).

Wissenschaftliche Studien beschäftigen sich mit weiteren Möglichkeiten der Vitalitätsdiagnostik mittels *intrakoronarer Echokontrastmittel*-Applikation mit und ohne pharma-

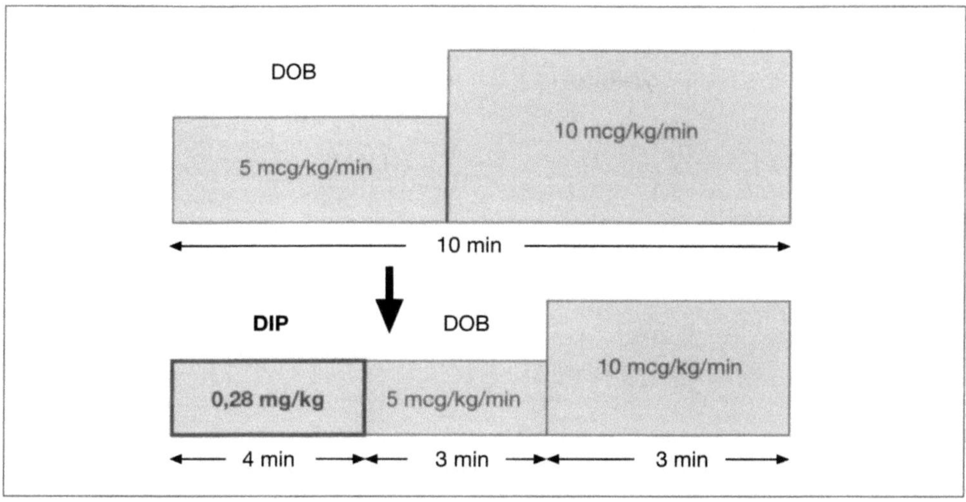

Abb. 5.5. Schema der pharmakologischen Streßechokardiographie mittels Dobutamin (DOB) und der Kombination mit Dipyridamol (DIP) zum Nachweis vitalen Myokards nach der VIDA-Studie (41)

kologische Belastung (39), mit der Gewebecharakterisierung anhand der *Backscatter-Analyse* (36) und der Bestimmung epi-endokardialer Geschwindigkeitsgradienten mittels *„Tissue Doppler"*-Echokardiographie unter pharmakologischer Belastung. Weitere Untersuchungen mittels *Doppler-Messungen* bei transösophagealer Echokardiographie bei Patienten mit eingeschränkter systolischer Funktion nach großen Vorderwandinfarkten zeigten, daß bei einer Zunahme der *Flußgeschwindigkeit im Ramus interventricularis anterior* unter *Dipyridamol* Rückschlüsse auf die Vitalität in den betroffenen Regionen getroffen werden können (18, 27). Diese Untersuchungen sind jedoch derzeit noch ohne klinisch-praktische Relevanz und bedürfen der weiteren wissenschaftlichen Validierung.

5.1.7.2 Diagnostik der globalen Ventrikelfunktion unter Belastung

Auch in der Beurteilung der globalen Leistungsfähigkeit bei der chronischen Herzinsuffizienz und der Einschätzung kongestiver Herzerkrankungen nichtischämischer Ursache finden sowohl die konventionelle Streßechokardiographie als auch die Streß(-Doppler-)-echokardiographie ihre Anwendung.

Mittels konventioneller *Dobutamin*-Streßechokardiographie kann die Unterscheidung zwischen normalen und toxisch geschädigten Herzen durch den Nachweis einer reduzierten Wanddickenzunahme und reduzierten Verkürzungsfraktion unter Belastung mit hoher Sensitivität getroffen werden (26). Dies könnte für Verlaufsbeobachtungen eine zunehmende Bedeutung gewinnen.

Die *belastungsechokardiographisch bestimmte Kontraktionsreserve* des linken Ventrikels ist ein sensitiverer Parameter zur Beurteilung der Belastbarkeit und Prognose als die Ruhefunktion. Der *Sphärizitäts-Index* (Quotient aus Länge und Breite des linken Ventrikels im 4-Kammerblick) korreliert eng mit der globalen linksventrikulären Funktion und die Änderung unter Belastung stellt ein zuverlässiges und praktikables Maß der Belastungsfähigkeit dar. Je kleiner der Sphärizitäts-Index, desto geringer ist die Belastbarkeit (25).

Doppler-Messungen des aortalen Flusses mit Bestimmung der maximalen *Aortenfluß-Akzeleration,* der maximalen systolischen aortalen Geschwindigkeit und des Geschwindigkeit–Zeit-Integrals unter ergometrischer Belastung und unter dem Einfluß verschiedener Pharmaka zeigten eine gute Übereinstimmung zwischen den invasiv ermittelten und mittels CW-Doppler bestimmten Parametern und eine enge Korrelation zur globalen systolischen Funktion und Belastbarkeit (16, 40, 45). Die Kalkulation der sogenannten *linksventrikulären Ejektionskraft* aus der Doppler-echokardiographisch bestimmten Akzeleration und der bewegten Blutmasse zeigte ebenfalls eine gute Übereinstimmung zu den invasiv gewonnenen Daten und zur globalen Funktion mit relativer Nachlastunabhängigkeit (20).

> Anhand der *dynamischen Mitralregurgitation* konnte bei Patienten mit schwerer Herzinsuffizienz der Einfluß von ergometrischer Belastung, Nitraten und Dobutamin auf die globale Funktion gezeigt werden. Die dynamische Mitralregurgitation stellt damit eine wichtige Determinante der hämodynamischen Situation dar (24).

Das Regurgitationsvolumen wurde aus dem Doppler-echokardiographisch bestimmten totalen Schlagvolumen (bestimmt mittels Area-Längs-Methode aus dem 4-Kammerblick) und dem Vorwärts-Schlagvolumen (bestimmt mittels PW-Doppler-Messung am Aortenklappenring) kalkuliert (24).

Die *Bestimmung der diastolischen transmitralen und transtrikuspidalen Geschwindigkeitsprofile* und *Doppler-Fluß-Messungen in den Lungenvenen unter ergometrischer Belastung* liefert bei Patienten mit dilatiertem und kontraktionsgestörtem linken Ventrikel multifaktoriell beeinflußte Konstellationen, deren endgültige praktische Relevanz noch diskrepant diskutiert wird (5, 45).

> Die diagnostische Bedeutung der Streßechokardiographie bei Patienten mit schwerer kongestiver Herzinsuffizienz reicht somit von der regionalen Vitalitäts- und Ischämiediagnostik bis hin zur Bestimmung der globalen hämodynamischen Situation und damit zur Prognose der Erkrankung und ist insbesondere für Verlaufsbeobachtungen gut geeignet.

Literatur zu Kapitel 5.1.7

1. Afridi I, Kleiman NS, Raizner AE, Zoghbi WA (1995) Dobutamine echocardiography in myocardial hibernation. Optimal dose and accuracy in predicting recovery of ventricular function after coronary angioplasty. Circulation 91: 663–670
2. Alderman EL, Fisher LD, Litwin P (1983) Results of coronary artery surgery in patients with poor left ventricular function (CASS). Circulation 68: 785–795
3. Arnese M, Cornel JH, Salustri A, Maat APWM , Elhendy A, Reijs AEM, Cate FJT, Keane D, Balk AHMM, Roelandt JRTC, Fioretti PM (1996) Prediction of improvement of regional left ventricular function after surgical revascularization. A comparison of low-dose dobutamine echocardiography with ^{201}Tl single-photon emission computed tomography. Circulation 91: 2748–2752
4. Baer FM, Voth E, Deutsch HJ, Schneider CA, Schicha H, Sechtem U (1994) Assessment of viable myocardium by dobutamine transesophageal echocardiography and comparison with fluorine-18 fluorodeoxyglucose positron emission tomography. J Am Coll Cardiol 24: 343–353
5. Bartel Th, Müller S, Borges AC, Baumann G (1994) Left and right heart Doppler stress echo in congestive heart failure. Intern J Cardiac Imaging 10: 289–297
6. Canty JM, Klocke FJ (1975) Reduced regional myocardial perfusion in the presence of pharmacologic vasodilator reserve. Circulation 71: 370–377
7. Cigarroa CG, deFilippi CR, Brickner ME, Alvarez LG, Wait MA, Grayburn PA (1993) Dobutamine stress echocardiography identifies hibernating myocardium and predicts recovery of left ventricular function after coronary revascularization. Circulation 88: 430–436
8. Cornel JH, Balk AHMM, Boersma E, Maat APWM, Elhendy A, Arnese M, Salustri A, Roelandt JRTC, Fioretti PM (1996) Safety and Feasibility of dobutamine-atropine stress echocardiography in patients with ischemic left ventricular dysfunction. J Am Soc Echocardiogr 9: 27–32

9. Daley RP, Sagar KB, Wann LS (1985) Doppler echocardiographic measurement of flow velocity in the ascending aorta during supine and upright exercise. Br Heart J 54: 562–567
10. Di Carli MF, Davidson M, Little R (1994) Value of metabolic imaging with positron emission tomography for evaluating prognosis in patients with coronary artery disease and left ventricular dysfunction. Am J Cardiol 73: 527–533
11. Dilsizian V, Bonow RO (1993) Current diagnostic techniques of assessing myocardial viability in patients with hibernating and stunned myocardium. Circulation 87: 1–20
12. Elefteriades JA, Tolis G, Levi E, Mills LK, Zaret BL (1993) Coronary artery bypass grafting in severe left ventricular dysfunction: excellent survival with improved ejection fraction and functional state. J Am Coll Cardiol 22: 1411–1417
13. Franciosa JA, Wilen M, Ziesche S, Cohn JN (1983) Survival in men with severe chronic left ventricular failure due to either coronary heart disease or idiopathic dilated cardiomyopathy. Am J Cardiol 51: 831–836
14. Gould KL (1991) Myocardial viability. What does it mean and how do we measure it? Circulation 83: 333–335
15. Gregg DE (1963) Effect of coronary perfusion pressure or coronary flow on oxygen usage of the myocardium. Circ Res 13: 497–500
16. Harrison MR, Smith MD, Nissen SE, Grayburg PA, DeMaria AN (1988) Use of exercise Doppler echocardiography to evaluate cardiac drugs: effects of propanolol and verapamil on aortic blood flow velocity and acceleration. J Am Coll Cardiol 11: 1002–1009
17. Hepner AM, Bach DS, Deeb GM (1993) Safety of dobutamine stress echocardiography in patients with chronic ischemic left ventricular dysfunction. Circulation 88 (Suppl I): I–404
18. Iliceto S, Marangelli V, Memmola C, Rizzon P (1991) Transesophegeal Doppler echocardiography evaluation of coronary blood flow velocity in baseline conditions and during dipyridamole-induced coronary vasodilation. Circulation 83: 61–69
19. Iliceto S, Galiuto L, Marchese A, Napoli V, Cavallari D, Amico A, Biasco G, Rizzon P (1993) Myocardial echocontrast opacification of dysfunctional myocardial segments after acute myocardial infarction as an expression of myocardial viability. A study with intracoronary echocontrastography and dobutamine echocardiography. Circulation 88 (Suppl I): I–303
20. Isaaz K, Ethevenot G, Admant P, Bremtilia B, Pernot C (1989) A new Doppler method of assessing left ventricular ejection force in chronic congestive heart failure. Am J Cardiol 64: 81–87
21. La Canna G, Alfieri O, Giubbini R, Gargano M, Ferrari R, Visioli O (1994) Echocardiography during infusion of dobutamine for identification of reversible dysfunction in patients with chronic coronary artery disease. J Am Coll Cardiol 23: 617–626
22. Lee KS, Marwick TH, Cook SA (1994) Prognosis of patients with left ventricular dysfunction, with and without viable myocardium after myocardial infarction: relative efficacy of medical therapy and revascularization. Circulation 90: 2687–2694
23. Kaul S (1990) Echocardiography in coronary artery disease. Curr Probl Cardiol 15: 239–298
24. Keren G, Katz S, Gage J, Strom J, Sonnenblick E, LeJemtel TH (1989) Effect of isometric exercise on cardiac performance and mitral regurgitation in patients with severe congestive heart failure. Am Heart J 118: 973–979
25. Keren G, Katz S, Strom J, Sonnenblick E, LeJemtel TH (1989) Dynamic mitral regurgitation: an important determination of the hemodynamic response to load alterations and inotropic therapy in severe heart failure. Circulation 80: 306–313
26. Klewer SE, Goldberg SJ, Donnerstein RL, Berg RA, Hutter JJ (1992) Dobutamine stress echocardiography: a sensitive indicator of diminished myocardial function in asymptomatic doxorubicin-treated long-term survivors of childhood cancer. J Am Coll Cardiol 19: 394–401
27. Maffei S, Baroni M, Torres M, Varga M, Borges A, Terrazzi M, Biagini A, Picano E (1994) Infralow-dose dipyridamole infusion: any effect on coronary flow? A transesophageal echocardiographic study. Eur Heart J 16: 450
28. Mazeika PK, Nadazdin A, Oakley CM (1992) Dobutamine stress echocardiography for detection and assessment of coronary artery disease. J Am Coll Cardiol 19: 1203–1211
29. Memmola C, Iliceto S, Rizzon P (1993) Detection of proximal stenosis of left coronary artery by digital transesophageal echocardiography: feasibility, sensitivity, and specificity. J Am Soc Echocardiogr 6: 149–157
30. Multicenter postinfarction research group (1983) Risk stratification and survival after myocardial infarction. N Engl J Med 309: 331–336
31. Nesto RW, Cohn ICH, Collins JJ (1982) Inotropic contractile reserve: a useful predictor of increased 5-year survival and improved postoperative left ventricular function in patients with coronary artery disease and reduced ejection fraction. Am J Cardiol 50: 39–43
32. Opie LH (ed) (1992) Stunning, hibernation and calcium in myocardial ischemia and reperfusion. Kluwer Academic, Dordrecht
33. Parodi O, Sambuceti G, Roghi A, Testa R, Inglese E, Pirelli S, Spinelli F, Campolo L, L'Abbate A (1993) Residual coronary reserve despite decreased resting blood flow in patients with critical coronary lesions. A study with technetium-99m human albumin microsphere myocardial scintigraphy. Circulation 87: 330–344

34. Picano E, Marzullo P, Gigli G, Reisenhofer B, Parodi O, Distante A, L'Abbate A (1992) Identification of viable myocardium by dipyridamole-induced improvement in regional left ventricular function assessed by echocardiography in myocardial infarction and comparison with thallium scintigraphy test. Am J Cardiol 70: 1703–1710
35. Picano E, Mathias W, Pingitore A, Bigi R, Previtali M, on behalf of the EDIC study group (1988) Safety and tolerability of dobutamine atropine stress echocardiography: a prospective, large scale, multicenter trial. Lancet 344: 1190–1192
36. Picano E (1994) Stress Echocardiography. 2nd ed. Springer-Verlag, Berlin, Heidelberg, New York
37. Picano E, Bento de Sousa MJ, de Moura Duarte LF, Pingitore A, Sicari R (1994) Detection of viable myocardium by dobutamine and dipyridamol stress echocardiography. Herz 19: 204–209
38. Rahimtoola SH (1989) The hibernating myocardium. Am Heart J 117: 211–220
39. Rovai D, Zanchi M, Lombardi M, Chella P, Pieroni A, Magagnini E, Lu C, Picano E, Distante A (1993) Residual coronary flow reserve in reversibly damaged myocardium by dipyridamole contrast echocardiography. Circulation 88 (Suppl I): I–302
40. Sabbah HN, Khaja F, Brymer JF (1986) Noninvasive evaluation of left ventricular performance based on peak aortic blood acceleration measured with continuous Doppler velocity meter. Circulation 74: 323–329
41. Sicari R, Borges AC, Mathias W, Cirtigiani L, Bigi R, Heyman J, Petrix N, Polimeno S, Caso P, Gandolfo N, Pingitore A, Picano E (1996) Low-dose dipyridamole-dobutamine stress echocardiography for the detection of myocardial viability in patients with chronic ischemic severe left ventricular dysfunction: a large-scale multicenter study. Eur Heart J 17: 186–197
42. Smart SC, Savada S, Ryan T (1993) Low dose dobutamine echocardiography detects reversible dysfunction after thrombolytic therapy of acute myocardial infarction. Circulation 88: 403–415
43. Stevenson LW, Warner SL, Steimle AE (1994) The impeding crisis awaiting cardiac transplantation: modeling a solution based on selection. Circulation 89: 450–457
44. Tischler M, Niggel J, Borowski D, LeWinter M (1993) Relation between left ventricular shape and exercise capacity in patients with left ventricular dysfunction. J Am Coll Cardiol 22: 751–757
45. Tischler MD, Plehn JF (1995) Application of stress echocardiography: beyond coronary disease. J Am Soc Echocardiogr 8: 185–197
46. Volpi A, De Vita C, Franzosi MG, Geraci E, Maggioni AP, Mauri F, Negri E, Santoro E, Tavazzi L, Tognoni G, the Ad hoc working group of the gruppo Italiano per lo studio della sopravvivenza nell' infarto miocardico (GISSI) – 2 data base (1994) Determinants of 6-month mortality in survivors of myocardial infarction after thrombolysis: results of the GISSI-2 data base. Circulation 88: 416–429
47. Williams MF, Odabashian J, Lytle BM, Marwick TH (1995) Prediction of viable myocardium in severe left ventricular dysfunction – follow-up study of dobutamine echo and positron emission tomography. Circulation 92 (Suppl I): I–266
48. Williams MF, Odabashian J, Lauer MS, Thomas JD, Marwick TH (1996) Prognostic value of dobutamine echocardiography in patients with left ventricular dysfunction. J Am Coll Cardiol 27: 132–139
49. Yoshida K, Gould LH (1993) Quantitative relation of myocardial infarct soze and myocardial viability by positron emission tomography to left ventricular ejection fraction and 3-year mortality with and without revascularization. J Am Coll Cardiol 22: 984–997

5.1.8 Ischämie- und Vitalitätsdiagnostik bei speziellen Indikationen und Subpopulationen

5.1.8.1 Frauen

Die Sensitivität des Belastungs-EKGs ist bei Frauen ausgesprochen mäßig (50–70 %), die Spezifität mit 60–80 % und die diagnostische Zuverlässigkeit zwischen 60 und 70 % etwas besser. Aber nicht nur unsere konventionelle kardiologische Basisdiagnostik hat bei dieser Subpopulation Probleme. Die Ergebnisse nuklearmedizinischer Funktionsuntersuchungen wie das Thallium-SPECT oder auch der Radionuklidventrikulographie haben bei Frauen nicht selten technisch-methodische Limitationen, vor allem im Bereich der inferioren Myokardsegmente und damit im RCA-Versorgungsgebiet.

Die Streßechokardiographie bringt hier übereinstimmend deutlich bessere Ergebnisse mit einer diagnostischen Zuverlässigkeit um 85 % (18, 34, 44, 71, 86, 112, 145, 152, 187, 206, 211, 225, 247, 249). Unser eigener Streßechokardiographie-Labor-Standard liegt mit 89 % in diesem Bereich, und die Auswertungsrate von 95 % unterscheidet sich nicht vom Gesamt-Patientenkollektiv unseres Labors (siehe auch Tabelle 7.6 in Kapitel 7).

Diese Ergebnisse bei Frauen lassen die Streßechokardiographie als sehr geeignete Methode für diese Patientengruppe erscheinen.

5.1.8.2 Ältere und alte Patienten

Diagnostik und Therapie bei älteren Patienten erfordert eine besonders sorgfältige Nutzen-Risiko-Abwägung. Vor invasiven und interventionellen Maßnahmen sind hier verläßliche und möglichst schonende Methoden zur Risikostratifikation gefragt. Dem Belastungs-EKG ist bei dieser Patientengruppe, wo immer möglich, der Vorzug zu geben. Ein gewisser Bezug des Ischämienachweises zum körperlichen Anforderungsprofil ist insbesondere bei alten Menschen von entscheidender Bedeutung für klinische Entscheidungsprozesse. Insofern sind auch ergänzende Methoden, die zwar den Nachweis einer Ischämie führen, aber nicht die Schwelle ihres Auftretens erkennen können, wie beispielsweise die SPECT-Technik oder auch die pharmakologischen Streßechokardiographie-Verfahren, eher als Verfahren 2. Wahl anzusehen.

Bei älteren und alten Patienten sollte möglichst die dynamisch-ergometrische Technik zum Einsatz kommen. Da es mit der Belastungsechokardiographie durch die zusätzliche Bildinformation häufig schon ein bis zwei Wattstufen (25–50 W) früher als mit dem Belastungs-EKG gelingt, einen Ischämienachweis zu führen, und darüber hinaus noch Lokalisation und Ausmaß („area of risk") erkannt werden können, bietet sich die kardiovaskuläre Ultraschall-Methode geradezu für diese Patientengruppe an.

Unsere Erfahrungen zeigen, daß dies auch in der Routine zu erreichen ist. Entgegen einem verbreiteten Vorurteil sind nämlich ältere und alte Patienten oft besonders gut schallbar (*tiefstehende Zwerchfelle, oft schlank, daher gutes Schallfenster von apikal in halbsitzender Position!*). In unserem Labor liegt die Auswertungsrate der über 70jährigen (70–85 Jahre) mit der dynamischen Technik bei 99%, die diagnostische Zuverlässigkeit liegt bei 91% (7, 29, 100).

5.1.8.3 Patienten mit arterieller Hypertonie und hypertensiver Herzkrankheit in differentialdiagnostischer Abgrenzung zur KHK

Aufgrund der häufig falsch positiven Befunde, die sowohl beim Belastungs-EKG als auch bei der SPECT-Technik zu verzeichnen sind, besteht gerade bei dieser Patientengruppe ein großer Bedarf nach einer verläßlichen Vorfelddiagnostik, um prinzipiell überflüssige Koronarangiographien zu vermeiden.

Die hypertensive Belastungsreaktion macht es der echokardiographischen Bildgebung leicht, neue Wandbewegungsstörungen zu erkennen, da sie sich besonders gut von dem angrenzenden hyperkinetischen Myokard abgrenzen lassen.

Erstaunlicherweise kontrastiert die Bedeutung dieser alltäglichen Problematik mit dem wissenschaftlichen Interesse an dieser Patientengruppe. Größere Studien zur diagnostischen Zuverlässigkeit der nichtinvasiven Methoden im Vergleich zur Streßechokardiographie sind bisher nicht publiziert worden (55–58, 62, 63, 64, 69, 72–74, 80, 88, 99, 101, 102, 115, 130, 136, 142, 144, 155, 157, 168, 215, 216, 219, 230), siehe auch Kap. 7.7.

5.1.8.4 Patienten mit Linksschenkelblock

> Im Spektrum kardiologischer Funktionsdiagnostik stellt die Streßechokardiographie die Methode der Wahl zum funktionellen Ischämienachweis bei dieser Patientengruppe dar (246).

Das Belastungs-EKG ist methodisch bedingt limitiert, gleiches gilt für die Thallium-SPECT-Technik mit konventionellen Protokollen. Auch ein Linksschenkelblock, der erst frequenz- oder belastungsassoziiert auftritt, verursacht in der Streßechokardiographie keine Beurteilungsprobleme, da im Normalfall die Myokardkinetik zwar asynchron abläuft, insbesondere im Septum die Wanddickenzunahme aber erhalten und damit eine ischämische Wandbewegungsstörung auszuschließen ist.

Abschließend möchte ich noch eine durchaus subjektiv gefärbte Wertung des Stellenwertes einzelner streßechokardiographischer Techniken bei den einzelnen Indikationsschwerpunkten vornehmen (Tabelle 5.2)

Tabelle 5.2. Stellenwert verschiedener Streßechokardiographie-Techniken bei ausgewählten Indikationen und Subpopulationen

1 Für diese Indikation nicht zugelassen
2 Nur im Rahmen der KHK-Primärdiagnostik

Indikation	Dyn	Dobu	Arbut	Dipy
▶ Funktionelle Ischämie- und Vitalitätsdiagnostik bei KHK				
KHK-Primärdiagnostik	+	+	+	+
Ischämiescreening bei bekannter KHK	+	+	–1	+
Funktioneller Kollateralisationsgrad	+	(+)	–1	–
Ischämieinduzierte LV-Dysfunktion	+	(+)	–1	+
Ischämieinduzierte Klappendysfunktion	+	(+)	–1	(+)
Ischämieschwelle	+	(+)	(+)2	–
Risikostratifikation früh-postinfarziell	+	+	–1	+
Risikostrafikation vor großen OP's	(+)	+	(+)2	+
Vitalitätsdiagnostik (LV-Funktion gut)	+	+	–1	+
Vitalitätsdiagnostik (LV-Funktion reduziert)	(+)	+	–1	+
Transplantationsvaskulopathie nach HTx	(+)	+	(+)2	(+)
▶ Funktionelle Diagnostik hämodynamischer Parameter der Klappenfunktion und erweiterter Indikationen	+	(+)	–	–
HOCM	(+)	–	–	–
Arterielle Hypertonie	(+)	–	–	–
Medikamententestung	+	(+)	–	–
Pulmonale Hypertonie	(+)	–	–	–
Aortenstenose	(+)	(+)	–	–
Aortenklappenersatz	+	–	–	–
Aorteninsuffizienz	(+)	–	–	–
Mitralvitien	(+)	–	–	–

5.2 Perspektiven zu erweiterten Indikationen

Die im folgenden angesprochenen Indikationen sind mehr als Anregungen denn als gesicherte Einsatzgebiete für zukünftige streßechokardiographische Untersuchungen zu verstehen. Sie spiegeln einen Teil des erweiterten Indikationsspektrums wieder, das sich in der rasant entwickelnden streßdopplerechokardiographischen Literatur ständig ausweitet, dessen klinischer Stellenwert aber nur ansatzweise aufgezeigt und derzeit keinesfalls abschließend bewertet werden kann (siehe auch Tabelle 5.2).

5.2.1 Arterielle Hypertonie und hypertensive Herzkrankheit

Mit den neuen streßdopplerechokardiographischen Techniken bieten sich interessante Perspektiven, unter alltagsnahen Bedingungen die Veränderungen der regionalen Myokardkinetik und der intrakardialen systolischen und vor allem diastolischen Flußdynamik bei Patienten mit Hypertonie, mit und ohne linksventrikuläre Hypertrophie, zu untersuchen.

Aus Perfusionsstudien mit der Positronenemissionstomographie (PET) ist bekannt, daß bei Patienten mit pathologischer Linksherzhypertrophie eine teils diffuse, teils die lateralen Wandabschnitte betreffende inhomogene Thallium-Aktivitätsverteilung beobachtet werden kann, deren pathogener Mechanismus nicht eindeutig geklärt ist. Erste Berichte von Sportlern mit Übergängen zwischen physiologischer und pathologischer linksventrikulärer Hypertrophie in Abhängigkeit von der jeweiligen Sportart beschreiben in Einzelfällen regionale Wandbewegungsstörungen während und nach einer Fahrradergometer-Belastung. Systematische streßechokardiographische Studien an Hypertonikern stehen aber noch aus.

Die meisten bisher vorliegenden Untersuchungen erfolgten mit der Streßdopplertechnik, um einerseits frühe Veränderungen in der isovolumischen Relaxationsphase und andererseits die diastolische Flußdynamik bei Hypertonikern ohne und mit unterschiedlichen Graden einer linksventrikulären Hypertrophie zu erfassen. Aber auch dynamische systolische Ausflußbahnobstruktionen trotz normalem Ruheflußmuster sind bei Patienten mit sekundärer Linksherzhypertrophie beschrieben worden (55–58, 62, 63, 64, 69, 72–74, 80, 88, 99, 101, 102, 115, 130, 136, 142, 144, 155, 157, 168, 215, 216, 219, 230). Diese Befunde könnten Einfluß auf die Differentialtherapie beispielsweise mit Vor- und Nachlastsenkern haben.

> Der Stellenwert der neuen Techniken zur funktionellen Diagnostik und differentialtherapeutischen Strategie bei arterieller Hypertonie ist noch nicht abzuschätzen.

5.2.2 Hypertroph obstruktive Kardiomyopathie (HOCM)

Patienten mit hypertroph obstruktiver Kardiomyopathie zeigen häufig schon in Ruhe, teilweise aber erst unter Provokationsmanövern (Auslösen von ventrikulären Extrasystolen, Einsatz von Sympathomimetika oder Vor- und Nachlast senkenden Pharmaka, Valsalva-Manöver) einen systolischen Druckgradienten über dem linksventrikulären Ausflußtrakt. Das Verhalten des linksventrikulären Ausflußbahngradienten unter körperlichen Belastungen bzw. Streßbedingungen ist bisher nur vereinzelt untersucht worden. Die farbkodiert gesteuerte CW-Technik bietet ideale Möglichkeiten, diese Gradienten unter alltagsnahen Belastungsformen wie der aktiv-isometrischen und vor allem der aktiv-dynamischen Streßdopplerechokardiographie nichtinvasiv zu untersuchen und die Auswirkungen therapeutischer Interventionen zu erfassen. Mit Hilfe der gepulsten Dopplertechnik kann auch das Verhalten der diastolischen Flußdynamik untersucht werden.

Der belastungsdopplerechokardiographisch ansteigende systolische Gradient im linksventrikulären Ausflußtrakt scheint vorwiegend auf einer systolischen Flußzunahme und weniger auf einer Widerstandserhöhung im Ausflußtrakt selbst zu beruhen.

Die Höhe des Gradientenanstiegs unter dynamischer Belastung ist aus den Ruhegradienten nicht vorherzusagen. Der Gradient steigt unmittelbar nach Abbruch einer Belastung in einem geringen Ausmaß weiter an. Er fällt im Sitzen höher aus als bei einer Untersuchung in liegender Position.

> Die klinische Wertigkeit der belastungsdopplerechokardiographisch ermittelten systolischen Gradienten und diastolischen Flußdynamik für therapeutische Konsequenzen, eine sozialmedizinische Beratung oder Prognoseabschätzung ist derzeit noch nicht zu beurteilen (84, 89, 138–142, 165, 195, 200).

5.2.3 Herzklappenerkrankungen

Die Untersuchung von Patienten mit Herzklappenerkrankungen gehört zu den erweiterten Indikationen und betrifft vornehmlich die *Belastungsdopplerechokardiographie*. Unter der Voraussetzung einer weitgehend normalen LV-Funktion kann bei Patienten mit *Aorten- und Mitralklappenstenose leichten bis mittleren Schweregrades, nach prothetischem Aortenklappenersatz, nach Mitralvalvuloplastie, operativer Mitralklappensprengung, Mitralklappenrekonstruktion und Mitralklappenersatzoperation (MKE)* der transvalvuläre bzw. transprothetische mittlere Klappengradienten unter Belastung ermittelt werden. Aus eigenen Untersuchungen erwarten wir, daß aus der Gradientendynamik unmittelbare (bewegungs-) therapeutische Konsequenzen abzuleiten sind, möglicherweise aber auch differentialdiagnostisch wegweisende oder klinische Entscheidungsprozesse beeinflussende Erkenntnisse zu gewinnen sind (siehe im einzelnen in Kapitel 8.3.2.2). Im kardiologisch-kardiochirurgischen Alltag sind zahlreiche derartige Indikationen denkbar: Beratung von Patienten mit prothetischem Klappenersatz kleiner Ringgrößen in Aorten- und Mitralposition oder auch Klappenvitien mit führender Stenosekomponente hinsichtlich ihrer beruflichen Situation und Freizeitaktivitäten, Abklärung von Diskrepanzen zwischen unerklärlichen subjektiven Beschwerden (Klappendysfunktion, ungestentete Bioprothesen in Aortenposition), Entscheidungshilfen zur Operationsindikation (siehe auch Kapitel 4.3.2 und 8.3) (9, 10, 12–15, 17, 26, 27, 41, 45, 52, 53, 79, 81, 82, 95–98, 104, 105, 111, 131–133, 137, 159, 160, 162, 167, 192–184, 210, 218, 224, 232, 233, 234, 241–243).

In der Streßechokardiographie sind derzeit folgende hämodynamische Parameter Gegenstand wissenschaftlicher Untersuchungen unter Belastungs-(Streß-)bedingungen (Abb. 5.6) (siehe auch Tabelle 5.1):

- *Flußparameter*, z. B. im LVI zur Untersuchung verschiedener Parameter der diastolischen Funktion (siehe Kapitel 4.3.1), im LVOT zur Beurteilung der Flußdynamik bei Patienten mit arterieller Hypertonie (siehe Kapitel 5.2.1), bei Herzinsuffizienz und bei Z. n. Myokarditis und Veränderungen der Flußparameter als Ischämiekriterium (siehe auch Kapitel 7.3.1).
- *Druckdynamik*, z. B. bei Patienten mit pulmonaler Hypertonie u. a.
- *Gradientendynamik*, z. B. bei Patienten mit HOCM (siehe Kapitel 5.2.3, 8.1.2 und Kapitel 5.2.2), nativen Mitralstenosen und Z.n. MKE, -Rekonstruktion oder interventionellen Maßnahmen (siehe auch Kap. 5.2.3), bei Patienten mit Pulmonalstenose u. a.
- *Flächenparameter*, z. B. bei Patienten mit grenzwertiger valvulärer Mitral- und V. a. Aortenstenose zur Frage der „Flächen- bzw. Widerstandsreserve“ als eventuelle Entscheidungshilfe zur Operation.
- *Volumendynamik*, z. B. bei Aorteninsuffizienz zur OP-Indikation.

Native und interventionell-operativ behandelte Herzklappenerkrankungen bieten interessante Perspektiven erweiterter Indikationen zur dynamischen streßdopplerechokardiographischen Untersuchung. Ihr klinischer Stellenwert ist potentiell immens, aber noch nicht abschließend zu bewerten.

5.2.4 Sonstige Indikationen

In diesem praktischen Leitfaden können nicht alle denkbaren Indikationen für den differentialdiagnostischen Einsatz der verschiedenen Streßechokardiographie-Techniken Erwähnung finden. Beispielhaft seien genannt: Dokumentation medikamentöser Therapieeffekte, Schweregradbeurteilung bei chronischem Cor pulmonale, einige spezifische Fragestellungen zur Belastbarkeit in der Kinderkardiologie und vieles andere mehr. Zunehmende Bedeutung erlangt die Streßechokardiographie zur Diagnostik der Transplantatvaskulopathie, weshalb dieser neuen Indikation ein gesondertes Kapitel gewidmet wird (siehe Kapitel 5.2.5) (2, 3, 4, 33, 66, 85, 110, 111, 116, 119, 120, 121, 134, 135, 151, 157, 163, 251).

Bereits heute läßt sich feststellen, daß die Streßechokardiographie in ihren verschiedenen Modifikationen bei einer Fülle denkbarer Indikationen pathophysiologisch begründet eingesetzt werden kann. Viele dieser Indikationen, vor allem zur Belastungsdopplerechokardiographie, bedürfen aber teilweise noch der wissenschaftlichen Bestätigung. Simultan durchgeführte invasive Vergleichsuntersuchungen sind bei einzelnen Indikationen wünschenswert und notwendig. Gesicherte Hauptindikationen für alle streßechokardiographischen Routinetechniken stellt vorerst die funktionelle Ischämiediagnostik bei der Abklärung unterschiedlicher Aspekte der koronaren Herzkrankheit dar.

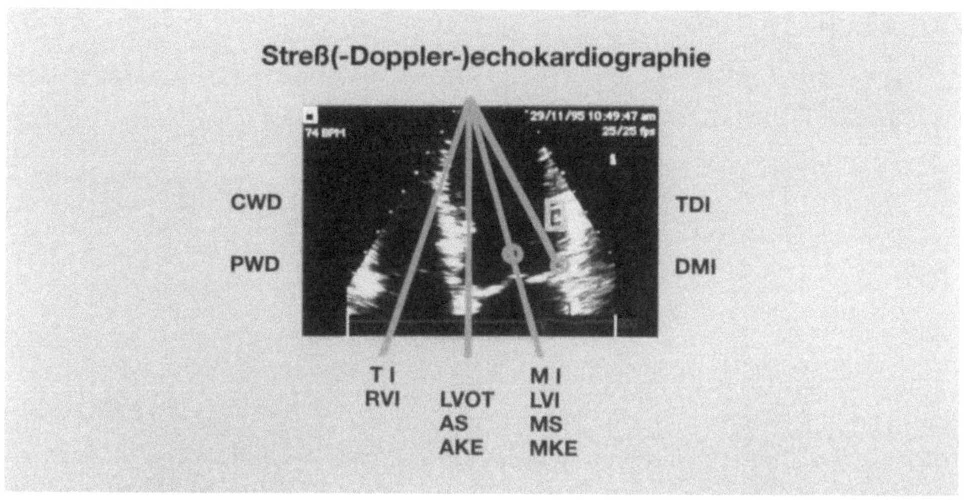

Abb. 5.6. Streß(-Doppler-)echokardiographie und hämodynamische Fluß-, Druck-, Gradienten-, Flächen- und Volumenparameter.

Abkürzungsverzeichnis

CWD: „Continuous-Wave"-Doppler; PWD: „Pulsed-Wave"-Doppler; TDI: „Tissue-Doppler-Imaging"; DMI: „Doppler-Myocardial-Imaging"; TI: Trikuspidalinsuffizienz; MI: Mitralinsuffizienz; RVI: Rechtsventrikulärer Einfluß; LVI: Linksventrikulärer Einfluß; LVOT: Linksventrikulärer Ausflußtrakt; AS: Aortenstenose; MS: Mitralstenose; AKE: Aortenklappenersatz; MKE: Mitralklappenersatz

Literatur zu den Kapiteln 5.1–5.1.5 und 5.1.8–5.2.4

1. Aboul-Enein H, Bengtson JR, Adams DB, Mostafa MA, Ibrahim MM, Hifny AA, Sheikh KH (1991) Effect of the degree of effort on exercise echocardiography for the detection of restenosis after coronary artery angioplasty. Am Heart J 122: 430–437
2. Akosah KO, Hanrahan JS, Prinz AW, Jackson PA, Mohanty PK (1996) Dobutamine Stress Echocardiography Done Early After Transplant Predicts Development of Accelerated Allograft Coronary Artery Disease. Circulation 94: I–25
3. Akosah KO, McDaniel S, Mohanty PK (1996) Clinical Significance of Persistant Versus Transient Dobutamine Stress Induced Abnormalities Early After Heart Transplantation. Circulation 94 (Suppl I): 649
4. Akosah KO, Olsovsky M, Kirchberg D, Denlinger B, Mohanty PK (1995) Dobutamine Stress Echocardiography Predicts Cardiac Events in Heart Transplant Patients. Circulation 92 (Suppl I): 702
5. Amanullah AM, Lindvall K, Bevegard S (1993) Prognostic significance of exercise thallium-201 myocardial perfusion imaging compared to stress echocardiography and clinical variables in patients with unstable angina who respond to medical treatment. Int J Cardiol 39: 71–78
6. Anselmi M, Golia G, Tinto M, Cicoira MA, Nitti MT, Zanolla L, Marino P, Zardini P (1996) The prognostic value of detection of myocardial viability using low-dose dobutamine echocardiography in infarcted patients. Circulation 94: I–82
7. Anthopoulos LP, Bonou MS, Kardaras FG, Sioras EP, Kardara DN, Sideris AM, Kranidis AI, Margaris NG (1996) Stress Echocardiography in Elderly Patients With Coronary Artery Disease. Applicability, Safety and Prognostic Value of Dobutamine and Adenosine Echocardiography in Elderly Patients. JACC 28: 52–59
8. Applegate RJ, Dell'Italia LJ, Crawford MH (1987) Usefulness of Two-Dimensional Echocardiography During Low-Level Exercise Testing Early After Uncomplicated Acute Myocardial Infarction. Am J Cardiol 60: 10–14
9. Ara N, Nishimura RA, Tajik J, Redfield MM (1995) Pulmonary Venous Velocity Patterns in Mitral Stenosis. J Am Soc Echo 8: 643–646
10. Archer SL, Mike DK, Hetland MB, Kostamo KL, Shafer RB, Chesler E (1994) Usefulness of Mean Aortic Valve Gradient and Left Ventricular Diastolic Filling Pattern for Distinguishing Symptomatic from Asymptomatic Patients. Am J Cardiol 73: 275–281
11. Armstrong WF, O'Donnell J, Ryan T, Feigenbaum H (1987) Effect of Prior Myocardial Infarction and Extent and Location of Coronary Disease on Accuracy of Exercise Echocardiography. J Am Coll Cardiol 10: 531–538
12. Baroni M, Maffei S, Terrazzi M, Palmieri C, Paoli F, Biagini A (1996) Mechanisms of Regional ischaemic changes during dipyridamole echocardiography in patients with severe aortic valve stenosis and normal coronary arteries. Heart 75: 492–497
13. Baumgartner H, Khan S, DeRobertis M, Czer L, Maurer G (1992) Effect of Prosthetic Aortic Valve Design on the Doppler-Catheter Gradient Correlation: An In Vitro Study of Normal St. Jude, Medtronic-Hall, Starr-Edwards and Hancock Valves. JACC 19: 324–332
14. Baumgartner H, Khan S, DeRobertis M, Czer L, Maurer G (1990) Discrepancies Between Doppler and Catheter Gradients in Aortic Prosthetic Valves In Vitro. A Manifestation of Localized Gradients and Pressure Recovery. Circulation 82: 1467–1475
15. Bermejo J, Garcia MA, Moreno M, Torrecilia EG, San Roman D, Bueno H (1995) Effects of Dobutamine on Echo-Doppler Derived Indexes of Aortic Stenosis: The Usefulness of Valve Resistance. Circulation 92: Suppl I–337 (Abstract)
16. Bernardino L, Gliozheni E, Pingitore A, Simonetti I, Marzilli M (1996) Angiographically-Assessed Coronary Collateral Circulation Increases Vulnerability to Myocardial Ischemia During Vasodilator Stress Testing. Circulation 94: I–377
17. Bitar JN, Lechin ME, Salazar G, Zoghbi WA (1995) Doppler Echocardiographic Assessment With the Continuity Equation of St Jude Medical Mechanical Prostheses in the Mitral Valve Position. Am J Cardiol 76: 287–293
18. Blomstrand P, Engvall J, Swahn E, Säfström K, Thulesius O, Wranne B (1996) Cardiovascular effects of dobutamine stress testing in women with suspected coronary artery disease. Heart 75: 463–468
19. Bolognese L, Aralda D, Sarasso G, Bongo S, Piccinino C, Rossi L, Rossi P (1990) Silent Vs Symptomatic Dipyridamole Induced Ischemia After Myocardial Infarction: Prognostic Significance. Circulation 82 (Suppl III): 75
20. Bolognese L, Sarasso G, Aralda D, Bongo S, Piccinino C, Rossi L, Rossi P (1989) High Dose Dipyridamole Echocardiography Early After Uncomplicated Acute Myocardial Infarction: Correlation with Exercise Testing and Coronary Angiography. JACC 14: 357–363
21. Bolognese L, Piccinino C, Sarasso G, Aralda D, Rossi L, Bongo S, Prando M, Dellavesa P, Rossi P (1990) Risk Stratification of Patients with First Uncomplicated Non-Q Wave Infarction by Means of High Dose Dipyridamole Echocardiography. Circulation 82 (Suppl III): 193
22. Bonow RO (1996) Identification of Viable Myocardium. Circulation 94: 2674–2680

23. Bonow RO, Dilsizian V, Cuocolo A, Bacharach SL (1991) Identification of Viable Myocardium in Patients With Chronic Coronary Artery Disease and Left Ventricular Dysfunction. Comparison of Thallium Scintigraphy With Reinjection and PET Imaging With ^{18}F-Fluorodeoxyglucose. Circulation 83: 26–37
24. Borges AC, Kleber FX, Schürger D, Baumann G, Picano E (1996) Erkennung von „hibernating myocardium" mittels niedrig dosierter kombinierter Dipyridamol-Dobutamin Streß-Echokardiographie bei Patienten vor elektiver perkutaner Hochrisiko-Angioplastie. Z Kardiol 85 (Suppl 2): 313
25. Broderick T, Sawada S, Armstrong WF, Ryan T, Dillon JC, Bourdillon PDV, Feigenbaum H (1990) Improvement in Rest and Exercise-Induced Wall Motion Abnormalities After Coronary Angioplasty: An Exercise Echocardiographic Study. JACC 15: 591–599
26. Brodin LA, Ivert T, Källner G (1996) Stress Doppler Echocardiography in patients with freehand implanted aortic valve homografts: Haemodynamic evaluation at rest and during exercise. Circulation 94: Suppl I–31
27. Burwash IG, Francis MI, Bryson CM, McNutt BJ, Raymond R, Chan KL (1996) Effect of inotropic Stimulation on Doppler-Echo Indices of Stenosis Severity in Patients with Valvular Aortic Stenosis. Circulation 94: Suppl I–31
28. Buxton DB (1993) Dysfunction in Collateral-Dependent Myocardium, Circulation 87: 1756–1758
29. Camerieri A, Picano E, Landi P, Michelassi C, Pingitore A, Minardi G, Gandolfo N, Seveso G, Chiarella F, Bolognese L, Chiaranda G, Sclavo MG, Previtali M, Margaria F, Magaia O, Bianchi F, Pirelli S, Severi S, Raciti M (1993) Prognostic Value of Dipyridamole Echocardiography Early After Myocardial Infarction in Elderly Patients. JACC 22: 1809–1815
30. Charney R, Schwinger ME, Chun J, Cohen MV, Nanna M, Menegus MA, Wexler J, Franco HS, Greenberg MA (1994) Dobutamine echocardiography and resting-redistribution thallium-201 scintigraphy predicts recovery of hibernating myocardium after coronary revascularization. Am Heart J 128: 864–869
31. Chauvel C, Cohen AA, Benhalima B, Desert I, Lamisse N, Blanchard B, Albo C, Carrat F (1996) Nitroglycerin Echocardiography: A New Method For Assessing Myocardial Viability. Circulation 94 (Suppl I): 83
32. Cigarroa CG, DeFilippi CR, Brickner ME, Peters A, Alvarez LG, Grayburn (1993) Inotropic Contractile Reserve During Dobutamine Stress Echocardiography Predicts Recovery of Regional Left Ventricalar Function After Coronary Revascularization. JACC 21: 384A
33. Ciliberto GR, Massa D, Mangiavacchi M, Danzi GB, Pirelli S, Faletra F, Frigerio M, Gronda E, De Vita C (1993) High-dose dipyridamole echocardiography test in coronary artery disease after heart transplantation. Eur Heart J 14: 48–52
34. Cohen Y, Feinstein R, Nallamothu N, Acio E, Heo J, Iskandrian AE (1996) The Prognostic Value of the Treadmill Exercixe Score in Women and Men. Circulation 94: I–13
35. Coletta C, Galati A, Greco G, Burattini M, Ricci R, Carunchio A, Fera MS, Bordi L, Ceci V (1995) Prognostic Value of High Dose Dipyridamole Echocardiography in Patients With Chronic Coronary Artery Disease and Preserved Left Ventricular Function. JACC 26: 887–894
36. Colles P, Juneau M, Gregoire J, Larivee L, Desideri A, Waters D (1993) Effect of Standardized Meal on the Threshold of Exercise-Induced Myocardial Ischemia in Patients With Stable Angina. JACC 21: 1052–1057
37. Colon III PJ, Guarisco J, Murgo JP, Cheirif J (1996) One Year Follow-up of Patients Triaged from the Emergency Department with Atypical Chest Pain Using Stress Echocardiography. Circulation 94: Suppl I–141
38. Coma-Canella I, Daza NS, Orbe LC (1992) Detection of restenosis with dobutamine stress test after coronary angioplasty. Am Heart Journal 124: 1196–1204
39. Coma-Canella I, Daza NS, Orbe LC (1992) Detection of restenosis with dobutamine stress test after coronary angioplasty. Am Heart Journal 124: 1196–1204
40. Corday S, Martin S, Areeda J, Hajduczki I (1990) Prognostic Value of Treadmill Echocardiography in Patients with Chest Pain and Positive Stress ECG. Circulation 84 (Suppl III): 247
41. Corn CR, Teague SM (1990) Doppler left ventricular ejection dynamics: Correlation with nuclear ejection indices during exercise. In: Steve M Teague (ed) Stress Doppler Echocardiography. Kluwer Academic Publishes, Dordrecht, Boston, London, pp 95–105
42. Cornel JH, Balk AHMM, Boersma E, Maat APWM, Elhendy A, Arnese M, Salustri A, Roelandt JRTC, Fioretti PM (1996) Safety and Feasibility of Dobutamine-Atropine Stress Echocardiography in Patients With Ischemic Left Ventricular Dysfunction. J Am Soc Echocardiogr 9: 27–32
43. Cornel JH, Bax JJ, Kimman GJ, Fioretti PM (1996) Biphasic response to dobutamine predicts recovery of regional and global ventricular function after surgical revascularization: implications of time course of recovery on diagnostic accuracy. Circulation 94 (Suppl I): 383
44. Cortigiani L, Paolini E, Boni A, Nannini E (1996) The Stress Echo Prognostic Gender Gap. Circulation 94 (Suppl I): 679
45. Costard-Jäckle A, Temmel A, Rödiger W, Christiansen W, Kalmar P, Greten H (1993) Belastungs-Dopplerechokardiographie nach prothetischem Aortenklappenersatz (Abstract). Z f Kardiol 82 (Suppl I): 108
46. Crawford MH (1991) Risk Stratification After Myocardial Infarction With Exercise and Doppler Echocardiography. Circulation 84 (Suppl I): 163
47. Cross DS, Xie T, Alagarsamy SH, Adams M, Esquivel-Avila JG, Ahmad M (1996) Dobutamine stress echocardiography versus Dipyridamole Thallium-201 myocardial imaging in predicting cardiac events. Circulation 94: Suppl I–141

48. Cross DS, Alagarsamy SH, Adams M, Esquivel-Avila JG, Carson R, Ahmad M (1996) Dobutamine stress echocardiography for risk stratification in patients for renal transplantation. Circulation 94 (Suppl I): 679
49. Cross DS, Alagarsamy SH, Adams M, Esquivel-Avila J, Ahmad M (1996) Prognostic value of dobutamine stress echocardiography in patients referred to rule out ischemia. Circulation 94 (Suppl I): 679
50. Crouse LJ, Harbrecht JJ, Vacek JL, Rosamond TL, Kramer PH (1991) Exercise Echocardiography as a Screening Test of Coronary Artery Disease and Correlation with Coronary Arteriography. Am J Cardiol 67: 1213
51. Crouse LJ, Vacek JL, Beauchamp GD, Porter CB, Rosamond TL, Kramer PH (1992) Exercise Echocardiography After Coronary Artery Bypass Grafting. Am J Cardiol 70: 572–576
52. Currie PJ, Seward JB, Reeder GS, Vlietstra RE, Bresnahan DR, Bresnahan JF, Smith HC, Hagler DJ, Tajik AJ (1985) Continuous-wave Doppler echocardiographic assessment of severity of calcific aortic stenosis: a simultaneous Doppler-catheter correlative study in 100 adult patients. Circulation 71: 1162–1169
53. Currie PJ, Seward JB, Chan K-L, Fyfe DA, Hagler DJ, Mair DD, Reeder GS, Nishimura RA, Tajik AJ (1985) Continuous Wave Doppler Determination of Right Ventricular Pressure: A Simultaneous Doppler-Catheterization Study in 127 Patients. JACC: 750–756
54. Davila-Roman VG, Wong AK, Li D, Shelton ME, Lasala JM, Hopkins WE, Feinberg MS, Perez JE (1995) Usefulness of Dobutamine Stress Echocardiography for the Prospective Identification of the Physiologic Significance of Coronary Narrowings of Moderate Severity in Patients Undergoing Evaluation for Percutaneous Transluminal Coronary Angioplasty. Am J Cardiol 76: 245–249
55. DePuey EG, Guertler-Krawczynska E, Perkins JV, Robbins WL, Whelchel JD, Clements SD (1988) Alterations in Myocardial Thallium-201 Distribution in Patients with Chronic Systemic Hypertension Undergoing Single-Photon Emission Computed Tomography. Am J Cardiol 62: 234–238
56. Devereux RB (1995) Methods of recognition and assessment of left ventricular hypertrophy. Medicographia 17: 12–16
57. Devereux RB, Reichek N (1977) Echocardiographic Determination of Left Ventricular Mass in Man. Anatomic Validation of the Method. Circulation 55: 613–618
58. Devereux RB, Alonso DR, Lutas EM, Gottlieb GJ, Campo E, Sachs I, Reichek N (1986) Echocardiographic Assessment of Left Ventricular Hypertrophy: Comparison to Necropsy Findings. Am J Cardiol 57: 450–458
59. Dilsizian V, Bonow RO (1993) Current Diagnostic Techniques of Assessing Myocardial Viability in Patients With Hibernating and Stunned Myocardium. Circulation 87: 1–20
60. Dilsizian V, Perrone-Filardi P, Arrighi JA, Bacharach SL, Quyyumi AA, Freedman NMT, Bonow RO (1993) Concordance and Discordance Between Stress-Redistribution-Reinjection and Rest-Redistribution Thallium Imaging for Assessing Viable Myocardium. Circulation 88: 941–952
61. Dilsizian V, Rocco TP, Freedman NMT, Leon MB, Bonow RO (1990) Enhanced Detection Of Ischemic But Viable Myocardium By The Reinjection Of Thallium After Stress-Redistribution Imaging. N Engl J Med 323: 141–146
62. Douglas PS, O'Toole ML, Woolard J (1990) Regional wall motion abnormalities after prolonged exercise in the normal left ventricle. Circulation 82: 2108–2114
63. Dryander S, Beauport J, Machraoui A, Jäger D, Lemke B, Bojara W, Barmeyer J (1996) Dopplerechokardiographie in Systole und Diastole bei hypertensiver Herzkrankheit ohne Koronarstenosen. Z Kardiol 85 Suppl 5: 26 (Abstract)
64. Dryander S, Beauport J, Jäger D, Vogel A, Machraoui A, Barmeyer J (1996) Dobutamin Streßechokardiographie und Thallium Myokardszintigraphie bei arterieller Hypertonie ohne KHK. Z Kardiol 85 Suppl 2: 128 (Abstract)
65. Eichelberger JP, Schwarz KQ, Black ER, Green RM, Ouriel K (1992) Predictive Value of Dobutamine Stress Echocardiography Before Vascular Surgery. Circulation 86 (Suppl I): 789
66. El-Said EM, Roelandt JRTC, Fioretti PM, McNeill A, Forster T, Boersma H, Linker DT (1994) Abnormal Left Ventricular Early Diastolic Filling During Dobutamine Stress Doppler Echocardiography Is a Sensitive Indicator of Significant Coronary Artery Disease. J Am Coll Cardiol 24: 1618–1624
67. Eriksen UH, Nielsen TT, Bagger JP, Egeblad H (1995) Exercise Stress Testing in Relation to Coronary Collaterals. Circulation 92: Suppl I–736 (Abstract)
68. Eriksson SV, Erhardt L, Lindvall K, Melcher A, Rehnqvist N (1995) Long-Term Prognostic Importance of Exercise Echocardiography after an Episode of Unstable Angina. Cardiology 86: 426–431
69. Faber L, Klempt HW, Dumitriu M (1991) Provokation einer dynamischen Obstruktion des linksventrikulären Ausflußtrakts bei sekundärer Myokardhypertrophie. Dtsch med Wschr 116: 1417–1423
70. Federici RE, Puma JA, Tcheng JE, Woodlief LH, Peters KG, Ivanhoe RJ, Timmis GC, Stack RS (1995) The Significance of Collateral Blood Flow During an Acute Myocardial Infarction: Results From the Primary Angioplasty Registry. Circulation 92: Suppl I–719 (Abstract)
71. Ficaro EP, Shreve PD, Kritzman JN, Rose PA, Corbett JR (1996) Evaluation of Attenuation Corrected Cardiac SPECT Perfusion Imaging in Women. Circulation 94: I–13
72. Fisman EZ, Drory Y, Pines A, Ben-Ari E (1991) Exercise-Induced Left Ventricular Wall Motion Abnormalities in Athletes. Circulation 82: 1094
73. Fisman EZ, Frank AG, Ben-Ari E, Kessler G, Pines A, Drory Y, Kellermann JJ (1990) Altered left ventricular volume and ejection fraction responses to supine dynamic exercise in athletes. JACC 15: 582–588

74. Galanti G, Comeglio M, Vinci M, Cappelli B, Vono MC, Bamoshmoosh M (1993) Echocardiographic Doppler Evaluation of Left Ventricular Diastolic Function in Athletes Hypertrophied Hearts. Angiology 44: 341–346
75. Geibel A, Kasper W, Constantinides S, Tiede N, Just H (1992) Limitation of Doppler-Echocardiography in the Judgement of Prostetic Valves. JACC 19: 39A
76. Geleijnse M, Elhendy A, van Domburg RT, Cornel JH, Reijs AEM, Fioretti PM (1996) Prognostic Significance of Normal Dobutamine-Atropine Stress Sestamibi Scintigraphy in Women With Chest Pain. JACC 77: 1057–1061
77. Gohlke H, Heim E, Roskamm H (1991) Prognostic Importance of Collateral Flow and Residual Coronary Stenosis of the Myocardial Infarct Artery After Anterior Wall Q-Wave Acute Myocardial Infarction. Am J Cardiol 67: 1165–1169
78. Goldberg HL, Goldstein J, Borer JS, Moses JW, Collins MB (1984) Functional importance of coronary collateral vessels. Am J Cardiol 53: 694–699
79. Goldrath N, Zimes R, Vered Z (1988) Analysis of Doppler–Obtained Velocity Curves in Functional Evaluation of Mechanical Prosthetic Valves in the Mitral and Aortic Positions. J Am Soc Echo 1: 211–225
80. Goldstein RA, Haynie M (1990) Limited Myocardial Perfusion Reserve in Patients with Left Ventricular Hypertrophy. J Nucl Med 31: 255–258
81. Gonzales MA, Child JS, Krivokapich J (1987) Comparison of Two-Dimensional and Doppler Echocardiography and Intracardiac Hemodynamics for Quantification of Mitral Stenosis. Am J Cardiol 60: 327–332
82. Gotsis W, Meisner JS, Shirani J, Monrad ES, Lerrick KS, Strom JA (1995) Measurement of Coefficient of Velocity for Stenotic Aortic Valves in Patients. Circulation 92: Suppl I–466 (Abstract)
83. Gould KL (1993) Myocardial Viability. What Does It Mean and How Do We Measure It? Circulation 83: 333–335
84. Grbic H, Sigwart U, Rivier JL, Payot M, Jarger M (1983) Effet d'un effort dynamique sur l'hemodynamique du ventricule gauche lors d'une cardiomyopathie obstructive. Schweiz Med Wochenschr 110: 1292–1296
85. Günther F, Schwammenthal E, Rahmel A, Lamp B, Kerber S, Deng M, Scheld HH, Breithardt G (1995) Erste Erfahrungen mit der Dobutamin-Belastungsechokardiographie bei herztransplantierten Patienten. Z Kardiol 84: 411–418
86. Hachamovitch R, Berman DS, Kiat H, Merz CNB, Cohen I, Cabico JA, Friedman J, Germano G, Van Train KF, Diamond GA (1996) Effective Risk Stratification Using Exercise Myocardial Perfusion SPECT in Women: Gender-Related Differences in Prognostic Nuclear Testing. JACC 28: 34–44
87. Hamm CW, Weber PW, Reimers J, Markworth P, Hinrichs A (1992) Biphasic Recovery of Left Ventricular Dysfunction in Hibernating Myocardium. Circulation 86 (Suppl I): I–190
88. Harris CN, Aronow WS, Parker DP, Kaplan MA (1973) Treadmill Stress Test in Left Ventricular Hypertrophy Chest 63: 353–357
89. Harrison DC, Braunwald E, Glick G, Mason DT, Chidsey DA, Ross J Jr (1964) Effects of beta adrenergic blockade on the circulation, with particular reference to observations in patients with hypertrophic subaortic stenosis. Circulation 29: 84–98
90. Haubold-Reuter, Haldemann R, Amann F, Turina J, Reist W, Leenders K, von Schulthess GK (1992) Die Positronenemissionstomographie (PET) zur Beurteilung des metabolischen Zustands des Herzmuskels. Schweiz med Wschr: 14
91. Hecht HS, DeBord L, Shaw R, Dunlap R, Ryan C, Stertzer SH, Myler RK (1993) Usefulness of Supine Bicycle Stress Echocardiography for Detection of Restenosis After Percutaneous Transluminal Coronary Angioplasty. Am J Cardiol 71: 293–296
92. Hecht AS, Aroesty JM, LaRaia PJ, Morkin E, Paulin S (1973) Role of the Coronary Collateral Circulation in the Preservation of Left Ventricular Function. Supplement IV to Circulation Vols. VII and VIII
93. Heller GV, McFarland Barbour M, Dweik RB, Corning JJ, McClellan JR, Garber CE (1993) Effects of Intravenous Theophylline on Exercise-Induced Myocardial Ischemia. I. Impact an the Ischemic Threshold. JACC 21: 1075–1079
94. Herregods MC, Vandeplas A, Van de Werf F, DeGeest H (1992) Comparison of predischarge dipyridamole echocardiography with exercise electrocardiography for the prediction of multivessel coronary artery disease after uncomplicated acute myocardial infarction. Coronary Artery Disease 3: 617–621
95. Herrera CJ, Ashline P, Hecker SL, Oneschuk L, O'Rourke RA, Zabalgoitia M (1996) Dobutamine Stress Echocardiography is an Alternative to Exercise in the Evaluation of Mitral Stenosis. Circulation 94: Suppl I–31
96. Himelman RB, Stulbarg M, Kircher B, Lee E, Kee L, Dean NC, Golden J, Wolfe CL, Schiller NB (1989) Noninvasive Evaluation of Pulmonary Artery Pressure During Exercise by Saline-Enhanced Doppler Echocardiography in Chronic Pulmonary Disease. Circulation 79: 863–871
97. Himelman RB, Stulbarg MS, Lee E, Kuecherer HF, Schiller NB (1990) Noninvasive evaluation of pulmonary artery systolic pressure during dynamic exercise by saline-enhanced Doppler echocardiography. Am Heart J 119: 685–688

98. Himelman RB, Schiller NB (1990) Dynamic Assessment of Right Ventricular Systolic Pressure by Doppler of Tricuspid Insufficiency During Supine Bicycle Exercise in Chronic Lung Disease. In: Schlepper M, Berwing K (Hrsg) Kontrast-, Doppler-, Farb-Doppler- und transösophageale Echokardiographie. Schattauer, Stuttgart, New York, S 155–162
99. Houghton JL, Frank MJ, Carr AA, von Dohlen TW, Prisant M (1990) Relations Among Impaired Coronary Flow Reserve, Left Ventricular Hypertrophy and Thallium Perfusion Defects in Hypertensive Patients Without Obstructive Coronary Artery Disease. JACC 15: 43–51
100. Hsiung MC, Roubin GS, Nanda NC (1992) Usefulness of Exercise Echocardiography in the Assessment of Restenosis After Intracoronary Stenting. Circulation (Suppl I) 86: 789
101. Huonker M, Halle M, Keul J (1996) Structural and Functional Adgitations of the Cardiovascular System by Training. Int J Sports Med 17 (Suppl 3): 164–172
102. Huonker M, König D, Keul J (1996) Assessment of Left Ventricular Dimensions and Functions in Athletes and Sedentary Subjects at Rest and During Exercise Using Echocardiography, Doppler Sonography and Radionuclide Ventriculography. Int J Sports Med 17: 173–179
103. Jaarsma W, Visser CA, Funke Kupper AJ, Res JCJ, van Eenige MJ, Roos JP (1986) Usefulness of Two-Dimensional Exercise Echocardiography Shortly After Myocardial Infarction. Am J Cardiol 57: 86–90
104. Jehle J, Lauber A, Spiller P, Uhlmann D (1986) Left ventricular function during exercise in patients with aortic valve disease. Z Kardiol 75 (Suppl 2): 28–32
105. Jin XY, Zhang Z-M, Gibson DG, Yacoub MH, Pepper JR (1995) Comparison of Left Ventricular Function and Hypertrophy Following Aortic Valve Replacement Using Stentless or Stented Valve. Circulation 92: Suppl I–441 (Abstract)
106. Job FP (im Namen der „International Arbutamine Study Group“) (1996) Diagnose der koronaren Herzkrankheit bei älteren Menschen. Ein Vergleich zwischen Arbutamin und dynamischer Belastungsechokardiographie. Z Kardiol 85 Suppl 2: 48 (Abstract)
107. Juilliere Y, Marie PY, Danchin N, Karcher G, Bertrand A, Cherrier F (1991) Evolution of Myocardial Ischemia and Left Ventricular Function in Patients With Angina Pectoris Without Myocardial Infarction and Total Occlusion of the Left Anterior Descending Coronary Artery and Collaterals from other Coronary Arteries. Am J Cardiol 68: 7–12
108. Kamaran M, Teague SM, Finkelhor RS, Dawson N, Bahler RC (1995) Prognostic Value of Dobutamine Stress Echocardiography in Patients Referred Because of Suspected Coronary Artery Disease. Am J Cardiol 76: 887–891
109. Kao HBL, Wu CC, Ho YL, Chen WJ, Lee CM, Chen MF, Liau CS, Lee YT (1995) Dobutamine Stress Echocardiography Predicts Early Wall Motion Improvement After Elective Percutaneous Transluminal Coronary Angioplasty. Am J Cardiol 76: 652–656
110. Kato H, Suggimura T, Akagi T, Sato N, Hashino K, Maeno Y, Kazue T, Eto G, Yamakama R (1996) Long-term Consequences of Kawasaki Disease. Circulation 94: 1379–1385
111. Kawanishi DT, McKay CR, Chandraratna PAN, Nanna M, Reid CL, Elkayam U, Siegel M, Rahimtoola SH (1986) Cardiovascular response to dynamic exercise in patients with chronic symptomatic mild-to-moderate and severe aortic regurgitation. Circulation 73: 62–72
112. Kesler KL, O'Brien J, Peterson ED, Shaw LJ, DeLong ER, Mark DB (1996) Examining the Prognostic Accuracy of Exercise Treadmill Testing in 1,617 Symptomatic Women. Circulation 94: Suppl I–565
113. Kirsch CM, Erdmann E (1993) Hibernating myocardium – Diagnostik mit 99mTc-MIBI. Herz/Kreisl 25: 188–189
114. Knickelbine T, Smart SC, Chai A, Sagar KB (1995) A Biphasic Response during Dobutamine During Stress Echocardiography Predicts the Prognostic Benefit of Revascularization in Patients with Left Ventricular Dysfunction. Circulation 92: Suppl I–267 (Abstract)
115. Knickelbine T, Smart SC, Hellman RS, Wynsen JC, Sagar KB (1994) Differential Effects of Left Ventricular Hypertrophy and Hypertension on the Accuracy of Dobutamine Echocardiography and SPECT Sestamibi Scintigraphy. Circulation 90: Abstract
116. Kohama A, Masuyama T, Nanto S, Lim YJ, Hori M, Kamada T (1994) Echocardiographic Determination of Stroke Volume and Ejection Fraction during Exercise: Analysis from Left Ventricular External Dimension. Am J Noninvas Cardiol 8: 134–139
117. Kopec K, O'Rourke RA, Linn W, Nottestad SY, Oneschuk L, Hecker S, Herrera CJ, Zabalgoitia M (1996) Use of Dobutamine Stress Echocardiography in Assessing Aortic Valve Protheses: Comparison with Exercise Echocardiography. Circulation 94: Suppl I–314
118. Kramer PA, Beauchamp GD, Vacek JL, Rowland J, Crouse LJ (1990) Exercise Echocardiography Predicts Restenosis After Coronary Angioplasty. Circulation 82 (Suppl III): 192
119. Krüger S, Frielingsdorf J, Sigmund M, Stellbrink C, Hanrath P (1996) Optimierte Programmierung der oberen Grenzfrequenz bei Patienten mit Zweikammersystem mittels Spiroergometrie oder Streßechokardiographie. Z Kardiol 85 Suppl 2: 19 (Abstract)
120. Kücherer H, Ruffmann K, Kübler W (1988) Determination of left ventricular filling parameters by pulsed Doppler echocardiography: A noninvasive method to predict high filling pressures in patients with coronary artery disease. Am Heart J 116: 1017–1021

121. Kücherer H, Will M, da Silva K, Borst M, Schwencke C, Strasser R, Kübler W (1996) Kontrastverstärkter Dopplerultraschall zur Quantifizierung des Pulmonalarteriendrucks während dynamischer Belastung. Z Kardiol 85 Suppl 2: 117 (Abstract)
122. Kürsten B, Schröder K, Völler H, Dingerkus H, Dissmann R, Schultheiss HP (1996) Identifikation von Patienten, deren linksventrikuläre Funktion durch Revaskularisation verbessert wird: Dobutaminstreß-echokardiographische Untersuchung nach akutem Myokardinfarkt. Z Kardiol 85 (Suppl 2): 313
123. Kuroda T, Shiina A, Yamasawa M, Mitsuhashi T, Seino Y, Natsume T, Shimada K (1992) Prognostic Value of Peak Exercise 2-D Echocardiographic Analysis After Acute Myocardial Infarction: A Prospective 5-Year Follow-up Study. Circulation 86 (Suppl I): 790
124. Labovitz AJ, Lewen M, Kern MJ, Vandormael M, Mrosek DG, Byers SL, Pearson AC, Chaitman BR (1989) The effects of successful PTCA on left ventricular function: Assessment by exercise echocardiography. Am Heart J 117: 1003–1008
125. Labovitz AJ, Lewen M, Kern MJ, Vandormael M, Mrosek DG, Byers SL, Pearson AC, Chaitman BR (1989) The effects of successful PTCA on left ventricular function: Assessment by exercise echocardiography. Am Heart J 117: 1003–1008
126. Lamas GA, Flaker GC, Mitchell G, Smith SC Jr, Gersh BJ, Wun C, Moye L, Rouleau JL, Rutherford JD, Pfeffer MA, Braunwald E, for the Survival and Ventricular Enlargement Investigators (1995) Effect of Infarct Artery Patency on Prognosis After Acute Myocardial Infarction. Circulation 92: 1101–1109
127. Lane RT, Sawada SG, Ryan T, Armstrong WF, Feigenbaum H (1991) Dobutamine stress echocardiography as a predictor of perioperative cardiac events. Am J Cardiol 68: 976–977
128. Lane RT, Sawada SG, Segar DS, Ryan T, Lalka SG, Williams R, Brown SE, Armstrong WF, Feigenbaum H (1991) Dobutamine Stress Echocardiography for Assessment of Cardiac Risk Before Noncardiac Surgery. Am J Cardiol 68: 976–977
129. Lanzarini L, Fetiveau R, Previtali M, Poli A, Mussini A, Ferrario M, Bramucci E, Montemartini C (1994) Dobutamine echocardiography in the short-term evaluation of PTCA results. Giornale italiano di Cardiologia 24: 107–114
130. Lauer MS, Okin PM, Anderson KM, Levy D (1995) Impact of Echocardiographic Left Ventricular Mass on Mechanistic Implications of Exercise Testing Parameters. Am J Cardiol 76: 952–956
131. Leavitt JI, Coats MH, Falk RH (1991) Effects of Exercise on Transmitral Gradient and Pulmonary Artery Pressure in Patients With Mitral Stenosis or a Prosthetic Mitral Valve: A Doppler Echocardiographic Study. JACC 17: 1520–1526
132. Lee GW, Hsu TL, Chang MS (1991) Exercise Doppler echocardiography aids in the assessment of the functional severity of mitral stenosis and of the efficacy of balloon mitral valvuloplasty. JACC 17 (Suppl A): 68A
133. Lehmkuhl LB, Bonagura JD, Jones DE, Stepien RL (1995) Comparison of Catheterization and Doppler-derived Pressure Gradients in a Canine Model of Subaortic Stenosis. J Am Soc Echo 8: 611–620
134. Leischik R, Adamczewski O, Erbel R, Lösse B (1994) Belastungsechokardiographie – ein neuer Test zur Erfassung einer antiischämischen Medikamentenwirkung. Herz/Kreisl 26: (Abstract)
135. Leischik R, Adamczewski O, Pötter S, Erbel R, Lösse B (1995) Belastungsechokardiographie – ein neuer Test zur Erfassung einer antiischämischen Medikamentenwirkung. Z Kardiol 84: 621–632
136. Levy D, Savage DD, Garrison RJ, Anderson KM, Kannel WB, Castelli WP (1987) Echocardiographic Criteria for Left Ventricular Hypertrophy: The Framingham Heart Study. Am J Cardiol 59: 956–960
137. Lin SS, Roger VL, Pellikka PA (1996) Dobutamine Stress Echocardiography in Aortic Stenosis: Use and Surgical Correlations. Circulation 94 (Suppl I): 31
138. Lösse B, Kuhn H, Loogen F, Schulte HD (1983) Exercise performance in hypertrophic cardiomyopathy. Eur Heart J 4 (Suppl F): 197–208
139. Marcovitz PA, Bach DS, Shayna VL, Armstrong WF (1992) An Abnormal Dobutamine Echocardiogram Predicts Death and Myocardial Infarction in the Year Following Study. Circulation 86 (Suppl I): 789
140. Maron BJ, Epstein SE (1986) Clinical significance and therapeutic implications of the left ventricular outflow tract pressure gradient in hypertrophic cardiomyopathy. Am J Cardiol 58: 1093–1096
141. Maron BJ, Spirito P, Green KJ, Wesley Y, Bonow R, Arce J (1987) Noninvasive assessment of left ventricular diastolic function by pulsed Doppler echocardiography in patients with hypertrophic cardiomyopathy. JACC 10: 33–42
142. Marwick TH, Torelli J, Harjai K, Haluska B, Pashkow FJ, Stewart WJ, Thomas JD (1995) Influence of Left Ventricular Hypertrophy on Detection of Coronary Artery Disease Using Exercise Echocardiography. JACC 26: 1180–1186
143. Marwick T, Salcedo E, Stewart WJ, Go R, Saha G, MacIntyre WJ (1990) Diagnosis of Ischemia and Infarction by Exercise Echocardiography and RB-82 PET. Circulation 82 (Suppl III): 192
144. Marwick TH, Cook SA, Lafont A, Underwood DA, Salcedo EE (1991) Influence of Left Ventricular Mass on the Diagnostic Accuracy of Myocardial Perfusion Imaging Using Positron Emission Tomography with Dipyridamole Stress. J Nucl Med 32: 2221–2226
145. Marwick TH, Lauer Ms, Shaw LJ, Kesler KL, Travin MI, Borges-Neto S, Miller D (1996) Myocardial Perfusion Imaging Predicts Cardiac Mortality in Women – Multicenter Study of 4753 Patients Followed-up over 2 Years. Circulation 94: I–13

146. Marzullo P, Parodi O, Reisenhofer B, Sambuceti G, Picano E, Distante A, Gimelli A, L'Abbate A (1993) Value of Rest Thallium-201/Technetium-99m Sestamibi Scans and Dobutamine Echocardiography for Detecting Myocardial Viability. Am J Cardiol 71: 166–172
147. Massa D, Pirelli S, Gara E, Faletra F, Alberti A, Piccalo G, Corrada E, Mafrici A, Formentini A, Campolo L (1989) Exercise testing and dipyridamole echocardiography test before and 48 h after successful coronary angioplasty: prognostic implications. Eur Heart J 10 (Suppl G): 13–17
148. Massa D, Pirelli S, Gara E, Faletra F, Alberti A, Piccalo G, Corrada E, Mafrici A, Formentini A, Campolo L (1989) Exercise testing and dipyridamole echocardiography test before and 48 h after successful coronary angioplasty: prognostic implications. Eur Heart J 10 (Suppl G): 13–17
149. Mazeika PK, Nadazdin A, Oakley CM (1993) Prognostic Value of Dobutamine Echocardiography in Patients with High Pretest Likelihood of Coronary Artery Disease. Am J Cardiol 71: 33–39
150. McNeill AJ, Fioretti PM, El-Said EM, Salustri A, de Feyter PJ, Roelandt JRTC (1992) Dobutamine Stress Echocardiography Before and After Coronary Angioplasty. Am J Cardiol 69: 740–745
151. Melzer C, Aurisch R, Reibis R, Laule M, Stangl K, Baumann G (1996) Tissue Doppler Imaging: Eine neue Methode zur Optimierung des AV-Intervalles? Z Kardiol 85 Suppl 2: 20 (Abstract)
152. Moriel M, Rozanski A, Klein J, Berman DS, Merz CNB (1995) The Limited Efficacy of Exercise Radionuclide Ventriculography in Assessing Prognosis of Women With Coronary Artery Disease. Am J Cardiol 76: 1030–1035
153. Moscarelli E, Reisenhofer B, Levantest D, Michelassi C, Distante A, L'Abbate A (1991) Monitoring of cardiac output during exercise in coronary patients: a Doppler study. Eur Heart J 12: 338–344
154. Müller S, Bartel Th, Borges AC, Baumann G (1995) Linksventrikuläre Volumetrie mittels dreidimensionaler Echokardiographie: Validierung durch simultane Thermodilution bei koronarer Herzkrankheit. Z Kardiol 84 (Suppl 1): 88
155. Nachtsheim P, Krämer L, Steffen HM, Brenn V, Griebenow R (1994) Streßechokardiographische Wandbewegungsanalyse: pressorischer Streß bei Hypertonikern mit typischer Angina pectoris und negativem Koronarangiogramm. Herz/Kreisl 26: 362–366
156. Neskovic AN, Popovic AD, Babic R, Marinkovic J, Obradovic V (1995) Positive high-dose dipyridamole echocardiography test after acute myocardial infarction is an excellent predictor of cardiac events. Am Heart J 129: 31–39
157. Nihoyannopoulos P, Rosen S, Krzyzowska-Dickinson, Williams J, Kaski JC (1995) Left Ventricular Function and Regional Myocardial Perfusion During Dipyridamole Stress in Patients with Syndrome X. Circulation 92: Suppl I–411 (Abstract)
158. Nozaki S, DeMaria AN, Hammond HK (1995) Assessment of the Functional Significance of Collateral Blood Flow Identified by Myocardial Contrast Echocardiography. Circulation 92: Suppl I–660 (Abstract)
159. Oh JK, Taliercio CP, Holmes DR, Reeder GS, Bailey KR, Seward JB, Tajik AJ (1988) Prediction of the Severity of Aortic Stenosis by Doppler Aortic Valve Area Determination: Prospective Doppler-Catheterization Correlation in 11 Patients. JACC 11: 1227–1234
160. Ohshima M, Yamazoe M, Tamura Y, Matsubara T, Suzuki M, Igarashi Y, Tanabe Y, Yamazaki Y, Koyama S, Yamaguchi T, Mito M, Izumi T, Shibata A, Miida T, Oda H, Toeda T, Higuma N (1992) Immediate Effects of Percutaneous Transvenous Mitral Commissurotomy on Pulmonary Hemodynamics at Rest and During Exercise in Mitral Stenosis. Am J Cardiol 70: 641–644
161. Olmos LI, Gordon RJ, Dakik H, Dunn JK, Verani MS, Quinones MA, Zoghbi WA (1995) Long Term Prognostic Value of Exercise Echocardiography Compared to Thallium-201 Perfusion Imaging, Electrocardiographic and Clinical Variables in Patients Evaluated for Coronary Artery Disease. Circulation 92: Suppl I–411 (Abstract)
162. Otto CM, Pearlman AS, Kraft CD, Miyake-Hull CY, Burwash IG, Gardner CJ (1992) Physiologic Changes With Maximal Exercise in Asymptomatic Valvular Aortic Stenosis Assessed by Doppler Echocardiography. JACC 20: 1160–1167
163. Pahl E, Sehgal R, Chrystof D, Neches WH, Webb CL, Duffy CE, Shulman ST, Cahaudhry FA (1995) Feasibility of Exercise Stress Echocardiography for the Follow-up of Children With Coronary Involvement Secondary to Kawasaki Disease. Circulation 91: 122–128
164. Panza JA, Curiel RV, Laurienzo JM, Quyyumi AA, Dilsizian V (1995) Relation Between Ischemic Threshold Measured During Dobutamine Stress Echocardiography and Known Indices of Poor Prognosis in Patients With Coronary Artery Disease. Circulation 92: 2095–2101
165. Panza JA, Petrone RK, Fananapazir L, Maron BJ (1992) Utility of Continuous Wave Doppler Echocardiography in the Noninvasive Assessment of Left Ventricular Outflow Tract Pressure Gradient in Patients With Hypertrophic Cardiomyopathy. JACC 19: 91–99
166. Pasquet A, Gerber B, D'Hondt AM, DeKock M, Melin JA, Vanoverschelde JL (1995) Value of Dobutamine Echocardiography and FDG-PET in Evaluating Prognosis in Patients with Chronic Left Ventricular Ischemic Dysfunction. Circulation 92: Suppl I–268 (Abstract)
167. Patsilinakos SP, Kranidis AJ, Housianakou IK, Sioras EP, Zamanis NI, Giannopoulou HD, Antonelis JP, Rondoyanni FE, Anthopulos LP (1996) Adenosine Stress Echocardiography and Adenosine Stress Myocardial Perfusion Tomographic Imaging in Patients with Significant Aortic Stenosis. Circulation 94: Suppl I–313

168. Perings CH, Schoebel FC, Hennersdorf M, Vester EG, Strauer BE (1996) Plötzlicher Herztod junger Menschen. Dtsch med Wschr 121: 1169–1175
169. Picano E, Lattanzi F, Masini M, Distante A, L'Abbate A (1987) Different Degrees of Ischemic Threshold Stratified by the Dipyridamole-Echocardiography Test. Am J Cardiol 59: 71–73
170. Picano E, Marzullo P, Gigli G, Reisenhofer B, Parodi O, Distante A, L'Abbate A (1992) Identification of Viable Myocardium by Dipyridamole-Induced Improvement in Regional Left Ventricular Function Assessed by Echocardiography in Myocardial Infarction and Comparison with Thallium Scintigraphy at Rest. Am J Cardiol 70: 703–710
171. Picano E, Severi S, Michelassi C, Lattanzi F, Masini M, Orsini E, Distante A, L'Abbate A (1989) Prognostic Importance of Dipyridamole-Echocardiography Test in Coronary Artery Disease. Circulation 80: 450–457
172. Picano E, Pingitore A, Sicari R, Minardi G, Gandolfo N, Seveso G, Chiarella F, Bolognese L, Chiaranda G, Sclavo MG, Previtali M, Margaria F, Magaia O, Bianchi F, Pirelli S, Severi S, Raciti M, Landi P, Vassalle C, de Sousa MJB, de Moura Duarte LF (1995) Stress Echocardiographic Results Predict Risk of Reinfarction Early After Uncomplicated Acute Myocardial Infarction: Large-Scale Multicenter Study. JACC 26: 908–913
173. Picano E, Lattanzi F, Masini M, Distante A, L'Abbate A (1987) Different Degrees of Ischemic Threshold Stratified by the Dipyridamole-Echocardiography Test. Am J Cardiol 59: 71–73
174. Pierard LA, Lancellotti P, Melin P, De Landsheere (1996) Closed-loop arbutamine echocardiography identifies viable myocardium early after acute myocardial infarction. Circulation 94 (Suppl I): 83
175. Pierard LA, De Landsheere CM, Berthe C, Rigo P, Kulbertus HE (1990) Identification of Viable Myocardium by Echocardiography During Dobutamine Infusion in Patients With Myocardial Infarction After Thrombolytic Therapy: Comparison With Positron Emission Tomography. JACC 15: 1021–1031
176. Pingitore A, Gigli G, Bigi R, Lowenstein J, Mathias Jr W, Coletta C, Minardi G, Colosso CQ, Raciti M, Landi P, Picano E (1996) The relative prognostic value of dobutamine versus dipyridamole stress in patients with known or suspected coronary artery disease. Circulation 94: Suppl I–678
177. Pingitore A, Varga A, Bigi R, Bicudo L, Coletta C, Heyman J, Casazza F, Previtali M, Mathias W, de Alcantara M, Minardi G, Lowenstein J, Salustri A, Barbosa M, Gandolfo N, Morales MA, Colosso MQ, Raciti M, Landi P, Picano E, on behalf of the EDIC and the EPIC (1995) The Prognostic Impact of Dobutamine Versus Dipyridamole Stress Echocardiography. Circulation 92: Suppl I–411 (Abstract)
178. Pitt B (1995) Evaluation of the Postinfarct Patient. Circulation 91: 1855–1860
179. Poldermans D, Arnese M, Fioretti PM, Salustri A, Boersma E, Thomson IR, Roelandt JRTC, van Urk H (1995) Improved Cardiac Risk Stratification in Major Vascular Surgery With Dobutamine-Atropine Stress Echocardiography. JACC 26: 648–653
180. Poldermans D, Fioretti PM, Boersma E, Thomson IR, Cornel JH, ten Cate FJ, Arnese M, van Urk H, Roelandt JRTC (1994) Dobutamine-Atropine Stress Echocardiography in Elderly Patients Unable to Perform an Exercise Test. Hemodynamic Characteristics, Safety, and Prognostic Value. Arch Intern Med 154: 2681–2686
181. Poldermans D, Fioretti PM, Forster T, Thomson IR, Boersma E, El-Said EM, du Bois NAJJ, Roelandt JRTC, van Urk H (1993) Dobutamine Stress Echocardiography for Assessment of Perioperative Cardiac Risk in Patients Undergoing Major Vascular Surgery. Circulation 87: 1506–1512
182. Pozzoli MA, Fioretti PM, Salustri A, Reijs AEM, Roelandt JRTC (1991) Exercise Echocardiography and Technetium-99m MIBI Single-Photon Emission Computed Tomography in the Detection of Coronary Artery Disease. Am J Cardiol 67: 350–355
183. Pozzoli M, Salustri A, Sutherland GR, Tuccillo B, Tijssen JGP, Roelandt JRTC, Fioretti PM, Bakker W, Reijs A, Vletter W (1991) The comparative value of exercise echocardiography and 99m Tc MIBI single photon emission computed tomography in the diagnosis and localization of myocardial ischaemia. Eur Heart J 12: 1293–1299
184. Quintana M, Lindvall K, Ryden L, Brolund F (1995) Prognostic Value of Predischarge Exercise Stress Echocardiography After Acute Myocardial Infarction. Am J Cardiol 76: 1115–1121
185. Ramani K, Vardi GM, Davidson CJ, Chaudhry FA (1996) Do Coronary Collaterals Protect Against Ischemia During Stress Echocardiography? Circulation 94: Suppl I–141
186. Rodrigues DM, Ginzton LE, Conant R, Laks MM (1988) Post-Myocardial Infarction Exercise Echocardiography – A Prognostic Indicator (Abstract). Circulation 78 (Suppl II): 274
187. Roger VL, Pellikka PA, Miller TD, Jacobsen SJ (1996) Prognostic Value of Treadmill Exercise Test: Is it Usefull in Women? A Population Based Study in Olmsted Country Minnesota. Circulation 94: Suppl I–338
188. Rovai D, Ferdeghini EM, Mazzarisi A, Paterni M, Lubrano V, Vassalle C, Serasini, L'Abbate A (1995) Quantitative aspects in myocardial contrast echocardiography. Eur Heart Journal 16 (Suppl J): 42–45
189. Rowland J, Rdzanek S, Beauchamp GD, Kramer PH, Crouse LJ (1990) Exercise echocardiography correctly predicts restenosis in patients undergoing emergent PTCA for non-Q-wave myocardial infarction. JACC 15: 52A
190. Sabia PJ, Powers ER, Jayaweera AR, Ragosta M, Kaul S (1992) Functional Significance of Collateral Blood Flow in Patients With Recent Acute Myocardial Infarction. A Study Using Myocardial Contrast Echocardiography. Circulation 85: 2080–2089

191. Sabia PJ, Powers ER, Ragosta M, Sarembock IJ, Burwell LR, Kaul S (1992) An association between collateral blood flow and myocardial viability in patients with recent myocardial infarction. N Engl J Med 327: 1825–1831
192. Sagar KB, Wann LS, Paulson WJH, Lewis S (1987) Role of Exercise Doppler Echocardiography in Isolated Mitral Stenosis. Chest 92: 27–30
193. Sagar KB, Wann SL, Paulsen WHJ, Romhilt DW (1986) Doppler Echocardiographic Evaluation of Hancock and Björk-Shiley Prosthetic Valves. JACC 7: 681–687
194. Sagar KB, Wann LS (1990) Evaluation of exercise performances in mitral stenosis using Doppler echocardiography. In: Teague (ed) Stress Doppler Echocardiography, Kluwer Academic Publishes, Dordrecht, Boston, London, pp 219–225
195. Sasson Z, Yock P, Hatle L, Alderman EL, Popp RL (1988) Doppler echocardiographic determination of the pressure gradient in hypertrophic cardiomyopathy. JACC 11: 752–756
196. Sawada SG, Judson WE, Ryan T, Armstrong WF, Feigenbaum H (1989) Upright Bicycle Exercise Echocardiography After Coronary Artery Bypass Grafting. Am J Cardiol 64: 1123–1129
197. Sawada SG, Segar DS, Ryan T, Williams R, Dohan A, Radtke N, Smart SC, Feigenbaum H (1990) Dobutamine Stress Echocardiography: Assessment of Prognosis after Myocardial Infarction. Circulation 84 (Suppl III): 75
198. Sawada SG, Ryan T, Conley MJ, Corya BC, Feigenbaum H, Armstrong WF (1990) Prognostic Value of a normal exercise echocardiogram. Am Heart J 120: 49–55
199. Schartl M, Beckmann S, Boksch W (1994) Streßechokardiographie – eine Standortbestimmung. Z Kardiologie 83: 531–547
200. Schwammenthal E, Schwartzkopff B, Block M, Johns J, Lösse B, Engberding R, Borggrefe M, Breithardt G (1992) Doppler Echocardiographic Assessment of the Pressure Gradient During Bicycle Ergometry in Hypertrophic Cardiomyopathy. Am J Cardiol 69: 1623–1628
201. Sclavo MG, Noussan P, Pallisco O, Presbitero P (1992) Usefulness of dipyridamole-echocardiographic test to identify jeopardized myocardium after thrombolysis. Eur Heart Journal 13: 1348–1355
202. Seggewiß H, Strick S, Everlien M, Faßbender D, Schmidt HK, Gleichmann U (1995) Rekanalisation des chronisch verschlossenen Infarktgefäßes bei koronarer Ein-Gefäß-Krankheit. Reduktion kardialer Ereignisse im klinischen Langzeitverlauf. DMW 120: 1305–1311
203. Senior R, Soman P, Ray S, Khattar RS, Basu S, Lahiri A (1996) Independent Prognostic Value of Dobutamine Stress Echocardiography in Patients With Suspected Coronary Heart Disease. Circulation 94: Suppl I–679
204. Severi S, Picano E, Michelassi C, Lattanzi F, Landi P, Distante A, L'Abbate A (1994) Diagnostic and Prognostic Value of Dipyridamole Echocardiography in Patients With Suspected Coronary Artery Disease. Comparison With Exercise Echocardiography. Circulation 89: 1160–1173
205. Severi S, Picano E, Michelassi C, Lattanzi F, Orsini E, Masini M, Distante A (1988) Prognostic value of Dipyridamole-echocardiography test (Abstract). Circulation 78 (Suppl II): 274
206. Shemesh J, Tenenbaum A, Rath S, Rozenman J, Itzchak Y, Motro M (1995) Non Invasive Diagnosis of Normal Coronary Arteries in Symptomatic Elderly Women. Circulation 92: Suppl I–91 (Abstract)
207. Sicari R, Vassalle C, Torres MA, Pingitore A, Bigi R, Coletta C, Heyman J, Casazza F, Previtali M, Mathias Jr W, Minardi G, Lowenstein J, Salustri A, Morales MA, Picano E, on behalf of EDIC (1995) The Prognostic Value of Myocardial Viability Early After Myocardial Infarction: A Dobutamine Stress Echo Study. Circulation 92: Suppl I–267 (Abstract)
208. Smart SC, Sawada S, Ryan T, Segar D, Atherton L, Berkovitz K, Bourdillon PDV, Feigenbaum H (1993) Low-Dosed Dobutamine Echocardiography Detects Reversible Dysfunction After Thrombolytic Therapy of Acute Myocardial Infarction. Circulation 88: 405–415
209. Smith SC, Blair SN, Criqui MH, Fletcher GF, Fuster V, Gersh BJ, Gotto AM, Gould KL, Greenland P, Grundy SM, Hill MN, Hlatky MA, Houston-Miller N, Krauss RM, LaRosa J, Ockene IS, Oparil S, Pearson TA, Rapaport E, Starke RD, the Secondary Prevention Panel (1995) Preventing Heart Attack and Death in Patients With Coronary Disease. Circulation 92: 2–4
210. Song JK, Kang DH, Lee CW, Kim JJ, Park SW, Park SJ, Lee SJK (1995) Factors Determining the Exercise Capacity in Patients with Mitral Stenosis; Hemodynamic Study Using Exercise Doppler Echocardiography. Circulation 92: Suppl I–21 (Abstract)
211. Sonoda S, Miura Y (1996) Dobutamine Stress Echocardiography for Detecting Coronary Artery Disease in Women. Circulation 94: Suppl I–383
212. Spes CH, Klauss V, Schnaack SD, Daunderer P, Reichle FM, Überfuhr P, Theisen K, Mudra H, Angermann CE (1996) Quantitative Dobutamin-Streß-Echokardiographie in der Spätphase nach orthotoper Herztransplantation: Normwerte und Befunde bei Patienten mit Transplantatvaskulopathie. Z Kardiol 85 Suppl 2: 55 (Abstract)
213. Spes CH, Mudra H, Schnaack SD, Klauss V, Reichle FM, Überfuhr P, Angermann CE, Theisen K (1995) Noninvasive Screening for Cardiac Allograft Vasculopathy by Serial Dobutamine Stress Echocardiography in Comparison with Intravascular Ultrasound. Circulation 92: Suppl I–88 (Abstract)

214. Spes CH, Mudra H, Schnaack SD, Klauss V, Reichle FM, Überfuhr P, Theisen K, Angermann CE (1996) Regional Wall Motion Analysis by Dobutamine Stress Echocardiography for Noninvasive Diagnosis of Coronary Allograft Vasculopathy in Heart Transplant Recipients: A Comparison With Angiography and Intravascular Ultrasound. Am J Cardiol 78: 168–174
215. Störk T, Möckel M, Danne O, Völler H, Eichstädt H, Frei U (1995) Left Ventricular Hypertrophy and Diastolic Dysfunction: Their Relation to Coronary Heart Disease. Cardiovascular Drugs and Therapy 9: 533–537
216. Störk T, Möckel M, Lude T, Eichstädt H (1996) Diastolische Funktionsstörungen bei ischämischer und hypertensiver Herzkrankheit. Herz/Kreisl 28: 334–341
217. Takeuchi M, Araki M, Nakashima Y, Kuroiwa A (1994) The Detection of Residual Ischemia and Stenosis in Patients With Acute Myocardial Infarction With Dobutamine Stress Echocardiography. J Am Soc Echo 7: 242–252
218. Tamborini G, Barbier P, Doria E, Bortone F, Sisillo E, Susini G, Arena V, Pepi M (1995) Coronary flow and left ventricular diastolic function in aortic regurgitation. Coronary Artery Disease 6: 635–643
219. Tauber E, Neudert J, Scheidt vW, Autenrieth G (1993) Diastolische Flußveränderungen im Ausflußtrakt des linken Ventrikels. Eine dopplerechokardiographische Untersuchung bei arterieller Hypertonie. Z Kardiol 82: 192–199
220. Taubert G, Pieper W, Potratz J, Stierle U, Sheikhzadeh (1994) Regionale Wandbewegungsstörungen bei dilatativer und ischämischer Kardiomyopathie. Herz/Kreisl 26: 275–280
221. Tauke JT, Alessandrini RS, Parker MA, Tommaso CL, Bonow RO, Chaudhry FA (1995) Limitations of Dobutamine Stress Echocardiography for the Identification of Coronary Artery Disease in Patients with Severe Left Ventricular Dysfunction. Circulation 92: Suppl I–412 (Abstract)
222. Tawa CB, Baker WB, Kleiman NS, Trakhtenbroit A, Desir R, Zoghbi WA (1996) Comparison of Adenosine Echocardiography, With and Without Isometric Handgrip, to Exercise Echocardiography in the Detection of Ischemia in Patients With Coronary Artery Disease. J Am Soc Echocardiogr 9: 33–43
223. Temporelli PL, Silva P, Imparato A, Giannuzzi P (1995) Amlodipine Improves the Anti-Ischemic Effect of Atenolol in Postinfarction Patients with Exercise-induced Ischemia: An Echostress Study. Circulation 92: Suppl I–736 (Abstract)
224. Teoh KH, Fulop JC, Weisel RD, Ivanov J, Tong CP, Slattery SA, Rakowski H (1987) Aortic valve replacement with a small prosthesis. Circulation 76 (Suppl III): III–123
225. Thadani U, Venkatappa S, Kamalesh M, Turner J, Manyari D (1995) Influence of Gender and Limitations of Dipyridamole Stress Thallium Myocardial Perfusion Imaging for the Detection of Coronary Artery Disease. Circulation 92: Suppl I–268 (Abstract)
226. Tischler MD, Lee TH, Hirsch AT, Lord CP, Goldman L, Creager MA, Lee RT (1991) Prediction of Major Cardiac Events After Peripheral Vascular Surgery Using Dipyridamole Echocardiography. Am J Cardiol 68: 593–597
227. Trippi J, Morrison H, Chrapla M, Nelson D (1995) Follow-up and Cost Data on Emergency Department Dobutamine Stress Echo. Circulation 92: Suppl I–412 (Abstract)
228. Trippi JA, Kopp G, Lee KS, Morrison H, Risk G, Jones JH, Cordell WH, Chrapla M, Nelson D (1996) The Feasibility of Dobutamine Stress Echocardiography in the Emergency Department With Telemedicine Interpretation. J Am Soc Echocardiogr 9: 113–119
229. Trippi JA, Lee KS, Kopp G, Nelson D, Kovacs R (1996) Emergency Echocardiography Telemedicine: An Efficient Method to Provide 24-Hour Consultative Echocardiography. JACC 27: 1748–1752
230. Urhausen A, Kindermann W (1996) Echokardiographie zur Differentialdiagnostik zwischen sport- und krankheitsbedingter Herzhypertrophie. Dt Zeitschrift Sportmed 47: 144–152
231. Usedom JE, Allen S, Calvert D, Arendell G, Vasey CG (1992) Prognostic Significance of a Normal Exercise Echocardiogram in Patients With Coronary Artery Disease. Circulation Suppl I 86: 789
232. van den Brink RBA, Verheul HA, Visser CA, Koelemay MJW, Dunning AJ (1992) Value of Exercise Doppler Echocardiography in Patients with Prosthetic or Bioprosthetic Cardiac Valves. Am J Cardiol 69: 367–372
233. Vandervoort PM, Greenberg NL, Pu M, Powell KA, Cosgrove DM, Thomas JD (1995) Pressure Recovery in Bileaflet Heart Valve Prostheses. Localized High Velocities and Gradients in Central and Side Orifices With Implications for Doppler-Catheter Gradient Relation in Aortic and Mitral Position. Circulation 92: 3464–3472
234. Vanoverschelde JL, D'Hondt AM, DeKock M (1995) Flow-Dependence of Aortic Stenosis Severity During Dobutamine Infusion: Comparison of the Gorlin and Continuity Equations with Measurements of Aortic Valve Resistance. Circulation 92: Suppl I–466 (Abstract)
235. Vanoverschelde JL, Wijns W, Depre C, Essamri B, Heyndricks GR, Borgers M, Bol A, Melin JA (1993) Mechanisms of Chronic Regional Postischemic Dysfunction in Humans. New Insights From the Study of Noninfarcted Collateral-Dependent Myocardium. Circulation 87: 1513–1523
236. Varga A, Ostojic M, Djordjevic-Dikic A, Sicari R, Nedeljkovic I, Baroni M, Torres MA, Picano E (1995) Combined Low-Dose Dipyridamole-dobutamine Echocardiography: A New Stress for Myocardial Viability Identification by Pharmacological Stress Echocardiography. Circulation 92: Suppl I–267 (Abstract)

237. Varga A, Ostojic M, Djordjevic-Dikic A, Sicari R, Pingitore A, Nedeljkovic I, Picano E (1995) Infra-low dose dipyridamole test. A novel dose regimen for selective assessment of myocardial viability by vasodilator stress echocardiography. Eur Heart J 17: 629–634
238. Varga A, Picano E, Cortigiani L, Petix N, Margaria F, Magaia O, Heyman J, Bigi R, Mathias W, Gigli G, Landi P, Raciti M, Pingitore A, Sicari R, on behalf of the EPIC and EDIC study groups (1996) Does Stress Echocardiography Predict the Site of Future Myocardial Infarction? A Large-Scale Multicenter Study. JACC 28: 45–51
239. Vernon SM, Camarano G, Kaul S, Gimple LW, Powers E, Ragosta M (1995) Regional Function Distal to a Chronically Occluded Coronary Artery Correlates with Collaterals on Myocardial Contrast Echocardiography and Not with Angiographic Collaterals. Circulation 92: Suppl I–659 (Abstract)
240. Vigna C, Russo A, De Rito V, Perna GP, Testa M, Lombardo A, Lanna P, Langialonga T, Salvatori MP, Fanelli R, Loperfido F (1996) Regional wall motion analysis by dobutamine stress echocardiography to distinguish between ischemic and nonischemic dilated cardiomyophathy. Am Heart J 131: 537–543
241. Voelker W, Reul H, Stelzer T, Schmidt A, Karsch KR (1992) Pressure Recovery in Aortic Stenosis: An In vitro Study in a Pulsatile Flow Model. JACC 20: 1585–1593
242. Voelker W, Schmid M, Oberhoff M, Athanasiades A, Haase KK (1995) Hemodynamic Effects of Mitral Valve Reserve in Patients with Mitral Stenosis. Circulation 92: Suppl I–4 1 (Abstract)
243. Völker W, Jacksch R, Dittmann H, Karsch KR (1990) Wertigkeit der Belastungs-Doppler-Echokardiographie bei Patienten mit Mitralstenose. In: Schlepper M, Berwing K (Hrsg) Kontrast-, Doppler-, Farb-Doppler- und transösophageale Echokardiographie. Schattauer, Stuttgart, New York: S 125–140
244. Völler H, Uhrig A, Schröder K, Spielberg Ch, Agrawal R, Schröder R (1993) Altersabhängige Veränderungen der linksventrikulären Füllungsparameter in Ruhe und während ergometrischer Belastung – eine Doppler-echokardiographische Untersuchung bei Herzgesunden. Herz/Kreisl 25: 292–296
245. Völler H, von Ameln H, Spielberg C, Schröder K, Uhrig A, Schröder R (1993) Hemodynamic Response to Exercise-induced Myocardial Ischemia Detected by Transmitral Filling Patterns Derived from Doppler Echocardiography. J Am Soc Echoc 6: 255–264
246. Wagdy HM, Hodge DO, Miller TD, Christian TF, Gibbons RJ (1996) Prognostic Value of Perfusion Imaging in Patients with Left Bundle Branch Block. Circulation 94: Suppl I–656
247. Weaver WD, White HD, Wilcox RG, Aylward PE, Morris D, Guerci A, Ohman M, Barbash GI, Betriu A, Sadowski Z, Topol EJ, Califf RM, for the GUSTO-I Investigators: Comparisons of Characteristics and Outcomes Among Women and Men With Acute Myocardial Infarction Treated With Thrombolytic Therapy. JAMA 275: 777–782
248. Wieckhorst A, Schröder K, Völler H, Dingerkus H, Dissmann R, Wilkenshoff U, Schultheiss HP (1996) Prognostische Aussagekraft der Dipyridamol Streßechokardiographie bei Patienten mit einer koronaren Herzerkrankung. Z Kardiol 85 Suppl 2: 49 (Abstract)
249. Williams MJ, Marwick TH, O'Gorman D, Foale RA (1994) Comparison of Exercise Echocardiography with an Exercise Store to Diagnose Coronary Artery Disease in Women. Am J Cardiol 74: 435–438
250. Williams MJ, Odabashian J, Lauer MS, Thomas JD, Marwick TH (1996) Prognostic Value of Dobutamine Echocardiography in Patients With Left Ventricular Dysfunction. JACC 27: 132–139
251. Yock PG, Popp RL (1984) Noninvasive estimation of right ventricular systolic pressure by Doppler ultrasound in patients with tricuspid regurgitation. Circulation 70: 657–662
252. Yokoyama H, Kusama Y, Takagi G, Fujita N, Yamamoto T, Ohba T, Takahashi N, Hoshino K, Tomita Y, Takayama M (1995) Hibernating Myocardium Induces ST Depression on Exercise Testing Even After Complete Revascularization. Circulation 92: Suppl I–272 (Abstract)
253. Yoshio H, Shimizu M, Kajinami K, Ino H, Okeie K, Arai Y, Murakami T, Mizuno S, Mifune J, Mabuchi H (1996) Influence of Recruitable Collaterals in Patients With Coronary Artery Disease on Prognosis During 7-year Follow-up Period. Circulation 94: I–377

5.2.5 Funktionelle Diagnostik der Transplantatvaskulopathie nach Herztransplantation

Die Transplantatvaskulopathie (TVP) ist ein zentrales Problem im Langzeitverlauf nach Herztransplantation (7). Die Diagnose ist schwierig. Dies ist zum einem durch den im Einzelfall sehr rasch progredienten Verlauf bedingt. Zum anderen fehlen aufgrund der Denervierung des Transplantatherzens pektanginöse Beschwerden als wichtiges Warnzeichen.

Bei der koronaren Herzkrankheit bewährte nichtinvasive Verfahren (einschließlich Ergometrie und Szintigraphie) erwiesen sich wegen ihrer niedrigen Sensitivität als wenig geeignet zur Diagnostik der Transplantatvaskulopathie (10, 15).

Hierfür sind spezifische Besonderheiten nach Herztransplantation verantwortlich. Viele herztransplantierte Patienten haben im EKG ein Schenkelblockbild (überwiegend Rechtsschenkelblock bei Rechtsherzbelastung) oder unspezifische Erregungsrückbildungsstörungen, die eine verläßliche Interpretation des Belastungs-EKGs a priori einschränken.

Eine wesentliche Rolle kommt auch der Art der Belastung zu, da die verschiedenen Belastungsformen nach Herztransplantation nur beschränkt anwendbar sind: Häufig besteht eine reduzierte körperliche Belastbarkeit, die neben der langen präoperativen Dekonditionierung im Rahmen der Grunderkrankung auch auf der Langzeittherapie mit Steroiden beruhen kann. Bei körperlicher Belastung steigt zudem die Herzfrequenz transplantierter Patienten nur verzögert und vermindert an, da sie aufgrund der kardialen Denervierung ausschließlich über Plasmakatecholamine vermittelt wird. Dadurch kann die Ischämieschwelle nicht bei allen Patienten zuverlässig erreicht werden. So wurde bei körperlicher Belastung herztransplantierter Patienten unabhängig von der angewandten diagnostischen Methode, z. B. Szintigraphie (10, 15) oder Echokardiographie (2, 3), nur über eine geringe Sensitivität des jeweiligen Tests zur Erkennung der TVP berichtet. Schließlich führt die TVP oft nicht oder nicht nur zu umschriebenen Stenosen der großen epikardialen Gefäße, sondern auch zu einem diffusen Gefäßbefall einschließlich der Mikrovaskulatur (7). Dies muß den Wert pharmakologischer Belastungsmethoden mit Vasodilatoren wie Dipyridamol limitieren, die eine Umverteilung der Perfusion bewirken.

Die Dipyridamol-Streßechokardiographie ist nur zur Diagnostik hochgradiger Stenosen im Rahmen der TVP geeignet, nicht aber zum Screening von Frühformen oder diffusem Befall (5).
Die pharmakologische Belastung mit Dobutamin (DSE) hingegen kann die Probleme des limitierten Herzfrequenzanstiegs und der eingeschränkten körperlichen Belastbarkeit umgehen. Sie hat zudem den Vorteil, daß die Analyse der regionalen Myokardfunktion die Beurteilung der funktionellen Integrität nicht nur der großen Gefäße, sondern auch der Mikrovaskulatur erlaubt. Die DSE zeigte auch als erstes nichtinvasives Verfahren ermutigende Ergebnisse bei der Diagnostik der TVP.

Wir (16, 19) und andere Arbeitsgruppen (1, 4) konnten mittels DSE das Vorliegen einer TVP auch in bereits relativ frühen Stadien mit angiographisch nur geringgradigen Veränderungen nachweisen. Dabei lag die Sensitivität der DSE zur Erkennung angiographisch faßbarer Läsionen bei 83–95%, die Spezifität lag bei 55–91% (1, 4, 19). Abweichend hiervon sind die Ergebnisse einer weiteren Arbeitsgruppe, die bei 11 von 28 Patienten (7 von 11 hatten angiographisch eine TVP) nur Wandbewegungsstörungen in Ruhe ohne Zunahme unter Streß fanden (6).

Bei der Wertung der nichtinvasiven Studien muß jedoch auch die Aussagekraft der invasiven Referenzmethode kritisch gesehen werden. Denn die Koronarangiographie, die lange Zeit als Goldstandard angesehen wurde und bei der überwiegenden Anzahl durchgeführter Studien als Vergleich diente (1, 4, 6), hat beim speziellen Krankheitsbild der TVP ebenfalls Limitationen.

Frühe Veränderungen der TVP zeigen sich als Intimaverdickung. Wandverdickungen – insbesondere konzentrisch und längs des Gefäßes – kann die Angiographie als Luminogramm jedoch prinzipiell nicht erkennen. Mit Einsatz der intravaskulären Ultraschallbildgebung (IVUS) konnte klar gezeigt werden, daß die Angiographie im Vergleich zum IVUS ein relativ unsensitives Verfahren ist. Im IVUS hingegen können die frühen Veränderungen – Verdickung der Intima – gut sichtbar gemacht werden (8, 9, 13, 22). Allerdings sind nur die großen Gefäße zugänglich.

Unsere Arbeitsgruppe führte als erste vergleichende Untersuchungen mittels DSE, Koronarangiographie und IVUS zur Diagnostik der TVP durch. Im Folgenden sollen unsere Erfahrungen (16–21) ausführlich dargestellt werden.

5.2.5.1 Untersuchungsablauf und modifiziertes Streßprotokoll

Streßprotokoll
Koronarwirksame Substanzen werden am Abend vor der Untersuchung pausiert. In unserer Klinik kommt bei allen Patienten eine Modifikation eines üblichen Dobutamin-Dosierungsschemas (5–10–20–30–40 µg/kg/min in 3minütigen Stufen [12]) zur Anwendung: Wir beginnen mit 5 µg/kg KG/min; alle 5 Minuten wird um 5 µg gesteigert bis zu einer Maximaldosis von 40 µg (19). Dieses langsamere und schonendere Dosierungsschema führt nach unserer Erfahrung seltener zu unangenehmen Begleiterscheinungen wie etwa supraventrikulären Tachykardien. Zudem wird mit diesem Schema auf jeder Stufe ein „steady state“ erreicht, das ein zuverlässiges Ableiten aller erforderlichen Schnittebenen erlaubt. Die maximal zugeführte kumulative Gesamtdosis Dobutamin beträgt in unserem Schema 900 µg/kg Körpergewicht (bei Durchlaufen aller Stufen), während mit dem eingangs erwähnten Schema lediglich 315 µg Dobutamin/kg Körpergewicht zugeführt werden. Hauptnachteil unseres Schemas ist die Verlängerung der Untersuchungsdauer (maximal 40 min Dobutamininfusion) (Tabelle 5.3).

Streßechokardiographie
Das 2-D-Echokardiogramm wird im parasternalen Längs- und Kurzachsenschnitt sowie im apikalen 2- und 4-Kammerblick registriert. Neben der kontinuierlichen Videoaufzeichnung werden repräsentative Herzzyklen jeder einzelnen Ebene in Ruhe und unter Streß auch digitalisiert gespeichert. Die digitalisierten Ruhe- und Belastungsaufzeichnungen lassen sich in jeder Ableitungsebene herzfrequenzadaptiert auf einem Bildschirm simultan beurteilen; im Zweifelsfall wird auch das kontinuierlich abgeleitete Videoband mit zur Beurteilung herangezogen. Die regionale Wandbewegungsanalyse folgt dem weiterhin

Tabelle 5.3. Modifiziertes Streßprotokoll

- Anfangsdosierung
- Dosissteigerung um jeweils 5µg/kg KG/min. bis maximal 40 µg/kg KG/min
- Dosierungsintervall 5 min Infusionsdauer auf jeder Dosierungsstufe

gebräuchlichen 16-Segment-Schema (14). Als normale Reaktion auf die Dobutaminstimulation ist eine Kontraktionszunahme und eine Zunahme der Wandverdickung zu erwarten. Die nach Herztransplantation nicht selten zu beobachtende abgeflachte Septumbewegung werten wir in Übereinstimmung mit anderen Autoren (3) als normokinetisch, wenn eine systolische Wanddickenzunahme in Ruhe evident ist, die unter Streß zunimmt. Neben der qualitativen regionalen Wandbewegungsanalyse im zweidimensionalen Echokardiogramm leiten wir zusätzlich noch ein M-mode-Echokardiogramm ab, um die prozentuale systolische Wanddickenzunahme von Septum und Hinterwand zu quantifizieren: Wanddickenzunahme = (endsystolisch – enddiastolisch)/enddiastolische Wanddicke × 100 (19).

Referenzmethode Angiographie und intravaskulärer Ultraschall
Als invasive Vergleichsmethode dient bei herztransplantierten Patienten traditionell die Koronarangiographie. Wir führen die Angiographie mit biplaner Technik und orthogonalen Standardprojektionen durch; das Luminogramm wird qualitativ von Grad I–IV beurteilt (8, 9, 19, Tabelle 5.4). Neben der Angiographie kommt zunehmend auch die IVUS-Bildgebung zum Einsatz. Dabei werden pro untersuchtem Koronarsegment Intimadicke und zirkumferentielle Ausdehnung der Intimahyperplasie quantitativ bestimmt (Tabelle 5.4). Im Sinne einer TVP werten wir einen mittleren IVUS-Grad aller untersuchten Koronarsegmente von > 3,0 (8, 9, 19). Dies entspricht auch einer eindeutig pathologischen Intimahyperplasie in nichttransplantierten Kollektiven (11). Zusätzlich wurde der Intimaindex als Ausdruck der Plaquelast berechnet: Intimaindex (%) = 100 × Intimafläche/Gefäßquerschnittsfläche.

5.2.5.2 Dobutamin-Streßechokardiographie: Befunde in der Spätphase nach Herztransplantation

Hämodynamik
In der Spätphase (> 12 Monate) nach Herztransplantation wurden 172 Untersuchungen bei 83 Patienten (mittleres Alter 53 ± 11 Jahre) durchgeführt. Das Herzfrequenz- und Blutdruckverhalten ist in Tabelle 5.5 detailliert dargestellt. Die vergleichsweise hohe

Tabelle 5.4. Invasive Graduierung

Angiographie		
Grad	Luminographischer Befund	
I	normales Angiogramm	
II	Wandunregelmäßigkeiten mit Lumenreduktion < 30 %	
III	Lumenschwankungen mit Stenosegrad < 50 %	
IV	Stenosen ≥ 50 %, Verdämmern/Abbruch der kleinen Gefäße	
Intravaskulärer Ultraschall		
Grad	Intimadicke (mm)	Ausdehnung (°)
1	0	0
2	< 0,3	< 180
3	< 0,3	≥ 180
4	0,3–0,5	< 180
5	0,3–0,5	≥ 180
6	> 0,5	0–306

Ruhe-Herzfrequenz ist auf die funktionelle kardiale Denervierung durch die Operation zurückzuführen. Die Dobutaminzufuhr bewirkte einen deutlichen Frequenzanstieg, ab den Dosierungsstufen 15–20 µg/kg (kumulative Dosen 150–200 µg/kg) war jedoch kein wesentlicher weiterer Frequenzanstieg zu verzeichnen. Der systolische Blutdruck stieg unter Streß im Mittel um 19 % an, fiel jedoch bei maximaler individueller Dobutamindosis tendenzmäßig wieder ab. Zu erklären ist dies durch das Überwiegen der vasodilatierenden Dobutaminwirkung, die durch eine weitere Zunahme des Herzminutenvolumens nicht mehr kompensiert werden konnte. Unterstrichen wird dies auch durch das Verhalten des diastolischen Blutdrucks, der während der Dobutaminzufuhr signifikant unter den Ruhewert absank. Der minimale diastolische Druck lag im Mittel bei 21 % unter dem Ruhewert.

Klinische Befunde und Abbruchkriterien
Die Abbruchkriterien entsprechen denen des Belastungs-EKGs, zusätzlich gilt das Auftreten eindeutiger ischämiebedingter Wandbewegungsstörungen als Abbruchkriterium. Belastungsziel ist eine Herzfrequenz von 85 % der Soll-Herzfrequenz (220 – Alter). Dies läßt sich bei etwa 50 % der herztransplantierten Patienten erreichen (19). Ein Sistieren der Herzfrequenz trotz Dosiserhöhung über mehr als 1 Stufe (ca. 10 %), ein Abfall des systolischen Blutdrucks um > 30 mmHg mit Symptomen der Hypotension (ca. 20 %) sowie ein ausgeprägter Ischämienachweis waren ebenfalls häufige Abbruchgründe (19). Subjektiv als unangenehm, aber nach vorausgegangener Aufklärung nicht als bedrohlich empfunden werden Symptome wie Hautkribbeln oder selten Kopfschmerzen. Tachykardien traten mit unserem Protokoll bei herztransplantierten Patienten in keinem Fall auf.

Regionale Wandbewegungsstörungen
In der Spätphase nach Herztransplantation war bei 87 von 167 Untersuchungen eine normale homogene Kontraktionszunahme zu verzeichnen. Bei 48 % aller Untersuchungen waren im 2-D-Echokardiogramm regionale Wandbewegungsstörungen nachweisbar; 9 % der Patienten hatte Wandbewegungsstörungen in Ruhe, die unter Streß unverändert blieben; bei 30 % der Untersuchungen nahmen bei präexistenten Ruhewandbewegungsstörungen das Ausmaß der Wandbewegungsstörung oder das Areal der kontraktionsgestörten Bezirke

Tabelle 5.5. Blutdruck- und Herzfrequenz in Ruhe und unter Dobutaminzufuhr*

	Anzahl	Herzfrequenz (S/min)	systolischer Blutdruck (mmHg)	diastolischer Blutdruck (mmHg)
Ruhe	172	91±13	124±17	76±11
Dobutamin 5	172	95±15	129±23	73±13
Dobutamin 10	172	113±19	137±28	66±15
Dobutamin 15	154	130±18	138±27	61±13
Dobutamin 20	88	133±16	139±26	58±12
Dobutamin 25	38	131±16	137±25	56±13
Dobutamin 30	11	135±18	143±33	59±13
Dobutamin 35	3	138±18	137±47	60±14
Dobutamin 40	1	120	100	60
Max. Dobutamin	172	140±14	134±32	56±13

* Angaben der Stufen in µg/kg/min. Mittelwerte ± Standardabweichung.
Max. Dobutamin = Werte bei individueller Maximaldosis

unter Streß zu. 9 % der Patienten hatten ein normales Ruheecho mit streßinduzierten Wandbewegungsanomalien. In Analogie zu anderen Arbeitsgruppen (1–5) wurden Wandbewegungsstörungen als Ausdruck einer TVP interpretiert. Gestützt wird dies durch die IVUS-Befunde: Patienten mit Wandbewegungsstörungen hatten einen signifikant höheren mittleren IVUS-Grad sowie einen höheren Intima-Index als Ausdruck einer erhöhten Plaquelast im Gefäßbett. Eine zusätzliche nichtperfusionsbedingte regionale myokardiale Dysfunktion, z. B. als Folge abgelaufener Abstoßungsreaktionen, kann als Ursache der Wandbewegungsstörungen jedoch nicht sicher ausgeschlossen werden.

Sensitivität und Spezifität zur Erkennung der TVP
In 146 Fällen war zeitgleich zum Streßechokardiogramm eine Angiographie durchgeführt worden. Wenn bereits das Auftreten geringster angiographischer Lumenschwankungen als Hinweis für eine TVP gewertet wurde, betrug die Sensitivität regionaler Kontraktionsstörungen in der DSE zur Erkennung der TVP 76 % (Spezifität 60 %). Diese Befunde bestätigen frühere Ergebnisse mit kleineren Untersuchungszahlen unserer Gruppe (19), aber auch anderer Autoren (1, 4). Wurden als angiographisches Korrelat eine TVP-Lumenschwankung von > 30 % angenommen, betrug die Sensitivität der DSE sogar 88 %. Bereits mittelgradige angiographische Veränderungen werden somit zuverlässig erkannt.

Der IVUS stand in 83 Fällen als Referenz zur Verfügung. Wenn ein mittlerer IVUS-Grad aller analysierten Koronarsegmente (im Mittel 5,1±2,2 Koronarsegmente pro Patient) von > 3,0 als Hinweis für eine TVP gewertet wurde, betrug die Sensitivität der DSE 77 %, die Spezifität 83 %. Dies bedeutet, daß die DSE auch Frühformen der TVP recht gut erkennen kann (Abb. 5.7).

Befunde bei normalem Koronarangiogramm
Bei 48 Patienten wurden spät (12–157 Monate) nach Transplantation insgesamt 97 Angiographien durchgeführt, die ein normales Luminogramm zeigten. Die DSE-Untersuchung erbrachte jedoch, entsprechend früheren Beobachtungen unserer Arbeitsgruppe (17, 19), bei 40 % dieser angiographischen Normalbefunde den Nachweis von Wandbewegungsstörungen (im Mittel in 4,3 ± 3,2 Segmenten unter Streß). Das Auftreten regionaler Wandbewegungsstörungen trotz normaler angiographischer Befunde ist auch von anderen Autoren beschrieben worden (1–4). Bei Verwendung der Angiographie als alleiniger Referenzmethode wurden solche Befunde als falsch positive Streßechokardiogramme gewertet; dies erklärt die niedrige Spezifität der DSE im Vergleich zum Angiogramm. Bei 36 der Patienten unseres Kollektives wurden insgesamt 70 IVUS-Untersuchungen durchgeführt; hierbei zeigte sich, daß in 41 Fällen (58 %) mit normalem Angiogramm eine deutliche Intimahyperplasie vorlag. Der kombinierte Einsatz von IVUS und DSE ergab, daß 67 % aller als normal befundeten Angiogramme mit pathologischen funktionellen und/oder morphologischen Hinweisen für eine TVP einhergingen. Lediglich bei 33 % der Fälle mit angiographischem Normalbefund bestanden weder eine Wandbewegungsstörung im DSE noch eine relevante Intimahyperplasie im IVUS. Ob das Auftreten von Wandbewegungsstörungen ohne Vorliegen stenosierender Veränderungen der großen epikardialen Kranzgefäße auf einer Mitbeteiligung der Mikrovaskulatur, einer myokardialen Komponente oder einer Kombination beruht, muß noch durch weitere Untersuchungen geklärt werden. Die Ergebnisse bestätigen frühere Arbeiten, nach denen die Angiographie zur Erkennung der TVP vergleichsweise wenig sensitiv ist (8, 9, 13, 22).

Analyse der regionalen Wanddickenzunahme (M-mode-Streßechokardiogramm)
Unabhängig von der qualitativen Analyse regionaler Wandbewegungsstörungen wurde die systolische Dickenzunahme von Septum und Hinterwand quantitativ bestimmt (19, 21). Hauptnachteil dieser wenig verwendeten Parameter ist, daß im M-mode nur sehr umschriebene Myokardbezirke beurteilbar sind. Angesichts der eher diffusen Natur der TVP,

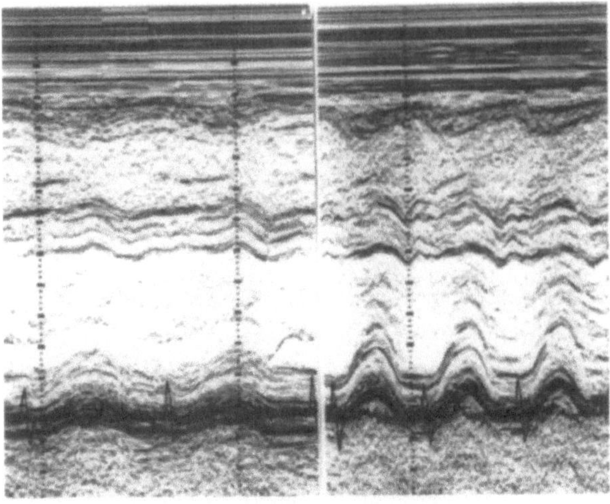

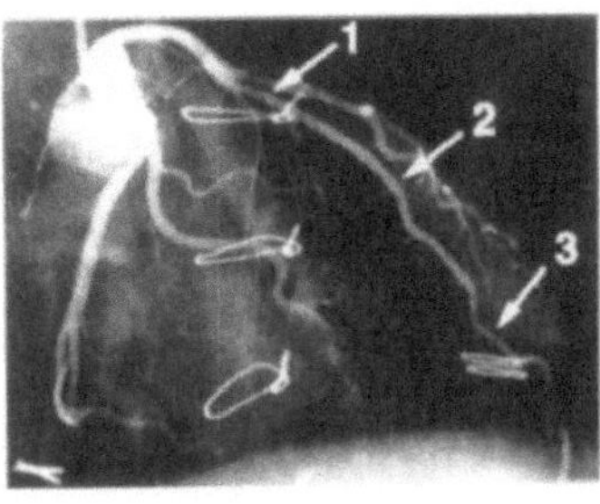

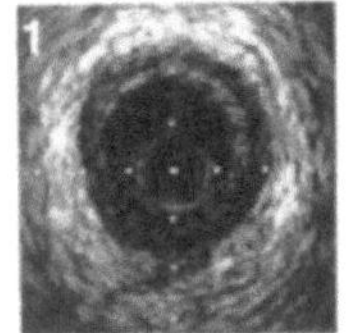

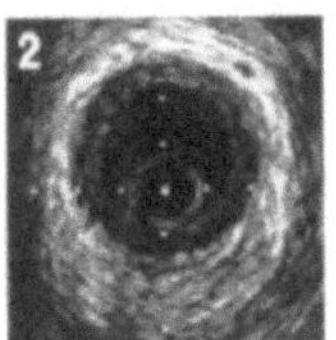

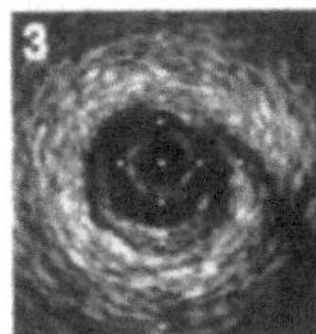

b

Abb. 5.7. Originalbefunde eines 54jährigen Patienten nach Herztransplantation.
a. M-mode-Echokardiogramm mit verminderter Wanddickenzunahme in Ruhe (linke Bildhälfte). Unter Streß bleibt die Kontraktion des Septums unverändert, die Hinterwand-Dickenzunahme ist deutlich gesteigert.
b. Das Koronarangiogramm zeigt lediglich geringe Konturunregelmäßigkeiten ohne wesentliche Stenose (Grad II) im Bereich des Ramus interventricularis anterior. Im IVUS (markierte Stellen 1–3) zeigt sich eine ausgeprägte konzentrische Intimahyperplasie (nach 19, mit freundlicher Genehmigung).

die auch die Mikrovaskulatur befällt, kommt dieser Nachteil jedoch weniger zum Tragen als bei der umschriebenen arteriosklerotischen koronaren Herzkrankheit. Hauptvorteil ist die objektive Meßbarkeit. Insbesondere bei der diffusen TVP können anhand dieser Parameter diskrete Funktionseinschränkungen erfaßt werden, die in der qualitativen 2-D-Analyse u. U. nicht auffallen.

Bei Patienten mit TVP nach IVUS-Kriterien ist die Wanddickenzunahme signifikant reduziert (21). Anhand einer Untergruppe von Patienten ohne TVP und ohne linksventrikuläre Hypertrophie konnten Normwerte für herztransplantierte Patienten errechnet werden (21).
Als im Normbereich gelegen betrachten wir eine Dickenzunahme des Septums in Ruhe > 17% (unter maximaler Dobutaminzufuhr > 42%), der Hinterwand in Ruhe > 42% (unter maximaler Dobutaminzufuhr > 73%). Die zusätzliche Anwendung dieser quantitativen Parameter erhöht die Sensitivität der regionalen Wandbewegungsanalyse im 2-D-Echokardiogramm zur Erkennung der TVP (21).

Prognostische Relevanz der Dobutamin-Streßechokardiographie nach Herztransplantation
Um die prognostische Relevanz der DSE zu untersuchen, analysierten wir 167 Streßechokardiogramme bei 83 Patienten in der Spätphase nach Transplantation im Hinblick auf das

Auftreten klinisch-kardialer Ereignisse. Pro Patient wurden 1–4 DSE-Untersuchungen im Abstand von 6–12 Monaten durchgeführt. Als Endpunkte wurden gewertet: Auftreten eines Myokardinfarktes, Pumpversagen, Herztod, Indikation zur Revaskularisation und Indikation zur Retransplantation. Innerhalb einer Gesamtbeobachtungszeit von 1602 Patientenmonaten traten bei 10 Patienten 15 Ereignisse ein: Revaskularisation mittels Ballondilatation/Stentimplantation, n = 9; Indikation zur Retransplantation, n = 2; Herzversagen, n = 2; sowie kardial bedingter Tod, n = 2. Der Vergleich mit dem Streßechokardiogramm zeigte, daß lediglich eine von 87 normalen DSE-Untersuchungen von einem Ereignis gefolgt war; dieser Patient hatte eine fokale Stenosierung eines Ramus marginalis sinister des Ramus circumflexus. Hingegen waren 14 von 80 abnormen DSE-Tests von Ereignissen gefolgt. Pathologische Streßechokardiogramme mit nachfolgendem Ereignis hatten im Mittel Wandbewegungsstörungen in einer größeren Anzahl an Segmenten (7,3 ± 4,2 vs. 5,0 ± 3,1 Segmente/Patient, $p < 0,05$) und einen höheren Score-Index (1,52 ± 0,30 vs 1,34 ± 0,26, $p < 0,05$) als pathologische DSE ohne nachfolgendes Ereignis. In seriellen Untersuchungen waren neu aufgetretene Wandbewegungsstörungen während der DSE und eine Zunahme des Score-Index mit dem Auftreten von Ereignissen assoziiert, aber auch mit einer Progression der TVP anhand invasiver angiographischer und IVUS-Befunde (18). Klinische Ereignisse traten im genannten Kollektiv jedoch auch bei 2 Patienten mit angiographischem Normalbefund auf; beide hatten eine schwere Vaskulopathie im IVUS.

> Nach unseren Erfahrungen ist die prognostische Aussage eines normalen Streßechos der eines normalen Angiogramms mindestens ebenbürtig; ein normaler Streßtest kann somit die Angiographie einsparen (20). Ein pathologisches Streßecho sollte jedoch Anlaß zu einer invasiven Diagnostik und engmaschigen Kontrolle geben.

5.2.5.3 Auswirkungen der Dobutamin-Streßechokardiographie auf die Routine-Nachsorge nach Herztransplantation

Die Analyse serieller Untersuchungen ergab, daß die Methode auch gut geeignet ist, eine Progression oder ein Neuauftreten einer TVP im Verlauf zu erkennen (18, 20).

> Wir gehen daher mittlerweile dazu über, bei normaler DSE das Intervall der invasiven Diagnostik auf 24–36 Monate zu vergrößern, insbesondere bei Vorliegen einer Niereninsuffizienz oder anderer relativer Kontraindikationen zur Angiographie (20). Unsere Ergebnisse haben bereits Eingang in ein neues Nachsorgeschema gefunden, das einem Teil der Patienten invasive Untersuchungen erspart, bei Patienten mit pathologischen Befunden aber eine engmaschige Überwachung vorsieht (Abb. 5.8).

Mit der DSE können einige spezifische Probleme bei der nichtinvasiven Diagnostik der TVP gelöst werden. Hauptlimitation ist jedoch, wie bei allen echokardiographischen Verfahren, die Beschränkung der Methode auf gut schallbare Patienten. Bei diesen erwies sich die DSE als sensitive Methode zur Diagnose einer angiographisch faßbaren TVP, aber auch Frühformen, die nur eine Intimahyperplasie im IVUS aufweisen, können durch die DSE recht gut erkannt werden.

> Ein normales Kontraktionsverhalten während der DSE zeigt das Fehlen einer funktionell relevanten TVP und eine gute Prognose an. Die Methode trägt dazu bei, einen Teil der bislang in regelmäßigen Abständen durchgeführten invasiven Untersuchungen einzusparen.

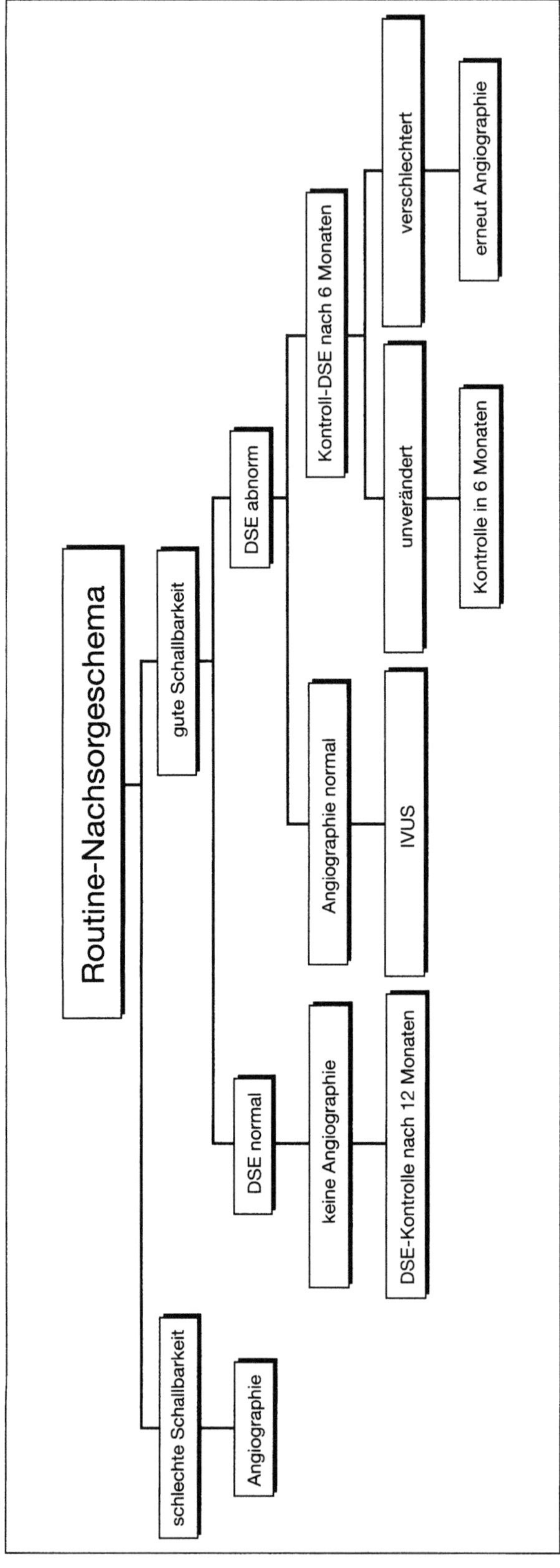

Abb. 5.8. Modifiziertes Routine-Nachsorgeschema nach Herztransplantation unter Einbeziehung der Streßechokardiographie. Weitere Erläuterungen im Text

Literatur zu Kapitel 5.2.5

1. Akosha KO, Mohanty PK, Funai JT, Jesse RL, Minisi AJ, Crandall CW, Kirchberg D, Guerraty A, Salter D (1994) Noninvasive detection of transplant coronary artery disease by dobutamine stress echocardiography. J Heart Lung Transplant 13: 1024–38
2. Cohn JM, Wilensky RL, O'Donnell JA, Bourdillon PVD, Dillon JC, Feigenbaum H (1996) Exercise echocardiography, angiography, and intracoronary ultrasound after cardiac transplantation. Am J Cardiol 77: 1216–19
3. Collings CA, Pinto FJ, Valantine HA, Popylisen S, Puryear JV, Schnittger I (1994) Exercise echocardiography in heart transplant recipients: A comparison with angiography and intracoronary ultrasonography. J Heart Lung Transplant 13: 604–613
4. Derumeaux G, Redonnet M, Douillet R, Schleifer-Mouton D, Bessou P, Cribier A, Saoudi N, Koning R, Soyer R, Letac B (1995) Dobutamine stress echocardiography in orthotopic heart transplant recipients. J Am Coll Cardiol 25: 1665–72
5. Giliberto GR, Massa D, Mangiavacchi M, Danzi GB, Pirelli S, Faletra F, Frigerio M, Gronda E, DeVita C (1993) High-dose dipyridamole echocardiography test in coronary artery disease after heart transplantation. Eur Heart J 14: 48–52
6. Herregods MC, Anastassiou I, Cleemput JV, Bijnens B, De Geest H, Daenen W, Vanhaecke J (1994) Dobutamine stress echocardiography after heart transplantation. J Heart Lung Transplant 13: 1039–1044
7. Jamieson SW (1992) Investigation of heart transplant coronary atherosclerosis. Circulation 85: 1211–1213
8. Klauss V, Rieber J, Überfuhr P, Theisen K, Mudra H (1995) Variability of cardiac graft vasculopathy – A study with intravascular ultrasound. Z Kardiol 84: 121–129
9. Klauss V, Mudra H, Überfuhr P, Theisen K (1995) Intraindividual variability of cardiac allograft vasculopathy as assessed by intravascular ultrasound. Am J Cardiol 76: 463–466
10. Mairesse GH, Marwick TH, Melin JA, Hanet C, Jacquet L, Dion R, Goenen M (1995) Use of exercise electrocardiography, technetium-99m-MIBI perfusion tomography, and twodimensional echocardiography for coronary disease surveillance in a low-prevalence population of heart transplant recipients. J Heart Lung Transplant 14: 222–229
11. Nissen SE, Gurley JC, Grines CL, Booth DC, McClure R, Berk M, Fischer C, DeMaria AN (1991) Intravascular ultrasound assessment of lumen size and wall morphology in normal subjects and patients with coronary artery disease. Circulation 84: 1087–1099
12. Pellikka PA, Roger VL, Oh JK, Miller FA, Seward JB, Tajik AJ (1995) Stress echocardiography. Part II. Dobutamine stress echocardiography: techniques, implementation, clinical applications, and correlations. Mayo Clin Proc 70: 16–27
13. Pflugfelder PW, Boughner DE, Rudas L, Kostuk WJ (1993) Enhanced detection of cardiac allograft arterial disease with intracoronary ultrasonographic imaging. Am Heart J 125: 1583–1591
14. Sawada SG, Segar DS, Ryan T, Brown SE, Dohan AM, Williams R, Fineberg NS, Armstrong WF, Feigenbaum H (1991) Echocardiographic detection of coronary artery disease during dobutamine infusion. Circulation 83: 1605–1614
15. Smart FW, Ballantyne CM, Covanougher B, Farmer JA, Sekela MA, Noon GP, Zoung JB (1991) Insensitivity of noninvasive tests to detect coronary artery vasculopathy after heart transplant. Am J Cardiol 67: 243–47
16. Spes CH, Mudra H, Schnaack SD, Klauss V, Rieber J, Reichle FM, Krüger TM, Überfuhr P, Angermann CE, Theisen K (1995) Dobutamine stress echocardiography for detection of transplant coronary vasculopathy: Comparison with angiography and intracoronary ultrasound. Transplant Proc 27: 1973–74
17. Spes CH, Mudra H, Schnaack SD, Reichle FM, Rieber J, Klauss V, Krüger TM, Überfuhr P, Meiser B, Angermann CE, Theisen K (1995) Regional wall motion analysis by dobutamine stress echocardiography in heart transplant recipients with normal coronary angiographic findings: comparison with intravascular ultrasound. J Am Coll Cardiol 25: 14A
18. Spes CH, Mudra H, Schnaack SD, Klauss V, Reichle FM, Überfuhr P, Angermann CE, Theisen K (1995) Noninvasive screening for cardiac allograft vasculopathy by serial dobutamine stress echocardiography in comparison with intravascular ultrasound. Circulation 92: I–88
19. Spes CH, Mudra H, Schnaack SD, Klauss V, Reichle FM, Überfuhr P, Theisen K, Angermann CE (1996) Dobutamine stress echocardiography for noninvasive diagnosis of cardiac allograft vasculopathy: A comparison with angiography and intravascular ultrasound. Am J Cardiol 78: 168–74
20. Spes CH, Mudra H, Schnaack SD, Klauss V, Reichle FM, Meiser B, Angermann CE, Theisen K (1996) Can annual surveillance coronary angiography after heart transplantation be substituted by noninvasive dobutamine stress echocardiography? J Am Coll Cardiol 27: 283A
21. Spes CH, Schnaack SD, Klauss V, Reichle FM, Daunderer P, Überfuhr P, Theisen K, Mudra H, Angermann CE (1996) Quantitative dobutamine stress echocardiography: normal values in the late phase after orthotopic heart transplantation and findings in patients with allograft vasculopathy (Abstr Suppl). Eur Heart J 17: 539
22. St. Goar FG, Pinto FJ, Aldermann EL, Valantine HA, Schroeder JS, Gao SZ, Stinson EB, Popp RL (1992) Intracoronary ultrasound in cardiac transplant recipients: in vivo evidence of angiographically silent intimal thickening. Circulation 85: 979–978

5.2.6 Streßechokardiographie bei elektrophysiologischen Fragestellungen

Der Einsatz der Streßechokardiographie bei elektrophysiologischen Fragestellungen ist insbesondere für eine Therapieoptimierung von Patienten mit Schrittmachersystemen denkbar.

Ein Beispiel ist in Abbildung 5.9 dargestellt. Bei Patienten mit einer hypertroph obstruktiven Kardiomyopathie (HOCM) ist die Implantation eines DDD-Schrittmachers eine Therapiealternative zur Besserung der körperlichen Belastbarkeit. Da eine DDD-Schrittmachertherapie nicht immer zu einer Verminderung des Gradienten führt, kann eine passagere Stimulation, wie in der Abbildung dargestellt, durchgeführt werden. Es ist erkennbar, daß bei Stimulation mit einer der Ruheherzfrequenz entsprechenden Frequenz keine Reduktion des dopplerechokardiographisch bestimmten Gradienten erreicht wurde. Unter Stimulation mit einer Frequenz von 120/min ist dagegen im Vergleich zur entsprechenden Herzfrequenz ohne Schrittmacher eine deutliche Abnahme sichtbar.

Um eine vollständige Erregung der ventrikulären Muskulatur und damit eine Reduktion des Gradienten im linksventrikulären Ausflußtrakt durch den Schrittmacherimpuls zu erreichen, muß eine kurze AV-Zeit programmiert werden (ca. 60–100 ms). Da bei der HOCM, insbesondere unter körperlicher Belastung, erhöhte Gradienten auftreten, ist eine Austestung der Gradientendynamik während einer Fahrradergometrie sinnvoll. Es ist anzunehmen, daß mit der Streßdopplerechokardiographie eine Optimierung der Schrittmacherprogrammierung (verschiedene AV-Zeiten) durch Bestimmung der jeweiligen Gradienten unter Belastung erreicht werden kann. Dieser Frage wird derzeit in einer wissenschaftlichen Studie nachgegangen.

Denkbar ist auch der Einsatz der Streßdopplerechokardiographie bei Patienten mit Zweikammerschrittmachern zur Optimierung der AV-Zeiten unter dem Aspekt der diastolischen Füllung. Inwieweit dabei ergänzend zur Bestimmung des diastolischen mitralen Einstromprofils auch der Einsatz neuer Techniken wie der Gewebefarbdoppler-Echokardiographie eine Rolle spielen kann ist derzeit noch nicht ausreichend wissenschaftlich belegt.

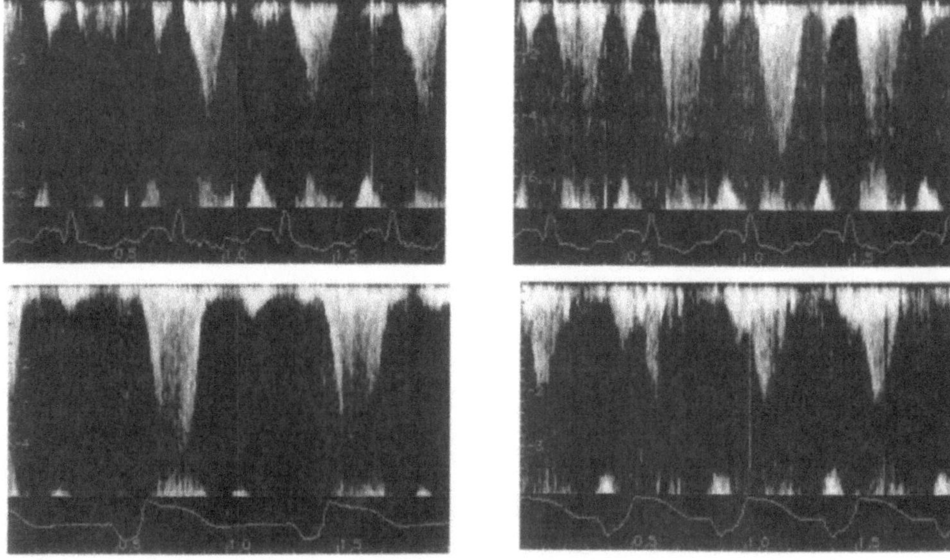

Abb. 5.9. Streßechokardiographie zur Optimierung der Gradientendynamik bei einem Patienten mit HOCM unter DDD-Schrittmacher-Stimulation und dynamisch-ergometrischer Belastung (links unter Ruhebedingungen, rechts unter körperlicher Belastung ohne und mit DDD-Schrittmacher)

6 Kontraindikationen, Nebenwirkungen und Abbruchkriterien streßechokardiographischer Routinetechniken

6.1 Dynamische Streßechokardiographie

Die dynamische Streßechokardiographie stellt im Grunde genommen nichts anderes dar als eine echokardiographische Untersuchung während einer Fahrradergometrie. Daher sind die Sicherheit, Kontraindikationen, Nebenwirkungen und Abbruchkriterien denen einer ergometrischen Untersuchung gleichzusetzen.

Die Fahrradergometrie ist seit ihrer Einführung in den 30er Jahren eine der wichtigsten funktionsdiagnostischen Methoden der Kardiologie. Ihre Sicherheit ist in riesigen Patientenkollektiven gut belegt.

6.1.1 Kontraindikationen

Die wichtigsten Kontraindikationen und lebensbedrohlichen Komplikationen sind in Tabelle 6.1 zusammenfassend dargestellt.

Besondere Vorsicht ist beim ersten Belastungstest nach einem Herzinfarkt geboten, bei Angina pectoris auf niedriger Belastungsstufe, bedrohlichen Herzrhythmusstörungen in der Anamnese, Schenkelblockbildern, bei Patienten mit großem Infarkt und Aneurysma oder bekannter Herzvergrößerung anderer Genese, hypertroph obstruktiver Kardiomyopathie, angeborenen und erworbenen Herzfehlern und bei Patienten mit Herzschrittmacher.

Tabelle 6.1. Dynamisch-ergometrische Streßechokardiographie

Kontraindikation
• akuter Myokardinfarkt
• Instabile Angina pectoris
• ST-Senkungen/-Hebungen bei akuter (stummer) Ischämie
• Herzinsuffizienz NYHA (III)–IV
• Bedrohliche Herzrhythmusstörungen
• Akute kardiale und systemische Erkrankungen
• Arterielle Hypertonie (> 210 mmHg systolisch, > 120 mmHg diastolisch)
• Komplexe Herzrhythmusstörungen
• Schwere Aortenstenose
• Langes QT-Syndrom
• Schlechter Allgemeinzustand und chronische Erkrankungen mit der Gefahr der Dekompensation, Anämie, respiratorische Insuffizienz u. a.

6.1.2 Nebenwirkungen

Ernste Nebenwirkungen und lebensbedrohliche Komplikationen sind bei Beachtung der Kontraindikationen und Abbruchkriterien äußerst selten. Dies gilt insbesondere für das Auslösen eines akuten Myokardinfarktes oder einer vital bedrohlichen Herzrhythmusstörung (Tabelle 6.2) (9, 40, 52).

Eine akute Linksherzinsuffizienz dürfte eher noch seltener auftreten, da eine neue Wandbewegungsstörung in mehr als zwei benachbarten Segmenten bereits eine Abbruchindikation darstellt (siehe Kapitel 6.1.3). Durch das kontinuierliche Echomonitoring kann darüber hinaus sowohl eine beginnende globale Ventrikeldilatation als auch eine hierdurch bedingte relative oder auch ischämische Mitralinsuffizienz rechtzeitig erkannt und ein Lungenödem verhindert werden.

Eine *prospektive Erhebung zu „Nebenwirkungen und Komplikationen streßechokardiographischer Routinetechniken in Deutschland"* wird derzeit *durch den Arbeitskreis Streßechokardiographie* innerhalb der Arbeitsgruppe „Kardiovaskulärer Ultraschall" der Deutschen Gesellschaft für Kardiologie durchgeführt. Sie soll erstmals Aufschluß über das Komplikations- und Nebenwirkungsrisiko bei der breiten Anwendung aller streßechokardiographischen Routinetechniken (Dynamisch, Dobutamin, Arbutamin, Dipyridamol) innerhalb und außerhalb wissenschaftlicher Institutionen geben. *Jeder Streßechokardiographie-Anwender ist aufgerufen, sich hieran zu beteiligen!*

Der Erhebungsbogen kann über die in Kapitel 12.5 angegebene Adresse angefordert werden. Bei jeder der aufgeführten Nebenwirkungen oder Komplikationen sollte ein solcher Bogen ausgefüllt und am Ende eines Jahres unter Angabe der Gesamtzahl durchgeführter Untersuchungen einer bestimmten Technik an die angegebene Adresse gesandt werden. Die Daten werden streng vertraulich behandelt und nur in anonymisierter Form wissenschaftlich ausgewertet.

Tabelle 6.2. Dynamisch-ergometrische Streßechokardiographie

Lebensbedrohliche Komplikationen (in ‰)			
• Linksherzinsuffizienz	0,24	oder	1 : 42000
• Myokardinfarkt	0,14–0,64	oder	1 : 71000–16000
• Kammerflimmern	0,73	oder	1 : 14000

6.1.3 Abbruchkriterien

Die Abbruchkriterien bei der dynamischen Streßechokardiographie unterscheiden sich zunächst nicht von denen der Fahrradergometrie. In unserem Patientengut konnten wir beobachten, daß auf dem Boden signifikanter Koronarstenosen regelhaft Wandbewegungsstörungen unter belastungsinduzierter Ischämieinduktion vor ischämischen (!) ST-Streckensenkungen zur Beobachtung kommen. Voraussetzung ist allerdings eine gute Echogenität. In diesem Zusammenhang muß als Kriterium einer ausreichenden Schallbarkeit die einwandfreie Beurteilung aller Wandsegmente gefordert werden. Nur unter dieser Voraussetzung sind neue Wandbewegungsstörungen als Ischämieparameter und damit als Abbruchkriterium bei einer Vielzahl klinischer Situationen mit unspezifischen ST-Streckensenkungen zulässig. Klinische Abbruchkriterien, wie sie für jede ergometrische Untersuchung gelten, haben jedoch auch dann Vorrang vor Wandbewegungsstörungen.

Tabelle 6.3. Dynamisch-ergometrische Streßechokardiographie

Abbruchkriterien
1. Subjektive Abbruchkriterien in der Ergometrie* ▸ Schwindel ▸ Ataxie ▸ Progrediente Angina pectoris ▸ Progrediente Dyspone
2. Objektive Abbruchkriterien in der Ergometrie* ▸ Progrediente Arrhythmien ▸ Progrediente Erregungsleitungsstörungen** ▸ Progrediente Erregungsrückbildungssötrungen ST-Streckensenkung horizontal über 0,2 mV*** ST-Streckenhebung progredient oder monophasisch Progredienter Blutdruckabfall Unzureichender Blutdruckanstieg (weniger als 10 mmHg pro Belastungsstufe) Progredienter Blutdruckanstieg ****
3. Objektive methodenspezifische Abbruchkriterien in der Streßechokardiographie ▸ Neu auftretende Wandbewegungsstörungen in mindestens zwei benachbarten Segmenten nur unter Beachtung der Abbruchkriterien unter 1 und 2, allerdings ist eine Fortsetzung der Belastung trotz signifikanter ST-Streckensenkung möglich bei: ▸ einwandfreier Beurteilbarkeit aller Wandsegemente ▸ gleichbleibenden bis sich verkleinernden Ventrikelvolumina ▸ qualifiziertem Untersucher ▸ eher nur in der Klinik
* Für diesen Punkt gilt: In der Klinik ist eine Fortsetzung der Ergometrie möglich, in der Praxis ist eher der Abbruch der Belastung zu empfehlen. ** Patienten mit Linksschenkelblock sollten nur submaximal belastet werden, in der Klinik ist eine höhere Belastung eher vertretbar. *** Eine Fortsetzung der Belastung bei stärkerer ST-Senkung ist nur bei speziellen klinischen Fragestellungen zu empfehlen, z. B. wenn bestimmte Interventionen (Medikamente, Angioplastie) überprüft werden sollen. **** Aus der bisherigen Literatur sind Komplikationen durch zu hohen Blutdruck während der Ergometrie nicht bekannt. Daher ist die Angabe eines oberen Grenzwertes schwierig. Bei Trainierten werden systolische Druckwerte über 250 mmHg nicht selten beobachtet, für Leistungen oberhalb 300 W sind sie typisch. *–**** modifiziert nach Löllgen H und Ulmer H-V (1985) Ergometrie-Empfehlungen zur Durchführung und Bewertung ergometrischer Untersuchungen. Klin Wochenschr 63: 651–677

Ist die Koronarmorphologie bekannt und steht beispielsweise die Frage nach einer Rezidivstenose im Raum, so können ausgeprägte ST-Streckensenkungen auch ohne signifikante Restenosierung auftreten. In diesem Fall kann die Aufmerksamkeit des Untersuchers auf das diesem Versorgungsgebiet entsprechende Wandsegment fokussiert werden. Ist dieses einwandfrei beurteilbar, gilt bei uns die Wandbewegungsstörung als Ischämiekriterium, und wir belasten unabhängig von auftretenden ST-Senkungen, selbstverständlich unter Beachtung klinischer Abbruchindikationen.

Streßechospezifische Abbruchkriterien können sich aber auch aus der Beobachtung der Ventrikelvolumina ergeben. Wird das endsystolische Volumen unter der Belastung größer, muß unter anderem eine diffuse koronare Mehrgefäßerkrankung vermutet werden. Diese manifestiert sich nach unserer Erfahrung gelegentlich nur in einer globalen Hypokinesie und Ventrikeldilatation, aber eben oft nicht in einer segmentalen Wandbewegungsstörung (siehe auch Kapitel 7.3).

Aufbauend auf diesen pathophysiologischen Gesetzmäßigkeiten hat der Arbeitskreis Streßechokardiographie der Deutschen Gesellschaft für Kardiologie Empfehlungen zu methodenspezifischen Abbruchkriterien erarbeitet (siehe auch Kapitel 11.2). Nach diesen Empfehlungen darf im Einzelfall auch über die ST-Grenzwerte hinaus belastet werden, da ja einer der streßechokardiographischen Indikationsschwerpunkte die differentialdiagnostische Abklärung unspezifischer ST-Senkungen (Hypertonie, Digitalis, Mitralklappenprolaps, aber auch nach PTCA) von ischämischen Kammerendteilveränderungen darstellt. Die Beobachtung der Myokardkinetik stellt in diesen Fällen einen zusätzlichen Sicherheitsfaktor im Rahmen der Ischämiediagnostik dar (Tabelle 6.2).

> Unter der Voraussetzung einer einwandfreien Beurteilbarkeit aller Wandsegmente sind neue Wandbewegungsstörungen bei der Vielzahl klinischer Situationen mit unspezifischen ST-Senkungen als streßechokardiographisches Ischämie- und damit Abbruchkriterium zulässig. Klinische Abbruchkriterien, wie sie für jede ergometrische Untersuchung gelten, müssen selbstverständlich auch dann zur Beendigung der Untersuchung führen, wenn der Untersucher keine methodenspezifischen Ischämiekriterien erkennen kann!

Die Abbruchkriterien orientieren sich an den in Tabelle 6.3 ausführlich beschriebenen *klinischen* subjektiven und objektiven sowie an den streßechokardiographisch *methodenspezifischen* Abbruchindikationen.

Die Kontraindikationen und Abbruchkriterien können je nach klinischem Zustand des Patienten, der Erfahrung des Ergometrie-Teams und den adäquaten Behandlungsmöglichkeiten der jeweiligen Institution, enger oder weiter gefaßt werden. In jedem Fall stellt das Auftreten schwerwiegender Nebenwirkungen und Komplikationen eine absolute Abbruchindikation dar (Tabelle 6.3).

6.2 Pharmakologische Streßechokardiographie

6.2.1 Dipyridamol-Typ (Dipyridamol und Adenosin)

Die *Dipyridamol*-Streßechokardiographie dürfte die weltweit am häufigsten eingesetzte streßechokardiographische Methode sein. Die Indikationen und Kontraindikationen dieser Technik sind klar definiert, ihre Nebenwirkungen aus Untersuchungen sehr großer Patientenkollektive gut bekannt und die Sicherheit dieses Verfahrens in umfangreichen Studien gut belegt.

Wie zu erwarten, sind die pathophysiologischen Mechanismen und damit das Nebenwirkungsprofil von *Adenosin* dem Dipyridamol prinzipiell ähnlich. Nebenwirkungen treten aber unter Adenosinapplikation deutlich häufiger auf. Sie sind mäßig ausgeprägt und aufgrund der extrem kurzen Halbwertszeit von Adenosin meist 30 bis 60 Sekunden nach Unterbrechung der Applikation abgeklungen. Eine Antidotgabe von Aminophyllin ist nicht oder nur sehr selten erforderlich.

6.2.1.1 Kontraindikationen

Kontraindikationen für Dipyridamol sind eine instabile Angina pectoris, eine arterielle Hypotension, ein weniger als 3 Tage altes Infarktereignis und eine obstruktive Atemwegserkrankung (Tabelle 6.4).

Die *Kontraindikationen für Adenosin* sind ebenfalls in Tabelle 6.4 zusammengefaßt. Sie sind umfangreicher und schließen Patienten mit AV-Blöcken II. und III. Grades und

Tabelle 6.4. Dipyridamol- bzw. Adenosin-Streßechokardiographie

Kontraindikationen für Dipyridamol	Kontraindikationen für Adenosin
• Instabile Angina pectoris • Myokardinfarkt (< 3 Tage) • Arterielle Hypotonie • Obstruktive Atemwegserkrankung • AV-Block II. und III. Grades *Atropin-Addition:* • Glaukom • Prostatahypertrophie (relativ)	• Instabile Angina pectoris • Myokardinfarkt (< 3 Tage) • Arterielle Hypotonie • Schwere obstruktive Atemwegserkrankung • AV-Block II. und III. Grades • Gleichzeitige Gabe von Dipyridamol und Kalziumantagonisten vom Verapamiltyp • Syndrom des kranken Sinunskontens • Verlängerte QT-Zeit • Schwangerschaft und Stillzeit

mit dem Syndrom des kranken Sinusknotens mit ein. Vorsicht geboten ist bei Patienten mit nicht korrigierter Hypovolämie, einem Links-Rechts-Shunt, einer Perikarditis, insbesondere mit Perikarderguß, Karotisstenosen mit zerebraler Gefäßinsuffizienz und nach Herztransplantation (laut deutscher Fachinformation).

6.2.1.2 Nebenwirkungen

Nebenwirkungen bei der Anwendung von Dipyridamol sind relativ häufig, aber überwiegend leichterer Art. Tabelle 6.5 zeigt eine Übersicht der wichtigsten Nebenwirkungen. Da es unter Dipyridamol zu Übelkeit und Erbrechen kommen kann, sollten die Patienten nüchtern untersucht werden, um Komplikationen vorzubeugen. Ernste Nebenwirkungen sistieren meist 1 bis 2 Minuten nach Gabe des Antidots Theophyllin, können im Einzelfall aber auch länger anhalten. Insgesamt lassen sich mehr als 96% aller Nebenwirkungen durch Aminophyllin beheben, in weiteren 3% deutlich bessern. Pektanginöse Beschwerden unter oder nach Theophyllingabe können durch Koronarspasmen bedingt sein und machen die Gabe von Nitroglycerin erforderlich (5, 6, 10, 12, 19, 26, 28, 29, 32–35, 43, 48, 49, 51, 59, 60, 68, 71).

> Schwere Nebenwirkungen sind ausgesprochen selten, erfordern dann aber zügiges Handeln in Form der Theophyllingabe, Nitro- und gegebenenfalls auch Atropinapplikation, Volumenersatz bis hin zur kardiopulmonalen Reanimation.

Schwere *Nebenwirkungen von Adenosin* treten im Vergleich mit Dipyridamol noch ausgeprägter in Erscheinung. Der depressorische Effekt auf die Sinus- und AV-Knotenaktivität kann zu einem kompletten SA- und AV-Block führen. Diese Effekte sind dosisabhängig. Sie scheinen bei Patienten, die mit Kalziumantagonisten und Betablockern vorbehandelt sind, verstärkt aufzutreten.

Ein signifikanter Blutdruckabfall kann bei Patienten mit Anämie aufgrund eines verzögerten Adenosin-„re-uptake", und bei Patienten mit intravaskulärem Volumenmangel (Diuretika) oder eingeschränkter Möglichkeit zur Reflextachykardie (Betablocker) auftreten. Die Erfahrungen mit Adenosin sind derzeit aber noch limitiert und lassen ein abschließendes Urteil über die Sicherheit der Substanz noch nicht zu (1, 2, 8, 14, 24, 36, 69, 70, 74, 76).

Tabelle 6.5. Dipyridamol- bzw. Adenosin-Streßechokardiographie

Dipyridamol Nebenwirkungen (in %)		Adenosin Nebenwirkungen (in %)	
Insgesamt	47	*Insgesamt*	83–94
Antidotgabe erforderlich	18–33	*Antidotgabe erforderlich*	6– 8
Angina pectoris, thorakale Beschwerden	20–49	Angina pectoris, thorakale Beschwerden	57
Kopfschmerzen	12–31	Kopfschmerzen	15–35
Schwindel	12–16	Schwindel	2
Dyspnoe	3– 9	Dyspnoe	13–62
Übelkeit	5– 9	Übelkeit	5–24
Erbrechen	2	Erbrechen	0– 8
Flush	3– 4	Flush	16–61
Hypotonie	2– 5	Hypotonie	7
Herzrhythmusstörungen	5– 7	Herzrhythmusstörungen	3
Asystolie	0,3– 2	Asystolie	
Parästhesien	1,5	Parästhesien	
Tödlicher Myokardinfarkt	0,01–0,05	Tödlicher Myokardinfarkt	
Nicht tödlicher Myokardinfarkt	0,02–0,05	Nicht tödlicher Myokardinfarkt	0,01
Akuter Bronchospasmus	0,01–0,15	Akuter Bronchospasmus	0,1
AV-Block II°		AV-Block II°	3– 8
AV-Block III°		AV-Block III°	1– 2
AV-Block I°		AV-Block I°	1–10
SA-Block		SA-Block	1

Adenosin ist seit Juli 1997 für die Indikation Streßechokardiographie in Fällen, bei denen andere pharmakologische Streßmittel nicht anwendbar sind, zugelassen. Dies gilt bisher nicht für Dipyridamol.

6.2.1.3 Abbruchkriterien

Die Abbruchkriterien für die Dipyridamol- und Adenosin-Streßechokardiographie orientieren sich ebenfalls an den klinischen subjektiven und objektiven sowie streßechokardiographisch methodenspezifischen Abbruchindikationen, wie sie in Tabelle 6.6 aufgeführt sind.

6.2.2 Dobutamin-Typ (Dobutamin und Arbutamin)

Die *Dobutamin- und Arbutamin-Streßechokardiographie* wird weltweit zunehmend häufiger eingesetzt (3, 4, 7, 13, 27, 37–39, 41, 42, 44, 57, 61). *Dobutamin* ist für die Indikation Streßechokardiographie noch nicht zugelassen. *Arbutamin* dagegen ist sowohl in Deutschland als auch in den USA (FDA) für diese Indikation unter den nachfolgend genannten Einschränkungen offiziell zugelassen.

Tabelle 6.6. Dipyridamol- bzw. Adenosin-Streßechokardiographie: Abbruchkriterien

Dipyridamol und Adenosin
1. Subjektive Abbruchkriterien ▶ Progredienter Schwindel ▶ Progrediente Ataxie ▶ Progrediente Angina pectoris ▶ Progrediente Dyspnoe
2. Objektive Abbruchkriterien ▶ Progrediente Arrhythmien ▶ Progrediente Erregungsleitungsstörungen ▶ Progrediente Erregungsrückbildungsstörungen ST-Streckensenkung horizontal über 0,2 mV, ST-Streckenhebung progredient oder monophasisch ▶ Progredienter Blutdruckabfall
3. Objektive methodenspezifische Abbruchkriterien in der Streßechokardiographie ▶ Neu auftretende Wandbewegungsstörungen in mindestens zwei benachbarten Segmenten nur unter Beachtung der klinischen Abbruchkriterien, allerdings ist eine Fortsetzung der Belastung trotz signifikanter ST-Streckensenkung möglich bei: ▶ einwandfreier Beurteilbarkeit aller Wandsegemente ▶ gleichbleibenden bis sich verkleinernden Ventrikelvolumina ▶ qualifiziertem Untersucher ▶ eher nur in der Klinik
Bei der Dipyridamol-Streßechokardiographie kann zur medikamentösen Abkürzung der klinischen Nachbeobachtungsphase Theophyllin intravenös gegeben werden.

6.2.2.1 Kontraindikationen

Als *Kontraindikationen für Dobutamin* gelten eine schwere arterielle Hypertonie, maligne ventrikuläre Herzrhythmusstörungen, eine instabile Angina pectoris und ein weniger als 3 Tage alter Myokardinfarkt. Eine hypertroph-obstruktive Kardiomyopathie gilt als absolute und eine höhergradige Aortenstenose als relative Kontraindikation (Tabelle 6.7). Die Liste der *Kontraindikationen für Arbutamin* ist umfangreicher (Tabelle 6.7). Das liegt daran, daß Arbutamin durch ein offizielles Zulassungsverfahren gegangen ist, in dem u. a. alle Fälle, für die keine Daten vorlagen, automatisch als Kontraindikation aufgenommen wurden.

Maligne ventrikuläre Herzrhythmusstörungen, Erkrankungen mit hämodynamisch signifikanter Ausflußbehinderung des linken Ventrikels sowie eine Herzinsuffizienz der NYHA-Klassen III und IV und die Anwendung bei Patienten mit einem implantierten Herzschrittmacher oder automatischen Kardioverter/Defibrillator sind etablierte Kontraindikationen.

Die nachstehend aufgeführten Anwendungen gelten nach der deutschen Fachinformation ebenfalls als „Gegenanzeigen", nicht so nach der FDA-Zulassung, die sie bei diesen Anwendungen lediglich nicht empfiehlt und unter „Warnhinweisen" aufführt: Anwendung bei Patienten nach akutem Myokardinfarkt, der weniger als 30 (!) Tage zurückliegt, bei einer anamnestisch dokumentierten Apoplexie, sowie bei einem bekannten Aortenaneurysma, bei Patienten mit dilatativer Kardiomyopathie vor und nach Herztransplanttion, einer verlängerten QT-Zeit (Ruhe-EKG!), einer Hypokaliämie und Hypomagnesiämie (Labor!) oder gleichzeitiger Verabreichung zahlreicher Medikamente, darunter auch Atropin (!), Antiarrhythmika, Digoxin u. a.

Tabelle 6.7. Dobutamin- bzw. Arbutamin-Streßechokardiographie: Kontraindikationen und Warnhinweise

Dobutamin	Arbutamin
• Instabile Angina pectoris • Maligne ventrikuläre Herzrhythmusstörungen • Myokardinfarkt (< 3 Tage postinfartziell) • Hypertroph obstruktive Kardiomyopathie • Schwere arterielle Hypertonie • Aortenstenose höheren Grades (relativ) *Atropin-Addition:* • Glaukom • Prostatahypertrophie (relativ) • MAO-Hemmstoffe • Hypovolämie • Mechanische Behinderung der ventrikulären Füllung Die gegenüber Dobutamin umfangreichere Liste an Kontraindikationen bzw. Warnhinweisen erklärt sich durch das für Arbutamin bereits abgeschlossene Zulassungsverfahren und bezieht sich auf die deutschen Fachinformationen (Gegenanzeigen) und die FDA-Zulassung (Kontraindikationen, Warnhinweise*).	• Instabile Angina pectoris* • Maligne ventrikuläre Herzrhythmusstörungen • Akuter Myokardinfarkt (< 30 Tage)* • Hypertroph obstruktive Kardiomyopathie • Herzinsuffizienz NYHA III–IV • Aortenstenose höheren Grades (relativ)* • Anamnestisch dokumentierte persistierende supra-* und • ventrikuläre Herzrhythmusstörungen* • MAO-Hemmstoffe* • Hypovolämie* • Mechanische Behinderung der ventrikulären Füllung* • Verlängertes QT-Intervall* • Hämodynamisch signifikante Herzklappenfehler* • Hämodynamisch signifikante Ausflußbehinderung des LV* • Schwangerschaft und Stillzeit* • Signifikante Erregungsleitungsstörungen* • Aortenaneurysma* • Anamnestisch dokumentierte Apoplexie* • Unkontrollierte systemische arterielle Hypertonie* • Patienten mit Herzschrittmacher oder automatischem Kardioverter/Defibrillator • Dilatative Kardiomyopathie* • Z. n. Herztransplantation* • Engwinkelglaukom* • Hyperthyreose (unkontrolliert)* • Schweres Asthma bronchiale mit Sulfit-Überempfindlichkeit • Antiarrhythmika, Digoxin, Atropin, anticholinerge Substanzen, Alphablocker, trizyklische Antidepressiva, Ganglienblocker* • Hypokaliämie* • Hypomagnesiämie*

6.2.2.2 Nebenwirkungen

Mit der Anwendung von Dobutamin – entsprechend den in Kapitel 3.2 und 10.1 vorgestellten Streßprotokollen – ist eine Reihe kardialer systemischer Nebenwirkungen verbunden, die von leichter subjektiver Beeinträchtigung bis hin zu objektiver Gefährdung reichen (21, 23, 25, 45–47, 54, 56, 63, 65, 72, 73, 75).

In Tabelle 6.8 sind die wichtigsten in der Literatur berichteten Nebenwirkungen von Dobutamin und Arbutamin aufgelistet.

Schwere kardiale *Nebenwirkungen von Dobutamin* scheinen eher bei Patienten aufzutreten, die mit einem sogenannten High-dose-Protokoll untersucht werden. Keinen Einfluß auf die Rate schwerer Herzrhythmusstörungen haben offensichtlich die Addition von Atropin, vorbestehende Wandbewegungsstörungen und eine kurze Zeitspanne (allerdings frühestens 3 Tage) nach akutem Myokardinfarkt (17, 18). Ischämiereaktionen klingen aufgrund der kurzen Halbwertszeit der Substanz häufig allein nach Beendigung der Infusion

Tabelle 6.8. Dobutamin- bzw. Arbutamin-Streßechokardiographie: Nebenwirkungen (in %)

	Dobutamin	Arbutamin
Insgesamt	31–65	15–62
Parästhesien		2– 4
Ohrensausen	18	–
Angina pectoris	13–31	2
Atypische thorakale Beschwerden	8–13	4
Nasenbluten	6	
Dyspnoe	5	4
Übelkeit	2– 8	3
Kopfschmerzen	4	9–11
Angstgefühl	3	1– 2
Frösteln	6	
Tremor	4	14
Hitzegefühl		3– 6
Schwindel		3
Ventrikuläre Herzrhythmusstörungen		
VES (> 6/min)*	3–22	62
Couplets	1,5–15	62
nichtanh. VT (> 3 konsekutive VES)	1,5–3,5	2,6
Kammerflimmern	0,2	0,1–0,2
Supraventrikuläre Herzrhythmusstörungen		
SVES (> 6/min)*	8–13	29
SVT	1– 4	4,4
Vorhofflimmern	0,6– 2	0,2–0,9
Vorhofflattern	0,1	
Blutdruckabfall		
systolisch > 20 mmHg*	2,5–25	6
Blutdruckanstieg		
systolisch > 200 mmH	3	
bis 250 mmHg	1	
Instabile Angina pectoris		0,1
Myokardinfarkt		0,05–0,1
*Vorzeitiger Testabbruch wegen Nebenwirkungen**	2–36	
Betablocker-Gabe erforderlich	10	

in wenigen Minuten ab. Die Gabe eines Betablockers wird allerdings bei anhaltenden Ischämiezeichen und inadäquatem Frequenzrückgang nach Beendigung der Streßphase empfohlen (20, 50, 59, 68). In Einzelfällen kann es zu vital bedrohlichen Koronarspasmen mit konsekutiver schwerer LV-Dysfunktion und Low-output-Syndrom kommen (15, 16, 30).

Im Vergleich zu pharmakologischen Streßsubstanzen vom Dipyridamol-Typ wird ein Abbruch der Dobutamin-Streßechokardiographie weniger durch subjektive Beschwerden der Patienten erzwungen. Ein Abbruch wird trotz asymptomatischem Patienten aufgrund objektiver Abbruchkriterien häufiger vom Untersucher vorgenommen. Supraventrikuläre Herzrhythmusstörungen und nicht anhaltende ventrikuläre Tachykardien sistieren aber in der Regel nach Beendigung der Infusion spontan. Sie erfordern nur selten eine elektrische Kardioversion.

Die *Nebenwirkungen von Arbutamin* sind meist leichter Natur: Zittern, Kopfschmerzen, Hitzegefühl, Schwindel, Parästhesien, Übelkeit, Schwitzen, Angstgefühle, Mundtrockenheit, subjektive Mißempfindung einer verstärkten Herzaktion und eines beschleunigten Herzschlags. Herzrhythmusstörungen leichterer Art, Vorhofextrasystolen, Vorhofarrhythmien, Kammerextrasystolen, Couplets, Triplets und multifokale ventrikuläre Extrasystolen kommen insgesamt etwas häufiger als bei Anwendung der Substanz Dobutamin zur Beobachtung. Schwerer wiegende Nebenwirkungen beziehen sich vorwiegend auf supraventrikuläre und ventrikuläre Herzrhythmusstörungen wie neues Vorhofflimmern, anhaltende Kammertachykardien und schließlich Kammerflimmern. Vital bedrohliche ventrikuläre Herzrhythmusstörungen kommen bei 1–2 von 1000 Patienten (0,1–0,2 %) vor und liegen damit in einer ähnlichen Größenordnung wie wir sie bei der Dobutamin-Streßechokardiographie zu erwarten haben (11, 22, 31, 67).

> Die Dobutamin- und Arbutamin-Streßechokardiographie sind relativ sichere Untersuchungsmethoden mit befriedigender Nebenwirkungsrate. In Einzelfällen ist jedoch mit gravierenden und potentiell lebensbedrohlichen Nebenwirkungen zu rechnen. Diese Technik sollte daher ausschließlich in kardiologisch erfahrenen Institutionen eingesetzt werden, wo Reanimationsmaßnahmen und ein optimales Management schwerer kardialer Komplikationen gewährleistet sind.

6.2.2.3 Abbruchkriterien

Die Abbruchindikationen der Dobutamin- und Arbutamin-Streßechokardiographie orientieren sich zunächst ebenfalls an den klinischen und objektiven Abbruchkriterien der Ergometrie und den allgemeinen streßechokardiographisch *methodenspezifischen* Abbruchkriterien (Tabelle 6.9).

Bei der *Dobutamin-Streßechokardiographie* stellt ein Blutdruckabfall um mehr als 20 mmHg systolisch nur eine relative, jedoch keine absolute Abbruchindikation dar. Ein Blutdruckabfall ohne begleitende Wandbewegungsstörung ist nicht mit einer signifikanten ischämischen KHK oder ungünstigen Prognose assoziiert. Sie kann im Einzelfall durch eine inotropieinduzierte linksventrikuläre Ausflußbahnobstruktion und/oder auch eine periphere Vasodilatation bedingt sein.

Das Erreichen der Zielherzfrequenz (220 – Lebensalter) × 0,85 stellt ebenfalls ein relatives Abbruchkriterium dar.

Die *Arbutamin-Streßechokardiographie* muß beendet werden, sobald ein diagnostischer Endpunkt, also die oben genannten *klinischen* subjektiven oder objektiven Abbruchindikationen oder streßechokardiographisch methodenspezifische Abbruchkriterien erreicht sind. Das Closed-loop-System bricht von sich aus die Infusion spätestens nach einer Gesamtdosis von 10 µg/kg Arbutamin ab. Das Erreichen der Zielherzfrequenz stellt einen testspezifischen Endpunkt dar und führt ebenfalls zum automatischen Abbruch der Arbutamininfusion.

Tabelle 6.9. Dobutamin- bzw. Arbutamin-Streßechokardiographie: Ischämie- und Abbruchkriterien

Ischämie- und Abbruchkriterien
▶ *Subjektive klinische Abbruchkriterien* • Progredienter Schwindel • Progrediente Ataxie • Progrediente Angina pectoris • Progrediente Dyspnoe
▶ *Objektive klinische Abbruchkriterien* • Progrediente Arrhythmien (repetitive VES, Couplets etc.) • Progrediente Erregungsleitungsstörungen • Progrediente Erregungsrückbildungsstörungen (ST-Streckensenkung horizontal über 0,2 mV, ST-Streckenhebung progredient oder monophasisch) • Progredienter Blutdruckabfall (um > 20 mmHg) • Progredienter übermäßiger Blutdruckanstieg
▶ *Objektive methodenspezifische Abbruchkriterien* • Neu auftretende Wandbewegungsstörungen in mindestens zwei benachbarten Segmenten nur unter Beachtung der klinischen Abbruchkriterien • Erreichen der Zielherzfrequenz (220 – Lebensalter) × 0,85
▶ *GenEsa-System®-spezifische Abbruchkriterien* • Testspezifische End-Zielherzfrequenz und Blutdruck-Grenzwert (automatisch) • 10 µg/kg KG Arbutamin (max. Gesamtdosis)

Literatur zu Kapitel 6

1. Amanullah AM, Kiat H, Erel J, Friedman JD, Cohen I, West T, Berman DS (1996) Incremental Prognostic Value of Adenosine Myocardial Perfusion Imaging in Women. Circulation 94: I–13
2. Amanullah AM, Kiat H, Friedman JD, Bergman DS (1996) Adenosine Technetium-99m Sestamibi Myocardial Perfusion SPECT in Women: Diagnostic Efficacy in Detection of Coronary Artery Disease. JACC 27: 803–809
3. Bach DS, Hepner A, Marcovitz PA, Armstrong WF (1993) Dobutamine stress echocardiography: Prevalence of a nonischemic response in a low-risk population. Am Heart J 125: 1257–1261
4. Berthe C, Pierard LA, Hiernaux M, Trotteur G, Lempereur P, Carlier J, Kulbertus HE (1986) Predicting the extent and location of coronary artery disease in acute myocardial infarction by echocardiography during dobutamine infusion. Am J Cardiol 58: 1167–72
5. Bayliss J, Pearson M, Sutton GC (1983) Ventricular dysrhythmias following intravenous dipyridamole during „stress" myocardial imaging. Br J Radiol 56: 686
6. Bolognese L, Sarasso G, Aralda D, Bongo AS, Rossi L, Rossi P (1989) High dose dipyridamole echocardiography early after uncomplicated acute myocardial infarction: correlation with exercise testing and coronary angiography. J Am Coll Cardiol 14: 37–63
7. Carstensen S, Kjoller-Hansen L, Bundgard H, Atar D, Saunamäki K, Henning K (1996) Development and testing of a new analysis concept for dobutamine stress echocardiography. Circulation 94: I–377
8. Cerqueira MD, Verani MS, Schwaiger M, Heo J, Iskandrian AS (1994) Safety Profile of Adenosine Stress Perfusion Imaging: Results From the Adenoscan Multicenter Trial Registry. J Am Coll Cardiol 23: 384–389
9. Chenzbraun A, Pinto FJ, Popylisen S, Schnittger I, Popp R (1994) Filling Patterns in Left Ventricular Hypertrophy: A Combined Acoustic Quantification and Doppler Study. JACC 23: 1179–1185
10. Chiarella F, Domenicucci S, Bellotti P, Bellone P, Scarsi G, Vecchio C (1994) Dipyridamole echocardiographic test performed 3 days after an acute myocardial infarction: feasibility, tolerability, safety and in-hospital prognostic value. Eur Heart J 15: 842–850
11. Cohen JL, Chan KL, Jaarsma W, Bach DS, Muller DWM, Starling MR, Armstrong WF, for the International Arbutamine Study Group (1995) Arbutamine Echocardiography: Efficacy and Safety of a New Pharmacologic Stress Agent to Induce Myocardial Ischemia and Detect Coronary Artery Disease. JACC 26: 1168–1175
12. Cohen JL, Greene TO, Alston JR, Wilchfort SD, Kim CS (1989) Usefulness of oral dipyridamole digital echocardiography for detecting coronary artery disease. Am J Cardiol 64: 385–6

13. Collins M, Ryan T, Hsieh A, Kisslo J, Donovan CL, (1996) What is The Optimal Stage Duration in Dobutamine Stress Echocardiography? Circulation 94: Suppl I–679
14. Coyne EP, Belvedere DA, Vande Streek PR, Weiland FL, Evans RB, Spaccavento LJ (1991) Thallium-201 Scintigraphy After Intravenous Infusion of Adenosine compared With Exercise Thallium Testing in the Diagnosis of Coronary Artery Disease. JACC 17: 1289–94
15. Deligonul U, Armbruster R, Hailu A (1996) Provocation of Coronary Spasm by Dobutamine Stress Echocardiography in a Patient with Angiographically Minimal Coronary Artery Disease. Clin Cardiol 19: 755–758
16. Deligonul U, Armbruster R, Hailu A (1996) Provocation of Coronary Spasm by Dobutamine Stress Echocardiography in a Patient with Angiographically Minimal Coronary Artery Disease. Clin Cardiol 19: 755–758
17. Fioretti PM, Poldermans D, Salustri A, Forster T, Bellotti P, Boersma E, McNeill AJ, El-Said ESM, Roelandt JRC (1994) Atropine increases the accuracy of dobutamine stress echocardiography in patients taking beta-blockers. Eur Heart J 15: 355–360
18. Fioretti PM, Poldermans D, Salustri A, Forster T, Bellotti P, Boersma E, McNeill AJ, El-Said ESM, Roelandt JRC (1994) Atropine increases the accuracy of dobutamine stress echocardiography in patients taking beta-blockers. Eur Heart J 15: 355–360
19. Friedman HZ, Goldberg SF, Hauser AM, O'Neill WW (1988) Death with dipyridamole thallium imaging (letter). Ann Intern Med 109: 990–1
20. Fukai T, Koyanagi S, Tashiro H, Ichiki T, Tsutsui H, Matsumoto T, Takeshita (1995) Adenosine Triphosphate Stress Echocardiography in the Detection of Myocardial Ischemia. Am J Cardiac Imaging 9: 237–244
21. Gaos CM, Grosz S, Hernandez A, Phan B, Calloway M, Wilansky S (1995) Complications and Risk Factors for the Development of an Intracavitary Gradient During Dobutamine Echocardiography. Circulation 92: Suppl I–69 (Abstract)
22. Ginzton LE, Appleton C, Mohluddin S, Pool PE, Robertson W, Bach D, Ismail G, Armstrong W (1993) Arbutamine, a New Agent for Diagnosing Coronary Artery Disease: Comparison with Exercise Testing. JACC 21: 761–764
23. Gordon BM, Mohan VM, Chapekis AT, Kander NH, Elwell J, Antalis G, Yakubov SJ (1995) An Analysis of the Safety of Performing Dobutamine Stress Echocardiography in an Ambulatory Setting. J Am Soc Echocardiogr 8: 15–20
24. Heinle S, Hanson M, Gracey L, Coleman E, Kisslo J (1993) Correlation of adenosine echocardiography and thallium scintigraphy. Am Heart J 125: 1606–1613
25. Heinle SK, Tice FD, Kisslo J (1995) Hypotension during dobutamine stress echocardiography: Is it related to dynamic intraventricular obstruction? Am Heart J 130: 314–317
26. Herregods MC, Vandeplas A, Van de Werf F, De Geest H (1992) Comparison of predischarge dipyridamole echocardiography with exercise electrocardiography for the prediction of multivessel coronary artery disease after uncomplicated acute myocardial infarction. Clinical Physiology 3: 617–621
27. Hogue CW, Davila-Roman VG, Stein PK, Feinberg M, Lappas DG, Perez JE (1995) Alterations in heart rate variability in patients undergoing dobutamine stress echocardiography, including patients with neurocardiogenic hypotension. Am Heart J 130: 1203–1209
28. Homma S, Gilliland Y, Guoney TE, Strauss HW, Boucher CA (1987) Safety of intravenous dipyridamole for stress testing with thallium imaging. Am J Cardiol 59: 152–4
29. Johnston DL, Daley JR, Hodge DO, Hopfenspirger MR, Gibbons RJ (1995) Hemodynamic Responses and Adverse Effects Associated With Adenosine and Dipyridamole Pharmacologic Stress Testing: A Comparison in 2.000 Patients. Mayo Clin Proc 70: 331–336
30. Kawano H, Fujii H (1995) Induction of Coronary Spasm During Dobutamine Stress Echocardiography. Circulation 92: Suppl I–89 (Abstract)
31. Kiat H, Iskandrian AS, Villegas BJ, Starling MR, Berman DS, for the International Arbutamine Study Group (1995) Arbutamine Stress Thallium-201 Single-Photon Emission Computed Tomography Using a Computerized Closed-Loop Delivery System. Multicenter Trial for Evaluation of Safety and Diagnostic Accuracy. JACC 26: 1159–1167
32. Lam JYT, Chaitman BR, Glaenzer M, Byers S, Fite J, Shah Y, Goodgold H, Samuels L (1988) Safety and diagnostic accuracy of dipyridamole thallium imaging in the elderly. JACC 11: 585–589
33. Lattanzi F, Picano E, Masini M, Distante A, L'Abbate A (1988) Safety of high dose dipyridamole echocardiography test (abstr). J Am Coll Cardiol 11: 317 A
34. Lette J, Tatum JL, Fraser S, Miller DD, Waters DD, Heller G, Stanton EB, Bom HS, Leppo J, Nattel S, for the Multicenter Dipyridamole Safety Study Investigators (1995) Safety of dipyridamole testing in 73.806 patients: The multicenter Dipyridamole Safety Study. J Nucl Cardiol 2: 3–17
35. Lewen MK, Labovitz AJ, Kern MJ, Chaitman BR (1987) Prolonged myocardial ischaemia after intravenous dipyridamole thallium imaging. Chest 92: 1102–4
36. Mann JS, Hogate ST (1985) Specific antagonism of adenosine-induced bronchoconstriction in asthma by oral theophylline. Br J Clin Pharmacol 19: 685–692
37. Mannering D, Cripps T, Leech G, Mehta N, Valantine H, Gilmour S, Bennett ED (1988) The dobutamine test is an alternative to exercise testing after acute myocardial infarction. Br Heart J 59: 521–6

38. Marcovitz PA, Armstrong WF (1991) Accuracy of Dobutamine Stress Echocardiography in Detecting Coronay Artery Disease. Am J Cardiol 69: 1269–1273
39. Martin TW, Seaworth JF, Johns JP, Pupa LE, Condros WR (1992) Comparison of adenosine, dipyridamole and dobutamine in stress echocardiography. Ann Intern Med 116: 190–196
40. Marwick T, Willemart B, D'Hondt AM, Baudhuin T, Wijns W, Detry JM, Melin J (1993) Selection of the Optimal Nonexercise Stress for the Evaluation of Ischemic Regional Myocardial Dysfunction and Malperfusion. Circulation 87: 345–354
41. Marwick T, D'Hondt AM, Baudhuin T, Willemart B, Wijns W, Detry JM, Melin J (1992) Optimal Use of Dobutamine Stress for the Detection and Evaluation of Coronary Artery Disease: Combination With Echocardiography or Scintigraphy, or Both? J Am Coll Cardiol 22: 159–167
42. Mascitelli VA, Shuaib TA, Ahlberg AW, Fleming RA, White MP, Russell A, McMahon MV, Herman SD, Chen C, Gillam LD, Heller GV (1995) Does Beta-blocker Therapy Affect Dobutamine Stress? Evaluation of Myocardial Perfusion Imaging and Wall motion. Circulation 92: Suppl I–448 (Abstract)
43. Mazeika P, Nihoyannopoulos P, Joshi J, Oakley CM (1991) Evaluation of Dipyridamole Doppler Echocardiography for Detection of Myocardial Ischemia and Coronary Artery Disease. Am J Cardiol 68, 478
44. Mazeika P, Nadazdin A, Oakley CM (1992) Dobutamine Stress Echocardiography for Detection and Assessment of Coronary Artery Disease. JACC 19: 1203–11
45. Mertes H, Sawada SG, Ryan T, Segar DS, Kovacs R, Foltz J, Feigenbaum H (1992) Symptoms, Adverse Effects, and Complications Associated With Dobutamine Stress Echocardiography. Circulation 88: 15–19
46. Pellikka PA, Oh JK, Bailey KR, Nichols BA, Monahan KH, Tajik AJ (1992) Dynamic Intraventricular Obstruction During Dobutamine Stress Echocardiography. A New Observation. Circulation 86: 1429–1432
47. Pellikka PA, Roger VL, Oh JK, Miller FA, Seward JB, Tajik AJ (1995) Stress Echocardiography. Part II. Dobutamine Stress Echocardiography: Techniques, Implementation, Clinical Applications, and Correlations. Mayo Clin Proc 70: 16–27
48. Picano E, Marini C, Pirelli S, Maffei S, Bolognese L, Chiriatti G, Chiarella F, Orlandini A, Seveso G, Colosso MQ, Sclavo MG, Magaia O, Agati L, Previtali M, Lowenstein J, Torre F, Rosselli P, Ciuti M, Ostojic M, Gandolfo N, Margaria F, Giannuzzi P, DiBello V, Lombardi M, Gigli G, Ferrara N, Santoro F, Lusa AM, Chiaranda G, Papagna D, Coletta C, Boccardi L, De Cristofaro M, Papi L, Landi P, on behalf of the Echo-Persantine International Cooperative Study Group (1992) Safety of Intravenous High-Dose Dipyridamole Echocardiography. Am J Cardiol 70: 252–258
49. Picano E, Marini C, Pirelli S, Maffei S, Bolognese L, Chiriatti G, Chiarella F, Orlandini A, Seveso G, Colosso MQ, Sclavo MG, Magaia O, Agati L, Previtali M, Lowenstein J, Torre F, Rosselli P, Ciuti M, Ostojic M, Gandolfo N, Margaria F, Giannuzzi P, DiBello V, Lombardi M, Gigli G, Ferrara N, Santoro F, Lusa AM, Chiaranda G, Papagna D, Coletta C, Boccardi L, De Cristofaro M, Papi L, Landi P, on behalf of the Echo-Persantine International Cooperative Study Group (1992) Safety of Intravenous High-Dose Dipyridamole Echocardiography. Am J Cardiol 70: 252–258
50. Pingitore A, Bigi R, Mathias W, Mattioli R, Quartacolosso M, Seveso G, Previtali M, Chiaranda G, Heyman J, Morales MA, Galati A, Gigli G, Morra P, Petix N, Bezante GP, de Alcantara M, Lowenstein J, Sclavo MG, Gandolfo N, Pingitore A, Mazzoni V, Sicari R, Landi P, Raciti M, Picano E (1994) The Safety and Tolerability of Dobutamine-Atropine Stress Echocardiography (Abstract). Circulation 90: Suppl I–173
51. Ranhosky A, Kempthorne-Rawson J, and the Intravenous Dipyridamole Thallium Imaging Study Group (1990) The safety of intravenous dipyridamole thallium myocardial perfusion imaging. Circulation 81: 205–9
52. Rochmis P, Blackburn H (1971) A survey of procedures, safety and litigation experience in approximately 170.000 tests. JAMA 217: 1061–1066
53. Roger VL, Pellikka PA, Oh JK, Miller FA, Seward JB, Tajik AJ (1995) Stress Echocardiography. Part I. Exercise Echocardiography: Techniques, Implementation, Clinical Applications, and Correlations. Mayo Clin Proc 70: 5–15
54. Rosamond A, Rowland J, Harbrecht JJ, Willhoite DJ, Vacek JL, Owens SD, Kramer PH, Crouse LJ (1990) Outpatient Dobutamine Echocardiography: Safety and Clinical Utility. Circulation 82 (Suppl III): III–744
55. Ryan T, Feigenbaum H (1992) Exercise Echocardiography Am J Cardiol 69: 82H–89H
56. Salustri A, Fioretti PM, Pozzoli MMA, McNeill AJ, Roelandt JRTC (1990) Dobutamine stress echocardiography: its role in the diagnosis of coronary artery disease. Europ Heart J 13: 70–77
57. Sawada SG, Segar DS, Ryan T, Brown SE, Dohan AM, Williams R, Fineberg NS, Armstrong WF, Feigenbaum H (1991) Echocardiographic detection of coronary artery disease during dobutamine infusion. Circulation 83: 1605–1614
58. Scherer D, Kaltenbach M (1979) Häufigkeit lebensbedrohlicher Komplikationen bei ergometrischen Belastungsuntersuchungen. Z Kardiol 68: 240
59. Scherhag A, Pfleger S, Kirschstein W, Saur J, Schreckenberger AA, Stardt U (1996) Pharmakologische Streßechokardiographie in der Diagnostik der koronaren Herzkrankheit. Vergleichende Beurteilung von Dipyridamol- und Dobutaminbelastungsechokardiographie. Med Welt 47: 111–118

60. Scherhag A, Pfleger S, Schreckenberger A, Simonis B, Staedt U, Heene DL (1996) Wertigkeit der Dipyridamol-Atropin-Streßechokardiographie für die Erkennung von Patienten mit Restenosen nach PTCA. Z Kardiol 85: 570–579
61. Schröder K, Beckmann S, Dingerkus H, Krahwinkel W, Nixdorff U, Völler H, Kürsten B (1996) A Third Generation Dobutamine-Atropine Stress Echocardiography Protocol: Feasibility, Acuracy, and Safety. Circulation 94: Suppl I–679
62. Sicari R, Vassalle C, Torres MA, Pingitore A, Bigi R, Coletta C, Heyman J, Casazza F, Previtali M, Mathias Jr W, Minardi G, Lowenstein J, Salustri A, Morales MA, Picano E, on behalf of EDIC (1995) The Prognostic Value of Myocardial Viability Early After Myocardial Infarction: A Dobutamine Stress Echo Study. Circulation 92: Suppl I–267 (Abstract)
63. Smart S, Knickelbine T, Carlos M, Stoiber T, Wynsen J, Sagar K (1995) Safety of Dobutamine Stress Echocardiography During the First Week after Acute Myocardial Infarction (Abstract). Circulation 92: Suppl I–411
64. Smart SC, Sawada S, Ryan T, Segar D, Atherton L, Berkovitz K, Bourdillon PDV, Feigenbaum H (1993) Low-Dosed Dobutamine Echocardiography Detects Reversible Dysfunction After Thrombolytic Therapy of Acute Myocardial Infarction. Circulation 88: 405–415
65. Sonel AF, Sawada SG, Segar DS, Kovacs R, Brenneman P, Feigenbaum H (1996) Effectiveness of Esmolol in Reversing Dobutamine Induced Ischemia. Circulation 94: I–24
66. Tanimoto M, Pai RG, Jintapakorn W, Shah PM (1995) Mechanisms of Hypotension During Dobutamine Stress Echocardiography in Patients With Coronary Artery Disease. Am J Cardiol 76: 26–30
67. Turlapaty P, Laddu A, Murthy S, Singh B, Lee R (1987) Esmolol: A titrable short-acting intravenous beta blocker for acute critical care settings. Am Heart J 114: 866–885
68. Van Rugge FP, Van der Wall EE, Bruschke AVG (1991) New developments in pharmacologic stress imaging. Am Heart J 124: 468–485
69. Verani MS, Mahmarian JJ, Hixson JB, Boyce TM, Staudacher RA (1990) Diagnosis of Coronary Artery Disease by Controlled Coronary Vasodilation With Adenosine and Thallium-201 Scintigraphy in Patients Unable to Exercise. Circulation 82: 80–87
70. Verani MS (1992) The Adenosine Saga: One More Piece of the Puzzle. But Does It Cause Wall Motion Abnormalities? Circulation 86: 1038–1040
71. Von Dohlen TW, Frank MJ (1988) Risk of significant complications with intravenous dipyridamole thallium imaging. Clin Res 36: 34 A
72. Wagner S, Kölsch B, Nixdorff U, Menzel T, Mohr-Kahaly S, Meyer J (1995) Semiquantitative Erfassung von Symptomen bei Dobutaminbelastungsechokardiographie (DSE). Bedeutung für Testabbruch und Ischämienachweis. Z Kardiol 84 (Suppl 1): 24
73. Wagner S, Mohr-Kahaly S, Nixdorff U, Kölsch B, Menzel T (1995) Patients Acceptance Concerning Dobutamine Stressechocardiography. Circulation 92: Suppl I–70 (Abstract)
74. Wilson RF, Wyche K, Christensen BV, Zimmer S, Laxson DD (1990) Effects of Adenosine on Human Coronary Arterial Circulation. Circulation 82: 1595–1606
75. Zahn R, Lotter R, Nöhl H, Schiele R, Bergmeier C, Zander M, Seidl K, Senges J (1996) Praktikabilität und Sicherheit der Dobutamin-Streßechokardiographie: Erfahrungen bei 1000 Untersuchungen. Z Kardiol 85: 28–34
76. Zoghbi WA, Cheirif JH, Kleiman NS, Verani MS, Trakhtenbroit A (1991) Diagnosis of ischemic heart disease with adenosine echocardiography. J Am Coll Cardiol 18: 1271–1298

7 Stellenwert streßechokardiographischer Techniken im Spektrum der kardiologischen Funktionsdiagnostik

Kardiologische Funktionsdiagnostik umfaßt im wesentlichen folgende Zielsetzungen:

- Definition des psychophysischen Leistungsvermögens,
- Entscheidung über invasive Diagnostik und Therapie zur Risikostratifikation, zur Abschätzung der Prognose, zur Einleitung medikamentöser oder interventioneller Maßnahmen und zu ihrer funktionsdiagnostischen Überprüfung,
- Beurteilung der Belastbarkeit.

Neben der Feststellung eines individuell eingeschränkten Leistungsvermögens gehören Entscheidungen über diagnostische und therapeutische Maßnahmen zur Domäne akutkardiologischer Diagnostik. Die objektive Beurteilung der Belastbarkeit hingegen stellt eine der zentralen funktionsdiagnostischen Aufgaben in der kardiologischen Rehabilitation dar (siehe Kapitel 8.3).

Die *Definition des psychophysischen Leistungsvermögens* basiert auf Anamnese, Beschwerden, psychosozialen Kriterien sowie subjektiven Abbruchkriterien in der Ergometrie und bedarf für sich allein genommen nicht der Ergänzung durch echokardiographische Techniken. Sobald jedoch *Entscheidungen über eine invasive Diagnostik und Therapie* erfolgen sowie *Aussagen über die Belastbarkeit* getroffen werden, tritt dieses neue Verfahren in Konkurrenz zu den etablierten Untersuchungsmethoden (Abb. 7.1).

Aufgaben und Ziele / Methoden	Definition des psychophysischen Leistungsvermögens	Entscheidung über invasive Diagnostik und Therapie	Beurteilung der Belastbarkeit					
			ISCHÄMIE					
			Ausmaß	Schwelle	RV/LV-Funktion Hämodynamik	Klappenfunktion	Arrhythmiefaktor	RR-Regulation
Langzeit-EKG-ST-Analyse								
Belastungs-EKG								
STRESS-ECHO dynamisch								
STRESS-ECHO pharmakologisch								
Thallium-SPECT/PET								
Einschwemmkatheter								
Koronarangio- und Lävographie								

Abb. 7.1. Stellenwert streßechokardiographischer Techniken im Spektrum kardiologischer Funktionsdiagnostik. Weißes Feld = keine Bedeutung; hellgraues Feld = geringe Bedeutung; dunkelgraues Feld = große Bedeutung

7.1 Streßechokardiographie und Langzeit-EKG-ST-Analyse

Das Langzeit-EKG mit ST-Analyse ist zwar Methode der ersten Wahl zur Beurteilung des Arrhythmiefaktors, trägt jedoch in der klinischen Routine eher untergeordnet zu Entscheidungen über interventionelle Maßnahmen bei der koronaren Herzerkrankung bei. Es kann im Einzelfall aufschlußreiche Informationen für die Zuordnung ischämischer, vor allem auch stummer Episoden zu Alltagsverrichtungen des Patienten erbringen. Die Registrierung solcher Ischämieepisoden und ihrer Schwelle ist jedoch letztlich nur frequenzassoziiert möglich. Die jeweils zugrundeliegende Belastung basiert auf den Angaben des Patienten, unterliegt seiner subjektiven Einschätzung und ist nicht objektiv beurteilbar. Der Indikationsschwerpunkt dieses Verfahrens überschneidet sich daher nur bedingt mit dem der streßechokardiographischen Techniken.

7.2 Streßechokardiographie und Belastungs-EKG

Methode der ersten Wahl zum Ausschluß oder Nachweis einer Ischämie ist und bleibt sicherlich auch weiterhin das Belastungs-EKG in Form der Fahrrad- oder Laufbandergometrie. Allerdings ist das Streßecho in jeglicher Methodik dem Belastungs-EKG an Sensitivität und Spezifität hinsichtlich des Ischämienachweises deutlich überlegen (siehe Kapitel 3.1.3.5).

> Die Streßechokardiographie bietet den wesentlichen Vorteil, Beginn, Ausmaß, Lokalisation und Schweregrad ischämischer Wandbewegungsstörungen direkt sichtbar machen und beurteilen zu können. Ihre herausragende Indikation setzt gerade in den Fällen ein, in denen die Ergebnisse des Belastungs-EKGs unklar zu interpretieren sind oder in Diskrepanz zu den Beschwerden des Patienten stehen.

Die *dynamisch-ergometrische Streßechokardiographie* könnte zukünftig im Vergleich zum herkömmlichen Belastungs-EKG einen bevorzugten Platz einnehmen, das bei diesen Verfahren ja mitregistriert und beurteilt, jedoch durch die echokardiographische Analyse der regionalen und globalen Wandbewegung und Ventrikelfunktion ergänzt wird. Diese zusätzliche Bildinformation erlaubt es, Ausmaß, Lokalisation und Schweregrad einer Ischämiereaktion abzuschätzen (siehe Kapitel 4).

> Mit der *streßechokardiographischen* Ischämiediagnostik gelingt es regelhaft – entsprechend der Ischämie-Kaskade – auch den Beginn einer Ischämiereaktion ein bis zwei 25-Watt-Stufen früher zu erkennen als es mit dem Belastungs-EKG möglich ist (siehe auch Kapitel 2.2), das zur zeitlich späteren *elektrokardiographischen* Ischämiediagnostik ein höheres Druck-Frequenzprodukt benötigt. Dies erklärt die im Vergleich zum Belastungs-EKG überragende diagnostische Zuverlässigkeit (siehe auch Tabelle 7.1).

Schrittmacherinduzierte Methoden in transthorakaler wie transösophagealer Technik besitzen eine dem Belastungs-EKG mindestens gleichwertige oder überlegene Sensitivität und Spezifität in der Ischämieerkennung (siehe auch Kapitel 3.3 und 3.4 und Tabelle 7.1.).

Sie ermöglichen Entscheidungen über interventionelle Maßnahmen mit hoher Aussagekraft und können auch Ischämieschwellen zumindest frequenzassoziiert definieren. Diese Verfahren dürften sich jedoch wegen ihrer Semiinvasivität sowie aufgrund eingeschränkter Übertragbarkeit ihrer Ergebnisse auf Belastungen des täglichen Lebens nicht allgemein durchsetzen. Sie bieten sich aber durchaus für solche Patienten an, die aus angiologischen, orthopädischen oder anderen Gründen nicht oder nicht ausreichend ergometrisch belastbar sind.

In Fällen unzureichender ergometrischer Belastbarkeit stellen die *pharmakologischen* Methoden eine auch für die klinische Routine praktikable Alternative dar. Indikationsschwerpunkte dieser Techniken sind entsprechend ihrem Wirkmechanismus der Nachweis oder Ausschluß ischämischer Wandbewegungsstörungen und die Beurteilung regionaler wie globaler Kontraktionsparameter. Mit den pharmakologischen Verfahren sind wir zwar in der Lage, den Beginn einer regionalen oder globalen Ventrikeldysfunktion zu erkennen, jedoch nicht eine auf Alltagsbedingungen übertragbare Ischämieschwelle zu definieren (siehe auch Abb. 7.1). Sie eignen sich deshalb besonders zum Ischämiescreening ganz allgemein sowie vor und nach interventionellen Maßnahmen. Sie sollen daher als Alternative zur dynamischen Streßechokardiographie vor allem im Vergleich zu nuklearkardiologischen Verfahren näher besprochen werden (siehe Kapitel 7.3 und 7.6 sowie Tabelle 7.2).

7.3 Streßechokardiographie und Thallium-Myokard-Szintigraphie (SPECT)

Aus nuklearkardiologischen Stoffwechseluntersuchungen ist bekannt, daß szintigraphisch dokumentierte Speicherdefekte mit Redistribution in Abhängigkeit von der gewählten Belastungs-(Streß-)methode ab einem koronarangiographischen Stenosegrad von etwa 40–50 % beobachtet werden können, ohne jedoch im Einzelfall gleichbedeutend mit einem „ischämischen“ Areal sein zu müssen. Dies bedeutet, daß die Szintigraphie eine koronare Herzerkrankung an Hand von Perfusionsinhomogenitäten schon ab mittleren Stenosegraden aufzudecken vermag, diese mangels „Ischämie“ unter Umständen aber noch keiner angioplastischen Intervention bedarf (siehe auch Kapitel 7.6).

Die *Dipyridamol-Streßechokardiographie* wird ebenfalls ab etwa 50–60 %igen Stenosen sensitiv, jedoch in Form von Wandbewegungsabnormalitäten, die allgemein als ischämieinduziert angesehen werden. Diese können als sichtbar gemachter Ausdruck der Ischämie nach Lokalisation, Ausmaß und Schweregrad bewertet werden. Die gleichen Beurteilungsparameter liegen auch der dynamischen Streßechokardiographie zugrunde, die diese eindeutigen Ischämiekriterien mit hoher diagnostischer Zuverlässigkeit ab ca. 70 %igen Stenosen zeigt. Die ergometrischen Methoden sind daher besonders in der Indikationsstellung zu interventionellen Therapieverfahren und beide zur Überprüfung ihrer Effizienz geeignet.

An dieser Stelle möchten wir die Zusammenhänge zwischen koronarangiographischem Stenosegrad und Koronarflow einerseits und funktionellen Veränderungen der regionalen Wandkinetik andererseits etwas eingehender darstellen. Die Kenntnis dieser Zusammenhänge ist für die Bewertung streßechokardiographischer Befunde im Vergleich zu den konkurrierenden bzw. ergänzenden funktionsdiagnostischen Methoden der Kardiologie unerläßlich.

Wie in Abbildung 7.2 und 7.3 dargestellt, nimmt der koronare Blutfluß mit zunehmendem Stenosegrad ab. Von der Höhe des Koronarflusses ist es abhängig, ab welchem Stenosegrad die Reduktion des Koronarflow einsetzt. Ein ausreichender koronarer Blut-

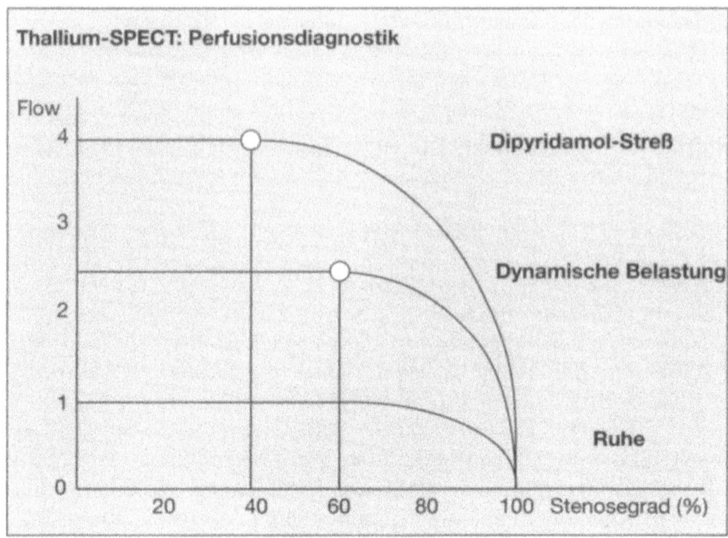

Abb. 7.2. Thallium-SPECT als Perfusionstracer: Störungen der Aktivitätsverteilung in Abhängigkeit von Koronarflow und Koronarmorphologie. O: Beginn der Flow-Inhomogenität, nicht Beginn der Ischämie

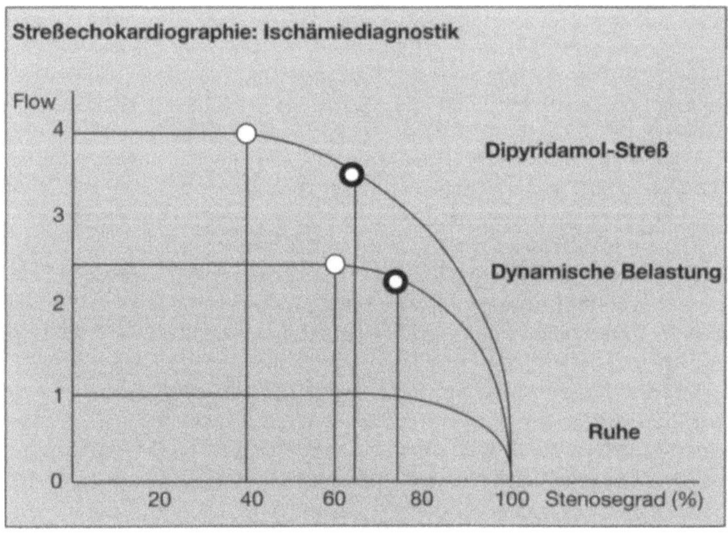

Abb. 7.3. Streßechokardiographie als Ischämiemarker: Störungen der Myokardkinetik in Abhängigkeit von Koronarflow und Koronarmorphologie. O: Beginn der Flow-Inhomogenität, nicht Beginn der Ischämie. **O**: Beginn der Wandbewegungsstörung = Ischämieschwelle

fluß ist wiederum Voraussetzung für eine normale Wandkinetik. Ein Rückgang des Blutflusses in einem bestimmten koronaren Versorgungsgebiet führt zum Sauerstoff- und Substratmangel und schließlich zur ischämischen segmentalen Wandbewegungsstörung.

Für eine funktionelle Betrachtungsweise ist die Feststellung wichtig, daß der Nachweis eines verminderten Blutflusses in einem Versorgungsterritorium mit einem Perfusionstracer wie zum Beispiel Thallium noch nicht zwangsläufig das Vorliegen einer myokardialen Ischämie beweist. Erst wenn der abnehmende Blutfluß zu einem myokardialen Substratmangel führt, was sich positronenemissionstomographisch differenzieren läßt, liegt eine echte Ischämie vor. Die Folgen dieser Ischämie, nämlich die einsetzende Wandsteifigkeit und schließlich die gestörte Wandbewegung, können wir dann streßechokardiographisch erfassen (siehe auch Kapitel 2.2).

Wird im Rahmen einer *Perfusionsdiagnostik mit der Thallium-SPECT-Technik* der koronare Blutfluß durch einen potenten Vasodilatator auf das gut 4fache des Ruheflusses und damit maximal erhöht, wie dies z. B. bei der *Dipyridamol-Thallium-SPECT* der Fall ist, so kann durch den Perfusionstracer Thallium der abfallende koronare Blutfluß in einer bestimmten Koronararterie schon ab Stenosen von etwa 40 bis 50% in Form einer Verteilungsinhomogenität nachgewiesen werden. Mit der *ergometrischen Thallium-SPECT-Untersuchung*, die den koronaren Flow nur auf das 1,5 bis etwa 2,5fache der Norm steigern kann, wird dieser Nachweis erst ab einem Stenosegrad von 50–60% möglich, mit dem *Ruhe-Thallium-SPECT* erst bei höhergradigen Stenosen (siehe Abb. 7.2).

Obwohl bei einer 40–50%igen Stenose *unter maximaler Steigerung des Koronarflusses* nuklearkardiologisch eine Perfusionsinhomogenität aufgedeckt werden kann, führt diese erst ab einer circa 60%igen Koronarstenose zu einer so bedeutsamen Flußreduktion, daß eine myokardiale Ischämie entstehen kann und diese echokardiographisch als Wandbewegungsstörung nachweisbar wird. *Bei einer körperlichen Belastung* setzen Perfusionsinhomogenitäten ab ca. 60%igen Stenosen ein und erreichen bei einem Stenosegrad über 70% jene kritische Grenze, ab der Ischämiephänomene auftreten und streßechokardiographisch über eine gestörte segmentale Wandkinetik erfaßbar werden (siehe Abb. 7.3). Diese methodenspezifischen Unterschiede sind für einen Teil der Diskrepanzen thalliumszintigraphischer und streßechokardiographischer Befunde bei mittleren Stenosegraden verantwortlich. Ein Vergleich szintigraphischer und streßechokardiographischer Methoden anhand ihrer Sensitivität und Spezifität macht nur in bezug auf einen bestimmten Stenosegrad und in Kenntnis der gesamten Koronarmorphologie und der pathophysiologisch-methodischen Unterschiede Sinn.

Strenggenommen gilt diese pathophysiologische methodenspezifische Betrachtung nur für Eingefäßerkrankungen ohne ausgeprägte Kollateralisation. Sobald *Kollateralen* oder *Mehrgefäßstenosen* vorliegen, werden die Auswirkungen auf Perfusionsverteilung und Ischämieentstehung komplexer. Einerseits kann so im Einzelfall ein erniedrigter Gesamt-wash-out zwar auf eine Mehrgefäßerkrankung hinweisen, eine Perfusionsinhomogenität zuungunsten eines bestimmten Versorgungsterritoriums sich aber dem szintigraphischen Nachweis entziehen. Andererseits kann aber auch streßechokardiographisch unter Umständen keine segmental zuzuordnende Wandbewegungsstörung erkannt werden. Eine diffuse Mehrgefäßerkrankung ist dann eventuell nur anhand von Veränderungen zweidimensionaler Volumenparameter zu vermuten.

Eine Eingefäßerkrankung in Form eines gut kollateralisierten Koronarverschlusses ohne Narbe wird szintigraphisch eine ausgeprägte Perfusionsverteilungsstörung nach sich ziehen. Streßechokardiographisch muß in dieser Situation eine Wandbewegungsstörung auf niedrigem bis mittlerem Belastungsniveau noch nicht unbedingt erkennbar sein. Diese Befundkonstellation wäre ein Hinweis darauf, daß bei gegebener Belastung eine Ischämie funktionell noch nicht vorliegt. Umgekehrt könnte aber auch in diesem Beispiel mit beiden Methoden ein objektiver Ischämienachweis gelingen. Im Thallium-SPECT würde dann z.B. nach einer hohen Belastung zwar eine ausgeprägte Redistribution auftreten, aber das Einsetzen der Ischämiezeichen wäre nur streßechokardiographisch zu beobachten und damit wäre nur mit dieser Methode die Ischämieschwelle unter Umständen auf einem sehr niedrigen Niveau zu erkennen (siehe auch Kapitel 8.3.4.1).

An dieser Betrachtung soll deutlich werden, wie problematisch ein einfacher Vergleich nuklearkardiologischer Methoden mit streßechokardiographischen Techniken ist. Beide Verfahren besitzen durchaus konkurrierende Indikationen im Rahmen der Ischämiediagnostik. Bei differenzierter Bewertung ihrer jeweiligen Möglichkeiten und Grenzen weisen sie ganz spezifische Indikationen auf und ergänzen sich somit in vielen Fragestellungen (siehe Kapitel 5).

Schließlich haben aufwendige nuklearmedizinische Stoffwechselstudien nachweisen können, daß szintigraphische Speicherdefekte ohne Redistribution durchaus nicht immer „nekrotisches Narbengewebe“ darstellen müssen, sondern noch vitalem Myokard entsprechen können im Sinne des „hibernating myocardium“ mit weitgehend funktioneller Restitution nach erfolgreicher Reperfusion oder chronisch eingeschränkter aber nicht aufgehobener myokardialer Funktion im Sinne des „stunned myocardium“. Diese im klinischen Alltag nicht selten vorkommenden Situationen stellen eine der besonderen Differentialindikationen für die pharmakologischen Techniken, insbesondere für die *Low-dose-Dobutamin-Streßechokardiographie*, dar (siehe Kapitel 5.1.6 und 7.6).

Diese Techniken sind in der Lage, Segmente mit aufgehobener von solchen mit reduzierter, aber erholungsfähiger Funktion über eine echokardiographisch faßbare Kontraktionszunahme zu differenzieren. Aber auch die dynamische Technik läßt diese Differenzierung zu.

Abschließend möchten wir nochmals betonen, daß eine klinisch relevante streßechokardiographische Befundinterpretation häufig nur unter Kenntnis der Koronarmorphologie sinnvoll möglich ist. Streßechokardiographische Techniken können aber auch zu einer differenzierteren Indikation zur invasiven Untersuchung und interventionellen Therapie beitragen, wie dies ausführlich in Kapitel 5 und 7.5 beschrieben ist.

7.4 Streß(-Doppler-)echokardiographie und Einschwemmkatheteruntersuchung

Eine funktionelle Ischämie-Diagnostik, insbesondere jedoch die Differentialdiagnostik Ischämie versus Compliancestörung unterschiedlicher Genese, vor allen Dingen postinfarziell, ist im Einzelfall mit der Einschwemmkatheteruntersuchung problematisch. Die Beantwortung von Fragen nach Lokalisation und Ausmaß ischämischer Wandareale vor und nach PTCA, nach Vorhandensein und Ausdehnung periinfarzieller Ischämien oder nach der Unterscheidung „vitalen Myokards“ von definitiver Narbe ist nicht möglich. Bisher konnte eine Klärung dieser in der Praxis sehr häufigen Fragestellungen nur mit nuklearkardiologischen Methoden versucht werden (siehe Kapitel 7.3 und 7.6).

Die Einschwemmkatheteruntersuchung steht nicht in direkter Konkurrenz zur Streßechokardiographie. Sie beurteilt vor allem die Ventrikelfunktion und zentrale Hämodynamik sowie einzelne Klappenfunktionen und bietet sich daher eher für Korrelationsstudien zwischen streßdopplerechokardiographischen und hämodynamischen Untersuchungen dieser Parameter an (siehe Kapitel 5.1.7 und 5.2.3).

Die Streßechokardiographie kann im Rahmen einer funktionellen Ischämiediagnostik die Einschwemmkatheteruntersuchung jedoch ergänzen, indem sie einen belastungsinduziert erhöhten Füllungsdruck als überwiegend ischämieinduziert erkennen läßt, Lokalisation und Ausmaß sichtbar macht und akinetische Areale von noch vitalem Myokard unterscheiden kann.

Werden nach solchen Kriterien Segmente als avital und damit als Narbengewebe interpretiert, so sind Füllungsdruckanstiege am ehesten auf narbenbedingte Compliancestörungen zurückzuführen. Darüber hinaus können als zusätzliche Ursache pathologischer Füllungsdruckanstiege noch ischämisch bedingte periinfarzielle Wandbewegungsstörungen aufgedeckt und ihr Beitrag hierzu abgeschätzt werden.

Wir möchten jedoch unterstreichen, daß zur Beurteilung der Belastbarkeit in allen Fällen, in denen weniger Ischämie-Probleme, sondern Störungen der linksventrikulären Funktion oder einzelner Klappenfunktionen dominieren, die Einschwemmkatheteruntersuchung weiterhin eine wertvolle Methode kardiologischer Funktionsdiagnostik darstellt und bisher durch streßechokardiographische Untersuchungen nicht oder nur teilweise zu ersetzen ist.

Dennoch zeichnen sich bereits heute Perspektiven zur Korrelation hämodynamischer Parameter der Einschwemmkatheter-Untersuchung mit meist streß*doppler*echokardiographisch gewonnenen „hämodynamischen" Parametern und damit zur *funktionellen streßdopplerechokardiographischen Diagnostik der RV- bzw. LV-Funktion und Herzklappenfunktion* ab. Klinisch relevante Aussagen unter Belastung scheinen bei Patienten mit leicht- bis mittelgradigen Mitralvitien und dominierender Stenosekomponente sowie Patienten nach Mitralklappenersatz bzw. -rekonstruktion möglich. Gute Übereinstimmungen von echokardiographischen mit hämodynamisch gewonnenen Meßwerten sind in einzelnen kleinen Fallstudien belegt. Erste Ansätze zeichnen sich auch bei der Beurteilung von Patienten mit pulmonaler Hypertonie ab. Weitere Untersuchungen werden zeigen, ob echokardiographisch gewonnene belastungsassoziierte Fluß-, Gradienten-, Druck- und Volumen-Parameter semi-invasiv gemessene hämodynamische Parameter zumindest teilweise ersetzen können.

Die Streß(-doppler-)echokardiographie erschließt auch Indikationen, die der Einschwemmkatheter-Untersuchung kaum oder nur bedingt zugängig sind und auf die daher an dieser Stelle nicht näher eingegangen werden soll. Hierzu gehört beispielsweise die Beurteilung der Belastbarkeit und schließlich der OP-Indikation von Patienten mit Aorteninsuffizienz, „grenzwertigen" Aortenstenosen oder Aortenklappendysfunktionen (siehe Kapitel 5.2.3 und 8.1.2.2) oder auch von Patienten mit HOCM (siehe Kapitel 5.2.2).

7.5 Streßechokardiographie und Koronarangiographie

Die Koronarangiographie beschreibt die Koronarmorphologie und liefert damit die Basis jeglicher funktionell-diagnostischer Methoden. Sie läßt Einengungen der Koronararterien erkennen, und in vielen Fällen leiten sich allein aus der Kenntnis von Aussehen, Lokalisation, visuell geschätztem Schweregrad und dem Ausmaß von Kollateralen interventionelle oder operative Konsequenzen ab. Häufig ist jedoch allein aufgrund des koronarmorphologischen Befundes nicht eindeutig über das weitere Procedere zu entscheiden. Dann kommt das ganze Spektrum funktionsdiagnostischer Methoden ins Spiel. Sie haben die Aufgabe, die koronarmorphologische Befundkonstellation unter funktionellen Aspekten zu bewerten und zur Entscheidung über das weitere Vorgehen beizutragen. Dieser Beitrag kann beispielsweise darin bestehen, Ischämiekriterien generell oder auf einem bestimmten Belastungsniveau zu objektivieren. Er besteht dann aus der Information über die Ischämieschwelle und kann klären, ob die Ischämie auf einem niedrigen oder hohen Belastungsniveau einsetzt.

Fragen nach der funktioneller Relevanz einer Koronararterienstenose und damit nach dem Ausmaß und der Schwelle einer Ischämie oder nach der Vitalität angiographisch eingeschränkter Kontraktionsareale im entsprechenden Versorgungsgebiet einer Koronararterie sind nicht mittels Koronarangiographie, sondern nur mit funktionsdiagnostischen Methoden zu beantworten, so auch mit den neuen streßechokardiographischen Techniken.

Bei der Bewertung von Angaben zur Sensitivität und Spezifität streßechokardiographischer Methoden, unterschiedliche koronarangiographische Stenosegrade aufzudecken, müssen wir uns vor Augen führen, daß mit echokardiographischen Techniken diese Stenosen nur dann sensitiv und spezifisch zu erkennen sind, wenn sie über eine belastungs-(streß-)induzierte poststenotische Flußreduktion auch tatsächlich eine Ischämiereaktion zur Folge haben. Diese kann selbst bei höhergradigen Stenosen ausbleiben, wenn keine ausreichende Steigerung des Druck-Frequenz-Produktes oder ganz allgemein des Koronarflusses erreicht wurde, eine ausgeprägte Kollateralisation vorliegt oder auch der Stenosegrad visuell überschätzt wurde.

Bei derartigen Korrelationen bezieht sich die Sensitivität und Spezifität eines Ischämiemarkers, nämlich der Streßechokardiographie, auf die morphologische Methode Koronarangiographie und nicht auf eine Referenzmethode wie z. B. die PET, deren Beurteilungsparameter ebenfalls unmittelbare Ischämiefolgen sind. Nur dann nämlich würde der sensitive Ischämiemarker Streßechokardiographie mit einem noch sensitiveren positronenemissionstomographischen Ischämiemarker verglichen und die koronarangiographisch-morphologischen Befunde durch eine funktionelle Bewertung ergänzt (siehe auch Kapitel 7.6). Im folgenden sollen diese Zusammenhänge noch etwas genauer erläutert werden.

7.5.1. Koronarangiographie – Koronarreserve – Funktionelle Relevanz einer Koronararterienstenose

Die Versorgung des Herzmuskels mit Sauerstoff und Stoffwechselsubstraten sowie der Abtransport von Stoffwechselprodukten aus dem Myokard erfolgt über den koronaren Blutfluß. Dieser ist im gesunden Zustand der jeweiligen Bedarfssituation angepaßt. Der koronare Blutfluß ist unter Belastungsbedingungen gegenüber dem Ruhewert um das 4- bis 6fache steigerbar (29). Den maximal möglichen Zuwachs des koronaren Blutflusses gegenüber dem Ruhewert bezeichnet man als *Koronarreserve*. Bei einer koronararteriellen Stenosierung kann in Abhängigkeit vom Stenosegrad eine Ischämie und damit Minderversorgung des von dieser Koronararterie versorgten Myokardareals auftreten. Der koronare Ruheblutfluß ist erst ab einer koronar-arteriellen Durchmesserstenose von > 85 % beeinträchtigt. Der maximale Koronarfluß (Koronarreserve) ist beeinträchtigt ab Durchmesserstenosen von 30 bis 45 % (13, 32). Die pathophysiologischen Veränderungen im ischämischen Myokard folgen der Ischämiekaskade (siehe Kapitel 2) (21). Koronararterielle Durchmesserstenosen zwischen 40 % und 70 % reduzieren die Koronarreserve so gering, daß mit den üblichen Belastungsuntersuchungen eine myokardiale Ischämie oft nicht provoziert werden kann. Der Schwellenwert für das Auslösen einer Myokardischämie unter submaximalen Belastungsbedingungen liegt bei einer 70%igen Durchmesserstenose der versorgenden Koronararterie (siehe Abb. 7.4 und Kapitel 2.2.2) (24).

Stenosierungen der Koronararterien sind mittels Koronarangiographie sehr zuverlässig darstellbar. Daher gilt die Koronarangiographie derzeit als der „golden standard" in der Diagnostik der stenosierenden koronaren Herzkrankheit. Grundsätzliche Nachteile dieser invasiven Methode sind das zwar geringe, jedoch vorhandene Komplikationsrisiko, die Strahlenexposition für Patient und Untersucher und die Kosten der Untersuchung.

Die koronararterielle Versorgung des Herzens ist bei jedem Menschen anders. Grundsätzlich lassen sich 3 Versorgungstypen einteilen: ausgeglichener Versorgungstyp, Links- und Rechtsversorgungstyp. Daraus ergibt sich, daß bestimmte Myokardareale beim Menschen je nach der individuellen koronararteriellen Durchblutung von unterschiedlichen Koronararterien versorgt werden. Die Zuordnung der linksventrikulären Wandsegmente zu den versorgenden Koronararterien in Abhängigkeit vom Versorgungstyp ist in der Abbildung 7.5 dargestellt (siehe auch Kapitel 4.2 und Abb. 4.8).

Wie bereits erwähnt, erkennt die Koronarangiographie Koronararterienstenosen sehr zuverlässig, die Quantifizierung dieser Stenosen ist jedoch nicht immer unproblematisch. Üblicherweise wird in der klinischen Routine der Stenosierungsgrad als prozentuale Minderung des koronararteriellen Durchmessers – Durchmesserstenose – angegeben. Das Auflösungsvermögen der Koronarangiographie ist gut und in der klinischen Routine für eine entsprechende Stenosequantifizierung meist völlig ausreichend. Quantifizierungsunterschiede hängen in einem geringeren Maße auch von der verwendeten Technik und dem Speichermedium ab (Cinefilm, Videotape, Konturanhebung) (23). In seltenen Fällen besteht jedoch die Möglichkeit, wie intrakoronare Ultraschalluntersuchungen zeigen, daß sehr kurzstreckige/ringförmige Stenosen/Kernstenosen oder ein Intimaflap mit stenosierender Komponente koronarangiographisch nicht nachweisbar sind. Quantitative koronarangiographische Untersuchungen und Flußmessungen zur Überprüfung der hämodynamischen Relevanz einer Koronarstenose sind aufwendig und ebenfalls nicht immer sehr zuverlässig (14–16, 35).

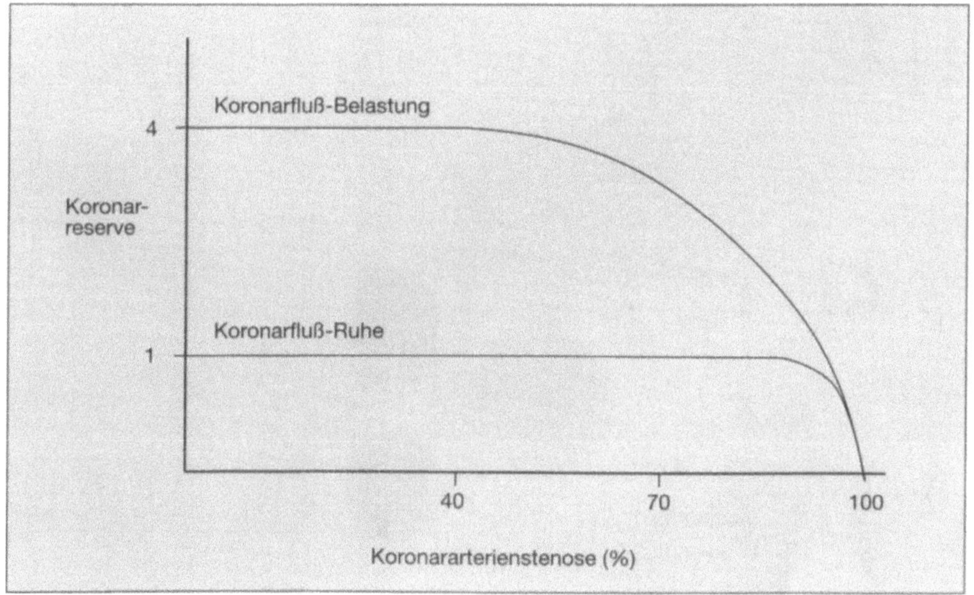

Abb. 7.4. Schematisierter Zusammenhang zwischen koronarer Durchmesserstenose und Koronarreserve (modifiziert nach 13 und 24)

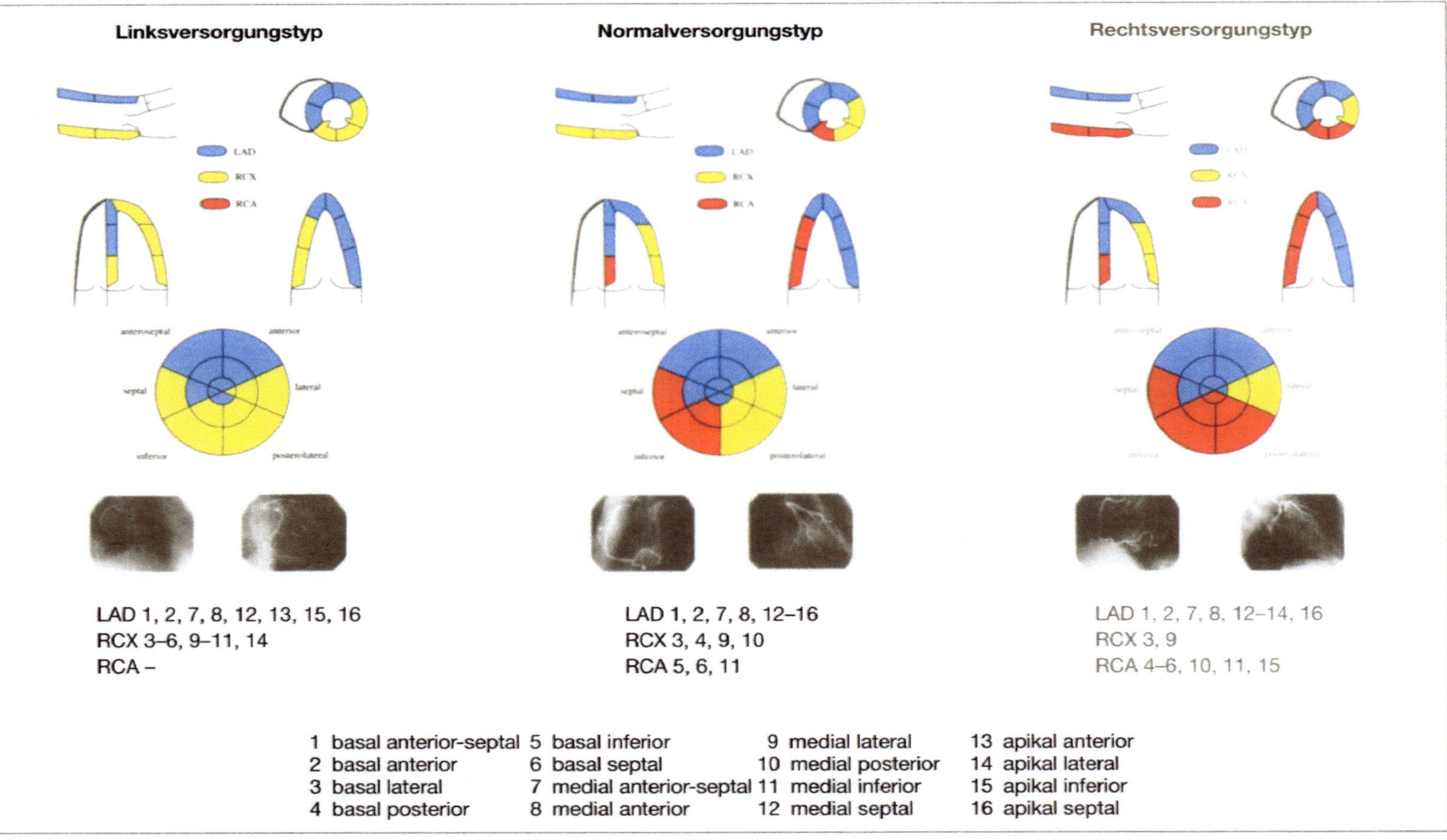

Abb. 7.5. Zuordnung der echokardiographischen linksventrikulären Wandsegmente (16-Segmenten-Modell; nach 3) zu den versorgenden Koronararterien in Abhängigkeit vom Versorgungstyp (mit Beispielen). **a.** Ausgeglichener Versorgungstyp. **b.** Linksversorgungstyp. **c.** Rechtsversorgungstyp

Ein grundsätzliches Problem bei der Einschätzung der hämodynamischen Relevanz einer Koronararterienstenose ist, daß die Koronarangiographie den morphologisch-anatomischen Zustand der Koronararterien und ihrer Stenosen darstellt. Abgesehen von hochgradigen, flußverzögernden Stenosen ist jedoch eine direkte Aussage über die funktionelle Relevanz einer Koronarstenose aus der Routine-Koronarangiographie nicht sicher möglich.

Die *funktionelle Relevanz einer Koronararterienstenose* wird von sehr vielen Faktoren beeinflußt (5, 9–11, 13, 18, 20, 27, 36). Hier sind insbesondere Geometrie und Langstreckigkeit der Stenose, Gefäßtonus, Spasmen, hintereinander geschaltete Stenosen, Thrombusformation, Plaqueruptur und Kollateralisation sowie myokardialer Sauerstoffbedarf, Blutviskosität, Hämoglobingehalt und weitere Faktoren zu nennen (siehe Tabelle 7.1). Tests, welche die funktionelle Relevanz von Koronarstenosen erfassen, sind daher häufig zusätzlich zur Koronarangiographie notwendig.

Zum Nachweis der funktionellen Relevanz einer Koronararterienstenose eignen sich Belastungstests, wie Belastungs-EKG, Streßechokardiographie und Myokardszintigraphie. Die Streßechokardiographie erlaubt wie die Myokardszintigraphie bei bekanntem Koronarstatus eine zuverlässige Zuordnung der ischämischen Myokardareale zu den entsprechenden Koronararterien.

7.5.2 Lävokardiographie - Inotrope Reserve - Vitalitätsdiagnostik

Zunehmende Bedeutung gewinnt in den letzten Jahren die myokardiale Vitalitätsdiagnostik bei Patienten mit bekannter KHK und nachweisbarer bedeutsamer myokardialer Wandbewegungsstörung unter körperlichen Ruhebedingungen. Die Lävokardiographie und die Echokardiographie sind sehr gut geeignete Methoden zur Erfassung von regionalen und globalen linksventrikulären Wandbewegungsstörungen. Asynerge Myokardareale sind

Tabelle 7.1. Einflußfaktoren auf die funktionelle Relevanz von Koronararterienstenosen

- Durchmesserstenose
- Flächenstenose
- Geometrie der Stenose (Darstellbarkeit bei Exzentrizität)
- Langstreckigkeit der Stenose
- Hintereinandergeschaltete Stenosen
- Gefäßgröße proximal und distal der Stenose
- Dynamische Komponenten: Gefäßtonus, Spasmus, Plaqueruptur, Thrombus
- Kollateralisation
- Masse des abhängigen Myokards
- Myokardialer Sauerstoff- und Substratbedarf
- Herzfrequenz
- Blutdruck / Perfusionsdruck
- Blutviskosität
- Sauerstoffkapazität des Blutes (Hämoglobingehalt etc.)
- Hypertrophie
- Wandspannung

nicht gleichzusetzen mit Myokardvernarbung oder Myokardnekrosen (6, 26). Ein kurzzeitiger Koronararterienverschluß kann zum Verlust der regionalen myokardialen Kontraktion führen (31). Nach Reperfusion kann diese lokale myokardiale Funktionseinschränkung länger fortbestehen und sich erst nach einer gewissen Zeit zurückbilden. Diesen Zustand des Myokards nennt man „Stunning“ (6). Chronisch ischämisches Myokard kann ebenfalls einen Verlust der myokardialen Kontraktion bei Erhalt des basalen Zellstoffwechsel und somit Verhinderung des Zelltodes aufweisen. Diesen Zustand des Myokards bezeichnet man als „Hibernation“ (26) (siehe auch Kapitel 2.2.2.4). Wird die Ischämie beseitigt, kann sich im Verlauf die myokardiale Funktionseinschränkung ebenfalls wieder zurückbilden. „Stunned“ und „hibernating myocardium“ besitzen beide das Erholungspotential – die *inotrope Reserve*. Diese inotrope Reserve ist u. a. durch Katecholamine provozierbar.

Für die Diagnose von „Stunning“ und „Hibernation“ ist die Kenntnis des Koronarstatus und die Frage der Vitalität des asynergen Myokardareals bedeutsam. Zur Klärung der Frage Vitalität ist insbesondere die Dobutamin-Streßechokardiographie neben szintigraphischen Methoden recht zuverlässig einsetzbar (2, 4, 19, 30). Auch hier sind für die Diagnostik die Koronarangiographie (Morphologie) und die Streßechokardiographie (Funktionalität) einander ergänzende Methoden (siehe auch Abb. 5.1 und Kapitel 5.1.6).

Oft ist insbesondere bei höhergradigen Koronarstenosen und myokardialen Ruhewandbewegungsstörungen mit und ohne Infarkt in der Vorgeschichte eine streßechokardiographische Unterscheidung zwischen „Hibernation“ oder „repetitivem Stunning“ in Folge repetitiver belastungsinduzierter Ischämien nicht möglich (17, 33). Beide Zustände beinhalten jedoch vitales und gefährdetes Myokard („jeopardized myocardium“) und weisen auf raschen Handlungsbedarf hin. Die diagnostische Suche nach Vitalität ist insbesondere bedeutsam aufgrund des inversen Zusammenhangs zwischen linksventrikulärer Funktion und Mortalität bei Koronarkranken (34) und aufgrund der Kenntnis der potentiell zunehmenden Verschlechterung der globalen linksventrikulären Funktion durch größere a-/dyskinetische Myokardareale („Remodelling“) (siehe auch Kapitel 2.2.2.5).

7.5.3 Funktionelle Ischämie- und Vitalitätsdiagnostik vor und nach Revaskularisation

Bei einer koronarangiographisch nachgewiesenen stenosierenden koronaren Herzkrankheit gibt es grundsätzlich drei Behandlungsmodalitäten: die medikamentös-konservative, die Katheter-interventionelle und die Bypass-chirurgische Therapie. Gesicherte Indikationen mit Verbesserung der Prognose der Patienten sind für die Bypass-Operation die > 50 % Hauptstammstenose und die koronare Mehrgefäßerkrankung unter Beteiligung des proximalen LAD, insbesondere bei schon vorliegender linksventrikulärer Dysfunktion (8).

Die Operationsletalität beträgt 2,1 % bis 6,5 % (28). Allgemein akzeptierte PTCA-Indikationen für Patienten mit chronischer stabiler Angina pectoris sind die koronare 1- und 2-Gefäßerkrankung mit normaler bzw. leicht eingeschränkter linksventrikulärer Funktion und *objektivem Ischämienachweis*. Erweiterte Indikationen bestehen bei Patienten mit chronisch stabiler Angina pectoris und koronarer Mehrgefäßerkrankung ohne Ansprechen auf medikamentöse Therapie oder nach Bypass-Operation sowie bei asymptomatischen Patienten mit deutlichem Ischämienachweis unter medikamentöser Therapie oder bei kurzzeitig zurückliegendem Infarkt mit Ischämie- oder Vitalitätsnachweis (22, 28). Die PTCA-Letalität liegt bei 0,2 % bis 2,2 % (28). Das Problem der PTCA ist die hohe Restenoserate von ca 20–40 % (12), wobei die Restenose ggf. höhergradiger ist als die primäre Stenose. Gängige Praxis ist nicht selten die Indikationsstellung zur PTCA nach koronarangiographisch-morphologischen Kriterien ohne Nachweis der funktionellen Relevanz der Koronararterienstenosen. In Anbetracht der Erläuterungen zur Morphologie und funktionellen Relevanz von Koronararterienstenosen, des Komplikations- und Restenoserisikos sind Funktionstests zur Frage des Ischämienachweises vor der myokardialen Revaskularisation insbesondere bei mittel- bis höhergradigen Stenosen und bei asymptomatischen Patienten notwendig (siehe Abb. 7.6). Hierzu sind Belastungsuntersuchungen wie die Streßechokardiographie oder nuklearmedizinische Tests sowie auch das Bela-

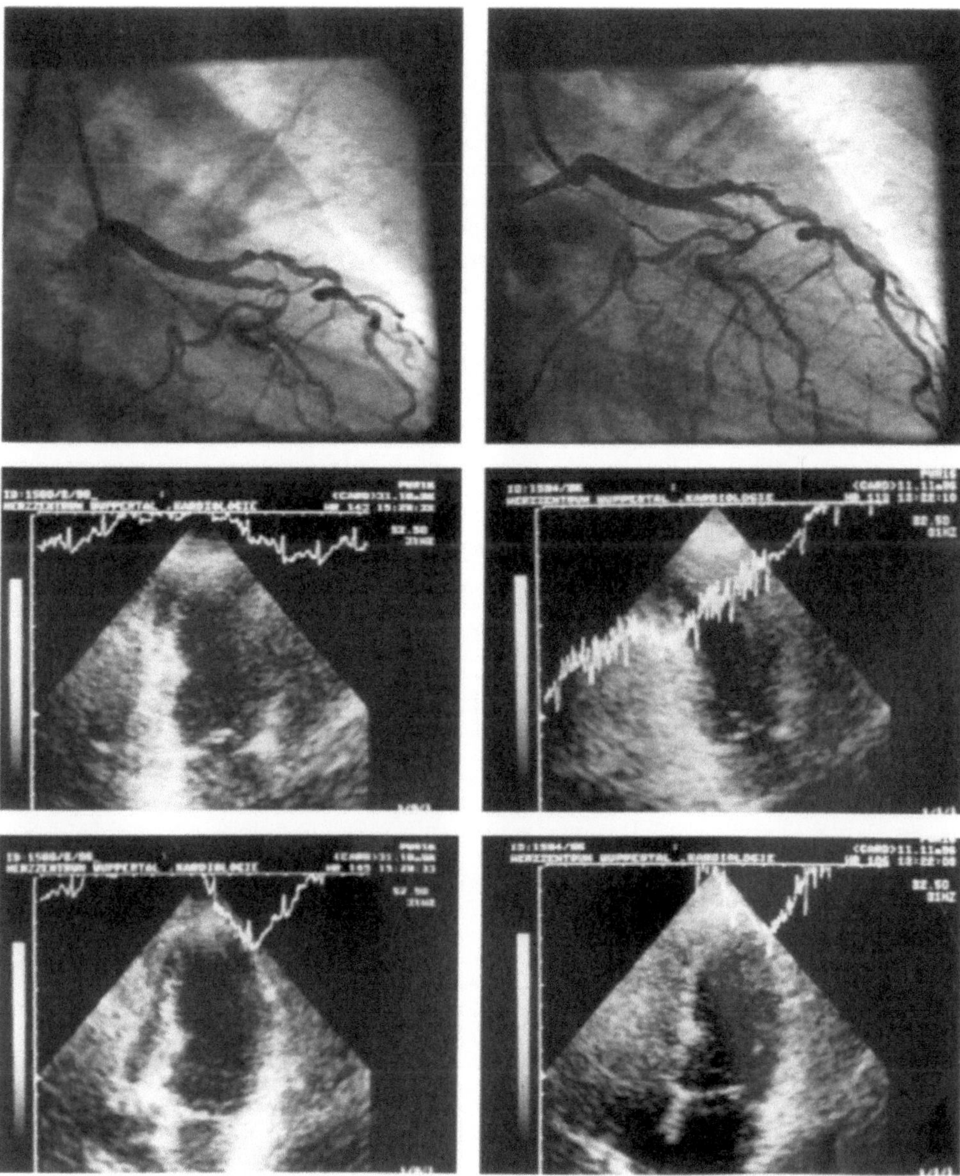

Abb. 7.6. Funktioneller Ischämienachweis bei einer mittel- bis höhergradigen proximalen LAD-Stenose vor PTCA (links) sowie deutlicher Befundbesserung 5 Tage nach effektiver PTCA (rechts). Endsystolischer apikaler 2- und 4-Kammerblick bei ergometrischer Belastung (125 Watt, halbliegend, seitlich kippbar)

stungs-EKG verwendbar. Zur Vitalitätsdiagnostik sind die Streßechokardiographie oder nuklearmedizinische Verfahren mit Thallium oder Fluordesoxyglukose als Stoffwechselmarker geeignet. Zu beachten sind falsch negative Befunde in der Funktionsdiagnostik. Gegebenenfalls sind verschiedene Methoden zu kombinieren.

Lediglich begrenzte Erfahrungen sind derzeit verfügbar über die streßechokardiographische Erfassung von Restenosen nach PTCA. Veröffentlichte Studien (1, 7, 25) zeigen Sensitivitäten von 67%–79% und Spezifitäten von 80–90% (siehe auch Kapitel 5). Eine Unterscheidung zwischen Restenose und neu aufgetretener Koronarstenose in einem benachbarten Gefäßareal der gleichen Koronararterie ist streßechokardiographisch nicht möglich, aber auch von untergeordneter klinischer Relevanz bei Stenose- und Ischämienachweis.

Zusammenfassend läßt sich festhalten, daß bei bekannter koronarer Herzkrankheit die Koronarangiographie und die Streßechokardiographie sehr häufig einander ergänzende Untersuchungsmethoden sind. Oft bringt erst die Kombination aus Koronarangiographie und Belastungsuntersuchung die notwendige Information zur funktionellen Relevanz einer Koronararterienstenose (Ischämienachweis) und zur inotropen Reserve (Vitalität) eines angiographisch kontraktionsgestörten Myokardareals und damit zum Festlegen des therapeutischen Procedere.

Literatur zu Kapitel 7.5

1. Aboul-Enein H, Bengston JR, Adams DB, Mostafa MA, Ibrahim MM, Hifny AA, Sheikh KH (1991) Effect of the degree of effort on exercise echocardiography for the detection of restenosis after coronary artery angioplasty. Am Heart J 122: 430–437
2. Afridi I, Kleiman NS, Rainzer AE, Zoghbi WA (1995) Dobutamine echocardiography in myocardial hibernation. Circulation 91: 663–670
3. American Society of Echocardiography Committee on Standards, Subcomittee on Quantitation of Two-Dimensional Echocardiograms: Schiller NB, Shah PM, Crawford M, DeMaria A, Devereux R, Feigenbaum H, Gutgesell H, Reichek N, Sahn D, Schnittger I, Silverman NH, Tajik AJ (1989) Recommendations for quantitation of the left ventricle by two-dimensional echocardiography. J Am Soc Echocardiogr 2: 358–367
4. Arnese M, Cornel JH, Salustri A, Maat APWM, Elhendy A, Reijs AEM, Ten Cate FJ, Keane D, Balk AHMM, Roelandt JRTC, Fioretti P (1993) Prediction of improvement of regional left ventricular function after surgical revascularization. Circulation 91: 2748–2752
5. Bache RJ, Schwartz JS (1982) Effect of perfusion pressure distal to a coronary stenosis on transmural myocardial blood flow. Circulation 65: 928–935
6. Braunwald E, Kloner RA (1982) The stunned myocardium: prolonged, postischemic ventricular dysfunction. Circulation 66: 1146–1149
7. Coma Canella I, Daza NS, Orbe LC (1992) Detection of restenosis with dobutamine stress test after coronary angioplasty. Am Heart J 124: 1196–1204
8. Crawford MH (1995) Current diagnosis & treatment in cardiology. Appleton & Lange, Norwalk, Connecticut
9. De Feyter PJ, Ozaki Y, Baptista J, Escaned J, Di Mario C, de Jaegere PPT, Serruys PW, Roelandt JRTC (1995) Ischemia-related lesion characteristics in patients with stable or unstable angina. Circulation 92: 1408–1413
10. Feldman RL, Nichols WW, Pepine CJ, Conti CR (1978) Hemodynamic significance of the length of a coronary arterial narrowing. Am J Cardiol 41: 865–871
11. Folland ED, Vogel RA, Hartigan P, Bates ER, Beauman GJ, Fortin T, Boucher C, Parisi AF and the Veterans Affairs ACME Investigators (1993) Relation between coronary artery stenosis assessed by visual, caliper, and computer methods and exercise capacity in patients with single-vessel coronary artery disease. Circulation 89: 2005–2014
12. Fortin DF, Tcheng JE, Hillegass WB, Phillips III HR (1994) Clinical management of restenosis. In: Roubin GS, Califf RM, O'Neill WW, Phillips III HR, Stack RS (eds) Interventional cardiovascular medicine. Churchill Livingstone, New York, Edinburgh, London, Madrid, Melbourne, Tokyo, pp 555–573
13. Gould KL, Lipscomb K (1974) Effects of coronary stenoses on coronary flow reserve and resistance. Am J Cardiol 34: 48–55

14. Gould KL, Kelley KO, Bolson EL (1982) Experimental validation of quantitative coronary arteriography for determining pressure-flow characteristics of coronary stenosis. Circulation 66: 930–937
15. Gould KL (1990) Functional measure of coronary stenosis severity at cardiac catheterization. JACC 16: 198–199
16. Harrison DG, White CW, Hiratzka LF, Doty DB, Barnes DH, Eastham CL, Macus ML (1984) The value of lesion cross-sectional area determined by quantitative coronary angiography in assessing the physiologic significance of proximal left anterior descending coronary arterial stenoses. Circulation 69: 1111–1119
17. Heusch G, Schulz R (1993) Chronic myocardial ischemia – hibernating myocardium: its characterization, its limitation. Z Kardiol 82: 133–141
18. Kirkeeide RL, Gould KL, Parsel L (1986) Assessment of coronary stenoses by myocardial perfusion imaging during pharmacologic coronary vasodilation. VII. Validation of coronary flow reserve as a single integrated functional measure of stenosis severity reflecting all its geometric dimensions. JACC 7: 103–113
19. Krahwinkel W, Ketteler T, Wolfertz J, Gödke J, Krakau I, Ulbricht LJ, Mecklenbeck W, Gülker H (1997) Detection of myocardial viability using stress-echocardiography. Eur Heart J 18 (Suppl D) D 111–116
20. Lu C, Picano E, Pingitore A, Sicari R, Tongiani R, Barrato M, Palmieri C, Marzilli M, L'Abbate A (1994) Complex coronary artery lesion morphology influences results of stress ecchocardiography. Circulation 91: 1669–1675
21. Nesto RW, Kowalchuk GJ (1987) The ischemic cascade: temporal sequence of hemodynamic, electrocardiographic and symptomatic expressions of ischemia. Am J Cardiol 59: 23C–30C
22. Ohman EM, Phillips III HR, Califf RM (1994) An approach to percutaneous revascularization in patients with stable coronary ischemia. In: Roubin GS, Califf RM, O'Neill WW, Phillips III HR, Stack RS (eds) Interventional cardiovascular medicine. Churchill Livingstone, New York, Edinburgh, London, Madrid, Melbourne, Tokyo, pp 217–237
23. Ozaki Y, Keane D, Herrman JP, Foley D, Haase J, den Boer A, di Mario C, Serruys PW (1995) Coronary arteriography for quantitative analysis: experimental and clinical comparison of cinefilm and video recordings. Am Heart J 129: 471–475
24. Picano E (1996) Stress echocardiography. Springer, Berlin, Heidelberg, New York
25. Pirelli S, Danzi GB, Alberti A, Massa D, Picallo G, Faletra F, Picano E, Campolo L, de Vita C (1991) Comparison of usefulness of high-dose dipyridamole echocardiography for detection of asymptomatic restenosis after coronary angioplasty. Am J Cardiol 67: 1335–1338
26. Rahimtoola SH (1989) The hibernating myocardium. Am Heart J 117: 211–221
27. Rentrop KP, Cohen M, Blanke H, Phillips RA (1985) Changes in collateral channel filling immediately after controlled coronary artery occlusion by an angioplasty ballon in human subjects. JACC 5: 587–592
28. Rutherford JD, Braunwald E (1992) Chronic ischemic heart disease. In: Braunwald E (ed) Heart disease: a textbook of cardiovascular medicine. WB Saunders, Philadelphia, pp 1292–1364
29. Rutishauser W, Krayenbühl HP (1982) Herz. In: Siegenthaler W (ed) Klinische Pathophysiologie. Georg Thieme, Stuttgart, New York, pp 607–677
30. Smart SC, Sawada S, Ryan T, Segar D, Atherton L, Berkowitz K, Bourdillon PDV, Feigenbaum H (1993) Low-dose dobutamine echocardiography detects reversible dysfunction after thrombolytic therapy of acute myocardial infarction. Circulation 88: 405–15
31. Tennant T, Wiggers CJ (1935) Effect of coronary occlusion on myocardial contraction. Am J Physiol 112: 351–361
32. Uren NG, Melin JA, de Bruyne B, Wijns W, Baudhuin T, Camici PG (1994) Relation between myocardial blood flow and the severity of coronary artery stenosis. N Engl J Med 330: 1782–1788
33. Vanoverschelde J-LJ, Wijns W, Depre C, Essamri B, Heyndrickx GR, Borgers M, Bol A, Melin JA (1993) Mechanism of chronic regional postischemic dysfunction in humans. Circulation 87: 1513–1523
34. Volpi A, De Vita C, Franzosi GM, Geraci E, Maggioni AP, Mauri F, Negri E, Santoro E, Tavazzi L, Tognoni G, the Ad hoc Working Group of the Gruppo Italiano della Sopravivenza nell'Infarto Miocardico (GISSI)-2 Data Base (1993) Determinants of 6 months mortality in survivors of myocardial infarction after thrombolysis. Circulation 88: 416–29
35. Wilson RF, Marcus ML, White CW (1987) Prediction of the physiologic significance of coronary arterial lesions by quantitative lesion geometry in patients with limited coronary artery disease. Circulation 75: 723–732
36. Zijlstra F, van Ommeren J, Reiber JHC, Serruys PW (1987) Does quantitative assessment of coronary artery dimensions predict the physiologic significance of a coronary stenosis? Circulation 75: 1154–1161

7.6 Streßechokardiographie und PET

Die Positronen-Emissions-Tomographie (PET) ist das zur Zeit am weitesten entwickelte nuklearmedizinische Verfahren in der kardialen Bildgebung.

Durch die im Vergleich zu anderen szintigraphischen Verfahren meßtechnisch bedingte hohe räumliche und zeitliche Auflösung können sowohl die regionale Perfusion als auch myokardiale Stoffwechselvorgänge qualitativ und quantitativ beurteilt werden. Neben der Beantwortung wissenschaftlicher Fragestellungen kann die PET auch klinisch zur Erkennung der koronaren Herzkrankheit (KHK) und zur Identifizierung postischämisch vitaler Myokardregionen eingesetzt werden (14).

Obwohl die PET im Vergleich zur etablierten Single-Photon-Emission-Computed-Tomography (SPECT)-Technik mit den Tracern Thallium-201 oder Tc-MIBI die sensitivere Methode zur Erkennung der KHK darstellt, ist ihr Einsatz durch die hohen Investitions- und Betriebskosten und die limitierte Verfügbarkeit sehr beschränkt.

Die Validierung von PET-Perfusionsuntersuchungen im Rahmen der *Ischämiediagnostik* wurde vornehmlich im Vergleich mit den Resultaten der Koronarangiographie in gleichen Patientengruppen durchgeführt. Zahlreiche Studien mit Perfusionstracern wie Rubidium-82 und N-13-Ammoniak haben gezeigt, daß das Vorliegen einer KHK mit großer diagnostischer Sicherheit durch die PET nachgewiesen werden kann (15).

Umfangreichere klinische Erfahrungen mit der PET und Vergleichsuntersuchungen zu anderen bildgebenden Verfahren wie Echokardiographie, Magnetresonanztomographie oder Thallium-201-SPECT liegen für die myokardiale *Vitalitätsdiagnostik* vor (3, 6, 10, 13, 15). Aufgrund der persistierenden Stoffwechselaktivität in vitalem Myokard, insbesondere der Aufnahme des Glukoseanalogons 18F-Fluorodeoxyglukose (FDG) im Vergleich zur regionalen Perfusion, kann die Myokardvitalität spezifisch identifiziert werden (6, 14, 16). Diese PET-Stoffwechseluntersuchungen sind durch eine hohe diagnostische Zuverlässigkeit (Sensitivität und Spezifität für die Erholung der kontraktilen Funktion nach Revaskularisation werden in der Literatur für die PET mit 70–95 % angegeben) gekennzeichnet und gelten zur Zeit als Referenzstandard für die Vitalitätsdiagnostik (9, 11).

Aufgrund der begrenzten klinischen Verfügbarkeit ist die PET zur Zeit nur als Referenzmethode für die individuelle Therapieentscheidung hinsichtlich revaskularisierender Maßnahmen oder Herztransplantation bei KHK-Patienten mit hohem Operationsrisiko, das heißt deutlich eingeschränkter LV-Funktion, zu sehen.

In der klinischen Routinediagnostik spielen andere nuklearmedizinische Methoden wie z. B. die Thalliumszintigraphie eine größere Rolle. Thallium-201 wird zur Vitalitätsdiagnostik in Kombination mit der SPECT-Technik eingesetzt, wobei die Thallium-201-Aufnahme nach Injektion die regionale Durchblutung des Myokard widerspiegelt. Thallium-201 verbleibt jedoch nicht im Myokard, sondern verteilt sich im Gewebe proportional zu der Verteilung von Kalium (4). Aufgrund dieser physiologischen Eigenschaft ist es möglich, mit einer Thallium-201-Injektion initial die myokardiale Durchblutung und dann später die Verteilung von vitalen Myokardzellen zu bestimmen. Neuere Modifikationen der Thalliumszintigraphie, insbesondere der Einsatz von Ruhe- bzw. Reinjektionsprotokollen, haben die Wertigkeit dieser Methode zur Erkennung vitaler Myokardregionen im Vergleich zur PET wesentlich verbessern können (5, 12) (siehe auch Kapitel 7.3).

Basierend auf der Eigenschaft vitaler Myokardregionen, auf eine Dobutaminstimulation mit einer Kontraktionsantwort reagieren zu können, hat sich die Dobutamin-Streßechokardiographie als kostengünstiges und weit verbreitetes Untersuchungsverfahren zu einer klinisch interessanten Alternative zu nuklearmedizinischen Methoden wie SPECT und PET im Rahmen der Vitalitätsdiagnostik entwickelt (1, 7, 8).

Dabei dient die echokardiographisch nachweisbare Induktion einer Kontraktionsreserve in primär akinetischen Myokardarealen unter niedrig dosierter Dobutamingabe (5–20 mcg/kg/min) als funktioneller Vitalitätsnachweis und prognostischer Indikator für eine Erholung der LV-Funktion nach Revaskularisierung (3) (siehe auch Kapitel 5.1.6 und 5.1.7). Die Abhängigkeit der transthorakalen Echokardiographie von der Qualität des akustischen Fensters kann durch die transösophageale Untersuchung (TEE) umgangen werden (2, 3), die aufgrund der verbesserten Bildqualität potentiell auch eine quantitative Bildanalyse durch Messung der systolischen Wanddickenzunahme erlaubt. Vergleichsuntersuchungen zwischen Dobutamin-Streßechokardiographie und PET (Abb. 7.7) zeigen in bezug auf die Erholung der Kontraktionsfunktion nach erfolgreicher Revaskularisierung eine hohe diagnostische Sicherheit sowohl für die dobutamininduzierbare Kontraktionsreserve (90%) als auch für den metabolischen Vitalitätsnachweis mit FDG (86%) ohne signifikante Unterschiede zwischen beiden Vitalitätsparametern (3). Dem Nachteil der im Vergleich zu szintigraphischen Verfahren ausgeprägten Untersucherabhängigkeit echokardiographischer Vitalitätsuntersuchungen sowie des semi-invasiven Vorgehens bei Einsatz der Streß-TEE stehen eine Reihe von Vorteilen gegenüber. Dazu gehört in erster Linie die breite klinische Verfügbarkeit der Echokardiographie, die fehlende Strahlenbelastung, funktionelle und morphologische Zusatzinformationen und niedrige Kosten gegenüber der PET-Untersuchung.

Die obere Bildreihe in Abb. 7.7 zeigt eine Streß-TEE-Untersuchung im Vergleich zur FDG-PET bei einem Patienten mit Z. n. Anteroseptalinfarkt vor 6 Monaten. Dargestellt sind ein systolischer transgastraler TEE-Kurzachsenschnitt unter Ruhebedingungen (links) und unter niedrig dosierter Dobutamingabe (10 mcg/kg/min) (Mitte) sowie der korrespon-

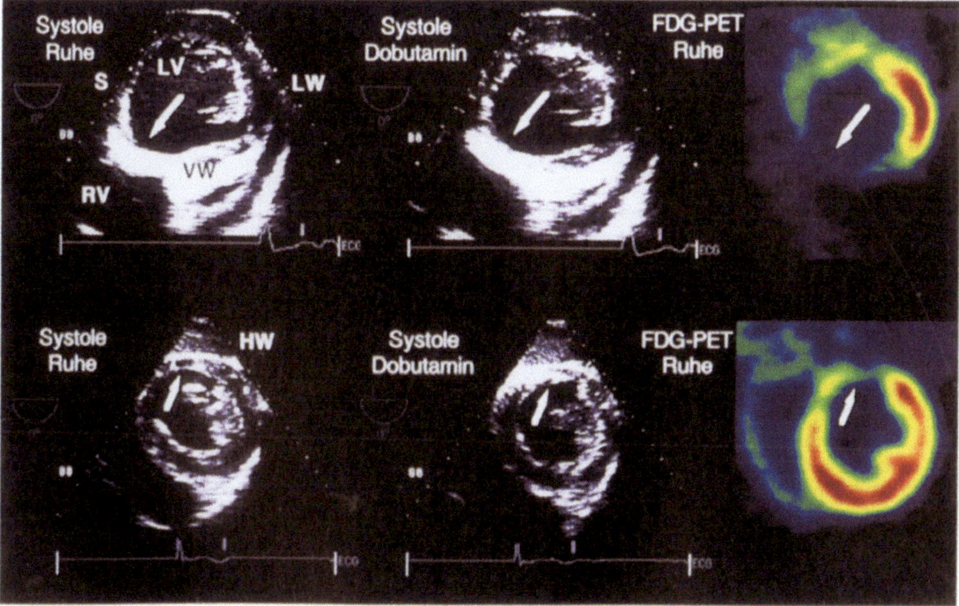

Abb. 7.7. Dobutamin-TEE und FDG-PET in der myokardialen Vitalitätsdiagnostik

dierende FDG-PET Kurzachsenschnitt (rechts), der entsprechend der TEE-Schnittführung reorientiert wurde. Unter Ruhebedingungen (links) und unter Dobutaminstimulation (Mitte) zeigt sich eine deutliche Wandverdünnung anteroseptal (Pfeile) sowie eine fehlende systolische Wanddickenzunahme (links) bzw. dobutamininduzierbare Kontraktionsreserve (Mitte) als Parameter für fehlende regionale Vitalität bzw. Narbengewebe. Im korrespondierenden FDG-Kurzachsenschnitt kommt anteroseptal (Pfeil) ein kompletter FDG-Belegungsdefekt zur Darstellung und bestätigt die echokardiographische Diagnose fehlender Vitalität anteroseptal.

Die untere Bildreihe zeigt ebenfalls eine Streß-TEE-Untersuchung im Vergleich zur FDG-PET. Bei einem Patienten mit Z. n. Hinterwandinfarkt vor 8 Monaten sind ein systolischer transgastraler TEE-Kurzachsenschnitt unter Ruhebedingungen (links) und unter niedrig dosierter Dobutamingabe (10 mcg/kg/min) (Mitte) sowie der korrespondierende FDG-PET Kurzachsenschnitt (rechts) dargestellt. Unter Ruhebedingungen (links) findet sich zwar keine bedeutsame Wandverdünnung im Infarktareal (Pfeil), aber im Vergleich zur Vorderwand (VW) und Lateralwand (LW) eine reduzierte Wanddickenzunahme der Hinterwand (HW). Während der Dobutaminstimulation (Mitte) läßt sich, abgesehen von einer kleinen inferolateralen Zone, eine diskrete dobutamininduzierbare Wanddickenzunahme der Hinterwand (HW) als Hinweis auf postinfarziell vitales Myokard nachweisen (Pfeil). Der korrespondierende FDG-Kurzachsenschnitt zeigt bis auf einen zirkumskripten inferolateralen FDG-Belegungsdefekt (Pfeil) eine persistierende metabolische Aktivität im Bereich der Hinterwand entsprechend dem Streß-TEE-Befund.

> Weitere Studien an größeren Patientenkollektiven sind notwendig, um zu klären, ob die dobutamininduzierbare Kontraktionsreserve in akinetischen Myokardregionen eine höhere prognostische Wertigkeit für die linksventrikuläre Erholung nach Revaskularisation hat als der Nachweis persistierender metabolischer Aktivität oder Perfusion mit der PET.

Literatur zu Kapitel 7.6

1. Afridi I, Kleiman NS, Raizner AE, Zoghbi WA (1995) Dobutamine echocardiography in myocardial hibernation. Circulation 91: 663-670
2. Baer FM, Voth E, Deutsch H, Schneider CA, Schicha H, Sechtem U (1994) Assessment of viable myocardium by dobutamine-transesophageal-echocardiography and comparison with ^{18}F-fluorodeoxyglucose positron emission tomography. J Am Coll Cardiol 24: 343–353
3. Baer FM, Voth E, Deutsch H et al (1996) Predictive value of low-dose dobutamine transesophageal echocardiography and fluorine-18 fluorodeoxyglucose positron emission tomography for the recovery of regional left ventricular function after successful revascularization. J Am Coll Cardiol 28: 60–69
4. Beller G, Watson D, Ackel P, Pohost G (1980). Time course of thallium-201 redistribution after transient myocardial ischemia. Circulation 61: 791–797
5. Bonow RO, Dilsizian V, Cuocolo A, Bacharach SL (1991) Myocardial viability in patients with chronic coronary artery disease and left ventricular dysfunction: thallium-201 reinjection versus ^{18}F-fluorodeoxyglucose. Circulation 83: 26–378
6. Brunken R, Schwaiger M, Grover-McKay M, Phelps ME, Tillisch J, Schelbert HR (1987) Positron emission tomography detects tissue metabolic activity in myocardial segments with persistent thallium defects. J Am Coll Cardiol 10: 557–67
7. Cigarroa CG, de Filippi CR, Brickner ME, Alvarez LG, Wait MA, Grayburn PA (1993) Dobutamine stress echocardiography identifies hibernating myocardium and predicts recovery of left ventricular function after coronary revascularization. Circulation 88: 430–436
8. LaCanna G, Alfieri O, Giubbini R, Gargano M, Ferrari R, Visioli O (1994) Echocardiography during infusion of dobutamine for identification of reversible dysfunction in patients with chronic coronary artery disease. J Am Coll Cardiol 23: 617–627

9. Lucignani G, Paolini G, Landoni C et al. (1992) Presurgical identification of hibernating myocardium by combined use of technetium-99m hexakis 2-methoxyisobutylisonitrile single photon emission tomography and fluorine-[18] fluoro-2-deoxy-D-glucose positron emission tomography in patients with coronary artery disease. Eur J Nucl Med 19: 874–881
10. Marwick TH, MacIntyre WJ, Lafont A, Nemec JJ, Salcedo EE (1992) Metabolic responses of hibernating and infarcted myocardium to revascularization. A follow-up study of regional perfusion, function and metabolism. Circulation 85: 1347–53
11. Marwick TH, MacIntyre W, Lafont A, Nemec J, Salcedo E (1992) Prediction of post exercise fluor-18-deoxyglucose positron emission tomography of improvement in exercise capacity after revascularization. Am J Cardiol 69: 854–859
12. Ragosta M, Beller GA, Watson DD, Kaul S, Gimple LW (1993) Quantitative planar rest-redistribution 210-Tl imaging in detection of myocardial viability and prediction of improvement in left ventricular function after coronary artery bypass surgery in patients with severely depressed left ventricular function. Circulation 87: 1630–41
13. Rahimtoola SH (1989) The hibernating myocardium. Am Heart J 17: 211–221
14. Schwaiger M (1996) Indikationen für die klinische Anwendung der Positronen Emissions Tomographie in der Kardiologie. Positionsbericht der Arbeitsgruppe PET-Kardiologie der Deutschen Gesellschaft für Nuklearmedizin und des Arbeitskreises Nuklearkardiologie der Deutschen Gesellschaft für Kardiologie. Z Kardiol 85: 453–486
15. Stewart RE, Schwaiger M, Molina E et al. (1991) Comparison of rubidium-82 positron emission tomography and thallium-201 SPECT imaging for the detection of coronary artery disease. Am J Cardiol 67: 1303–1310
16. Tillisch J, Brunken R, Marshall R et al (1986) Reversibility of cardiac wall motion abnormalities predicted by positron emission tomography. N Engl J Med 314: 884–8

7.7 Streßechokardiographie-Techniken im Literaturvergleich zu Referenzmethoden und untereinander

In den Tabellen 7.2–7.7 sind statistische Kennwerte und weitere die diagnostische Zuverlässigkeit verschiedener Streßechokardiographie-Techniken beschreibende Parameter unter Bezug auf die jeweiligen Referenzmethoden synoptisch in Literaturübersichten dargestellt.

Zum Schluß dieses Kapitels möchte ich noch eine durchaus persönlich gefärbte Wertung der drei am häufigsten eingesetzten funktionsdiagnostischen Belastungsmethoden in der Kardiologie vornehmen (Abb. 7.8).

Der Stellenwert der einzelnen Methoden hängt nicht nur wissenschaftlich, sondern gerade auch unter praktischen Gesichtspunkten des klinischen Alltags ganz entscheidend von der spezifischen Indikation ab.

So bedürfen komplexe Fragen im Rahmen einer KHK zunächst einer koronarmorphologischen Abklärung. Ergeben sich daraus dann Fragen zum weiteren Procedere, kommen u. U. die genannten funktionellen Methoden in ihren spezifischen Indikationsschwerpunkten zum Einsatz. Vorrang gebührt sicherlich dem Belastungs-EKG, weil es am weitesten verbreitet, allgemein akzeptiert und darüber hinaus noch kostengünstig ist. Kann es aus unterschiedlichen Gründen entweder gar nicht zum Einsatz kommen oder bleiben seine Ergebnisse diagnostisch nicht verwertbar, so wetteifern nuklearmedizinische und echokardiographische Methoden um die verbleibenden Indikationsschwerpunkte. Relativ leicht fällt die Entscheidung in allen Fällen offensichtlicher technisch-methodischer Limitationen.

So ist es mit den verbreiteten Thallium-SPECT-Protokollen derzeit kaum möglich, Aussagen zur Ischämieschwelle zu machen, die generell zur Beurteilung der Belastbarkeit kardiologischer Patienten, besonders aber zur gutachterlichen und sozialmedizinischen Beurteilung von großer Bedeutung ist. Da die Radionuklidventrikulographie in Deutschland nicht sehr verbreitet ist, stehen mit Ausnahme der Volumen-Ejektionsdynamik bei der

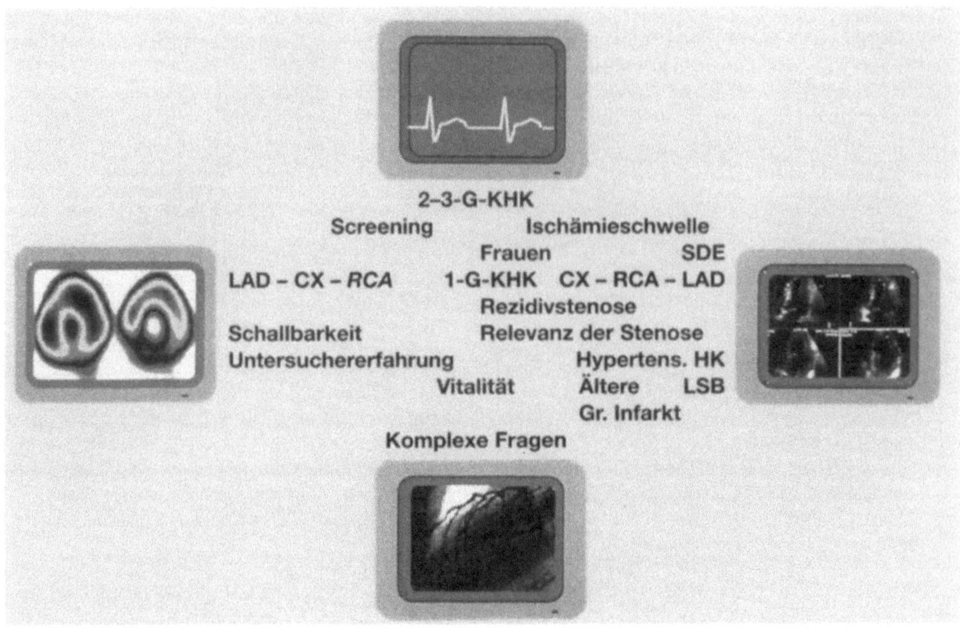

Abb. 7.8. Differentialindikationen im Spektrum kardiologischer Funktionsdiagnostik

Aorteninsuffizienz für alle streß(-doppler-)echokardiographischen Untersuchungen hämodynamischer Fluß-, Gradienten- und Druck-Parameter nuklearmedizinische Verfahren routinemäßig kaum zur Verfügung.

Ist die Schallbarkeit andererseits stark eingeschränkt, bieten sich nuklearmedizinische Methoden für viele Indikationen an. Schallbarkeit ist allerding ein sehr relatives Kriterium und sehr von der Untersuchererfahrung abhängig. Bei der koronaren Eingefäßerkrankung hat die Streßechokardiographie im RCX-, in geringem Maße auch im RCA-Versorgungsgebiet gewisse Sensitivitätslimitationen, die SPECT-Technik durchaus nicht selten insbesondere bei Frauen im RCA-Versorgungsgebiet. Aus diesen und auch aus Gründen der Strahlenexposition bietet sich gerade bei Frauen die echokardiographische Methode vorrangig an. Ähnliches gilt auch für ältere und alte Patienten, für deren „disease management“ die Schwelle (dynamische Technik!) einer Ischämiereaktion auf dem Boden einer signifikant stenosierenden koronaren Herzkrankheit wichtiger ist als der bloße Nachweis einer Ischämiereaktion an sich oder gar nur einer Perfusionsinhomogenität. Auch bei der differentialdiagnostischen Abklärung einer vermuteten KHK gegenüber einer hypertensiven Herzkrankheit und bei Patienten mit einem Linksschenkelblock gebührt den echokardiographischen Techniken der Vorzug aufgrund der bekannten methodischen Limitationen der SPECT-Untersuchung bei diesen Indikationen. Ebenfalls methodisch bedingt ist die höhere Sensitivität der SPECT-Technik bei der Primärdiagnostik der KHK, die jedoch durch ihre deutlich schlechtere Spezifität stark relativiert wird (siehe auch Kapitel 7.3). Demgegenüber bieten die streßechokardiographischen Verfahren Vorteile bei vielen Indikationen vor und nach interventionellen Eingriffen, da sie ihre größte Sensitivität erst bei ca. 50–70 % Stenosen aufweisen.

Funktionelle Vitalitätsdiagnostik schließlich scheint mit beiden Methoden zuverlässig möglich (nähere Einzelheiten siehe Kapitel 5.1.6 und 5.1.7). Welcher der beiden Methoden unter Berücksichtigung ihrer jeweiligen Indikationsschwerpunkte der Vorzug unter Wirtschaftlichkeitsaspekten gebührt, ist derzeit Gegenstand wissenschaftlicher Untersuchungen (siehe Kapitel 11.1.3.2).

Tabelle 7.2. Diagnostische Zuverlässigkeit der dynamisch-ergometrischen Belastungsechokardiographie

7.2a. Diagnostische Zuverlässigkeit der dynamisch-ergometrischen Streßechokardiographie im Vergleich zum Belastungs-EKG. Referenz: Koronarangiographie bzw. SPECT/PET

Autor	Jahr	n	Sensitivität Echo (%)	Sensitivität Ergo (%)	Spezifität Echo (%)	Spezifität Ergo (%)
Morganroth	81	30	63	63	91	91
Maurer	81	36	83	52	92	77
Limacher	83	73	91	86	88	94
Armstrong	86	59	80	59	87	89
Ryan	88	64	78	60	100	50
Marwick	90	150	84	63	86	74
Pozzoli	90	75	71	55	96	81
Ryan	88	309	91	40	78	89
Galanti	91	53	93	78	96	65
Crouse	91	228	97	51	64	62
Marwick	92	82	87	63	82	74
Hecht	93	180	93	52	86	86
Mertes	93	150	87	58	80	–
		1489	**85**	**60**	**87**	**78**

7.2b. Diagnostische Zuverlässigkeit der dynamisch-ergometrischen Streßechokardiographie im Vergleich zu den nuklearmedizinischen Techniken. Referenz: Koronarangiographie

Autor	Jahr	n	Sensitivität Echo (%)	Sensitivität SPECT (%)	Spezifität Echo (%)	Spezifität SPECT (%)
Wann	79	6	33	67	100	100
Maurer	81	36	83	74	92	92
Limacher	83	24	92	71	88	82
Visser	83	35	86	91	92	100
Crawford	84	18	89	77	–	–
Parodi	89	79	73	77	84	84
Galanti	91	53	93	100	96	92
Perin	91	25	58	95	100	50
Simonetti	91	35	86	91	92	100
Pozzoli	91	75	71	84	96	88
Salustri	92	44	86	83	85	64
Quinones	92	112	74	76	88	81
Marwick	93	217	72	76	83	67
Hecht	93	180	93	52	86	86
Marwick	93	97	58	86	87	71
Haug	96	423	77	86	92	88
		1459	**76**	**80**	**91**	**83**

7.2c. Diagnostische Zuverlässigkeit der dynamisch-ergometrischen Streßechokardiographie im Vergleich zur Koronarangiographie. Referenz: Koronarangiographie

Autor	Jahr	n	Sensitivität (%)	Spezifität (%)
Wann	79	28	87	100
Morganroth	81	55	66	91
Maurer	81	48	86	69
Visser	83	52	77	92
Limacher	83	73	91	88
Robertson	83	30	100	75
Limacher	83	77	91	88
Berberich	84	29	94	94
Ginzton	86	41	100	100
Armstrong	86	95	88	87
Armstrong	87	123	88	86
Ryan	88	64	78	100
Voelker	88	56	41	100
Sawada	89	57	86	86
Sheikh	90	34	81	92
Crouse	91	228	97	64
Mertes	91	150	87	80
Agati	91	57	81	63
Galanti	91	53	93	92
Lethen	91	27	73	85
Quinones	92	112	85	88
Marwick	92	150	84	86
Pozzoli	92	75	71	88
Salustri	92	44	86	64
Quinones	92	112	74	81
Hecht	93	180	93	86
Ryan	93	309	91	78
Mertes	93	86	83	85
Hecht	93	136	94	88
Hecht	93	71	90	80
Faletra	93	23	56	–
Marwick	95	200	80	6 2
Roger	95	127	84	87
Haug	96	423	77	92
		3425	**83**	**85**

Tabelle 7.3. Diagnostische Zuverlässigkeit der Dobutamin- bzw. Arbutamin-Streßechokardiographie

7.3a. Diagnostische Zuverlässigkeit der Dobutamin- bzw. Arbutamin-Streßechokardiographie im Vergleich zum Belastungs-EKG. Referenz: Koronarangiographie bzw. SPECT/PET

Autor	Jahr	n	Sensitivität Echo (%)	Sensitivität Ergo (%)	Spezifität Echo (%)	Spezifität Ergo (%)
Palac	84	39	84	60	86	79
Berthe	86	30	85	42	88	73
Salustri	90	35	62	46	67	89
Hoffmann	91	48	88	64	84	85
Sawada	91	55	89	23	85	95
Cohen	91	70	86	12	95	95
Salustri	92	52	54	24	80	100
Marcowitz	92	141	96	17	66	–
Mazeika	92	50	78	72	93	71
Mazeika	92	50	64	47	93	71
Marwick	93	217	72 (Arb)	28	83	94
Marwick	93	86	54	77	83	43
Marwick	94	86	65	73	68	70
Wu	96	104	94	76	92	38
Dodi	96	26	88	54	–	–
		1089	**77**	**48**	**83**	**77**

7.3b. Diagnostische Zuverlässigkeit der Dobutamin- bzw. Arbutamin-Streßechokardiographie im Vergleich zu den nuklearmedizinischen Techniken. Referenz: Koronarangiographie

Autor	Jahr	n	Sensitivität Echo (%)	Sensitivität SPECT (%)	Spezifität Echo (%)	Spezifität SPECT (%)
Takeuchi	93	120	85	89	93	85
Günalp	93	19	70	90	89	89
Marwick	93	219	72	76	83	67
Forster	93	21	75	83	89	89
Senior	95	61	93	95	94	71
Hoffmann	96	34	91	94	81	75
SanRoman	96	47	73	73	94	65
Elhendy	97	72	68	64	93	90
		593	**78**	**83**	**90**	**79**

7.3c. Diagnostische Zuverlässigkeit der Dobutamin- bzw. Arbutamin-Streßechokardiographie im Vergleich zur Koronarangiographie. Referenz: Koronarangiographie

Autor	Jahr	n	Sensitivität (%)	Spezifität (%)
Palac	84	39	84	86
Berthe	86	30	85	88
Sawada	91	55	89	85
Previtali	91	35	68	100
Cohen	91	70	86	95
Sawada	91	103	95	77
Cohen	91	70	86	95
Lane	91	38	100	56
Lalka	92	60	85	44
Mazeika	92	50	78	93
Mertes	92	280	76	–
McNeill	92	80	70	88
Salustri	92	52	54	80
Martin	92	40	76	60
Segar	92	85	95	82
Marcovitz	92	141	96	66
Mazeika	92	50	64	93
Salustri	92	46	57	78
McNeill	92	80	70	88
Jaarsma	92	69	66	–
Eichelberger	92	70	100	66
Ginzton	93	45	97	–
Boccanelli	93	83	83	100
Lanzarini	93	80	79	83
Agrawal	93	51	86	–
Marwick	93	97	85	82
Günalp	93	27	83	89
Forster	93	21	75	89
Marwick	93	217	72	83
Hoffmann	93	60	79	83
Previtali	93	80	79	83
Takeuchi	93	120	85	93
Baudhuin	93	136	79	83
Poldermans	93	131	100	83
Beleslin	94	136	82	76
Afridi	94	45	71	–
Ostojic	94	150	75	79
Prince	94	81	90	94
Daoud	95	76	92	73
Senior	95	61	93	94
Sochowski	95	46	68	81
Dagianti	95	60	72	97
Ho	95	54	93	73
Chan	95	137	88	83
Derumeaux	95	41	86	91
Bigi	95	121	84	93
Marwick	95	200	73	84
Bartunek	95	75	80	88
Schüpfer	96	98	91	86
Noto	96	50	90	100
Kisacik	96	69	94	86
		4191	**82**	**84**

Tabelle 7.4. Diagnostische Zuverlässigkeit der Dipyridamol- bzw. Adenosin-Streßechokardiographie

7.4a. Diagnostische Zuverlässigkeit der Dipyridamol- bzw. Adenosin-Streßechokardiographie im Vergleich zum Belastungs-EKG. Referenz: Koronarangiographie bzw. SPECT/PET

Autor	Jahr	n	Sensitivität Echo (%)	Sensitivität Ergo (%)	Spezifität Echo (%)	Spezifität Ergo (%)
Picano	85	66	56	62	100	69
Picano	85	66	56	36	100	88
Picano	86	93	74	69	100	71
Picano	86	93	74	61	100	86
Margagnato	87	21	52	43	–	–
Massini	88	68	77	69	93	52
Massini	88	83	79	62	93	50
Picano	88	33	88	75	89	89
Cohen	89	50	81	17	93	100
Agati	90	42	82	38	100	100
Zoghbi	91	33	60	45	92	100
Mazeika	92	55	40	38	93	80
Marwick	93	97	58	23	87	90
Severi	94	429	75	74	90	51
		1229	**68**	**51**	**95**	**79**

7.4b. Diagnostische Zuverlässigkeit der Dipyridamol- bzw. Adenosin-Streßechokardiographie im Vergleich zu den nuklearmedizinischen Techniken. Referenz: Koronarangiographie

Autor	Jahr	n	Sensitivität Echo (%)	Sensitivität SPECT (%)	Spezifität Echo (%)	Spezifität SPECT (%)
Nguyen	90	25	60	90	100	100
Perin	91	25	58	95	100	50
Simonetti	91	35	86	91	92	100
Amanullah	93	40	74	94	100	100
Marwick	93	97	58	86	87	71
		222	**67**	**91**	**96**	**84**

7.4c. Diagnostische Zuverlässigkeit der Dipyridamol- bzw. Adenosin-Streßechokardiographie im Vergleich zur Koronarangiographie. Referenz: Koronarangiographie

Autor	Jahr	n	Sensitivität (%)	Spezifität (%)
Picano	85	66	56	100
Picano	85	75	56	100
Picano	86	103	74	100
Picano	86	93	74	100
Picano	86	93	53	100
Picano	87	40	72	100
Labovitz	88	55	64	100
Masini	88	83	79	93
Picano	88	33	88	89
Labovitz	88	48	64	80
Cohen	89	50	81	93
Massa	89	52	90	–
Kujacic	90	17	88	–
Nguyen	90	25	10	100
Agati	90	42	82	100
Traktenbroic	90	59	83	76
Nguyen	91	25	40	100
Zoghbi	91	73	85	92
Tischler	91	109	88	98
Bolognese	91	94	67	100
Zoghbi	91	33	60	92
Picano	91	445	96	96
Previtali	91	35	57	100
Mazeika	91	34	18	93
Previtali	91	35	57	100
Simonetti	91	110	69	–
Mazeika	92	55	60	93
Martin	92	40	56	67
Salustri	92	46	64	89
Pingitore	92	130	87	94
Agati	92	32	92	100
Mazeika	92	55	40	93
Martin	92	40	40	93
Beleslin	93	31	71	100
Lanzarini	93	80	60	96
Lanzarini	93	46	74	75
Marwick	93	97	58	87
Heinle	93	16	56	–
Bjoernstad	93	30	78	100
Agati	94	42	82	100
Fukai	95	86	65	100
		2753	**67**	**92**

Tabelle 7.5. Diagnostische Zuverlässigkeit sonstiger Streßechokardiographie-Techniken

7.5a. Pacing-TEE. Referenz: Koronarangiographie bzw. SPECT/PET

Autor	Jahr	n	Sensitivität (%)	Spezifität (%)
McKay	84	25	85	75
Heller	84	22	94	83
Chapman	84	24	87	100
Iliceto	85	81	91	88
Iliceto	86	176	89	84
Matthews	89	22	71	75
Lambertz	90	50	93	100
Hoffmann	91	50	93	100
Zabalgoitia	91	36	90	93
Kamp	92	83	83	94
Hoffmann	92	50	84	87
Norris	93	30	86	89
Hoffmann	94	60	84	85
Nixdorff	95	28	81	93
Res	95	69	82	90
		759	**86**	**91**

7.5b. Pharmakologische Streß-TEE. Referenz: Koronarangiographie bzw. SPECT/ PET

Autor	Jahr	n	Sensitivität (%)	Spezifität (%)
Agati	92	32	92	100 (Dipy)
Panza	94	76	89	100 (Dobu)
Prince	94	81	90	94 (Dobu)
Frohwein	95	45	82	93 (Dobu)
Hoffmann	96	60	93	93 (Dobu)
		294	**89**	**96**

Tabelle 7.6. Diagnostische Zuverlässigkeit verschiedener Streßechokardiographie-Techniken im Vergleich untereinander. Referenz: Koronarangiographie bzw. SPECT/PET

Autor	Jahr	n	Sensitivität (%)					Spezifität (%)				
			Dob	Dipy	Dyn	Ade	Pac	Dob	Dipy	Dyn	Ade	Pac
Previtali	91	35	68	57				100	100			
Cohen	92	136	86		78			87		87		
Salustri	92	46	57	64				78	89			
Martin	92	40	76	56		40		60	67		93	
Previtali	93	80	79	60				83	96			
Boccanelli	93	83	83	69				100	100			
Lanzarini	93	80	79	60				83	96			
Hoffmann	93	66	79		80			81		87		
Beleslin	94	136	82	74	88			77	94	82		
Ostojic	94	56	86	73	93			89	96	95		
Marangelli	94	60		43	89		83		92	88		76
Dagianti	95	60	72	52	76			97	97	94		
Ostojic	95	150	75	71				79	89			
Sochowski	95	46	71	67				82	86			
			76	**62**	**84**	**(40)**	**(83)**	**84**	**92**	**89**	**(93)**	**(76)**

Tabelle 7.7. Diagnostische Zuverlässigkeit verschiedener Streßechokardiographie-Techniken bei ausgewählten Indikationen und Subpopulationen

7.7a. Ältere Patienten

Autor	Jahr	n	Sensitivität(%)	Spezifität (%)	Methode
Poldermanns	93	131	100	83	Dobutamin
Camerieri	93	190	52	83	Dipyridamol
Anthopoulos	96	120	87	84	Dobutamin
Anthopoulos	96	120	66	90	Adenosin
Haug	96	33	89	92	Dynamisch
		594	**86**	**87**	

7.7b. Frauen

Autor	Jahr	n	Sensitivität (%)	Spezifität (%)	Methode
Massini	88	43	79	93	Dipyridamol
Sawada	89	57	86	86	Dynamisch
Marwick	94	161	81	80	Dynamisch
Williams	94	70	88	84	Dynamisch
Roger	95	96	79	37	Dynamisch
Tawam	95	51	74	90	Dobutamin
Takeuchi	96	70	75	92	Dobutamin
Sonoda	96	111	81	95	Dobutamin
Lang/Haug	96	85	77	93	Dynamisch
		744	**80**	**83**	

7.7c. Patienten mit Linksschenkelblock

Autor	Jahr	n	Sensitivität Echo (%)	Sensitivität SPECT (%)	Spezifität Echo (%)	Spezifität SPECT (%)	Koronarielles Versorgungsgebiet
Mairesse	94	24	85	85	73	64	RCX und RCA
			83	100	92	0	LAD
Mairesse	95	22	100	90	75	75	RCX und RCA
			75	75	64	14	LAD

Literatur zu Kapitel 7.7.

1. Aboul-Enein H, Bengtson JR, Adams DB, Mostafa MA, Ibrahim MM, Hifny AA, Sheikh KH (1991) Effect of the degree of effort on exercise echocardiography for the detection of restenosis after coronary artery angioplasty. Am Heart J 122: 430–437
2. Afridi I, Quinones MA, Zoghbi WA, Cheirif J (1994) Dobutamine stress echocardiography: Sensitivity, specificity, and predictive value for future cardiac events. Am Heart J 127: 1510–1515
3. Agati L, Arata L, Luongo R, Iacoboni C, Renzi M, Vizza CD, Penco M, Fedele F, Dagianti A (1991) Assessment of Severity of Coronary Narrowings by Quantitative Exercise Echocardiography and Comparison with Quantitative Arteriography. Am J Cardiol 67: 1201–1207
4. Agati L, Voci P, Bilotta F, Luongo R, Iacoboni C, Fedele F, Dagianti A (1994) Dipyridamole myocardial contrast echocardiography in patients with single-vessel coronary artery disease: Perfusion, anatomic, and functional correlates. Am Heart J 128: 28–35
5. Agrawal R, Schröder K, Wilkenshoff U, Dingerkus H, Völler H et al (1993) Does the addition of atropine increase the diagnostic accuracy of dobutamine stress echocardiography? Eur Heart J 14 (Suppl): 287
6. Akosah KO, Hanrahan JS, Prinz AW, Jackson PA, Mohanty PK (1996) Dobutamine Stress Echocardiography Done Early After Transplant Predicts Development of Accelerated Allograft Coronary Artery Disease. Circulation 94: I–25
7. Amanullah AM, Lindvall K, Bevegard S (1992) Exercise Echocardiography after Stabilization of Unstable Angina: Correlation With Exercise Thallium-201 Single Photon Emission Computed Tomography. Clin Cardiol 15: 585–589
8. Amanullah AM, Lindvall K, Bevegard S (1993) Prognostic significance of exercise thallium-201 myocardial perfusion imaging compared to stress echocardiography and clinical variables in patients with unstable angina who respond to medical treatment. Int J Cardiol 39: 71–78
9. Anthopoulos LP, Bonou MS, Kardaras FG, Sioras EP, Kardara DN, Sideris AM, Kranidis AI, Margaris NG (1996) Stress Echocardiography in Elderly Patients With Coronary Artery Disease. Applicability, Safety and Prognostic Value of Dobutamine and Adenosine Echocardiography in Elderly Patients. JACC 28: 52–59
10. Armstrong WF (1987) Effect of Prior Myocardial Infarction and Extent and Location of Coronary Disease on Accuracy of Exercise Echocardiography. J Am Coll Cardiol 10: 531–538
11. Armstrong WF, O'Donnell J, Dillon JC, Mc Henry PL, Morris SN, Feigenbaum H (1986) Complementary Value of Two-Dimensional Exercise Echocardiography to Routine Treadmill Exercise Testing. Ann Int Med 105: 829
12. Bach DS, Armstrong WF (1992) Dobutamine Stress Echocardiography. Am J Cardiol 69: 90H–96H
13. Bartunek J, Vincent M, Van Schuerbeeck E, Mortier L, De Meester M, Rodrigues ACT, De Bruyne B (1995) Dobutamine Echocardiography and Exercise ECG: Side by Side Comparison with Invasively Assessed Myocardial Fractional Flow Reserve. Circulation 92: Suppl I–413 (Abstract)
14. Baudhuin T, Marwick T, Melvin J, Wijins W, D'Hont AM, Detry JM 1993) Diagnosis of coronary artery disease in elderly patients: safety and efficacy of dobutamine echocardiography. Eur Heart J 14: 799–803
15. Beleslin BD, Ostojic M, Stepanovic J, Djordjevic-Dikic A, Stoikovic S, Nedeljkovic M, Stankovic G, Petrasinovic Z, Gojkovic L, Vasiljevic-Pokrajcic Z, Nedeljkovic S (1994): Stress Echocardiography in the Detection of Myocardial Ischemia. Head-to-Head Comparison of Exercise, Dobutamine, and Dipyridamole Tests. Circulation 90: 1168–1176
16. Berberich SN, Zagar JR, Plotnick GD, Misher ML (1984) A Practical Approach to Exercise Echocardiography: Immidiate Postexercise Echocardiography. JACC 3: 284–290
17. Berthe C, Pierard LA, Hiernaux M, Trotteur G, Lempereur P, Carlier J, Kulbertus HE (1986) Predicting the extent and location of coronary artery disease in acute myocardial infarction by echocardiography during dobutamine infusion. Am J Cardiol 58: 1167–72
18. Bigi R, Occhi G, Fiorentini C, Partesana N, Bandini P, Sponzilli C, Inglese L (1995) Dobutamine stress echocardiography for the identification of multivessel coronary artery disease after uncomplicated myocardial infarction: the importance of test end-point. Int J Cardiol 50: 51–60
19. Björnstad K, Aakhus S, Lundbom J, Bolz KD, Rockseth R, Skjaerpe T, Hatle L (1993) Digital Dipyridamole Stress Echocardiography in Silent Ischemia After Coronary Artery Bypass Grafting and/or After Healing of Acute Myocardial Infarction. Am J Cardiol 72: 640–646
20. Blomstrand P, Engvall J, Swahn E, Säfström K, Thulesius O, Wranne B (1996) Cardiovascular effects of dobutamine stress testing in women with suspected coronary artery disease. Heart 75: 463–468
21. Boccanelli A, Piazza V, Greco C, Zanchi E, Cecchetti C, Pontillo D, Pellanda JJ, Risa A, Baragli D, Prati PL (1993) Valore Diagnostico E Sicurezza Del Test Eco-Dobutamina Nelle Diagnosi Di Coronaropatia. Giornale Italiano Di Cardiologia 23: 19–28
22. Bolognese L, Aralda D, Sarasso G, Bongo S, Piccinino C, Rossi L, Rossi P (1990) Silent Vs Symptomatic Dipyridamole Induced Ischemia After Myocardial Infarction: Prognostic Significance. Circulation 82 (Suppl III): 75

23. Bolognese L, Sarasso G, Aralda D, Bongo S, Piccinino C, Rossi L, Rossi P (1989) High Dose Dipyridamole Echocardiography Early After Uncomplicated Acute Myocardial Infarction: Correlation with Exercise Testing and Coronary Angiography. JACC 14: 357–363
24. Bolognese L, Piccinino C, Sarasso G, Aralda D, Rossi L, Bongo S, Prando M, Dellavesa P, Rossi P (1990) Risk Stratification of Patients with First Uncomplicated Non-Q Wave Infarction by Means of High Dose Dipyridamole Echocardiography. Circulation 82 (Suppl III): 193
25. Camerieri A, Picano E, Landi P, Michelassi C, Pingitore A, Minardi G, Gandolfo N, Seveso G, Chiarella F, Bolognese L, Chiaranda G, Sclavo MG, Previtali M, Margaria F, Magaia O, Bianchi F, Pirelli S, Severi S, Raciti M (1993) Prognostic Value of Dipyridamole Echocardiography Early After Myocardial Infarction in Elderly Patients. JACC 22: 1809–1815
26. Chan RKM, Lee KJ, Calafiore P, Berlangieri SU, McKay WJ, Tonkin AM (1996) Comparison of Dobutamine Echocardiography and Positron Emission Tomography in Patients With Chronic Ischemic Left Ventricular Dysfunction. JACC 27: 1601–1607
27. Chan RKM, Tonkin AM, Byrgiotis S, Calafiore P (1995) Assessment of coronary artery disease by dobutamine stress echocardiography (DSE) Aust NZ J Med 25: 707–715
28. Chapman PD, Doyle TP, Troup PJ, Gross CM, Wann LS (1984) Stress echocardiography with transesophageal atrial pacing: preliminary report of a new method for detection of ischemic wall motion abnormalities. Circulation 70: 445–450
29. Chiarella F, Domenicucci S, Bellotti P, Bellone P, Scarsi G, Vecchio C (1994) Dipyridamole echocardiographic test performed 3 days after an acute myocardial infarction: feasibility, tolerability, safety and in-hospital prognostic value. Eur Heart J 15: 842–850
30. Cohen JL, Chan KL, Jaarsma W, Bach DS, Muller DWM, Starling MR, Armstrong WF, for the International Arbutamine Study Group (1995) Arbutamine Echocardiography: Efficacy and Safety of a New Pharmacologic Stress Agent to Induce Myocardial Ischemia and Detect Coronary Artery Disease. JACC 26: 1168–1175
31. Cohen JL, Greene TO, Alston JR, Wilchfort SD, Kim CS (1989) Usefulness of oral dipyridamole digital echocardiography for detecting coronary artery disease. Am J Cardiol 64: 385–386
32. Cohen JL, Greene TO, Ottenweller J, Binenbaum SZ, Wilchfort SD, Kim CS, Alston JR (1991) Dobutamine Digital Echocardiography for Detecting Coronary Artery Disease. Am J Cardiol 67: 1311–1318
33. Cohen JL, Duvvuri S, George A, Ottenweller J, Wilchfort SD, Binenbaum SZ, Kim CS (1992) Dobutamine Versus Exercise Digital Echocardiography for Detecting Coronary Artery Disease. JACC 19: 39A
34. Coletta C, Galati A, Greco G, Burattini M, Ricci R, Carunchio A, Fera MS, Bordi L, Ceci V (1995) Prognostic Value of High Dose Dipyridamole Echocardiography in Patients With Chronic Coronary Artery Disease and Preserved Left Ventricular Function. JACC 26: 887–894
35. Colon III PJ, Guarisco J, Murgo JP, Cheirif J (1996) One Year Follow-up of Patients Triaged from the Emergency Department with Atypical Chest Pain Using Stress Echocardiography. Circulation 94: Suppl I–141
36. Corday S, Martin S, Areeda J, Hajduczki I (1990) Prognostic Value of Treadmill Echocardiography in Patients with Chest Pain and Positive Stress ECG. Circulation 84 (Suppl III): 247
37. Crawford MH (1991) Risk Stratification After Myocardial Infarction With Exercise and Doppler Echocardiography. Circulation 84 (Suppl I): 163
38. Cross DS, Xie T, Alagarsamy SH, Adams M, Esquivel-Avila JG, Ahmad M (1996) Dobutamine stress echocardiography versus Dipyridamole Thallium-201 myocardial imaging in predicting cardiac events. Circulation 94: Suppl I–141
39. Cross DS, Alagarsamy SH, Adams M, Esquivel-Avila JG, Carson R, Ahmad M (1996) Dobutamine stress echocardiography for risk stratification in patients for renal transplantation. Circulation 94: Suppl I–679
40. Crouse LJ, Harbrecht JJ, Vacek JL, Rosamond TL, Kramer PH (1991) Exercise Echocardiography as a Screening Test for Coronary Artery Disease and Correlation with Coronary Arteriography. Am J Cardiol 67: 1213–1218
41. Dagianti A, Penco M, Agati L, Sciomer S, Dagianti A, Rosiano S, Fedele F (1995) Stress Echocardiography: Comparison of Exercise, Dipyridamole and Dobutamine in Detecting and Predicting the Extent of Coronary Artery Disease. J Am Coll Cardiol 26: 18–25
42. Daoud EG, Pitt A, Armstrong WF (1995) Electrocardiographic response during dobutamine stress echocardiography. Am Heart J 129: 672–677
43. Dennis CA, Pool PE, Perrins EJ, Mohiuddin SM, Sklar J, Kostuk WJ, Muller DWM, Starling MR (1995) Stress Testing With Closed-Loop Arbutamine as an Alternative to Exercise. JACC 26: 1151–1158
44. Dodi C, Pingitore A, Sicari R, Bruno G, Cordovil A, Picano E (1997) Effects of antianginal therapy with a calcium antagonist and nitrates on dubutamine-atropine stress echocardiography. Eur Heart J 18: 242–247
45. Eichelberger JP, Schwarz KQ, Black ER, Green RM, Ouriel K (1992) Predictive Value of Dobutamine Stress Echocardiography Before Vascular Surgery. Circulation 86 (Suppl I): 789
46. Elhendy A, Geleeinse ML, Roelandt JRTC, van Domburg RT, Ten Cate FJT, Nierop PR, Bax JJ, E l Refaee M, Ibrahim MM, El-Said GM, Fioretti PM (1997) Comparison of Dobutamine Stress Echocardiography and 99m-Technetium Sestamibi SPECT Myocardial Perfusion Scintigraphy for Predicting Extent of Coronary Artery Disease in Patients with Healed Myocardial Infarction. Am J Cardiol 79: 7–12

47. Eriksson SV, Erhardt L, Lindvall K, Melcher A, Rehnqvist N (1995) Long-Term Prognostic Importance of Exercise Echocardiography after an Episode of Unstable Angina. Cardiology 86: 426–431
48. Faletra F, Pirelli S, Cipriani M, Massa D, Corono R et al (1993) Exercise versus dobutamine stress echocardiography for detection of transient ischemia in patients with coronary artery disease. Eur Heart J 14 (Suppl): 146
49. Forster T, McNeill AJ, Salustri A et al (1993) Simultaneous dobutamine stress echocardiography and 99m-technetium isonitrile single photon emission tomography in patients with suspected coronary artery disease. JACC 21: 1591–1596
50. Frohwein S, Klein L, Lane A, Taylor WR (1995) Transesophageal dobutamine stress echocardiography in the evaluation of coronary artery disease. JACC 25: 823–829
51. Fukai T, Koyanagi S, Tashiro H, Ichiki T, Tsutsui H, Matsumoto T, Takeshita (1995) Adenosine Triphosphate Stress Echocardiography in the Detection of Myocardial Ischemia. Am J Cardiac Imaging 9: 237–244
52. Galanti G, Sciagrà R, Comeglio M, Taddei T, Bonecht F, Giusti F, Malfanti P, Bisi G (1991) Diagnostic accuracy of peak exercise echocardiography in coronary artery disease: Comparison with thallium-201 myocardial scintigraphy. Am Heart J 122: 1609–1616
53. Ginzton LE, Conant R, Brizendine M, Thigpen T, Laks MM (1986) Quantitative analysis of segmental wall motion during maximal upright dynamic exercise: variability in normal adults. Circulation 73: 268–275
54. Ginzton LE, Appleton C, Mohluddin S, Pool PE, Robertson W, Bach D, Ismail G, Armstrong W (1993) Arbutamine, a New Agent for Diagnosing Coronary Artery Disease: Comparison with Exercise Testing. JACC 21: 761–764
55. Günalp B, Dokumaci B, Uyan C et al (1993) Value of dobutamine Technetium 99m-Sestamibi SPECT and echocardiography in the detection of coronary artery disease compared with coronary angiography. J Nucl Med 34: 889–894
56. Haug G, Lang G, Berghoff A (1994) Dynamische Streßechokardiographie in der kardiologischen Bewegungstherapie; Stellenwert zur Steuerung rehabilitativer Trainingsprogramme bei unklarem Belastungs-EKG. Wien Med Wochenschr 144: Suppl 110: 11
57. Haug G, Lang G, Berghoff A (1996) Stress Echocardiography versus Thallium SPECT: Evaluation of a New Technology Based on 6 Years of Experience in Cardiac Rehabilitation (Vortrag und Abstract). 6th World Congress of Cardiac Rehabilitation, Buenos Aires, Argentinien
58. Hecht HS, DeBord L, Shaw R, Chin H, Dunlap R, Ryan C, Myler RK (1993) Supine Bicycle Stress Echocardiography Versus Tomographic Thallium-201 Exercise Imaging for the Detection of Coronary Artery Disease. J Am Soc Echoc 6: 177–185
59. Hecht HS, DeBord L, Shaw R, Dunlap R, Ryan C, Stertzer SH, Myler RK (1993) Usefulness of Supine Bicycle Stress Echocardiography for Detection of Restenosis After Percutaneous Transluminal Coronary Angioplasty. Am J Cardiol 71: 293–296
60. Hecht HS, DeBord L, Shaw R, Dunlap R, Ryan C, Stertzer SH, Myler RK (1993) Digital Supine Bicycle Stress Echocardiography: A New Technique for Evaluating Coronary Artery Disease. J Am Coll Cardiol 950–956
61. Heinle S, Hanson M, Gracey L, Coleman E, Kisslo J (1993) Correlation of adenosine echocardiography and thallium scintigraphy. Am Heart J 125: 1606–1613
62. Heller GV, Aroesty JM, McKay RG et al (1984) The pacing stress test: a reexamination of the relation between coronary artery disease and pacing-induced electrocardiographic changes. Am J Cardiol 54: 50–55
63. Hoffmann R, Kleinhans E, Bexten M, Flachskampf FA, Buell U, Hanrath P (1992) Transesophageal Pacing Echocardiography for Identification of Patients With Restenosis, After Percutaneous Transluminal Coronary Angioplasty. J Am Coll Cardiol 19: 54A
64. Hoffmann R, Lambertz H, Flachskampf FA, Hanrath P (1991) Transösophageale Echokardiographie in Kombination mit Vorhofstimulation zur Erkennung ischämiebedingter Wandbewegungsstörungen. Herz 16: 367–371
65. Hoffmann R, Kleinhans E, Bexten M, Flachskampf F, Buell U, Hantath P (1992) Transesophageal Pacing Echocardiography for Identification of Patients with Restenosis after Percutaneous Transluminal Coronary Angioplasty. JACC 19: 54A
66. Hoffmannn R, Lethen H, Flachskampf, Hanrath P (1995) Exercise echocardiography performed early and late after percutaneous transluminal coronary angioplasty for prediction of restenosis. Eur Heart J 16: 1872–1879
67. Hoffmann R, Lethen H, Kleinhans E, Flachskampf FA, Büll U, Hanrath P (1992) Vergleich von Belastungs-Echokardiographie mit Dobutamin-Streßechokardiographie zur Identifizierung von Patienten mit koronarer Herzkrankheit (Abstract). Z Kardiol 81 (Suppl) 1: 189
68. Hoffmann R, Lethen H, Kleinhans E, Krüger S, Flachskampf FA, Hanrath P (1996) Dobutamin-Streßechokardiographie und Perfusionsszintigraphie zur Erfassung myokardialer Ischämien bei Patienten mit und ohne vorausgegangenen Myokardinfarkt. Z Kardiol 85: 20–27
69. Hoffmann R, Lethen H, Kleinhans E, Weiss M, Flachskampf FA, Hanrath P (1993) Comparative Evaluation of Bicycle and Dobutamine Stress Echocardiography with Perfusion Scintigraphy and Bicycle Electrocardiogram for Identification of Coronary Artery Disease. Am J of Cardiol 72: 555–559

70. Iliceto S, Caiati C, Ricci A, Amico A, Biasco G, Rizzon P (1988) Prognostic Stratification of Patients with Recent Uncomplicated Myocardial Infarction by Transesophageal Atrial Pacing 2D Echo (Abstract). Circulation 78 (Suppl II) 274
71. Iliceto S, D'Ambrosio G, Sorino M, Papa A, Amico A, Ricci A, Rizzon P (1986) Comparison of Postexercise and Transesophageal Atrial Pacing Two-Dimensional Echocardiography for Detection of Coronary Artery Disease. Am J Cardiol 57: 547–553
72. Iliceto S, Sorino M, D'Ambrosio G, Papa A, Favale S, Biasco G, Rizzon P (1985) Detection of Coronary Artery Disease by Two Dimensional Echocardiography and Transesophageal Atrial Pacing. JACC 5: 1188–1197
73. Jaarsma W, Sutherland G, on behalf of the European Arbutamine Study Group: Computerized closed loop delivery of arbutamine, a new agent for the diagnosis of coronary artery disease. Circulation 86: (Suppl I): 126
74. Job FP (im Namen der „International Arbutamine Study Group") (1996) Diagnose der koronaren Herzkrankheit bei älteren Menschen. Ein Vergleich zwischen Arbutamin und dynamischer Belastungsechokardiographie (Abstract). Z Kardiol 85 Suppl 2: 48
75. Kamaran M, Teague SM, Finkelhor RS, Dawson N, Bahler RC (1995) Prognostic Value of Dobutamine Stress Echocardiography in Patients Referred Because of Suspected Coronary Artery Disease. Am J Cardiol 76: 887–891
76. Kamp O, De Cock CC, Funke-Küpper AJ, Roos JP, Visser CA (1992) Simultaneous transesophageal two-dimensional echocardiography and atrial pacing for detecting coronary artery disease. Am J Cardiol 69: 1412–1416
77. Kisacik HL, Özdemir K, Altinyay E, Oguzhan A, Kural T, Kir M, Kütük E, Göksel S (1996) Comparison of exercise stress testing with simultaneous dobutamine stress echocardiography and technetium-99m isonitrile single-photon emission computerized tomography for diagnosis of coronary artery disease. Eur Heart J 17: 113–119
78. Knickelbine T, Smart SC, Chai A, Sagar KB (1995) A Biphasic Response during Dobutamine During Stress Echocardiography Predicts the Prognostic Benefit of Revascularization in Patients with Left Ventricular Dysfunction (Abstract). Circulation 92: Suppl I–267
79. Knickelbine T, Smart SC, Hellman RS, Wynsen JC, Sagar KB (1994) Differential Effects of Left Ventricular Hypertrophy and Hypertension on the Accuracy of Dobutamine Echocardiography and SPECT Sestamibi Scintigraphy (Abstract). Circulation 90: 13
80. Kujacic V, Jabloskiene D, Emanuelsson H (1990) Adenosine Echocardiography – an Alternative to the Dynamic Stress Echocardiography. Circulation 82 (Suppl III): 192
81. Kuroda T, Shiina A, Yamasawa M, Mitsuhashi T, Seino Y, Natsume T, Shimada K (1992) Prognostic Value of Peak Exercise 2-D Echocardiographic Analysis After Acute Myocardial Infarction: A Prospective 5-Year Follow-up Study. Circulation 86 (Suppl I): 790
82. Lalka SG, Sawada SG, Dalsing MC et al (1992) Dobutamine stress echocardiography as a predictor of cardiac events associated with aortic surgery. J Vasc Surg 15: 831–842
83. Lambertz H, Kreis A, Trümper H, Hanrath P (1990) Simultaneous transesophageal atrial pacing and transesophageal two-dimensional echocardiography: a new method of stress echocardiography. JACC 16: 1143–1153
84. Lane RT, Sawada SG, Ryan T, Armstrong WF, Feigenbaum H (1991) Dobutamine stress echocardiography as a predictor of perioperative cardiac events. Am J Cardiol 68: 976–977
85. Lane RT, Sawada SG, Segar DS, Ryan T, Lalka SG, Williams R, Brown SE, Armstrong WF, Feigenbaum H (1991) Dobutamine Stress Echocardiography for Assessment of Cardiac Risk Before Noncardiac Surgery. Am J Cardiol 68: 976–977
86. Lang G, Haug G, Berghoff A (1996) Women in Cardiac Rehabilitation as a Diagnostic Challenge: Value of Dynamic Stress Echocardiography for Risk Stratification, Diagnostic Management and Training Programs (Vortrag und Abstract). 6th World Congress of Cardiac Rehabilitation, Buenos Aires, Argentinien
87. Lanzarini L, Fetiveau R, Previtali M, Poli A, Mussini A, Ferrario M, Bramucci E, Montemartini C (1994) Dobutamine echocardiography in the short-term evaluation of PTCA results. Giornale italiano di Cardiologia 24: 107–114
88. Lanzarini L, Fetiveau R, Previtali M, Poli A, Mussini A (1993) Atropine improves diagnostic accuracy of dipyridamole-echo stress test. Eur Heart J 14: 286
89. Lethen H, Hoffmann R, Flachskampf FA, Weiss M, Hanrath P (1991) Comparison of bicycle and dobutamine stress echocardiography for identification of coronary artery disease. Eur Heart J 12: 398
90. Limacher MC, Quinones MA, Poliner LR, Nelson J, Winters WL Jr, Waggoner AD (1983) Detection of Coronary Artery Disease with Exercise Two-Dimensional Echocardiography. Description of a Clinically Applicable Method and Comparison with Radionuclide Ventriculography. Circulation 67: 1211
91. Mairesse GH, Marwick TH, Cornel JH, Vanovershelde JL, postma-Tjoa J, Dtry JM, Melin JA, Fioretti PM (1995) Improved identification of coronary artery disease in patients with left bundle branch block by use of dobutamine stress two-dimensional echocardiography compared with Tc-99m-MIBI SPECT scintigraphy. Am J Cardiol 76: 321–325
92. Mairesse GH, Marwick TH, Arnese M, Vanoverschelde JL, Cornel JH, Melin JA, Fioretti PM (1994) Usefulness of Dobutamine Echocardiography for Identification of Coronary Disease in Patients with Left Bundle Branch Block: Comparison with Perfusion Tomography (Abstract). Circulation 90

93. Marangelli V, Iliceto S, Piccinni G, DeMartino G, Sorgente L, Rizzon P (1994) Detection of Coronary Artery Disease by Digital Stress Echocardiography: Comparison of Exercise, Transesophageal Atrial Pacing and Dipyridamol Echocardiography. JACC 24: 117–124
94. Marcovitz PA, Armstrong WF (1991) Accuracy of Dobutamine Stress Echocardiography in Detecting Coronary Artery Disease. Am J Cardiol 69: 1269–1273
95. Martin TW, Seaworth JF, Johns JP, Pupa LE, Condros WR (1992) Comparison of adenosine, dipyridamole and dobutamine in stress echocardiography. Ann Intern Med 116: 190–196
96. Marwick TH (1995) Arbutamine Stress Testing With Closed-Loop Drug Delivery. Toward the Ideal or Just Another Pharmacologic Stress Technique? JACC 26: 1176–1179
97. Marwick T, D'Hondt AM, Baudhuin T, Willemart B, Wijns W, Detry JM, Melin J (1992) Optimal Use of Dobutamine Stress for the Detection and Evaluation of Coronary Artery Disease: Combination With Echocardiography or Scintigraphy, or Both? J Am Coll Cardiol 22: 159–167
98. Marwick TH, D'Hondt AM, Mairesse GH, Baudhuin T, Wijns W, Detry JM, Melin JA (1994) Comparative ability of dobutamine and exercise stress in inducing myocardial ischaemia in active patients. Br Heart J 72: 31–38
99. Marwick TH, Nemec JJ, Pashkow FJ, Stewart WJ, Salcedo EE (1992) Accuracy and Limitations of Exercise Echocardiography in a Routine Clinical Setting. J Am Coll Cardiol 19: 74–81
100. Marwick T, Salcedo E, Covalesky R, Stewart WJ (1990) Comparison of Stress Echocardiography and Thallium Tomography – Analysis of Discrepant Results. J Am Soc Echo 4: 226–231
101. Marwick T, Salcedo E, Stewart WJ, Go R, Saha G, MacIntyre WJ (1990) Diagnosis of Ischemia and Infarction by Exercise Echocardiography and RB-82 PET. Circulation 82 (Suppl III): 192
102. Marwick T, Willemart B, D'Hondt A-M, Baudhuin T, Wijns W, Detry J-M, Melin J (1993) Selection of the Optimal Nonexercise Stress for the Evaluation of Ischemic Regional Myocardial Dysfunction and Malperfusion. Circulation 87: 345–354
103. Marwick TH, Rimmerman C, Stewart WJ, on behalf of Cardiovascular Imaging Section (1995) Experience vs Accuracy of Stress Echocardiography Reading: Importance of High Clinical Volume. Circulation 92: Suppl I-90 (Abstract)
104. Massa D, Pirelli S, Gara E, Faletra F, Alberti A, Piccalo G, Corrada E, Mafrici A, Formentini A, Campolo L (1989) Exercise testing and dipyridamole echocardiography test before and 48 h after successful coronary angioplasty: prognostic implications. Eur Heart J 10 (Suppl G): 13–17
105. Massini M, Picano E, Lattanzi F, Distante A, L'Abbate A (1988) High dose dipyridamole echocardiography test in women: correlation with exercise electrocardiography and coronary arteriography. JACC 12: 682–685
106. Matthews RV, Haskell RJ, Ginzton LE, Laks M (1989) Usefulness of Esophageal Pill Electrode Atrial Pacing with Quantitative Two-Dimensional Echocardiography for Diagnosing Coronary Artery Disease. Am J Cardiol 64: 730–735
107. Maurer G, Nanda NC (1981) Two-Dimensional Echocardiographic Evaluation of Exercise-Induced Left and Right Ventricular Asynergy: Correlation With Thallium Scanning. Am J Cardiol 48: 720
108. Mazeika P, Nadazdin A, Oakley CM (1992) Dobutamine Stress Echocardiography for Detection and Assessment of Coronary Artery Disease. JACC 19: 1203–11
109. Mazeika PK, Nadazdin A, Oakley CM (1993) Prognostic Value of Dobutamine Echocardiography in Patients with High Pretest Likelihood of Coronary Artery Disease. Am J Cardiol 71: 33–39
110. Mazeika P, Nihoyannopoulos P, Joshi J, Oakley CM (1991) Evaluation of Dipyridamole-Doppler Echocardiography for Detection of Myocardial Ischemia and Coronary Artery Disease. Am J Cardiol 68: 478
111. Mazeika P, Nihoyannopoulos P, Joshi J, Oakley CM (1992) Uses and limitations of high dose dipyridamole stress echocardiography for evaluation of coronary artery disease. Br Heart J 67: 144–149
112. McKay RG, Aroesty JM, Heller GV et al (1994) The pacing stress test reexamined: correlation of pacing-induced hemodynamic changes with the amount of myocardium at risk. JACC 3: 1469–1481
113. Mc Neill AJ, Fioretti PM, El-Said EM, Salustri A, de Feyter PJ, Roelandt JRTC (1992) Dobutamine Stress Echocardiography Before and After Coronary Angioplasty. Am J Cardiol 69: 740–745
114. Mc Neill AJ, Fioretti PM, El-Said EM, Salustri A, Forster T, Roelandt JRTC (1992) Enhanced Sensitivity for Detection of Coronary Artery Disease by Addition of Atropine to Dobutamine Stress Echocardiography. Am J Cardiol 70: 41–46
115. Meluzin J, Cigarroa CG, Brickner E, Cerny J, Spinarova L, Frelich M, Stetka F, Groch L, Grayburn PA (1995) Dobutamine Echocardiography in Predicting Improvement in Global Left Ventricular Systolic Function After Coronary Bypass or Angioplasty in Patients With Healed Myocardial Infarcts. Am J Cardiol 76: 877–880
116. Mertes H, Erbel R, Nixdorf U, Mohr-Kahaly S, Krüger S, Meyer J (1993) Exercise Echocardiography for the Evaluation of Patients After Nonsurgical Coronary Artery Revascularization. J Am Coll Cardiol 21: 1087–1093
117. Mertes H, Erbel R, Nixdorff U, Mohr-Kahaly S, Wölfinger D, Meyer J (1991) Belastungsechokardiographie: eine sensitive Methode in der Diagnostik der koronaren Herzkrankheit. Herz 16: 355–366
118. Mertes H, Sawada SG, Ryan T, Segar DS, Kovacs R, Foltz J, Feigenbaum H (1992) Symptoms, Adverse Effects, and Complications Associated With Dobutamine Stress Echocardiography. Circulation 88: 15–19

119. Morganroth J, Chen CC, David D, Sawin H, Naito M, Parrotto C, Meixell L (1981) Exercise Cross-Sectional Echocardiographic Diagnosis of Coronary Artery Disease. Am J Cardiol 47: 20
120. Nguyen T, Heo J, Ogilby JD, Iskandrian AS (1990) Single photon emission computed tomography with thallium-201 during adenosine-induced coronary hyperemie: correlation with coronary arteriography, exercise thallium imaging and two-dimensional echocardiography. JACC 16: 1375–1383
121. Neskovic AN, Popovic AD, Babic R, Marinkovic J, Obradovic V (1995) Positive high-dose dipyridamole echocardiography test after acute myocardial infarction is an excellent predictor of cardiac events. Am Heart J 129: 31–39
122. Neskovic AN, Popovic AD, Babic R, Otasevic P, Obradovic V (1995) Inability of High-dose Dipyridamole-echocardiography Test to Identify Significant Residual Stenosis of the Infarct-related Artery after Thrombolysis. Circulation 92: Suppl I–412 (Abstract)
123. Nixdorff U, Sichau J, Mohr-Kahaly S, Rupprecht HJ, Gutfreund S, Makowski T, Erbel R, Meyer J (1995) Zuverlässigkeit der digitalen transösophagealen Echokardiographie in der Darstellung der linken Herzkranzarterie. Z Kardiol 84: 844–851
124. Norris LP, Steward RE, Jain A, Hibner CS, Chaudhuri TK, Zabalgoitia M (1993) Biplane transesophageal pacing echocardiography compared with dipyridamole thallium-201 single photon emission computed tomography in detecting coronary artery disease. Am Heart J 126: 676–685
125. Olmos LI, Gordon RJ, Dakik H, Dunn JK, Verani MS, Quinones MA, Zoghbi WA (1995) Long Term Prognostic Value of Exercise Echocardiography Compared to Thallium-201 Perfusion Imaging, Electrocardiographic and Clinical Variables in Patients Evaluated for Coronary Artery Disease. Circulation 92: Suppl I–411 (Abstract)
126. Ostojic M, Babic R, Beleslin B, Dordjevic-Dikic A, Stepanovic J, Stankovic G, Stojkovic S, Nedeljkovic M, Saponjski J, Petrasinovic Z (1994) Comparative Evaluation of Exercise, Dobutamine and Dipyridamole Echocardiography in the Setting of Interventional Coronary Revascularization. Circulation 90, Abstract
127. Ostojic M, Picano E, Beleslin B, Dordjevic-Dikic A, Distante A, Stepanovic J, Reisenhofer B, Babic R, Stojkovic S, Nedeljkovic M, Stankovic G, Simeunovic S, Kanjuh V (1994) Dipyridamole-Dobutamine Echocardiography: A Novel Test for the Detection of Milder Forms of Coronary Artery Disease. J Am Coll Cardiol 23: 1115–1122
128. Ostojic M, Picano E, Beleslin B, Dordjevic-Dikic A, Distante A, Stepanovic J, Stojkovic S, Nedeljkovic M, Stankovic G, Saponjski J, Kanjuh V, L'Abbate A (1995) Dipyridamole and dobutamine: competitors or allies in pharmacological stress echocardiography? Eur Heart J 16 (Suppl J): 26–30
129. Palac RT, Coombs BJ, Kudenchuk PJ, Crane SK, Murphy ES (1984) Two dimensional echocardiography during dobutamine infusion – Comparison with exersise testing evaluation of coronary disease. Circulation 70 (Suppl II): 184
130. Panza JA, Curiel RV, Laurienzo JM, Quyyumi AA, Dilsizian V (1995) Relation Between Ischemic Threshold Measured During Dobutamine Stress Echocardiography and Known Indices of Poor Prognosis in Patients With Coronary Artery Disease. Circulation 92: 2095–2101
131. Pasquet A, Gerber B, D'Hondt A-M, De Kock M, Melin JA, Vanoverschelde J-L (1995) Value of Dobutamine Echocardiography and FDC-PET in Evaluating Prognosis in Patients with Chronic Left Ventricular Ischemic Dysfunction. Circulation 92: Suppl I–268 (Abstract)
132. Pellikka PA, Roger VL, Oh JK, Miller FA, Seward JB, Tajik AJ (1995) Stress Echocardiography. Part II. Dobutamine Stress Echocardiography: Techniques, Implementation, Clinical Applications, and Correlations. Mayo Clin Proc 70: 16–27
133. Perin EC, Moore W, Blume M, Hernandez G, Dhekne R, De Castro M (1991) Comparison of dipyridamole echocardiography with dipyridamole thallium scintigraphy for the diagnosis of myocardial ischemia. Clin Nucl Med 16:417–420
134. Perrone-Filardi P, Pace L, Prastaro M, Piscione F, Betocchi S, Squame F, Vezzuto P, Soricelli A, Indolfi C, Salvatore M, Chiariello M (1995) Dobutamine Echocardiography Predicts Improvement of Hypoperfused Dysfunctional Myocardium After Revascularization in Patients With Coronary Artery Disease. Circulation 91: 2556–2565
135. Picano E, Lattanzi F, Masini M, Distante A, L'Abbate A (1988) Usefulness of the dipyridamole-exercise echocardiography test for diagnosis of coronary artery disease. Am J Cardiol 23: 67–70
136. Picano E, Distante A, Masini M, Morales MA, Lattanzi F, L'Abbate A (1985) Dipyridamole-echocardiography test in effort angina pectoris. Am J Cardiol 56: 452–460
137. Picano E, Lattanzi F, Masini M, Distante A, L'Abbate A (1987) Comparison of the High-Dose Dipyridamole-Echocardiography Test and Exercise Two-Dimensional Echocardiography for Diagnosis of Coronary Artery Disease. Am J Cardiol 59: 539–542
138. Picano E, Pingitore A, Sicari R, Minardi G, Gandolfo N, Seveso G, Chiarella F, Bolognese L, Chiaranda G, Sclavo MG, Previtali M, Margaria F, Magaia O, Bianchi F, Pirelli S, Severi S, Raciti M, Landi P, Vassalle C, de Sousa MJB, de Moura Duarte LF (1995) Stress Echocardiographic Results Predict Risk of Reinfarction Early After Uncomplicated Acute Myocardial Infarction: Large-Scale Multicenter Study. JACC 26: 908–913

139. Picano E, di Muro C, Gigli G, Sclavo MG, Seveso G, d'Urbano M, Gandolfo N, Cabani E, Torre F, Distante A (1991) Dipyridamole-echocardiography in coronary artery disease. Herz 16: 379
140. Picano E, Parodi O, Lattanzi F, Sambuceti G, Masini M, Marzullo P, Distante A, L'Abbate A (1989) Comparison of Dipyridamole-Echocardiography Test and Exercise Thallium-201 Scanning for Diagnosis of Coronary Artery Disease. Am J Noninvas Cardiol 3: 85
141. Pingitore A, Bigi R, Mathias W, Mattioli R, Quartacolosso M, Seveso G, Previtali M, Chiaranda G, Heyman J, Morales MA, Galati A, Gigli G, Morra P, Petix N, Bezante GP, de Alcantara M, Lowenstein J, Sclavo MG, Gandolfo N, Pingitore A, Mazzoni V, Sicari R, Landi P, Raciti M, Picano E (1994) The Safety and Tolerability of Dobutamine-Atropine Stress Echocardiography. Circulation 90, Abstract
142. Pingitore A, Picano E, Quarta Colosso M, Reisenhofer B, Gigli G, Lucarini R, Petix N, Previtali M, Bigi R, Chiaranda G, Minardi G, De Alcantara M, Lowenstein J, Sclavo MG, Palmieri C, Galanti A, Seveco G, Heyman J, Mathias W, Casazza F, Sicari R, Raciti M, Landi P, Marzilli M (1996) for the Echo Persantine (EPIC) and Echo Dobutamine International Cooperative (EDIC) Study Groups The Atropine Factor in Pharmacologic Stress Echocardiography. JACC 27: 1164–1170
143. Pingitore A, Varga A, Bigi R, Bicudo L, Coletta C, Heyman J, Casazza F, Previtali M, Mathias W, de Alcantara M, Minardi G, Lowenstein J, Salustri A, Barbosa M, Gandolfo N, Morales MA, Colosso MQ, Raciti M, Landi P, Picano E (1995) on behalf of the EDIC and the EPIC The Prognostic Impact of Dobutamine Versus Dipyridamole Stress Echocardiography. Circulation 92: Suppl I–411 (Abstract)
144. Poldermans D, Arnese M, Fioretti PM, Salustri A, Boersma E, Thomson IR, Roelandt JRTC, van Urk H (1995) Improved Cardiac Risk Stratification in Major Vascular Surgery With Dobutamine-Atropine Stress Echocardiography. JACC 26: 648–653
145. Poldermans D, Fioretti PM, Boersma E, Thomson IR, Cornel JH, ten Cate FJ, Arnese M, van Urk H, Roelandt JRTC (1994) Dobutamine-Atropine Stress Echocardiography in Elderly Patients Unable to Perform an Exercise Test. Hemodynamic Characteristics, Safety, and Prognostic Value. Arch Intern Med 154: 2681–2686
146. Poldermans D, Fioretti PM, Forster T, Thomson IR, Boersma E, El-Said EM, du Bois NAJJ, Roelandt JRTC, van Urk H (1993) Dobutamine Stress Echocardiography for Assessment of Perioperative Cardiac Risk in Patients Undergoing Major Vascular Surgery. Circulation 87: 1506–1512
147. Pozzoli M, Fioretti PM, Ilmer B, Salustri A, Reijs A, Roelandt J, Sutherland GR (1990) Comparative Diagnostic Value of Exercise Digital Echocardiography vs 99m-Tc-MIBI Spect for the Diagnosis of Coronary Artery Disease in Patients with Normal ECG at Rest. Circulation 82 (Suppl III): 743
148. Pozzoli MA, Fioretti PM, Salustri A, Reijs AEM, Roelandt JRTC (1991) Exercise Echocardiography and Technetium-99m MIBI Single-Photon Emission Computed Tomography in the Detection of Coronary Artery Disease. Am J Cardiol 67: 350–355
149. Pozzoli M, Salustri A, Sutherland GR, Tuccillo B, Tijssen JGP, Roelandt JRTC, Fioretti PM, Bakker W, Reijs A, Vletter W (1991) The comparative value of exercise echocardiography and 99m-Tc MIBI single photon emission computed tomography in the diagnosis and localization of myocardial ischaemia. Eur Heart J 12: 1293–1299
150. Previtali M, Lanzarini L, Fetiveau et al (1993) Comparison of dobutamon stress echocardiography, dipyridamole stress echocardiography and exercise testing for diagnosis of coronary artery disease. Am J Cardiol 72: 865–870
151. Prince CR, Stoddard MF, Morris GT, Ammash NM, Goad JL, Dawkins PR, Vogel RL (1994) Dobutamine two-dimensional transesophageal echocardiographic stress testing for detection of coronary artery disease. Am Heart J 128: 36–41
152. Quinones MA, Verani MS, Haichin RM, Mahmarian JJ, Suarez J, Zoghbi WA (1992) Exercise Echocardiography Versus 2ol Tl Single-Photon Emission Computed Tomography in Evaluation of Coronary Artery Disease. Circulation 85: 1026–1031
153. Quintana M, Lindvall K, Ryden L, Brolund F (1995) Prognostic Value of Predischarge Exercise Stress Echocardiography After Acute Myocardial Infarction. Am J Cardiol 76: 1115–1121
154. Reis G, Marcovitz PA, Leichtmann AB, et al (1995) Usefulness of dobutamine stress echocardiography in detecting coronary artery disease in end-stage renal disease. Am Heart J 75: 707–710
155. Res JCJ, Kamp O, Delemarre BJ, Visser CA (1995) Usefulness of Combined Two-Dimensional Echocardiography and Transesophageal Atrial Stimulation Early After Acute Myocardial Infarction. Am J Cardiol 76: 1112–1114
156. Robertson WS, Feigenbaum H, Armstrong WF, Dillon JC, O'Donnell, McHenry PW (1983) Exercise Echocardiography: A Clinically Practical Addition in the Evaluation of Coronary Artery Disease. J Am Coll Cardiol 2: 1085–1091
157. Rodrigues DM, Ginzton LE, Conant R, Laks MM (1988) Post-Myocardial Infarction Exercise Echocardiography – A Prognostic Indicator (Abstract). Circulation 78 (Suppl II): 274
158. Roger VL, Pellikka PA, Bailey KR, Chow CWH, Bell MR, Seward JB (1995) Exercise Echocardiography for Diagnosing Coronary Artery Disease in Clinical Practice: Role of Test Verification Bias and Gender. Circulation 92: Suppl I–90 (Abstract)

159. Roger VL, Pellikka PA, Oh JK, Miller FA, Seward JB, Tajik AJ (1995) Stress Echocardiography. Part I. Exercise Echocardiography: Techniques, Implementation, Clinical Applications, and Correlations. Mayo Clin Proc 70: 5–15
160. Rose GA, Weissman NJ, Foster GP, Picard MH (1995) Comparison of Arbutamine to Dobutamine Stress Echocardiography in Humans. Circulation 92: Suppl I–412 (Abstract)
161. Ryan T, Segar DS, Sawada SG, Berkovitz KE, Whang D, Dohan AM, Duchak J, White ET, Foltz J, O'Donnell JA, Feigenbaum H (1993) Detection of Coronary Artery Disease With Upright Bicycle Exercise Echocardiography. J Am Soc Echoc 6: 186–197
162. Ryan T, Vasey CG, Presti CF, O'Donnell JA, Feigenbaum MA, Armstrong WF (1988) Exercise Echocardiography: Detection of Coronary Artery Disease in Patients with Normal Left Ventricular Wall Motion at Rest. J Am Coll Cardiol 11: 993–999
163. Salustri A, Fioretti PM, McNeill AJ, Pozzoli MMA, Roelandt JRTC (1992) Pharmacological stress echocardiography in the diagnosis of coronary artery disease and myocardial ischemia: a comparison between dobutamine and dipyridamole. Eur Heart J 13: 1356–1362
164. Salustri A, Fioretti PM, Pozzoli MMA, McNeill AJ, Roelandt JRTC (1990) Dobutamine stress echocardiography: its role in the diagnosis of coronary artery disease. Eur Heart J 13: 70–77
165. Salustri A, Fioretti PM, Pozzoli M, ten Cate F, Roelandt JRTC, Sutherland GR (1990) Comparison of Dobutamine and High-Dose Dipyridamole Stress Echocardiography in the Diagnosis of Coronary Artery Disease. Circulation 82 (Suppl III): 193
166. Salustri A, Greco CA, Seccareccia F, Biferali F, Ciavatti M, Valtorta C, Guzzardi G, Falcone A, Palmara A (1996) Risk stratification after uncomplicated acute myocardial infarction: a comparison of dobutamine/ atropine stress echocardiography and exercise testing. Circulation 94: Suppl I–142
167. Salustri A, Pozzoli MMA, Hermans W, Ilmer B, Cornel JH, Reijs AEM, Roelandt JRTC, Fioretti PM (1992) Relationship between exercise echocardiography and perfusion single-photon emission computed tomography in patients with single-vessel coronary artery disease. Am Heart J 124: 75–83
168. Salustri A, Pozzoli M, Ilmer B, Reiber J, Hermans W, Fioretti PM (1990) Relation of the Severity of Coronary Artery Lesions to the Development of Wall Motion and Perfusion Abnormalities Assessed by Exercise Echocardiography and SPECT. Circulation 84 (Suppl III): 191
169. Salustri A, Pozzoli MMA, Reijs AEM, Fioretti PM, Roelandt JRTC (1991) Comparison of exercise echocardiography with myocardial perfusion scintigraphy for the diagnosis of coronary artery disease. Herz 16: 388–394
170. Sawada SG, Judson WE, Ryan T, Armstrong WF, Feigenbaum H (1989) Upright Bicycle Exercise Echocardiography After Coronary Artery Bypass Grafting. Am J Cardiol 64: 1123–1129
171. Sawada SG, Ryan T, Conley MJ, Corya BC, Feigenbaum H, Armstrong WF (1990) Prognostic Value of a normal exercise echocardiogram. Am Heart J 120: 49–55
172. Sawada SG, Ryan T, Fineberg NS, Armstrong WF, Judson WE, McHenry PL, Feigenbaum H (1989) Exercise Echocardiographic Detection of Coronary Artery Disease in Women. J Am Coll Cardiol 14: 6, 1440–1447
173. Sawada SG, Segar DS, Ryan T, Brown SE, Dohan AM, Williams R, Fineberg NS, Armstrong WF, Feigenbaum H (1991) Echocardiographic detection of coronary artery disease during dobutamine infusion. Circulation 83: 1605–1614
174. Scherhag A, Pfleger S, Kirschstein W, Saur J, Schreckenberger AA, Stardt U (1996) Pharmakologische Streßechokardiographie in der Diagnostik der koronaren Herzkrankheit. Vergleichende Beurteilung von Dipyridamol- und Dobutaminbelastungsechokardiographie. Med Welt 47: 111–118
175. Segar DS, Brown SE, Sawada SG, Ryan T, Feigenbaum H (1992) Dobutamine Stress Echocardiography: Correlation With Coronary Lesion Severity as Determined by Quantitative Angiography. J Am Coll Cardiol 19: 1197–1202
176. Segar DS, Ryan T, Sawada SG, Johnson M, Feigenbaum H (1995) Pharmacologically Induced Myocardial Ischemia: A Comparison of Dobutamine and Dipyridamole. J Am Soc Echocardiogr 8: 9–14
177. Senior R, Lahiri A (1995) Enhanced Detection of Myocardial Ischemia by Stress Dobutamine Echocardiography Utilizing the „Biphasic" Response of Wall Thickening During Low and High Dose Dobutamine Infusion. JACC 26: 26–32
178. Senior R, Soman P, Ray S, Khattar RS, Basu S, Lahiri A (1996) Independent Prognostic Value of Dobutamine Stress Echocardiography in Patients With Suspected Coronary Heart Disease. Circulation 94: Suppl I–679
179. Senior R, Sridhara BS, Anagnostou E, Handler C, Raftery EB, Lahiri A (1994) Synergistic value of simultaneous stress dobutamine sestamibi single photon emission computerized tomography and echocardiography in the detection of coronary artery disease. Am Heart J 128: 713–718
180. Severi S, Picano E, Michelassi C, Lattanzi F, Landi P, Distante A, L'Abbate A (1994) Diagnostic and Prognostic Value of Dipyridamole Echocardiography in Patients With Suspected Coronary Artery Disease. Comparison With Exercise Echocardiography. Circulation 89: 1160–1173
181. Severi S, Picano E, Michelassi C, Lattanzi F, Orsini E, Masini M, Distante A (1988) Prognostic value of Dipyridamole-echocardiography test (Abstract). Circulation 78 (Suppl II): 274

182. Sheikh KH, Bengtson JR. Helmy Sherif, Juarez C, Burgess R, Bashore TM, Kisslo J (1990) Relation of Quantitative Coronary Lesion Measurements to the Development of Exercise-Induced Ischemia Assessed by Exercise Echocardiography. J Am Coll Cardiol 15: 1043–1051
183. Shemesh J, Tenenbaum A, Rath S, Rozenman J, Itzchak Y, Motro M (1995) Non Invasive Diagnosis of Normal Coronary Arteries in Symptomatic Elderly Women. Circulation 92: Suppl I–91 (Abstract)
184. Sicari R, Vassalle C, Torres MA, Pingitore A, Bigi R, Coletta C, Heyman J, Casazza F, Previtali M, Mathias Jr W, Minardi G, Lowenstein J, Salustri A, Morales MA, Picano E, on behalf of EDIC (1995) The Prognostic Value of Myocardial Viability Early After Myocardial Infarction: A Dobutamine Stress Echo Study. Circulation 92: Suppl I–267 (Abstract)
185. Simonetti I, Rezai K, Rossen JD et al (1991) Physiological assessment of sensitivity of noninvasive testing for coronary artery disease. Circulation 83 (Suppl III): III 43–III 49
186. Smart S, Knickelbine T, Carlos M, Stoiber T, Wynsen J, Sagar K (1995) Safety of Dobutamin Stress Echocardiography During the First Week after Acute Myocardial Infarction. Circulation 92: Suppl I–411 (Abstract)
187. Sochowski RA, Yvorchuk KJ, Yang Y, Rattes MF, Chan KL (1995) Dobutamine and Dipyridamole Stress Echocardiography in Patients With a Low Incidence of Severe Coronary Artery Disease. J Am Soc Echo 8: 482–487
188. Sonoda S, Miura Y (1996) Dobutamine Stress Echocardiography for Detecting Coronary Artery Disease in Women. Ciculation 94: Suppl I–383
189. Stratmann HG, Kennedy HL (1989) Evaluation of coronary artery disease in the patient unable to exercise: Alternatives to exercise stress testing. Am Heart J 117: 1344–1365
190. Takeuchi M, Araki M, Nakashima Y, Kuroiwa A (1993) Comparison of Dobutamine Stress Echocardiography and Stress Thallium-201 Single-Photon Emission Computed Tomography for Detecting Coronary Artery Disease. J Am Soc Echocardiogr 6: 593–602
191. Takeuchi M, Sonoda S, Miura Y, Kuroiwa A (1996) Comparative diagnostic value of dobutamine stress echocardiography and stress thallium-201 single photon emission computed tomography for detecting coronary artery disease in women. Coronary artery disease 7: 831–835
192. Tawa CB, Baker WB, Kleiman NS, Trakh tenbroit A, Desir R, Zoghbi WA (1996) Comparison of Adenosine Echocardiography, With and Without Isometric Handgrip, to Exercise Echocardiography in the Detection of Ischemia in Patients With Coronary Artery Disease. J Am Soc Echocardiogr 9: 33–43
193. Tawam MN, Lambert KL, Davidson CJ, Talano JV, Chaudhry FA (1995) Accuracy of Dobutamine Stress Echocardiography in the Detection of Coronary Artery Disease in Women. Circulation 92: Suppl I–91 (Abstract)
194. Tischler MD, Lee TH, Hirsch AT, Lord CP, Goldman L, Creager MA, Lee RT (1991) Prediction of Major Cardiac Events After Peripheral Vascular Surgery Using Dipyridamole Echocardiography. Am J Cardiol 68: 593–597
195. Trakhtenbroit AD, Cheirif J, Kleiman N, Verani MS, Mahmarian JC, Quinones MA, Weber J, Iskandrian AE, Zoghbi WA (1990) Intravenous Adenosine Echocardiography, a New Pharmacologic Stress Test: Preliminary Results and Comparison With Simultaneous Thallium Scintigraphy. J Am Coll Cardiol 15: 234A
196. Trakhtenbroit AD, Cheirif J, Kleiman N, Verani MS, Zoghbi WA (1990) Adenosine Echocardiography in the Diagnosis of Coronary Artery Disease: Comparison With Coronary Angiography. Circulation 82 (Suppl III): 193
197. Usedom JE, Allen S, Calvert D, Arendell G, Vasey CG (1992) Prognostic Significance of a Normal Exercise Echocardiogram in Patients With Coronary Artery Disease. Circulation 86 Suppl I: 789
198. Varga A, Picano E, Cortigiani L, Petix N, Margaria F, Magaia O, Heyman J, Bigi R, Mathias W, Gigli G, Landi P, Raciti M, Pingitore A, Sicari R, on behalf of the EPIC and EDIC study groups (1996) Does Stress Echocardiography Predict the Site of Future Myocardial Infarction? A Large-Scale Multicenter Study. JACC 28: 45–51
199. Vincent M, Marwick T, D'Hondt A-M, Granier P, Verhelst R, Melin J, Detry J-M (1992) Prediction of Perioperative Events at Vascular Surgery: Selection of Thallium Scintigraphy or Echocardiography with Dipyridamole Stress? Circulation Suppl I 86: 790
200. Visser CA, van der Wieken RL, Kan G, Lie KI, Busemann-Sokele E, Meltzer RS, Durrer D (1988) Comparison of two-dimensional echocardiography with radionuclide angiography during dynamic exercise for the detection of coronary artery disease. Am Heart J 106: 528–534
201. Voci P, Bilotta F, Caretta Q, Mercanti C, Marino B (1995) Low-dose dobutamine echocardiography predicts the early response of dysfunctioning myocardial segments to coronary artery bypass grafting. Am Heart J 129: 521–526
202. Wann LS, Faris JV, Childress RH, Dillon J, Weyman AE, Feigenbaum H (1979) Exercise Cross-sectional Echocardiography in Ischemic Heart Disease. Circulation 60: 1300–1308
203. Wieckhorst A, Schröder K, Völler H, Dingerkus H, Dissmann R, Wilkenshoff U, Schultheiss HP (1996) Prognostische Aussagekraft der Dipyridamol Streßechokardiographie bei Patienten mit einer Koronaren Herzerkrankung. Z Kardiol 85 Suppl 2: 49 (Abstract)

204. Williams MJ, Odabashian J, Lauer MS, Thomas JD, Marwick TH (1996) Prognostic Value of Dobutamine Echocardiography in Patients With Left Ventricular Dysfunction JACC 27: 132–139
205. Wu CC, Ho YL, Kao SJ, Chen WJ, Lee CM, Chen MF, Liau CS, Lee YT (1996) Dobutamine stress echocardiography for detecting coronary artery disease. Cardiology 87: 244–249
206. Zabalgoitia M, Gandhi DK, Abi-Mansour P, Yarnaold PR, Moushmosh B, Rosenblum JM (1991) Transesophageal stress echocardiography: detection of coronary artery disease in patients with normal resting ventricular contractility. Am Heart J 122: 1456–1463
207. Zoghbi WA, Cheirif JH, Kleiman NS, Verani MS, Trakhtenbroit A (1991) Diagnosis of ischemic heart disease with adenosine echocardiography. J Am Coll Cardiol 18: 1271–1278

8 Stellenwert streßechokardiographischer Techniken im Spektrum möglicher Anwendungsgebiete

8.1 Akut-Krankenhaus

8.1.1 Kardiologische Klinik

8.1.1.1 Abklärung thorakaler Beschwerden - KHK Diagnostik

Die streßechokardiographischen Untersuchungsmethoden stellen eine wesentliche Bereicherung in der kardiologischen Funktionsdiagnostik des Akutkrankenhauses dar.

> Die Abklärung einer Angina-pectoris-Symptomatik bei Patienten, die akut in die Klinik aufgenommen werden und der herkömmlichen Diagnostik eines Belastungs-EKGs nicht zugänglich sind, stellt eine häufige Indikation zur Durchführung einer streßechokardiographischen Untersuchung dar.

Verhindern primäre EKG-Veränderungen wie Schenkelblock, Linkshypertrophie, Zustand nach Myokardinfarkt oder Repolarisationsstörungen aus verschiedenen Gründen (Digitalis, Antiarrhythmika etc.) eine verläßliche Auswertung des Belastungs-EKGs, so empfiehlt sich bei diesen Patienten die Durchführung einer fahrradergometrischen Streßechokardiographie, der physiologischsten Form der Belastung. Dabei kann gleichzeitig die körperliche Belastungsfähigkeit des Patienten mitbeurteilt werden.

Kann dagegen aufgrund neurologischer, orthopädischer, muskulärer, altersbedingter oder anderer Ursachen eine körperliche Belastung nicht durchgeführt werden, oder ist das 2-dimensionale Echobild unter körperlicher Belastung nicht auswertbar, stehen pharmakologische streßechokardiographische Methoden zur Verfügung (siehe Kapitel 3.2). Das nichtinvasive diagnostische Vorgehen zur Abklärung einer koronaren Herzerkrankung ist schematisch in Abbildung 8.1 dargestellt.

Die Streßechokardiographie ist dem Belastungs-EKG nicht nur hinsichtlich der Durchführbarkeit und Auswertbarkeit überlegen, sondern zeigt auch im Vergleich eine höhere Sensitivität und Spezifität bei der Erfassung von Koronarstenosen, die unter Ischämieprovokation funktionell wirksam werden (59). Das gilt sowohl für die ergometrische Streßechokardiographie wie auch für den Dipyridamol- und Dobutamin-Streßechotest (32, 55, 56, 63) Vergleichende Untersuchungen verschiedener streßechokardiographischer Methoden zeigten einen Vorteil der ergometrischen Belastungsform, so daß auch aufgrund der zusätzlichen funktionalen Information dieser Test anderen Tests vorgezogen werden sollte, wenn die Patienten zu einer körperlichen Belastung in der Lage sind (30).

Ein wesentlicher Vorteil der Streßechokardiographie bei der Abklärung Angina-pectoris-verdächtiger thorakaler Beschwerden liegt auch darin begründet, daß mit der 2-dimensionalen Echokardiographie neben Ruhe-Kontraktionsstörungen, die auf eine koronare Herzerkrankung schließen lassen, weitere mögliche Ursachen der Beschwerden miterfaßt werden können.

Bei Patienten mit arterieller Hypertonie, die zur Abklärung thorakaler Beschwerden in die Klinik aufgenommen werden, ist die weitere Diagnostik mittels Belastungs-EKG aufgrund primärer EKG-Veränderungen oftmals eingeschränkt. Die Streßechokardiographie mittels Dobutamin bietet hier eine sinnvolle Alternative, da unabhängig von dem Vorliegen

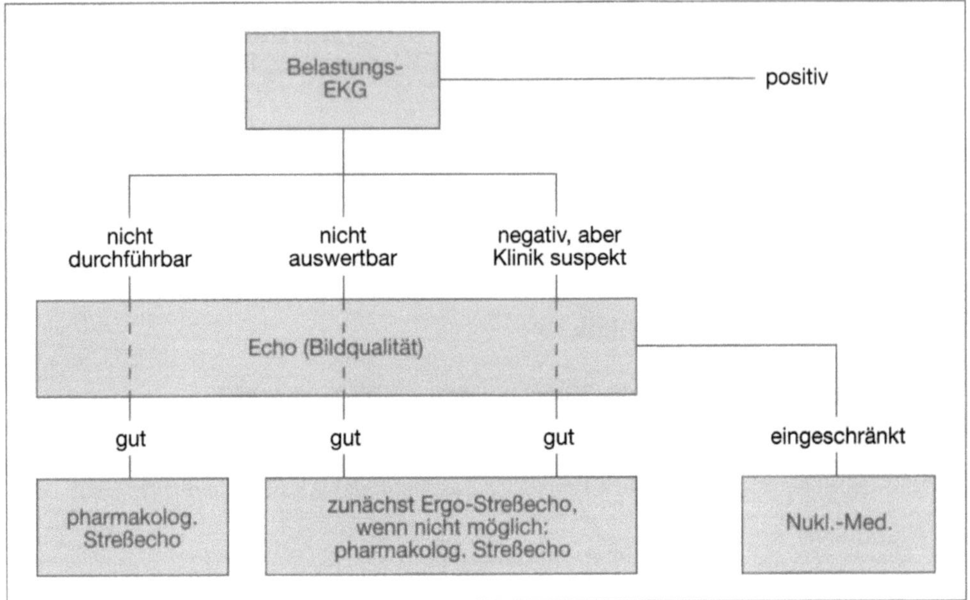

Abb. 8.1. Nicht-invasives diagnostisches Vorgehen bei koronarer Herzerkrankung

einer LV-Hypertonie mit und ohne LV-Hypertrophie eine koronare Herzerkrankung mit hoher Sensitivität und Spezifität erkannt werden kann (26, 62). Darüber hinaus kann gleichzeitig das Ausmaß einer Hypertrophie erfaßt werden.

Sowohl die ergometrischen wie auch die pharmakologischen streßechokardiographischen Untersuchungen können nach langjährigem Einsatz als sichere und zuverlässige Untersuchungsmethoden eingestuft werden (11, 35, 47), so daß die Streßechokardiographie mit Dobutamin (bis zu 30 µg/kg KG/min) jetzt auch in der Pädiatrie bei Kindern mit Kawasaki-Syndrom Anwendung findet (38). Die Untersuchung sollte jedoch nur in der Kinderklinik durchgeführt werden. Es wird auch von einem sicheren Einsatz der Dobutamin-Streßechokardiographie bei Vorliegen abdomineller Aortenaneurysmata berichtet (43). Dabei sollte jedoch immer das Nutzen-Risiko-Verhältnis abgeschätzt werden und eine solche Untersuchung nur bei dringender Indikation in der Klinik vorgenommen werden.

Voraussetzungen für eine echokardiographische Untersuchung, insbesondere für eine Beurteilung der linksventrikulären Wandabschnitte unter Belastung, ist eine ausreichend gute Schallbarkeit des Patienten. Ist diese nicht gegeben, kann zur weiteren Abklärung einer koronaren Herzerkrankung die Nuklearmedizin herangezogen werden.

8.1.1.2 Akuter Myokardinfarkt

Im Rahmen des akuten Myokardinfarktes gibt die echokardiographische Untersuchung Aufschluß über die Lokalisation und Ausdehnung des Infarktes und ermöglicht die Erkennung von Infarktkomplikationen (12, 37, 79). Der Einsatz der Streßechokardiographie erlaubt darüber hinaus eine postinfarzielle Risikostratifizierung (siehe Abb. 8.2). Besonders nach früher Lysetherapie ohne primäre Intervention ist es entscheidend, diejenigen Patienten zu identifizieren, die von einer raschen invasiven Diagnostik und Therapie profitieren. Durch die Lysetherapie gelingt bei 50–60 % der Patienten eine Reperfusion des Infarktgefäßes, wodurch eine irreversible Myokardschädigung verhindert oder gering ge-

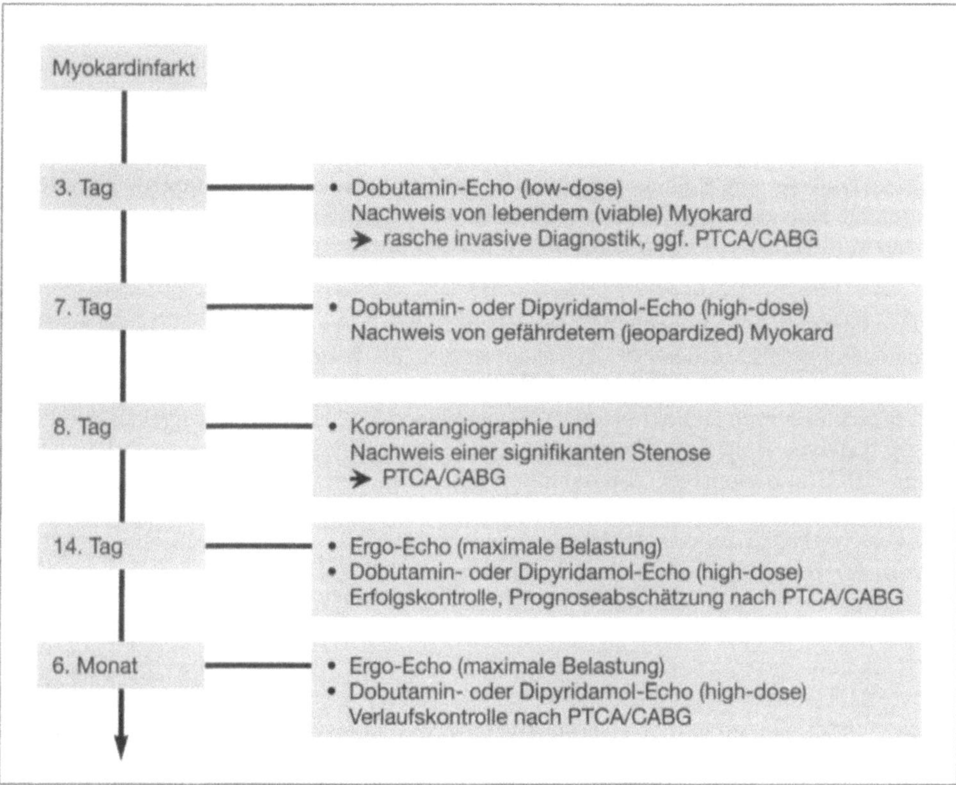

Abb. 8.2. Risikostratifizierung nach akutem Myokardinfarkt

halten werden kann (60, 71). Nach inkomplettem Myokardinfarkt kommt es zu einem sog. „hibernating myocardium", das einem lebenden, aber reversibel in der Funktion eingeschränkten Gewebe gleichkommt (5). Echokardiographisch läßt sich die Kontraktionsstörung eines „hibernating myocardium" nicht von der eines nekrotischen Myokardareals unterscheiden. Für das weitere Vorgehen nach akutem Myokardinfarkt ist aber die Differenzierung zwischen lebendem und nekrotischem Gewebe entscheidend. Experimentelle Studien (3, 6, 14) haben belegt, daß eine postischämische myokardiale Dysfunktion durch geringe Dosen inotrop wirksamer Substanzen verbessert werden kann, echokardiographisch erkennbar an einer systolischen Zunahme der myokardialen Wanddicke. Auch durch die Gabe von vasodilatatorischen Substanzen wie Dipyridamol kann minderperfundiertes Myokard aktiviert werden (46), so daß nach neuesten Arbeiten eine Identifizierung von „viable myocardium" auch mit Hilfe des Dipyridamol-Streßechotestes möglich ist (48, 78). Jedoch findet speziell in dieser Fragestellung überwiegend der Dobutamin-Streßechotest Anwendung.

Dobutamin als positiv inotrop wirkende Substanz eignet sich gut zur Stimulation des Myokards; Pierard konnte in einer Vergleichsstudie mit der Positronen-Emissions-Tomographie (PET) nachweisen, daß mit Hilfe des Dobutamin-Streßechotests postinfarzielles „viable myocardium" zuverlässig erfaßt werden kann (1, 52). Bereits 3 Tage nach akutem Myokardinfarkt kann eine Dobutamin-Streßechountersuchung in niedriger Dosierung (bis 10 μg/kg KG) am Krankenbett sicher durchgeführt (8) und davon abhängig das weitere Vorgehen festgelegt werden. Eine kombinierte Anwendung von Dipyridamol und Dobutamin in niedriger Dosierung erhöht die Sensitivität bei dieser Fragestellung (49).

Wird bei akutem Myokardinfarkt keine akute invasive Intervention durchgeführt, so bleibt nach erfolgter Lysetherapie trotz Reperfusion häufig eine relevante Koronarstenose bestehen, die im Verlauf einer raschen Intervention bedarf, um gefährdetes Myokard vor einer weiteren Schädigung zu bewahren. Entscheidend für die Prognose des Patienten ist die Erkennung von funktionell wirksamen Koronarstenosen. In einer Vielzahl von Studien konnte nachgewiesen werden, daß die Streßechokardiographie eine exzellente Methode ist, postinfarziell gefährdetes Myokard zu identifizieren (4, 7, 16, 57, 61). Dabei finden sowohl passive pharmakologische wie auch aktive ergometrische Streßechokardiographietests Anwendung.

Der Dipyridamol-Streßechotest kann bereits drei Tage nach akutem Myokardinfarkt sicher durchgeführt werden (9), häufiger werden die Patienten jedoch erst am 5. bis 7. postinfarziellen Tag untersucht. Der Dobutamin-Streßechotest in hoher Dosierung wird in den meisten Zentren erst ein bis zwei Wochen nach Myokardinfarkt angewandt (31, 52). Bei der aktiven Belastungsechokardiographie gelten ähnliche Kriterien wie beim Belastungs-EKG, so kann eine submaximale Belastung bereits wenige Tage nach akutem Myokardinfarkt durchgeführt werden (2), während eine maximale Belastung in der Regel erst kurz vor Entlassung des Patienten angestrebt wird (54). Da der Streßechotest mit submaximaler Belastung weniger aussagekräftig ist (57) und eine maximale körperliche Belastung den größten zeitlichen Abstand zum akuten Myokardinfarkt erfordert, werden überwiegend pharmakologische Streßechotests zur Erkennung von gefährdetem Myokard nach akutem Myokardinfarkt angewandt. Neben der Aussage eines positiven oder negativen Testergebnisses ermöglichen echokardiographische Streßmethoden durch eine direkte visuelle Darstellung ischämieinduzierter Wandbewegungsstörungen Rückschlüsse auf die Lokalisation derjenigen Gefäßstenosen, die einer Intervention bedürfen. Somit stehen zur Einschätzung des Koronarstatus und zur Planung des weiteren Vorgehens zusätzlich zu den Kenntnissen der anatomischen Verhältnisse auch Informationen über die funktionellen Verhältnisse zur Verfügung. Der Wert der Streßechokardiographie zur Risikostratifizierung bei vermuteter und bekannter koronarer Herzerkrankung, besonders nach akutem Myokardinfarkt, ist durch viele Studien belegt (17, 36, 40, 51, 58, 63).

8.1.1.3 Interventionelle Therapie – Angioplastie

Im Rahmen einer Koronarangioplastie ergeben sich weitere entscheidende Indikationen zur Anwendung der Streßechokardiographie.

Sinnvoll ist die Durchführung eines Streßechotests vor geplanter und nach erfolgter Angioplastie. Vor Intervention gibt der Test Auskunft über die funktionellen Verhältnisse an den Koronarien, und nach Intervention kann der unmittelbare Erfolg durch eine funktionelle Verbesserung erfaßt und eine Prognose über den weiteren Verlauf abgegeben werden (50).

Ein positiver Dipyridamol-Streßechotest in der unmittelbaren Kontrolluntersuchung nach erfolgreicher Intervention identifiziert diejenigen Patienten, die ein hohes Risiko tragen, im Verlauf erneut symptomatisch zu werden. Bei Auftreten von Symptomen spricht ein positiver Test mit hoher Sicherheit für eine Restenose (77). Auch die fahrradergometrische Streßechokardiographie mit maximaler Belastung ist eine verläßliche Methode, Patienten mit Restenosen nach Angioplastie zu identifizieren (19). Ebenso ist der Dobutamin-Streßechotest in gleicher Weise geeignet, den Erfolg einer Intervention zu erfassen (15, 33). Ein Vergleich beider pharmakologischer Methoden zeigt, daß beide Methoden in dieser Fragestellung gleichermaßen verläßlich sind, eine Aufschlüsselung bezüglich Ein-

und Mehrgefäßerkrankungen ergab eine geringfügig bessere Aussage des Dobutamin-Streßechotests bei Mehrgefäßerkrankungen (76). Insgesamt scheinen Restenosen in der Verlaufskontrolle nach Angioplastie im Ramus interventricularis anterior, in mehreren Gefäßen sowie Wandbewegungsstörungen bereits in Ruhe leichter erkannt zu werden (20). Gelegentlich kann bei eingeschränkten Ableitungsbedingungen von transthorakal auch die Durchführung einer Untersuchung von transösophageal mit Pacing sinnvoll sein (21).

Eine streßechokardiographische Verlaufskontrolle 6 Monate nach durchgeführter Angioplastie kann somit Auskunft über den mittelfristigen Erfolg der Maßnahme geben, so daß ggf. auf eine Kontroll-Katheteruntersuchung verzichtet werden kann, wenn ein Streßecho-Ausgangsbefund und eine unmittelbare Kontrolluntersuchung nach Intervention vorliegen.

8.1.1.4 Interventionelle Therapie - Bypass-Operation

Auch im Rahmen einer operativen Revaskularisierung ist der Einsatz der Streßechokardiographie von Bedeutung. Ähnlich wie vor einer Angioplastie ist auch vor operativer Versorgung stenosierter oder verschlossener Koronargefäße entscheidend, nachzuweisen, ob es sich bei minderperfundierten Myokardarealen um nekrotisches Gewebe oder lediglich um reversibel funktionseingeschränktes Myokard handelt. In dem letzteren Fall kann von einer Verbesserung der regionalen systolischen Funktion durch eine Revaskularisierung ausgegangen werden (53). Hilfreich bei der Differenzierung zwischen nekrotischem und vitalem Gewebe ist zum einen die Positronen-Emissions-Tomographie (PET), die Informationen über den kardialen Metabolismus liefert, und zum anderen die Thalliumszintigraphie, mit der die Perfusionsverhältnisse dargestellt werden können. Eine Aussage über die Kontraktionsreserve ist aber mit beiden Methoden nicht möglich. Hier bietet der Einsatz der pharmakologischen Streßechokardiographie weitere Erkenntnis. So kann mit Hilfe einer inotropen Stimulation durch Dobutamin (niedrigdosierte Gabe von 5–10 µg/kg KG) nicht nur vitales Gewebe erkannt werden, sondern auch das Myokardgewebe identifiziert werden, das von einer Intervention profitiert (45). Dieses ist entscheidend bei Patienten mit koronarer Herzerkrankung und deutlich eingeschränkter LV-Funktion, da sich die Prognose bei diesen Patienten durch eine Revaskularisierung deutlich verbessert (27) (siehe auch Kapitel 5.1.6 und 5.1.7). Die streßechokardiographische Untersuchung mit niedrigdosierter Dobutamingabe kann zuverlässig sowohl vor geplanter Revaskularisierung durchgeführt werden als auch transösophageal intraoperativ zusätzlich Informationen zur PET und Thalliumszintigraphie liefern (74) (siehe Kapitel 7.6). Nach neuesten Arbeiten ist mittels Dobutamin-Streßechokardiographie sogar eine quantitative Aussage über eine zu erwartende Verbesserung der globalen LV-Funktion durch eine Revaskularisation möglich (34).

Darüber hinaus kann postoperativ im Verlauf die Stenosierung oder der Verschluß eines Bypass-Gefäßes oder eines nativen Gefäßes mittels Dobutamin zuverlässig erkannt werden, wobei eine Untersuchung von transösophageal mit biplaner Ösophagussonde bei diesem Patientengut mit oftmals erschwerten Untersuchungsbedingungen vorteilhaft ist (23).

8.1.1.5 Herztransplantation

Auf dieses Thema soll hier nur kurz eingegangen werden, eine ausführlichere Darstellung erfolgt in Kapitel 5.2.5 und 8.1.2.1.

Mit zunehmenden Fortschritten in der Immunsuppression hat sich die Überlebensrate nach Herztransplantation deutlich erhöht, so daß im weiteren Verlauf die Graft-Arteriosklerose der limitierende Faktor in der Langzeitprognose der Patienten ist (28). Die frühzeitige Erkennung dieser Koronarsklerose ist für die Prognose der Patienten entscheidend, aber aufgrund der besonderen Gegebenheiten nichtinvasiv oftmals schwierig (24), so daß wiederholte Angiographien notwendig sind.

Mit Einführung der Streßechokardiographie sind auch auf diesem Gebiet die Möglichkeiten zur nichtinvasiven Diagnostik erweitert worden. So haben erste Arbeiten den Dobutamin-Streßechokardiographietest als sicheren und zuverlässigen Test zur Erkennung einer Koronarsklerose nach Herztransplantation beurteilt (13, 18, 67). Der Dipyridamol-Streßechotest hingegen hat sich zur Erkennung einer Graft-Arteriosklerose nicht bewährt, da lediglich höhergradige Stenosen identifiziert werden konnten (10). Somit kann zum gegenwärtigen Zeitpunkt bei dieser Indiktion nur der Einsatz der Dobutamin-Streßechokardiographie empfohlen werden kann (siehe Kapitel 5.2.5).

Insgesamt sind weitere Untersuchungen mit höheren Patientenzahlen notwendig, um den endgültigen Stellenwert der Streßechokardiographie auf diesem Gebiet zu bestimmen. Grundsätzlich sollte eine streßechokardiographische Untersuchung Herztransplantierter nur von erfahrenen, mit der Besonderheit der Graft-Arteriosklerose vertrauten Kollegen durchgeführt werden.

8.1.1.6 Kardiomyopathien

Einer akuten linksventrikulären Dekompensation aufgrund einer eingeschränkten LV-Funktion kann u. a. eine dilatative oder hypertrophe Kardiomyopathie zugrunde liegen. Die Unterscheidung zwischen ischämischer und nicht-ischämischer Ursache einer dilatativen Kardiomyopathie (DCM) kann klinisch schwierig sein. Anamnestisch läßt sich einerseits bei Patienten mit ischämisch bedingter linksventrikulärer Funktionseinschränkung oftmals weder Angina pectoris noch das Ereignis eines Myokardinfarktes eruieren, auch das EKG ist oftmals nicht eindeutig, andererseits berichten Patienten mit primärer DCM nicht selten über thorakale Beschwerden. Das Belastungs-EKG ist wegen der reduzierten Belastbarkeit dieser Patienten nur bedingt anwendbar, eine weiterführende Diagnostik aber von großer Bedeutung. Auch echokardiographisch darzustellende LV-Kontraktilitätsstörungen sind nicht immer richtungsweisend. So können regionale Wandbewegungsstörungen sowohl bei koronarer Herzerkrankung wie auch bei dilatativer Kardiomyopathie vorliegen. Ebenso kann eine globale LV-Dysfunktion im Verlauf beider Erkrankungen auftreten.

Neuere Untersuchungen zeigen, daß mit Hilfe der Dobutamin-Streßechokardiographie eine Differenzierung zwischen ischämischer und nicht-ischämischer Kardiomyopathie möglich ist (64, 73). So kommt es unter Dobutamingabe bei Patienten mit primärer dilatativer Kardiomyopathie typischerweise mit steigender Dobutamindosis zu einer stetigen Kontraktionssteigerung mit resultierender Hyperkinesie bei maximaler Dosierung. Patienten mit koronarer Herzerkrankung hingegen zeigen nach einer Kontraktionssteigerung bei niedrigdosierter Dobutamingabe dann unter maximaler Dosierung ischämiebedingte Wandbewegungsstörungen.

Auch bei Patienten mit hypertropher Kardiomyopathie kann der Einsatz der Streßechokardiographie hilfreich sein. Während einer pharmakologischen Belastung mittels Isoproterenol können diejenigen Patienten mit hypertropher Kardiomyopathie identifiziert werden, die im weiteren Verlauf eine linksventrikuläre Dilatation erfahren (25). Dabei zeigten Patienten mit ungünstiger Prognose unter Isoproterenol eine spezifische Zunahme des LV-Durchmessers sowie eine signifikante Abnahme der Ejektionsfraktion.

Patienten mit linksventrikulärer Dekompensation bei dilatativer oder hypertropher Kardiomyopathie sollten in der Akutklinik zur Differenzierung und Bestimmung der Prognose einer weiteren Diagnostik zugeführt werden. Dabei bietet die Streßechokardiographie die Möglichkeit, zwischen ischämischer und nicht-ischämischer dilatativer Kardiomyopathie zu unterscheiden.

8.1.1.7 Herzklappenerkrankungen

Die Streßechokardiographie mit Einsatz des Dopplers bietet bei Herzklappenerkrankungen zusätzliche Informationen über die funktionellen Konsequenzen einer valvulären Stenose oder Insuffizienz und ermöglicht somit eine bessere Einschätzung der Erkrankung.

Bei Patienten mit Aortenklappenstenosen und eingeschränkter linksventrikulärer Funktion, die mit Zeichen der Dekompensation in die Klinik aufgenommen werden, ist die Einschätzung der Aortenstenose dann schwierig, wenn echokardiographisch ein nur gering bis mäßig erhöhter Druckgradient bestimmt wird. In einer Untersuchung an Patienten mit niedriger Ejektionsfraktion von im Mittel 22 % und reduzierter Aortenklappenöffnungsfläche von 0,86 cm^2 konnte mittels Dobutamingabe (im Mittel 26 µg/kg KG/min) der tatsächliche Schweregrad der AS ermittelt werden, indem einige Patienten unter Dobutamingabe eine Normalisierung der EF mit Anstieg des mittleren Druckgradienten um 40 % aufwiesen (41). Jedoch muß auch hier betont werden, daß die Durchführung einer streßechokardiographischen Untersuchung bei Patienten mit Aortenstenosen nicht grundsätzlich empfohlen werden kann (39) (siehe Kapitel 6).

Patienten mit einer Aortenklappeninsuffizienz können über viele Jahre beschwerdefrei bleiben. Ein Symptombeginn deutet oftmals auf eine Reduktion der linksventrikulären Funktion mit Schädigung des linken Ventrikels hin. Daher ist die rechtzeitige Ermittlung des Operationszeitpunktes von großer Bedeutung. Dazu kann die Durchführung einer streßechokardiographischen Untersuchung weiteren Aufschluß bieten. So kann gezeigt werden, daß bei gefährdeten Patienten unter Belastung die Fläche der Aortenklappeninsuffizienz signifikant zunimmt (66) Darüber hinaus wurde nachgewiesen, daß symptomfreie Patienten mit Aortenklappeninsuffizienz und normaler linksventrikulärer Funktion, die unter maximaler Belastung auf dem Fahrradergometer eine signifikante Verschlechterung der FS (fractional shortening) und der Wandspannung zeigten, im Verlauf von dreieinhalb Jahren eine linksventrikuläre Dekompensation entwickeln (44).

Mit Hilfe der Streßechokardiographie ist es zudem möglich, nach Aortenklappenersatz ein sog. „Patienten-Prothesen-mismatch" zu erfassen, indem Patienten mit zu kleinen Klappenprothesen unter Belastung einen deutlichen Anstieg des Druckgradienten und systolische und diastolische Funktionsstörungen aufweisen (80) (siehe Kapitel 8.1.2.2 und 8.3.2.2).

Unter Einsatz der Doppler-Streßechokardiographie konnte simultan mit gleichzeitiger Links/Rechtsherzkatheterisierung bei Patienten mit Mitralklappenstenosen und grenzwertigem Schweregrad nachgewiesen werden, daß unter Belastung der mittlere Druckgradient bei beiden Untersuchungsmethoden gleichermaßen anstieg und somit das Ausmaß des Klappenvitiums eindeutig erfaßt werden konnte (75). Gleiches wird auch von Patienten mit Mitralklappenprothesen berichtet (29) (siehe Kapitel 5.2.3).

Auch im Rahmen einer Mitralklappenvalvuloplastie kann die Doppler-Streßechokardiographie hilfreich sein (68). So konnte in vergleichenden Untersuchungen vor und nach Intervention gezeigt werden, daß nach Valvuloplastie nicht nur der mittlere Druckgradient in Ruhe und unter Belastung deutlich reduziert war, sondern auch die maximale Herzfrequenz unter Belastung als Ausdruck eines geringeren Kompensationsbedarfs.

Ähnlich wie bei Aortenklappeninsuffizienz ist auch bei Mitralklappeninsuffizienz der Einsatz der Doppler-Streßechokardiographie sinnvoll. Auch hier kann das Ausmaß der Insuffizienz unter Belastung zunehmen, und der Schweregrad des Vitiums in Erscheinung treten (66). Dabei kann die Zunahme der Mitralklappeninsuffizienz sowohl bei primären Vitien auftreten (69) als auch bei einer sekundären Mitralklappeninsuffizienz in Folge einer linksventrikulären Dilatation oder im Rahmen einer Ischämiereaktion. Hier liefert die gleichzeitige echokardiographische Beurteilung der linksventrikulären Kontraktion hinsichtlich neu aufgetretener Wandbewegungsstörungen wichtige Informationen zur Differenzierung.

Eine weitere Untersuchung konnte mittels Doppler-Streßechokardiographie den Vorteil einer Mitralklappenrekonstruktion im Vergleich zum Mitralklappenersatz nachweisen, indem Patienten nach Rekonstruktion in Ruhe und unter Belastung eine deutlich bessere Ejektionsfraktion zeigten als die entsprechend zugeordneten Patienten nach Klappenersatz (70).

Insgesamt ist die Streßechokardiographie in der Lage den funktionellen Schweregrad eines Klappenvitiums zu erfassen und die hämodynamischen Konsequenzen zu bestimmen. Die Methode bietet sich zur Verlaufskontrolle von Klappenvitien an und ist hilfreich bei der Bestimmung des optimalen Operationszeitpunktes und zur Kontrolle des Operationserfolges.

8.1.1.8 Prognostische Aussagen

Das Ergebnis einer streßechokardiographischen Untersuchung besitzt einen hohen prognostischen Wert als „screening test“ bei der Erfassung einer koronaren Herzerkrankung, nach akutem Myokardinfarkt, nach Angioplastie und auch bei der Risikoabschätzung vor kardialen oder nichtkardialen Operationen (22, 42, 51, 63, 65). So besteht bei Patienten mit positivem Streßechotest eine höhere Wahrscheinlichkeit im Verlauf ein kardiales Ereignis zu erleiden als bei Patienten mit negativem Testergebnis. Das trifft zu für Patienten, die im Rahmen einer Routinediagnostik erfaßt wurden wie auch für Patienten nach Myokardinfarkt oder Angioplastie. Dabei sollten gefährdete Patienten mit positivem Testergebnis engmaschig kontrolliert und einer weiteren invasiven Diagnostik zugeführt werden. Das Streßechotest-Ergebnis kann besonders vor operativen Eingriffen von Bedeutung sein und sollte bei Risikopatienten dazu führen, daß ein spezielles Monitoring während der Operation eingesetzt wird.

Literatur zu Kapitel 8.1

1. Afridi I, Kleiman NS, Raizner AE, Zoghbi WA (1995) Dobutamine echocardiography in myocardial hibernation. Circulation 91: 663–670
2. Applegate RJ, Dell'italia LJ, Crawford MH (1987) Usefulness of two-dimensional echocardiography during low-level exercise testing early after uncomplicated myocardial infarction. Am J Cardiol 60: 10–14
3. Bolli R, Zhu WX, Myers ML, Hartley CJ, Roberts R (1985) Beta-adrenergic stimulation reverses postischemic myocardial dysfunction without producing subsequent functional deterioration. Am J Cardiol 56: 946–948
4. Bolognese L, Sarasso G, Aralda D, Bongo AS, Rossi L, Rossi P (1989) High dose dipyridamole echocardiography early after uncomplicated acute myocardial infarction: correlation with exercise testing and coronary angiography. J Am Coll Cardiol 14: 357–363
5. Braunwald E, Kloner RA (1982) The stunned myocardium: prolonged, postischemic ventricular dysfunction. Circulation 69: 991–999
6. Buda AJ, Zotz RJ, Gallagher KP (1987) The effect of inotropic stimulation on normal and ischemic myocardium after coronary occlusion. Circulation 76: 163–172

7. Casanova R, Parrocini A, Guidalotti PL, Capacci PF, Jacopi F, Fabbri M, Maresta A (1992) Dose and test for dipyridamole infusion and cardiac imaging early after uncomplicated acute myocardial infarction. Am J Cardiol 70: 1402–1406
8. Chiaranda G, Lazzaro A, Mangiameli S (1993) The low-dose echo-dobutamine test in post-AMI early phase. 1st internat symposium of stress echocardiography, Pisa
9. Chiarella F, Domenicucci S, Bellotti P, Bellone P, Scarsi G, Vecchio C (1994) Dipyridamole echocardiographic test performed 3 days after an acute myocardial infarction: feasibility, tolerability, safety and in-hospital prognostic value. Eur Heart J 15: 842–850
10. Ciliberto GR, Massa D, Mangiavacchi M, Danzi GB, Pirelli S, Faletra F, Frigerio M, Gronda E, De Vita C (1993) High-dose dipyridamole echocardiography test in coronary artery disease after heart transplantation. Eur Heart J 14: 48–52
11. Cornel JH, Balk AHMM, Boersma E, Maat APWM, Elhendy A, Arnese M, Salustri A, Roelandt JRTC, Fioretti PM (1996) Safety and feasibility of dobutamine-atropine stress echocardiography in patients with ischemic left ventricular dysfunction. J Am Soc Echocardiogr 9: 27–32
12. Corya BC, Rasmussen S, Knoebel SB, Feigenbaum H (1975) Echocardiography in acute myocardial infarction. Am J Cardiol 36: 1
13. Derumeaux G, Redonnet M, Mouton-Scheifer D, Bessou JP, Cribier A, Saoudi N, Koning R, Soyer R, Letac B (1995) Dobutamine stress echocardiography in orthotopic heart transplant recipients. J Am Coll Cardiol 25: 1665–1672
14. Ellis SG, Wynne J, Braunwald E, Henschke CI, Sandor T, Kloner RA (1984) Response of reperfusion-salvaged, stunned myocardium to inotropic stimulation. Am Heart J 107: 13–19
15. El-Said ESM, Fioretti PM, Roelandt JRTC, McNeill AJ, Rijsterborgh H, Forster T, Di Mario C, Linker DT (1993) Dobutamine stress-doppler echocardiography before and after coronary angioplasty. Eur Heart J 14: 1011–1021
16. Fishman EZ, Ben-Ari E, Pines A, Drory Y, Motro M, Kellermann JJ (1992) Usefulness of heavy isometric exercise echocardiography for assessing left ventricular wall motion pattern late (>6 month) after acute myocardial infarction. Am J Cardiol 70: 1123–1128
17. Galeti A, Coletta C, Greco G, Bordi L, Burattini M, Colaceci R, Cevi V (1993) Risk stratification in coronary heart disease with echo-dobutamine test. A follow up study in 74 patients. 1st internat symposium of stress echocardiography, Pisa
18. Guenter F, Schwammenthal E, Rahmel A, Lamp B, Kerber S, Deng M, Scheld HH, Breithardt G (1995) Erste Erfahrungen mit der Dobutamin-Belastungsechokardiographie bei herztransplantierten Patienten. Z Kardiol 84: 411–413
19. Hecht HA, DeBord L, Shaw RE, Ryan C, Dunlap R, Ryan C, Stretzer SH, Myler KR (1993) Usefulness of supine bicycle stress echocardiography for detection of restenosis after percutaneous transluminal coronary angioplasty. Am J Cardiol 71: 293–296
20. Heinle SK, Lieberman EB, Ancukiewicz M, Waugh RA, Bashore TM, Kisslo J, Toptine JH, Myers SW (1993) Usefulness of dobutamine echocardiography for detecting restenosis after percutaneous transluminal coronary angioplasty. Am J Cardiol 72: 1220–1225
21. Hoffmann R, Kleinhans E, Lambertz H, Flachskampf FA, Uebis R, Buell U, Hanrath P (1994) Transesophageal pacing echocardiograhy for detection of restenosis after percutaneous transluminal coronary angioplasty. Eur Heart J 15: 823–831
22. Hoffmann R, Lambertz H, Käsmacher H, Liebich I, Flachskampf FA, Plum M, Hanrath P (1992) Transesophageal stress echocardiography for pre-operative detection of patients at risk of intra-operative myocardial ischemia. Eur Heart J 13, 1482–1488
23. Hoffmann R, Lethen H, Falter F, Flachskampf FA, Hanrath P (1996) Dobutamine stress echocardiography after coronary artery bypass grafting. Eur Heart J 17: 222–229
24. Johnson DE, Gao SZ, Schroeder J, De Campi WM, Billingham M (1989) The spectrum of coronary artery pathologic findings in human cardiac allografts. J Heart Transplant 8: 349–359
25. Kawano S, IIda J, Katsuji K, Yukisada K, Magdi ES, Iwasaki Y, Tabei F, Yamaguchi I, Sugishita Y (1995) Response to isoproterenol as a prognostic indicator of evolution from hypertrophic cardiomyopathy to a phase resembling dilated cardiomyopathy. J Am Coll Cardiol 25: 687–692
26. Knickelbine T, Smart SC, Hellman RS, Wynsen JC, Sagar LB (1994) Differential effects of left ventricular hypertrophy and hypertension on the accuracy of dobutamine echocardiography and SPECT Sestamibi Scintigraphy. Circulation 90 (suppl) I–659
27. Kolibash AJ, Goodenow JS, Bush CA, Tetallman MR, Lewis RP (1979) Improvement of myocardial perfusion and left ventricular function after coronary artery bypass grafting in patients with unstable angina. Circulation 59: 66–74
28. Kriett JM, Kaye MP (1991) The registry of the International Society for Heart and Lung Transplantation: eighth official report 1991. J Heart Lung Transplant 10: 491–498
29. Laevitt JI, Coats MH, Falk RH (1991) Effects of exercise on transmitral gradient and pulmonary artery pressure in patients with mitral stenosis or a prosthetic mitral valve: a doppler echocardiographic study. J Am Coll Cardiol 17: 1520–1526

30. Marangelli V, Iliceto S, Piccinni G, De Martino G, Sorgente L, Rizzon P (1994) Detection of coronary artery disease by digital stress echocardiography: comparison of exercise, transesophageal atrial pacing and dipyridamole echocardiography. J Am Coll Cardiol 24: 117–124
31. Marcovitz PA, Armstrong WF (1991) Dobutamine stress echocardiography: diagnostic utility. Herz 16: 372–378
32. Marwick TH, Nemec JJ, Pashkow FJ, Stewart WJ, Salcedo EE (1992) Accuracy and limitations of exercise echocardiography in a routine clinical setting. J Am Coll Cardiol 19: 74–81
33. McNeill AJ, Fioretti PM, El-Said EM, Salustri A, de Feyter PJ, Roeland JR (1992) Dobutamine stress echocardiography before and after coronary angioplasty. Am J Cardiol 69: 740–745
34. Meluzin J, Cigarroa CG, Brickner E, Cerny J, Spinarova L, Fredlich M, Stetka F, Groch L, Grayburn PA (1995) Dobutamine echocardiography in predicting improvement in global left ventricular systolic function after coronary bypass or angioplasty in patients with healed myocardial infarcts. Am J Cardiol 76: 877–880
35. Mertes H, Sawada SG, Ryan T, Feigenbaum H (1993) Symptoms, adverse effects, and complications associated with dobutamine stress echocardiography: experience in 1118 patients. Circulation 88: 15–19
36. Nescovic AN, Popovic AD, Babic R, Marinkovic J, Obradovic V (1995) Positive high-dose dipyridamole echocardiography test after acute myocardial infarction is an excellent predictor of cardiac events. Am Heart J 129: 31–39
37. Nieminen M, Parisi AF, O'Boyle JE, Folland ED, Khuri S, Kloner RA (1982) Serial evaluation of myocardial thickening and thinning in acute experimental infarction and quantification using two-dimensional echocardiography. Circulation 66: 174–180
38. Noro N, Ayusawa M, Karasawa K, Yamaguchi H, Sumitomo N, Okada T, Karada K (1996) Dobutamine stress echocardiography for detection of coronary artery stenosis in children with Kawasaki disease. J Am Coll Cardiol 27: 1251–1256
39. Otto CM, Pearlman AS, Kraft CD, Miyake-Hull CY, Bruwash IG, Gardner CJ (1992) Physiologic changes with maximal exercise in asymptomatic valvular aortic stenosis assessed by doppler echocardiography. J Am Coll Cardiol 20: 1160–1167
40. Panza JA, Curiel RV, Laurienzo JM, Quyyumi AA, Dilsizian V (1995) Relation between ischemic threshold measured during dobutamine stress echocardiography and known indices of poor prognosis in patients with coronary artery disease. Circulation 92: 2095–2101
41. Pascoe R, Roger V, Pellikka P, Seward J, Tajik AJ (1994) Use of dobutamine stress echocardiography in patients with aortic stenosis, reduced left ventricular ejection fraction and low mean transvalvular gradient: preliminary experience. J Am Soc Echocardiogr 7: S8
42. Pellikka PA, Oh JK, Bailey KR, Nichols BA, Rooke TW, Tajik AJ (1992) Prognostic role of Dobutamine stress echocardiography before noncardiac surgery. J Am Coll Cardiol 19 (suppl): 100A
43. Pellika P, Roger VL, Oh JK, Seward JB, Tajik AJ (1996) Safety of performing dobutamine stress echocardiography in patients with abdominal aortic aneurysm ≥4 cm in diameter. Am J Cardiol 77: 413–416
44. Percy RF, Miller AB, Conetta DA (1993) Usefulness of left ventricular stress at rest and after exercise for outcome prediction in asymptomatic aortic regurgitation. Am Heart J 125: 151–155
45. Perrone-Filardi P, Pace L, Prastaro M, Piscione F, Betocchi S, Squame F, Vezzuto A, Soricelli A, Indolfi C, Salvatore M, Chiariello M (1995) Dobutamine echocardiography predicts improvement of hypoperfused dysfunctional myocardium after revascularization in patients with coronary artery disease. Circulation 91: 2556–2565
46. Picano E, Bento de Sousa MJ, de Moura Duarte LF, Pingitore A, Sicari R (1994) Detection of viable myocardium by dobutamine and dipyridamole echocardiography. Herz 19: 204–209
47. Picano E, Marini C, Chiriatti G, Pirelli S, Maffei S et al for the EPIC study group (1992) Safety of intravenous high-dose dipyridamole echocardiography. Am J Cardiol 70: 252–258
48. Picano E, Marzullo P, Gigli G, Reisenhofer B, Parodi O, Distante A, L'Abbate A (1992) Identification of viable myocardium by dipyridamole-induced improvement in regional left ventricular function assessed by echocardiography in myocardial infarction and comparison with thallium scintigraphy at rest. Am J Cardiol 70: 703–710
49. Picano E, Ostojic M, Varga A, Sicari R, Djordjevic-Dikic A, Nedeljkovic I, Torres M (1996) Combined low-dose dipyridamole-dobutamine stress echocardiography to identify myocardial viability. J Am Coll Cardiol 27: 1422–1428
50. Picano E, Pirelli S, Marzilli M, Faletra F, Lattanzi F, Campoplo L, Massa D, Alberti A, Gara E, Distante A, L'Abbate A (1989) Usefulness of high-dose dipyridamole echocardiography test in coronary angioplasty. Circulation 80: 807–815
51. Picano E, Severi S, Michelassi C, Lattanzi F, Masini M, Orsini E, Distante A, L'Abbate A (1989) Prognostic importance of dipyridamole-echocardiography test in coronary artery disease. Circulation 80: 450–457
52. Pierard LA, de Landsheere C, Berthe C, Rigo P, Kulbertus HE (1990) Identification of viable myocardium by echocardiography during dobutamine infusion in patients with myocardial infarction after thrombolytic therapy: comparison with positron emission tomography. J Am Coll Cardiol 15: 1021–1031
53. Rees G, Bristow JD, Kremkau EL, Green GS, Herr RH, Griswold HE, Starr A (1971) Influence of aortocoronary bypass surgery on left ventricular performance. N Engl J Med 284: 1112–1116

54. Ryan T, Armstrong WF, O'Donnell JA, Feigenbaum H (1987) Risk stratification after acute myocardial infarction by means of exercise two-dimensional echocardiography. Am Heart J 114: 1305–1316
55. Salustri A, Fioretti PM, McNeill AJ, Pozzoli MMA, Roeland JR (1992) Pharmacological stress echocardiography in the diagnosis of coronary artery disease and myocardial ischemia: a comparison between dobutamine and dipyridamol. Eur Heart J 13: 1356–1362
56. Sawada SG, Segar DS, Ryan T, Brown SE, Dohan AM, Williams R, Fineberg NS, Armstrong WF, Feigenbaum H (1991) Echocardiographic detection of coronary artery disease during dobutamine infusion. Circulation 83: 1605–1614
57. Schröder K, Völler H, Dingerkus H, Münzberg H, Dissmann R, Linderer T, Schultheiss HP (1996) Comparison of the diagnostic potential of four echocardiographic stress tests shortly after acute myocardial infarction: Submaximal exercise, transesophageal atrial pacing, dipyridamole, and dobutamine-atropine. Am J Cardiol 77: 909–914
58. Schröder K, Völler H, Hansen B, Schröder R (1992) Can stress induced changes in the wall motion score indicate the necessity for an intervention in patients with coronary artery disease? A stress echocardiographic study. J Am Coll Cardiol 19 (suppl): 101A
59. Schröder K, Völler H, Hansen B, Levenson B, Wilkenshoff U, Schröder R (1992) Streß-Echokardiographie als Routine-Untersuchung bei koronarer Herzkrankheit. DMW 117: 1583–1588
60. Schröder R (1983) Systemic versus intracoronary streptokinase infusion in the treatment of acute myocardial infarction. J Am Coll Cardiol 1: 1254–1261
61. Sclavo MG, Noussan P, Pallisco O, Presbitero P (1992) Usefulness of dipyridamole-echocardiographic test to identify jeopardized myocardium after thrombolysis. Eur Heart J 13: 1348–1355
62. Senior R, Basu S, Handler C, Raftery DB, Lahiri A (1996) Diagnostic accuracy of dobutamine stress echocardiography for detection of coronary heart disease in hypertensive patients. Eur Heart J 17: 289–295
63. Severi S, Picano E, Michelassi C, Lattanzi F, Landi P, Distante A, L'Abbate A (1994) Diagnostic and prognostic value of dipyridamole echocardiography in patients with suspected coronary artery disease. Circulation 89: 1160–1173
64. Sharp SM, Sawada SG, Segar DS, Ryan T, Kovacs R, Fineberg NS, Feigenbaum H (1994) Dobutamine stress echocardiography: Detection of coronary artery disease in patients with dilated cardiomyopathy. J Am Coll Cardiol 24: 934–939
65. Sicari R, Picano E, Lusa AM, Salustri A, Ciavatti M, Del Rosso G, Kozakova M, Ferrari M, Pedrinelli R, Pingitore A on behalf of the EPIC Group (1995) The value of dipyridamole echocardiography in risk stratification before vascular surgery. Eur Heart J 16: 842–847
66. Spain MG, Smith MD, Kwan OL, DeMaria AN (1990) Effect of isometric exercise on mitral and aortic regurgitation as assessed by color doppler flow imaging. Am J Cardiol 65: 78–83
67. Spes CH, Mudra H, Schnaack SD, Klauss V, Reichle FM, Ueberfuhr P, Theisen K, Angermann CE (1996) Dobutamine stress echocardiography for noninvasive diagnosis of cardiac allograft vasculopathy: A comparison with angiography and intravascular ultrasound. Am J Cardiol 78: 168–174
68. Tamai J, Nagatz S, Akaike M, Ishikura F, Kimura K, Takamiya M, Miyatake K, Nimura Y (1990) Improvement in mitral flow dynamics during exercise after percutaneous transvenous mitral commisurotomy: noninvasive evaluation using continuous wave doppler technique. Circulation 81: 46–51
69. Tischler MD, Niggel J (1993) Exercise echocardiography in combined mild mitral stenosis and regurgitation. Echocardiogr 10: 453–457
70. Tischler MD, Cooper K, Rowan M, LeWinter M (1993) Mitral valve replacement versus mitral valve repair: a Doppler and quantitative stress echocardiographic study. Circulation 88 (suppl): I–214
71. The TIMI Study Group (1985) The Thrombolysis in Myocardial Infarction (TIMI) Trial: phase I findings. N Engl J Med 312: 932–936
72. Trippi J, Morrison H, Chrapla M, Nelson D (1995) Follow-up and cost data on emergency department dobutamine stress echo. Circulation 92 (suppl) I–412
73. Vigna C, Russo A, De Rito V, Perna GA, Testa M, Lombardo A, Lanna P, Langialonga T, Salvatori MP, Fanelli R, Loperfido F (1996) Regional wall motion analysis by dobutamine stress echocardiography to distinguish between ischemic and nonischemic dilated cardiomyopathy. Am Heart J 131: 537–543
74. Voci P, Bilotta F, Caretta Q, Mercanti C, Marino B (1995) Low-dose dobutamine echocardiography predicts the early response to coronary artery bypass grafting. Am Heart J 129: 521–526
75. Voelker W, Jacksch R, Dittman H, Schmitt A, Maurer M, Karsch KR (1989) Validation of continuous-wave Doppler measurements of mitral valve gradients during exercise: a simultaneous doppler-catheter study. Eur Heart J 10: 737–746
76. Wilkenshoff UM, Schröder K, Völler H, Dissmann R, Dingerkus H, Linderer T, Schröder R (1994) Comparison of dobutamine and dipyridamole stress echocardiography in patients with single and multivessel disease undergoing PTCA. J Am Coll Cardiol 2 (suppl)
77. Wilkenshoff U, Schröder K, Völler H, Dissmann R, Linderer T, Schröder R (1993) Validity and tolerance of dobutamine and dipyridamole stress echocardiography before and after PTCA 1st internat symposium of stress echocardiography, Pisa

78. Wilkenshoff U, Schröder K, Völler H, Münzberg H, Dissmann R, Spielberg C, Linderer T, Schröder R (1993) Detection of jeopardized myocardium after acute myocardial infarction with dipyridamole echocardiography stress test. Eur Heart J 14 (suppl): 1528
79. Wilkenshoff UM (1994) Ischämische Herzerkrankung; Infarktkomplikationen. In: Schmailzl KJG (ed) Kardiale Ultraschalldiagnostik. Blackwell Wissenschaft, Berlin, pp 679–696
80. Wiserh R, Lewang OW, Tangen G, Rein KA, Skaerpe T, Hatle L (1993) Exercise hemodynamics in small (≤ 21 mm) aortic valve protheses assessed by doppler echocardiography. Am Heart J 125: 138–146

8.1.2 Kardiochirurgische Klinik

Seit der Einführung der Streßechokardiographie 1976 von Tauchert et al. (18) für den Dipyridamoltest und 1979 durch die Arbeitsgruppe Wann et al. (19) für die Ergometrie erreichte sie mehr und mehr klinische Akzeptanz. Mit der Einführung der Doppler-Technik wurde die Beurteilung von Strömungsprofilen an den einzelnen Herzklappen in Ruhe- und unter Belastungsbedingungen möglich. Die Methode ist mit einem niedrigen Risiko, einer geringen Belastung für den Patienten, einfacher Durchführbarkeit, einer Nichtbeeinflussung hämodynamischer Verhältnisse und der Möglichkeit der wiederholten Anwendung verbunden (2).

Aus diesem Grunde kommt die Streßechokardiographie in der Herzchirurgie mit unterschiedlicher Fragestellung zum Einsatz:
1. Beurteilung der systolischen links-(LV)- und rechtsventrikulären (RV)-Funktion mittels segmentaler Wandbewegungsanalyse.
2. Beurteilung der diastolischen LV- bzw. RV-Funktion anhand des transmitralen bzw. transtrikuspidalen Flusses.
3. Beurteilung der Herzklappenfunktion in Ruhe und unter Belastung über den transaortalen bzw. transpulmonalen Fluß.

8.1.2.1 Funktionelle Diagnostik der Abstoßungsreaktion peri- und frühpostoperativ nach Herztransplantation

Eine myokardiale Schädigung, ob ischämischer oder entzündlicher Genese, führt zu einer Funktionseinbuße betroffener myokardialer Regionen (4, 8, 12,14):
1. diastolische Dysfunktion in Form eines veränderten Mitraleinstromprofils im PW-Doppler,
2. systolische Dysfunktion in Form von Wandbewegungsstörungen im zweidimensionalen Echobild,
3. systolische Dysfunktion in Form einer reduzierten Aortenflußgeschwindigkeit im CW-Doppler,
4. globale linksventrikuläre Dysfunktion in Form einer neu auftretenden Mitralinsuffizienz im farbkodierten Doppler.

Die Diagnose der akuten Abstoßungsreaktion nach Herztransplantation basiert immer noch unverändert auf dem Ergebnis der Endomyokardbiopsie (3, 11). Durch die Invasivität der Myokardbiopsien mit einer Komplikationsrate bis zu 2,5 % als auch durch Limitationen, die z. B. bei fokaler Verteilung der Abstoßung auftreten, besteht nach wie vor ein großer Bedarf an zuverlässigen, nichtinvasiven Untersuchungsmethoden.

Die Einführung von Cyclosporin in die immunsuppressive Therapie verbesserte die Überlebensrate, führte jedoch gleichzeitig zu einer Abnahme der Sensitivität nichtinvasiver Abstoßungsmarker (10, 13). Mehr als 90 % aller herztransplantierten Patienten entwickeln zumindest eine Abstoßungsreaktion (20). Die Dauer und Frequenz dieser akuten Immunreaktionen scheinen für die Entstehung einer chronischen Abstoßungsreaktion bestimmend zu sein (15). Aus diesem Grunde kommt der Echokardiographie eine große Bedeutung hinsichtlich des Abstoßungsmonitorings bei herztransplantierten Patienten zu.

Zu Beginn einer Abstoßung ist zunächst die diastolische Ventrikelfunktion und erst im fortgeschrittenen Stadium die systolische Ventrikelfunktion gestört. Es stellt sich eine zunehmende linksventrikuläre Dilatation dar mit abfallender Auswurffraktion bzw. abnehmender Faserverkürzungsfraktion. Die Kontraktionen der linksventrikulären Hinterwand zeigen eine Amplitudenabnahme.

Bei der Erkennung einer Frühabstoßung kann die Doppler-Echokardiographie (9) eine große Hilfe darstellen. Eine Verkürzung der isovolumetrischen Relaxationszeit (IVRP) (7), entsprechend langer Erfahrungen auch eine Zunahme der IVRP, ein Rückgang der frühdiastolischen Flächenänderungsgeschwindigkeit des linken Ventrikels (5) und eine Zunahme der Relaxationszeit des linksventrikulären posterioren Myokards sowie eine Abnahme des frühdiastolischen passiven Einstroms in den linken Ventrikel (1) können Anzeichen einer Abstoßungsreaktion sein. Die Parameter einer frühdiastolischen Relaxationsstörung können anhand des dopplerechokardiographisch abgeleiteten Mitralflusses erfaßt werden (1), wie auch Vergleichsuntersuchungen mit angiographischen und szintigraphischen (17) Methoden belegen.

Zusätzlich haben wir mit der sogenannten „akustischen Quantifizierung" eine weitere echokardiographische Methode zur systolischen und diastolischen Ventrikelbeurteilung. Es werden die linksventrikulären Flächen bzw. Volumina in einem anwenderdefinierten Bereich berechnet und Parameter der diastolischen und systolischen Funktion beschrieben. Anhand so gewonnener Volumenänderungskurven läßt sich von Herzzyklus zu Herzzyklus der passive (E) vom aktiven (A) linksventrikulären Einstrom abgrenzen. Der Verdacht auf Abstoßung nach Herztransplantation ist gerechtfertigt bei einer enddiastolischen und endsystolischen Volumenzunahme sowie einer Abnahme der sog. „peak filling rate (mm/s)". Aus der Abnahme des E/A-Quotienten als Ausdruck einer linksventrikulären Compliance-Minderung lassen sich möglicherweise Frühformen einer diastolischen Funktionsänderung ableiten. Der Verdacht auf Abstoßung kann hiermit untermauert werden.

Zusätzlich bietet diese Methode eine weitere Möglichkeit, „on line" u. a. die linksventrikuläre Ejektionsfraktion entsprechend der systolischen und diastolischen Volumenänderung aufzuzeigen. Bei fehlendem EF- und HZV-Anstieg ist der Verdacht auf eine global gestörte systolische LV-Funktion zulässig, In zwei Fällen konnte so die Indikation zur erneuten koronarangiographischen Diagnostik eingeleitet werden mit Nachweis einer diffusen koronaren Herzerkrankung bei Zustand nach Herztransplantation.

> Normale echokardiographische Befunde in Ruhe zeigen häufig unter Belastungsbedingungen einen Wandel mit Nachweis klarer diastolischer und auch systolischer Funktionsänderungen des linken und ggf. auch des rechten Ventrikels als Ausdruck einer beginnenden Abstoßung. Aus diesem Grunde gehört zur regelmäßigen Verlaufskontrolle Herztransplantierter eine adäquate Belastungsuntersuchung.

Wichtig ist natürlich immer der Befundvergleich zur Voruntersuchung, um eine nachweisbare diastolische Funktionsänderung eines oder beider Ventrikel differentialdiagnostisch korrekt zuzuordnen. Wie oben erwähnt, können viele Erkrankungen diastolische Funktionsänderungen beider Ventrikel nach sich ziehen. Eine Abstoßung selbst ist ein dynamischer Prozeß mit entsprechenden Veränderungen der genannten Parameter.

Infolge der Denervierung des Herzens bei transplantierten Patienten kommt es unter Belastung nur zu einem verzögerten Herzfrequenzanstieg.

Das Muster der hämodynamischen Anpassung unter Belastung bei herztransplantierten Patienten gleicht hierbei dem von älteren gesunden Normalpersonen (21). Bei submaximaler Belastung ist der Frank-Starling-Mechanismus wirksam, bei maximaler Belastung kommt eine Frequenz- und Kontraktilitätszunahme zur Wirkung. Die katecholaminvermittelte Beschleunigung der linksventrikulären Relaxation unter Belastung scheint bei älteren Probanden sowie herztransplantierten Patienten auszubleiben bzw. nur begrenzt wirksam zu sein.

Bei herztransplantierten Patienten bevorzugen wir die körperliche Belastung am Fahrradergometer in halbsitzender Position. Wegen des trägen Herzfrequenzverhaltens Herztransplantierter empfehlen wir eine 5minütige Vorphase mit einem Belastungsniveau von 25 W, gefolgt von einer 2minütigen Steigerung um jeweils 25 W, bis die Ausbelastungsfrequenz (220 – Lebensalter · 0,85) erreicht ist. Allerdings wird vom aktuellen Patientenalter ausgegangen und das Alter des Spenderorgans bleibt unberücksichtigt.

In Ruhe, bei 75 W, unmittelbar vor Belastungsabbruch und in der frühen Erholungsphase wird ein parasternaler Längsachsenschnitt, ein Kurzachsenschnitt auf der Papillarmuskelebene und ein apikaler 2- und 4-Kammerschnitt echokardiographisch abgeleitet. Neben der Bestimmung der LV-EF und des HZV-Anstiegs erfolgt die Bestimmung der diastolischen Funktionsparameter unter Einbeziehung der akustischen Quantifizierung. Zusätzlich erfolgt eine Wandbewegungsanalyse nach der Centerline-Methode. Zur Bestimmung von M-mode-Parametern, die die linksventrikuläre diastolische Funktion beschreiben, sowie zur Registrierung des transmitralen Flusses erfolgt die Aufzeichnung mit einer Papiergeschwindigkeit von 100 mm/s. Die angefertigten Echokardiogramme werden in der Regel einer rechnergestützten Auswertung unterzogen.

Die echokardiographische Früherfassung einer Abstoßungsreaktion durch die Untersuchung der systolischen und diastolischen linksventrikulären Funktion in Ruhe läßt sich durch eine Untersuchung unter körperlicher Belastung hinsichtlich der Sensitivität und Spezifität noch weiter steigern. Neben der segmentalen Wandbewegungsanalyse legen wir besonderen Wert auf die diastolische Ventrikelfunktion in Ruhe und unter Belastungssituationen (Tabellen 8.1 und 8.2).

Bei Transplantatempfängern waren im Vergleich zu Normalpersonen das frühdiastolische Flußintegral (GZI-E), die Druckhalbwertszeit (PHT) und die isovolumetrische Relaxationszeit (IVR) signifikant erhöht. Dies ist in Verbindung mit einer verlängerten Relaxation der linksventrikulären Hinterwand des Spenderherzens zu sehen. Die unmittelbar nach der Transplantation auftretende ischämische Phase führt zu einer Hypertrophie und Fibrose des Spenderherzens. Sowohl die Ischämie als auch die Hypertrophie sind mit Relaxationsstörungen des LV assoziiert und können Veränderungen der Druckhalbwertszeit (PHT) und der isovolumetrischen Relaxationszeit (IVR) erklären (Tabelle 8.1).

Tabelle 8.1 Veränderungen der hämodynamischen und echokardiographischen Paramter in Ruhe und unter Belastung als Ausdruck einer möglichen LV-Relaxations- bzw. Compliancestörung

	Ruhe	nach Belastung 75 Watt
Vmax (cm/s)	70	< 50
PHT (ms)	50	< 30
GTI-E (mrn)	60–70	40–50
IVR (ms)	72–93	50–70 bzw. 70–140
TC (MS)	80–96	100–120

Im Vergleich zur Voruntersuchung kann eine bedeutsame Abnahme der frühdiastolischen Einflußgeschwindigkeit, der „Pressure Half Time“, des Geschwindigkeitszeitintegrals, eine Abnahme bzw. Zunahme der isovolumetrischen Relaxation sowie eine Zunahme der sog. Timekonstanten unter kontrollierter körperlicher Belastung als beginnende diastolische Dysfunktion des linken Ventrikels und dann als Ausdruck einer möglichen Abstoßung gewertet werden.

8.1.2.2 Funktionelle Diagnostik der Herzklappenfunktion peri- und postoperativ nach Herzklappenrekonstruktion bzw. -ersatzoperation

Seit den ersten erfolgreichen Operationen Anfang der sechziger Jahre, eine funktionsuntüchtige Herzklappe durch ein mechanisches Ventil zu ersetzen, hat die Herzklappenchirurgie eine rasante Weiterentwicklung erfahren. Heutzutage zählt der Ersatz einer erkrankten Herzklappe zu den häufigsten herzchirurgischen Eingriffen mit einem jährlichen Implantationsanteil von mehr als 18.000 Herzklappenprothesen. Der weitaus größte Anteil der implantierten Herzklappen entfällt auf den mechanischen Herzklappenersatz (ca. 72 %), nur der geringere Anteil auf den bioprothetischen Herzklappenersatz. An diesem Verhältnis wird sich vermutlich auch im nächsten Jahrzehnt nicht viel ändern.

Bei einem Klappenersatz in Aortenposition mit fehlender Möglichkeit zum Einbau einer Klappe mit großer Öffnungsweite muß mit einem beachtlichen Klappengradienten gerechnet werden. Zur Abschätzung der postoperativen Belastbarkeit bzw. zur Beurteilung der weiteren Prognose ist eine streßdopplerechokardiographische Untersuchung erforderlich.

Die Belastung erfolgt am Fahrradergometer in halbsitzender Position unter laufender elektrokardiographischer und Blutdruckkontrolle:

- Belastungsbeginn mit 25 Watt mit 2minütiger Steigerung um jeweils 25 Watt.
- HZV- und Gradientenbestimmung über die Herzklappenprothese in Ruhe sowie in 2 bis 4minütigen Zeitintervallen.

Im eigenen Patientengut wurden u. a. Patienten nach *mechanischem* Klappenersatz in Aortenposition mit Klappengrößen von ≤ 25 mm streßechokardiographisch nachuntersucht. Im Vergleich hierzu wurden 20 Patienten nach *biologischem* Klappenersatz in Aortenposition belastet und dopplerechokardiographisch untersucht. Hierbei handelte es sich um eine biologische Herzklappe vom ungestenteten Typ. Die Ruhegradienten waren bei beiden Klappentypen in etwa vergleichbar (Abb. 8.3).

Bei den Patienten mit mechanischem Herzklappenersatz stieg der mittlere Klappengradient von 8–18 mmHg in Ruhe auf maximal 30 mmHg bei 75 W Belastung unter entsprechendem HZV-Anstieg, welcher parallel dopplerechokardiographisch über dem linksventrikulären Ausflußtrakt mitbestimmt wurde. Entsprechend dieser Graphik wurde ein linearer Gradientenanstieg nachgewiesen als Ausdruck einer gut funktionierenden Klappe in Ruhe und unter Belastungsbedingungen. Im Vergleich hierzu fanden sich bei der ungestenteten biologischen Herzklappe gänzlich andere Gradientenverläufe. Der Gradientenverlauf ähnelt in diesem Falle einer E-Funktion. Bei 75 Watt am Fahrradergometer in halbsitzender Position konnte bei 4 Patienten ein Anstieg des mittleren Klappengradienten auf bis maximal 60 mmHg registriert werden. Alle 4 Patienten wurden zwischenzeitlich nachoperiert.

In einer eigenen Untersuchungsserie haben wir an 600 Patienten nach mechanischem Klappenersatz in Aortenposition dopplersonographische Vergleichsuntersuchungen in Ruhe und unter Belastung durchgeführt. Es wurden die Klappentypen Medtronic Hall (MH), CarboMedics (CM), St. Jude Medical (SJM) und Medtronic Parallel (PA) miteinander

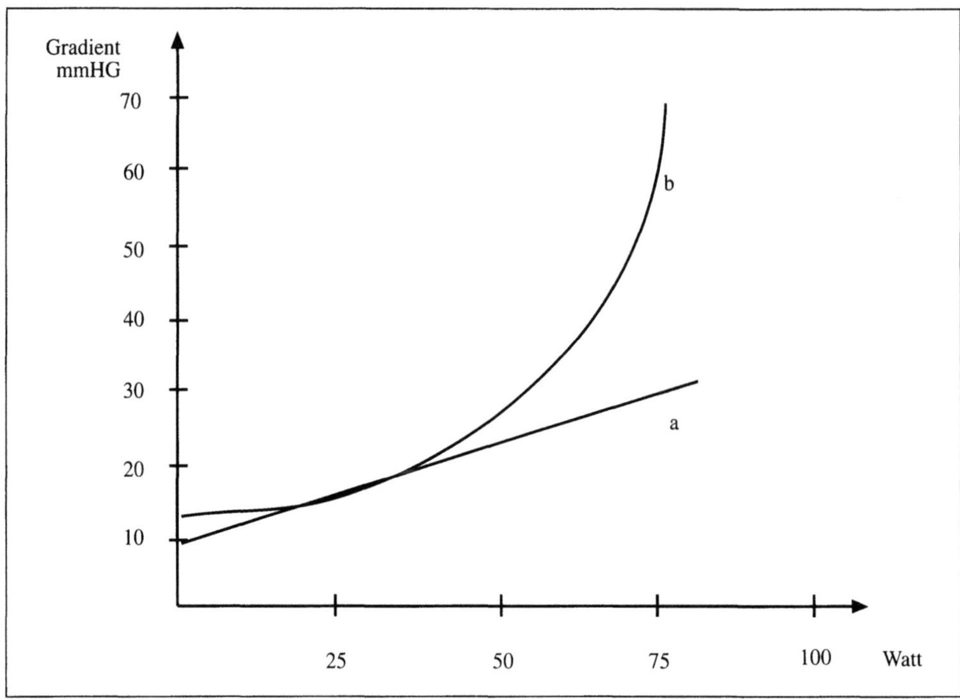

Abb. 8.3. Gradientendynamik bei Patienten mit Z.n. mechanischem (a) und biologischem Herzklappenersatz (b) jeweils in Aortenposition (näheres siehe Text)

verglichen. In Ruhe zeigten sich keine signifikanten Unterschiede bezüglich der Gradienten (Abb. 8.4) bzw. der Öffnungsflächen (Abb. 8.5) bei diesen vier verschiedenen mechanischen Klappentypen.

Unter einem progredienten HZV-Anstieg kommt es allerdings zu unterschiedlichen Verlaufskurven der gemessenen Klappengradienten (Abb. 8.6). Eine derartige Bestandsaufnahme dient einerseits einem Qualitätsvergleich, kann möglicherweise aber auch eine Dyspnoe unklarer Genese erklären. In zwei Fällen ließen sich bedeutsame Gradientensteigerungen unter Belastungen nachweisen. Ein Reklappenersatz brachte dann die entsprechende Linderung belastungsbezogener Beschwerden.

> Zu jeder Herzklappenbestandsaufnahme gehört eine Gradientenbestimmung in Ruhe und unter körperlicher Belastung.
> Die streßdopplerechokardiographische Verlaufskontrolle nach Herzklappenersatz in Ruhe wie unter Belastung ermöglicht die Beurteilung der Belastbarkeit und möglicherweise auch der Prognose.

Tabelle 8.2. Indikation zur dopplersonographischen Belastungsuntersuchung nach Herzklappenersatz

- Beurteilung des Operationsergebnisses nach *Herztransplantation*
- Beurteilung der *postoperativen Belastbarkeit*
- Beurteilung der *Prognose* nach Herzklappenersatz
- Beurteilung der *beruflichen Zuordnung* bei Jugendlichen mit leichtgradiger Aortenklappenstenose

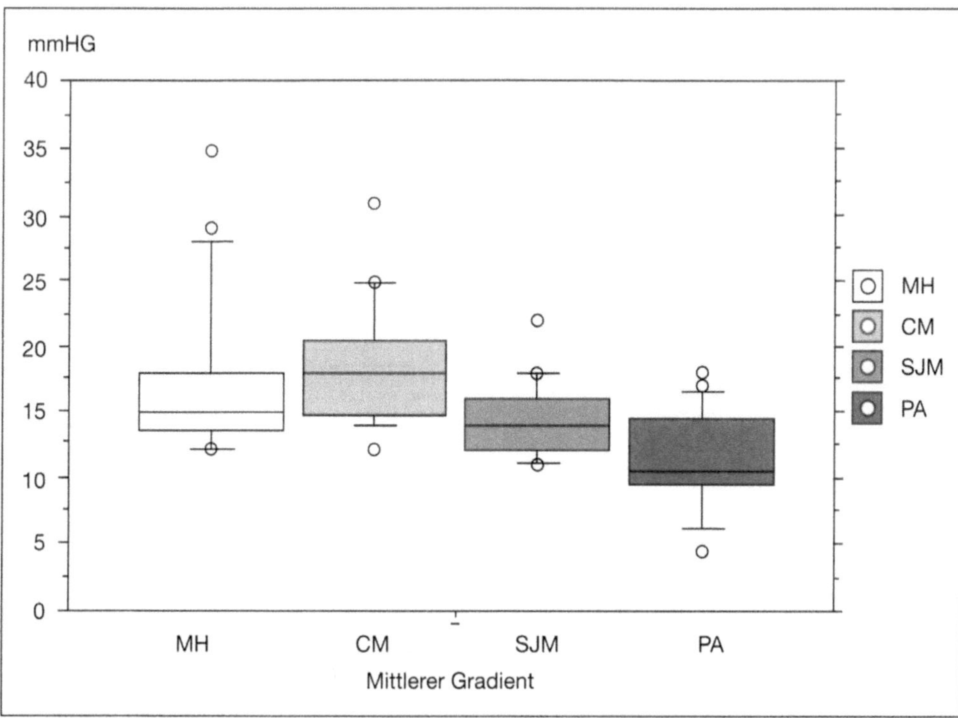

Abb. 8.4. Gradientenunterschiede verschiedener mechanischen Klappentypen in Ruhe

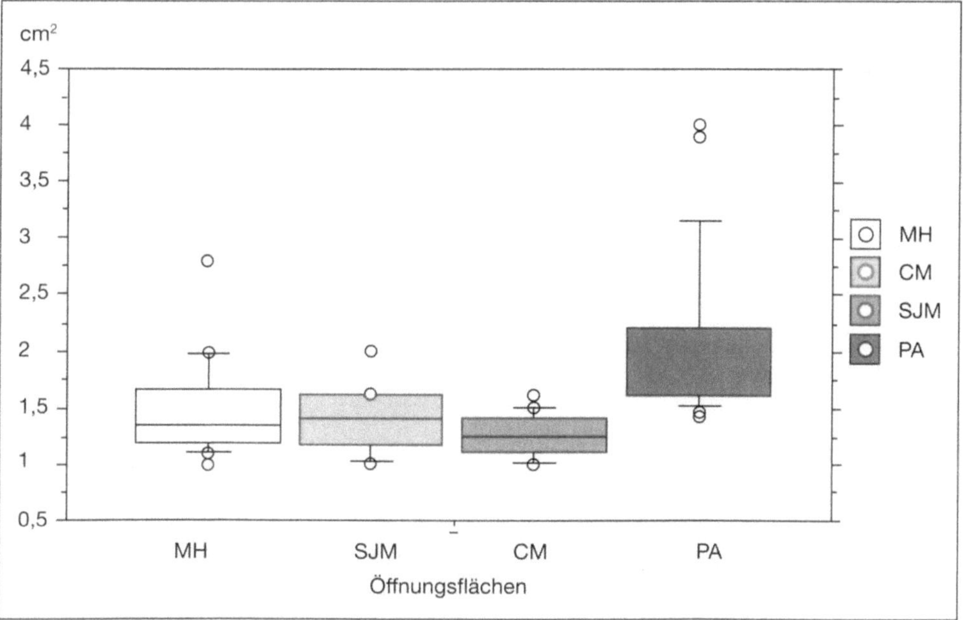

Abb. 8.5. Effektivität der Öffnungsflächen unterschiedlicher mechanischer Klappentypen

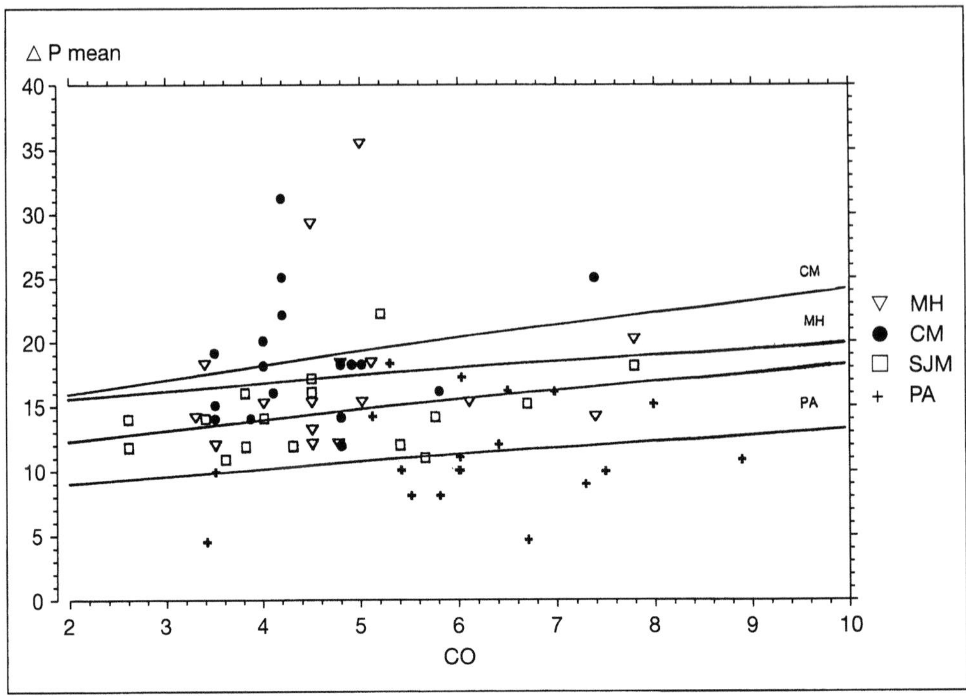

Abb. 8.6. Verlaufskurve der Klappengradienten unterschiedlicher mechanischer Klappen unter Belastung (△ Pmean = mittlerer Gradient in mmHG; CO = „Cardiac output")

Literatur zu Kapitel 8.1.2

1. Angermann CE, Spes CH, Hart RJ, Kemkes BM, Gokel MJ, Theisen K (1989) Echokardiographische Diagnose akuter Abstoßungsreaktionen bei herztransplantierten Patienten unter Cyclosporintherapie. Z Kardiol 78: 243–252
2. Armstrong WF, 0'Donnell M, Dillon JC, McHenry PL, Morris SN, Feigenbaum H (1986) Complementary value of two-dimensional exercise echocardiography to routine treadmill exercise testing. Ann Int Med 105: 829–835
3. Billingham ME (1981) Diagnosis of cardiac rejection by endomyocardial biopsy. J Heart Transplant 1: 25–30
4. Borer JS, Brensike JF, Redwood DR (1975) Limitation of the electrokardiographic response to exercise in predicting coronary artery disease. New Engl J Med 293: 367–371
5. Dawkins KD, Oldershaw PJ, Billingham ME, Hunt S, Oyer PE, Jeson SW, Popp RL, Stinson EB, Shumway NE (1984) Changes in diastolic function as a noninvasive marker of cardiac allograft rejection. J Heart Transpl 3: 286–294
6. Friedman BJ, Drinkovic N, Miles H, Shih WJ, Mazzoleni A, De Maria AN (1986) Assessment of left ventricular diastolic function: comparison of Doppler and gated blood pool scintigraphy. J Am Coll Cardiol 8: 1348–1354
7. Gaasch WH, Cole JS, Quinones MA, Alexander JK (1975) Dynamic determinants of left ventricular diastolic pressure-volume relations in man. Circulation 51: 531–535
8. Heyndrick CR, Baic H, Nelkins P, Leusen K, Fishbein MC, Vatner SF (1978) Depression of regional blood flow and wall thickening after brief coronary occlusion. Am J Physiol 234: H653–H660
9. Kenitz J, Cohnert T, Schäfers JH et al (1987) A classification of cardiac allograft rejection. Am J Surg Path 11: 503–515
10. Myerowitz PD, Gilbert E (1987) Myocardial biopsy following heart Transplantation. In: Myerowitz PD (ed) Heart Transplantation. Futura Mount Kisco, New York, p 219
11. Myreng Y, Smiseth OA (1990) Assessment of Left Ventricular Relaxation by Doppler Echocardiography. Circulation 81: 586–592
12. Nesto RW, Kowalchuk GJ (1987) The ischemic cascade: Temporal sequence of hemodynamic, electrocardiographic and symptomatic expressions of ischemia. Am J Cardiol 57: 23C–30C

13. Oyer PE, Stinson EB, Jamieson SW, Hunt SA, Perlroth M, Billingham M, Shumway NE (1993) Cyclosporine in cardiac Transplantation: A 1/2 year follow-up. Transplant Proc 15: 2546–2552
14. Picano E (1992) Stress Echocardiography. Berlin/Heidelberg/New York: Springer Verlag pp 48–56
15. Schütz A, Kemkes BM, Kugler CH, Angermann CH, Schad N, Rienmüller R, Fritsch S, Anthuber M, Neumeier P, Gokel JM (1990) The influence of rejection episodes on the development of coronary artery disease after heart Transplantation. Eur J Cardio-Thorac Surg 4: 300–308
16. Stoddard MF, Chaitmann BR, Byers SL, Mrosek D, Labovitz AJ (1989) Am Heart J 117: 395–402
17. Störk T, Walkowiak T, Siniawski H, Müller R, Hetzer R, Hochrein H (1990) Nichtinvasive Erfassung der Abstoßungsreaktion nach Herztransplantation mittels Dopplersonographie. Z Kardiol 79 (Suppl I): 74
18. Tauchert M, Behrenbeck DW, Hoetzel J, Hilger HH (1976) Ein neuer pharmakologischer Test zur Diagnose der Koronarinsuffizienz. DMW 101: 37–42
19. Wann S, Farig J, Childress R, Dillon J, Weyman A, Feigenbaum H (1979) Exercise cross-sectional Echocardiography in Ischemic Heart Disease. Circulation 60: 1300–1308
20. Yacoub MH, Reid CJ, Al-Khadimi RH, Radley-Smith R (1985) Cardiac Transplantation – the London experience. Z Kardiol 74 (Suppl VI): 40–45
21. Younis LT, Melin JA, Schoevaerdts J-C (1990) Left Ventricular Systolic Function and Diastolic Filling At Rest and During Upright Exercise after Orthotopic Heart Transplantation: Comparison with Young and Aged Normal Subjects. J Heart Transplantation 9: 683–692

8.2 Kardiologische Praxis

In nur wenigen kardiologischen Praxen sind gleichzeitig Myokardszintigraphie- oder Herzkathetereinrichtungen vorhanden. Da aber streßechokardiographische Untersuchungen zur ergänzenden kardialen Diagnostik durch zusätzliche integrierbare oder aufrüstbare Geräte ohne wesentliche räumliche oder personelle Veränderungen durchführbar sind, ist die Streßechokardiographie besonders interessant geworden.

Die Indikationsstellung zur Streßechokardiographie in der kardiologischen Praxis hat sich in der letzten Zeit noch erweitert. Neben der bereits etablierten funktionellen Ischämiediagnostik bei der koronaren Herzkrankheit stellt die Streßechokardiographie auch eine Bereicherung bei der Funktionsdiagnostik von Patienten mit Vitien, Kardiomyopathien und Herzklappenprothesen dar.

8.2.1 Allgemeine Voraussetzungen

8.2.1.1 Gerätetechnische Voraussetzungen

Voraussetzung für die pharmakologische Streßechokardiographie ist eine zusätzliche apparative Ausrüstung zur Infusion der pharmakologischen Streßsubstanzen. Für eine computergestützte Auswertung stehen mehrere kommerziell erhältliche Systeme bzw. Programme zur Verfügung, sowohl im Ultraschallgerät bereits integriert als auch als eigenständige Streß-Computer-Einheit. Bei der getrennten Lösung können die Auswertungen nach der streßechokardiographischen Untersuchung auch in getrennten Räumen und natürlich zeitlich versetzt durchgeführt werden. Auf die simultane Videoaufzeichnung sollte trotzdem nicht verzichtet werden, da hierdurch die kontinuierliche Information am laufenden Bild erhalten bleibt, während der „Quad screen“ jeweils nur einen einzelnen Zyklus wiedergibt. Außerdem lassen sich diskrete Wandbewegungsstörungen am laufenden Bild besser nachvollziehen. Nicht zu vergessen ist auch, daß durch einen Computerabsturz oder andere technische Probleme die simultane Darstellung nicht möglich sein kann.

8.2.1.2 Rechtliche Voraussetzungen

Sowohl für den Patienten als auch den zuweisenden Arzt ist es nützlich, wenn ein Informationsblatt über den Untersuchungsablauf und ein Aufklärungsblatt für die verschiedenen Streßtests vor der Untersuchung zur Verfügung steht (siehe Kapitel 10.1–3).

Eine schriftliche Einverständniserklärung ist für alle pharmakologischen Untersuchungen erforderlich (siehe auch Kapitel 11).

Auf die Kontraindikationen sowohl für die dynamischen als auch pharmakologischen Streßuntersuchungen wurde bereits in Kapitel 6 ausführlich eingegangen.

8.2.1.3 Personelle Voraussetzungen

Eine Assistenz durch eine erfahrene Arzthelferin oder Krankenschwester ist während der gesamten Untersuchungszeit erforderlich, da während der Untersuchung mindestens alle 2–3 Minuten Blutdruck- und EKG-Kontrollen durchgeführt werden müssen. Beim pharmakologischen Test mit Arbutamin ist zwar prinzipiell die Untersuchung ohne Assistenz möglich, allerdings muß auch hier parallel eine vollständige EKG-Registrierung erfolgen. Für einen möglichst reibungslosen Ablauf hat es sich bewährt, eine Checkliste vom assistierenden Personal vorher ausfüllen zu lassen (Abb. 8.7).

> Eine pharmakologische Streßuntersuchung empfehlen wir nur dann durchzuführen, wenn ein zweiter Arzt in der Praxis für den Notfall zur Verfügung steht.
> Patienten mit pharmakologischem Streßtest werden nach Abschluß der Untersuchung generell für eine halbe Stunde überwacht. Bei positivem dynamischen Streßtest bleiben auch diese Patienten noch für eine halbe Stunde in der Überwachung.

8.2.2 Indikationen

Die Indikationsstellung in einer kardiologischen Praxis unterscheidet sich zwangsläufig vom Spektrum der stationär durchgeführten Streßechokardiographie. Die Reihenfolge der Indikationsstellung gilt daher primär für ein Praxiskollektiv. Streßechokardiographische Untersuchungen beschränken sich mittlerweile nicht nur auf KHK-Patienten, sondern sie werden in Kombination mit der Dopplertechnik auch zunehmend für eine Beurteilung und Verlaufskontrolle von Herzklappenvitien, Kardiomyopathien, Herzklappenprothesen und nach Herztransplantation eingesetzt (s. Tabelle 8.3).

Abschließend soll aber ausdrücklich darauf hingewiesen werden, daß bei allen Patienten, bei denen die absolut sichere Diagnose einer KHK bzw. ein Ausschluß einer KHK von entscheidender Bedeutung ist, nach wie vor ohne weitere Zusatzuntersuchungen wie Streßechokardiographie oder Myokardszintigraphie eine Koronarangiographie erfolgen sollte.

8.2.3 Besonderheiten des Untersuchungsablaufs in einer kardiologischen Praxis

8.2.3.1 Dynamische Streßechokardiographie

> Am wenigsten problematisch – auch im Hinblick auf potentielle Nebenwirkungen – ist die Streßechokardiographie mit dem Fahrradergometer.

Checkliste
Streßechokardiographie – Vorbereitende Maßnahmen

Name Vorname Geburtsdatum

Patient Nummer:

Vormedikation:

β-Blocker ○ Ja, bis zum ○ Nein

Patientenakte

Vor-Ergometrie ○

Streßvideokassette ○

Optical Disc (Speicher?) ○

Elektroden für Echo ○

Triggerimpuls überprüft ○

Ruhe-EKG ○

RR (re. Arm) ○

Defibrillator vorhanden ○

Medikamentencheck

Nitrospray ○	Metroprolol ○	Theophyllin ○
Atropin ○	Verapamil ○	
Xylocain ○	Esmolol ○	

Pharmakologischer Streß

Einverständnis des Patienten ○

Venöser Zugang (li. Arm) ○

2. Arzt für Notfall da ○ Dr.

Abb. 8.7. Checkliste: Vorbereitende Maßnahmen zur Streßechokardiographie

Vor einer dynamischen Streßechokardiographie sollte eine konventionelle Ergometrie durchgeführt werden, um potentiell auftretende ST-Streckenveränderungen und/oder den Zeitpunkt des Auftretens von Beschwerden zu erfassen. Außerdem ist die Elektrodenposition meistens verändert, so daß sie nicht mehr mit den üblichen Standardableitungen vergleichbar ist.

Tabelle 8.3. Indikationen für die dynamische Streßechokardiographie

Funktionelle Ischämie-Diagnostik
• Patienten mit typischer Angina pectoris oder Belastungsdyspnoe ohne ST-Streckensenkung im Belastungs-EKG • Patienten mit ST-Streckensenkungen im Belastungs-EKG ohne Beschwerden • Frauen mit positivem Belastungs-EKG und atypischen oder auch typischen Angina-pectoris-Beschwerden • Patienten mit Links- und Rechtsschenkelblock im EKG • Patienten mit bereits im Ausgangs-EKG bestehenden ST-Strecken-Veränderungen (Zustand nach Bypass-Operation/Myokarditis/Perikarditis/Kardiomyopathien/Medikation und nicht eindeutigen Angina-pectoris-Beschwerden) • Patienten mit arterieller Hypertonie und Linkshypertrophiezeichen im EKG, die unter Belastungsdyspnoe oder Thoraxschmerzen leiden • Patienten nach PTCA ohne Angina-pectoris-Beschwerden, aber ST-Streckensenkungen im Belastungs-EKG
Funktionelle Diagnostik intrakardialer Flüsse und Gradienten sowie von Parametern der RV/LV-Funktion Vitien-/Kardiomyopathie-/Klappenprothesen/Transplantationsdiagnostik
• Klappenstenosen mit Druckgradienten im Grenzbereich als potentielle Entscheidungshilfe zur OP-Indikation • Kontrolluntersuchung von Patienten mit Zustand nach Valvuloplastie von Mitralstenosen • Klappeninsuffizienzen: zur Beurteilung des Schweregrades (LV-Größe, EF) und des PA-Druckes unter Belastung / ggf. Entscheidungshilfe zur OP-Indikation • Hypertrophe Kardiomyopathie mit der Frage nach Ausbildung intrakavitärer Druckgradienten unter Belastung • Dilatative Kardiomyopathie: Bestimmung der LV-Funktion und Beurteilung des PA-Druckanstiegs unter Belastung • Beurteilung der Klappenprothesenfunktion unter Belastungsbedingungen • Herztransplantationsnachsorge
Indikationen für eine pharmakologische Streßechokardiographie vor einer Revaskularisation
• Patienten mit Zustand nach Infarkt oder mit der Frage nach sogenanntem „viable myocardium“ • Patienten mit Bein-, Hüft- oder Bandscheibenbeschwerden, bei denen eine Ergometrie nicht möglich ist • Untrainierte Patienten mit unzureichendem Frequenzanstieg unter Belastung • Prognoseabschätzung bei Patienten mit arterieller Verschlußkrankheit vor großen Gefäßoperationen

Seit die Ergometrie in *halbsitzender Position und Seitenlage* möglich ist, hat sich die Schallbarkeit und Auswertbarkeit derartig steigern lassen, daß wir nur noch für spezielle Indikationen eine pharmakologische Streßuntersuchung durchführen.

Die dynamische Streßuntersuchung dauert ca. 15 Minuten und ist im Vergleich zur pharmakologischen Untersuchung mit wesentlich weniger Vorbereitungszeit und Aufklärungsarbeit sowohl für die Helferin als auch für den Arzt verbunden.

8.2.3.2 Pharmakologische Streßuntersuchungen

Als einzige Substanz ist bisher *Arbutamin* für die pharmakologische Streßuntersuchung zugelassen. Allerdings ist die Liste der Ausschlußkriterien sehr umfassend, die Substanz selbst und das notwendige Infusions- und Steuergerät bisher teuer. Daher werden nach wie vor sowohl in Kliniken wie in Praxen überwiegend Dobutamin und Dipyridamol verwendet. Die Durchführbarkeit der Arbutamin-Streßechokardiographie ist durch das sich selbststeuernde Infusionsgerät einfacher und weniger zeit- und personalaufwendig. Da beim Arbutamin-Protokoll die zusätzliche Gabe von Atropin nicht erlaubt ist, wird aber auch mit dieser Substanz häufig nicht die erwünschte maximale oder submaximale Herzfrequenz erreicht. Bei anhaltender Tachykardie steht Esmololhydrochlorid (Brevibloc®) zur Antagonisierung zur Verfügung.

Die Streßechokardiographie mit *Dipyridamol* und ggf. Atropin wird nach dem üblichen Protokoll durchgeführt (siehe Kapitel 3.2.1).

Die pharmakologische Streßuntersuchung mit *Dobutamin* wird ebenfalls nach einem standardisierten Protokoll durchgeführt (siehe Kapitel 3.2.2). Je nach Protokoll wird bei fehlendem Frequenzanstieg auf der 30- oder 40-µg-Stufe Atropin in 0,25-mg-Dosen bis max. 1 mg hinzugefügt. Bei Erreichen der Ziel-Herzfrequenz, Auftreten von Wandbewegungs- oder Rhythmusstörungen wird der Infusionsschlauch entfernt und ca. 2 ml Blut zurückgezogen, damit Substanzreste keine längere Ischämiezeit verursachen können. Als potentielles Antidot wird Metroprolol zur intravenösen Injektion bei anhaltender Tachykardie bereitgehalten. Der Dobutaminstreßtest dauert mit ca. 20–30 min etwa so lange wie der Dipyridamoltest. Bei beiden Substanzen werden die Patienten mit Blutdruck und Echokardiogramm überwacht, bis die Ausgangsherzfrequenz bzw. der echokardiographische Ausgangsbefund wieder erreicht ist.

Bei *Arbutamin* kommen Nebenwirkungen wie Hitzegefühl, Zittern, Kopfschmerzen, Schwindel und supraventrikuläre und ventrikuläre Rhythmusstörungen vor. Insgesamt aber wird die Substanz von Patienten gut toleriert.

Bei *Dipyridamol* geben viele Patienten anhaltenden Kopfdruck und Dyspnoe sowie Hitzegefühl im Oberkörper, aber auch im Extremitätenbereich an. Bewährt hat es sich, die streßechokardiographischen Untersuchungen bereits dann abzubrechen, wenn höhergradige Rhythmusstörungen wie Couplets oder typische Angina-pectoris-Beschwerden oder auch massive Dyspnoe auftreten. Häufig werden ausgeprägte Wandbewegungsstörungen kurze Zeit danach deutlich erkennbar. Da bei der Dipyridamol-Streßechokardiographie oft Atropin zusätzlich erforderlich ist, leiden die Patienten häufig unter extremer Mundtrockenheit, seltener unter Sehstörungen.

Unter der *Dobutamin*injektion empfinden die Patienten die Tachykardie und Kontraktilitätssteigerung teilweise als sehr unangenehm. Nicht selten kommt es zum Auftreten von generalisiertem Muskelzittern, das die Patienten ebenfalls als sehr belästigend empfinden. Auch beim Dobutamin-Streßtest ist häufig die zusätzliche Gabe von Atropin mit den entsprechenden Nebenwirkungen erforderlich, um einen ausreichenden Frequenzanstieg zu erzielen. Komplexe ventrikuläre Herzrhythmusstörungen sind relativ häufig und erfordern den Abbruch auch ohne nachweisbare Wandbewegungsstörungen. Hypotensionen unter Dobutamin werden meist nicht als Abbruchkriterien gewertet, da sie häufig nicht durch Ischämie, sondern durch eine Ausflußtraktobstruktion bedingt sein können. Aus Sicherheitsgründen beenden wir aber bei einer Hypotension immer sofort die Untersuchung und ziehen mit einer kleinen Spritze ca. 2 ml Blut ab.

Bei unserem Patientenkollektiv traten im Zeitraum von jetzt nunmehr 4 Jahren als schwerere Komplikation eine Thrombophlebitis am Arm auf, obwohl die Punktion ohne Probleme war. Bei einer Patientin mußte der Streßtest mit Dipyridamol wegen einer ausgeprägten Hypotonie bereits in der zweiten Minute der Injektionsphase abgebrochen werden und ein Plasmaexpander gegeben werden. Bei einem Patienten trat unter Dipyridamol eine hypertensive Krise auf. Ein weiterer Patient entwickelte unter Dipyridamol eine pulmonale Spastik trotz fehlender Asthma-Anamnese. Unter Dobutamin mußte die Untersuchung öfter wegen des Auftretens von Couplets oder Salven, seltener wegen einer Hypotension abgebrochen werden.

Bei der Dipyridamol-Streßechokardiographie ist relativ häufig auch nach Atropin kein adäquater Frequenzanstieg zu verzeichnen, sogar bei Patienten, die vorher keine Betablocker-Therapie erhalten hatten oder bei denen die Betablocker-Therapie sogar ausschleichend abgesetzt worden war. Diese Patienten hatten bei der Ergometrie meist eine deutlich höhere Frequenz erzielt. Dies steht im Widerspruch zu veröffentlichten Daten. Auch unter Dobutamin mit Atropingabe ist bei einigen Patienten kein adäquater Frequenzanstieg zu erreichen.

Im Einzelfall ist es auch für den erfahrenen Untersucher schwer, die Schallkopfpositionen korrekt beizubehalten. Bei der späteren vergleichenden Auswertung stellt man oft fest, daß differierende Anlotungsebenen abgespeichert wurden. Die Beurteilung der basalen und mittleren Segmente der inferioren Wand ist bei einzelnen Patienten unsicher, so daß in diesem Bereich häufiger als bei den anderen Wandabschnitten falsch positive und auch negative Befunde erhoben werden (siehe auch Kapitel 12). Die zusätzliche Registrierung des Mitraleinstromsignals im gepulsten oder CW-Dopplerverfahren ist unseres Erachtens ohne wesentliche Zusatzinformationen, da unter Belastungsbedingungen auch ohne Ischämie eine Umkehr oder Änderung des Flußprofils auftreten kann.

Bei der Beurteilung von Vitien und Klappenprothesen ist es oft schwierig, gut abgrenzbare Hüllkurven der Dopplersignale aufzuzeichnen, so daß hier nur ausgewählte Patienten für eine Streßechokardiographie in Frage kommen, d.h. nur Patienten, bei denen in Ruhe die Dopplersignale ohne Schwierigkeiten erfaßt werden können. Bei der Beurteilung von Insuffizienten erscheint uns die Farbdopplertechnik wenig hilfreich zu sein: entscheidender ist die LV-Größe und -Funktion unter Belastung.

8.2.4 Funktionsdiagnostische Strategie unter Einschluß der Streßechokardiographie in der kardiologischen Praxis

Streßechokardiographische Untersuchungen sind in einer kardiologischen Praxis nur bei einem selektierten Patientenkollektiv einsetzbar. Für jeden Patienten sollte das geeignete Streßverfahren individuell ausgewählt werden.

> Der dynamische Streßtest ist als einfaches, schnelleres und erheblich risikoärmeres Verfahren den pharmakologischen Streßtests eindeutig vorzuziehen.

Die apparative Einrichtung ist zwar noch teuer, aber gut integrierbar auch in begrenzten Räumlichkeiten. Die Untersuchung erfordert die kontinuierliche Anwesenheit des Arztes und einer Assistenzperson für mindestens 30 Minuten, wenn man Vorbereitungs- und Auswertungszeiten und Besprechung des Befundes einrechnet.

Die geplante Vergütung (Fallpauschalierung) dürfte aber in Zukunft kaum die Kosten decken.

> Die Streßechokardiographie ist für den Kardiologen eine wesentliche Bereicherung. Sowohl für den Arzt als auch für den Patienten erleichtert diese Methode die Entscheidung, ob eine invasive Diagnostik oder auch ggf. eine interventionelle Therapie erforderlich ist.

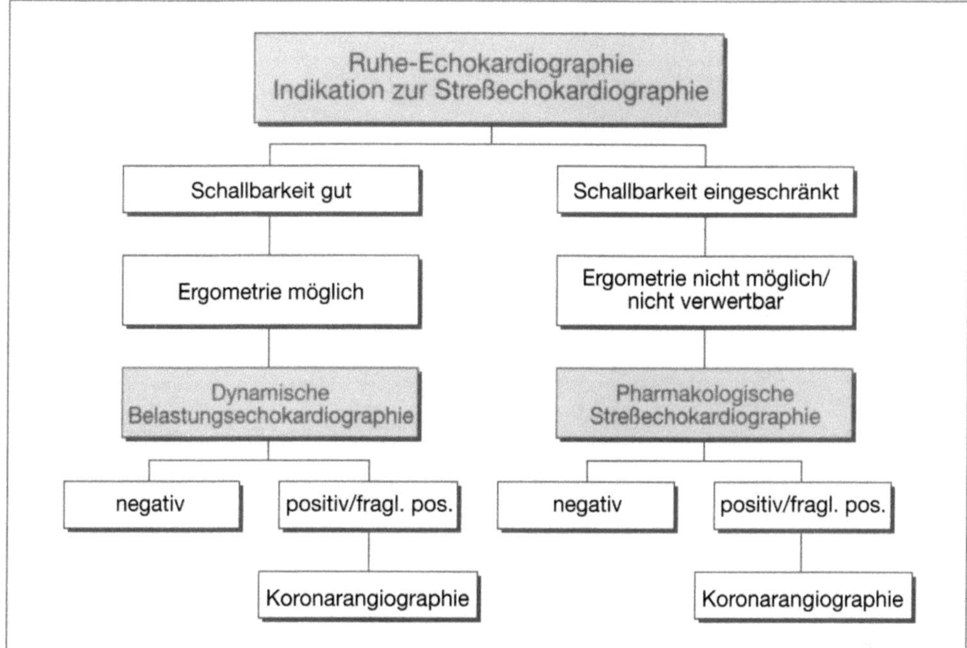

Abb. 8.8. Indikation zur Streßechokardiographie

Da letztlich einer der Schwerpunkte einer kardiologischen oder kardiologisch ausgerichteten internistischen Praxis die Identifikation von Risikopatienten ist, kommt dieser nichtinvasiven Untersuchungstechnik eine besondere Bedeutung zu (Abb. 8.8). Bei nahezu gleicher Sensitivität und Spezifität wie die Myokardszintigraphie wird diese Untersuchung meist nur noch bei schlecht schallbaren Patienten eingesetzt.

8.3 Kardiologische Rehabilitation

8.3.1 Ziele und Aufgaben der Funktionsdiagnostik in der kardiologischen Rehabilitation

Funktionsdiagnostik in der kardiologischen Rehabilitation umfaßt zunächst die gleichen Zielsetzungen, wie sie im Kapitel 7 für die Akutkardiologie beschrieben wurden:

Definition des subjektiven psychophysischen Leistungsvermögens und seiner Einschränkungen.

Entscheidung über eine evtl. erforderliche *invasive Diagnostik und Therapie.*

Einer ihrer Schwerpunkte und speziellen Aufgaben ist jedoch die Beurteilung der Belastbarkeit:

Beurteilung der aktuellen Belastbarkeit zur Planung einer individuell dosierten (stationären) Bewegungstherapie und

Beurteilung der mittelfristigen Belastbarkeit im täglichen Leben, im Beruf, in Sport und Freizeit sowie in der ambulanten Herzgruppe.

Zwischen subjektivem Leistungsvermögen und erhaltener objektiv feststellbarer Belastbarkeit können im Einzelfall erhebliche Unterschiede bestehen. Eines der *Hauptanliegen* funktionsdiagnostischer Untersuchungen in der kardiologischen Rehabilitation stellt somit die *objektive Definition der Belastbarkeit* dar (1, 2, 3, 5, 16, 17, 18, 19).

Nach Ausschluß allgemein-internistischer, angiologischer, orthopädischer und anderer Funktionseinschränkungen stützt sie sich bei der Mehrzahl der Patienten einer kardiologischen Rehabilitationsklinik auf die Untersuchung folgender *fünf Parameter*, jeweils unter Ruhe und Belastungsbedingungen (siehe auch Abb. 7.1 in Kapitel 7):

Arrhythmiefaktor (Erfassung subjektiver, hämodynamisch oder prognostisch relevanter Herzrhythmusstörungen)

Klappenfunktion (Untersuchung von Stenosegradient bzw. Regurgitationsfraktion, bei Kunstklappenträgern Ausschluß postoperativer Klappendysfunktionen)

Ischämiefaktor (Aussagen über Vorhandensein, Ausmaß und Lokalisation einer Ischämie und die Schwelle ihres Auftretens)

Rechts- bzw. linksventrikuläre Funktion und zentrale Hämodynamik
(Beschreibung der systolischen und diastolischen RV- bzw. LV-Funktion und damit des Ausmaßes der regionalen und globalen myokardialen Schädigung)

Blutdruckregulation (Untersuchung der Blutdruckregulation in Ruhe, unter definierter Ergometer-Belastung und im 24-Stunden-Ablauf)

8.3.2 Streßechokardiographie und Belastbarkeit

8.3.2.1 Arrhythmiefaktor

In der *Diagnostik von Herzrhythmusstörungen* vermag nach bisheriger Einschätzung die Streßechokardiographie, abgesehen von der Aufdeckung belastungsinduzierter Ischämien, keine über die etablierten funktionsdiagnostischen Methoden hinausgehenden neuen Erkenntnisse beizutragen.

8.3.2.2 Klappenfunktion

Zur streßdopplerechokardiographischen Beurteilung nativer Herzklappen sowie biologischer und künstlicher Herzklappenprothesen sind bisher nur vereinzelte Studien durchgeführt worden (siehe Kapitel 4.3.2 und 8.4).

Sind Patienten mit Herzklappenerkrankungen in ihrer Belastbarkeit nicht durch komplexe Arrhythmien oder zusätzliche Ischämieprobleme limitiert und besteht aufgrund der übrigen kardiologischen Vorbefunde kein Zweifel an einer weitgehend normalen Ventrikelfunktion (was aber bei Mitralvitien häufig nicht der Fall ist), so scheint eine Beratung hinsichtlich ihrer Belastbarkeit in Alltag und Beruf über eine streßdopplerechokardiographisch gewonnene individuelle Fluß-, Gradienten-, Druck- und Volumendynamik möglich (8, 10, 11, 12, 14, 20, 21).
Interessante Zielgruppen für derartige Untersuchungen sind Patienten mit leichtgradigen *Aortenstenosen und Zustand nach Aortenklappenersatz*. Diese Patienten verfügen sehr oft über eine normale Ventrikelfunktion und folglich ein gutes Leistungsvermögen. Die Untersuchung der Gradientendynamik unter Belastung kann die

Schwelle erkennen lassen, ab der sich funktionell eine mittelgradige Stenosekomponente einstellt. Dauerbelastungen über diesem Level bergen prinzipiell die Gefahr, daß sich eine linksventrikuläre Hypertrophie entwickelt bzw. nicht zurückbilden kann. Diese Frage hat beispielsweise Bedeutung bei der Steuerung von Trainingsprogrammen in der stationären Bewegungstherapie und in ambulanten Herzgruppen.

In eigenen Untersuchungen zur Gradientendynamik nach mechanischem Aortenklappenersatz war keine Abhängigkeit der mittleren transprothetischen Gradientendynamik von der Herzfrequenz erkennbar. In Einzelfällen entwickelten insbesondere Patienten mit kleinen Ringgrößen exzessive Gradientenanstiege schon bei relativ niedrigen Herzfrequenzen (Abb. 8.9a). Tatsächlich ließ sich mit steigender Belastung eine fast lineare Abhängigkeit der mittleren Gradienten von der Ringgröße nachweisen (Abb. 8.9b). Patienten nach mechanischem Aortenklappenersatz mit Ringgrößen ≥ 25 mm entwickelten auch bei höherer körperlicher Belastung praktisch nie mittlere Gradienten von über 25 mmHg und erreichten damit nicht den funktionellen Schweregrad II (siehe auch Kapitel 4.3.2) im Gegensatz zu Patienten mit Ringgrößen ≤ 23 mm, die im Einzelfall schon bei Belastungen des täglichen Lebens bis ≤ 75 Watt Gradienten des Schweregrades II und III aufwiesen.

Von praktischer Bedeutung könnte die Beobachtung sein, daß Patienten > 3 Monate nach mechanischem Aortenklappenersatz ≤ 23 mm, die bei Belastungen ≤ 75 Watt schon Gradienten des Schweregrades II–III entwickelten, durchschnittlich eine größere Septumdicke (13,6 mm) und eine höhere linksventrikuläre Muskelmasse (158 g/m² bei Männern und 140 g/m² bei Frauen) aufwiesen im Vergleich zu Patienten, die bei diesen Alltagsbelastungen unterhalb dieses Gradientenlimits blieben (11,8 mm Septumdicke, 135 g/m² linksventrikuläre Muskelmasse bei Männern und 129 g/m² bei Frauen).

Exemplarisch mag dies das Beispiel einer jungen sportlichen Frau zeigen, die 1 Jahr nach AKE mit einer SJM-Prothese Größe 19 mm ohne jeglichen Anhalt für eine Klappendysfunktion schon bei Alltagsherzfrequenzen und -belastungen mittlere transprothetische Gradienten von über 60 mmHg entwickelte. Solche Gradienten, u. U. über mehrere Stunden

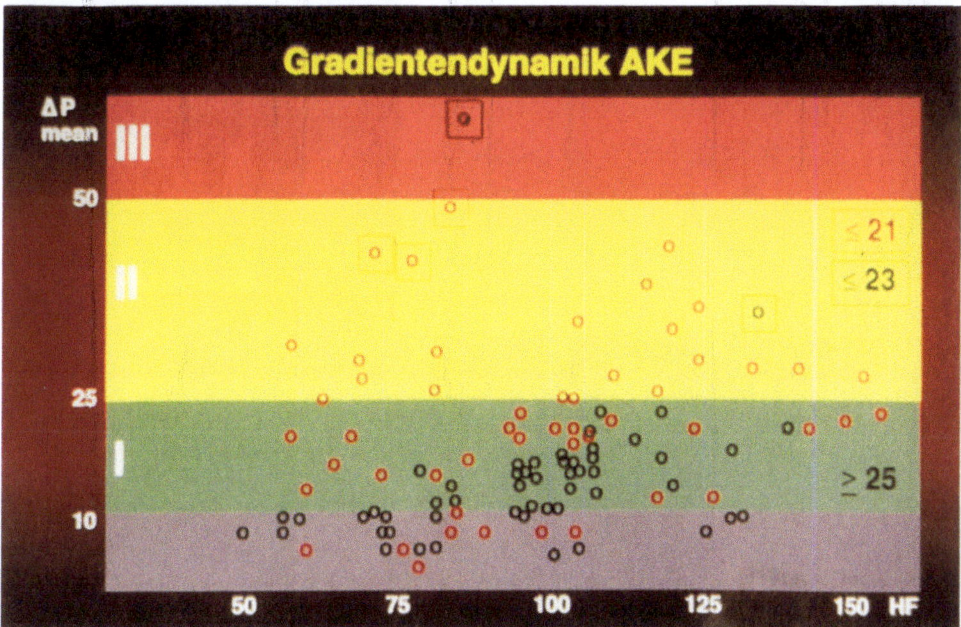

8.9a.

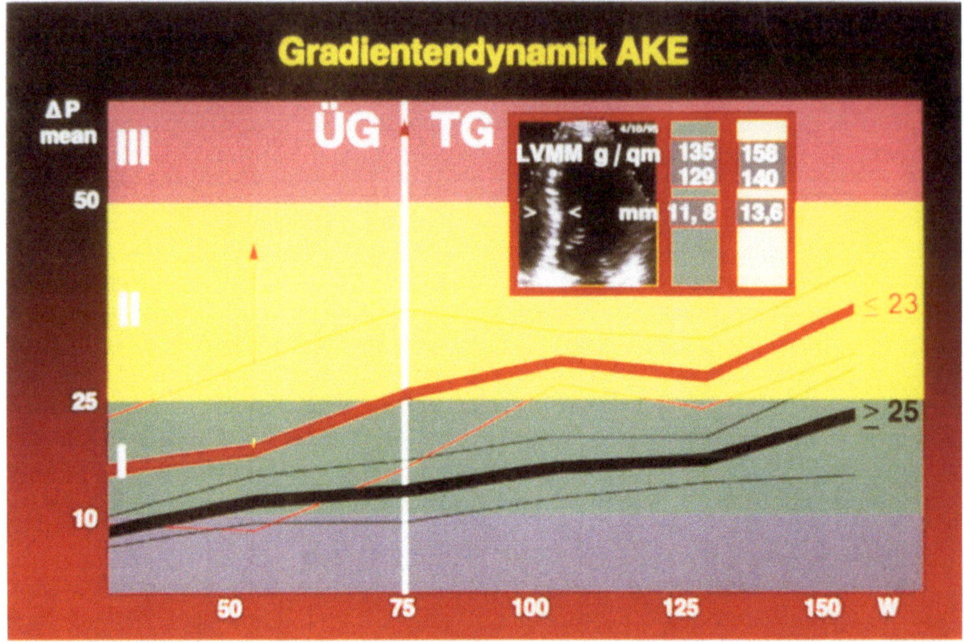

b

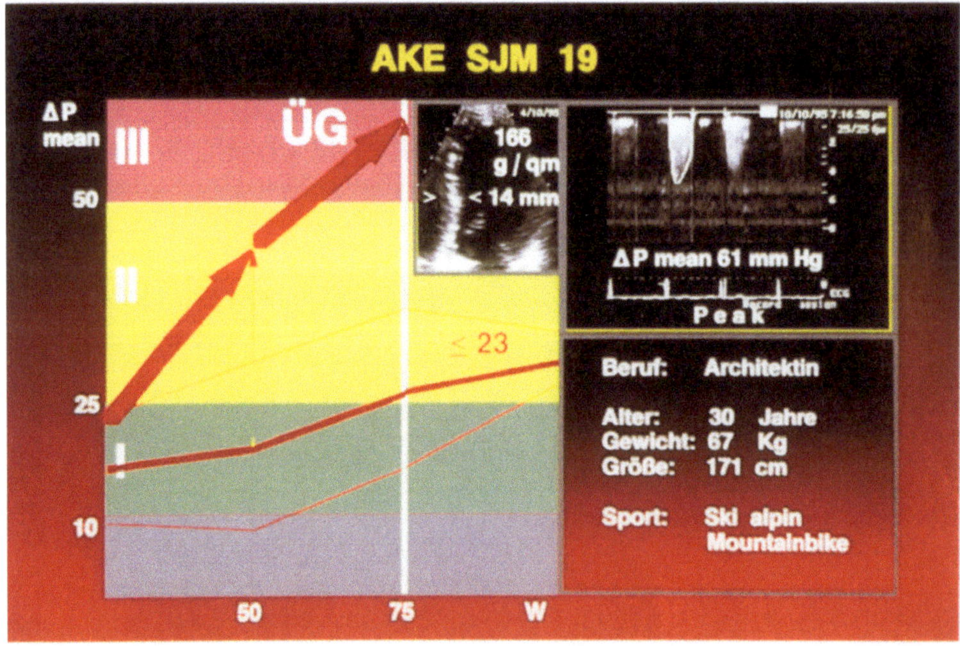

c

Abb. 8.9. Gradientendynamik nach mechanischem Aortenklappenersatz (AKE), (**a**) in Abhängigkeit von der Herzfrequenz, (**b**) in Abhängigkeit von der Ergometerbelastung bei unterschiedlichen Ringgrößen, (**c**) Beispiel

des Tages wirksam, könnten eine plausible Erklärung für die Entwicklung einer präoperativ nicht vorhandenen linksventrikulären Hypertrophie (Septumdicke 14 mm, linksventrikuläre Muskelmasse 166 g/m²) sein (Abb. 8.9c) und in anderen Fällen eine mögliche Erklärung für die fehlende Rückbildung einer präoperativen linksventrikulären Hypertrophie darstellen (10, 11, 12, 14, 21).

Eine weitere Zielgruppe für solche Untersuchungen stellen Patienten mit leichten bis mittelgradigen *Mitralvitien* und dominierender Stenosekomponente sowie solche mit *Mitralklappenersatz bzw. -rekonstruktion* dar. Unter den eingangs genannten Voraussetzungen richtet sich hier das Interesse auf die Frage, ob und wie die individuelle Gradientendynamik mit den Kleinkreislauf-Drucken korreliert. Erste Studien zu diesem Problem belegen gute Übereinstimmungen mit hämodynamisch gewonnenen Meßwerten und lassen eine Beratung zu Fragen der Belastbarkeit bei ausgewählten Patienten anhand streßdopplerechokardiographisch erhobener hämodynamischer Parameter im Einzelfall möglich erscheinen (siehe auch Kapitel 7.4).

Eigene Untersuchungen bei Patienten > 3 Monate nach mechanischem Mitralklappenersatz (MKE) ließen im Gegensatz zur Situation nach Klappenersatz in Aortenposition keine Abhängigkeit der mittleren transprothetischen Gradientendynamik von der Ringgröße erkennen (Abb. 8.10a). Die Gradientendynamik entwickelte sich unabhängig von der Ringgröße in Abhängigkeit von der Herzfrequenz mit großen interindividuellen Streubreiten. Unter praktischen Gesichtspunkten war die Beobachtung von Bedeutung, daß mittlere Belastungsgradienten des mit erhöhten Kleinkreislaufdrucken einhergehenden funktionellen Schweregrades III ausschließlich jenseits einer Herzfrequenz von 100–105/min auftraten (Abb. 8.10b).

Diese und ähnliche Studien haben prinzipiell eine enorme Bedeutung als eine rationale Basis zur Steuerung rehabilitativer Trainingsprogramme in der stationären und ambulanten kardiologischen Bewegungstherapie, für die sozialmedizinische Begutachtung und ganz allgemein für die Beurteilung der Belastbarkeit dieser Patienten in Freizeit, Sport und Beruf. Die gewählte Schweregradeinteilung ist aus Abbildung 8.11 ersichtlich, wobei aufgrund der systematischen dopplerechokardiographischen Unterschätzung hämodynamischer Gradienten um 2–3 mmHg bei Mitralstenosen ein funktioneller Schweregrad III schon ab > 10 mmHg und nicht erst ab 15 mmHg angenommen wurde.

Tatsächlich orientieren wir uns im klinischen Alltag der kardiologischen Rehabilitation und der sozialmedizinischen Beratung u. a. bereits an diesen Erkenntnissen. Die Belastbarkeit und Trainingsherzfrequenz von Patienten nach mechanischem AKE ≤23 mm sollte sowohl im Übungs- als auch im Trainingsgruppen-Niveau unter den o. g. Voraussetzungen aus der individuellen Gradientendynamik abgeleitet werden. Als Limit für Dauerbelastungen in Bewegungstherapie, Sport und Beruf sehen wir z. Zt. mittlere Gradienten von > 25 mmHg an unter der wissenschaftlich noch weiter zu bestätigenden Annahme, daß längerfristige Belastungen oberhalb dieses Limits der Entwicklung bzw. Persistenz einer LV-Hypertrophie und evtl. LV-Compliance-Störung Vorschub leisten (Abb. 8.12a). Nach mechanischem MKE sollte unabhängig von der Ringgröße die Trainingspulsfrequenz aus der individuellen Gradientendynamik abgeleitet werden bei allen Patienten, die unter den o. g. Voraussetzungen (> 3 Monate postoperativ, gute LV-Funktion) sich unter ihrer Medikation mit Herzfrequenzen von über 100–105/min belasten können, dürfen oder wollen und die Belastungen von ≥ 75 W, also mindestens das Trainingsgruppen-Niveau, erreichen können (Abb. 8.12b).

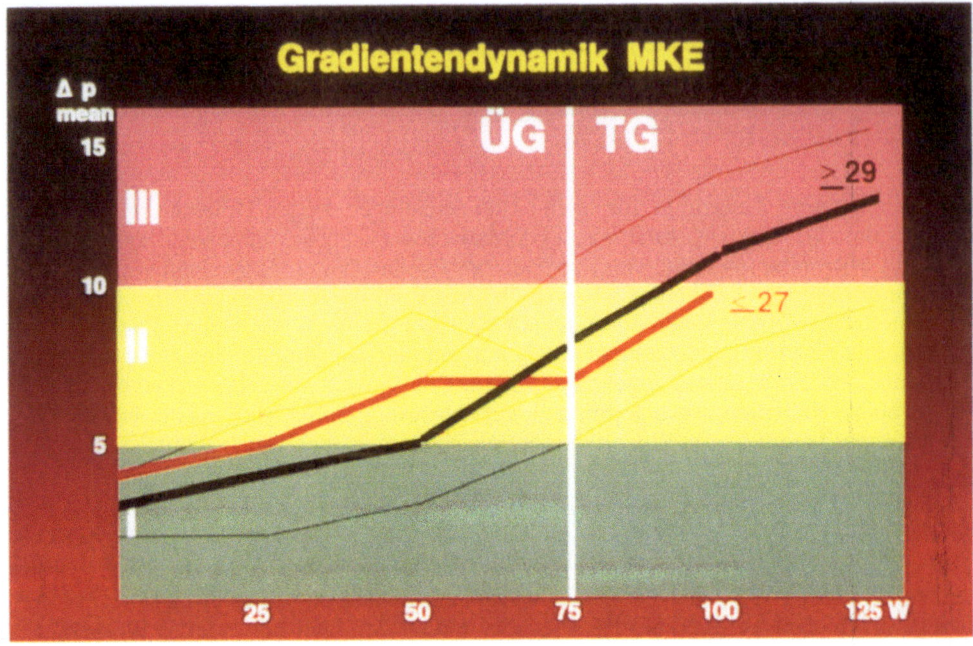

a

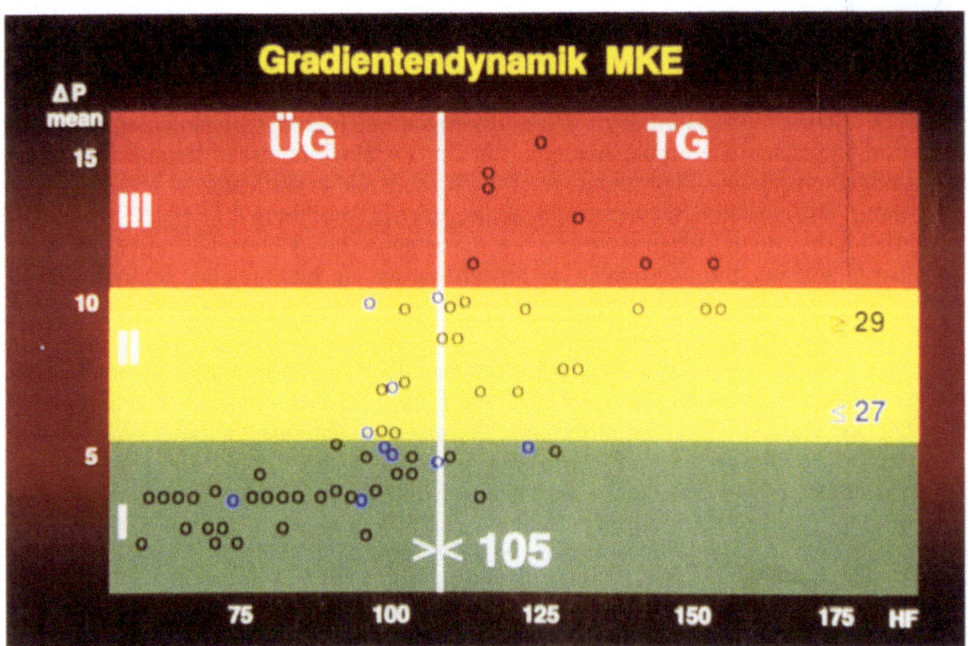

b

Abb. 8.10. Gradientendynamik nach mechanischem Mitralklappenersatz in Abhängigkeit (**a**) von der Ringgröße, (**b**) von der Herzfrequenz

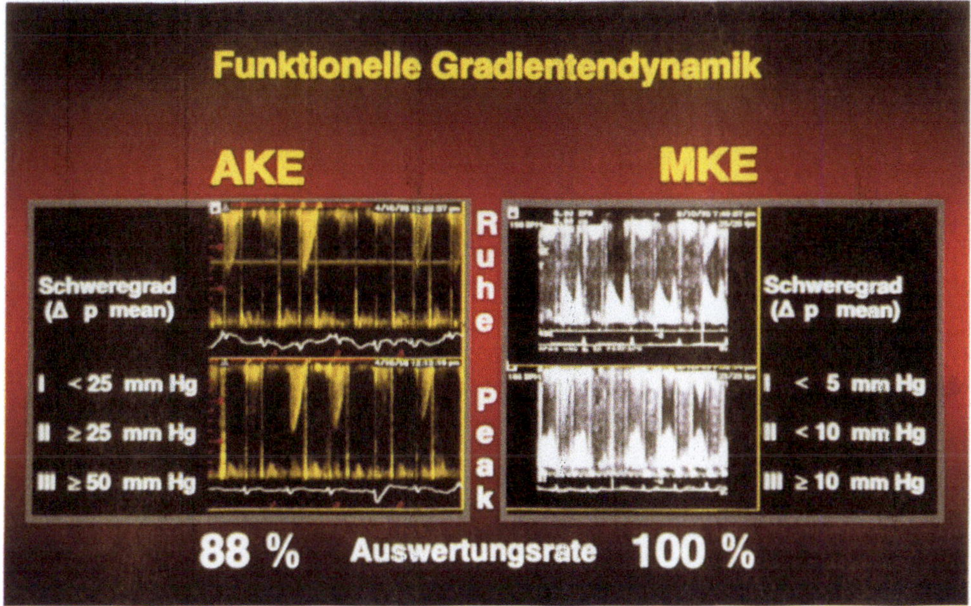

Abb. 8.11. Streßdopplerechokardiographische Schweregradeinteilung der belastungsinduzierten mittleren transprothetischen Gradientendynamik nach mechanischem Aorten- bzw. Mitralklappenersatz und die erreichte Auswertungsrate

Mit spektakulären Ergebnissen ist auch durch streßdopplerechokardiographische Untersuchungen bei Patienten nach Klappenersatz mit ungestenteten Prothesen in Aortenposition zu rechnen, die oft schon bei Alltagsbelastungen exzessive mittlere Gradientenanstiege entwickeln. Die postoperative Belastbarkeit dieser Patienten ist, trotz gutem Ergebnis unter Ruhe-Untersuchungsbedingungen, unter den zunehmenden postoperativen Belastungen des Alltags massiv limitiert und in Einzelfällen nur durch einen Re-AKE zu bessern (siehe Kapitel 8.1.2.2). Die Kenntnis der individuellen Gradientendynamik ist für diese Patienten von eminenter sozialmedizinischer und u. U. prognostischer Bedeutung.

Die funktionelle streßdopplerechokardiographische Diagnostik hämodynamischer Parameter der Klappenfunktion eröffnet wissenschaftlich hochinteressante und sozialmedizinisch u. U. relevante Perspektiven. Ihre Bedeutung für den klinischen Alltag ist aber derzeit noch nicht abschließend zu bewerten.

8.3.2.3 Rechts- und linksventrikuläre Funktion und zentrale Hämodynamik

Bedingt durch sehr viele Einflußvariablen ergeben sich derzeit unter rehabilitationsspezifischen Gesichtspunkten kaum Ansatzpunkte für diagnostisch oder therapeutisch umsetzbare Konsequenzen. Erste Korrelationsstudien zwischen hämodynamischen Meßwerten und streßdopplerechokardiographisch gewonnenen Parametern der Ventrikelfunktion laufen in verschiedenen Zentren. Sie eröffnen interessante Perspektiven unter anderem für in-

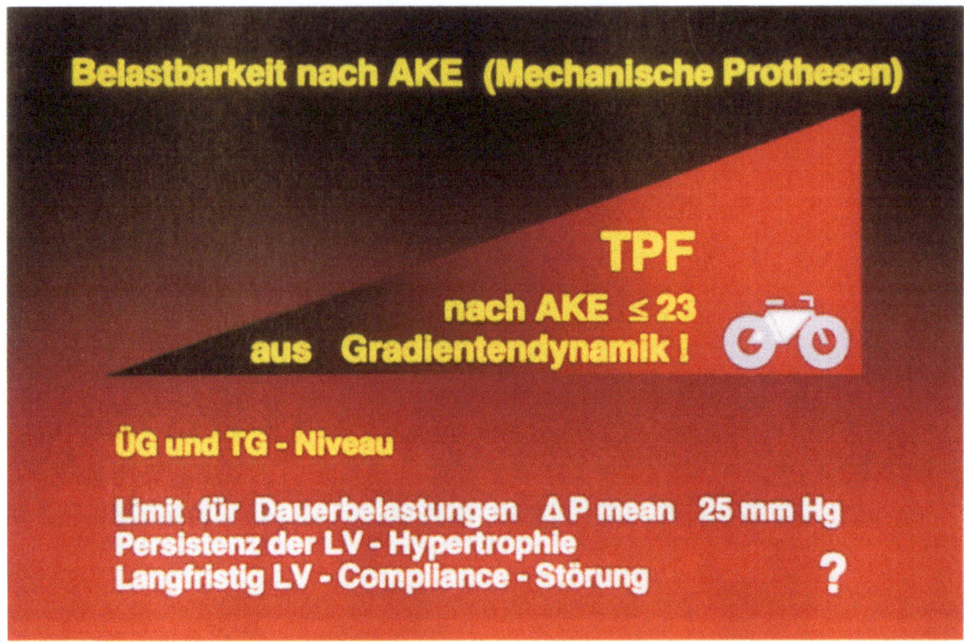

a

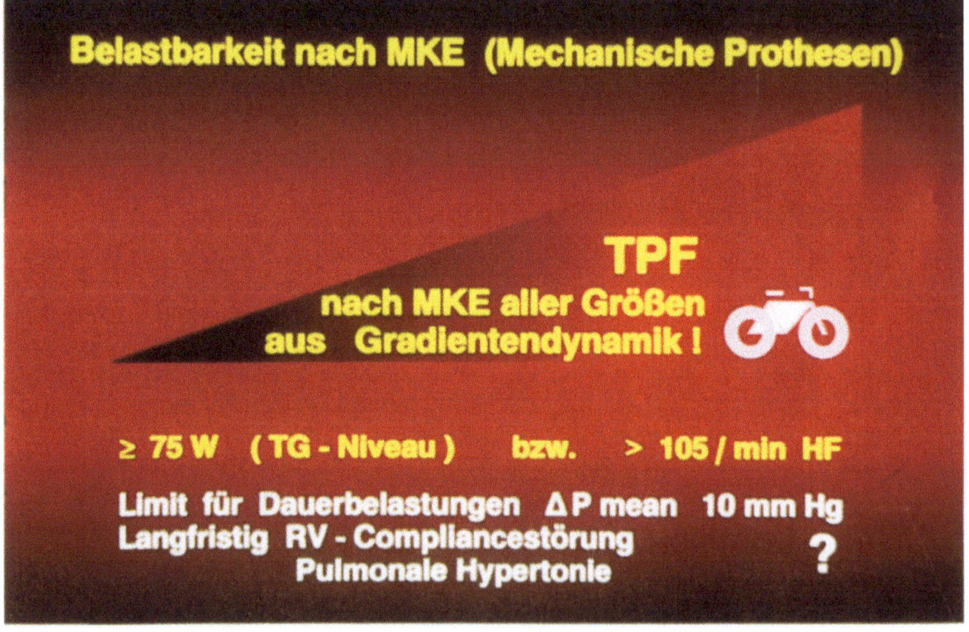

b

Abb. 8.12. Individuelle Gradientendynamik zur Steuerung rehabilitativer Trainingsprogramme und zur sozialmedizinischen Beratung und Beurteilung (**a**) nach Aortenklappenersatz, (**b**) nach Mitralklappenersatz

traindividuelle Verlaufskontrollen bei myokardialer Insuffizienz leichter und mittlerer NYHA-Grade sowie für medikamentöse Therapiestudien (siehe auch Kapitel 2.3 und 4.3).

Die streßdopplerechokardiographische Beurteilung der rechts- und linksventrikulären Funktion sowie der zentralen Hämodynamik stellt eine Herausforderung an diese neue Methode dar, hat sich jedoch aus methodischen und praktischen Gründen noch nicht in der täglichen Routine durchgesetzt.

8.3.2.4 Ischämiefaktor

Die *Ischämiediagnostik* stellt eine der Domänen der Streßechokardiographie dar.

Eine ganze Palette etablierter Untersuchungsmethoden steht uns hierfür zur Verfügung (siehe auch Abb. 2.5 in Kapitel 2.2.2.1).

Methoden, die eine Ischämie innerhalb der sogenannten „Ischämiekaskade" frühzeitig und sensitiv nachweisen können, sind sehr aufwendig und stehen in einer Rehabilitationsklinik in aller Regel nicht zur Verfügung. Die gängigen nuklearkardiologischen Verfahren erfordern meist die Überweisung an eine nuklearmedizinisch und kardiologisch kompetente Einrichtung mit entsprechend anfallenden Fremdkosten. Sie gehen mit einer v.a. bei Wiederholungen nicht zu vernachlässigenden Strahlenbelastung einher. Die Erkennung der Ischämieschwelle ist mit diesen Verfahren in der Regel nicht möglich. Die Einschwemmkatheteruntersuchung erbringt gerade in der Differentialdiagnostik ischämischer versus narbenbedingter LV-Dysfunktionen im Einzelfall keine eindeutigen Ergebnisse. Die subjektive Beschwerdesymptomatik schließlich ist häufig unzuverlässig, das Belastungs-EKG und die ST-Langzeitanalyse ergeben nicht selten Diskrepanzen zu den Beschwerden des Patienten und objektiv nicht eindeutig einzuordnende Befunde.

Seit Anfang 1990 war es Ziel der eigenen Bemühungen, im Vergleich zur Referenzmethode Thallium-SPECT sowie zur Koronarangiographie, die Wertigkeit dieser neuen Methode beim funktionellen Nachweis der Ischämie-Schwelle zu untersuchen (7–9, 13).

Bei 446 unselektierten Patienten mit Diskrepanzen zwischen Beschwerden und Belastungs-EKG bzw. unklarem Belastungs-EKG-Befund analysierten wir die digitalen Streßechokardiographie-Befunde im Vergleich zu den Thallium-Myokard-SPECT-Untersuchungen und Koronarangiographien (15).

Aufnahmen ausreichender Beurteilungsqualität auf der Höhe der Belastung waren nicht zuletzt dank des seitlich kippbaren Halbsitzend-Ergometers in 95% (423 von 446) zu gewinnen (Abb. 8.13).

Unter Bezug auf die Koronarangiographien lag die Sensitivität bei der KHK-Primärdiagnostik zwar um 10% unter derjenigen der Thallium-SPECT. Dieser methodisch bedingte Vorteil der szintigraphischen Technik (siehe Kapitel 7.3) wurde allerdings durch die im gleichen Umfang bessere Spezifität bei dieser Screening-Indikation mehr als wettgemacht (Abb. 8.14). Bei den anderen Indikationen waren die beiden Methoden vergleichbar (Abb. 8.15).

Wie diese große Auswertung zeigt, ist bei einem hohen Prozentsatz der Patienten der Beginn einer Ischämiereaktion festzustellen. Dadurch können Aussagen über die ischämiefreie Belastbarkeit mit und ohne antianginöse Medikation in stationärer und ambulanter Bewegungstherapie sowie für die vielfältigen Belastungen des täglichen Lebens in Beruf, Familie, Freizeit und Sport gemacht werden. Dies ist von großer praktischer Bedeutung.

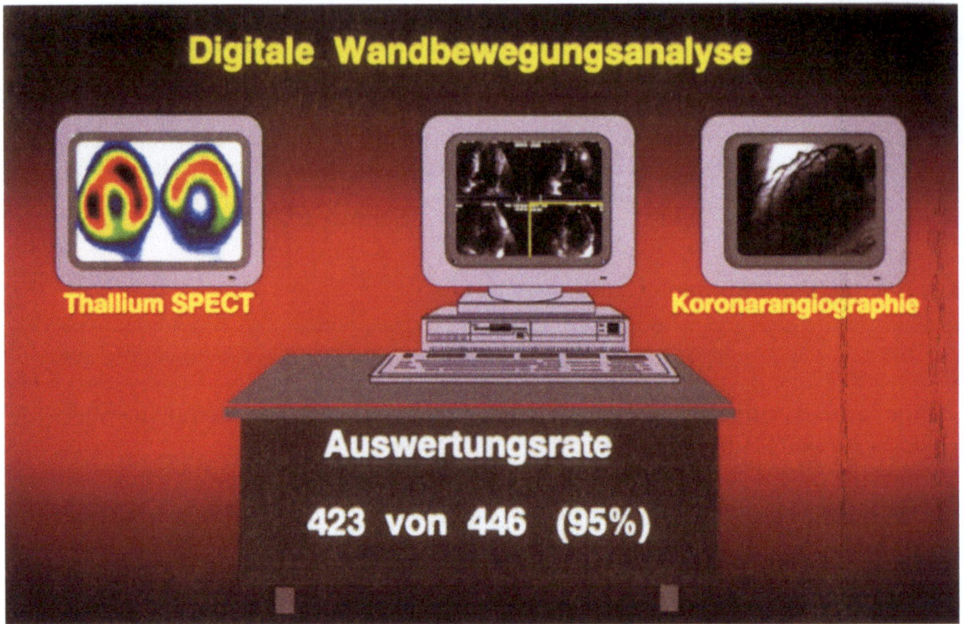

Abb. 8.13. Methodenspezifische Evaluation der Streßechokardiographie versus Thallium-SPECT bzw. Koronarangiographie

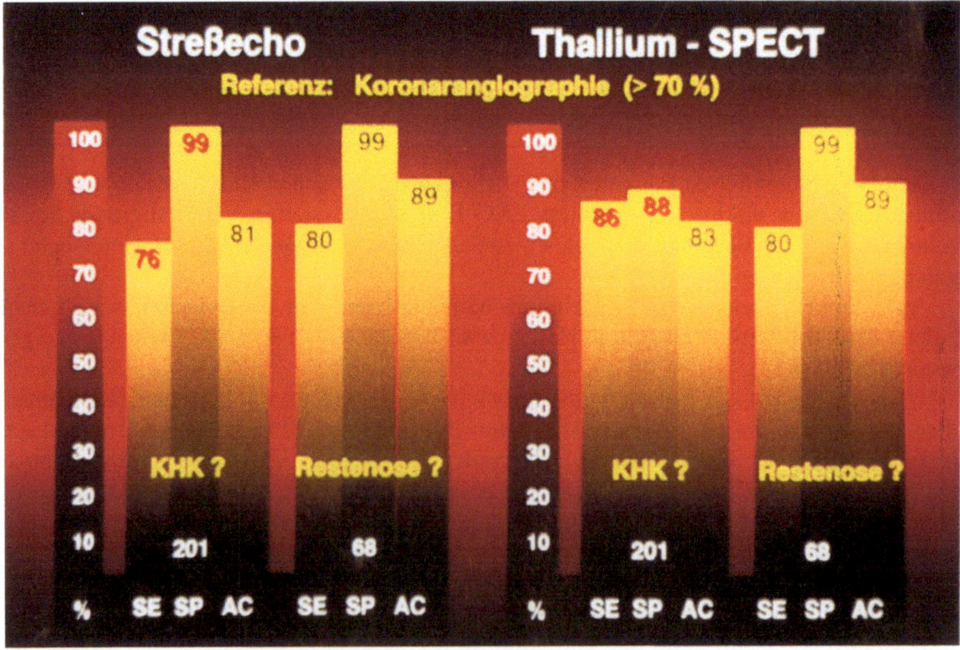

Abb. 8.14. Diagnostische Zuverlässigkeit der Streßechokardiographie im Vergleich zur Thallium-SPECT-Technik. Referenzmethode: Koronarangiographie

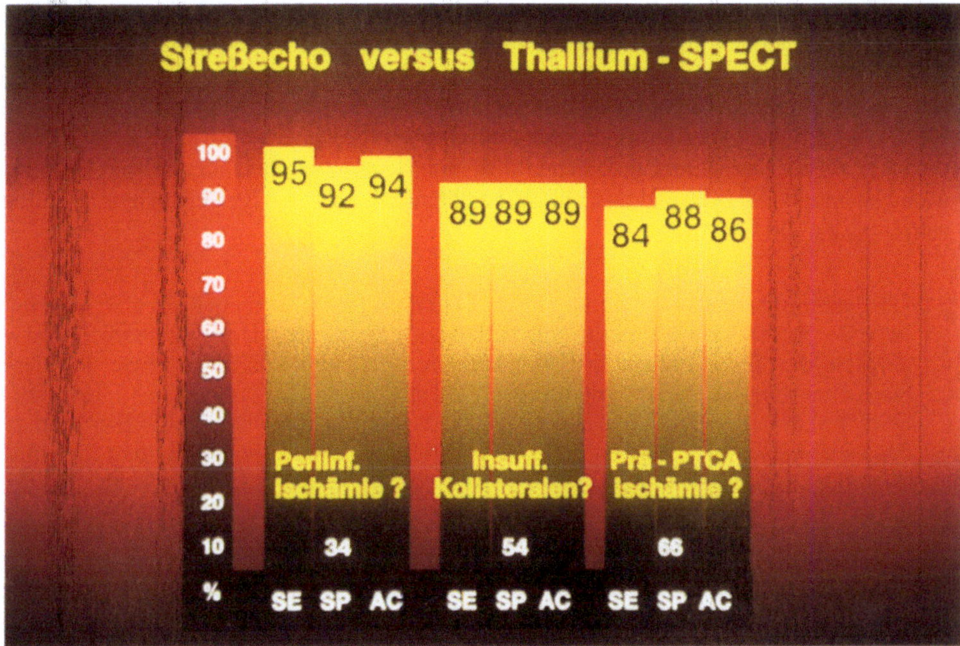

Abb. 8.15. Diagnostische Zuverlässigkeit der Streßechokardiographie im Vergleich zur Thallium-SPECT-Technik. Referenzmethode: Thallium-SPECT

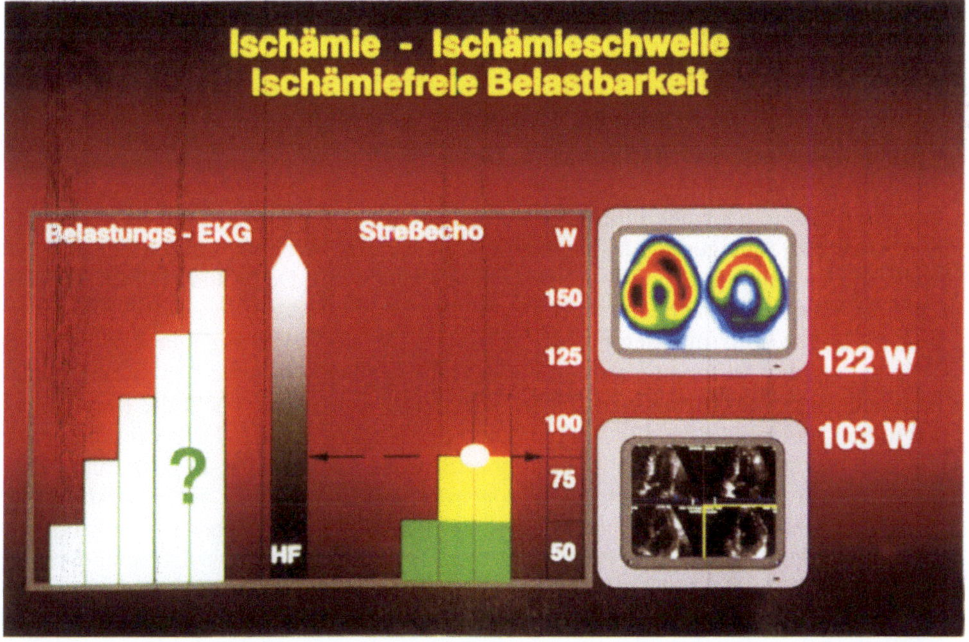

Abb. 8.16. Ischämienachweis mittels Streßechokardiographie und Thallium-SPECT-Technik und Ischämieschwelle mittels Streßechokardiographie

Die szintigraphische Abklärung erbrachte im Mittel bei 122 Watt einen zwar pathologischen Befund, jedoch ohne Information über die Ischämieschwelle (Abb. 8.16). Bei immerhin 13 % der in unserer Studie untersuchten Patienten konnte nur durch die Streßechokardiographie der Beginn der Ischämiereaktion bei durchschnittlich 103 Watt, oft jedoch bei einem erheblich niedrigeren Belastungsniveau (siehe Beispiel in Abb. 8.16) erkannt werden! Der Unterschied in den Belastungslevels zwischen alternativem Ischämienachweis mittels SPECT und tatsächlicher Ischämieschwelle im Streßecho betrug im Einzelfall bis zu 100 Watt!

> Die dynamische Streßechokardiographie stellt nach unseren Ergebnissen eine wesentliche Bereicherung des funktionsdiagnostischen Spektrums der rehabilitativen Kardiologie dar, insbesondere in Fällen unklarer Belastungs-EKG-Befunde, bei der Objektivierung der hämodynamischen Relevanz einer Koronarstenose, das heißt beim funktionellen Nachweis einer Ischämie sowie vor allem bei der Objektivierung der Ischämieschwelle. Sie ist in solchen Fällen von eminenter Bedeutung für eine individuell dosierte und damit sichere Bewegungstherapie und umfassende sozialmedizinische Beurteilung.

8.3.3 Streßechokardiographie-Methoden unter rehabilitationsspezifischen Gesichtspunkten

Weltweit werden sehr unterschiedliche Methoden der Belastungsechokardiographie transthorakal wie transösophageal angewandt und verschiedene Parameter zu ihrer Befundbeurteilung herangezogen. Die isometrischen, schrittmacherinduzierten und alle transösophagealen Methoden kommen überwiegend bei wissenschaftlichen oder akutmedizinischen Fragestellungen zum Einsatz. Eine herausragende Rolle in der kardiologischen Rehabilitation kommt jedoch den pharmakologischen und vor allem den dynamisch-ergometrischen Techniken zu.

8.3.3.1 Dynamische Streßechokardiographie

Pathophysiologisch erfolgt die Ischämieprovokation bei der körperlichen Belastung über eine ausgeprägte Steigerung des myokardialen Sauerstoffverbrauchs durch Zunahme von Herzfrequenz, Blutdruck und Inotropie. Diese Methode, in Deutschland überwiegend in Form der Fahrradergometrie durchgeführt, bedient sich des *standardisierten diagnostischen Belastungsprotokolls* mit Beginn bei 25 bzw. 50 Watt, Steigerung alle 2 Minuten um 25 Watt bis zum Auftreten ischämischer Wandbewegungsstörungen bzw. – meist später einsetzend – der allgemein anerkannten Abbruchkriterien. Voraus geht die Registrierung von Ruhe-Cineloops, je nach Technik in Linksseitenneigung auf dem Halbsitzendergometer. Unmittelbar nach Abbruch der Belastung erfolgt die Post-exercise-Registrierung. Diese sollte nach etwa 30–60 Sekunden beendet sein, um abklingende belastungsinduzierte Wandbewegungsstörungen nicht zu übersehen. Unbedingt anzustreben ist ein kontinuierliches Echomonitoring bis zur Peak-Belastung, um den Beginn dieser Ischämie-Kriterien erfassen und damit die Ischämieschwelle festlegen zu können.

Ist beim individuellen Patienten mit unklaren Belastungs-EKG-Befunden oder Diskrepanzen zu seinen Beschwerden zu rechnen, so kann bei entsprechender Organisation die Belastung primär in Kombination mit dieser Ultraschall-Technik in Form der dynamischen Streßechokardiographie eingesetzt werden.

Die *Auswertungsrate* schwankt in der neueren Literatur je nach Methodik und Patientengut zwischen 80 und 95 % (siehe Kapitel 3.1.7). In unserem Labor mit einer hinsichtlich der Echogenität eher ungünstigen Patientenselektion erreichen wir nicht zuletzt dank der entwickelten seitlich kippbaren Halbsitzendergometer eine zufriedenstellende Beurteilungsqualität während der Peak-Belastung immerhin bei 95 % aller Patienten und damit prinzipiell die Möglichkeit, in pathologischen Fällen die Ischämieschwelle zu definieren.

Eine herausragende Bedeutung erlangt die dynamische Streßechokardiographie im Rahmen der stationären und ambulanten Bewegungstherapie sowie der umfassenden sozialmedizinischen Beurteilung durch die Möglichkeit, die Ischämieschwelle festlegen zu können. Sie bedient sich der weltweit verbreitetsten, jedem Patienten vertrauten, weitgehend standardisierten und auf die Belastungen des täglichen Lebens übertragbaren Methode der Fahrradergometrie. Sie erfaßt Ischämiekriterien innerhalb der sogenannten Ischämiekaskade nicht nur theoretisch, sondern in der täglichen Routine noch deutlich vor dem Auftreten ischämischer ST-Senkungen in Form von regionalen Relaxations- und vor allem Kontraktionsstörungen. Diese Tatsache trägt zur Sicherheit des Verfahrens bei und erlaubt eine präzise Beschreibung der Ischämieschwelle. Diese basiert dann auf einer das gesamte kardiovaskuläre System in alltagsnaher Form belastenden Untersuchung.

8.3.3.2 Pharmakologische Streßechokardiographie

Im Unterschied zu den dynamisch-ergometrischen Methoden werden die pharmakologischen Verfahren in optimierter Linksseitenlage in Ruhe, d. h. ohne körperliche Belastung durchgeführt (4).

Obwohl keine körperliche Belastung erfolgt, wurde auch mit den pharmakologischen Streßtests versucht, eine gewisse Graduierung der Ischämiereaktion herauszuarbeiten. Die Kriterien zur Einschätzung des Schweregrades einer Ischämiereaktion sind identisch mit denen der dynamischen Streßechokardiographie, ergänzt durch die für eine Ischämieinduktion benötigte pharmakologische Dosis (ischämieauslösende Dosis). Ein gewichtiger Nachteil dieser Methoden besteht darin, daß die Schwelle des Ischämiebeginns nicht in Bezug zu einer körperlichen Belastung gesetzt werden kann. Außerdem ist für klinische Entscheidungen und eine kompetente Beratung von Patienten das mit einem bestimmten Druck-Frequenz-Produkt einhergehende Belastungsniveau, auf dem ischämische Wandbewegungsstörungen auftreten, wichtiger als der alleinige Ischämienachweis.

Die pharmakologische Streßechokardiographie hat daher in der kardiologischen Rehabilitation zahlenmäßig keine große Bedeutung. Sie scheint bei einigen Fragestellungen jedoch vorteilhaft zu sein und sollte methodisch auch in der Rehabilitation beherrscht werden.

Bezogen auf 1000 untersuchte Rehabilitanden wurden lediglich 6 % einer pharmakologischen Streßechokardiographie unterzogen. 1 % der Rehabilitanden erhielten eine Dobutamin-Streßechokardiographie, weil sie in der ergometrischen Streßechokardiographie nicht submaximal auszubelasten waren. Bei 5 % lag eine Bewegungseinschränkung vor, die eine ergometrische Streßechokardiographie ausschloß (2 %) oder primär die Fragestellung „viable myocardium" (2 %). In einigen Fällen war die Echogenität in der ergometrischen Streßechokardiographie für eine Beurteilung nicht ausreichend, so daß die pharmakologische Streßechokardiographie die bessere Alternative darstellte (1 %).

Tabelle 8.4 gibt einen Überblick über mögliche Indikationen zur pharmakologischen Streßechokardiographie in der kardiologischen Rehabilitation.

Tabelle 8.4. Indikationen zur pharmakologischen Streßechokardiographie in der kardiologischen Rehabilitation

- Segmentaler Vitalitätsnachweis vor interventioneller oder operativer Revaskularisation als Voraussetzung für eine erfolgreiche Rehabilitation
- Globaler Vitalitätsnachweis zur prognostischen Abschätzung der Indikation zur Bypass-Operation bei ausgeprägten postinfarziellen Myokardschädigungen
- Bewegungseinschränkungen, die eine ergometrische Streßechokardiographie undurchführbar erscheinen lassen
- Nicht erreichbare submaximale Ausbelastung in der ergometrischen Streßechokardiographie
- Unzureichende Echogenität in der ergometrischen Streßechokardiographie (wenn die Echogenität in der Standardlagerung deutlich besser erscheint)

Die Aufdeckung von „viable myocardium" ist unseres Erachtens die wichtigste Indikation für die pharmakologische Streßechokardiographie in der kardiologischen Rehabilitation.
Die belastungsechokardiographische Alternative zur Objektivierung dieses myokardialen Funktionszustandes ist wissenschaftlich noch nicht abschließend als gleich valides Verfahren belegt (2) (siehe auch Kapitel 5.1.6).

Eine weitere wichtige Indikation zur pharmakologischen Streßechokardiographie sehen wir in der Beurteilung der Erfolgsaussichten für eine Bypass-Operation v.a. bei Rehabilitanden mit ausgeprägten myokardialen Schäden nach Myokardinfarkten und bestehender koronarer Mehrgefäßkrankheit (1). Grundsätzlich handelt es sich hierbei ebenfalls um den Nachweis von „viable myocardium", wobei der Untersuchungsaspekt eher die globale Vitalität des Myokards betrifft als Segmente einzelner Gefäßprovinzen. Diese Fragestellung ergibt sich in der Rehabilitation jedoch selten, lediglich 2 von 1000 streßechokardiographisch untersuchten Rehabilitanden wurden wegen dieser Fragestellung untersucht (siehe auch Kapitel 5.1.7).

Literatur zu den Kapiteln 8.3.1, 8.3.2 und 8.3.3

1. Blackburn GG, Sprecher DL, Apperson-Hansen C (1996) Gender Bias Restricts Cardiac Rehabilitation Entry for Women, Circulation 94: Suppl I–582
2. Cigarrosa C et al (1993) Dobutamin Stress Echocardiography Identifies Hibernating Myocardium and Predicts Recovery of Left Ventricular Function after Coronary Revascularisation. Circulation 88: 430–436
3. Collings CA, Pinto F, Valantine HA, Popylisen S, Puryear JV, Schnittger I (1994) Exercise Echocardiography in Heart Transplant Recipients: A Comparison with Angiography and Intracoronary Ultrasonography. J Heart Lung Transplant 13: 604–613
4. Derumeaux G, Redonnet M, Mouton Schleifer D, Bessou JP, Cribier A, Saoudi N, Koning R, Soyer R, Letac B (1995) Dobutamine Stress Echocardiography in Orthotopic Heart Transplant Recipients. JACC 25: 1665–1672
5. Detrano R, Froelicher VF (1988) Exercise Testing: Uses and Limitations Considering Recent Studies. Progress Cardiovasc Dis XXXI: 173–204
6. Erdmann E, Kirsch C-M (1993) „Stunned" und „Hibernating Myocardium" – Diagnostik und klinische Implikationen. Z Kardiol (Suppl 5): 143–147
7. Haug G, Lang G, Tretter N, Berghoff A (1993) Dynamische Streß-Echokardiographie: Neue Methode zur Beurteilung der ischämiefreien Belastbarkeit in stationärer Bewegungstherapie und ambulanten Herzgruppen (Vortrag und Abstract). Dt Sportärztekongreß, Paderborn
8. Haug G, Lang G, Tretter N, Berghoff A (1993) Stellenwert der Streß-Echokardiographie in der kardiologischen Rehabilitation. In: Gehring J, von Bibra H (Hrsg) Echokardiographische Diagnostik bei koronarer Herzkrankheit. Steinkopff Verlag, Darmstadt

9. Haug G, Lang G, Berghoff A (1994) Dynamische Streßechokardiographie in der kardiologischen Bewegungstherapie: Stellenwert zur Steuerung rehabilitativer Trainingsprogramme bei unklarem Belastungs-EKG. Wien, med Wschr 144, Suppl 110, S 11
10. Haug G (1995) Dynamische Streßechokardiographie und Gradientendynamik: Neue Methode zur Beurteilung der Belastbarkeit nach Herzklappenersatz (Vortrag und Abstract). Deutscher Sportärztekongreß, Saarbrücken
11. Haug G, Lang G, Berghoff A (1996) Stressdopplerechocardiography and gradient dynamics: new method to assess exercise capacity after valvular heart replacement. Int J Sports Med 17, Suppl 1 S 6
12. Haug G, Lang G, Berghoff A (1996) Stress Doppler Echocardiography and Individual Transprothetic Gradient Dynamics: New Tool for New Management after Aortic Valve Replacement (Vortrag und Abstract). 3rd International Echocardiography Today and Tomorrow Symposium: Echocardiography in Clinical Decision Making, Ashford, Kent, Großbritannien
13. Haug G, Lang G, Berghoff A (1996) Cardiac Rehabilitation in the Elderly: Value of Dynamic Stress Echocardiography for Risk Stratification, Diagnostic Management and Training Programs (Vortrag und Abstract). 6th World Congress of Cardiac Rehabilitation, Buenos Aires, Argentinien
14. Haug G, Lang G, Berghoff A (1996) Exercise Capacity after Aortic Valve Replacement as a Challenge in Cardiac Rehabilitation: Dynamic Stress Echocardiographic Approach using Individual Transprothetic Gradient Dynamics (Vortrag und Abstract). 6th World Congress of Cardiac Rehabilitation, Buenos Aires, Argentinien
15. Haug G, Lang G, Berghoff A (1996) Stress Echocardiography versus Thallium SPECT: Evaluation of a New Technology Based on 6 Years of Experience in Cardiac Rehabilitation (Vortrag und Abstract). 6th World Congress of Cardiac Rehabilitation, Buenos Aires, Argentinien
16. Huonker M, Halle M, Keul J (1996) Structural and Functional Adaptations of the Cardiovascular System by Training. Int J Sports Med 17: 164–172
17. Jeschke D (1996) Notwendige kardiologische Diagnostik bei Sporttreibenden. Dt Zeitschrift Sportmed 47: 138–143
18. Kavanagh T, Mertens DJ, Kennedy J (1996) Can Women Benefit From Cardiac Rehabilitation Programmes? Circulation 94: I–419
19. Kühl U, Schultheiß H-P (1996) Diagnostisches Vorgehen bei Verdacht auf Myokarditis. Dt Zeitschrift Sportmed 47: 153–161
20. Lang G, Haug G, Berghoff A (1996) Exercise Capacity after Mitral Valve Replacement as a Challenge in Cardiac Rehabilitation: Dynamic Stress Echocardiographic Approach using Individual Transprothetic Gradient Dynamics (Vortrag und Abstract) 6th World Congress of Cardiac Rehabilitation, Buenos Aires, Argentinien
21. Lang G, Haug G, Berghoff A (1996) Women in Cardiac Rehabilitation as a Diagnostic Challenge: Value of Dynamic Stress Echocardiography for Risk Stratification, Diagnostic Management and Training Programs (Vortrag und Abstract). 6th World Congress of Cardiac Rehabilitation, Buenos Aires, Argentinien

8.3.4 Funktionsdiagnostische Strategie zur Beurteilung der Belastbarkeit in der kardiologischen Rehabilitation

Bei den pharmakologischen, aber auch bei den isometrischen und schrittmacherinduzierten Techniken ist der für eine sportmedizinische und sozialmedizinische Beratung und Beurteilung überaus wichtige Bezug auf eine einigermaßen alltagsnahe und das gesamte kardiovaskuläre System einbeziehende Belastungsform nicht gegeben. Hierin besteht eine der wesentlichsten Limitationen dieser Methoden unter rehabilitationsspezifischen Gesichtspunkten. In allen Fällen unzureichender körperlicher Belastbarkeit sowie zum Vitalitätsnachweis stellen sie jedoch eine wertvolle Alternative zu den aktiven Techniken dar.

8.3.4.1 Funktionelle Ischämiediagnostik - Ischämieschwelle - Ischämiefreie Belastbarkeit

Die Basis jeglicher Belastbarkeitseinschätzung stellt nach der Erhebung der Anamnese und der klinischen Untersuchung die Farbdopplerechokardiographie in Ruhe dar. Die Beurteilung der Belastbarkeit in der kardiologischen Rehabilitation fußte bislang neben der Erfassung der Hämodynamik mittels Rechtsherzkatheteruntersuchung auf den Untersuchungstechniken Belastungs-EKG und Langzeit-EKG mit ST-Analyse, die jeweils beide Aussagen über eine bestehende Ischämie unter Belastung machen können. Ergänzend kann die Langzeit-Blutdruckmessung die Einschätzung der Belastbarkeit unterstützen. Neben diesen in der kardiologischen Rehabilitation bisher üblichen diagnostischen Verfahren kommt nun die ergometrische Streßechokardiographie als neue Methode hinzu (5).

Der Ausschluß einer Ischämie ist für den Rehabilitanden und dessen Prognose von immenser Wichtigkeit, da die fehlende Ischämie und die damit verbundene subjektive kardiale Beschwerdefreiheit und objektive ischämiefreie Belastbarkeit für die weitere Lebens- und Berufsplanung eine grundlegende Voraussetzung darstellen.

Im Patientengut einer Rehabilitationsklinik spielen methodenspezifische Einschränkungen der Aussagefähigkeit des Belastungs-EKGs z. B. bei Aneurysmata, abgelaufenen Infarkten – transmural/nicht transmural – nach Bypass-Operation und medikamentös bedingten Veränderungen der elektrokardiographischen Endstrecken eine wesentlich größere Rolle als während der Primärdiagnostik vor der Erstmanifestation der koronaren Herzkrankheit mit – unter Ruhebedingungen – elektrokardiographisch unauffälligen Endstrecken.

EKG-Interpretationsschwierigkeiten treten bei einer Vielzahl von Rehabilitanden auf, da die Ruhe-Echokardiographie und das Belastungs-EKG nicht exakt eruieren können, was sich z. B. hinter einer Hypokinesie verbirgt und wie eine bereits ruheveränderte ST-Strecke, die sich unter Belastung noch weiter verändert, einzuschätzen ist (2).

Die gesamte Variationsbreite zwischen Akinesie/Dyskinesie auf der einen Seite und Normokinesie auf der anderen Seite, die mit dem Begriff Hypokinesie umschrieben werden muß, verbirgt eine Vielzahl von myokardialen Funktionszuständen z. B. „stunning-" bzw. „hibernating myocardium", die durch die Ruhe-Echokardiographie oder das Belastungs-EKG nicht in geeigneter Weise differenziert werden können.

Dies hat einerseits zur Folge, daß eine zu hohe regelmäßige Trainingsbelastung aufgrund der diagnostischen Unschärfe die Gefahr der Myokardschädigung mit sich bringen kann. Andererseits führt die ungenügende Einschätzbarkeit der ischämiefreien Belastungsfähigkeit bei Rehabilitanden mit größeren Hypo- bzw. Akinesien zu einer Unterforderung in der Rehabilitation, die zu einem schlechteren Trainingszustand, zu mehr Unsicherheit, weniger Selbstvertrauen und damit insgesamt zu einer niedrigeren Lebensqualität der Rehabilitanden führen kann.

Die Entwicklung der Streßechokardiographie zu einer Methode mit akzeptablem Stellenwert in der Ischämiediagnostik ist in der kardiologischen Rehabilitation mit großem Interesse verfolgt worden (3). Der Anteil dieses Verfahren an der Gesamtdiagnostik in der kardiologischen Rehabilitation hat in den letzten Jahren ständig zugenommen. Bei kardiologischen Rehabilitationskliniken, die ausschließlich Anschlußheilbehandlungen (AHB) durchführen, beträgt der Patientenanteil, der einer Streßechokardiographie unterzogen wird, über 40%, wenn das Indikationsspektrum aus Tabelle 8.5 berücksichtigt wird.

Dabei haben die ergometrischen Streßechoverfahren in der Rehabilitation eine herausragende Bedeutung gewonnen, da diese es über die allgemeine Ischämiediagnostik hinaus gestatten, objektivierbare und auf den Alltag übertragbare Belastungssituationen zu imitieren. Mit den Parametern Wattzahl, Herzfrequenz, Blutdruck und Belastungsdauer ist eine ausreichend genaue Beschreibung der kardiovaskulären Leistungsfähigkeit eines Rehabilitanden möglich, die gleichzeitig mit der myokardialen Situation – Ischämieschwelle und damit der ischämiefreien Belastbarkeit – korreliert werden kann.

Beim Eintritt in die Phase II der Rehabilitation ergibt sich aus dem bisherigen Krankheitsverlauf des KHK-Patienten – *nicht transmuraler oder transmuraler Myokardinfarkt, Bypass-Operation komplett, inkomplett mit oder ohne vorausgegangenem Myokardinfarkt,*

Tabelle 8.5. Indikationen zur Streßechokardiographie in der kardiologischen Rehabilitation

- Angina pectoris mit und ohne EKG-Veränderungen
- Nichttransmuraler Myokardinfarkt
- Transmuraler Myokardinfarkt ohne Koronarangiographie
- Kontrolle jeder interventionellen Therapie (PTCA, Stent-Implantation, etc.)
- Abklärung der hämodynamischen Relevanz von Koronarstenosen > 50 %
- Identifikation von vitalem Gewebe
- Ischämieschwellendiagnostik bei inkompletter Bypass-Operation
- Stumme Ischämie im Belastungs-EKG
- Unklare bzw. nicht eindeutig interpretierbare Belastungs-EKGs
- Links-Schenkel-Block
- Medikamentenbedingte EKG-Veränderungen
- Klappenersatz-Operationen → Streß(-Doppler-)echokardiographie

abgeschlossene oder noch offene interventionelle kardiologische Therapien, Koronarstenosen zwischen 50 und 70 %, über deren Flußrelevanz noch keine abschließende Beurteilung bzw. Einschätzung erfolgte – eine Erwartung an seinen klinischen Zustand und seine körperliche Belastungsfähigkeit, die nach Ausschluß von Kontraindikationen:

- akute Stauung
- Angina pectoris bei leichter körperlicher Belastung
- LVEF im Ruhe-Echokardiogramm unter 35 %
- intrakavitärer Thrombus

mittels orientierendem Belastungs-EKG zunächst überprüft wird. Dabei wird je nach frequenzmodulierender Medikation eine Zielfrequenz von maximal 220 minus Lebensalter minus 25–30 % angestrebt.

Die definitiv beschwerdefrei und ohne signifikante ST-Strecken-Senkung erreichte Herzfrequenz dient dann als Maß für die zunächst festzusetzende Trainingsherzfrequenz (THF) des Ausdauertrainings der ersten 10–14 Tage der Rehabilitation. Damit ist auch eine grobe Festlegung der Belastbarkeit und des Trainingsmaßes für den ersten Teil des Bewegungsprogramms in der Rehabilitation möglich.

Eine schärfere Einstellung der THF zur Optimierung des Trainingseffekts halten wir zunächst für nicht angebracht, da aus der eingeschränkten Aussagefähigkeit des Belastungs-EKGs ein zu großes Ischämierisiko resultieren würde. Weitere Untersuchungen zur Feststellung der Belastungsfähigkeit und des Trainingszustandes, wie z. B. die Laktatmessung, führen wir in dieser Phase nicht durch, da die THF aus o. g. Gründen auch bei Werten deutlich unterhalb der anaeroben Schwelle zunächst nicht angehoben würde.

Letztlich gebietet auch das Wissen um die lange Erholungszeit des Myokards nach einem nur wenige Stunden bestehenden Koronarverschluß – sie kann bis zu 28 (+/– 15) Tagen betragen – Zurückhaltung bei der Festlegung der THF, solange, bis die Ischämieschwelle bekannt ist und die Restitutionsvorgänge am Myokard voraussichtlich abgeschlossen sind (4).

Die ergometrische Streßechokardiographie ist eine geeignete Untersuchungsmethode zur Beurteilung der ischämiefreien Belastbarkeit eines Rehabilitanden, die den Belastungsrahmen während des aktuellen Rehabilitationsverlaufs ganz wesentlich mitbestimmt und auch mittelfristig die sozialmedizinische Beurteilung der Belastbarkeit in Freizeit und Beruf verbessert.

Im Gegensatz zu anderen Verfahren – in erster Linie den nuklearmedizinischen Techniken, die die Fragestellung nach einer Ischämie mit ja, nein oder durch den Nachweis einer Randzonenischämie beantworten können – kann mittels ergometrischer Streßechokardiographie unseres Erachtens am ehesten der Beginn einer Ischämie, also die Ischämieschwelle bzw. die Ischämietoleranz des Myokards, bestimmt werden.

Wir führen daher grundsätzlich bei allen in Tabelle 8.5 aufgeführten Indikationen eine Streßechokardiographie durch, um zusätzlich zur Fragestellung, ob eine Ischämie besteht und welche Konsequenzen sich daraus ergeben, den Beginn der ischämisch bedingten Myokardveränderung möglichst genau festlegen zu können.

Mit diesem Untersuchungsablauf ergaben sich folgende Untersuchungsverhältnisse (Abb. 8.17), die auf der Grundlage von jeweils 1000 durchgeführten Untersuchungen zustande gekommen sind.

Während für die Ischämiediagnostik das Pausieren der antianginösen Therapie unverzichtbar ist, werden die Rehabilitanden, bei denen die Festlegung der Ischämieschwelle angestrebt wird, ohne Medikamentenpause untersucht.

Rehabilitanden, bei denen zunächst die Ischämiediagnostik im Vordergrund stand, erhalten bei positiver Streßechokardiographie und konservativem Vorgehen eine zweite Streßechokardiographie unter antianginöser Therapie, um die Ischämieschwelle und die ischämiefreie Belastbarkeit unter der Entlassungsmedikation festzulegen.

Beim Gesunden – trainiert oder untrainiert – entwickelt sich in der Streßechokardiographie eine stetige Kontraktionssteigerung, die sich ihrem Endpunkt asymptotisch in der Ausbelastung nähert. Beim vorgeschädigten Herzen ist die Wandbewegungsanalyse ungleich schwieriger, da normokinetische, hypokinetische, akinetische u. dyskinetische Segmente nebeneinander liegen können. Das Verhalten der einzelnen Wandbewegungsstörungen unter Belastung kann sehr unterschiedlich sein. Voraussetzung für die Festlegung der Ischämieschwelle ist die Entwicklung einer Wandbewegungsstörung oder eine fehlende Kontraktionszunahme. Nur auf der Basis dieser unter Belastung entwickelten Wandbewegungsstörung kann bei der Auswertung der Punkt festgelegt werden, an dem die Kontraktionsentwicklung in dem betreffenden Areal eine Wandlung ins Negative erfahren hat. Dieser Umkehrpunkt der Kontraktionsentwicklung kann durch Stagnation der Wanddickenzunahme, die abnehmende Dynamik der myokardialen Einwärtsbewegung oder auch die Ausweitung eines hypo-/akinetischen Wandbereichs bzw. Veränderungen in dessen Randzone beschrieben sein.

Die beginnende Verschlechterung der segmentalen Kontraktion – sei es durch Stagnation des Wanddickenzuwachses oder Reduktion der systolischen Einwärtsbewegung – ist als Beginn der Ischämie zu deklarieren und Endpunkt dieses funktionellen Ischämie-Schwellen-Nachweises.
Bei größeren Akinesiearealen erachten wir die endsystolische Aufweitung des linken Ventrikels bzw. die fehlende weitere Kontraktionszunahme des vitalen Myokardsegments als Ausdruck der erreichten Belastbarkeitsgrenze und setzen den am Beginn dieser Veränderung erreichten Puls unter Abzug einer Sicherheitsreserve von ca. 10% als Frequenzlimitation jeder zukünftigen Dauerbelastung fest (1).

Unverzichtbare Voraussetzung der Ischämieschwellenfestlegung ist eine möglichst exakte Vergleichbarkeit der einzelnen Anlotungsebenen und eine in kleinen Herzfrequenzsprüngen abgespeicherte ausreichende Anzahl von Cineloops.

In der klinischen Routine der Streßechokardiographie scheitern alle quantitativen Verfahren zur Bestimmung der linksventrikulären Ejektionsfraktion, des Kontraktionsver-

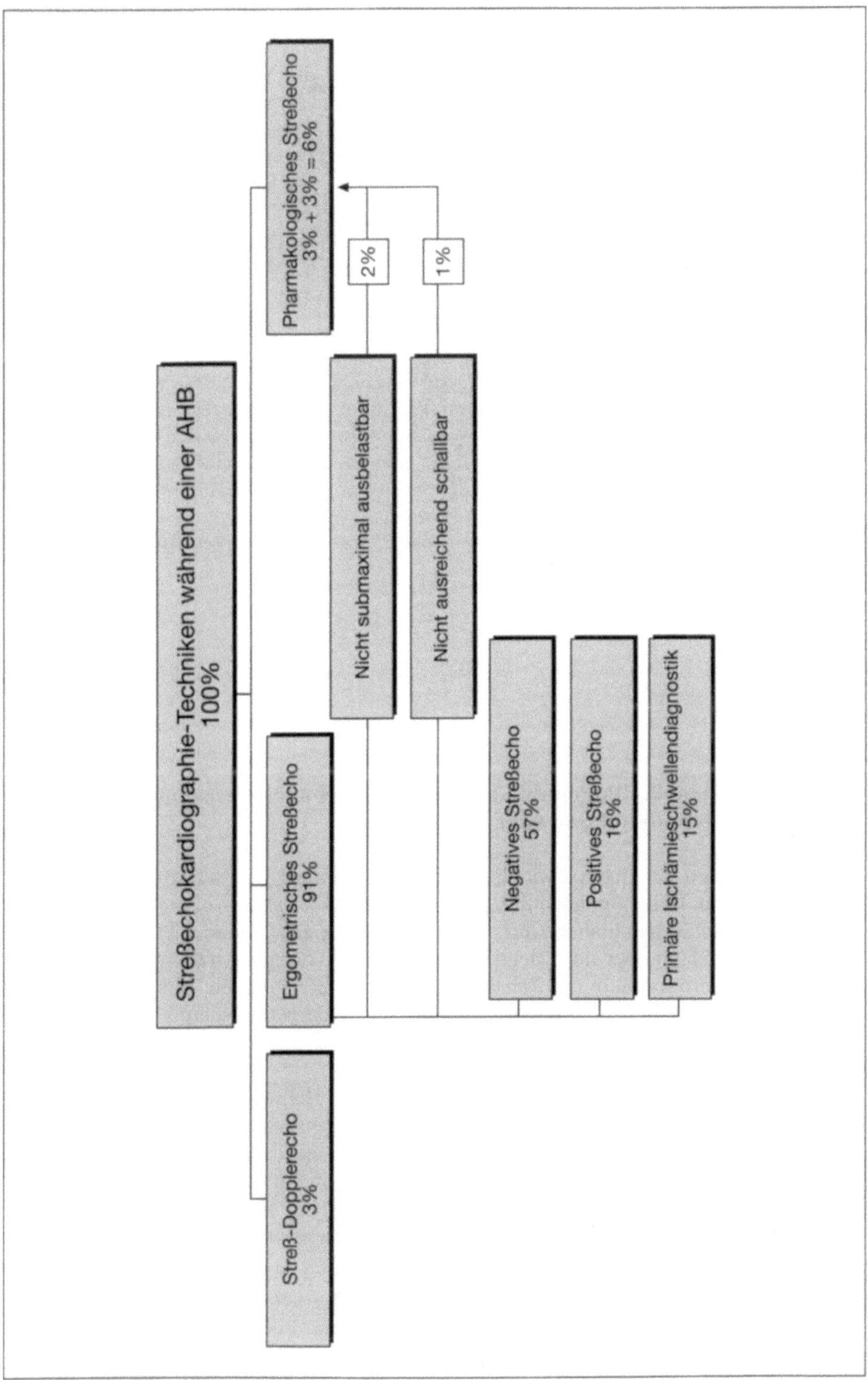

Abb. 8.17. Verteilung der streßechokardiographischen Untersuchungsverfahren während der AHB und Ergebnisse des ergometrischen Anteils

haltens, des Relaxationsverhaltens oder der Anstiegssteilheit des mitralen oder aortalen Flußprofils (7) sehr häufig, da die Ergebnisse durch verschiedene untersuchungsbedingte Einflüsse Schwankungen unterworfen sind, z. B. liegt die Steigerungsmöglichkeit der LVEF bei einem Postinfarkt-Patienten mit deutlicher Einschränkung seiner Herzauswurfleistung während einer Belastung oft deutlich unter 10 %, während die Fehlerbreite der systolisch und diastolisch gemessenen Ventrikelvolumina bei manueller wie automatischer Konturerkennung ein und desselben Cineloops durchaus 3 % betragen kann. Daraus resultiert eine effektive Steigerung der LVEF von Belastungsstufe zu Belastungsstufe, die geringer ist als die Meßungenauigkeit der Einzelbestimmung. Entsprechend sind keine plausiblen Ergebnisse zu erwarten. Ob die digitale Endokardgrenzen-Erkennung mittels akustischer Quantifizierung oder vergleichbare technische Verfahren hier einen Vorteil bringen, muß die Zukunft zeigen.

Zusammenfassend bleibt festzuhalten, daß aufgrund der z. Zt. noch eingeschränkt in der Routine einsetzbaren quantitativen Verfahren nur auf qualitativer Basis eine Ischämieschwellendiagnostik möglich erscheint. Im Vergleich zu den elektrokardiographischen Belastungsverfahren stellt die Diagnostik der Ischämieschwelle mittels ergometrischer Streßechokardiographie zumindest in der Rehabilitation eine deutliche Erweiterung des diagnostischen Handwerkzeugs dar. Dies gelingt jedoch nur über ein sehr hohes Maß persönlicher streßechokardiographischer Erfahrungen des einzelnen Untersuchers.

8.3.4.2 Funktionelle Diagnostik der Belastbarkeit nach Herzklappenersatz bzw. -rekonstruktion oder -intervention

Ebenfalls erweitert hat sich die Möglichkeit der Beurteilung der Belastbarkeit von herzklappenoperierten Rehabilitanden durch die *Streßdopplerechokardiographie.* Während in der Vergangenheit Rehabilitanden mit einem Herzklappenersatz oder einer Rekonstruktion der Herzklappe kaum oder doch deutlich weniger am Bewegungstraining und insbesondere am Ausdauertraining in der Rehabilitation teilnehmen konnten, da keine geeigneten Möglichkeiten bestanden, nichtinvasiv die Fluß- und Gradientendynamik unter Belastung zu untersuchen, scheint mit der ergometrischen Streß(-Doppler-)echokardiographie eine Beurteilung der Gradientendynamik möglich.

Durch die optimierte Lagerung der Patienten auf dem Halbliegeergometer mit 45° Grad Linksseitenneigung gelingt es, Aorten- und Mitralklappen hinsichtlich ihrer Gradientendynamik zu untersuchen. Voraussetzung ist eine ausreichende RV- LV-Funktion und ein im Referenzbereich befindlicher Ruhegradient sowie kein Hinweis auf eine Leckage.

Die Vorgehensweise ist bei Aortenklappenersatz (AKE) wie bei Mitralklappenersatz (MKE) bzw. -Rekonstruktion bis auf das Belastungsstufenprotokoll identisch.

Patienten mit AKE untersuchen wir in einem Stufenprotokoll mit geringer Anfangsbelastung (25 Watt) und 2minütigen Steigerungsintervallen, solange der Gradient plausibel vermeßbar erscheint. Je nach Klappentyp u. Klappendiameter werden delta-P mean Werte bis 25 mmHg als Obergrenze für ein Ausdauertraining zugelassen.

Nach MKE werden die Belastungsstufen in 3minütigen Intervallen gesteigert, da die oft stärker beeinträchtigte Herzgeometrie und myokardiale Dysfunktion hier einen längeren Zeitraum benötigt, um ein „steady state" der Gradientendynamik zu erreichen. Je nach Klappentyp und Klappendiameter werden hier mittlere Gradienten-Grenzwerte von ca. 10 mmHg akzeptiert, bis zu denen die Rehabilitanden noch am Ausdauertraining teilnehmen können.

Patienten mit bedeutsamen Klappeninsuffizienzen oder Klappenrandleckagen werden von der Untersuchung ausgeschlossen. Der Test wird erst nach der 6. postoperativen Woche durchgeführt, da zu diesem Zeitpunkt von chirurgischer Seite keine Bedenken mehr erhoben werden.

Diese streßdopplerechokardiographischen Untersuchungen scheinen eine bessere Beurteilbarkeit der klappenoperierten Rehabilitanden zu ergeben und damit eine bessere sozialmedizinische Beurteilbarkeit zu ermöglichen. Studien mit größeren Untersuchungszahlen und invasiven Vergleichsuntersuchungen sind noch notwendig, um die ersten Zahlenmaterialien zu objektivieren.

8.3.4.3 Funktionelle Diagnostik der Transplantatvaskulopathie bei herztransplantierten Rehabilitanden

Da die Graft-Arteriosklerose einen erheblichen Anteil an der Langzeitmorbidität und -mortalität hat, erfolgen in den meisten Transplantationszentren in ca. jährlichem Intervall Koronarangiographien, die den Grad der Graft-Arteriosklerose feststellen sollen. Flußrelevante Stenosen werden dem üblichen interventionellen Konzept mittels Ballonkathetertechnik etc. unterzogen. Erste Veröffentlichungen haben gezeigt, daß in der Ischämiediagnostik mit pharmakologischen Streßechokardiographie-Verfahren (Dobutamin) vergleichbar zufriedenstellende Resultate erzielt werden wie in der Ischämiediagnostik bei nicht transplantierten KHK-Patienten (4). Dabei unterscheiden sich die Untersuchungsprotokolle bis auf die Tatsache, daß mit 30 µg/kg KG/min in der Regel die angestrebte submaximale Ausbelastung erreicht werden kann, nicht. In den wenigen bislang durchgeführten Untersuchungen traten keine bedrohlichen Nebenwirkungen auf (siehe auch Kapitel 5.2.5).

Eigene Untersuchungen haben gezeigt, daß auch herztransplantierte Patienten einer ergometrischen Streßechokardiographie zugeführt werden können.

Es bestehen hier hinsichtlich der Echogenität keine wesentlichen Unterschiede zu dem sonstigen Patientengut einer Rehabilitationsklinik. Allerdings sind die erreichten Wattzahlen deutlich geringer und das Untersuchungsprotokoll muß aufgrund des Denervierungszustands des transplantierten Herzens verändert werden. Die Steigerungsstufen sind deutlich geringer – 10–20 Watt – und die einzelne Stufendauer beträgt 4 Minuten. Aufgrund der peripheren Muskelschwäche transplantierter Patienten während der AHB (ca. 20.–60. postoperativer Tag) wird die gewünschte submaximale Ausbelastung nicht so häufig erreicht wie bei nichttransplantierten Koronarpatienten. Da 60 Tage nach Transplantation bei den derzeitigen Immunsuppressiva-Strategien eine Graft-Arteriosklerose eine Rarität darstellen würde, ist diese erste ergometrische Streßechokardiographie ohnehin nur als Ausgangsuntersuchung zu verstehen, die normalerweise einen negativen Befund erwarten läßt. Im Vorfeld der ersten Koronarangiographie – nach ca. einem Jahr – kann diese 1. Streßechokardiographie als Basisuntersuchung dienen, um mit einer erneuten ergometrischen Streßechokardiographie verglichen zu werden. Der Verlauf ist dadurch wesentlich besser zu beurteilen. Die zweite Untersuchung ist bei stabilisierter körperlicher Leistungsfähigkeit dann auch häufiger bis zur submaximalen Ausbelastungsgrenze möglich – wobei sich diese am Patientenalter und nicht am Organalter orientiert.

Die ergometrische Streßechokardiographie eignet sich genauso wie die pharmakologische Streßechokardiographie, um die Ischämiediagnostik bei Herztransplantierten durchzuführen. Ob die dynamische Technik allerdings in der Lage ist, sowohl umschriebene Koronarstenosen als auch eine eher diffuse Koronarsklerose bei Transplantatvaskulopathie in gleicher Weise in ihrer funktionellen Relevanz zu erfassen wie die Dobutamin-Technik, ist noch nicht abschließend zu beurteilen.

Literatur zu Kapitel 8.3.4

1. Crouse L, Harbrecht J, Vasek S, Rosamond T, Kramer P (1991) Exercise echocardiography as a screening test for coronary artery disease and correlation with coronary arteriographie. Am J Cardiol 67: 1213-1218
2. Hoffmann R, Lethen H, Kleinhans E, Weiss M, Flachskampf F, Hanrath P (1993) Comparative Evaluation of Bicycle and Dobutamine Stress Echocardiographie with Perfusion Scintigraphy and Bicycle Electrocardiogram for Identification of Coronary Artery Disease. Am J Cardiol 72, pp 555–560
3. Günther F, Schwammenthal E et al (1995) Erste Erfahrungen mit der Dobutamin-Belastungsechokardiographie bei herztransplantierten Patienten. Z Kardiol 84: 411–418
4. Haug G, Lang G, Tretter N, Berghoff A (1993) Stellenwert der Streßechokardiographie in der kardiologischen Rehabilitation. In: Gehring J, v. Bibra H (Hrsg) Echokardiographische Diagnostik bei koronarer Herzkrankheit. Steinkopff, Darmstadt, S 133–146
5. Schartl M, Beckmann S, Bocksch W (1994) Streßechokardiographie – eine Standortbestimmung. Z Kardiol 83: 531–547
6. Sone T, Tsuboi H, Sassa H (1991) Clinical study of the stunned myocardium. Japanese Circ J 55: 904–912
7. Völler H, Spielberg Ch, Schröder K (1994) Linksventrikuläres Füllungsverhalten während belastungsinduzierter Myokardischämie. Beziehung zwischen Doppler-echokardiographisch ermitteltem transmitralem Flußprofil und Pulmonalkapillardruck. Z Kardiol 83: 273–282

8.4 Sportmedizin

8.4.1 Methodische Besonderheiten

Bei Sporttreibenden bestehen häufiger besonders günstige Schallbedingungen (schlank, kein Emphysem, relativ leistungsfähig, evtl. vergrößertes Herz), so daß in der Regel auch unter Belastung eine qualitativ ausreichende Darstellung gewährleistet ist.

Für sportmedizinische Fragestellungen ist die Streßechokardiographie mittels dynamischer Belastung dem pharmakologischen Streß überlegen, da in der Regel eine Zuordnung zur ergometrischen Leistungsfähigkeit bzw. zu Herzfrequenz-Messungen unter physiologischen Bedingungen (Körperarbeit) erwünscht ist.

Oftmals sind sogar im M-mode (unter zweidimensionaler Kontrolle von parasternal angelotet) Messungen systolischer und diastolischer linksventrikulärer Funktionsparameter möglich (Abb. 8.18). Allerdings haben diese insbesondere bei Patienten mit regionalen

Wandbewegungsstörungen nur eine eingeschränkte Aussagekraft gegenüber der üblichen apikalen zweidimensionalen Darstellung.

Bei der Interpretation der bisher meist in den „klassischen" Positionen (Liegen/Sitzen) durchgeführten Studien sind lagebedingt wesentliche hämodynamische Unterschiede zu beachten: Bei der Fahrradergometrie in liegender Position ist die Herzfrequenz bei gleicher Wattstufe niedriger als im Sitzen; da aber enddiastolischer Druck und myokardiale Wandspannung höher liegen, ist der myokardiale Sauerstoffverbrauch in liegender Position bei vergleichbarer Wattstufe größer. Darüber hinaus kommt es unter Belastung im Liegen zu einer geringeren Zunahme der in Ruhe höheren Ventrikel- und Schlagvolumina (6, 31). Aufgrund der besonderen Körperposition während der belastungsechokardiographischen Untersuchung in halbliegender Linksseitenlage wird die Herzfrequenz bzw. das Druck-Frequenz-Produkt bei gleicher absoluter Wattzahl ca. 10–15% höher und die maximale Leistung niedriger gemessen als bei der Fahrradergometrie in sitzender Position (siehe auch Kapitel 2.1, 3.1 und 8.3).

8.4.2 Indikationen zur Belastungs-(Doppler-)Echokardiographie

8.4.2.1 Systolische und diastolische linksventrikuläre Funktion des Sportherzens

Bei Studien mit Sportlern ist zu berücksichtigen, daß das Verhalten von Herzfrequenz und Schlagvolumen als Ausdruck eines zentralen Trainingseffekts ganz wesentlich von den durch den jeweiligen Belastungsmodus erfaßten trainierten peripheren Muskelgruppen abhängig ist. Hierbei wird insbesondere dem sympatho-adrenergen System eine wesentliche Bedeutung beigemessen (5, 19).

Die Mehrzahl der bei Sportlern durchgeführten belastungsechokardiographischen Untersuchungen betrifft die Anpassung des vergrößerten Sportherzens von ausdauertrainierten Leistungssportlern im Vergleich zu nichtausdauertrainierten Sportlern bzw. zu untrainierten gesunden Personen. Das Sportherz ist charakterisiert durch ein bei gleicher Belastungsstufe vergrößertes Schlagvolumen mit verlängerter systolischer Austreibungszeit bei geringerer Herzfrequenz, während bei gleicher Herzfrequenz höhere aortale Strömungsgeschwindigkeiten gemessen wurden (13). Bereits bei moderat ausdauertrainierten Personen mit noch normaler Herzgröße wird bei geringeren Herzfrequenz- und Katecholaminwerten unter Belastung ein höheres Schlagvolumen mit größerem enddiastolischen und kleinerem systolischen Volumen gemessen (17).

Bereits 1979 publizierte submaximale belastungsechokardiographische Studien (34) stellten fest, daß der belastungsinduzierte Anstieg des Schlagvolumens beim Sportherz im Vergleich zu Untrainierten mit normal großem Herzen größer ist, was teilweise durch einen deutlicheren Anstieg des enddiastolischen Volumens bedingt ist (33, 34). In Relation zum Herzfrequenzverhalten bestanden als Hinweis auf die unterschiedliche sympathikotone Reaktionslage jedoch keine Unterschiede in den Kontraktilitätsparametern zwischen den Sportlern mit vergrößertem Herzen und den Untrainierten. Die Auswurffraktion – als Indikator für die systolische Ventrikelfunktion – unterscheidet sich in Ruhe und unter Belastung nicht bei trainierten und untrainierten Personen (3).

Wesentliche Unterschiede zwischen Trainierten und Untrainierten ergeben sich in erster Linie aus dem Verhalten der diastolischen Funktionsparameter in Ruhe und unter Belastung (3, 4, 8, 13, 14, 17, 23, 25, 27). Die Belastungsreaktion des Sportherzens ist durch eine Verschiebung des Verhältnisses von spät- zu frühdiastolischem passivem transmitralem Flußprofil charakterisiert. Es wird angenommen, daß dieser Mechanismus zu einer ökonomischeren Ventrikelfüllung und möglicherweise zur höheren maximalen Sauerstoffauf-

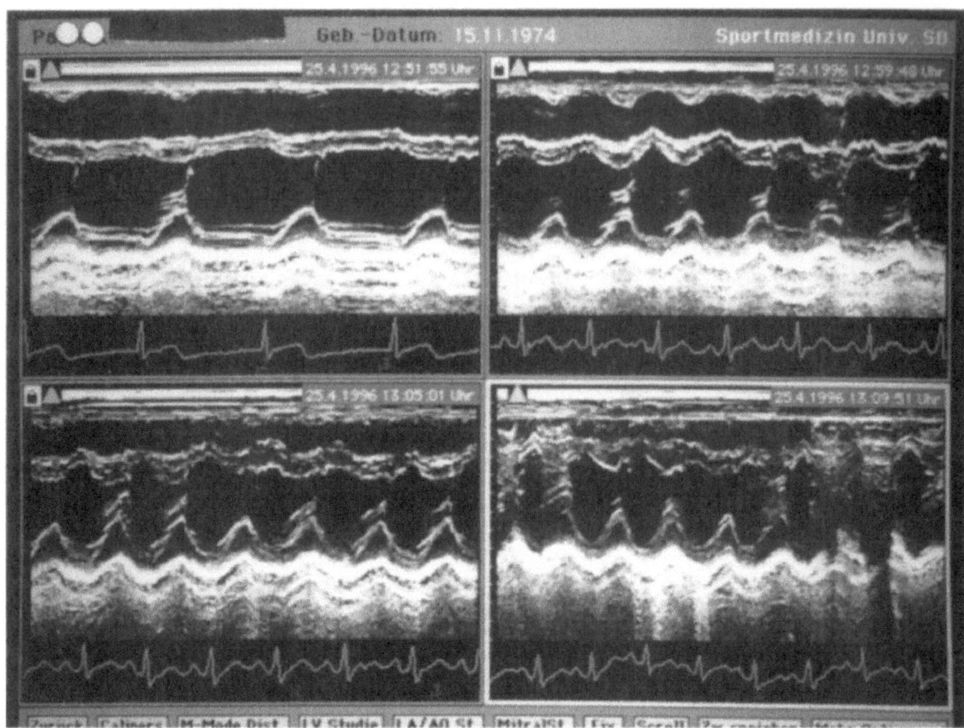

Abb. 8.18. M-mode-Darstellung des linken Ventrikels bei einer Sportlerin in Ruhe (oben links) und bei 50, 100 und 150 Watt mit regelrechter Kontraktionszunahme unter Belastung

nahme beim Trainierten beiträgt (14, 23, 25, 40). Dieses Verhalten bestätigt, daß die Herzhypertrophie beim Sportherz physiologisch ist und als günstige Anpassungserscheinung angesehen werden kann.

Obwohl in einigen Studien darauf hingewiesen wird, daß sich einzelne diastolische Funktionsparameter bei Trainierten vor allem unter Belastung (maximale normalisierte linksventrikuläre Durchmesserzunahme (27); frühdiastolisches Geschwindigkeits-Zeitintegral (13)) günstiger als bei Untrainierten verhalten, zeigen oftmals insbesondere die in der Praxis am einfachsten und häufigsten bestimmten diastolischen Funktionsgrößen – beispielsweise das Verhältnis zwischen früh- und spätdiastolischer transmitraler Flußgeschwindigkeit (E/A) – bereits in Ruhe deutliche Differenzen, die insbesondere auf höheren Belastungsstufen sogar geringer werden können (4, 13, 23, 27). Darüber hinaus ist zu bedenken, daß diastolische Funktionsparameter aufgrund einer Vielzahl von Einflußfaktoren eine eher geringe Spezifität aufweisen, was unter Belastungsbedingungen noch problematischer wird (2) (siehe auch Kapitel 2.3 und 4.3).

8.4.2.2 Physiologische und pathologische linksventrikuläre Hypertrophie

Eine mittels Streßdopplerechokardiographie im Vergleich zur Ruhe-Messung verbesserte Aussage hinsichtlich der differentialdiagnostischen Abgrenzung physiologischer und pathologischer Hypertrophieformen ist derzeit nicht ausreichend dokumentiert (39). So zeigen beispielsweise Hypertoniker bereits in Ruhe ein signifikant erniedrigtes E/A-Verhältnis, während die Differenz zum Sportherzen bzw. gesunden Normalpersonen aufgrund der bereits in Ruhe vorweggenommenen Kompensationsmechanismen – größerer spätdiastolischer atrialer Anteil an der Ventrikelfüllung – unter Belastung eher abnimmt (13).

Differentialdiagnostische Probleme in der Abgrenzung zwischen pathologischer und physiologischer Herzvergrößerung beim Sporttreibenden kann die sog. latente (subklinische) Kardiomyopathie bereiten. In Ruhe bietet diese (mitunter auch relativ stabile) Form der Kardiomyopathie eher unspezifische Befunde (Wanddicken im oberen Normbereich, normale Innendurchmesser, evtl. leicht reduzierte Verkürzungsfraktion aufgrund irregulärer Septumbewegung) (30). Unter Belastung fanden jedoch einige Untersucher einen signifikanten Zusammenhang zwischen dem vermindertem Anstieg systolischer Funktionsparameter (insbesondere der Verkürzungsfraktion) im Sinne einer reduzierten systolischen Kontraktionsreserve und dem erhöhten linksventrikulären Füllungsdruck sowie der linksventrikulären Muskelmasse (35).

8.4.2.3 Kardiale Ermüdung

Ausgehend von zwei trotz eingehender, einschließlich invasiver Diagnostik ungeklärten Lungenödemen bei gut ausdauertrainierten Teilnehmern eines 90-km-Laufs (24) wurde in mehreren Untersuchungen bei kardial gesunden Personen eine nach mehrstündigen körperlichen Belastungen eingeschränkte systolische und/oder diastolische linksventrikuläre Funktion beschrieben (26, 29, 32, 38, 41), vereinzelt sogar bereits nach 60 min (16). Gelegentlich wurde auch im 2-dimensionalen Sektorbild über reversible regionale Kontraktilitätsstörungen im Septumbereich berichtet (7). Diese reversiblen Befunde, insbesondere das unveränderte endsystolische Volumen (trotz nach Belastung erniedrigtem systolischem Blutdruck), wurden im Sinne einer „kardialen Ermüdung" interpretiert. Die Veränderungen scheinen von Belastungsdauer und -intensität sowie vom Trainingszustand abhängig zu sein. Bei der Kontrolluntersuchung nach 1–2 Tagen waren keine auffälligen Befunde mehr nachweisbar. Zur Interpretation dieser Befunde werden ischämische Faktoren, eine Niederregulation myokardialer β-Adrenorezeptoren und ein „stunned myocardium" durch freigesetzte Sauerstoffradikale diskutiert (36). Allerdings ist kritisch zu berücksichtigen, daß die beschriebenen Veränderungen ausschließlich innerhalb der ersten 10 min nach Belastungsende erhoben wurden (28), diese noch im klinischen Normbereich liegen, meist keine echten Ruhe-Ausgangswerte vorlagen und eine Vielzahl von Einflußgrößen (z. B. Änderungen von Vor- und Nachlast) auf eindimensionale echokardiographische Funktionsgrößen kaum zu quantifizieren ist. Eine Abnahme des Verhältnisses zwischen früh- und spätdiastolischer Ventrikelfüllung unter Belastung ist außerdem als physiologisch anzusehen. Somit bleibt eine kardiale Gefährdung durch mehrstündige Ausdauerbelastungen derzeit zumindest fraglich.

8.4.2.4 Sporttauglichkeit bei Herzklappenerkrankungen

Neben der diastolischen Funktionsbeurteilung stellt die Messung des intrakardialen Flusses bzw. der Klappengradientendynamik zur Erkennung einer funktionellen Obstruktion unter Belastung trotz annähernd normalem Ruhefluß eine weitere sportmedizinisch relevante Anwendung der Belastungs-Doppler-Echokardiographie dar (12). Entsprechende Kasuistiken wurden bereits nach Aortenklappenersatz beschrieben (11). Die klinische Wertigkeit solcher Untersuchungen ist derzeit noch unklar. Die Kenntnis des Druckgradienten unter Belastung erlaubt im Einzelfall jedoch eine realistischere Einschätzung der körperlichen Belastbarkeit, beispielsweise bei regelmäßig körperlich aktiven Personen bis hin zum Leistungssportler mit geringgradiger Aortenstenose, während indirekt Rückschlüsse auf den myokardialen Funktionszustand möglich sind (siehe auch Kapitel 5.2.3 und 8.3.2.2).

Die Frage nach der klinischen Relevanz bzw. Sporttauglichkeit bei Personen mit einer belastungsinduzierten Mitralregurgitation bei Mitralklappenprolaps (37) bleibt derzeit aufgrund fehlender Verlaufsstudien noch unbeantwortet.

8.4.2.5 Sporttauglichkeit nach Myokarditis

Ein in der internistisch-leistungsphysiologischen sportmedizinischen Praxis sehr häufiges Problem stellt die Frage der körperlichen Belastbarkeit während bzw. nach durchgemachtem Infekt, meist im Bereich der Luftwege, dar. Bei der Entscheidung über den Zeitpunkt zur Wiederaufnahme des Trainings ist die Erfassung einer evtl. kardialen Mitbeteiligung von essentieller Bedeutung, zumal wenn eher unspezifische Symptome wie Abgeschlagenheit, unklare Herzsensationen und ein erhöhtes Herzfrequenzverhalten bestehen und keine EKG-Veränderungen (trotz nachgewiesener entzündlicher bzw. enzymatischer Myokardbeteiligung (9)) objektiviert werden können. Andererseits werden nicht selten bei ausdauertrainierten Personen mit vergrößerten Sportherzen unspezifische Repolarisationsstörungen im EKG festgestellt, die bei vorausgegangenen Infekten ohne Vorbefunde zu Interpretationsschwierigkeiten führen können.

Aufgrund der hohen körperlichen Anforderungen im Leistungssport, aber auch zunehmend bei sog. Breitensportlern, können auch relativ geringfügige pathologische Veränderungen unter Belastung kurz- oder langfristig klinisch relevant werden.

Die Myokarditis gilt – nicht nur im Akutstadium – nach der hypertrophen Kardiomyopathie (bei jüngeren Personen) und der koronaren Herzerkrankung als eine der häufigsten Ursachen für einen plötzlichen Herztod bei körperlicher Belastung, während die chronische Verlaufsform in eine prognostisch ungünstige dilatative Kardiomyopathie mit systolischer Funktionsbeeinträchtigung münden kann (18, 21). In den aktuellen Empfehlungen des „American College of Cardiology" und des „American College of Sports Medicine" (22) wird als Voraussetzung zur Feststellung der Sporttauglichkeit nach (wahrscheinlicher) Myokarditis die Belastungsechokardiographie als Methode der Wahl zur Objektivierung des myokardialen Funktionszustandes vorgeschlagen.

Entsprechende Literaturbelege oder konkrete Kriterien werden jedoch nicht genannt. Auch bei den Indikationen zur Belastungsechokardiographie blieb bisher die Myokarditis (bzw. der Verdacht auf Myokarditis) völlig unberücksichtigt.

In früheren eindimensionalen Untersuchungen werden die frequenznormierte mittlere zirkumferentielle Faserverkürzungsgeschwindigkeit und der Schlagvolumen-Index als sensitive Meßgrößen zur Erfassung der bei Myokarditis eingeschränkten Kontraktilitätsreserve dargestellt und zur Diagnosesicherung bei ansonsten klinisch weniger eindrucksvollen Befunden mit unauffälligen linksventrikulären Funktionsparametern im Ruhe-Echokardiogramm empfohlen (43).

In unserem eigenen Patientengut beobachteten wir bisher 5 Sportler, die im Rahmen einer als Begleitmyokarditis zu interpretierenden klinischen Symptomatik bzw. in den Wochen danach belastungsechokardiographisch (2-dimensionale apikale Darstellung, teilweise auch in der langen Achse nachweisbar) reversible regionale Wandbewegungsstörungen aufwiesen. In allen Fällen handelte es sich um eine vorzeitige Relaxation des medialen und apikalen Septums während der isovolumetrischen Relaxationsphase, die sich bei 2 Sportlern bereits angedeutet in Ruhe zeigte, jedoch bei 3 Sportlern erst unter submaximaler Belastung auftrat und sich mit zunehmender Belastungsintensität verstärkte. 3–5 min nach Belastungsende war jeweils wieder der Ausgangsbefund erreicht. Der übrige echokardiographische Befund, insbesondere die globale und regionale systolische linksventrikuläre Funktion, war in Ruhe und unter Belastung regelrecht, auch bestanden keine EKG-Auffälligkeiten bzw. Rhythmusstörungen mehr. Bei Verlaufsbeobachtungen von 3 Sportlern nach 2–4 Monaten blieb diese belastungsinduzierte bzw. unter Belastung verstärkte disharmonische septale Relaxation im wesentlichen unverändert nachweisbar (Abb. 8.19).

Die klinische Bedeutung dieser erstmals beschriebenen Befunde ist derzeit noch unklar, zumal weder eine Myokardbiopsie noch individuelle Verlaufsbeobachtungen bzw. Vorbefunde vorliegen. Vorzeitige Relaxationsphänomene sind bisher in Ruhe (meist angiographisch) beschrieben. Pathophysiologisch wird insbesondere ein Zusammenhang mit Ischämiereaktionen in benachbarten Arealen diskutiert (1, 10). In einer Studie konnte eine Zunahme dieser asynchronen Wandrelaxation durch Laständerungen während isometrischer Belastung beobachtet werden (20). Reversible diastolische Funktionsstörungen sind auch in der Frühphase nach Herzinfarkt als „diastolisch stunning" beschrieben (42). Bei Myokarditis wird vereinzelt dopplerechokardiographisch in Ruhe über eine restriktive diastolische Funktionsstörung berichtet (15). Die beschriebenen Veränderungen könnten somit als post-myokarditische (metabolisch oder strukturell bedingte?) Läsion interpretiert werden und möglicherweise spontan oder durch repetitive Belastungen die prognostisch besonders ungünstige chronische Verlaufsform einer dilatativen Kardiomyopathie begünstigen. In Analogie zum Vorgehen bei den gelegentlich in Ruhe auftretenden regionalen Wandbewegungsstörungen erscheint jedoch zumindest eine zunächst zurückhaltende Bewertung der (leistungs-)sportlichen körperlichen Belastbarkeit einschließlich wiederholter Kontrolluntersuchungen angebracht, wenn bei klinischem Verdacht auf eine abgelaufene Myokarditis derartige Auffälligkeiten im Belastungs-Echokardiogramm visualisiert werden

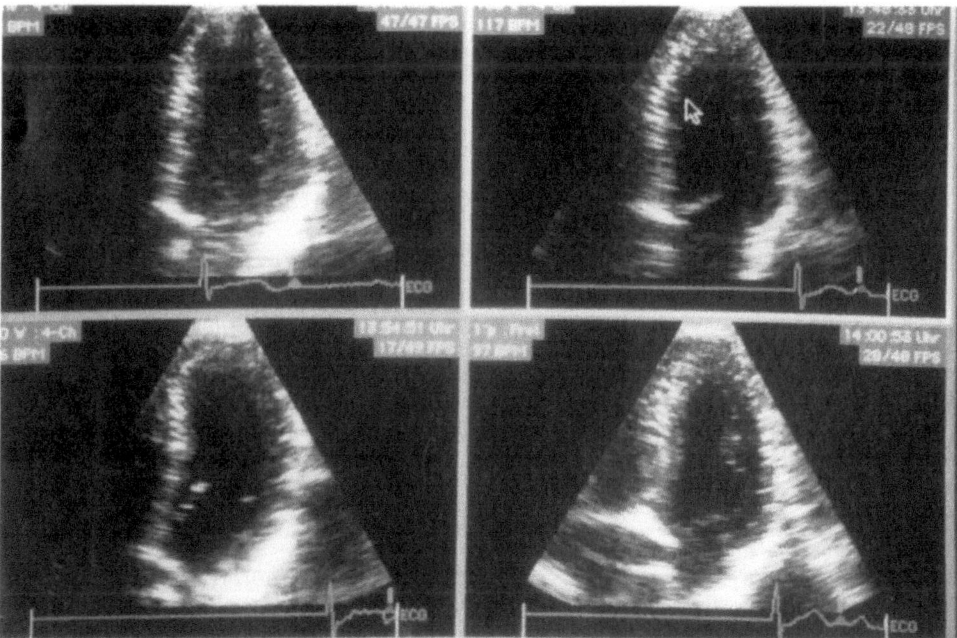

Abb. 8.19. Bei submaximaler Belastung auftretende reversible vorzeitige Relaxation des medialen und apikalen Kammerseptums bei einem Langstreckenläufer nach ca. 6 Monaten zuvor klinisch durchgemachter Myokarditis (damals komplexe Rhythmusstörungen, deutlicher Leistungsabfall). Oben links: Ruhe (unauffällig), oben rechts: 100 Watt (diskreter Befund), unten links: 200 Watt (deutlicher Befund), unten rechts: 1 Min. nach Belastungsende (Ausgangsbefund nahezu erreicht)

können. Bei den Sportlern mit chronisch (zumindest über mehrere Monate) nachweisbarer disharmonischer Septumrelaxation unter Belastung wirft die Frage einer vermehrten kardialen Gefährdung mit konsekutiv verlängertem Trainingsverbot besondere Probleme auf.

Eine eindeutige systolische Funktionsbeeinträchtigung (mit konsekutiv eingeschränkter Sporttauglichkeit) könnte bei einem Sportler mit unklarer subjektiv eingeschränkter körperlicher Leistungsfähigkeit durch einen fehlenden Anstieg der globalen Auswurf- und regionalen Verkürzungsfraktion unter Belastung (Ruhe: 60 bzw. 35 %; 150/200 W 53 bzw. 35 %) nachgewiesen werden. Die daraufhin durchgeführte Myokardbiopsie bestätigte den Verdacht auf Myokarditis.

Literatur zu Kapitel 8.4

1. Altieri PI, Wilt SM, Leighton RF (1973) Left ventricular wall motion during the isovolumic relaxation period. Circulation 48: 499–505
2. Borges AC, Müller S, Bartel T (1993) Diagnostischer Wert der Belastungsechokardiographie - Teil II. Herz/Kreisl 25: 140–146
3. Brandao MU, Wajngarten M, Rondon E, Giorgi MC, Hironaka F, Negrao CE (1993) Left ventricular function during dynamic exercise in untrained and moderately trained subjects. J Appl Physiol 75: 1989–1995
4. Di Bello V, Santoro G, Talarico L, Di Muro C, Caputo MT, Giorgi D, Bertini A, Bianchi M, Giusti C (1996) Left ventricular function during exercise in athletes and in sedentary men. Med Sci Sports Exerc 28: 190–196
5. Dickhuth HH, Lehmann M, Abel R, Keul J (1983) Two-dimensional stress echocardiography and plasma catecholamine measurements in the evaluation of the physiologically hypertrophied heart. Z Kardiol 72: 268–276
6. Dickhuth HH, Simon G, Heiss HW, Lehmann M, Wybitul K, Keul J (1981) Comparative echocardiographic examinations in sitting and supine position at rest and during dynamic exercise. Int J Sports Med 2: 178–181
7. Douglas PS, O'Toole ML, Woolard J (1990) Regional wall motion abnormalities after prolonged exercise in the normal left ventricle. Circulation 82: 2108–2114
8. Fagard R, van den Broeke C, Amery A (1989) Left ventricular dynamics during exercise in elite marathon runners. J Am Coll Cardiol 14: 112–118
9. Friman G (1976) Effects of acute infectious disease on circulatory function. Acta Med Scand Suppl 592: I–62
10. Gaasch WH, Blaustein AS, Bing OH (1985) Asynchronous (segmental early) relaxation of the left ventricle. J Am Coll Cardiol 5: 891–897
11. Giesler M, Steinacker J, Stauch M (1994) Druckgradient bei Aortenstenose unter Belastung. Fallbericht. Dtsch Z Sportmed 45: 205–206
12. Haug G, Lang G, Berghoff A (1996) Stress-Doppler-Echocardiography and gradient dynamics: new method to assess exercise capacity after valvular heart replacement. Int J Sports Med 17 (Sonderheft): S 6
13. Huonker M, Keul J (1990) Doppler echocardiographic determination of left ventricular function at rest and during exercise in untrained and endurance-trained hearts. In: Bernett P, Jeschke D (eds): Sport und Medizin – Pro und Contra. Zuckschwerdt, München, S 704–706
14. Huonker M, König D, Keul J (1996) Assessment of left ventricular dimensions and functions in athletes and sedentary subjects at rest and during exercise using echocardiography, doppler sonography and radionuclid ventriculography. Int J Sports Med (Suppl), in press
15. James KB, Lee K, Thomas JD, Hobbs RE, Rincon G, Bott Silverman C, Ratliff N, Marchant K, Klein AL (1994) Left ventricular diastolic dysfunction in lymphocytic myocarditis as assessed by Doppler echocardiography. Am J Cardiol 73: 282–285
16. Ketelhut R, Losem CJ, Messerli FH (1992) Depressed systolic and diastolic cardiac function after prolonged aerobic exercise in healthy subjects. Int J Sports Med 13: 293–297
17. Keul J, Dickhuth HH, Lehmann M, Staiger J (1982) The athlete's heart – haemodynamics and structure. Int J Sports Med 3: 33–43
18. Kühl U, Schutheiß HP (1996) Diagnostisches Vorgehen bei Verdacht auf Myokarditis. Dtsch Z Sportmed 47 (Sonderheft): 153–161
19. Lehmann M, Keul J, Huber G, Da Prada M (1981) Plasma catecholamines in trained and untrained volunteers during graduated exercise. Int J Sports Med 2: 143–147
20. Ludbrook PA, Byrne JD, Tiefenbrunn AJ (1981) Association of asynchronous protodiastolic segmental wall motion with impaired left ventricular relaxation. Circulation 64: 1201–1211

21. Maisch B (1996) Prognostische Determinanten bei Myokarditis und Perimyokarditis. Dt Ärztebl 87: B 281–B 289
22. Maron BJ, Isner JM, McKenna WJ (1994) Hypertrophic cardiomyopathy, myocarditis, and other myopericardial diseases and mitral valve prolapse. Med Sci Sports Exerc 26: S 261–S 267
23. Matsuda M, Sugishita Y, Koseki S, Ito I, Akatsuka T, Takamatsu K (1983) Effect of exercise on left ventricular diastolic filling in athletes and nonathletes. J Appl Physiol 55: 323–328
24. McKechnie JK, Leary WP, Noakes TD, Kallmeyer JC, MacSearraigh ET, Olivier LR (1979) Acute pulmonary oedema in two athletes during a 90-km running race. S Afr Med J 56: 261–265
25. Möckel M, Störk T, Eichstädt H, Müller R, Bortfeldt R, Hochrein H (1992) Auswirkungen des Ausdauertrainings auf die linksventrikuläre Füllungsdynamik: Eine Untersuchung mittels Streß-Dopplerechokardiographie. Z Kardiol 81: 394–406
26. Niemelä KO, Palatsi IJ, Ikäheimo MJ, Takkunen JT, Vuori JJ (1984) Evidence of impaired left ventricular performance after an uninterrupted competitive 24 hour run. Circulation 70: 350–356
27. Nixon JV, Wright AR, Porter TR, Roy V, Arrowood JA (1991) Effects of exercise on left ventricular diastolic performance in trained athletes. Am J Cardiol 68: 945–949
28. Palatini P, Bongiovi S, Macor F, Michieletto M, Mario L, Schiraldi C, Pessina AC (1994) Left ventricular performance during prolonged exercise and early recovery in healthy subjects. Eur J Appl Physiol 69: 396–401
29. Perrault H, Péronnet F, Lebeau R, Nadeau RA (1986) Echocardiographic assessment of left ventricular performance before and after marathon running. Am Heart J 112: 1026–1031
30. Reindell H, Bubenheimer P, Dickhuth HH, Görnandt L (1988) Funktionsdiagnostik des gesunden und kranken Herzens. 8. Kardiomyopathien. Thieme, Stuttgart, New York, S 229–287
31. Rost R (1979) Kreislaufreaktion und -adaptation unter körperlicher Belastung. Osang, Bonn
32. Seals DR, Rogers MA, Hagberg JM, Yamamoto C, Cryer PE, Ehsani AA (1988) Left ventricular dysfunction after prolonged strenuous exercise in healthy subjects. Am J Cardiol 61: 875–879
33. Schairer JR, Stein PD, Keteyian S, Fedel F, Ehrmann J, Alam M, Henry JW, Shaw T (1992) Left ventricular response to submaximal exercise in endurance-trained athletes and sedentary adults. Am J Cardiol 70: 930–933
34. Simon G, Dickhuth HH, Staiger J, Essig C, Kindermann W, Keul J (1979) Zur Aussagefähigkeit der Echokardiographie bei körperlicher Belastung. Med Klin 74: 1320–1327
35. Staiger J, Simon G, Pauer A, Keul J (1987) Echokardiographische Kontraktilitätsreserve und invasive Hämodynamik unter körperlicher Belastung bei Herzgesunden und Patienten mit dilatativer Kardiomyopathie. Z Kardiol 76: 635–642
36. Starnes JW, Bowles DK (1995) Role of exercise in the cause and prevention of cardiac dysfunction. In: Holloscy J (ed): Exercise and Sport Sciences Reviews 23. Williams & Wilkins, Baltimore, Philadelphia, pp 349–373
37. Stoddard MF, Prince CR, Dillon S, Longaker RA, Morris GT, Liddell NE (1995) Exercise-induced mitral regurgitation is a predictor of morbid events in subjects with mitral valve prolapse [see comments]. J Am Coll Cardiol 25: 693–699
38. Urhausen A, Brechtel L, Gabriel H, Kindermann W (1994) Eine dopplerechokardiographische Untersuchung bei älteren 100-km-Läufern. In: Liesen H, Weiß M, Baum M (eds) Regulations- und Repairmechanismen. Deutscher Ärzte Verlag, Köln, S 789–792
39. Urhausen A, Kindermann W (1996) Echokardiographie zur Differentialdiagnostik zwischen sport- und krankheitsbedingter Herzhypertrophie. Dtsch Z Sportmed 47 (Sonderheft): 144–152
40. Vanoverschelde JL, Essamri B, Vanbutsele R, D'Hondt AM, Cosyns JR, Detry JMR, Melin JA (1993) Contribution of left ventricular diastolic function to exercise capacity in normal subjects. J Appl Physiol 74: 2225–2233
41. Vanoverschelde JL, Younis LT, Melin JA, Vanbutsele R, Leclerq B, Robert AR, Cosyns JR, Detry JMR (1991) Prolonged exercise induces left ventricular dysfunction in healthy subjects. J Appl Physiol 70: 1356–1363
42. Williamson BD, Lim MJ, Buda AJ (1990) Transient left ventricular filling abnormalities (diastolic stunning) after acute myocardial infarction. Am J Cardiol 66: 897–903
43. Zott HJ, Kästner C (1991) Kardiologische Ultraschalldiagnostik. 12: Echokardiographische Untersuchungen bei infektiös-toxischen Myokardschädigungen. Barth, Leipzig, Heidelberg

9 Dynamisch-ergometrische Streßechokardiographie: Praktische Durchführung

Die aktive dynamisch-ergometrische Streßechokardiographie ist sicherlich unter allen Techniken die Methode mit der größten Aussagekraft und Übertragbarkeit ihrer Ergebnisse auf Alltagssituationen. Sie ist aber auch ohne Zweifel am schwierigsten zu erlernen. Insbesondere zu Beginn erfordert sie ein gehöriges Maß an Frustrationstoleranz. Wir wollen daher alle Leser unsere Begeisterung an der Methode spüren lassen und ermuntern, sich mit dieser Technik vertraut zu machen und sie in ihr funktionsdiagnostisches Repertoire aufzunehmen. Es lohnt sich! Das folgende Kapitel will dazu durch detaillierte praktische Anleitungen Hilfestellung geben.

9.1 Vorbereitende Maßnahmen

9.1.1 Anmeldung zur Untersuchung

Jede Anmeldung zu einer aktiv-dynamischen Streßechokardiographie erfordert zunächst eine klare Indikationsstellung. Je präziser die Indikation gestellt wird, desto gezielter kann die Fragestellung an die Untersuchung formuliert und umso klinisch relevanter ihr Befund interpretiert werden. In diesem Zusammenhang möchten wir einige typische Fragestellungen erläutern:

Zu den häufigsten Problemstellungen des klinischen Alltags gehört sicherlich die Frage nach dem Vorliegen einer koronaren Herzkrankheit. Sie zielt letztlich auf eine Ausschlußdiagnostik. Wer diese Frage stellt, muß wissen, was diese Technik methodisch bedingt leisten kann und was nicht. Wie in Kapitel 2 dargelegt, ist in Abhängigkeit vom koronarangiographischen Stenosegrad ein unterschiedlich hohes Maß an körperlicher Belastung erforderlich, um mit hoher Sensitivität belastungsinduzierte Ischämien aufdecken zu können. Im klinischen Alltag wird häufig nur eine submaximale Ausbelastung (220 – Lebensalter · 0,85) erreichbar sein. Mit dieser Belastungsform läßt sich lediglich eine hämodynamisch relevante oder signifikant stenosierende koronare Herzkrankheit (im allgemeinen Stenosen > 70 %) über belastungsinduzierte Wandbewegungsstörungen diagnostizieren. Eine koronare Herzkrankheit mit Stenosen um 50 % wird allenfalls bei maximaler physischer Belastung aufzudecken sein. Selbst höhergradige Stenosen können unentdeckt bleiben, wenn sie ausgeprägt kollateralisiert sind und es daher bei der gegebenen Belastung nicht zu ischämischen Wandbewegungsstörungen kommt.

> Wir müssen uns immer wieder klar machen, daß wir mit allen streßechokardiographischen Methoden nicht Koronarstenosen diagnostizieren, sondern über Störungen der regionalen Myokardkinetik Ischämiephänomene funktionell nachweisen. Von einer Streßechokardiographie-Untersuchung sollten wir nicht mehr, aber auch nicht weniger erwarten als den Ausschluß oder Nachweis einer Ischämie bei einer individuell zu erreichenden Belastung!

In der Regel müßte also eine korrekte methodenspezifische Fragestellung lauten: *funktioneller Ischämienachweis?* Ist dagegen die Koronarmorphologie bekannt, so kann die

Frage nach einem funktionellen Ischämienachweis je nach klinischer Erfordernis präzisiert werden. Fragen nach der *Ischämielokalisation* z.B. bei einer Mehrgefäßerkrankung, nach dem *Ausmaß einer Ischämie* z.B. bei einem Koronarverschluß mit insuffizienter Kollateralisation, nach *vitalem Myokard* z.B. vor interventionellen Eingriffen oder nach der *Ischämieschwelle* im Rahmen der Belastbarkeitsdiagnostik fokussieren die Aufmerksamkeit des Untersuchers auf das klinische Problem.

Stehen im Vordergrund des Interesses hämodynamische Fragen, so sollte dies bei der Anmeldung unbedingt erwähnt werden. Untersuchungen der systolischen und insbesondere diastolischen Ventrikelfunktion erfordern die Einbeziehung streßdopplerechokardiographischer Messungen. Im Rahmen der KHK-Diagnostik sollte adäquat und methodenbezogen nach einer *ischämieinduzierten systolischen bzw. diastolischen RV-/LV-Dysfunktion* oder auch *Klappendysfunktion* gefragt werden, z.B. bei der ischämischen Papillarmuskeldysfunktion mit belastungsinduzierter Mitralinsuffizienz.

Bei Patienten mit hypertensiver Herzerkrankung oder auch Herzinsuffizienz myokardialer Genese können sich Fragen nach einer *belastungsinduzierten systolischen oder diastolischen RV- bzw. LV-Dysfunktion* ergeben, die ebenfalls eine streßechokardiographische Untersuchung mittels Dopplertechnik erfordern.

Zur Beurteilung von Patienten mit nativen und operierten Herzklappenerkrankungen oder mit Kardiomyopathien wie beispielsweise einer hypertrophen obstruktiven Kardiomyopathie kann nach der *belastungsinduzierten Gradientendynamik* gefragt werden, die mittels aktiver (dynamischer oder eventuell isometrischer) Streßdopplerechokardiographie zu beantworten ist.

> Methodenspezifische Fragestellungen erleichtern eine Befundinterpretation, die in klinischen Entscheidungsprozessen konkret weiterhelfen kann.

Zusammenfassend soll nochmals betont werden, daß eine qualifizierte streßechokardiographische Untersuchung schon mit der Formulierung der Anmeldung beginnt. In unserer Klinik verwenden wir zur Anmeldung ein Formular im Selbstdurchschreibesatz, das auch zur Befundung und Beurteilung dient (siehe Abb. 9.4). Die Übersicht in Tabelle 9.1 faßt die häufigsten methodenspezifischen Fragestellungen zusammen.

9.1.2 Einbestellung zur Untersuchung

Die Einbestellung der Patienten zur Streßechokardiographie erfolgt zwei bis drei Tage vor der geplanten Untersuchung. Wir besprechen mit dem Patienten ein eventuell notwendiges Absetzen antianginöser Medikamente und die erforderlichen Vorsichtsmaßnahmen in dieser „Wash-out“-Phase. Zusätzlich klären wir den Patienten nochmals über Zweck, Ablauf und Nebenwirkungen der beabsichtigten Untersuchung auf. Um eine reibungslose Organisation im Streßecholabor zu gewährleisten, bitten wir die Patienten, sich möglichst ca. 1/4 Stunde vor dem angegebenen Termin zur Untersuchung im Warteraum der Funktionsabteilung einzufinden.

9.1.3 Streßecholabor

Zunächst zu den *personellen Voraussetzungen,* die natürlich je nach Institution unterschiedlich sein werden.

Der *Untersucher* selbst sollte über eine Mindesterfahrung von circa 100 Streßechokardiographien verfügen, die er unter qualifizierter Anleitung durchgeführt hat (siehe Kapitel 11). Da die dynamische Streßechokardiographie im Grunde genommen nichts ande-

Tabelle 9.1. Checkliste zu methodenspezifischen Fragestellungen bei der Anmeldung zur dynamischen Streßechokardiographie

Funktionelle Ischämiediagnostik
▸ Belastungsinduzierte Wandbewegungsstörung (Ischämie?) • Ischämielokalisation? • Ischämieausmaß? • Ischämieschwelle (mit oder ohne antianginöse Medikation)? ▸ Belastungsinduzierte Änderungen präexistenter Wandbewegungsstörungen (Vitalität)? ▸ Belastungsinduzierte Fluß-, Druck-, Volumen- und EF-Dynamik? • (ischämische) RV-/LV-Dysfunktion? • Belastungsinduzierte (ischämische) Klappendysfunktion? (Bei Verdacht auf KHK, bei bekannter KHK vom 1-, 2- oder Mehrgefäß-Typ, bei Verdacht auf insuffiziente Kollateralisation, vor und nach revaskularisierenden Interventionen, bei Verdacht auf eine hämodynamisch relevante Rezidivstenose oder Bypass-Dysfunktion, Papillarmuskeldysfunktion mit Mitralinsuffizienz, bei V. a. „hibernating oder stunning myocardium" (Vitalität) etc.)
Funktionelle Diagnostik „hämodynamischer" Fluß-, Gradienten-, Druck-, Volumen- und EF-Parameter
▸ Belastungsinduzierte RV-/LV-Dysfunktion? ▸ Belastungsinduzierte Klappendysfunktion? ▸ Belastungsinduzierte LVOT-Gradienten? (Pulmonale Hypertonie, Gradientendynamik, Insuffizienzdynamik, Öffnungsflächenreserve zur Beurteilung der Belastbarkeit und zur Indikation zu und Ergebniskontrolle nach interventionell-operativen oder medikamentösen Maßnahmen etc.)

res darstellt als eine – wenn auch nicht einfache – echokardiographische Untersuchung während einer Fahrradergometrie, sollte ihm eine *EKG-Assistenz* zur Seite stehen, die das EKG mitregistriert. Der Untersucher muß jedoch die Möglichkeit haben, mindestens 3 EKG-Ableitungen am EKG-Gerät bzw. an einem Monitor selbst beobachten zu können. Das am Echogerät eingeblendete einkanalige EKG-Signal läßt zwar Herzrhythmusstörungen erkennen, genügt jedoch nicht zur Beurteilung von Veränderungen der ST-Strecken. Zwar treten unter belastungsinduzierter Ischämie regelhaft Wandbewegungsstörungen zeitlich vor ST-Streckensenkungen auf, im Falle eingeschränkter Schallbedingungen ist jedoch auf Wandbewegungsstörungen als einzigem Ischämieparameter kein Verlaß. Dieses Problem wird in Kapitel 6.1.3 bei den Abbruchkriterien eingehend besprochen. Das nach den Ergometrierichtlinien standardisierte ST-Monitoring ist daher auch für eine dynamisch-aktive Streßechokardiographie unerläßlich.

Die *gerätetechnischen* Voraussetzungen hängen noch mehr als die personellen Voraussetzungen von den finanziellen, räumlichen, herstellerspezifischen und organisatorischen Gegebenheiten der jeweiligen Institution ab. Wir wollen uns daher im folgenden auf grundlegende Empfehlungen, Anregungen und Tips beschränken.

Selbstverständlich ist die in jedem Ergometrielabor übliche *Notfallausrüstung* erforderlich. Ein Defibrillator und alle für eine Reanimation notwendigen Medikamente und Hilfsmittel müssen vorhanden und einsatzbereit sein.

Für streßechokardiographische Untersuchungen genügt prinzipiell ein *Echokardiographiegerät* mit gut auflösender 2-D-Technologie. Streßdopplerechokardiographische Untersuchungen erfordern eine CW- und PW-Doppler-Einrichtung. Die Farbdopplertechnik ist zwar keine unabdingbare Voraussetzung, jedoch eine große Erleichterung für solche Messungen. Zur Aufzeichnung der Cineloops wird ein *Videogerät* in VHS- oder besser S-VHS-Qualität benötigt, sofern nicht ohnehin ein direkter Datentransfer in einen angeschlossenen *Streßecho-Auswertungscomputer* erfolgt. Einzelheiten zu Hard- und Software der Streßechokardiographiesysteme sind in Kapitel 4 beschrieben. Abbildung 9.1 zeigt einen Blick in unser eigenes Streßecholabor mit einem Farbdopplerechokardiographiegerät, dem angeschlossenen Streßecho-Auswertungscomputer, dem elektrisch verstellbaren Liegendergometer, das sowohl die Lasterhöhung als auch die EKG-Registrierung automatisch steuert, und der Notfallausrüstung.

Zu Beginn einer Untersuchung werden die Patientendaten am Echogerät eingegeben, eine Videokassette eingelegt, die Streßecho-Auswertungseinheit aktiviert und die noch verfügbare *Speicherkapazität überprüft*.

Für die *Fahrradergometrie* empfehlen wir ein Liegendergometer, bei dem der Patient zur Belastung in eine halbsitzende Position gebracht werden kann. Ein Sitzendfahrrad ist zur dynamischen Streßechokardiographie nur bedingt geeignet, da eine stabile Oberkörperposition nicht gewährleistet ist, was das Anschallen sehr erschwert.

> Besonders bequem und anwenderfreundlich sind Geräte mit einer elektrischen stufenlosen Höhenverstellung des Sattels und der gesamten Liege von einer waagerechten bis zu einer halbsitzenden Position und zusätzlich bis 45° seitwärts (Abb. 9.2).

An dieser Stelle sei noch ein Wort gesagt zur Position des Untersuchers während der Streßechokardiographie. Jeder, der bisher auf der rechten Seite der Liege sitzend mit der rechten Hand über den Patienten hinweggreifend echokardiographisch untersucht hat, sollte sich umgewöhnen, will er zukünftig dynamische Streßechokardiographien durchführen. Während der körperlichen Belastung ist ein Herumgreifen über den fahrradfahrenden Patienten zwar prinzipiell möglich, aber unpraktikabel. Sitzt der Untersucher jedoch auf der linken Seite der Liege, hängt er nicht über dem tief atmenden und schwitzenden Patienten und kann den Transducer ganz entspannt in der linken Hand halten.

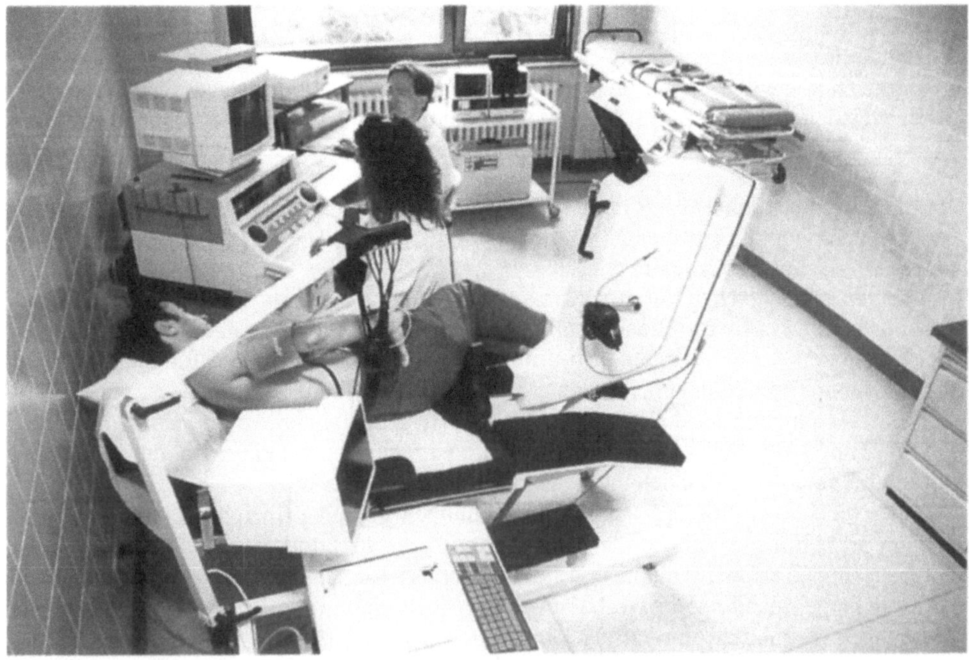

Abb. 9.1. Streßechokardiographielabor: EKG-System mit integrierter Saugelektroden-Anlage, Farbdopplerechokardiographie-Gerät, externem Streßecho-Auswertungscomputer, Notfallausrüstung

Während einer dynamischen Streßechokardiographie sollte der Untersucher auf der linken Seite der Ergometerliege sitzen und mit der linken Hand den Transducer führen.

9.1.4 Patientenvorbereitung

Im klinischen Alltag hat es sich bewährt, die dynamische Streßechokardiographie in halbstündlichen Abständen durchzuführen. Für einen reibungslosen Organisationsablauf sollten sich die Patienten *etwa 1/4 Stunde vor dem geplanten Termin im Warteraum* einfinden. Sind Wechselkabinen oder ähnliches vorhanden, kann in dieser Zeit schon der Oberkörper frei gemacht werden und damit die Untersuchung ohne Verzögerung pünktlich beginnen. Günstig sind *feste Schuhe* wie Sportschuhe, um bei höheren Belastungen sicher treten zu können.

Nachdem der Patient das Liegendergometer bestiegen hat, werden die *EKG-Elektroden* des Echogerätes und die EKG-Elektroden des EKG-Gerätes angelegt, wobei sich eine *Saugelektrodenanlage* sehr bewährt hat. Das Ansaugen von Gel in die Sauganlage sollte aber unbedingt vermieden werden, weil es die Saugelektroden verkleben und verstopfen kann. Vor Abspeicherung der Ruhe-Loops in halbsitzender seitwärts gekippter und damit optimaler Echoposition erfolgt die *Höheneinstellung des Sattels,* bevor dieser durch das Körpergewicht belastet ist, und ein kurzes Probetreten. Jetzt kann während der *Ruheblutdruckmessung* das *Ruhe-EKG* geschrieben werden (Tabelle 9.2).

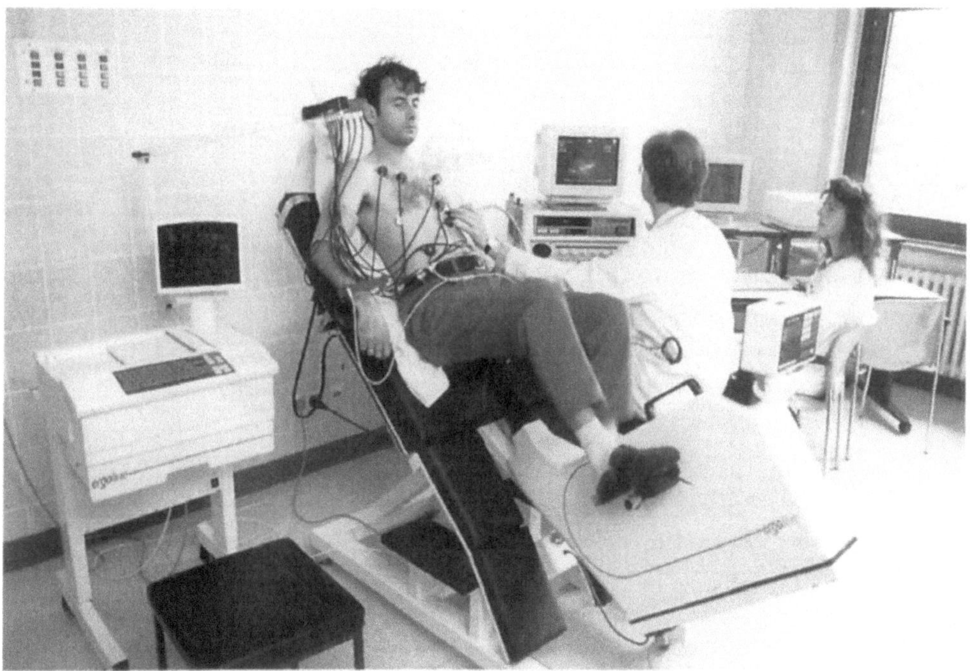

Abb. 9.2. Dynamisch-ergometrische Streßechokardiographie: Belastungsphase

Das Ultraschallgel sollte nicht auf die Brustwand aufgetragen werden, sondern in kleinen Mengen ausschließlich auf den Schallkopf. Das bei der Einstellung der optimalen Schallfenster mit dem Transducer auf die Brustwand übertragene Gel markiert so für die EKG-Assistenz die auszusparenden und damit zu modifizierenden Stellen für das Plazieren der Elektroden.

Während dieser vorbereitenden Maßnahmen erklären wir dem Patienten nochmals den Untersuchungsablauf und wiederholen die Aufforderung, sich bei Beschwerden sofort bemerkbar zu machen. Damit sind die vorbereitenden Maßnahmen, die die Tabelle 9.3 zusammenfassend auflisten, abgeschlossen.

9.2 Test-Durchführung

9.2.1 Ruhephase

Nach Anlegen der EKG-Elektroden des Echogerätes erfolgt in halbsitzender Position die Registrierung zunächst in optimierter Echoposition in Seitwärtsneigung des Ergometersystems. Wir registrieren möglichst die Standardschnitte 4-Kammerblick (4CV), 2-Kammerblick (2CV), die apikale lange Achse (apLAX) und die parasternale kurze Achse in Höhe der Papillarmuskeln (SAXmid).

Wir empfehlen, sich in der Ruhephase bewußt Zeit für die Suche günstiger Schallfenster zu nehmen und durch minimale Variationen der Transducerposition die Darstellung der lateralen Wandsegmente zu optimieren, um eine möglichst klare Endokardabgrenzung zu erreichen.

Tabelle 9.2. Checkliste zu den personellen, gerätetechnischen und patientenseitigen Voraussetzungen

Personelle Voraussetzungen
▶ Untersucher ▶ EKG-Assistenz
Gerätetechnische Voraussetzungen
▶ (Farbdoppler-)Echokardiographiegerät ▶ (S-)VHS-Videorekorder und Kassetten ▶ Streßechospeicher- und Auswertungseinheit ▶ EKG-12-Kanal-Gerät mit (Saug-)Elektroden ▶ Fahrrad-Liegendergometer, elektrisch höhen- und seitwärts verstellbar ▶ Notfallausrüstung inklusive Defibrillator
Patientenseitige Voraussetzungen
▶ Feste (Sport-)Schuhe ▶ Elektroden des Echogerätes und des EKG-Gerätes anlegen ▶ Satteleinstellung ▶ Probetreten in halbsitzender Position ▶ Ruhe-Loops in halbsitzender Position (u. U. Seitwärtsneigung) ▶ Start und Belastung (u. U. in Seitwärtsneigung)

In dieser Phase prägen wir uns Endokardverdickung und Myokardkinetik in jedem Wandsegment genau ein und notieren Abweichungen in Form vorzeitiger Relaxationen, Hypo-, A- oder Dyskinesien. Dies fokussiert die Aufmerksamkeit auf neu hinzukommende bzw. neu auftretende Wandbewegungsstörungen, optimiert die Beurteilungsqualität der Schnitte und damit die Befundinterpretation.

Sollte unter Ruhebedingungen an den üblichen Anlotstellen kein befriedigendes Fenster zu finden sein, würden wir auf keinen Fall die Untersuchung beenden, sondern trotzdem beginnen! Nicht selten öffnet sich auf der ersten Belastungsstufe plötzlich und erstaunlicherweise ein passables Echofenster, das sich häufig noch durch kurze Inspirationsmanöver verbessern läßt. Dann dient die Myokardkinetik der ersten Belastungsstufe quasi ersatzweise als Ruhe-Loop zum Vergleich mit den Aufnahmen auf der Höhe der Belastung. Auf diese Weise vorzugehen und auch alternative Schallfenster unter Belastung mit heranzuziehen erfordert einigermaßen Übung, überrascht aber durch Echobilder unerwartet guter Beurteilungsqualität und ist mehr als einen Versuch wert!

Sind das Ruhe-EKG geschrieben, die Ruheblutdruckmessung ausgelöst und die Ruhe-Loops abgespeichert, endet die Ruhephase und die Belastung wird gestartet.

9.2.2 Belastungsphase

Der typische Ablauf einer diagnostisch-ergometrischen Streßechokardiographie ist in Abbildung 9.3 schematisch dargestellt.

Die Untersuchung erfolgt unter laufender Herzfrequenz- und EKG- sowie visueller echokardiographischer Kontrolle und kontinuierlicher Videodokumentation. Die digitale Computerabspeicherung der wichtigsten Standardschnitte (4CV, 2CV, apLax, midSax) erfolgt in halbsitzender Position in optimaler Seitwärtsneigung in der 2. Minute einer jeden Belastungsstufe und so schnell wie möglich nochmals unmittelbar „post exercise" in der Erholungsphase. Eine Blutdruckkontrolle und 12kanalige EKG-Registrierung in 2minütigen Intervallen, eventuell automatisch gesteuert, in den letzten 30 Sekunden jeder 2minütigen Belastungsstufe sowie 2 und 4 Minuten nach Belastungsabbruch sind obligat. Optimal ist ein System mit programmierter Laststeuerung, das automatisch in vorgegebenen Intervallen die Belastung erhöht, den Blutdruck mißt, die EKG-Registrierung auslöst, dem Untersucher auf einem Monitor den ST-Trend anzeigt und ein graphisch-tabellarisches Schlußprotokoll ausdruckt.

Verfügen Sie nicht über ein System, das die noch verbleibenden Minuten und Sekunden auf jeder Belastungsstufe am Bildschirm anzeigt, so kann die EKG-Assistenz anhand einer mitlaufenden Stoppuhr den Beginn jeder 2. Belastungsminute ansagen, während der dann die Abspeicherung erfolgt.

Zur kontinuierlichen echokardiographischen Wandbewegungsanalyse hat es sich bewährt, alle standardisierten apikalen Schnittebenen und dazwischenliegenden Projektionen von der apikalen Anlotstelle aus durch stetiges Drehen des Schallkopfes zu beobachten (siehe Abb. 9.2).

Tabelle 9.3. Dynamisch-ergometrische Belastungs-Echokardiographie: Vorbereitende Maßnahmen und Kontraindikationen

Vorbereitende Maßnahmen	Kontraindikationen
• Indikation überprüfen • Methodenspezifische Fragestellung präzisieren • Medikamenten-Pause abfragen • Aufklärung (mündliche oder schriftliche) • Notfallausrüstung einsatzbereit • Assistenzpersonal verfügbar • Sitzposition und Elektrodenanlage überprüfen • EKG-Triggersignal prüfen • Speicherplatz prüfen • Ruhe-EKG und -Blutdruck registrieren	• Akuter Myokardinfarkt (< 6 Tage) • Instabile Angina pectoris • Herzinsuffizienz NYHA III–IV • Potentiell lebensbedrohliche Herzrhythmusstörungen • Akute Peri-, Myo- oder Endokarditis • Bekanntes Hauptstamm-Äquivalent • Aortenstenose höheren Grades (relativ) • Schwere arterielle Hypertonie (> 200/120 mmHg) • Akute Lungenembolie oder -infarkt • Aktue Thrombophlebitis oder Phlebothrombose • Schwere allgemeine Erkrankungen • Hypertroph obstruktive Kardiomyopathie (relativ) • Schwere Stoffwechselstörung • Fehlende Motivation

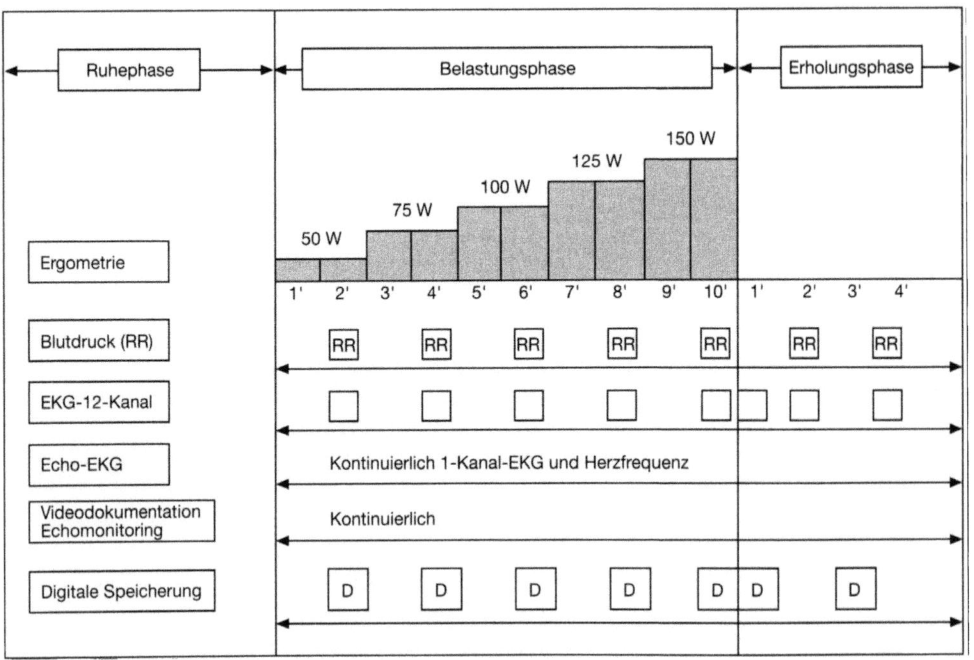

Abb. 9.3. Schematischer Untersuchungsablauf einer dynamisch-ergometrischen Streßechokardiographie mit diagnostischem Belastungsprotokoll. Die Einstellung der Leistung bei Testbeginn, der Leistungssteigerung und Stufendauer sind individuell und indikationsspezifisch festzulegen.

Tabelle 9.4. Ischämie- und Abbruchkriterien

Ischämie- und Abbruchkriterien
▶ *Subjektive Abbruchkriterien in der Ergometrie* • Progredienter Schwindel • Progrediente Ataxie • Progrediente Angina pectoris • Progrediente Dyspnoe ▶ *Objektive Abbruchkriterien in der Ergometrie* • Progrediente Arrhythmien • Progrediente Erregungsleitungsstörungen • Progrediente Erregungsrückbildungsstörungen (ST-Streckensenkung horizontal über 0,2 mV, ST-Streckenhebung progredient oder monophasisch) • Progredienter Blutdruckabfall (unzureichender Blutdruckanstieg mit weniger als 10 mmHg pro Belastungsstufe) • Progredienter übermäßiger Blutdruckanstieg ▶ *Objektive methodenspezifische Abbruchkriterien in der Streßechokardiographie* • Neu auftretende Wandbewegungsstörungen in mindestens zwei benachbarten Segmenten unter Beobachtung der klinischen Abbruchkriterien, allerdings ist eine Fortsetzung der Belastung trotz signifikanter ST-Streckensenkung möglich bei: ○ einwandfreier Beurteilbarkeit aller Wandsegemente ○ gleichbleibenden bis sich verkleinernden Ventrikelvolumina ○ qualifiziertem Untersucher ○ eher nur in der Klinik

Tabelle 9.5. Nachsorgemaßnahmen

Nachsorgemaßnahmen
▶ *Unkomplizierter Belastungsverlauf* • EKG- und Blutdruckkontrolle bis 5 min nach Belastungsabbruch • Information des Patienten über weitere Verhaltensmaßregeln, z. B. über Wiederaufnahme der pausierten antianginösen Medikation und ggf. über den Streßechokardiographiebefund ▶ *Komplizierter Belastungsverlauf* (z. B. positive protrahierte Ischämiereaktion, Komplikationen u. a.) • Antianginöse Medikation und ergänzende Therapie • EKG- und Blutdruckkontrolle und kontinuierliches echokardiographisches Monitoring bis zum völligen Rückgang klinischer, elektrokardiographischer und echokardiographischer Ischämiekriterien (s. o.) mit anschließender klinischer Überwachung des Patienten für mindestens 30 Minuten • Standardisiertes 12-Kanal-EKG vor Entlassung des Patienten • Information des Patienten über den streßechokardiographischen Befund und sein Verhalten bei erneuten Beschwerden • Information des nachbetreuenden Arztes über den streßechokardiographischen Befund und die getroffenen Nachsorgemaßnahmen

Sofern auch auf die Erfassung diastolischer Relaxationsstörungen Wert gelegt wird, ist es zu empfehlen, diese in M-mode-Technik zu dokumentieren. Durch seine wesentlich höhere Bildauflösung gelingt die Darstellung der nur wenige Millisekunden anhaltenden vorzeitigen Wandauswärtsbewegung innerhalb der sogenannten isovolumischen Relaxationsphase (siehe auch Kapitel 4.2).

Die Peak-exercise-Phase ist der wichtigste Augenblick der Untersuchung. Unter Umständen sind nur in dieser Phase beginnende Wandbewegungsstörungen zu erkennen, die wenige Sekunden nach Abbruch der Belastung schon wieder verschwunden sind.

9.2.3 Erholungsphase

Je ausgeprägter sich ischämieinduzierte Wandbewegungsstörungen in der Peak-Phase entwickelt haben, desto länger halten diese in die Erholungsphase hinein an und umgekehrt. An dieser Stelle sei noch eine klinisch wichtige Anmerkung zum Abklingen belastungsinduzierter Ischämiephänomene gemacht. Unter steigender Belastung kommen die bei der Beschreibung der Ischämiekaskade (siehe Kapitel 2.2.2) genannten Ischämiezeichen nicht nur in der Theorie, sondern im streßechokardiographischen Alltag tatsächlich nacheinander zur Beobachtung. Störungen der Myokardkinetik werden bei guter Schallbarkeit aller Segmente regelhaft vor ST-Senkungen im mitlaufenden EKG und vor Angina-pectoris-Beschwerden der Patienten beobachtet.

Das pathophysiologische Konzept der Ischämiekaskade erklärt die Beobachtung, daß in der Erholungsphase Ischämiephänomene in der gleichen Reihenfolge abklingen, in der sie aufgetreten sind.

Diese pathophysiologischen Gesetzmäßigkeiten sind auch in der täglichen Routine zu beobachten, wenn nach Belastungsabbruch der gesteigerte Koronarfluß zurückgeht, sich die belastungsinduzierte Flußinhomogenität und damit der transstenotische Gradient abbauen, sich damit das Mißverhältnis zwischen Substratbedarf und Substratangebot vermindert und schließlich hierdurch ausgelöste Störungen der regionalen Myokardkinetik abklingen. Dann erst gehen auch die ST-Senkungen langsam zurück und mit ihnen oder kurze Zeit danach auch die Angina-pectoris- und Dyspnoe-Beschwerden der Patienten. Die Beobachtung dieser pathophysiologischen Phänomene in „real-time" macht diese Methode so faszinierend und sicher.

Sind die methodenspezifischen Ischämiephänomene abgeklungen, die ST-Strecken, Blutdruck und Herzfrequenz normalisiert und der Patient vier bis fünf Minuten nach Abbruch beschwerdefrei, so ist die Belastungsphase beendet.

9.3 Abbruchkriterien und Nachsorgemaßnahmen

Die Abbruchkriterien orientieren sich an den in Kapitel 6.1.1 ausführlich beschriebenen klinischen subjektiven und objektiven sowie an den streßechokardiographisch methodenspezifischen Abbruchindikationen (Tabelle 9.4).

Wird die dynamische Streßechokardiographie in der oben geschilderten Weise durchgeführt, ist eine spezielle Nachsorgephase, wie sie bei den pharmakologischen Tests nötig ist, prinzipiell nicht erforderlich. EKG- und Blutdruckkontrolle erfolgen unmittelbar nach Belastungsabbruch sowie in der 2. und 4. Minute. Verläuft jedoch eine belastungsinduzierte Ischämiereaktion protrahiert und klingt sie trotz Nitrogabe nur sehr verzögert ab, so beobachten wir die zurückgehenden echokardiographischen, elektrokardiographischen und klinischen Ischämiezeichen kontinuierlich bis zu ihrem völligen Verschwinden (Tabelle 9.5).

Der Patient verbleibt dann noch für weitere 30 Minuten im Streßecholabor bzw. einem Nebenraum unter klinischer Beobachtung. Bei weiterer Beschwerdefreiheit sollte vor der Entlassung des Patienten aus dem Echolabor nochmals ein vollständiges 12-Kanal-Ruhe-EKG geschrieben werden. Der Patient selbst und der nachbetreuende Arzt werden über den Befund und die getroffenen Maßnahmen informiert und der Patient aufgefordert, bei erneuten Beschwerden unverzüglich Bescheid zu geben.

Bei unkompliziert verlaufener Untersuchung halten wir die Patienten an, sich noch für eine halbe Stunde auszuruhen und ihre pausierte Medikation nach vorher festgelegtem Schema wieder einzunehmen.

9.4 Auswertung und Befunderstellung

In der klinischen Routine bevorzugen wir seit Jahren die handschriftliche Befunderstellung auf einem Formblatt mit Selbstdurchschreibesatz (Abb. 9.4). Dies hat mehrere Gründe:

Unser Formblatt dient gleichzeitig als Anmeldeformular. Es enthält wichtige klinische Daten wie Vorgeschichte, Diagnose, methodenspezifische Fragestellung und Angaben zur aktuellen Medikation.

Die handschriftliche Reporterstellung auf einem solchen Vordruck ist zeitsparend. In der Regel kann der Patient den Befund sogleich mitnehmen, sei es auf die Station oder bei ambulanten Patienten zum betreuenden Arzt. Während wir den Befund formulieren, erläutern wir dem Patienten die Ergebnisse und unsere Interpretation unter Berücksichtigung der methodenspezifischen Einschränkungen.

Eine semiautomatisierte Reportgenerierung ist mit den modernen Streßechocomputern in eleganter Weise möglich. Eine saubere Reporterstellung erfordert jedoch zeitraubende Vorarbeiten bei der Formatierung und Zusammenstellung der Textbausteine und einen Untersucher mit Zeit und Begeisterung für die Arbeit am Computer. In den meisten Institutionen ist der Zeitfaktor sicherlich ein Problem, die Computerfaszination nur auf wenige Kollegen beschränkt und daher der generellen Einführung dieser Art der Befundung Grenzen gesetzt. In den meisten Streßecholabors hat sich daher für die Routine die handschriftliche Befunderstellung durchgesetzt.

Streßechokardiographie – Auswertung und Befundung

Standardisierter Streßechokardiographie-Report und dokumentierte Qualitätssicherung

Patienten - Daten :
Name, Vorname:
Geburtsdatum:
Geschlecht: o männl. o weibl.
Identifikations-Nr.:
Gewicht: kg, Größe cm

Ziel-HF(220-LA)x0,85:
oder Patienten - Aufkleber

Klinische Daten und Vorbefunde:
Subjektive Beschwerden: o AP I II III o Dyspnoe I II III
Anamnest. Daten: o VWI o HWI o HOCM o AS o MS
o AI o AKE o MKE
Medikamente: o Nitrate o Ca-Antag. o Betablocker o pausiert

Objektive Vorbefunde: o Ruhe - EKG o LSB
o Ruhe-Echokardiographie:
o Thallium - SPECT: o normal o patholog. .... o bei ....Watt
o Herzkatheterbefund vom .... in ....
o LCA/LAD o PTCA
o RCX o PTCA
o RCA o PTCA
o AC (V)B:

Daten zur Dokumentation:
Untersuchungstermin:......................
Untersuchungs-Nr.:........................
Diagnose-Code:..............................
Dokumentation MOD ....
Video ....

Gewünschtes Streßechoverfahren:
o Dynamisch - ergometrisch
o Dobutamin o TEE
o Arbutamin o Pacing
o Dipyridamol o ....
o ....

Indikation und Kontraindiktionen geprüft, Patientenaufklärung adäquat durchgeführt:
Anfordernder Arzt: ....

Methodenspezifische und klinische Fragestellung:
Ausschluß oder Nachweis einer Ischämiereaktion
o KHK-Primärdiagnose (anamnestisch nicht bekannt)
o KHK (anamnestisch bekannt, siehe oben)
o Koronar - /Rezidiv-Stenose o LAD .... o RCX .... o RCA ....
o Ischämie - Schwelle o Ischämiefreie Belastbarkeit
o Funktionelle Fluß-, Gradienten-, Druck- und Volumendiagnostik
o LV - Funktion

Belastungs-(Streß-)parameter				Hämodynamik			Fluß-Gradienten-Druck-Vol.-P.				Klinische Parameter
µg / kg / min		mg/kg	Watt	RRsys	RR d	HF	mmHg cm2	ΔP mean	Pmax	EF	
Arbutamin	Dobu	Dipyridamol	Ruhe								
	5		25								
			25								
			25								
			25								
			25								
0,1	10	0,56	50								
0,1			50								
bis			50								
0,8	20		50								
			75								
	Atrop.		75								
	30		100								
			100								
	Atrop.	0,28	125								
	40		125								
			150								
			150								
	Atrop.	Atrop.	175								
	Atrop.	Atrop.	175								
max	Atrop.	Atrop.	200								
10	Atrop.	Atrop.	200								
	Beta-	Amino-	E1								
	Blocker	phyllin	E2								
			E3								
			E4								

Abb. 9.4. Formular zur standardisierten Auswertung, Befundung und Qualitätssicherung streßechokardiographischer Routine-Untersuchungen

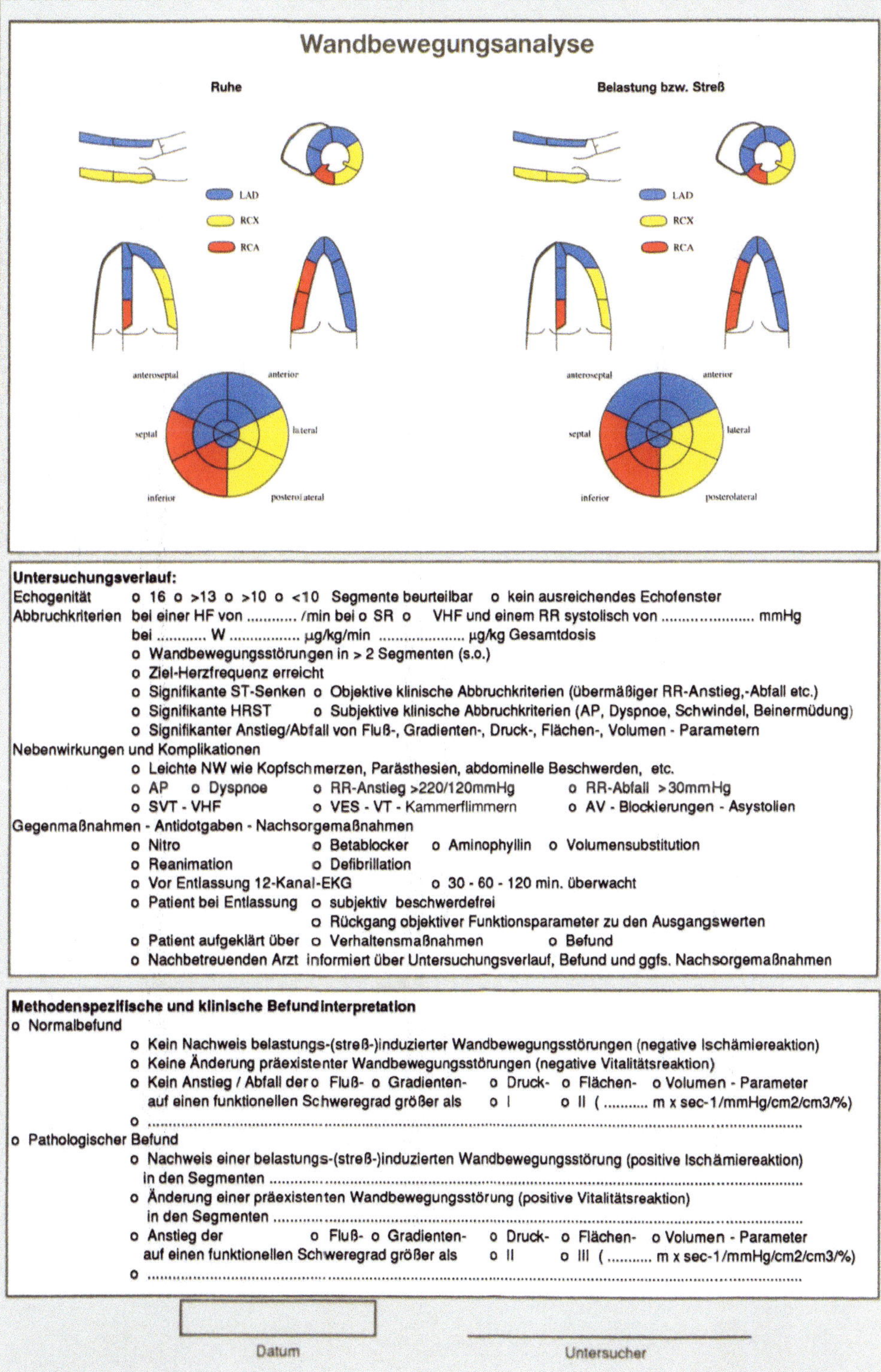

Wandbewegungsanalyse

Ruhe	Belastung bzw. Streß
LAD RCX RCA	LAD RCX RCA
anteroseptal, anterior, septal, lateral, inferior, posterolateral	anteroseptal, anterior, septal, lateral, inferior, posterolateral

Untersuchungsverlauf:

Echogenität o 16 o >13 o >10 o <10 Segmente beurteilbar o kein ausreichendes Echofenster

Abbruchkriterien bei einer HF von .... /min bei o SR o VHF und einem RR systolisch von .... mmHg

bei .... W .... µg/kg/min .... µg/kg Gesamtdosis

o Wandbewegungsstörungen in > 2 Segmenten (s.o.)

o Ziel-Herzfrequenz erreicht

o Signifikante ST-Senken o Objektive klinische Abbruchkriterien (übermäßiger RR-Anstieg,-Abfall etc.)

o Signifikante HRST o Subjektive klinische Abbruchkriterien (AP, Dyspnoe, Schwindel, Beinermüdung)

o Signifikanter Anstieg/Abfall von Fluß-, Gradienten-, Druck-, Flächen-, Volumen - Parametern

Nebenwirkungen und Komplikationen

o Leichte NW wie Kopfschmerzen, Parästhesien, abdominelle Beschwerden, etc.

o AP o Dyspnoe o RR-Anstieg >220/120mmHg o RR-Abfall >30mmHg

o SVT - VHF o VES - VT - Kammerflimmern o AV - Blockierungen - Asystolien

Gegenmaßnahmen - Antidotgaben - Nachsorgemaßnahmen

o Nitro o Betablocker o Aminophyllin o Volumensubstitution

o Reanimation o Defibrillation

o Vor Entlassung 12-Kanal-EKG o 30 - 60 - 120 min. überwacht

o Patient bei Entlassung o subjektiv beschwerdefrei

o Rückgang objektiver Funktionsparameter zu den Ausgangswerten

o Patient aufgeklärt über o Verhaltensmaßnahmen o Befund

o Nachbetreuenden Arzt informiert über Untersuchungsverlauf, Befund und ggfs. Nachsorgemaßnahmen

Methodenspezifische und klinische Befundinterpretation

o Normalbefund

o Kein Nachweis belastungs-(streß-)induzierter Wandbewegungsstörungen (negative Ischämiereaktion)

o Keine Änderung präexistenter Wandbewegungsstörungen (negative Vitalitätsreaktion)

o Kein Anstieg / Abfall der o Fluß- o Gradienten- o Druck- o Flächen- o Volumen - Parameter auf einen funktionellen Schweregrad größer als o I o II (.......... m x sec-1/mmHg/cm2/cm3/%)

o ....

o Pathologischer Befund

o Nachweis einer belastungs-(streß-)induzierten Wandbewegungsstörung (positive Ischämiereaktion) in den Segmenten ....

o Änderung einer präexistenten Wandbewegungsstörung (positive Vitalitätsreaktion) in den Segmenten ....

o Anstieg der o Fluß- o Gradienten- o Druck- o Flächen- o Volumen - Parameter auf einen funktionellen Schweregrad größer als o II o III (.......... m x sec-1/mmHg/cm2/cm3/%)

o ....

Datum Untersucher

10 Pharmakologische Streßechokardiographie mit Dobutamin, Dipyridamol und Arbutamin: Praktische Durchführung

10.1 Pharmakologische Streßechokardiographie mit Dobutamin: Praktische Durchführung

10.1.1 Vorbereitende Maßnahmen

10.1.1.1 Anmeldung zur Untersuchung

Die Anmeldung erfolgt mit einem speziell für die Dobutamin-Echokardiographie entworfenen Untersuchungsprotokoll (Abb. 10.1), das von den betreuenden Stationsärzten ausgefüllt wird. Die stichwortartige Zusammenfassung der Anamnese, der aktuellen Beschwerden und Indikationsstellung sowie der Ergebnisse der vorausgegangenen kardiologischen Untersuchungen (z. B. Ergometrie, Myokardszintigraphie, Koronarangiographie etc.) in dem ersten Teil des Untersuchungsprotokolls erweist sich unserer Erfahrung nach für den Untersucher als sehr hilfreich, damit er sich während der Untersuchung besonders auf spezielle Fragestellungen konzentrieren, aber auch frühzeitig auf mögliche Komplikationen achten kann. Sie ermöglicht außerdem, das Ergebnis der Untersuchung in den gesamten klinischen Rahmen zu stellen und damit weitere Entscheidungen für diagnostische bzw. therapeutische Maßnahmen individuell zu treffen.

10.1.1.2 Einbestellung zur Untersuchung

Auf jeder Pflegestation und in der Ambulanz befindet sich das Formular „Patientenvorbereitung" mit integrierter „Einverständniserklärung" (Abb. 10.2), wobei wesentliche Vorbereitungsmaßnahmen mit genauen Anweisungen (Diätvorschrift, Medikamenteneinnahme, venöser Zugang etc.) zu finden sind. Damit hat das Pflegepersonal die Möglichkeit, notwendige Vorbereitungsvorgänge zu überprüfen, bevor der Patient zur Untersuchung geschickt wird, um eine Verzögerung des Untersuchungsablaufes zu vermeiden. Die integrierte Einverständniserklärung des Patienten soll das ärztliche und Pflegepersonal an die Aufklärungspflicht für die Untersuchung erinnern (siehe alternativ auch Abb. 12.1).

10.1.1.3 Streßecholabor-Ausstattung

Für die pharmakologische Streßechokardiographie ist eine gerätetechnische (siehe auch unter Kapitel 3.2) und medikamentöse Grundausrüstung zu empfehlen (Tabelle 10.1).

10.1.1.4 Vorbereitung der Testsubstanzen

Dobutamin ist im Handel als Trockensubstanz z. B. unter den Namen Dobutrex® und Dobutamin Giulini® zu erhalten, beide in einer Dosis von 250 mg/Injektionsflasche.

Kreiskrankenhaus Helmstedt - Med. Klinik II / Kardiologie - Chefarzt : Dr. med. B.R. Schwartz

Dobutamin-Echokardiographie Anmeldedatum:

Pat.-Name und Vorname Geburtsdatum:
Körpergewicht in kg:
O Ambulanz O Station Tel.: Körpergröße in cm:
Aktuelle Medikation
am Tag der Untersuchung:

Risikofaktoren: O Keine O Art. Hypertonie O Diabetes mellitus
O Hyperurikämie O Übergewicht O Hyperlipoproteinämie
O Familiäre Disposition

Vorgeschichte, aktuelle Beschwerden und Indikation:

Vorbefunde: Belastungs-EKG, Thallium-Myokard-szintigraphie, Koronarangiographie

Dobutamin-Dosierungen O über Perfusor mit 50 ml = 250 mg; 1 ml = 5000 µg
O über Infusomat mit 250 ml = 250 mg; 1 ml = 1000 µg

	Vor der Untersuchung	RR..........................mmHg;	HF ..../min
Steigernde	5 µg/kgKG/min (= .... ml/h)	RR..........................mmHg;	HF ..../min
Dosierungen	10 µg/kgKG/min (=..............ml/h)	RR..........................mmHg;	HF ..../min
in	20 µg/kgKG/min (=............ ml/h)	RR..........................mmHg;	HF............../min
3 Minuten	30 µg/kgKG/min (= .... ml/h)	RR..........................mmHg;	HF ..../min
Abständen	40 µg/kgKG/min (= ....ml/h)	RR..........................mmHg;	HF ..../min
	Atropin-Gabe : O *0.25 mg* O *0.50 mg*	RR..........................mmHg;	HF ..../min
	O *0.75 mg* O *1.0 mg*	RR..........................mmHg;	HF ..../min
	5. Minute nach Beendigung der Dobutamin-Infusion:	RR..........................mmHg;	HF................/min

Echokardiographie-Befunde :

Vorbestehende WBS : ja O keine O

O anterior	ap.	med.	basal	1 2 3 4
O septal	ap.	med.	basal	1 2 3 4
O anteroseptal	ap.	med.	basal	1 2 3 4
O inferior	ap.	med.	basal	1 2 3 4
O posterior	ap.	med.	basal	1 2 3 4
O lateral	ap.	med.	basal	1 2 3 4

Neu aufgetretene WBS : ja O keine O

O anterior	ap.	med.	basal	1 2 3 4
O septal	ap.	med.	basal	1 2 3 4
O anteroseptal	ap.	med.	basal	1 2 3 4
O inferior	ap.	med.	basal	1 2 3 4
O posterior	ap.	med.	basal	1 2 3 4
O lateral	ap.	med.	basal	1 2 3 4

O Besserung der WBS ....
O Keine Abnahme des endsyst. Volumens

EKG-Veränderungen:
Rhythmusstörungen:
Angina pectoris: O Ja O Nein O Fraglich; Sonstige Nebenwirkungen:

Zusamenfassende Beurteilung

Konsequenzen:

Untersuchungs-Nr.: Datum: Untersucher:

WBS: Wandbewegungsstörungen, **ap**: apikal, **med.**: medial., **1.**: Normokinesie, **2.**: Hypokinesie, **3.**: Akinesie, **4.**: Dyskinesie

Abb. 10.1. Anmelde- und Untersuchungsprotokoll-Formular für die Dobutamin-Echokardiographie

Dobutamin-Echokardiographie

Patienten-vorbereitung

Eine antianginöse Therapie sollte möglichst (entsprechend der Halbwertszeit) vor der Untersuchung pausiert werden. Liegt gleichzeitig eine antihypertensive Medikaton vor, kann die Medikation nach Rücksprache mit dem Stationsarzt belassen werden. Die Theophyllin-Medikation kann weitergeführt werden.

Am Tag der Untersuchung

- Mindestens vierstündige Nahrungskarenz.
- Venenzugang am rechten Arm (grüne Viggo mit rotem Stöpsel oder 3-Wegehahn).
- Zum Mitbringen zur Untersuchung:
  - 250 mg Dobutrex bzw. Dobutamin Giulini-Injektionsflasche in 50 ml Aqua dest. bzw. physiologischer Kochsalzlösung aufgelöst in 50 ml Perfusor vorbereitet,
  - Vollständige Krankenunterlagen.

Nach der Untersuchung

Falls Beschwerden, z.B. Herzrhythmusstörungen, Stenokardien usw. auftreten, bitte den Stationsarzt unverzüglich verständigen.

✂- -

Einverständniserklärung

Name und Vorname ______________ Geburtsdatum ______

Ich bin über die diagnostische Untersuchung mit

Dobutamin-Echokardiographie
(= Herzultraschall-Untersuchung mit Dobutamin)

aufgeklärt worden. Mir sind die Methode, die möglichen Gefahren und auch alternative Möglichkeiten erklärt worden. Ich habe den Inhalt des Gespräches verstanden und habe keine Frage mehr. Ich bin mit der Durchführung der Untersuchung einverstanden.

Das Gespräch mit mir führte: ______________

Datum: ________ Unterschrift: ______________

Bemerkungen über den Inhalt des Gesprächs

____

Kreiskrankenhaus St. Marienburg / Med. Klinik II – Kardiologie (Chefarzt: Dr. med. B. R. Schwartz)

Abb. 10.2. Formular „Patientenvorbereitung" für die Dobutamin-Echokardiographie mit integrierter Patienten-Einverständniserklärung

Tabelle 10.1. Empfehlung zur Ausstattung eines Streßecholabors für pharmakologische Untersuchungen

Gerätetechnische Ausrüstung:		
▶ 2-Dimensonales-Echokardiographiegerät mit angeschlossenem Videorecorder und Computer zur digitalen Verarbeitung der abgeleiteten Echokardiogramme mit einem speziellen Software-Programm für die Streßechokardiographie ▶ 6 bzw. 12-Kanal-EKG-Gerät mit mindestens 3-Kanal-Monitor ▶ Blutdruckmeßgerät (am besten mit automatischer Intervall-Blutdruckmessung) *Emfehlenswert:* ▶ Pulsoxymetrie		
Ausrüstung für Notfallsituationen:		
▶ Defibrillator ▶ Beatmungsbeutel mit Maske; möglichst auch Intubationsbesteck; O2-Anschluß, Absauggerät ▶ Fahrbare Untersuchungsliege (zweckmäßig in Notfallsituationen, um den Patienten ohne Zeitverzögerung auf die Intensivstation fahren zu können)		
Medikamentöse Ausrüstung:		
Antidote:	für Dobutamin bzw. Arbutamin	β-Rezeptorenblocker z. B. Esmolol oder Propanolol i. v. 0,1 mg/kg KG
	für Dipyridamol bzw. Adenosin	Theophyllin 240 mg i. v.
Weitere Medikationen für Notfallsituationen:		
Nitrospray, Atropin, Suprarenin, u. a. Volumenersatz- bzw. Kochsalz- oder Elektrolytlösungen.		

Vorbereitung mit Perfusor: 250 mg Trockensubstanz von Dobutamin werden in 10 ml Aqua dest., physiologischer Kochsalzlösung oder 5 %iger Glukoselösung aufgelöst und für die Applikation mittels Perfusor weiter verdünnt auf 50 ml (1 ml verdünnte Lösung = 5000 μg Dobutamin). Die zu verabreichenden Dosen werden vor der Untersuchung nach bekanntem Körpergewicht ausgerechnet und in das Untersuchungsprotokoll (Abb.10.2) in ml/h eingetragen.

Vorbereitung mit Infusomat: 250 mg Dobutamin werden in 10 ml physiologischer Kochsalzlösung aufgelöst und für die Applikation mittels Infusomat weiter verdünnt auf 250 ml (1 ml verdünnte Lösung = 1000 μg). Die zu verabreichenden Dosen sollten ebenfalls vor der Untersuchung nach bekanntem Körpergewicht ausgerechnet und in das Untersuchungsprotokoll (Abb.10.2) in ml/h eingetragen werden.

Mit Hilfe von Dosierungstabellen, die wir für unser Streßecholabor erstellt haben, können Dobutamindosierungen nach Körpergewicht abgelesen werden (Tabelle 10.3 und 10.4).

10.1.1.5 Patientenvorbereitung

> Vor der Untersuchung werden alle Patienten über die Untersuchungsmethode aufgeklärt. Ihre Einverständniserklärung zu der Untersuchung sollte mindestens 24 h vor der Untersuchung schriftlich dokumentiert sein.

Die Patienten sollten bei dem Aufklärungsgespräch über die diagnostische Bedeutung des Tests, den Ablauf und vor allem die möglichen Komplikationen der Untersuchung (siehe Abbruchkriterien in Tabelle 10.5) informiert werden.

> Wichtig ist auch an dieser Stelle anzumerken, daß Dobutamin trotz zunehmender Verbreitung der Untersuchungsmethode noch nicht vom Bundesinstitut für Arzneimittelsicherheit als pharmakologische Testsubstanz zugelassen ist.

Bei der echokardiographischen Untersuchung mit Dobutamin gibt es kontroverse Meinungen über die antianginöse Therapie vor allem mit β-Rezeptorenblockern (15, 16, 19, 20, 24, 28–31). Wir selbst ziehen es vor, die Untersuchung möglichst ohne antianginöse Therapie durchzuführen. Die Einnahme von Xanthinderivaten kann bei der Untersuchung mit Dobutamin weitergeführt werden.

Im allgemeinen wird empfohlen, daß die Patienten 4 Stunden vor der Untersuchung Nahrungskarenz einhalten. Aus diesem Grunde ist es für die Patienten, insbesondere Diabetiker, günstiger, die Untersuchung in den frühen Vormittagsstunden durchzuführen (siehe auch Tabelle 10.2).

10.1.2 Testdurchführung

Die Dobutamin-Streßechokardiographie umfaßt eine Ruhephase, die pharmakologische Streßphase und die Erholungsphase (Abb. 10.5).

10.1.2.1 Ruhephase

Die Untersuchung der Patienten erfolgt in Linksseitenlage mit angehobenem Oberkörper (ca. 30°) (Abb.10.3 und 10.4). Echokardiographisch werden apikale Schnittebenen (4-, 2-Kammerblick) sowie die parasternalen Längs- und Kurzachsenschnitte aufgezeichnet. Bei normaler Kinetik des linken Ventrikels kann die zusätzliche M-mode-Aufzeichnung manchmal von Nutzen sein, wenn es später während der Untersuchung um den Nachweis einer „diskreten Wandbewegungsstörung" geht. Man hat dadurch eine gute zusätzliche Vergleichsmöglichkeit und Dokumentation.

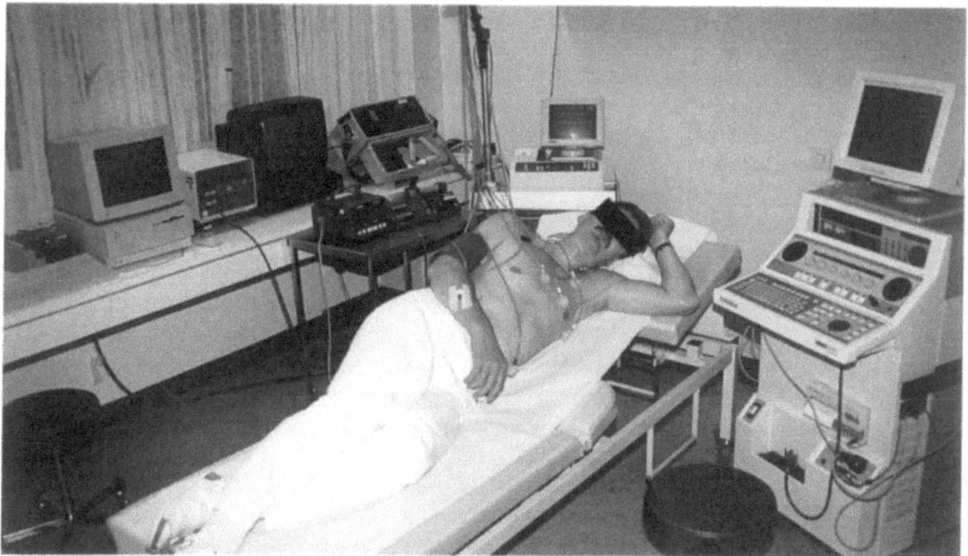

Abb. 10.3. Streßechokardiographielabor

Tabelle 10.2. Pharmakologische Streßechokardiographie mit Dobutamin: Vorbereitende Maßnahmen und Kontraindikationen

Vorbereitende Maßnahmen	Kontraindikationen
▶ Indikation und Kontraindikationen überprüfen ▶ Patienten-Aufklärung mindestens 24 h vor der Untersuchung ▶ Klärung der Medikamenten-Einnahme vor der Untersuchung (Untersuchung mit oder ohne antianginöse Medikation) ▶ Dobutamin-Dosierungen aus der Dosierungstabelle nach Körpergewicht entnehmen und in das Untersuchungsprotokoll eintragen ▶ Abfrage über • Einhaltung der Nahrungskarenz über 4 h • Medikamenten-Pause ▶ Überprüfung der • Durchgängigkeit des Venenzuganges • Bereithaltung der Antidotmedikamente (Betablocker z. B. Esmolol, Propanolol) • Notfallausrüstung • PC-Speicherkapazität • Qualität des EKG-Triggersignals ▶ Registrierung von • Ruhe-EKG und Blutdruck	▶ Akuter Myokardinfarkt (< 3 Tage) ▶ Instabile Angina pectoris ▶ Maligne ventrikuläre Herzrhythmusstörungen ▶ Obstruktion des linksventrikulären Ausflußtraktes (hypertroph obstruktive Kardiomyopathie, Aortenstenose) (relativ) ▶ Schwergradige arterielle Hypertonie (relativ) ▶ Bei Atropin-Addition (Relative Kontraindikation): • Glaukom • Prostata-Hypertrophie

Tabelle 10.3. Dosierungstabelle für die Infusionspumpe bei der Dobutamin-Streßechokardiographie

Dobutamin	**5**	**10**	**20**	**30**	**40 µg/kg KG/min**
Körpergewicht	**umgerechnet in ml/h für die Applikation mit der Infusionspumpe***				
kg	**ml/h**	**ml/h**	**ml/h**	**ml/h**	**ml/h**
50– 51	15	30	60	90	120
52– 54	16	32	64	96	128
55– 58	17	34	68	102	136
59– 61	18	36	72	108	144
62– 64	19	38	76	114	152
65– 68	20	40	80	120	160
69– 71	21	42	84	126	168
72– 74	22	44	88	132	176
75– 78	23	46	92	138	184
79– 81	24	48	96	144	192
82– 84	25	50	100	150	200
85– 88	26	52	104	156	208
89– 91	27	54	108	162	216
92– 94	28	56	112	168	224
95– 98	29	58	116	174	232
99–100	30	60	120	180	240

* Dobutamin-Gabe über Infusionspumpe (250 ml = 250 mg; 1 ml = 1000 µg Dobutamin)

Tabelle 10.4. Dosierungstabelle für die Perfusor-Applikation bei der Dobutamin-Streßechokardiographie

Dobutamin	5	10	20	30	40 µg/kg KG/min
Körpergewicht	**umgerechnet in ml/h für die Perfusor-Applikation ***				
kg	**ml/h**	**ml/h**	**ml/h**	**ml/h**	**ml/h**
50	3,0	6,0	12,0	18,0	24,0
51–52	3,1	6,2	12,4	18,6	24,8
53–54	3,2	6,4	12,8	19,2	25,6
55	3,3	6,6	13,2	19,8	26,4
56–57	3,4	6,8	13,6	20,4	27,2
58–59	3,5	7,0	14,0	21,0	28,0
60	3,6	7,2	14,4	21,6	28,8
61–62	3,7	7,4	14,8	22,2	29,6
63–64	3,8	7,6	15,2	22,8	30,4
65	3,9	7,8	15,6	23,4	31,2
66–67	4,0	8,0	16,0	24,0	32,0
68–69	4,1	8,2	16,4	24,6	32,8
70	4,2	8,4	16,8	25,2	33,6
71–72	4,3	8,6	17,2	25,8	34,4
73–74	4,4	8,8	17,6	26,4	35,2
75	4,5	9,0	18,0	27,0	36,0
76–77	4,6	9,2	18,4	27,6	36,8
78–79	4,7	9,4	18,8	28,2	37,6
80	4,8	9,6	19,2	28,8	38,4
81–82	4,9	9,8	19,6	29,4	39,2
83–84	5,0	10,0	20,0	30,0	40,0
85	5,1	10,2	20,4	30,6	40,8
86–87	5,2	10,4	20,8	31,2	41,6
88–89	5,3	10,6	21,2	31,8	42,4
90	5,4	10,8	21,6	32,4	43,2
91–92	5,5	11,0	22,0	33,0	44,0
93–94	5,6	11,2	22,4	33,6	44,8
95	5,7	11,4	22,8	34,2	45,6
96–97	5,8	11,6	23,2	34,8	46,4
98–99	5,9	11,8	23,6	35,4	47,2
100	6,0	12,0	24,0	36,0	48,0

* Dobutamin-Gabe über Perfusor (50 ml = 250 mg; 1 ml = 5000 µg Dobutamin)

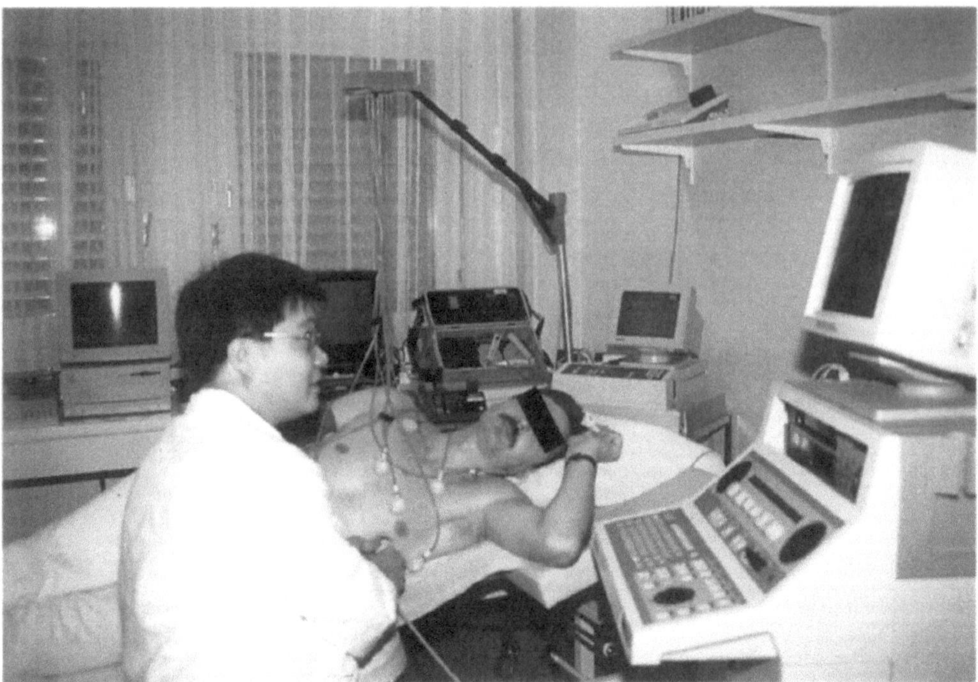

Abb. 10.4. Position des Untersuchers bei der pharmakologischen Streßechokardiographie am liegenden Patienten mit EKG-Ableitungen nach Frank

Die oben genannten Echokardiogramme in der Ruhephase werden sowohl per Videorecorder als auch digitalisiert im Computer abgespeichert.

Kontrolliert werden vor der pharmakologischen Untersuchung:

- Blutdruck und Herzfrequenz,
- 12-Ableitungs-EKG,
- gegebenenfalls Sauerstoffsättigung (Pulsoxymetrie).

Die Pulsoxymetrie sollte nicht am gleichen Arm wie die Intervall-Blutdruckmessung angelegt werden, da falscher Sauerstoff-Alarm wegen des Abdrückens der Gefäße ausgelöst wird.

> Die Qualität der Wiedergabe der einzelnen digitalisierten Herzzyklen ist von der Qualität des abgeleiteten Echo-Monitor-EKG's abhängig, da der Cineloop R-Zacken getriggert ist. Die R-Zacke ist deswegen optimal einzustellen.

10.1.2.2 Pharmakologische Streßphase

Die Verabreichung von Dobutamin für die pharmakologische Streßechokardiographie ist sowohl in der Stufendosierung als auch in der Dauer der Stufendosierungen von Untersucher zu Untersucher etwas unterschiedlich (2, 4, 5, 7, 8, 13, 16, 18, 25, 29, 30, 33). Eine entscheidende Verbesserung der Sensitivität bzw. Reduktion der Nebenwirkungen bei den einzelnen oben genannten verschiedenen Dosierungsschemata ist jedoch nicht erkennbar. Erst in der letzten Zeit war eine Verbesserung der Sensitivität bei ebenfalls tolerablen Nebenwirkungen unter Atropinaddition in der letzten Dosierungsstufe zur Anhebung der Herzfrequenz in den submaximalen bis maximalen Bereich zu erzielen (19–21, 23, 38).

Da die Herzfrequenz bei dem Dobutamin-Echokardiographietest mit die wichtigste physiologische Determinante zur Myokardischämie-Induktion ist, stellt die Atropinaddition eine sinnvolle Ergänzung zu der Dobutamininfusion dar.

Für die Dobutamin-Echokardiographie richten wir uns nach den Dosierungsangaben von Berthe et al. (4). Hiermit beginnt die Untersuchung mit einer „low dose"-Dobutamin-Infusion von 5 µg/kg KG/min, danach erfolgt alle 3 Minuten eine Dosissteigerung auf 10, 20, 30 und maximal 40 µg/kg KG/min („high dose"). Am Ende dieser letzten Infusionsstufe wird zusätzlich bei fehlenden Zeichen einer Myokardischämie Atropin fraktioniert intravenös minütlich in einer Dosis von 0,25 mg bis zu einer Gesamtdosis von 1 mg unter kontinuierlicher Fortsetzung der Dobutamininfusion über weitere 5 Minuten gegeben (modifiziert nach 19), falls noch keine altersentsprechende Zielherzfrequenz erreicht worden ist. Eine andere Alternative zum Erreichen der Zielherzfrequenz ist, daß bei guter Dobutamin-Verträglichkeit eine weitere Dosissteigerung auf 50 µg/kg KG/min gegeben werden kann, gegebenenfalls unter zusätzlicher Atropin-Gabe wie oben angegeben. Ein solches Vorgehen scheint bei Patienten unter Vorbehandlung mit β-Rezeptorenblockern häufig erforderlich zu sein. Wesentlich vermehrte Nebenwirkungen lassen sich hierbei nicht erkennen (21, 23, 26, 38).

Gegenwärtig wird zur Senkung der Nebenwirkungsrate ein neues Untersuchungsprotokoll mit frühzeitiger Atropin-Gabe bereits in einer Dobutamin-Dosierungsstufe von 20 µg/kg KG/min bei einer Herzfrequenz < 100/min untersucht. Dieses Protokoll scheint den sog. Frequenz-„overshoot", der bei der Atropinaddition in der hohen Dobutaminbelastungsstufe häufig auftritt, zu vermeiden.

Die Untersuchung erfolgt unter:

- laufender visueller echokardiographischer Kontrolle bis 5 Minuten nach der letzten Infusionsstufe. Dabei erfolgt eine möglichst kontinuierliche Videoaufnahme und digitale Computerspeicherung der jeweiligen Herzzyklen im apikalen 4- und 2-Kammerblick sowie in den parasternalen Längs- und Kurzachsenschnittebenen am Ende jeder Infusionsstufe bzw. unmittelbar nach jeder Dosissteigerung und 5 Minuten nach Infusionsende.
- ständiger Kontrolle der Herzfrequenz und des Blutdrucks nach jeder Dosissteigerung und 5 Minuten nach Infusionsende.
- kontinuierlichem 3-Kanal-Monitoring (ggf. mit den Ableitungen x/y/z modifiziert nach Frank).
- 12-Ableitungs-EKG-Kontrolle unmittelbar nach Untersuchungsende.

Eine schematische Darstellung des Untersuchungsablaufs der Dobutamin-Echokardiographie erfolgt in Abb.10.5.

Generelle Anmerkungen zu der pharmakologischen Streßphase:

- Unter laufender echokardiographischer Kontrolle werden hauptsächlich der apikale 4- und 2-Kammerblick im Wechsel dargestellt. Damit lassen sich die wichtigsten linksventrikulären Myokardsegmente von einer Anlotungsstelle aus lediglich durch Drehen des Schallkopfes am besten erfassen (9).
- Gelegentlich können gerade in der pharmakologischen Streßphase Schwierigkeiten mit der EKG-Triggerung auftreten, weswegen dann vorübergehend keine optimalen digitalen Bilder zu speichern sind. Wir empfehlen in solchen Situationen auf die digitalen Bilder zu verzichten. Man kann sich dann sicher mit der kontinuierlichen Video-Dokumentation begnügen, um sich während der laufenden Untersuchung besser auf die möglichen Wandbewegungsstörungen zu konzentrieren.
- Der Vorteil der korrigierten orthogonalen EKG-Ableitungen ist, daß wenig Platz vom echokardiographischen Fenster weggenommen wird und trotzdem eine orientierende

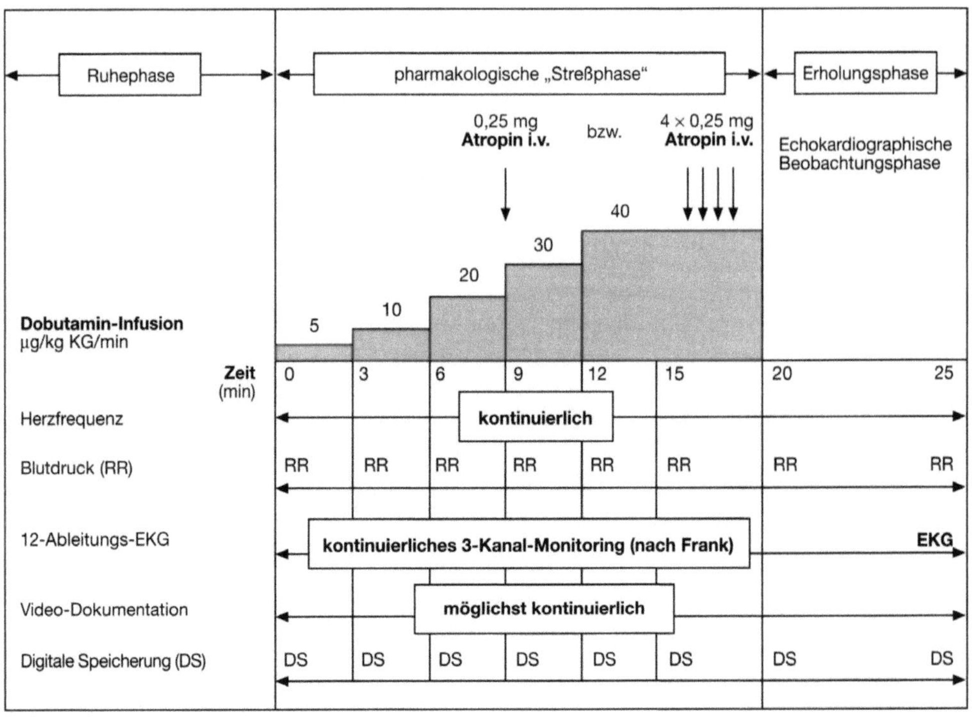

Abb. 10.5. Schematische Darstellung der Untersuchungsabläufe der Dobutamin-Streßechokardiographie

Erfassung der elektrischen Potentialveränderungen sowohl im Vorderwand- als auch im Hinterwandbereich möglich ist (10, 12, 14, 32). Wegen der Elektrodenplazierung ist die Frank-Ableitung bei der streßechokardiographischen Untersuchung nur für Untersuchungen in liegender Position und Linksseitenlage sowie Untersuchungen mit der Fahrradergometrie in sitzender Position geeignet.

- Da die wesentliche Bedeutung der kontinuierlichen EKG-Kontrolle mehr in der Rhythmusüberwachung begründet und die Wertigkeit der ST-Strecken-Analyse in der koronaren Ischämie-Diagnostik gerade im Rahmen der streßechokardiographischen Untersuchung von untergeordneter Bedeutung ist, halten wir es für berechtigt, vom platzverdrängenden 12-Ableitungs-EKG auf die kontinuierliche 3-Kanal-Ableitung nach Frank auszuweichen (Abb. 10.3 und 10.4).
- Ergebnisse bisheriger Untersuchungen mit der „low dose"-Dobutamin-Echokardiographie lassen außerdem eine zunehmende Bedeutung dieser Methode zum Nachweis myokardialer Vitalität erkennen. Unterschiedliche Dosierungsschemata werden hier für die Durchführung der „low dose"-Dobutamin-Echokardiographie verwendet: Die Dosierungen liegen zwischen einer initialen Dosis von 2,5 µg/kg KG/min und einer stufenweisen Dosissteigerung bis auf 20 µg/kg KG/min bei einer zeitlicher Dauer der jeweiligen Infusionsstufe zwischen 3 bis 5 Minuten (3, 6, 11, 17, 25, 27, 34, 35, 37). In einer jüngsten prospektiven Studie mit Dobutamin zur Voraussage der Verbesserung der linksventrikulären Dysfunktion nach erfolgreicher PTCA ließ sich zeigen, daß zum Nachweis von „hibernating myocardium" eine Mindestdosierung von 20 µg/kg KG/min und eine Dobutaminanwendung sowohl in „low dose" als auch „high dose" erforderlich ist. Der wichtigste Parameter hierfür ist die *biphasische Antwort* auf die Dobutamininfusion (= Verbesserung der segmentalen Wandbewegungsstörung bei niedriger Dosierung und Verschlechterung bei hoher Dosierung); an zweiter Stelle steht die *kontinuierliche Verschlechterung* der Wandbewegungsstörung. Andere Parameter wie die

kontinuierliche Verbesserung oder *keine Änderung* der segmentalen Wandbewegungsstörung unter Dobutaminbelastung haben nur einen geringen positiven Vorhersagewert (1). Daher sollte die Untersuchung mit der Dobutamin-Echokardiographie zur Frage der Myokardvitalität nach Möglichkeit nicht nur in der „low dose"-, sondern auch in der „high dose"-Dosierung durchgeführt werden.

10.1.2.3 Erholungsphase

Unter der Erholungsphase versteht man die Zeit, in der mit der Wirkung des Pharmakons nach der letzten verabreichten Dosis noch zu rechnen ist. Aus pragmatischen Gründen wird sie in eine echokardiographische und klinische Beobachtungsphase aufgeteilt. Bei der Dobutamin-Echokardiographie ist die Erholungsphase – aufgrund der kurzen Halbwertzeit von Dobutamin (2–3 Minuten) – gleichzusetzen mit der echokardiographischen Beobachtungsphase. Sie dauert ca. 5 Minuten. Erfahrungsgemäß bilden sich die meisten Herzrhythmusstörungen nach der Beendigung der Dobutamininfusion innerhalb der Erholungsphase weitgehend zurück (Tabelle 10.6).

10.1.3 Abbruchkriterien und Nachsorgemaßnahmen

10.1.3.1 Abbruchkriterien

Die pharmakologische Untersuchung mit der Dobutamin-Echokardiographie muß unter folgenden Bedingungen abgebrochen werden (Tabelle 10.5):

Manifestation einer Myokardischämie
Neu aufgetretene Wandbewegungsstörungen, Angina pectoris, ST-Strecken-Senkungen > 0,2 mV oder -Hebungen > 0,1 mV, wobei pektanginöse Beschwerden und ST-Streckenveränderungen in der Regel erst nach vorausgegangenen regionalen Wandbewegungsstörungen zu beobachten sind (22, 36).

Komplikationen im Sinne verstärkter pharmakologischer Nebenwirkungen
Vorhofflattern/-flimmern
Supraventrikuläre Tachykardien
Komplexe ventrikuläre Herzrhythmusstörungen
Systolischer Druck > 220 mmHg
Diastolischer Druck > 120 mmHg
oder systolischer Druckabfall > 20 mmHg
im Vergleich zum Ausgangswert

Allgemeine Intoleranz gegenüber den pharmakologischen Testsubstanzen
Bei der Dobutamin-Echokardiographie kann, falls keine Abbruchkriterien vorliegen, die Untersuchung nach der jeweiligen Infusionsstufe beendet werden, bei der die altersabhängige submaximale bzw. *Zielherzfrequenz (= 220 – Alter in Jahren · 0,85) erreicht* worden ist.

Dobutamin-Nebenwirkungen sind in Tabelle 10.7 zusammengefaßt.

10.1.3.2 Vorgehen bei Abbruch der Untersuchung

- Supraventrikuläre Tachykardien, Vorhofflimmern/-flattern und nichtanhaltende ventrikuläre Tachykardien, die zum Abbruch der Untersuchung führen, sistieren in der Regel spontan nach Beendigung der Infusion; selten ist hier eine Kardioversion erforderlich

Tabelle 10.5. Dobutamin-Streßechokardiographie: Ischämie- und Abbruchkriterien

Ischämie- und Abbruchkriterien

Zielherzfrequenz: 220 – Lebensalter · 0,85

▸ *Subjektive klinische Abbruchkriterien*
- Allgemeine Intoleranz gegen Dobutamin im Sinne verstärkter Nebenwirkungen mit Palpitationen und Angstzuständen, Zittern, Übelkeit, Kopfschmerzen ...
- Progrediente Angina pectoris
- Progrediente Dyspnoe

▸ *Objektive klinische Abbruchkriterien*
- Verstärkte Arrhythmien mit gehäuften Couplets und ventrikulären Salven sowie atrialen Tachykardien bis hin zum Auftreten von Vorhofflattern/-flimmern
- Erregungsrückbildungsstörungen i. S. horizontaler ST-Streckensenkung über 0,2 mV oder progredienter ST-Streckenhebung >0,1 mV
- Systolischer Blutdruckabfall >20 mmHg unter den Ausgangswert
- Blutdruckanstieg mit systolischem Wert > 220 mmHg oder diastolischem Wert > 120 mmHg

▸ *Objektive methodenspezifische Abbruchkriterien*
- Neu aufgetretene Wandbewegungsstörungen in mindestens zwei benachbarten Segmenten

Unter Beachtung der übrigen klinischen Abbruchkriterien ist allerdings eine Fortsetzung der Untersuchung trotz signifikanter ST-Streckensenkung möglich bei:
- einwandfreier Beurteilbarkeit aller Wandsegmente mit gutem Kontraktionsverhalten
- gleichbleibenden bis sich verkleinernden Ventrikelvolumina

Tabelle 10.6. Dobutamin-Streßechokardiographie: Nachsorgemaßnahmen

Nachsorgemaßnahmen

▸ *Unkomplizierter Untersuchungsablauf*
- Klinische Überwachung für mindestens 30 Minuten
- Asymptomatische Herzrhythmusstörungen = keine akute Therapie erforderlich (meist spontane Besserung bereits 5 min nach Beendigung der Dobutamin-Infusion)
- Antidotgabe *(Betablocker i. v.)* bei symptomatischen tachykarden Herzrhythmusstörungen und Ischämiereaktionen
- Blutdruckabfall ohne Wandbewegungsstörungen (= keine Ischämiereaktion), daher nur symptomatische Behandlung mit Beinhochlagerung, ggf. kurzzeitige Volumensubstitution
- EKG- und Blutdruckkontrolle bis 5 min nach Abbruch der Untersuchung
- Information des Patienten über weitere Verhaltensmaßregeln, z. B. über Wiederaufnahme der pausierten antianginösen Medikation und ggf. über den Streßechokardiographiebefund

▸ *Komplizierter Untersuchungsablauf*
(z. B. protrahierte Ischämiereaktion bzw. Herzrhythmusstörungen)
- Antidotgabe *(Betablocker i. v.)*, ggf. antianginöse Medikation und ergänzende Therapie z. B. Sauerstoff-Gabe, Volumensubstitution, elektrische Kardioversion bei Tachyarrhythmia absoluta infolge Vorhofflimmerns oder anhaltender Kammertachykardie mit Schocksymptomatik ...
- Engmaschige EKG-, Blutdruck- und Echokardiographie-Kontrolle bis zum vollständigen Rückgang der Ischämiekriterien mit anschließender klinischer Überwachung des Patienten für mindestens 30 Minuten, ggf. weitere stationäre Beobachtung
- 12-Kanal-EKG-Kontrolle vor Entlassung des Patienten
- Information des Patienten über den streßechokardiographischen Befund und sein Verhalten bei erneuten Beschwerden
- Information des nachbetreuenden Arztes über den streßechokardiographischen Befund und die getroffenen Maßnahmen

Tabelle 10.7. Nebenwirkungen bei pharmakologischen Untersuchungen mit Dobutamin

Dobutamin-Nebenwirkungen	n = 1118*	n = 1000**	n = 1000 P***
Stenokardien	23,0 %	14,0 %	2,8 %
Palpitationen	–	12,0 %	1,6 %
Übelkeit	8,0 %	7,0 %	6,4 %
Zittern	3,7 %	10,0 %	1,5 %
Kopfschmerzen	4,0 %	9,0 %	–
Hypotension	3,2 %	–	2,5 %
Ventrikuläre Herzrhythmusstörungen (> 6 / min)	15,0 %	19,0 %	9,1 %
nichtanhaltende ventrikuläre Tachykardien	3,6 %	6,0 %	1,8 %
anhaltende ventrikuläre Tachykardien	0,4 %	0,1 %	–
supraventrikuläre Herzrhythmusstörungen	8,0 %	7,0 %	2,3 %
Vorhofflimmern/-flattern	0,7 %	2,0 %	1,0 %
Vorhoftachykardien	3,4 %	–	0,3 %
junktionaler Rhythmus	2,0 %	0,9 %	–

* Mertes et al. (21) ** Pellikka et al. (23) *** Zahn et al. (38); weiteres s. Kapitel 6.2.1 und 6.2.2

(5, 16, 21, 23, 30, 38). *Bei asymptomatischen Herzrhythmusstörungen* ist deshalb eine abwartende Haltung zu empfehlen. Eine vorübergehende Überwachung mit kontinuierlichem EKG-Monitoring bis zur Normalisierung der Herzrhythmusstörung ist dennoch notwendig. Einmalig wurde über Vorhofflimmern 3 Stunden nach Infusionsende berichtet (30).

- *Bei symptomatischen tachykarden Herzrhythmusstörungen* bzw. prolongierten Stenokardien und gleichzeitiger Wandbewegungsstörung ohne Besserung auf Nitrogabe ist hier eine zusätzliche Antidotgabe mit einem β-Rezeptorenblocker, z. B. Esmolol oder Propanolol i. v. indiziert. In solchen Situationen ist ebenfalls eine vorübergehende Überwachung auf der internistischen Intensivstation zu empfehlen.
- *Die arterieller Hypotension,* die unter Dobutamininfusion ohne begleitende Wandbewegungsstörungen auftritt, ist nicht mit einer relevanten ischämischen koronaren Herzkrankheit oder einer ungünstigen Prognose assoziiert (28). Übrigens gibt es bei der Untersuchung mit der Dobutamin-Echokardiographie bei digitalisierten Patienten eine unspezifische Erregungsrückbildungsstörung im EKG, ähnlich wie bei der üblichen Ergometrie, die ohne begleitende Wandbewegungsstörungen irrelevant ist. Über die notwendigen Nachsorgemaßnahmen informiert Tabelle 10.6.

10.1.4 Auswertung und Beurteilung

Da die pharmakologischen Untersuchungen bei ruhig liegenden Patienten durchgeführt werden, sind die echokardiographischen Aufzeichnungen in der Regel mit guter Qualität zu erhalten. Sie gestatten dem Untersucher deshalb, die linksventrikulären Wandbewegungsstörungen bereits während der Untersuchung optimal zu beurteilen. Diese Feststellung ist insofern bedeutsam, als potentielles Nichterkennen der Wandbewegungsstörungen während der Untersuchung eine gefährliche Verstärkung und Verlängerung der Myokardischämie zur Folge haben kann. Es ist daher zu empfehlen, Wandbewegungsstörungen während der Untersuchung durch eine fortlaufende echokardiographische Kontrolle zu erfassen. Dies hat den Vorteil, die fragliche segmentale Wandbewegungsstörung durch variierte Schnittebenen besser dokumentieren oder sie ausschließen zu können. In der digitalisierten Bildspeicherung, wo lediglich wenige Schnitte während der gesamten Untersuchung wiedergegeben und u.U. die Wandbewegungsstörungen nicht gezielt aufgenommen worden sind, ist eine Nachbewertung manchmal problematisch. Es kann in solchen Situationen vielmehr die Gefahr bestehen, Wandbewegungsstörungen hineinzuinterpretieren. Hier wird die Einschränkung der Methode erkennbar, die dadurch sehr von der Untersuchererfahrung abhängig ist. Mit der Beendigung der Untersuchung steht für uns deshalb auch gleichzeitig meistens fest, ob ein Test „positiv“ oder „negativ“ ist.

Die zusätzliche Computerauswertung der digitalisierten Bildspeicherung ist dennoch in folgender Hinsicht sinnvoll:

- Sie ermöglicht eine Detailerkennung der Ausdehnung der segmentalen Wandbewegungsstörungen zur genaueren Erstellung des Wandbewegungsstörungs-Indexes, der für therapeutische Überlegungen zu Interventionsmaßnahmen und Verlaufskontrollen von Bedeutung ist.
- Sie bietet eine einfachere visuelle Kontrollmöglichkeit für den Untersucher selbst bzw. für den zu konsultierenden zweiten Untersucher.
- Sie stellt eine platzsparende optimale Dokumentationsform dar.

Die digitale Dokumentation der Streßechokardiographie ist außerdem erforderlich nach den Richtlinien der kassenärztlichen Bundesvereinigung.

Zur Befundauswertung an sich wird auf Kapitel 4 hingewiesen.

Zur Reporterstellung ziehen wir die handschriftliche Form auf Formularvordruck vor (Abb. 10.1). Da die Untersuchungsprotokolle gleichzeitig auch für die Anmeldung verwendet werden, enthalten sie bereits die wesentlichen Vorinformationen über die Patienten. Die Ergebnisse der Untersuchung und das Procedere können dann an entsprechenden Stellen unter geringem Zeitaufwand eingetragen werden.

Literatur zu Kapitel 10.1

1. Afridi I, Kleiman NS, Raizner AE, Zoghbi WA (1995) Dobutamine echocardiography in myocardial hibernation: optimal dose and accuracy in predicting recovery of ventricular function after coronary angioplasty. Circulation 91: 663–670
2. Akosah KO, Porter TR, Simon R, Funai JT, Minisi AJ, Mohanty PK (1993) Ischemia-induced regional wall motion abnormality is improved after coronary angioplasty: demonstration by dobutamine stress echocardiography. J Am Coll Cardiol 21: 584–5893
3. Barilla F, Gheorghiade M, Alam M, Khaja F, Goldstein S (1991) Low-dose dobutamine in patients with acute myocardial infarction identifies viable but not contractile myocardium and predicts the magnitude of improvement in wall motion abnormalities in response to coronary revascularization. Am Heart J 122: 1522–1531
4. Berthe C, Pierard LA, Hiernaux M, Trotteur G, Lempereur P, Carlier J, Kulbertus HE (1986) Predicting the extent and location of coronary artery disease in acute myocardial infarction by echocardiography during dobutamine infusion. Am J Cardiol 58: 1167–1172
5. Boccanelli A, Piazza V, Greco C, Zanchi E, Cecchetti C, Pontillo D, Pellada JJ, Risa A, Baragli D, Prati PL (1993) Dobutamine stress echocardiography in the diagnosis of coronary artery disease. Gior ital di cardiol 23: 19–28
6. Cigarroa CG, deFilippi CR, Brickner ME, Alvarez LG, Wait MA, Grayburn PA (1993) Dobutamine Stress Echocardiography Identifies Hibernating Myocardium and Predicts Recovery of Left Ventricular Function After Coronary Revascularization. Circulation 88: 430–436
7. Cohen JL, Greene TO, Ottenweller J, Binenbaum SZ, Wilchfort SD, Kim CS (1991) Dobutamine digital echocardiography for detecting coronary artery disease. Am J Cardiol 67: 1311–1318
8. Epstein M, Gin K, Sterns L, Pollick C (1992) Dobutamine echocardiography: initial experience of a Canadian center. Can J Cardiol 8: 273–279

9. Erbel R, Schweitzer P, Lambert H, Henn G, Meyer J, Krebs W, Effert S (1983) Echoventriculography – a simultaneous analysis of two dimensional echocardiography and cineventriculography. Circulation 67: 205–215
10. Frank E (1956) An accurate clinically practical system for spatial vectorcardiography. Circulation 13: 737
11. Haque T, Furukawa T, Takahashi M, Kinoshita M (1995) Indentification of hibernating myocardium by dobutamine stress echocardiography: Comparation with thallium-201 reinjection imaging. Am Heart J 130: 553–563
12. Heinecker R (1980) EKG in Praxis und Klinik. Thieme Stuttgart, New York. S 40
13. Lalka SG, Sawada SG, Dalsing MC, Cikrit DF, Sawchuk AP, Kovacs RL, Segar DS, Ryan T, Feigenbaum H (1992) Dobutamine stress echocardiography as a predictor of cardiac events associated with aortic surgery. J Vasc Surg 15: 831–840
14. Lemmerz AH (1970) Atlas des EKG nach Frank. Karger,Basel
15. Marcovitz PA, Armtrong WF (1992) Accuracy of dobutamine stress echocardiography in detecting coronary artery disease. Am J Cardiol 69: 1269–1273
16. Marcovitz PA, Armtrong WF (1991) Dobutamine stress echocardiography: diagnostic utility. Herz 16: 372–378
17. Marzullo P, Parodi O, Reisenhofer B, Sambuceti G, Picano E, Distante A, Gimelli A, L'Abbate A (1993) Value of rest thallium-201/technetium 99 m sestamibi scans and dobutamine echocardiography for detecting myocardial viability. Am J Cardiol 71: 166–172
18. Mazeika P, Nadazdin A, Oakley CM (1992) Dobutamine stress echocardiography for detection and assessment of coronary artery disease. J Am Coll Cardiol 19: 1203–1211
19. McNeill AJ, Fioretti PM, El.Said SM, Salustri A, Forster T, Roelandt JR (1992) Enhanced sensitivity for detection of coronary artery disease by addition of atropine to dobutamine stress echocardiography. Am J Cardiol 70: 41–46
20. McNeill AJ, Fioretti PM, El.Said SM, Salustri A, de-Peyter PJ, Roelandt JR (1992) Dobutamine stress echocardiography before and after angioplasty. Am J Cardiol 69: 740–745
21. Mertes H, Sawada SG, Ryan T, Segar DS, Kovacs R, Foltz J, Feigenbaum H (1993) Symptoms, adverse effects, and complications associated with dobutamine stress echocardiography: experience in 1118 patients. Circulation 88: 15–19
22. Nesto RW, Kowalchuck GJ (1987) The ischemic cascade: Temporal sequence of haemodynamic, electrocardiographic and symptomatic expressions of ischemia. Am J Cardiol 57: 23C–27C
23. Pellikka PA, Roger VL, Oh JK, Miller FA, Seward JB, Tajik AJ (1995) Stress Echocardiography. Part II. Dobutamine Stress Echocardiography: Techniques, Implementation, Clinical Applications, and Correlations. Mayo Clin Proc 70: 16–27
24. Pierard LA, Berthe C, Albert A, Calier J, Kulbertus HE (1989) Haemodynamic alterations during ischemia induced by dobutamine stress testing. Eur Heart J 10: 783–790
25. Pierard LA, De-Landsheere CM, Berthe C, Rigo P, Kulbertus HE (1990) Identification of viable myocardium by echocardiography during dobutamine infusion in patients with myocardial infarction after thrombolytic therapy: comparison with positron emission tomography. J Am Coll Cardiol 15: 1021–1031
26. Poldermans D, Fioretti PM, Boersma E, Forster T, van Urk H, Cornel JH, Arnese M, Roelandt JR (1994) Safety of dobutamine-atropine stress echocardiography in patients with suspected or proven coronary artery disease. Am J Cardiol 73: 456–459
27. Previtali M, Poli A, Lanzarini L, Fetiveau R, Mussini A, Ferrario M (1993) Dobutamine stress echocardiography for assessment of myocardial viability and ischemia in acute myocardial infarction treated with thrombolysis. Am J Cardiol 72: 124G–130G
28. Rosamond TL, Vacek JL, Hurwitz A, Rowland AJ, Beauchamp GD, Crouse LJ (1992) Hypotension during dobutamine stress echocardiography: initial description and clinical relevance. Am Heart J 123: 403–407
29. Salustri A, Fioretti PM, Pozzoli MM, McNeil AJ, Roelandt JR (1992) Dobutamine stress echocardiography: its role in the diagnosis of coronary artery disease. Eur Heart J 13: 70–77
30. Sawada SG, Segar DS, Ryan T, Brown SE, Dohan AM, Williams R, Fineberg NS, Armstrong WF, Feigenbaum H (1991) Echocardiographic detection of coronary artery disease during dobutamine infusion. Circulation 83: 1605–1614
31. Schröder K, Völler H, Hansen B, Levenson B, Wilkenshoff U, Schröder R (1992) Streß-Echokardiographie als Routine-Untersuchung bei koronarer Herzkrankheit. Dtsch med Wschr 117: 1583–1588
32. Schwendel V (1989) Technische und methodische Grundlagen der Elektrokardiographie. In: Csapo G, Kalutsche D (Hrsg) Konventionelle und intrakardiale Elektrokardiographie. Ciba-Geigy. S 50
33. Segar DS, Brown SE, Sawada SG, Ryan T, Feigenbaum H (1992) Dobutamine stress echocardiography: correlation with coronary lesion severity as determined by quantitative angiography. J Am Coll Cardiol 19: 1197–1202
34. Smart SC, Sawada S, Ryan T, Segar D, Atherton L, Berkowitz K, Bourdillon PDV, Feigenbaum H (1993) Low-dose dobutamine echocardiography detects reversible dysfunction after thrombolytic therapy of acute myocardial infarction. Circulation 88: 405–415

35. Smart SC (1994) The clinical utility of echocardiography in the assessment of myocardial viability. J Nucl Med 35 (Suppl): 49S–58S
36. Upton MT, Rerych SK, Newman GE, Port S, Cobb FR, Jones RH (1980) Detecting abnormalities in left ventricular function during exercise before angina and ST-segment depression. Circulation 62: 341–349
37. Voci P, Bilotta F, Caretta Q, Mercanti C, Marino B (1995) Low-dose dobutamine echocardiography predicts the early response of dysfunctioning myocardial segments to coronary artery bypass grafting. Am Heart J 129: 521–526
38. Zahn R, Lotter R, Nöhl H, Schiele R, Bergmeier C, Zander M, Seidl K, Senges J (1996) Praktikabilität und Sicherheit der Dobutamin-Streßechokardiographie: Erfahrungen bei 1000 Untersuchungen. Z Kardiol 85: 27–34

10.2 Pharmakologische Streßechokardiographie mit Dipyridamol: Praktische Durchführung

10.2.1 Vorbereitende Maßnahmen

10.2.1.1 Anmeldung zur Untersuchung

Siehe Kapitel 10.1.1.1, dazu Dipyridamol-Untersuchungsprotokoll in Abb.10.6, das gleichzeitig als Anmeldungsformular dient.

10.2.1.2 Einbestellung zur Untersuchung

Siehe Kapitel 10.1.1.2, dazu das Formular „Patientenvorbereitung" zur Dipyridamol-Echokardiographie mit integrierter Einverständniserklärung des Patienten in Abb. 10.7.

10.2.1.3 Streßecholabor-Ausstattung

Siehe Kapitel 10.1.1.3 und Empfehlung zur Ausstattung eines Streßecholabors für pharmakologische Untersuchungen aus der Tabelle 10.1.

10.2.1.4 Vorbereitung der Testsubstanzen

Dipyridamol in Form einer intravenösen Injektionslösung ist derzeit in Deutschland unter den Handelsnamen z.B. Persantin® (1 Ampulle = 2 ml = 10 mg) oder Curantyl® (1 Ampulle = 2 ml = 10 mg) zu erhalten.

Für das Aufziehen der ersten Dipyridamoldosis braucht man 10-ml-Spritzen, für die zweite Dosis sind meist jedoch 5-ml-Spritzen ausreichend. Damit ist auch eine mögliche Verwechslung der Spritzen besser zu vermeiden. Da Dipyridamol in der Regel insgesamt mit nicht mehr als 15–20 ml zu verabreichen ist, bereitet die kontinuierliche intravenöse Gabe per Hand kein wesentliches Problem. Andernfalls kann die intravenöse Gabe von Dipyridamol in unverdünnter Lösung (1 ml = 5 mg) über einen Perfusor mit 200 ml/h-Leistung oder über eine Infusionspumpe mit physiologischer Kochsalzlösung verdünnt (1 ml = 2 mg) erfolgen. Nach dem die zu verabreichenden Mengen nach Körpergewicht ausgerechnet worden sind, sollten sie vor der Untersuchung in das Untersuchungsprotokoll (Abb. 10.6) in ml/h eingetragen werden.

Mit Hilfe von Dosierungstabellen, die wir für unser Streßecholabor erstellt haben, können Dipyridamoldosierungen nach Körpergewicht abgelesen werden (Tabelle 10.9 und 10.10).

Kreiskrankenhaus Helmstedt - Med. Klinik II / Kardiologie - Chefarzt : Dr.med. B.R. Schwartz

Dipyridamol-Echokardiographie Anmeldedatum:

Pat.-Name und Vorname Geburtsdatum:
Körpergewicht in kg:
O Ambulanz O Station Tel.: Körpergröße in cm:

Aktuelle Medikation
am Tag der Untersuchung:

Risikofaktoren: O Keine O Art. Hypertonie O Diabetes mellitus O Übergewicht
O Hyperurikämie O Übergewicht O Hyperlipoproteinämie
O Familiäre Disposition

Vorgeschichte, aktuelle Beschwerden und Indikation:

Vorbefunde:
Belastungs-EKG,
Thallium-Myokard-szintigraphie,
Koronarangiographie

Dipyridamoldosierung

in Ruhe RR .... mmHg; HF ..../min

1.Fraktion (0,56 mg/kg KG), nach 4 Minuten Pause = mg (= ml) (*i.v. über 4 Minuten*)

2.Fraktion (0,28 mg/kg KG) = mg (= ml) (*i.v. über 2 Minuten*)

Atropingabe (i.v): O Keine
O 0,25 mg O 0,50 mg O 0,75 mg O 1,0 mg

RR- und HF-Kontrolle Während der Untersuchung
in Ruhe RR........................mmHg; HF ..../min
nach 4 Minuten RR........................mmHg; HF ..../min
nach 10 Minuten RR ....mmHg; HF ..../min

In der Erholungsphase
nach 5 Minuten RR ....mmHg; HF ..../min

Echokardiographie-Befunde:

Vorbestehende WBS: ja O keine O

O anterior	ap.	med.	basal	1 2 3 4
O septal	ap.	med.	basal	1 2 3 4
O anteroseptal	ap.	med.	basal	1 2 3 4
O inferior	ap.	med.	basal	1 2 3 4
O posterior	ap.	med.	basal	1 2 3 4
O lateral	ap.	med.	basal	1 2 3 4

Neu aufgetretene WBS: ja O keine O

O anterior	ap.	med.	basal	1 2 3 4
O septal	ap.	med.	basal	1 2 3 4
O anteroseptal	ap.	med.	basal	1 2 3 4
O inferior	ap.	med.	basal	1 2 3 4
O posterior	ap.	med.	basal	1 2 3 4
O lateral	ap.	med.	basal	1 2 3 4

O Besserung der WBS: ....
O Keine Abnahme des endsyst. Volumens

EKG-Veränderungen:
Rhythmusstörungen:
Angina pectoris: O Ja O Nein O Fraglich; O Theophyllingabe
Sonstige Nebenwirkungen:

Zusamenfassende Beurteilung

Konsequenzen:

Untersuchungs-Nr.: Datum: Untersucher:

WBS: Wandbewegungsstörungen, **ap**: apikal, **med**: medial., **1.**: Normokinesie, **2.**: Hypokinesie, **3.**: Akinesie, **4.**: Dyskinesie

Abb. 10.6. Untersuchungsprotokoll und Anmeldeformular für die Dipyridamol-Echokardiographie

10.2.1.5 Patientenvorbereitung

Vor der Untersuchung werden alle Patienten über die Untersuchungsmethode aufgeklärt. Ihre schriftliche Einverständniserklärung zu der Untersuchung sollte mindestens 24 h vor der Untersuchung dokumentiert sein.
Wichtig ist auch an dieser Stelle anzumerken, daß Dipyridamol, ebenso wie Dobutamin, trotz zunehmender Verbreitung der Untersuchungsmethode noch nicht vom Bundesinstitut für Arzneimittelsicherheit als pharmakologische Testsubstanz zugelassen ist.

Bei dem Aufklärungsgespräch werden die Patienten über die diagnostische Bedeutung des Testes, den Ablauf und vor allem die möglichen Komplikationen der Untersuchung (siehe Abbruchkriterien in Kapitel 10.2.3 und Tabelle 10.12) informiert.

Vor der Dipyridamol-Echokardiographie-Untersuchung werden alle antianginösen Medikamente entsprechend der Halbwertzeit abgesetzt. Die Beibehaltung der antianginösen Medikationen sollte wegen nachweislicher Beeinflussung des Testes (2, 5) in der Regel nur bestimmten Fragestellungen z. B. Verlaufkontrolle unter Therapie, vorbehalten bleiben. Kompromisse müssen eingegangen werden bei Medikamenten, die z. B. als Antihypertensiva notwendig sind und gleichzeitig antianginös wirken (siehe auch Tabelle 10.8).

Die Patienten dürfen mindestens 12 Stunden vor der Dipyridamoluntersuchung keine Nahrung mit Xanthingehalt wie Kaffee oder Tee zu sich nehmen, da die Wirkung von Dipyridamol dadurch beeinträchtigt werden kann (10, 14). Patienten, die wegen ihrer chronisch obstruktiven Lungenerkrankung Xanthinderivate (Theophyllin) einnehmen müssen, werden von der Untersuchung ausgeschlossen; Alternative: Dobutamin-Echokardiographie.

Im allgemeinen wird empfohlen, daß die Patienten 4 Stunden vor der Untersuchung Nahrungskarenz einhalten. Aus diesem Grunde ist es für die Patienten, insbesondere für Diabetiker, günstiger, die Untersuchung in den frühen Vormittagsstunden durchzuführen.

10.2.2 Testdurchführung

Die Untersuchung mit Dipyridamol umfaßt die Ruhephase, die pharmakologische Streßphase und die Erholungsphase (Abb. 10.8).

10.2.2.1 Ruhephase

Die Ruhephase bei der Dipyridamol-Echokardiographie unterscheidet sich nicht von der der Dobutamin-Echokardiographie (siehe Kapitel 10.1.2.1).

10.2.2.2 Pharmakologische Streßphase

Die pharmakologische Untersuchung mit Dipyridamol beginnt mit einer „low dose“ von 0,56 mg/kg KG intravenös über 4 Minuten (8). Danach folgen 4 Minuten Pause und dann bei fehlenden Zeichen einer Myokardischämie (neu aufgetretene Wandbewegungsstörungen, Angina pectoris oder ST-Streckensenkungen) eine zweite Dosis von 0,28 mg/kg KG (= die Hälfte der ersten Dosis) über 2 Minuten (gesamte Maximaldosis 0,84 mg/kg KG „high dose“) (9). Bei weiterhin fehlenden Zeichen der Myokardischämie und Nichterreichen der altersentsprechenden Zielherzfrequenz (220 – Alter in Jahren · 0,85) erfolgt die

Dipyridamol-Echokardiographie

Patienten-vorbereitung

Medikamente, die eine antianginöse Wirkung haben, z.B. Nitrate, Kalziumantagonisten, β-Rezeptorenblocker, ACE-Hemmer, Molsidomin, können möglicherweise das Ergebnis der Untersuchung beeinflussen. Sie sollten deshalb entsprechend der Halbwertszeit vor der Untersuchung pausiert werden.

Patienten, die Xanthinderivate, z.B. Theophyllin, wegen ihrer obstruktiven Lungenerkrankung einnehmen müssen, sind für diese Untersuchung nicht geeignet.

Am Tag der Untersuchung

- 12stündige Karenz von Tee, Kaffee oder Cola, da deren Xanthingehalt die Wirkung von Dipyridamol beeinträchtigen kann.
- Mindestens 4stündige Nahrungskarenz.
- Zur Untersuchung sind mitzubringen:
  - 2 Pck. Persantin-Ampullen (= 10 Ampullen),
  - Vollständige Krankenunterlagen.

Nach der Untersuchung

Falls Beschwerden, z.B. Kopfdruck bzw. -schmerz, Übelkeit, Stenokardien usw. auftreten, bitte den Stationsarzt unverzüglich verständigen.
Als Antidot: Theophyllin 240 mg i.v.
Danach müßte der/die Patient/in in wenigen Minuten beschwerdefrei sein.
Bei anhaltenden Stenokardien: Nitrospraygabe und EKG erneut schreiben lassen (cave: Koronarspasmus).

✂- -

Einverständniserklärung

Name und Vorname ______________________ Geburtsdatum __________

Ich bin über die diagnostische Untersuchung mit

Dipyridamol-Echokardiographie
(=Herzultraschall-Untersuchung mit Dipyridamol)

aufgeklärt worden. Mir sind die Methode, die möglichen Gefahren und auch alternative Möglichkeiten erklärt worden. Ich habe den Inhalt des Gespräches verstanden und habe keine Frage mehr. Ich bin mit der Durchführung der Untersuchung einverstanden.

Das Gespräch mit mir führte: ______________________

Datum: __________ Unterschrift: ______________________

Bemerkungen über den Inhalt des Gesprächs:

____

Kreiskrankenhaus St. Marienburg / Med. Klinik II – Kardiologie (Chefarzt: Dr. med. B. R. Schwartz

Abb. 10.7. Formular „Patientenvorbereitung" zur Dipyridamol-Echokardiographie mit integrierter Patienten-Einverständniserklärung

Tabelle 10.8. Pharmakologische Streßechokardiographie mit Dipyridamol: Vorbereitende Maßnahmen und Kontraindikationen

Vorbereitende Maßnahmen	Kontraindikationen
▸ *Indikation und Kontraindikationen* überprüfen ▸ *Patienten-Aufklärung* mindestens 24 h vor der Untersuchung ▸ *Klärung der Medikamenten-Einnahme* vor der Untersuchung (Untersuchung mit oder ohne antianginöse Medikation) ▸ *Dipyridamol-Dosierungen* aus der Dosierungstabelle nach Körpergewicht entnehmen und in das Untersuchungsprotokoll eintragen ▸ *Abfrage über* • Einhaltung der Nahrungskarenz über 4 h • Einhaltung der Karenz von xanthinhaltigen Nahrungsmitteln bzw. Medikamenten über 12 h (Tee, Kaffee, Cola, Medikamente) ▸ *Überprüfung der* • Durchgängigkeit des Venenzuganges • Bereithaltung der Antidotmedikamente (Theophyllin) • Notfallausrüstung • PC-Speicherkapazität • Qualität des EKG-Triggersignals ▸ *Registrierung von* • Ruhe-EKG • Blutdruck	▸ Akuter Myokardinfarkt (<3 Tage) ▸ Instabile Angina pectoris ▸ Höhergradige AV-Blockierungen ▸ Sick sinus-Syndrom ▸ WPW-Syndrom ▸ Arterielle Hypotonie ▸ Obstruktive Atemwegserkrankungen ▸ *Bei Atropin-Addition (Relative Kontraindikationen):* • Glaukom • Prostatahypertrophie

Tabelle 10.9. Dosierungstabelle für die Dipyridamol-Streßechokardiographie nach Körpergewicht

Dipyridamol					
Körpergewicht kg	1. Dosis 0,56 mg/kg KG mg	2. Dosis 0,28 mg/kg KG mg	Körper-gewicht kg	1. Dosis 0,56 mg/kg KG mg	2. Dosis 0,28 mg/kg KG mg
50	28	14	76– 79	44	22
51–54	30	15	80– 83	46	23
55–58	32	16	84– 86	48	24
59–61	34	17	87– 90	50	25
62–65	36	18	91– 93	52	26
66–68	38	19	94– 97	54	27
69–72	40	20	98–100	56	28
73–75	42	21			

Anmerkungen:
1 Ampulle Persantin (2 ml) = 10 mg Dipyridamol
Aus technischen Gründen werden die oben genannten Dosierungen so gewählt, daß sie für die Applikation besser vorbereitet werden können. Die sich dabei ergebenden Dosierungsdifferenzen bei den einzelnen Körpergewichten bis maximal + 2,16 mg und – 0,72 mg / gesamte Dosis / Patient können in Kauf genommen werden. Mit einer Beeinflussung des Testergebnisses ist bei den geringen Dosisverschiebungen nicht zu rechnen.

Tabelle 10.10. Dosierungstabelle für die Dipyridamol-Streßechokardiographie bei der Vorbereitung mit Perfusor oder Infusomat-Infusionspumpe (ausgerechnet nach der Dosierungstabelle 10.9)

	Perfusor mit 200 ml/h-Leistung	Infusomat-Infusionspumpe
Körpergewicht	Dipyridamol in unverdünnter Lösung 1 ml = 5 mg Perfusor-Geschwindigkeit für **1. Dosis** in 4 Min/**2. Dosis** in 2 Min	Dipyridamol in verdünnter Lösung 1 ml = 2 mg Infusionsgeschwindigkeit für **1. Dosis** in 4 Min/**2. Dosis** in 2 Min
kg	ml/h	ml/h
50	84	210
51– 54	90	225
55– 58	96	240
59– 61	102	255
62– 65	108	270
66– 68	114	285
69– 72	120	300
73– 75	126	315
76– 79	132	330
80– 83	138	345
84– 86	144	360
87– 90	150	375
91– 93	156	390
94– 97	162	405
98–100	168	420

Tabelle 10.11. Nebenwirkungen bei pharmakologischen Untersuchungen mit Dipyridamol. Ergebnisse eigener Untersuchungen (n = 427 Patienten) vom Oktober 1991 bis März 1994

Dipyridamol-Nebenwirkungen	n = 427 Pat.	
► Wärmegefühl, Druckgefühl im Kopf, Kopfschmerzen, beschleunigte und vertiefte Atmung, pektanginöse Beschwerden	179	42,0%
davon		
► *Antidotgabe:*		
• erforderlich	128	30,0%
• nicht erforderlich	51	12,0%
► *Abbruch der Untersuchung wegen:*		
• art. Hypotension bzw. Dipyridamol-Unverträglichkeit	6	1,5%
• schwerer Komplikationen:		
○ Hypotension mit anhaltender Myokardischämie	1	0,2%
○ plötzlich aufgetretene Asystolie mit erfolgreicher Reanimation	1	0,2%
Keine Beschwerden	248	58,0%

zusätzliche fraktionierte intravenöse Gabe von 0,25 mg Atropin in minütlichen Abständen bis zu einer Gesamtdosis von 1 mg. Mit der Atropinaddition in der oben erwähnten Form wurde eine deutliche Verbesserung der Sensitivität der Dipyridamol-Echokardiographie vor allem für die Erkennung der koronaren Eingefäßerkrankung nachgewiesen (12).

Die Untersuchung erfolgt unter:

- laufender visueller echokardiographischer Kontrolle bis 5 Minuten nach der zweiten Dipyridamolgabe. Dabei sollten eine kontinuierliche Videoaufnahme und digitale Computerspeicherung der jeweiligen Herzzyklen im apikalen 4- und 2-Kammerblick sowie in den parasternalen Längs- und Kurzachsenschnittebenen nach der 4., 8. und 10. Minute sowie 5 Minuten nach verabreichter Gesamtdosis erfolgen.
- ständiger Kontrolle der Herzfrequenz und des Blutdrucks (Blutdruckkontrolle alle 2 Minuten bei automatischer Blutdruckmessung, ansonsten mindestens nach der 4. und 10. Minute sowie 5 Minuten nach verabreichter Gesamtdosis).
- kontinuierlichem 3-Kanal-Monitoring (ggf. mit den Ableitungen x/y/z modifiziert nach Frank).
- 12-Ableitungs-EKG-Kontrolle unmittelbar nach Beendigung der Untersuchung.

Weitere Anmerkungen zu der pharmakologischen Streßphase siehe Kapitel 10.1.2.2.

10.2.2.3 Erholungsphase

Wie bereits bei der Dobutamin-Echokardiographie erwähnt, setzt sich auch die Erholungsphase der Dipyridamol-Echokardiographie aus einer echokardiographischen und klinischen Beobachtungsphase zusammen. Bei bekannter maximaler Wirkungszeit von 1 bis 2 Minuten nach intravenöser Dipyridamolgabe (1, 13) lassen sich in der Regel Wandbewegungsstörungen als Ausdruck einer Myokardischämie im Sinne einer „positiven Dipyridamolreaktion“ innerhalb der echokardiographischen Beobachtungsphase, die nach der Verabreichung der 2. Dosis ca. 5 Minuten dauern sollte, gut erfassen. Für den Untersucher ist die Untersuchung zunächst mit Beendigung der echokardiographischen Beobachtungsphase (siehe Abb. 10.8) beendet. Die Nachsorgemaßnahmen beginnen dann mit der klinischen Beobachtungsphase bzw. nach Abbruch der Untersuchung. Bekanntermaßen sind die gesamten Kreislaufparameter nach intravenöser Dipyridamolgabe in ca. 20–30 Minuten wieder normalisiert (1, 13). Daher sollten die Patienten nach der Untersuchung in der entsprechenden Zeit (= klinische Beobachtungsphase) entweder in der Ambulanz oder auf der Station weiterbeobachtet werden. Es ist deshalb auch sinnvoll, den venösen Zugang erst nach der klinischen Beobachtungsphase zu entfernen. Die regelmäßige Antidotgabe mit Theophyllin nach Beendigung der Dipyridamol-Echokardiographie kann zwar die Dipyridamolwirkung in wenigen Minuten neutralisieren und damit die klinische Beobachtungsphase wesentlich verkürzen, verursacht jedoch in wenigen Fällen aufgrund der raschen Aufhebung der vasodilatierenden Adenosinwirkung selbst koronare Spasmen mit Angina-pectoris-Anfällen (7), so daß die Antidotgabe nur bei symptomatischen Patienten zu empfehlen ist (Tabelle 10.13).

Schematische Untersuchungsabläufe der Dipyridamol-Echokardiographie werden in Abb. 10.8 dargestellt.

10.2.3 Abbruchkriterien und Nachsorgemaßnahmen

Falls unter der Dipyridamol-Streßechokardiographie Beschwerden, z. B. Kopfdruck bzw. Kopfschmerzen, Übelkeit oder Stenokardien aufgetreten sind, wird Theophyllin als Antidot in einer Dosis zunächst von ca. 100 mg bis 240 mg intravenös gegeben (deshalb ist es sinnvoll, den Venenzugang erst nach der klinischen Beobachtungsphase zu entfernen).

Stenokardien, die (meist zwei bis 6 Minuten) nach vorausgegangener Theophyllingabe auftreten, sind sehr wahrscheinlich auf Koronarspasmen zurückzuführen (7). Hier ist die Nitrogabe die Therapie der Wahl. Eine EKG-Verlaufskontrolle ist erforderlich.

10.2.3.1 Abbruchkriterien

Die pharmakologische Untersuchung mit der Dipyridamol-Echokardiographie muß unter folgenden Bedingungen abgebrochen werden (Tabelle 10.12):

Manifestation einer Myokardischämie
Neu aufgetretene Wandbewegungsstörungen, Angina pectoris, ST-Strecken-Senkungen > 0,2 mV oder -Hebungen > 0,1 mV, wobei pektanginöse Beschwerden und ST-Streckenveränderungen in der Regel erst nach vorausgegangenen regionalen Wandbewegungsstörungen zu beobachten sind (4,15).

Komplikationen im Sinne verstärkter pharmakologischer Nebenwirkungen:
Bradykarde Herzrhythmusstörungen
z. B. höhergradige AV-Blockierungen,
Asystolie (3,6,11)
Selten ventrikuläre Herzrhythmusstörungen (11)
Symptomatischer bzw. systolischer Druckabfall < 100 mmHg

Allgemeine Intoleranz gegenüber den pharmakologischen Testsubstanzen
Die in unserem Streßecholabor beobachteten Nebenwirkungen sind in Tabelle 10.11 zusammengefaßt.

10.2.3.2 Vorgehen bei Abbruch der Untersuchung

- *Antidotgabe* (Theophyllin bis 240 mg i. v.).
- *Dabei möglichst fortlaufende echokardiographische Kontrolle.*
- *Blutdruckkontrolle, gegebenenfalls aktuelles EKG.*
- *Bei symptomatischer Hypotonie ohne Zeichen einer Myokardischämie* genügt in den meisten Fällen neben der Antidotgabe die regulatorische Reperfusion durch Beinhochlagerung.
- *Bei symptomatischer Hypotonie und Zeichen einer prolongierten Myokardischämie* ist erfahrungsgemäß neben der Antidotgabe und Beinhochlagerung häufig eine zusätzliche Nitrat- und Substitutionstherapie mit einem Volumenersatzmittel unumgänglich. In solchen Situationen ist eine Therapieüberwachung auf der internistischen Intensivstation angebracht.
- *Bei bradykarden Herzrhythmusstörungen* z. B. Sinusbradykardie, höhergradigen AV-Blockierungen, Asystolie, die auch unter bzw. nach einer Theophyllininjektion auftreten können (6), sollte während weiterer erforderlicher Maßnahmen z. B. einer Reanimation Theophyllin (240 mg i. v.) ggf. auch als zweite Dosis weitergegeben werden, u. U. zusätzliche Atropingabe. Adrenalin sollte hier wegen der Gefahr der tachykarden Rhythmusstörungen bis hin zu Kammerflimmern, die nach der akuten Aufhebung der Dipyridamolwirkung durch Theophyllin auftreten können, erst dann zum Einsatz kommen, wenn die beiden vorausgegangenen obengenannten medikamentösen Maßnahmen nicht erfolgreich sind. In solchen Fällen ist eine anschließende Überwachung mit EKG-Monitoring auf der internistischen Intensivstation zu empfehlen. Die notwendigen Nachsorgemaßnahmen faßt Tabelle 10.13 zusammen.

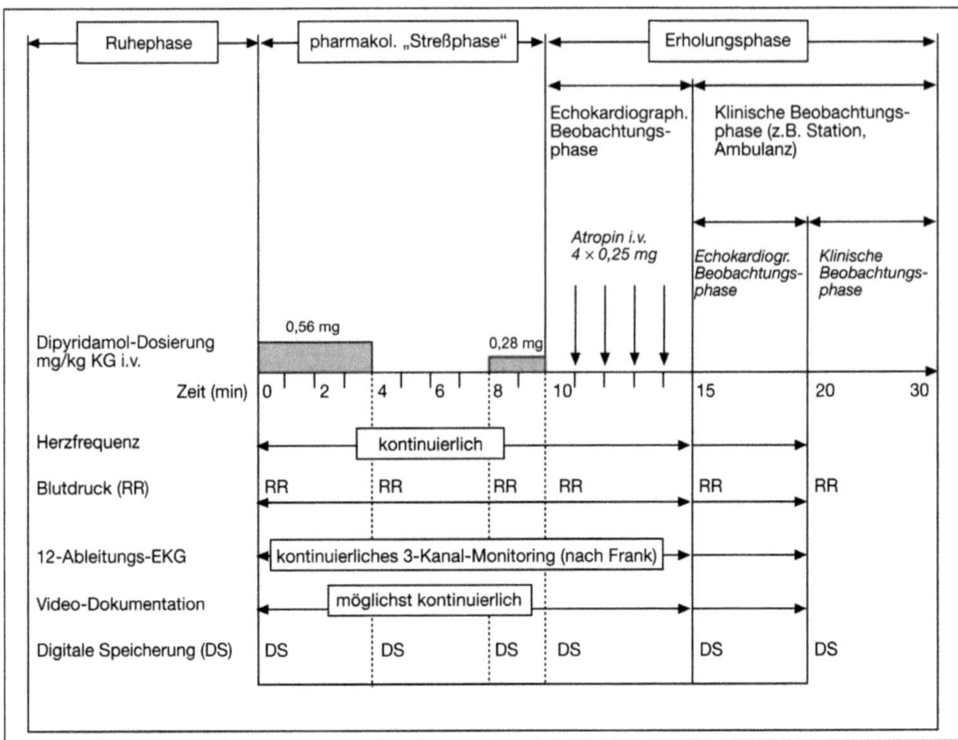

Abb. 10.8. Schematische Untersuchungsabläufe der Dipyridamol-Streßechokardiographie

Tabelle 10.12. Dipyridamol-Streßechokardiographie: Ischämie- und Abbruchkriterien

Ischämie- und Abbruchkriterien
▶ *Subjektive klinische Abbruchkriterien* • Allgemeine Intoleranz gegen Dipyridamol im Sinne verstärkter Nebenwirkungen mit Übelkeit, Erbrechen, Kopfschmerzen, Schwindel • Progrediente Angina pectoris • Progrediente Dyspnoe
▶ *Objektive klinische Abbruchkriterien* • Zunehmende bradykarde Herzrhythmusstörungen • Höhergradige AV-Blockierungen, Asystolie • Progrediente Erregungsrückbildungsstörungen (ST-Streckensenkung horizontal über 0,2 mV, ST-Streckenhebung progredient oder monophasisch) • Progredienter Blutdruckabfall
▶ *Objektive methodenspezifische Abbruchkriterien* • Neu auftretende Wandbewegungsstörungen in mindestens zwei benachbarten Segmenten
Unter Beachtung der übrigen klinischen Abbruchkriterien ist allerdings eine Fortsetzung der Untersuchung trotz signifikanter ST-Streckensenkungen möglich bei • einwandfreier Beurteilbarkeit aller Wandsegmente mit gutem Kontraktionsverhalten • gleichbleibenden bis sich verkleinernden Ventrikelvolumina

Tabelle 10.13. Dipyridamol-Streßechokardiographie: Nachsorgemaßnahmen

Nachsorgemaßnahmen
▶ *Unkomplizierter Untersuchungsablauf* • Klinische Überwachung für mindestens 30 min • Antidotgabe (Theophyllin i. v.) bei Dipyridamol-Unverträglichkeit und bei ausgelöster Ischämiereaktion, ggf. nach Abbruch wegen progredienter oder höhergradiger Herzrhythmusstörungen • Pektanginöse Beschwerden nach vorausgegangener Theophyllin-Gabe (nicht wegen ausgelöster Ischämiereaktion) ➠ Verdacht auf koronare Vasospasmen; Therapie: Nitratmedikation • EKG- und Blutdruckkontrolle bis 5 min nach Abbruch der Untersuchung • Information des Patienten über weitere Verhaltensmaßregeln, z. B. über Wiederaufnahme der pausierten antianginösen Medikation und ggf. über den Streßechokardiographiebefund
▶ *Komplizierter Untersuchungsablauf z. B. protrahierte Ischämiereaktion, Komplikationen u. a.* • Antidotgabe (Theophyllin i. v.), ggf. antianginöse Medikation und ergänzende Therapie • Engmaschige EKG-, Blutdruck- und Echokardiographie-Kontrolle bis zum vollständigen Rückgang der Ischämiekriterien mit anschließender klinischer Überwachung des Patienten für mindestens 30 min • Standardisiertes 12-Kanal-EKG vor Entlassung des Patienten • Information des Patienten über den streßechokardiographischen Befund und sein Verhalten bei erneuten Beschwerden • Information des nachbetreuenden Arztes über den streßechokardiographischen Befund und die getroffenen Nachsorgemaßnahmen

10.2.4 Auswertung und Beurteilung

Siehe Kapitel 10.1.4

Literatur zu Kapitel 10.2

1. Kadatz R (1959) Die pharmakologischen Eigenschaften der neuen coronarerweiternden Substanz 2,6-Bis(diaethanolamino)-4,8-dipiperidino-pyrimido(5,4-d)pyrimidin. Arzn Forsch 9: 39–45
2. Lattanzi F, Picano E, Bolognese L, Piccinino C, Sarasso G, Orlandini A, L'Abbate A (1991) Inhibition of dipyridamole-induced ischemia by antianginal therapy in humans. Correlation with exercise electrocardiography. Circulation 83: 1256–1262
3. Mazeika P, Nihoyannopoulos P, Joshi J, Oakley CM (1992) Uses and limitations of high dose dipyridamole stress echocardiography for evaluation of coronary artery disease. Br Heart J 67: 144–149
4. Nesto RW, Kowalchuck GJ (1987) The ischemic cascade: Temporal sequence of haemodynamic, electrocardiographic and symptomatic expressions of ischemia. Am J Cardiol 57: 23C–27C
5. Osterspey A, Jansen W, Weldin S, Tauchert M, Hilger HH (1982) Medikamentöse Beeinflußbarkeit des Dipyridamol-Tests. Therapiew 32: 3533
6. Osterspey A, Jansen W, Tauchert M, Eigl J, Höpp H, Behrenbeck DW, Hilger HH (1983) Stellenwert des Dipyridamol-Tests in der Diagnostik der koronaren Herzkrankheit. Dtsch med Wschr 108: 1469–1475
7. Picano E, Lattanzi F, Masini M, Distante A, L'Abbate A (1988) Aminophylline termination of dipyridamole stress as a trigger of coronary vasospasm in variant angina. Am J Cardiol 62: 694–697
8. Picano E, Distante A, Masini M, Morales MA, Lattanzi F, L'Abbate A (1985) Dipyridamole echocardiography test in effort angina pectoris. Am J Cardiol 56: 452–456
9. Picano E, Lattanzi F, Masini M, Distante A, L'Abbate A (1986) High dose dipyridamole echocardiography test in effort angina pectoris. J Am Coll Cardiol 8: 848–854
10. Picano E (1989) Dipyridamole echocardiography test: historical background and physiologic basis. Eur Heart J 10: 365–376
11. Picano E, Marini C, Pirelli S, Maffei S, Bolognese L, Chiriatti G, Chiarella F, Orlandini A, Seveso G, Colosso MQ, Sclavo MG, Magaia O, Agati L, Previtali M, Lowenstein J, Torre F, Rosselli P, Ciuti M, Ostojic M, Gandolfo N, Margaria F, Giannuzzi P, DiBello V, Lombardi M, Gigli G, Ferrara N, Santoro F, Lusa AM, Chiaranda G, Papagna D, Coletta C, Boccardi L, De Cristofaro M, Papi L, Landi P and the Echo-Persantine International cooperative study group (1992) Safety of intravenous high dose dipyridamole echocardiography. Am J Cardiol 70 : 252–258
12. Picano E, Pingitore A, Conti U, Kozakova M, Boem A, Cabani E, Distante A, L'Abbate A (1993) Enhanced sensitivity for the detection of coronary artery disease by addition of atropine to dipyridamole echocardiography. Eur Heart J 14: 1216–1222
13. Spitzbarth H (1959) Kreislaufanalytische und klinische Studien über 2,6-Bis(diaethanolamino)-4,8-dipiperidino-pyrimido(5,4d)pyrimidin. Arzn Forsch 9: 59–61
14. Tauchert M (1977) Der Dipyridamol-Test als Suchmethode bei koronarer Herzkrankheit. Internist 18: 588–593
15. Upton MT, Rerych SK, Newman GE, Port S, Cobb FR, Jones RH (1980) Detecting abnormalities in left ventricular function during exercise before angina and ST-segment depression. Circulation 62: 341–349

10.3 Pharmakologische Streßechokardiographie mit Arbutamin: Praktische Durchführung

10.3.1 Vorbereitende Maßnahmen

Arbutamin ist ein neu entwickeltes Katecholamin, das speziell für die pharmakologische Streßuntersuchung entwickelt wurde. Im Gegensatz zum Dobutamin besteht neben der β1-Rezeptoraffinität ein ausgewogeneres Verhältnis im Hinblick auf die Bindung zu β2- und α1-Rezeptoren. Neben der inotropen Wirkung kommt es zu einer verstärkten Chronotropie (Abb. 10.9), der Blutdruck verändert sich weniger (Abb. 10.10; 1). Weitere Einzelheiten zum Wirkprinzip sind im Kapitel 3.2.4 ausgeführt.

Das Protokoll der Dobutamin- und Dipyridamol/Adenosin-Streßechokardiographie sieht in Analogie zum Stufenprotokoll der Ergometrie eine stufenweise Titrierung des Pharmakon vor. Im Gegensatz hierzu wurde bei der Stimulation mittels Arbutamin von Anfang an ein komplexeres computergesteuertes Infusionsinstrumentarium entwickelt. Ein Software-Algorithmus trägt der individuellen Hämodynamik durch einen Biofeedback-Mechanismus Rechnung.

Das Infusionssystem (GenESA System®, Gensia Inc., San Diego, Kalifornien, USA; Gensia GmbH, Lünenerstraße 211, 59174 Kamen; Abb. 10.11) titriert die Infusionsdosierung anhand der in 5 Sekundenintervallen EKG-gemessenen Herzfrequenz.

Dieses System ist insofern besonders bei der katecholaminergen Substanz Arbutamin sinnvoll, da hierbei im Gegensatz zum Dobutamin eine wesentlich stärkere positive Chronotropie besteht (Abb. 10.9; 1). Steigt die Herzfrequenz bei individuell sensitivem adrenergen Ansprechen rasch an, so wird die laufende Dosierung tendenziell niedriger gehalten, bei trägem Frequenzanstieg erfolgt die höhere Dosierung (Abb. 10.12 und 10.13). Der untersuchende Arzt kann diese Herzfrequenzanstiegsrate („heart rate slope") von 4 bis 8 (12) Schlägen je Minute als auch eine maximale (resp. submaximale) Herzfrequenz („heart rate target") wählen und am Gerät vor Untersuchungsbeginn einstellen.

In unserer Institution hat sich bei der Mehrzahl der Patienten ein „slope" von 8/min je Minute bewährt. Die zu empfehlende Zielherzfrequenz ist die submaximale Herzfrequenz von (220 – Alter in Jahren) · 0,85. Die maximale Arbutamindosis von 0,8 µg/kg Körpergewicht/min und maximale Totaldosis von 10 µg/kg reicht hierzu meistens aus. Wenn auch nicht in den Biofeedback-Mechanismus eingebunden, so wird doch auch die automatische Blutdruckmessung in 3minütigen Intervallen (frei wählbar) in das Computersystem eingelesen. Auf dem Monitor des Gerätes werden neben einem 1-Kanal-EKG Herzfrequenz, systolischer und diastolischer Blutdruck und zum Ende der Untersuchung auch der Dosistitrationsverlauf des Arbutamins angezeigt (Abb. 10.12).

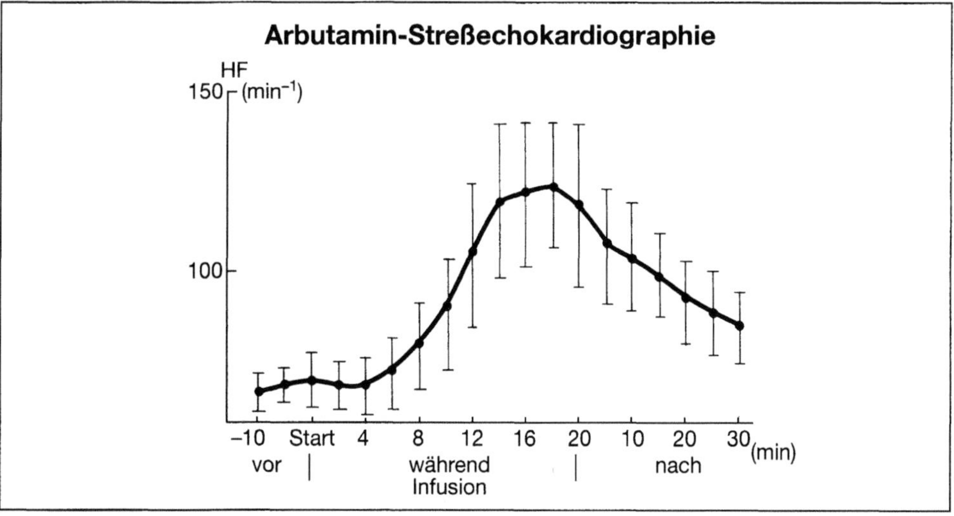

Abb. 10.9. Herzfrequenzverhalten vor, während und nach Arbutamintitration in 3minütigen Dosissteigerungen von 0,025, 0,05, 0,1, 0,4, 0,6 und 0,8 µg/kg Körpergewicht/min im Rahmen einer Pilotstudie (6) zu einem Prototyp des Closed-loop-Systems. Der im Mittel deutlich positiv chronotrope Effekt, aber auch die langsame Herzfrequenzrückbildung nach Infusionsende, kommen zum Ausdruck

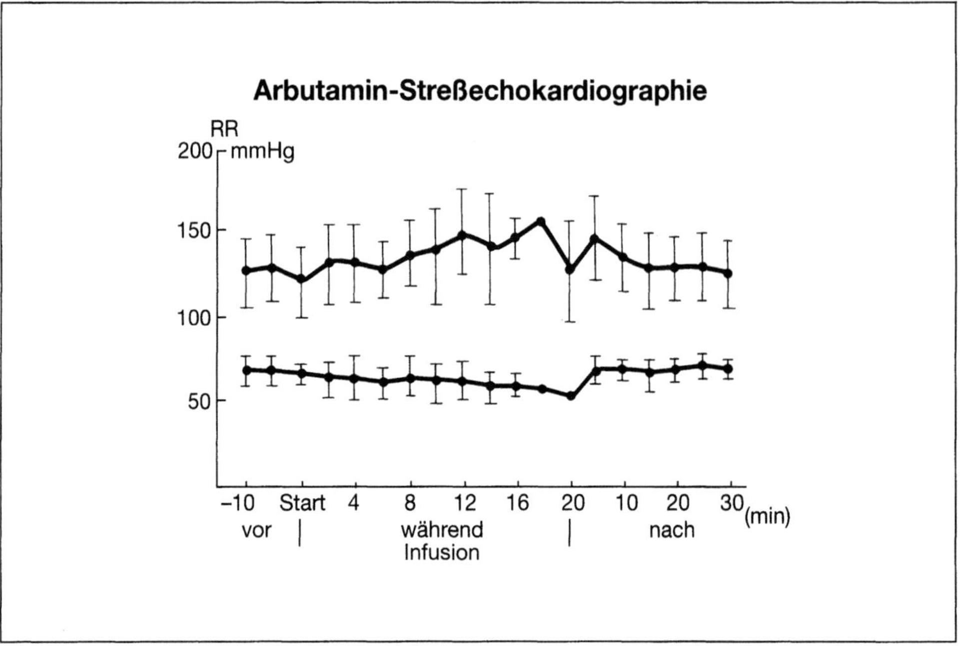

Abb. 10.10. Blutdruckverhalten (RR) vor, während und nach Arbutamintitration in 3minütigen Dosissteigerungen von 0,025, 0,05, 0,1, 0,2, 0,4, 0,6 und 0,8 µg/kg Körpergewicht/min im Rahmen einer Pilotstudie (6) zu einem Prototyp des Closed-loop-Systems. Der im Mittel nur geringe Effekt auf den Blutdruck kommt zum Ausdruck.

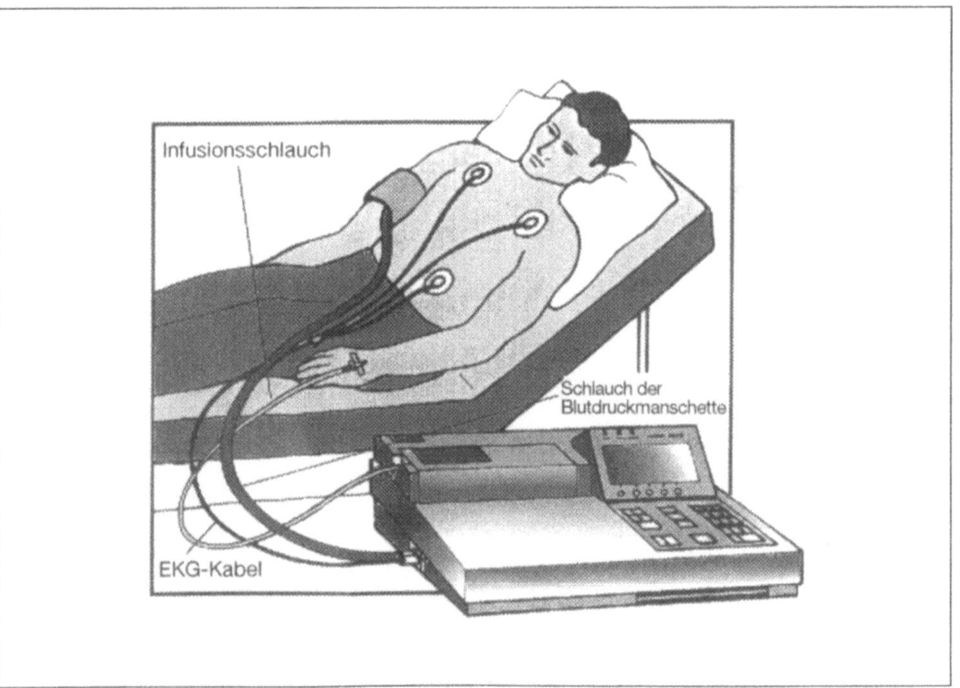

Abb. 10.11. Konnektionsschema des Closed-loop-Systems am Patienten

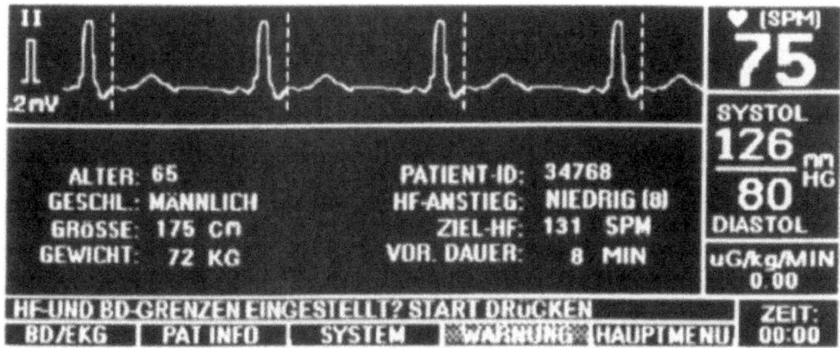

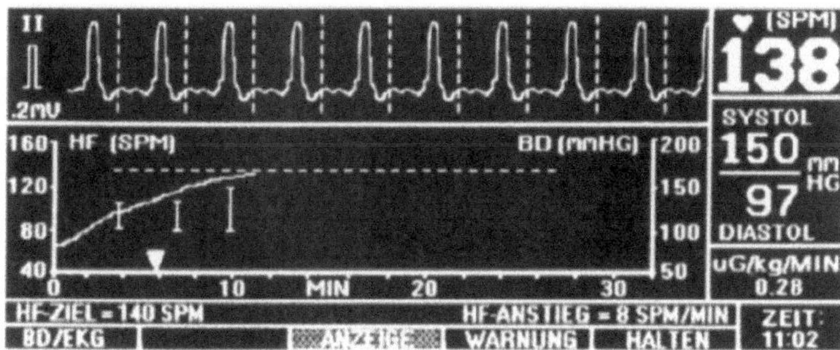

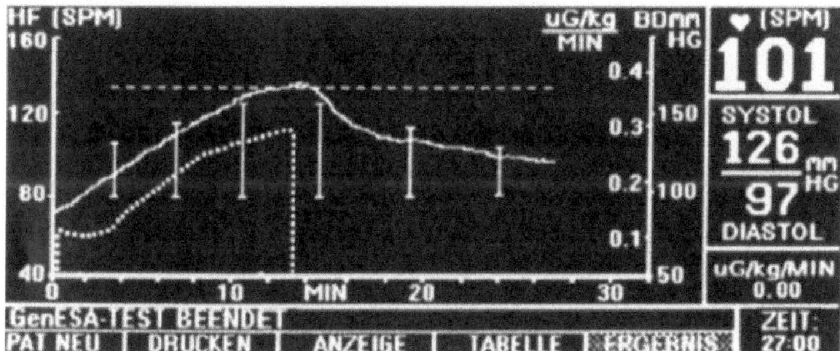

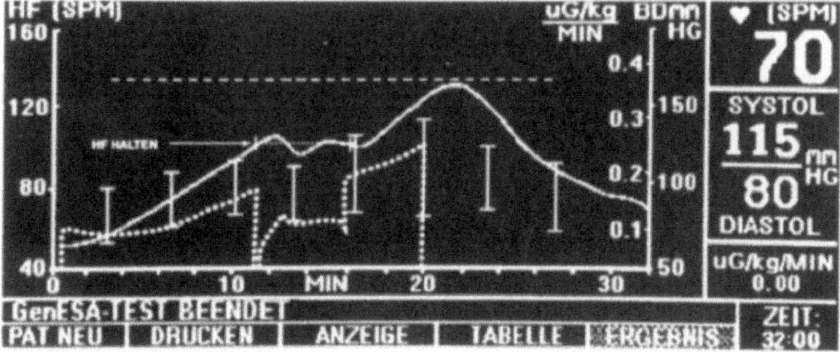

Abb. 10.12. Bildschirmdarstellungen im Verlauf einer Untersuchung. **(a)** Initiales Patienten-Menü. Neben dem laufenden 1-Kanal-EKG Darstellung der Patientendaten, Einstellung des Slope, der Zielherzfrequenz und der voraussichtlichen Untersuchungsdauer. **(b)** Bildschirm während laufender Arbutamininfusion. Skalierung der Herzfrequenz durch die linke Ordinate und des Blutdrucks (vertikale Balken mit systolischem Blutdruck am oberen Ende und diastolischem Blutdruck am unteren Ende) durch die rechte Ordinate. Darstellung der aktuellen Herzfrequenz, Blutdruck und Arbutamindosis am rechten Bildschirmrand. **(c)** Bildschirm am Ende einer Untersuchung. Die Dosistitrationskurve wird zusätzlich dargestellt, Skalierung am rechten Bildschirmrand. **(d)** Bildschirmdarstellung bei zwischenzeitlich gewählter Konstanz der Herzfrequenz. Bemerkenswert ist der hierzu erforderliche komplexe Dosistitrationsverlauf.

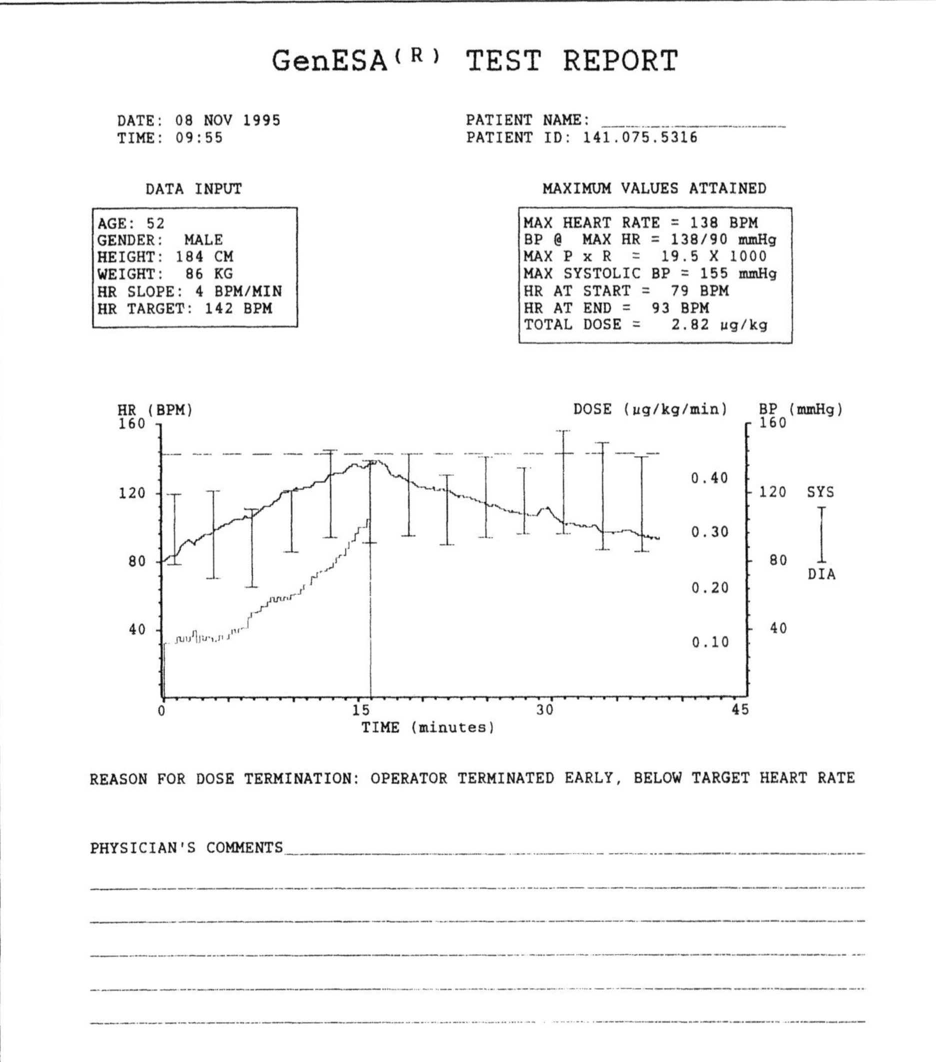

GenESA(R) TEST REPORT

DATE: 08 NOV 1995
TIME: 09:55

PATIENT NAME: ____________
PATIENT ID: 141.075.5316

DATA INPUT

AGE: 52
GENDER: MALE
HEIGHT: 184 CM
WEIGHT: 86 KG
HR SLOPE: 4 BPM/MIN
HR TARGET: 142 BPM

MAXIMUM VALUES ATTAINED

MAX HEART RATE = 138 BPM
BP @ MAX HR = 138/90 mmHg
MAX P x R = 19.5 X 1000
MAX SYSTOLIC BP = 155 mmHg
HR AT START = 79 BPM
HR AT END = 93 BPM
TOTAL DOSE = 2.82 µg/kg

REASON FOR DOSE TERMINATION: OPERATOR TERMINATED EARLY, BELOW TARGET HEART RATE

PHYSICIAN'S COMMENTS ____________

a

Abb. 10.13. Typischer Befundausdruck einer Untersuchung der Arbutamin-Streßechokardiographie. **(a)** Im linken oberen Fenster (DATA INPUT) sind neben persönlichen Daten die gewählte Herzfrequenzanstiegsrate (HR SLOPE) mit 4 Schlägen/min (BPM/MIN) und die submaximale Zielherzfrequenz (HR TARGET) von 142 Schlägen/min angezeigt. Im rechten oberen Fenster (MAXIMUM VALUES ATTAINED) sind die maximalen hämodynamischen Parameter zusammengefaßt. Die submaximale Zielherzfrequenz wurde mit 138 Schlägen/min (MAX HEART RATE) fast erreicht, der Blutdruck blieb unter der maximalen Titration (BP @ MAX HR) mit 138/90 mmHg im normotensiven Bereich. Das ischämieinduzierende kontraktilitätsabhängige Doppelprodukt betrug 19500 mmHg × min^{-1}. Neben dem maximalen systolischen Blutdruck (MAX SYSTOLIC BP), der hier erst in der Erholungsphase erreicht wurde, der Herzfrequenz zu Beginn (HR AT START) und zum Ende der Untersuchung (HR AT END), wird die applizierte Gesamtdosis an Arbutamin (TOTAL DOSE) angegeben. Die Graphik zeigt in anschaulicher Weise den hämodynamischen Ablauf der Untersuchung. Über den Feedback-Mechanismus des Closed-loop-Systems wurde eine zunehmende Arbutamintitration (untere Verlaufskurve) benötigt, um eine gleichmäßige Herzfrequenzzunahme (obere Verlaufskurve) zu erreichen. **(b)** Die hämodynamischen Werte werden zusätzlich alphanumerisch ausgedruckt.

GenESA(R) TEST DATA

DATE: 08 NOV 1995
TIME: 09:55

PATIENT NAME: ________
PATIENT ID: 141.075.5316

GenESA TEST TIME	HEART RATE BPM	BLOOD PRESSURE (mmHg) SYSTOLIC/DIASTOLIC		PRESSURE RATE PRODUCT / 1000	DOSE RATE ug/kg/min
00:01 START	80				0.00
00:56 BP	83	119	78	9.87	0.10
01:01	83				0.10
02:01	92				0.10
03:01	94				0.11
03:56 BP	97	121	70	11.73	0.10
04:01	98				0.10
05:01	101				0.10
06:01	104				0.12
06:56 BP	106	110	65	11.66	0.15
07:01	106				0.15
08:01	112				0.16
09:01	117				0.18
09:56 BP	121	121	85	14.64	0.18
10:01	121				0.18
11:01	123				0.20
12:01	126				0.23
12:56 BP	130	144	93	18.72	0.23
13:01	130				0.23
14:01	132				0.26
15:01	135				0.29
16:01 BP	136	138	90	18.76	0.00
17:01	136				0.00
18:01	129				0.00

b

Zusätzlich zu dieser Monitorisierung, auf die der Untersucher während der Akquirierung des echokardiographischen Bildmaterials immer einen Blick haben kann, gibt das System hörbare und sichtbare Warnhinweise und Alarmsignale bei hämodynamischen Alterationen ab.

> Beim groben Abweichen vorprogrammierter Herzfrequenz- und Blutdruckbereiche schaltet das System die Infusion ab. Mit diesem System, das im angelsächsischen Sprachgebrauch auch als „closed-loop delivery system“ bekannt ist, wird die Sicherheit der Untersuchung erhöht und die Personalintensität potentiell erniedrigt.

Wissenschaftlich ist dieses pharmakologische Streßprotokoll durch drei größere Multizenterstudien, publiziert im November 1995 (2–4) und einem Editorial (5) bestätigt worden. Bereits 5 Jahre zuvor hatten wir die erste Pilotstudie zu einem Prototyp des Systems durchgeführt und vorgestellt (6, Abb. 10.9, 10.10 und 10.14). In Deutschland ist

GenESA(R) TEST DATA

DATE: 08 NOV 1995 PATIENT NAME:
TIME: 09:55 PATIENT ID: 141.075.5316

GenESA TEST TIME	HEART RATE BPM	BLOOD PRESSURE (mmHg) SYSTOLIC/DIASTOLIC		PRESSURE RATE PRODUCT / 1000	DOSE RATE µg/kg/min
19:01 BP	126	142	94	17.89	0.00
20:01	123				0.00
21:01	121				0.00
22:01 BP	121	130	89	15.73	0.00
23:01	118				0.00
24:01	116				0.00
25:01 BP	113	140	93	15.82	0.00
26:01	111				0.00
27:01	109				0.00
28:01 BP	107	134	95	14.33	0.00
29:01	107				0.00
30:01	108				0.00
31:01 BP	101	155	95	15.65	0.00
32:01	100				0.00
33:01	99				0.00
34:01 BP	96	148	86	14.20	0.00
35:01	96				0.00
36:01	97				0.00
37:01 BP	94	140	85	13.16	0.00
38:01	93				0.00

c

das System inzwischen durch das Bundesinstitut für Arzneimittelsicherheit zugelassen worden. In den USA erfolgte die Zulassung bei der Food and Drug Administration (FDA) im September 1997.

10.3.2 Testdurchführung

Unter der Arbutaminstimulation mit dem beschriebenen Infusionssystem gilt besonders unsere grundsätzliche Empfehlung, ein kontinuierliches „echokardiographisches Monitorisieren" der Streßuntersuchung vorzunehmen. Wir konnten nachweisen, daß sowohl der Zeitpunkt des Neuauftretens als auch der Rückentwicklung ischämiebedingter Kontraktionsstörungen (nach Beendigung der Streßprovokation) Hinweise auf den Schweregrad der koronaren Herzkrankheit geben (7).

> Durch ein kontinuierliches Echo-Monitoring wird die Sicherheit im Falle rasch und ausgedehnt auftretender Wandbewegungsstörungen erhöht.

In 3minütigen Intervallen werden Bildschleifen eines Herzzyklus digital abgespeichert. Zusätzlich wird die gesamte echokardiographische Untersuchung auf Video aufgezeichnet, um im Bedarfsfall (technische Probleme bei der initialen Digitalisierung, im Nachhinein interessierende Phasen wie z.B. der Beginn verschieden lokalisierter Wandbewegungsstörungen, Rhythmusstörungen, vorausgehende Kontraktionsstörungen) eine Digitalisierung noch „off line" vornehmen zu können.

Eine 12-Kanal-EKG-Registrierung halten wir zur optimalen zusätzlichen Ischämie- und Rhythmusdiagnostik für empfehlenswert.

Arbutamin sollte prinzipiell über das bewährte „closed-loop"-System infundiert werden. Nur hierfür liegen die Zulassungsvoraussetzungen als Streßeinheit vor und sind hohe Sensitivitäten und Spezifitäten zur Erkennung der koronaren Herzkrankheit als auch eine ausreichende Sicherheit belegt (2–5).

Theoretisch wäre allerdings auch die Stufentitrierung möglich, man sollte sich dann an das Protokoll unserer Pilotstudie (6) halten, in der wir eine 3minütige Dosissteigerung von 0,025; 0,05; 0,1; 0,2; 0,4; 0,6 und 0,8 μg/kg Körpergewicht/min eingehalten haben.

Ein neueres Echokardiographiegerät mit hoher Bildauflösung ist sinnvoll. Wie vergleichende Untersuchungen an unserer Klinik (8) zeigten, ergaben sich mit Ende der 80er Jahre erhebliche technische Verbesserungen der Bildqualität, die die Streßechokardiographie erst inaugurieren ließen. Eine Computereinheit – entweder vorzugsweise im Echokardiographiegerät implementiert oder extern als „Workstation" – ist heute Voraussetzung. Nur die vergleichende Befundung der EKG-getriggerten und synchronisiert ablaufenden Bildschleifen verschiedener Titrationsdosierungen im „quad screen" erlaubt auch die Erkennung geringgradiger Wandbewegungsstörungen.

Infolge des Biofeedback-Systems kann man sich bei der Zusammenstellung der Bildschleifen nicht an Stufen orientieren. Aus den 3minütig digitalisierten Aufzeichnungen wird eine vor Infusion, eine auf mittlerer Dosierungsstufe, eine weitere auf maximaler Dosierung und eine während der Erholungsphase gewählt.

In der Software des Auswertungscomputers sollte eine Akquirierungsmöglichkeit pro Sequenz von mindestens 4 Projektionen (apikaler 2- und 4-Kammerblick, parasternaler langer Achse und kurzer Achse auf Papillarmuskelebene) bestehen. Wir streben nach Möglichkeit 7 Projektionen an (zusätzlich die apikale lange Achse, den sog. RAO-Blick, die parasternale kurze Achse auf der Mitralklappenebene und apikal).

Das Closed-loop-System beinhaltet neben einer eigenen EKG-Ableitung ein automatisches Blutdruckmeßgerät, das Messungen nach der sphygmomanometrischen Methode (Riva-Rocci) vornimmt. Ohne dieses zusätzliche System muß eine manuelle Blutdruckmessung durch eine Hilfsperson gefordert werden.

Das 12-Kanal-EKG-Gerät ist bei uns computerisiert und bietet ein „on line display". Wenn dies auch empfehlenswert ist, so ist ein einfacher 12-Kanal-EKG-Schreiber, der z.B. in 3minütigen Intervallen durch eine Hilfskraft auf eine schnellere Papierlaufgeschwindigkeit gestellt wird (10/25 mm/s → 50/100 mm/s), ausreichend.

Eine Notfallausrüstung mit Defibrillator und Reanimationsutensilien ist wie bei allen streßechokardiographischen Methoden unerläßlich.

Die Arbutamin-Streßechokardiographie ist wie die anderen streßechokardiographischen Protokolle eine ärztliche Untersuchung. Der Untersucher muß zumindest 100 streßechokardiographische Untersuchungen allgemeiner Art selbstständig unter erfahrener Supervision durchgeführt haben, wie es nach wissenschaftlichen Untersuchungen (9) zur Erreichung der in der Literatur bekannten Sensitivitäten notwendig ist und von der KV gefordert wird. Darüber hinaus ist eine Geräteeinweisung in das Closed-loop-System durch

Tabelle 10.14. Arbutamin-Streßechokardiographie: Vorbereitende Maßnahmen und Kontraindikationen

Vorbereitende Maßnahmen	Kontraindikationen und Warnhinweise*
• Indikation überprüfen • Methodenspezifische Fragestellung präzisieren • Kontraindikationen für Testsubstanz und Antidotmedikation ausschließen • Aufklärung mindestens 24 h vor der Untersuchung • Notfallausrüstung einsatzbereit • Assistenzpersonal verfügbar • EKG-Triggersignal prüfen • Speicherplatz prüfen • Venenzugang stabil anlegen • Antidotmedikamente bereithalten Die gegenüber Dobutamin umfangreichere Liste an Kontraindikationen bzw. Warnhinweisen (markiert mit einem*) erklärt sich durch das für Arbutamin bereits abgeschlossene Zulassungsverfahren und bezieht sich auf die deutschen Fachinformationen (Gegenanzeigen) und die FDA-Zulassung (Kontraindikationen und Warnhinweise*).	• Akuter Myokardinfarkt (< 30 Tage)* • Instabile Angina pectoris* • Herzinsuffizienz NYHA III–IV • Anamnestisch dokumentierte persistierende supra- und ventrikuläre Herzrhythmusstörungen • Verlängertes QT-Intervall* • Hypertroph obstruktive Kardiomyopathie • Hämodynamisch signifikante Herzklappenfehler* • Hämodynamisch signifikante Ausflußbehinderung des LV* • Schwangerschaft und Stillzeit* • Signifikante Erregungsleitungsstörungen* • Aortenaneurysma* • Anamnestisch dokumentierte Apoplexie* • Unkontrollierte systemische arterielle Hypertonie* • Patienten mit Herzschrittmacher oder automatischem Kardioverter/Defibrillator • Dilatative Kardiomyopathie* • Z. n. Herztransplantation* • Engwinkelglaukom* • Hyperthyreose (unkontrolliert)* • Schweres Asthma bronchiale mit Sulfit-Überempfindlichkeit • Antiarrhythmika, Digoxin, Atropin, anticholinerge Substanzen, Alphablocker, trizyklische Antidepressiva, Ganglienblocker* • Hypokaliämie* • Hypomagnesiämie*

Tabelle 10.15. Arbutamin-Streßechokardiographie: Ischämie- und Abbruchkriterien

Ischämie- und Abbruchkriterien
▸ *Subjektive klinische Abbruchkriterien* • Progredienter Schwindel • Progrediente Ataxie • Progrediente Angina pectoris • Progrediente Dyspnoe
▸ *Objektive klinische Abbruchkriterien* • Progrediente Arrhythmien (repetitive VES, Couplets etc.) • Progrediente Erregungsleitungsstörungen • Progrediente Erregungsrückbildungsstörungen (ST-Streckensenkung horizontal über 0,2 mV, ST-Streckenhebung progredient oder monophasisch • Progredienter Blutdruckabfall (um > 20 mmHg) • Progredienter übermäßiger Blutdruckanstieg
▸ *Objektive methodenspezifische Abbruchkriterien in der Streßechokardiographie* • Neu auftretende Wandbewegungsstörungen in mindestens zwei benachbarten Segmenten nur unter Beachtung der klinischen Abbruchkriterien
▸ *GenEsa-System®-spezifische Abbruchkriterien* • Testspezifische End-Zielherzfrequenz • 10 μg/kg KG Arbutamin (max. Gesamtdosis)

Tabelle 10.16. Arbutamin-Streßechokardiographie: Nachsorgemaßnahmen

Nachsorgemaßnahmen
▸ *Unkomplizierter Belastungsverlauf* • Klinische Überwachung für mindestens 30 Minuten • Antidotgabe (Betablocker i. v.) bei ausgelöster Ischämiereaktion, ggf. auch nach Abbruch wegen progredienter oder höhergradiger Herzrhythmusstörungen, ggf. nach Betablocker-Pause • EKG-, Herzfrequenz- und Blutdruckkontrolle bis zum Erreichen akzeptabler Herzfrequenz- und Blutdruckwerte sowie kontinuierliches echokardiographisches Monitoring bis zum völligen Rückgang klinischer, elektrokardiographischer und echokardiographischer Ischämiekriterien • Information des Patienten über weitere Verhaltensmaßregeln, z. B. über Wiederaufnahme der pausierten antianginösen Medikation und ggf. über den Streßechokardiographiebefund
▸ *Komplizierter Belastungsverlauf (z. B. positive protrahierte Ischämiereaktion, Komplikationen u. a.)* • Antianginöse Medikation und ergänzende Therapie • EKG-, Herzfrequenz- und Blutdruckkontrolle bis zum Erreichen akzeptabler Herzfrequenz- und Blutdruckwerte sowie kontinuierliches echokardiographisches Monitoring bis zum völligen Rückgang klinischer, elektrokardiographischer und echokardiographischer Ischämiekriterien (s. o.) mit anschließender klinischer Überwachung des Patienten für mindestens 30 Minuten • Standardisiertes 12-Kanal-EKG vor Entlassung des Patienten • Information des Patienten über den streßechokardiographischen Befund und sein Verhalten bei erneuten Beschwerden • Information des nachbetreuenden Arztes über den streßechokardiographischen Befund und die getroffenen Nachsorgemaßnahmen

die Herstellerfirma und die Lektüre der Bedienungsanleitung unumgänglich. Der Untersucher muß entweder selbst oder ein weiterer anwesender Kollege theoretische und praktische Erfahrungen in der Intensivmedizin haben.

> Die Vorbereitungen, i. e. Lagerung und Instrumentierung des Patienten, Eingabe der persönlichen Daten in den Computer, Richten der Arbutamininfusion im System etc, können von einer eingearbeiteten Hilfskraft (Krankenschwester) vorgenommen werden. Die Vorprogrammierung der hämodynamischen Meß- und Zieldaten des Closed-loop-Systems muß der untersuchende Arzt angeben.

Bei der Selbsttätigkeit des Systems ist die Hilfskraft freigestellt für andere Tätigkeiten, sollte aber in ansprechbarer Reich- und Rufweite zur laufenden Untersuchung sein.

Der Zeitbedarf ist eindeutig kürzer als bei der vergleichbaren Dobutamin-Streßechokardiographie. Im Gegensatz zur umständlicheren Infusionsvorbereitung mit Verdünnung und Ausrechnung der Infusionsgeschwindigkeit abhängig vom Körpergewicht, wird das Arbutamin – da speziell für diese diagnostische Indikation entwickelt – in Fertigspritzen vertrieben, die lediglich in das System eingelegt und mit der Infusionsleitung konnektiert werden müssen (Abb. 10.11). Am System müssen nur persönliche Daten, Herzfrequenzanstiegsrate und Zielfrequenz eingegeben werden (Abb. 10.12; Vorbereitung im Mittel 10 min, Hilfskraft). Wegen der effizienteren Ischämieinduktion durch die zur positiven Inotropie hinzukommende Chronotropie (Abb. 10.9 und 10.13; 1) und der deswegen in der Regel nicht notwendigen zusätzlichen Atropingabe auf höchster Stufe (10) ist auch die Titrationsphase schneller durchlaufen (im Mittel 10–15 min, Arzt). Wegen einer trägeren Herzfrequenzrückbildung (Abb. 10.9 und 10.13) nach Infusionsende ist dahingegen die zu beobachtende Erholungsphase etwas länger (im Mittel 10 min, Arzt). Während dieser Phase kann allerdings schon die Auswertung und Befundung erfolgen, die der jeder anderen Methode entspricht (im Mittel 10 min, Arzt).

> Der Gesamtzeitbedarf ist natürlich durch die unterschiedliche Ischämieschwelle variabel, im Mittel liegt er aber bei 30–40 min.

10.3.3 Überwachungsmaßnahmen, Abbruchkriterien und Nachsorgemaßnahmen

Nach eigenen Erfahrungen wird die Arbutaminstimulation mit „gleitendem" Dosisanstieg und entsprechendem Herzfrequenzanstieg gut toleriert. Die in einer von uns prospektiv durchgeführten Studie (11) zur subjektiven Beeinträchtigung der Dobutaminstimulation von den Patienten als am belastendsten angegebenen Palpitationen (85 % der Fälle) treten wegen der verhältnismäßig geringeren positiven Inotropie seltener auf (12–14 % der Fälle; 12). Andererseits wird die positive Chronotropie als Herzrasen angegeben. Eine fehlende Durchführbarkeit wegen *Nebenwirkungen* ist selten (Tabellen 10.14–10.16).

Arrhythmien (isolierte supra- und ventrikuläre Extrasystolen eingerechnet) treten relativ häufig auf (72 % bei Patienten mit koronarer Herzkrankheit; unter einem Ergometerprotokoll ist dies bei denselben Patienten vergleichsweise nur bei 52 % der Fall (4); in einer anderen Studie kommt es bei 47–49 % der Patienten mit koronarer Herzkrankheit zu Arrhythmien (12)). Höhergradige klinisch relevante ventrikuläre Rhythmusstörungen haben dagegen eine geringere Prävalenz von 4 % bei koronarer Herzkrankheit (4). Dies liegt im Bereich der Angaben für die Dobutamin-Streßechokardiographie (14). Eine höhere Gefährdung durch eine höhere Herzfrequenzanstiegsrate („high-slope") besteht nicht (10 % der Fälle bei „slow-slope" versus 13 % der Fälle bei „high-slope" (12)). Eine katecholamininduzierte *Hypokaliämie* ist bekannt (13) und konnte auch für Arbutamin gezeigt werden (6, 12; Abb. 10.14). Während wir einen Zusammenhang zur Arrhythmieneigung (6) zumindest bei wenigen Patienten zeigen konnten, gelang dies in einer größeren Multizenterstudie (12) nicht. Die provozierte Hypokaliämie (im Mittel 4,1 → 3,5 mmol/l, 12) persistiert 30 min nach Untersuchungsende (12). Es gilt die Empfehlung, daß Risikopatienten für eine Hypokaliämie eine Serumkaliumbestimmung und ggf. -substitution vor einer Arbutamin-Streßechokardiographie erhalten sollten.

> Die *Patientenaufklärung* ist prinzipiell die gleiche wie bei der Dobutamin-Streßechokardiographie. Sie sollte darüber hinaus jedoch auch die Aspekte des Infusionssystems enthalten.

Zusätzlich zum Aufklärungsgespräch hat sich ein individuell ausgearbeiteter oder kommerziell erhältlicher Aufklärungsbogen (siehe Kapitel 12) bewährt, der von Patient und ärztlichem Aufklärer unterschrieben wird. Die Aufklärung muß rechtzeitig geschehen. Für den stationären Bereich liegt dieser Zeitpunkt haftungsrechtlich einen Tag vor der Untersuchung. Für den nichtstationären Bereich wird man Rechtzeitigkeit dann annehmen können, wenn der Patient ausreichend Gelegenheit hatte, sich mit der Untersuchung und deren Risiken vertraut zu machen (§ 823 BGB).

10.3.4. Auswertung und Beurteilung

> Die Auswertbarkeit entspricht der der anderen pharmakologischen Streßechokardiographie-Methoden. Im Gegensatz zu ergometrischen Protokollen ist durch die fehlende Körperbewegung und optimale Körperlagerung (Linksseitenlage) als auch die fehlende Tachypnoe die Echogenität besser. Erfahrungsgemäß können über 90 % der Untersuchungen ausgewertet werden.

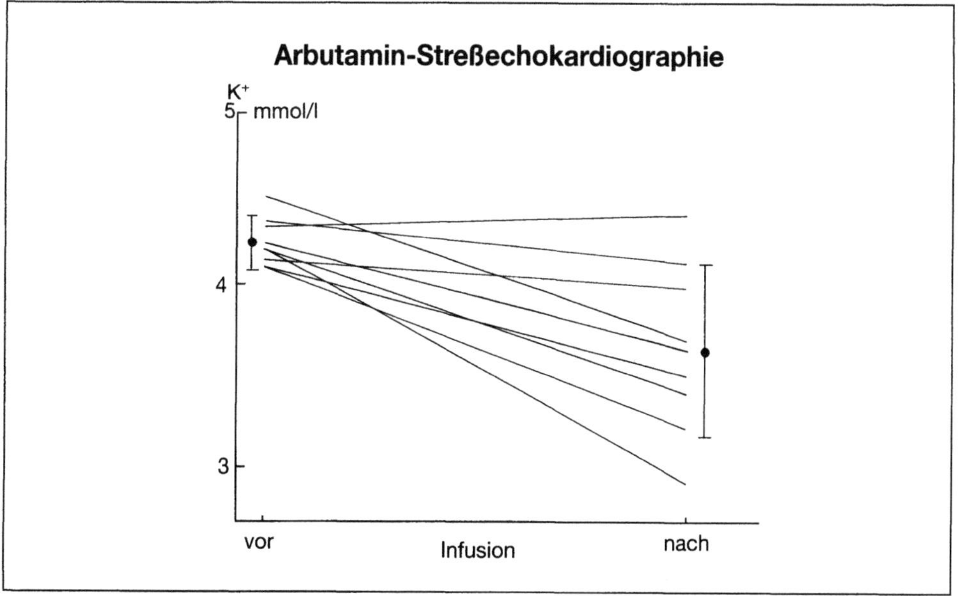

Abb. 10.14. Serumkaliumspiegel (K^+) vor (pre) und unmittelbar nach Infusionsende von Arbutamin (post) in einer Pilotstudie (6) zu einem Prototyp des Closed-loop-Systems. Der Kaliumabfall ist statistisch signifikant ($p<0{,}01$)

Die Untersuchererfahrung hat hierauf naturgemäß einen Einfluß (9). Wir konnten 92 % der echokardiographischen Aufnahmen bereits bei dem ergometrischen Protokoll quantitativ auswerten (7). In den publizierten Studien zur Arbutamin-Streßechokardiographie werden Auswertungsraten leider nicht genannt (4, 12). Andererseits sind mehrere Abstracts zur quantitativen Auswertung vorgelegt worden, die verhältnismäßig gute Auswertungsmöglichkeiten voraussetzen (6, 15–17).

In der bisher größten publizierten Multizenterstudie (4) wurde mit dieser Methode eine Sensitivität von 87 % erreicht, die Sensitivität im selben Patientenkollektiv für die dynamische Streßechokardiographie betrug vergleichsweise 83 %. Die für Arbutamin gefundene Spezifität von 96 % macht den Test ausgesprochen zuverlässig (4).

Eine neuere Arbeit (17) konnte nachweisen, daß die niedrig dosierte Arbutaminapplikation (Zielherzfrequenz lediglich 20/min über „baseline") eine Myokardischämie mit einer Herzfrequenzanstiegsrate von 8/min je Minute ähnlich gut provozieren kann wie die sonst übliche submaximale Frequenz. Wegen Studienlimitationen können diese Befunde allerdings noch nicht als verbindlich angesehen werden. Die Vergleichbarkeit zwischen ergometrischen Protokollen und pharmakologischer, speziell katecholaminerger Stimulation (Dobutamin) ist trotz besserer Echogenität letzterer belegt (18). Die sich aufdrängende Frage des Vergleichs von Arbutamin mit Dobutamin kann in Ermangelung größerer kontrollierter und randomisierter Studien noch nicht abschließend beantwortet werden. Nach vorläufigen Berichten (19) sind die Substanzen in der Wirksamkeit vergleichbar. Tierexperimentell (21) liegen Hinweise vor, daß Arbutamin im selben Modell mit gleich ausgeprägter Koronarflußbehinderung zu signifikant deutlicheren regionalen Wandbewegungsstörungen führt wie Dobutamin.

Möglicherweise ist Arbutamin wegen der stärkeren ischämieprovozierenden Potenz der positiven Chronotropie dem Dobutamin überlegen (20). Diese unterschiedliche Pharmakodynamik läßt andererseits die Frage noch offen, ob Arbutamin wie Dobutamin ein Stellenwert in der *Vitalitätsdiagnostik* zukommen könnte (siehe Kapitel 5.6).

Literatur zu Kapitel 10.3

1. Young M, Pan W, Wiesner J, Bullough D, Brown G, Balow G, Patter S, Metzner K, Mullane K (1994) Characterization of arbutamine: A novel catecholamine stress agent for diagnosis of coronary artery disease. Drug Develop Res 32: 19–28
2. Dennis CA, Pool PE, Perrius EJ, Mohinddin SM, Sklar J, Kostuk WJ, Muller DWM, Starling MR 1995 for the International Arbutamine Study Group. Stress testing with closed-loop arbutamine as an alternative to exercise. J Am Coll Cardiol 26: 1151–1158
3. Kiat H, Iskandrian AS, Villegas BJ, Starling MR, Berman DS 1995 for the International Arbutamine Study Group. Arbutamine stress thallium-201 single-photon emission computed tomography using a computerized closed-loop delivery system. J Am Coll Cardiol 26: 1159–1167
4. Cohen JL, Chan KL, Jaarsma W, Bach DS, Muller DWM, Starling MR, Armstrong WF 1995 for the International Arbutamine Study Group. Arbutamine echocardiography: Efficacy and safety of a new pharmacologic stress agent to induce myocardial ischemia and detect coronary artery disease. J Am Coll Cardiol 26: 1168–1175
5. Marwick T (1995) Arbutamine stress testing with closed-loop drug delivery. Towards the ideal or just another pharmacologic stress technique. J Am Coll Cardiol 26: 1178–1179
6. Nixdorff U, Mertes H, Erbel R, Baker T, Hillman R, Steiner J, Wölfinger D, Meyer J (1990) Arbutamine – A new pharmacologic stress test for coronary heart disease. Initial experience. Transesophageal – Intraluminal – Stress Echocardiography. New Views to the Heart. International Symposium (Mainz-Mayo-Symposium), Mainz (Germany), 31.10.–2.11.1990
7. Mertes H, Erbel R, Nixdorff U, Mohr-Kahaly S, Wölfinger D, Meyer J (1991) Belastungsechokardiographie: Eine sensitive Methode in der Diagnostik der koronaren Herzkrankheit. Herz 16: 355–366

8. Görge G, Erbel R, Brennecke R, Rupprecht HJ, Todt M, Meyer J (1992) High-resolution two-dimensional echocardiography improves the quantification of left ventricular function. J Am Soc Echocardiogr 5: 125–134
9. Picano E, Lattanzi F, Orlandini A, Martini C, L'Abbate A (1991) Stress echocardiography and the human factor. The importance of being expert. J Am Coll Cardiol 17: 666–669
10. Fioretti PM, Poldermans D, Salustri A, Forster T, Bellotti P, Boersma E, McNeill AJ, el Said ES, Roelandt JR (1994) Atropine increases the accuracy of dobutamine stress echocardiography in patients taking beta-blockers. Eur Heart J 15: 355–360
11. Wagner S, Mohr-Kahaly S, Nixdorff U, Kölsch B, Menzel T, Wittlich N, Meinert R, Meyer J (1996) Prospektive Untersuchung zur subjektiven Beeinträchtigung durch die Dobutaminbelastungsechokardiographie – Auswirkungen auf die diagnostische Sicherheit. Z Kardiol 85: 588–595
12. Cramer M-JM, Jaarsma W, Sutherland GR, Nihoyannopoulos P, Fioretti P, Tan LB, Schröder K, Visser CA, on behalf of the European Arbutamine Study Group (1995) Safety and efficacy of computerized closed-loop delivery of arbutamine: A new pharmacologic myocardial stress modality for the assessment of coronary artery disease. J Am Soc Echocardiogr 8: 854–863
13. Blevius RD, Whitty AJ, Rubenfire M, Maciejko JJ (1989) Dopamine and dobutamine induced hypokalemia in anesthetized dogs. J Cardiovasc Pharmacol 13: 662–666
14. Mertes H, Sawada SG, Ryan T, Segar DS, Kovacs R, Foltz J, Feigenbaum H (1993) Symptoms, adverse effects, and complications associated with dobutamine stress echocardiography. Experience in 1118 patients. Circulation 88: 15–19
15. Ismail G, Sada M, Conant R, Shapiro S, Cao T, French W, Ginzton L (1992) Quantitative stress echocardiography: Comparison of exercise and pharmacologic stress with arbutamine. Circulation 86 (Suppl): I–127
16. Ismail G, Sada M, Conant R, Shapiro S, Cao T, French W (1992) Arbutamin. A new pharmacologic stress agent: Initial echocardiography experience. Clin res 40: 120A
17. Bach DS, Armstrong WF, for the International Arbutamine Study Group (1995) Adequacy of low-stress arbutamine to provoke myocardial ischemia during echocardiography. Am J Cardiol 76: 259–262
18. Hoffmann R, Lethen H, Kleinhaus E, Weiss M, Flachskampf F, Hanrath P (1993) Comparative evaluation of bicycle and dobutamine stress echocardiography with perfusion scintigraphy and bicycle electrocardiogram for identification of coronary artery disease. Am J Cardiol 72: 555–559
19. Rose GA, Weismann N, Foster GP, Picard MH (1995) Comparison of arbutamine to dobutamine stress echocardiography in humans. Circulation 92 (Suppl 1): I–412
20. Guth B, Mullane K (1994) Comparison of exercise and catecholamine stress agents in producing myocardial ischemia. J Am Coll Cardiol 25: 15A
21. Hammond HK, McKirnan MD (1994) Effects of dobutamine and arbutamine on regional myocardial function in a porcine model of myocardial ischemia. J Am Coll Cardiol 23: 475–482

10.4 Transösophageale pharmakologische Streßechokardiographie: Streß-TEE

Die transthorakale Streßechokardiographie stellt gegenüber den etablierten szintigraphischen Methoden ein neues, alternatives, nichtinvasives Verfahren in der Stufendiagnostik der koronaren Herzkrankheit (KHK) und in der myokardialen Vitalitätsdiagnostik dar. Mittels dynamischer oder pharmakologischer Belastung sowie durch Vorhofstimulation kann eine regionale Myokardischämie induziert werden, die sich im zweidimensionalen Echokardiogramm als Wandbewegungsstörung manifestiert (2, 16). Neben der Ischämiediagnostik wird die Streßechokardiographie auch zunehmend in der myokardialen Vitalitätsdiagnostik eingesetzt. Durch eine niedrig dosierte Dobutamininfusion kann in postischämisch akinetischen, aber noch vitalen Myokardregionen eine Kontraktionsreserve mobilisiert werden, die sich als zuverlässiger prognostischer Parameter für eine Erholung der Kontraktionsfunktion nach erfolgreicher Revaskularisierung erwiesen hat (3, 12). Mit Hilfe der Streßechokardiographie kann indirekt durch Erfassung des ersten Auftretens, der Ausdehnung sowie der Intensität einer Wandbewegungsstörung das Ausmaß einer myokardialen Ischämie abgeschätzt werden. Ähnliches gilt für die Vitalitätsdiagnostik, bei der sich anhand der Ausdehnung einer dobutamininduzierbaren Kontraktionsreserve in akinetischen Myokardarealen der Anteil vitalen Myokards im Infarktbereich abschätzen läßt.

> Als nachteilig gilt bei der transthorakalen Streßechokardiographie die subjektive, untersucherabhängige Befunderhebung, die häufig unbefriedigende Bildqualität (10–20 % der Untersuchungen), die fehlende Möglichkeit einer quantitativen Erfassung der Wandbewegungsstörung insbesondere in der Vitalitätsdiagnostik, Bewegungsartefakte bei dynamischer Belastung und das kurze Zeitfenster zur Dokumentation der dynamisch induzierten Wandbewegungsstörung (13).

Mit Hilfe der transösophagealen Streßechokardiographie (Streß-TEE) können die meisten der o. g. Probleme umgangen werden. Die Bildqualität, insbesondere die räumliche Auflösung der Streß-TEE, ist im Vergleich zur transthorakalen Echokardiographie durch die Verwendung höherer Ultraschallfrequenzen (5,0 MHz versus 3,5 MHz) bei nahezu allen Patienten deutlich verbessert (18).

> Die transösophageale Streßechokardiographie erlaubt eine zuverlässige Analyse von pharmakologisch induzierten Wandbewegungsstörungen in der Ischämiediagnostik (Abb. 10.15) bzw. eine verbesserte Beurteilbarkeit der systolischen Wanddickenzunahme unter Dobutaminstimulation (Abb. 10.16) im Rahmen der Vitalitätsdiagnostik (8).

Durch die in Kombination mit der Streß-TEE verwendeten pharmakologischen Belastungstests lassen sich Bewegungsartefakte minimieren, und die Erfassung von Wandbewegungsstörungen ist z. B. bei kontinuierlicher Applikation eines pharmakologischen Stressors nicht an ein enges Zeitfenster gebunden. Die Vorteile der Streß-TEE insbesondere im Hinblick auf eine deutliche Darstellung epi- und endokardialer Konturen sowie die zunehmende Verbreitung und technische Verbesserung von Ösophagussonden haben den Indikationsbereich der Streß-TEE deutlich erweitert (Tabelle 10.17). In einer Reihe kürzlich veröffentlichter Studien wurde die klinische Sicherheit der Streß-TEE im Zusammenhang mit transösophagealer Vorhofstimulation (6, 9), transvenöser atrialer Stimulation (10), Dipyridamol-Streß (1) und Dobutamin-Streß (15, 17) demonstriert. Darüber hinaus ergab sich für die Streß-TEE eine gute diagnostische Sicherheit im Vergleich zu konkurrierenden bildgebenden Verfahren wie der Magnetresonanztomographie (5) und der Myokardszintigraphie (4, 4). Unabhängig von klinischer oder wissenschaftlicher Zielsetzung sollte die Streß-TEE als semiinvasive Methode nach einem standardisierten Schema durch einen erfahrenen Untersucher durchgeführt werden.

Tabelle 10.17. Indikationen für die transösophageale Streßechokardiographie

- ▸ *Ischämiediagnostik*
  - Eingeschränkte transthorakale Beschallbarkeit
- ▸ *Vitalitätsdiagnostik*
  - Beurteilung der diastolischen Wanddicke
  - Messung einer dobutamininduzierbaren systolischen Kontraktionsreserve
- ▸ *Wissenschaftliche Fragestellungen*
  - Perfusionsmessung unter Kontrastmittelgabe
  - Quantifizierung der Wandbewegung mit Color Kinesis
  - Vergleich mit szintigraphischen Techniken (SPECT und PET)
  - Dreidimensionale Rekonstruktion des LV

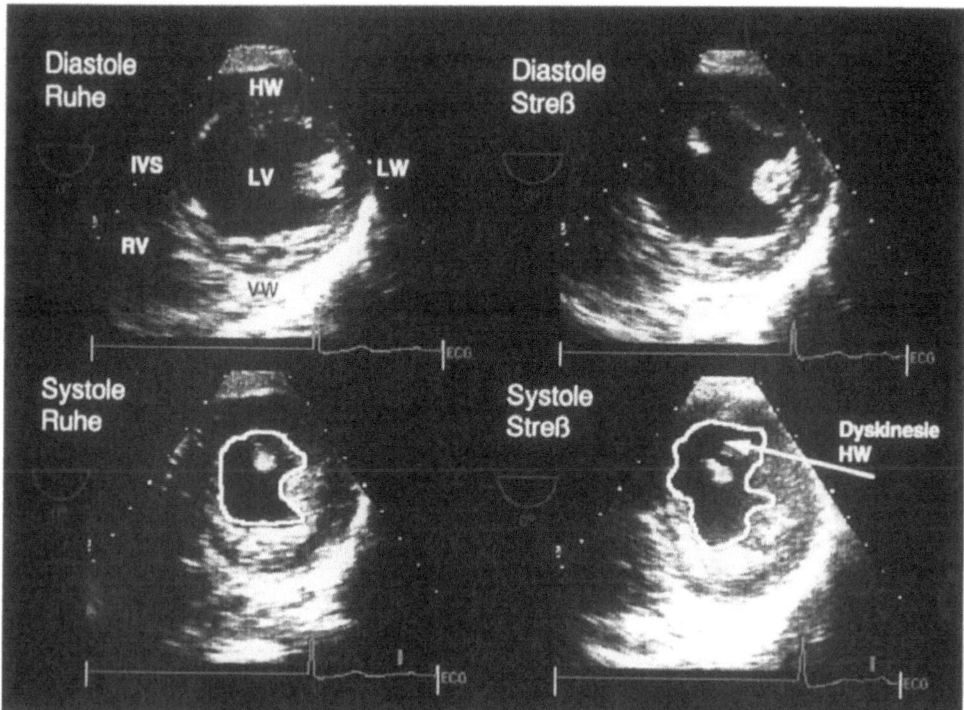

Abb. 10.15. Streß-TEE eines Patienten mit belastungsabhängiger Angina pectoris. Der mittventrikuläre Kurzachsenschnitt zeigt den Anschnitt beider Papillarmuskeln. Unter Ruhebedingungen (linke Spalte) unauffällige linksventrikuläre Wanddickenzunahme von der Diastole (links oben) zur Systole (links unten). Unter hochdosierter Dobutamingabe (40 mcg/kg/min) kam es zur Angina-pectoris-Symptomatik und zu einer Dyskinesie der Hinterwand insbesondere der Inferoseptalregion (rechts unten, Pfeil). Die Linksherzkatheteruntersuchung zeigte eine filiforme Stenose der rechten Kranzarterie.

10.4.1 Vorbereitende Maßnahmen

Die *Aufklärung* über die geplante Streß-TEE-Untersuchung muß spätestens am Vortag erfolgen und sollte nach Möglichkeit durch den Untersucher selbst durchgeführt werden.

Dabei lassen sich Erkrankungen des Ösophagus (Dysphagie, Hernien, Stenosen, Fisteln) oder schwere Erkältungskrankheiten, die eine Durchführung der Untersuchung erschweren oder unmöglich machen, anamnestisch erfassen. Darüber hinaus kann in Abhängigkeit von der Indikationsstellung der Belastungsmodus bzw. das zu verwendende Pharmakon festgelegt werden.

Üblicherweise bieten sich für die *Ischämiediagnostik* positiv inotrope β1-stimulierende Substanzen wie Dobutamin und Arbutamin bzw. vasodilatatorisch wirksame Substanzen wie Dipyridamol und Adenosin an. Die atriale bzw. transösophageale Stimulation wird routinemäßig selten durchgeführt und spielt für klinische Fragestellungen keine Rolle. Für die *Vitalitätsdiagnostik* wird Dobutamin in niedriger Dosierung eingesetzt.

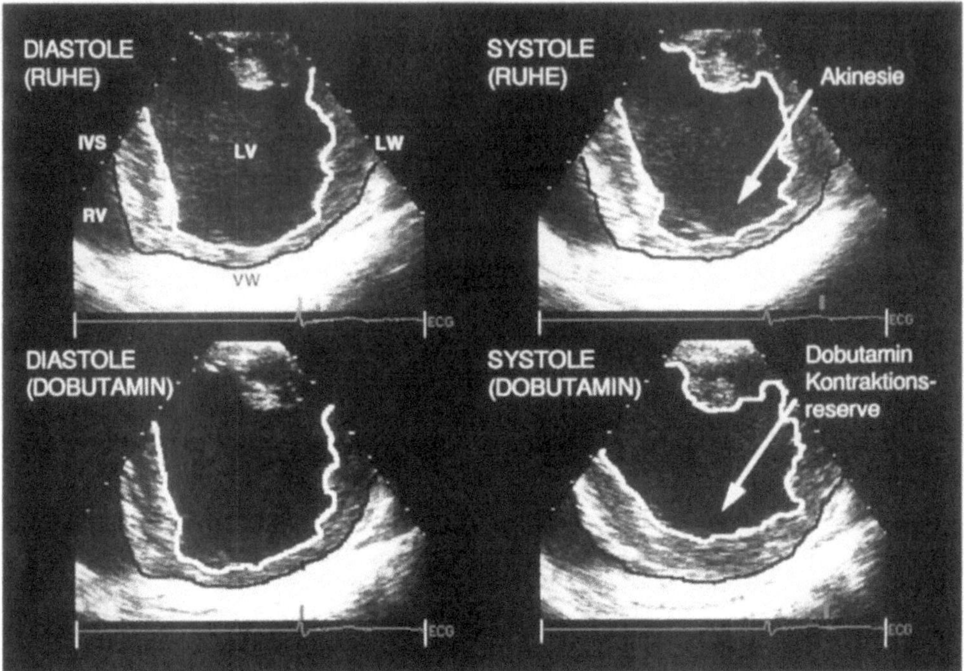

Abb. 10.16. Streß-TEE eines Patienten mit Z. n. großem Vorderwandinfarkt vor einem Jahr und Dyspnoesymptomatik. Die Herzkatheteruntersuchung ergab eine ausgedehnte Vorderwandakinesie sowie einen LAD-Abbruch. Die „low-dose"-Dobutamin-Streß-TEE-Untersuchung zeigte unter Ruhebedingungen eine leichte Reduktion der diastolischen Wanddicke im Bereich der Vorderwand (basaler Kurzachsenschnitt, oben links). Diese Region entwickelte systolisch keine relevante Wanddickenzunahme (oben rechts). Unter Dobutamininfusion (10 mcg/kg/min) kam es dagegen zu einer deutlichen systolischen Wanddickenzunahme im Bereich der Vorderwand (Pfeil) als Zeichen der myokardialen Vitalität.

Indikationen und Kontraindikationen für die einzelnen Pharmaka entsprechen den Anwendungen bei der transthorakalen Streßechokardiographie und sind in Kapitel 5 und 6 näher aufgeführt. Selbstverständlich gelten für die Streß-TEE-Untersuchungen die gleichen Sicherheitsvorschriften und Ausstattungsmerkmale des Echo-Labors wie für die transthorakale Streßechokardiographie. Wünschenswert ist der Einsatz einer bi- oder multiplanen Ösophagussonde mit entsprechender Softwareausstattung des Echogerätes.

Der Patient sollte ca. 6 Stunden vor der Untersuchung nüchtern bleiben und mit einem peripher-venösen Zugang versehen zur Untersuchung kommen. Eine Betablocker-Medikation sollte mindestens 24 Stunden vor der geplanten Streß-TEE abgesetzt werden.

Im Gegensatz zur transthorakalen Streßechokardiographie empfiehlt es sich aufgrund der langen Untersuchungsdauer mit liegender Ösophagussonde (Ischämiediagnostik bis 30 min., Vitalitätsdiagnostik ca. 10 Minuten), prinzipiell eine Prämedikation, z. B. mit 2,5–5 mg Midazolam i. v. (Dormicum), durchzuführen. Stationäre Patienten werden deshalb am besten im Bett transportiert, ambulante Patienten sind am Untersuchungstag nicht fahrtauglich.

Vor der Untersuchung werden alle Zahnprothesen entfernt, ein 12-Kanal-EKG und ein automatisches Blutdruckmeßgerät angelegt und der venöse Zugang auf seine Durchgängigkeit überprüft und mit einem 3-Wegehahn versehen. Nach einer großzügigen Oberflächenanästhesie des Mund- und hinteren Rachenraumes mit Xylocain-Spray wird der Patient von der Rückenlage in die stabile Seitenlage gebracht und erhält zum Schutz der Ösophagussonde einen Beißring. Der Kopf wird anteflektiert, um eine Intubation der Trachea zu vermeiden. In ruhiger Atmosphäre wird dem Patienten versichert, daß er immer genug Luft bekomme, und er wird aufgefordert, ruhig und tief durch die Nase zu atmen und auf Kommando des Untersuchers eine Schluckbewegung durchzuführen. Dann wird die vorher mit Xylocain-Gel lubrifizierte Sonde vorsichtig durch den Beißring unter Flexion der Sondenspitze in Richtung Zungengrund über die Zunge bis in den Rachen vorgeführt. Im nächsten Schritt fordert der Untersucher den Patienten zum Schlucken auf. Unter Beobachtung der Kehlkopfbewegung kann in den meisten Fällen die Ösophagussonde problemlos in den Ösophagus vorgeschoben werden. Mit einem feuchten Gaze-Tupfer werden die distalen Anteile der Ösophagussonde befeuchtet und die Sonde unter Beobachtung des 2-D-Bildes vorsichtig über den Ösophagussphinkter bis in den Magen vorgeführt.

10.4.2 Untersuchungsablauf

Ruheuntersuchung
Durch weiteres Vorschieben der Ösophagussonde und Flexion des Schallkopfes versucht der Untersucher möglichst herzspitzennah einen Kurzachsenschnitt senkrecht zur langen Herzachse zu erhalten. Unter Rückzug der Sonde können dann alle Kurzachsenschnitte bis zur Herzbasis erfaßt werden (Abb. 10.17). Durch weiteren Rückzug der Sonde gelangt der Schallkopf in den distalen Ösophagus mit Darstellung des 4-Kammerblicks (Abb. 10.17). Um eine fälschliche Verkürzung des linken Ventrikels in der Transversalebene zu vermeiden, wird der Schallkopf maximal retroflektiert, ohne dabei den Kontakt zur Ösophaguswand zu verlieren, so daß die Schnittebene annähernd durch die Herzspitze und nicht durch die freie Vorderwand des linken Ventrikels verläuft. Durch Drehung des Schallkopfs um 70–90° gelangt man, ohne die Lage der Sonde zu verändern, von der Transversal- in die Sagittalebene (2-Kammerblick) mit guter Darstellung von freier Vorderwand, Herzspitze und Hinterwand (Abb. 10.17). Es folgt eine Untersuchung der Vorhöfe sowie der Aorten-, Mitral- und Trikuspidalklappe unter Einbeziehung der Farbdopplerechokardiographie. Nach dieser orientierenden Untersuchung wird die Ösophagussonde wieder in den Magen vorgeschoben und der herzspitzennahe Kurzachsenschnitt eingestellt und aufgezeichnet. Zwei weitere Kurzachsenschnitte werden auf Papillarmuskelhöhe und submitral eingestellt. Besonderer Wert ist dabei auf eine möglichst senkrechte Schnittführung zur langen Herzachse zu legen, die sich durch eine kreisrunde Form des linken Ventrikels erkennen läßt. Nach Rückzug der Ösophagussonde und Positionierung zum 4-Kammerblick wird wiederum aufgezeichnet und, ohne die Lage der Ösophagussonde zu verändern, der Schallkopf in die Sagittalebene gedreht. Der exakte Winkel ist von der Geometrie des linken Ventrikels abhängig und variiert erfahrungsgemäß zwischen 70 und 90°.

Belastungsuntersuchung
Während der Belastungsuntersuchung werden identische Schnittebenen zur Ruheuntersuchung nach einer unterschiedlichen Äquilibrierungsphase in Abhängigkeit vom verwendeten Pharmakon auf jedem Belastungsniveau eingestellt und aufgezeichnet. Für die Übereinstimmung der Schnittebenen bei unterschiedlichen Belastungsstufen reicht für klinische Zwecke eine Orientierung an anatomischen Merkmalen bzw. die Orientierung an der jeweiligen Ruheaufnahme.

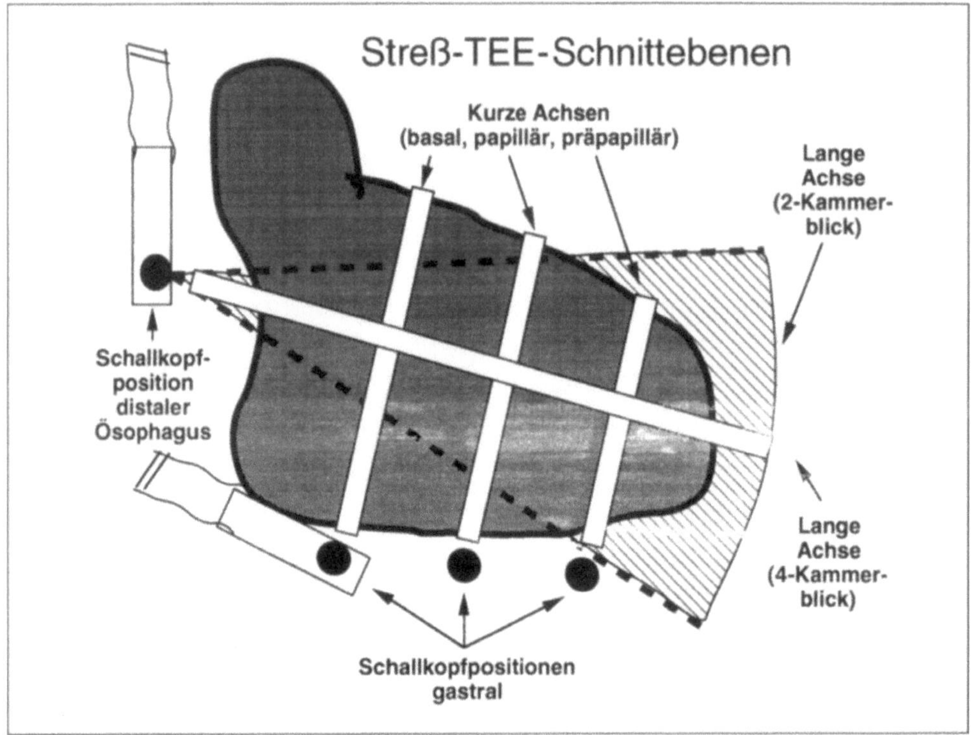

Abb. 10.17. Streß-TEE-Schnittebenen zur repräsentativen Erfassung der linksventrikulären Wandbewegung oder Wanddickenzunahme

10.4.3 Überwachungsmaßnahmen, Abbruchkriterien und Nachsorgemaßnahmen

Für die *Vitalitätsdiagnostik mit Streß-TEE* haben sich kleine Dobutamingaben (5 bis 10 mcg Dobutamin/kg/min), die keine bedeutsamen Veränderungen von Herzfrequenz und Blutdruck hervorrufen, als diagnostisch ausreichend erwiesen (2, 3). Als Überwachung empfiehlt sich eine Herzfrequenz- und Blutdruckmessung in Ruhe, am Ende jeder der durchgeführten Belastungsstufen sowie 5 Minuten nach Belastungsabbruch. Abbruchkriterien werden normalerweise bei diesen Dobutaminbelastungsstufen nicht erreicht. Sollte es zur Angina- pectoris-Symptomatik, zu kreislaufwirksamen supraventrikulären Rhythmusstörungen oder zu höhergradigen ventrikulären Rhythmusstörungen kommen, muß die Belastung abgebrochen und der Patient gegebenenfalls mit Nitraten und Betablockern behandelt werden.

Die *Ischämiediagnostik mit Streß-TEE* erfordert wie die konventionelle Streßechountersuchung ein voll ausgestattetes Echolabor mit allen medikamentösen und apparativen Voraussetzungen für Reanimationsmaßnahmen. In Ruhe, auf jeder Belastungsstufe sowie 5 Minuten und 30 Minuten nach Belastungsabbruch sollten Herzfrequenz und Blutdruck gemessen und ein 12-Kanal-EKG abgeleitet und direkt beurteilt werden. Auf jeder Belastungsstufe ist der Patient nach Angina-pectoris-Symptomatik zu befragen sowie die aufgezeichneten Herzzyklen auf neu aufgetretene Wandbewegungsstörungen zu untersuchen. Als *Streßecho-spezifisches Abbruchkriterium* kann eine neu aufgetretene oder zunehmende Wandbewegungsstörung in mindestens 2 benachbarten Segmenten herangezogen werden. Außerdem wird bei Angina-pectoris-Symptomatik, Erreichen der altersentsprechenden Ausbelastungsfrequenz (220 – Lebensalter), RR-Anstieg systolisch

> 240 mmHg, diastolisch >120 mm Hg, fehlendem RR-Anstieg oder Hypotonie (RR syst. < 90 mmHg), zunehmenden oder bedeutsamen Rhythmusstörungen (neu aufgetretener Schenkelblock, AV- oder SA-Block > 1°) oder ischämischer ST-Senkung > 2 mm oder ST-Hebung, die Belastung auf dem erreichten Niveau nach der Bildakquisition abgebrochen und die Wirkung des entsprechenden Stressors antagonisiert (Dobutamin/Arbutamin-Streß: Betablocker, z.B. Brevibloc nach Körpergewicht i.v.; Dipyridamol-Streß: Aminophyllin 0,12–0,24 g i.v.). Die Ösophagussonde wird weitere 5 Minuten nach Belastungsabbruch in situ belassen und dann nach erfolgter Bildakquisition vorsichtig zurückgezogen.

Bis zur Normalisierung des Abbruchkriteriums bzw. bis zur Beschwerdefreiheit, aber mindestens 30 Minuten nach Belastungsabbruch, sollte der Patient unter ärztlicher Kontrolle und für weitere 60 Minuten nüchtern bleiben.

10.4.4 Auswertung und Beurteilung

Für die Auswertung der Streß-TEE-Untersuchung gelten prinzipiell die gleichen Grundlagen wie für die konventionelle Streßechokardiographie. Technische Voraussetzung für eine suffiziente Bildanalyse ist eine digitale Bildverarbeitungsmöglichkeit mit Cineloop und frequenzsynchronisierter Darstellung von Ruhe- und Belastungszyklen im Quadscreen-Format. Die parallele Betrachtung derselben Schnittebene in Ruhe und bei unterschiedlichen Belastungsstufen ermöglicht mit der Streß-TEE die visuelle Erfassung auch geringfügiger Wandbewegungsstörungen oder Veränderungen der Wanddickenzunahme. Neben einer rein deskriptiven Beurteilung der Streß-TEE-Untersuchung können Wandbewegungsstörungen auch in Kategorien eingeteilt und z.B. einem segmentalen System (3, 4) zugeordnet werden (Abb. 10.18). Basierend auf einer segmentalen Wandbewegungsanalyse, bei der den Kategorien Normokinesie = 1, Hypokinesie = 2, Akinesie = 3 und Dyskinesie = 4 ein numerischer Wert zugeordnet wird, kann ein Wandbewegungsscore errechnet werden, der sich aus der Summe der *segmentalen Einzelwerte* dividiert durch die Anzahl der beurteilten Segmente ergibt.

Wandbewegungsscores können nützlich sein bei der qualitativen Beurteilung von Veränderungen der linksventrikulären Wandbewegung unter Belastungsbedingungen bzw. bei Verlaufsuntersuchungen, z.B. vor und nach revaskularisierenden Maßnahmen. Bei der Auswertung von Vitalitätsuntersuchungen hat sich die Erfassung eines regionalen Scores bewährt.

In diesem Patientenkollektiv werden nur primär a- oder dyskinetische Segmente der interessierenden Infarktregion unter Ruhebedingungen und nach niedrig dosierter Dobutamingabe beurteilt. Auf diese Weise läßt sich bei gleichbleibendem Score das Fehlen einer dobutamininduzierbaren Kontraktionsreserve einfach dokumentieren, während eine Verbesserung des Scores auf eine persistierende Vitalität in der Infarktregion hinweist.

Das o.g. segmentale Modell (Abb. 10.18) läßt sich auch in Form eines polaren Tomogramms darstellen, was eine direkte Vergleichbarkeit mit qualitativ oder quantitativ ausgewerteten PET oder SPECT Untersuchungen ermöglicht. Darüber hinaus lassen sich morphologische Veränderungen des Myokards qualitativ (z.B. Wandverdünnung) oder auch quantitativ erfassen (z.B. Messung der diastolischen und systolischen Wanddicke). Die quantitative Bestimmung funktioneller Parameter wie der systolischen Wanddickenzunahme unter Dobutaminstimulation ist für die Vitalitätsdiagnostik von besonderem Interesse, da sie die Erfassung auch geringfügiger, transienter Funktionsverbesserungen ermöglicht.

> Eine automatisierte quantitative Auswertung mit Hilfe von endo- und epikardialer Konturerkennung stößt aber trotz der besseren Bildqualität von TEE-Untersuchungen in bezug auf die korrekte Identifizierung der epikardialen Konturen noch an technische Grenzen.

Im Vergleich zur transthorakalen Echokardiographie ist die *diagnostische Zuverlässigkeit* der Streß-TEE in der Vitalitätsdiagnostik mit 90% (4) versus 84% (7) höher. Eine Vergleichsuntersuchung zwischen transthorakaler und transösophagealer Untersuchung im gleichen Patientenkollektiv im Hinblick auf die prognostische Zuverlässigkeit in der Beurteilung einer Verbesserung der linksventrikulären Funktion nach erfolgreicher Revaskularisierung liegt allerdings noch nicht vor.

> Der Einsatz der Streß-TEE in der myokardialen *Ischämiediagnostik* ist im klinischen Routinebetrieb beschränkt auf Patienten, die von transthorakal nicht ausreichend beschallbar sind. In der myokardialen *Vitalitätsdiagnostik* mit ihren diffizilen Fragestellungen in bezug auf linksventrikuläre Morphologie und dobutamininduzierbare Kontraktionsreserve kann der Indikationsbereich für die Streß-TEE weiter gefaßt werden, da sie eine zuverlässige und kostengünstige Alternative zu nuklearmedizinischen Untersuchungsverfahren (PET, SPECT, MRT) mit der Option einer quantitativen Analyse darstellt (siehe auch Kapitel 7.3 und 7.6).

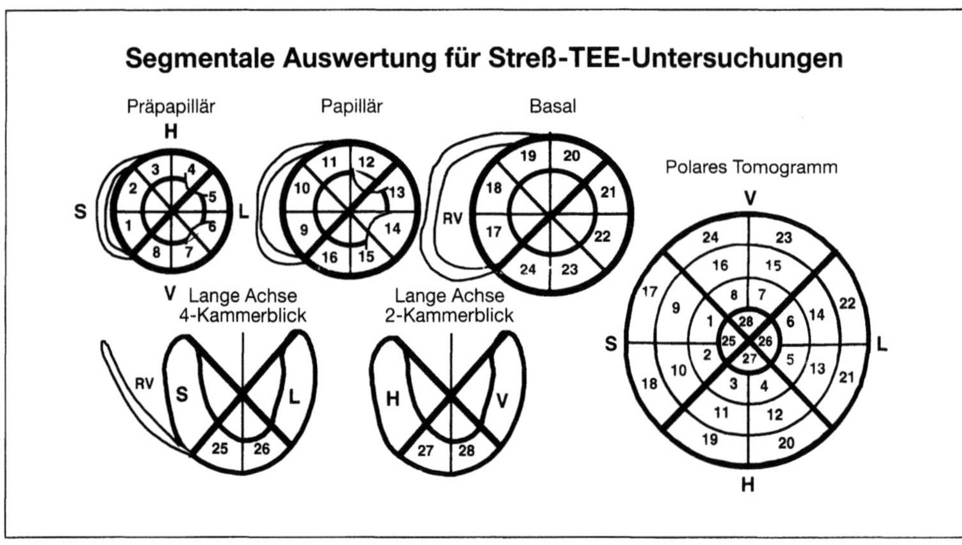

Abb. 10.18. Segmentales Modell für die Auswertung von Streß-TEE-Untersuchungen. Die transgastralen Kurzachsenschnitte werden jeweils in 8 gleichgroße Segmente, ausgehend vom endokardialen Flächenschwerpunkt und dem Schnittpunkt des intraventrikulären Septums mit der freien Vorderwand, unterteilt. Zur Beurteilung der Herzspitzenregion werden jeweils 2 Segmente aus dem transversalen 4-Kammerblick und dem sagittalen 2-Kammerblick verwendet. Insgesamt kommen 28 Segmente zur Auswertung, vorausgesetzt, alle Schnittebenen und Wandabschnitte (V = Vorderwand, H = Hinterwand, S = Septum und L = Lateralwand) können beurteilt werden. Bei fehlender Beurteilungsmöglichkeit eines oder mehrerer Kurzachsenschnitte können die entsprechenden Regionen aus dem transversalen 4-Kammerblick und dem sagittalen 2-Kammerblick für die Erstellung eines repräsentativen Wandbewegungsscores herangezogen werden. Die segmentale Analyse läßt sich auch in Form eines polaren Tomogramms darstellen, was den Vergleich mit nuklearmedizinischen Untersuchungsverfahren erleichtert. Auf eine feste Zuordnung der Segmente zu bestimmten Koronarversorgungsgebieten wurde verzichtet, da sie je nach koronarem Versorgungstyp stark variieren kann.

Eine vielversprechende zukünftige Erweiterung des Indikationsbereichs für die Streß-TEE in der Ischämie- und Vitalitätsdiagnostik könnte sich für die qualitative Erfassung der myokardialen Perfusion im Zusammenhang mit „Second Harmonic Imaging“ und neuen lungengängigen Echo-Kontrastmitteln (siehe auch Kapitel 3.5.4) sowie für die Quantifizierung der Wandbewegung mit Hilfe der Color Kinesis (siehe auch Kapitel 3.5.3) ergeben (11, 19).

Literatur zu Kapitel 10.4

1. Agati L, Renzi M, Sciomer S et al (1992) Transesophageal dipyridamole echocardiography for diagnosis of coronary artery disease. J Am Coll Cardiol 19: 765–70
2. Armstrong WF (1991) Stress echocardiography for detection of coronary artery disease. Circulation 84 (Suppl I): 43–49
3. Baer FM, Voth E, Deutsch H, Schneider CA, Schicha H, Sechtem U (1994) Assessment of viable myocardium by dobutamine-transesophageal-echocardiography (TEE) and comparison with FDG-PET. J Am Coll Cardiol 24: 343–53
4. Baer FM, Voth E, Deutsch H et al (1996) Predictive value of low-dose dobutamine transesophageal echocardiography and fluorine-18 fluorodeoxyglucose positron emission tomography for the recovery of regional left ventricular function after successful revascularization. J Am Coll Cardiol 28: 60–69
5. Baer FM, Voth E, LaRosee K et al (1996) Comparison of dobutamine-transesophageal echocardiography and dobutamine-magnetic resonance imaging for the detection of residual myocardial viability. Am J Cardiol im Druck
6. Chapman PD, Doyle TP, Troup PJ, Gross CM, Wann LS (1984) Stress echocardiography with transesophageal pacing: preliminary report of a new method for detection of ischemic wall motion abnormalities. Circulation 70: 445–50
7. Ciggaroa CG, deFilippi CR, Brickner ME, Alvarez LG, Wait MA, Grayburn PA (1993) Dobutamine stress echocardiography identifies hibernating myocardium and predicts recovery of left ventricular function after coronary revascularization. Circulation 88: 430–436
8. Deutsch HJ, Curtius JM, Leischik R et al (1993) Reproducibility of left-ventricular function using intraoperative transesophageal echocardiography. Thorac Cardiovasc Surgeon 41: 54–58
9. Hoffmann R, Kleinhans E, Lambertz H, Flachskampf FA, Uebis R, Buell U, Hanrath P (1994) Transesophageal pacing echocardiography for detection of restenosis after percutaneous transluminal coronary angioplasty. Eur Heart J 15: 823–31
10. Lambertz H, Kreis A, Trümper H, Hanrath P (1990) Simultaneous transesophageal atrial pacing and transesophageal two-dimensional echocardiography. A new method of stress echocardiography. J Am Coll Cardiol 16: 1143–53
11. Lang RM, Vignon P, Weinert L et al (1996) Echocardiographic quantitation of regional left ventricular wall motion with color kinesis. Circulation 93: 1877–1885
12. Marwick TH, Willemart B, D'Hondt AM, Baudhuin T, Wijns W, Detry JM, Melin J (1993) Selection of the optimal nonexercise stress for the evaluation of ischemic regional myocardial dysfunction and malperfusion. Circulation 87: 345–54
13. Marwick TH, Nemec JJ, Pashkow FJ, Stewart WJ, Salcedo EE (1992) Accuracy and limitations of exercise echocardiography in a routine clinical practice. J Am Coll Cardiol 19: 74–81
14. Panza JA, Dilsizian V, Laurienzo JM, Curiel RV, Katsiyiannis PT (1995) Relation between thallium uptake and contractile response to dobutamine. Circulation 91: 990–998
15. Panza JA, Laurienzo JM, Curiel RV, Quyyumi AA, Cannon RO (1994) Transesophageal dobutamine stress echocardiography for evaluation of patients with coronar artery disease. J Am Coll Cardiol 24: 1260–7
16. Pierard LA, DeLandsheere CM, Berthe C, Rigo P, Kulbertus HE (1990) Identification of viable myocardium by echocardiography during dobutamine infusion in patients with myocardial infarction after thrombolytic therapy: comparison with PET. J Am Coll Cardiol 15: 1021–31
17. Prince CR, Stoddard MF, Morris GT, Ammash NM, Goad JL, Dawkins PR, Vogel RL (1994) Dobutamine two-dimensional transesophageal echocardiographic stress testing for detection of coronary artery disease. Am Heart 1: 36–41
18. Seward JB, Khandkeria BK, Oh JK et al (1988) Transesophageal echocardiography: techniques, anatomic correlations, implementation and clinical applications. Mayo Clin Proc 63: 649–680
19. Sutherland GR, Stewart MJ, Groundstroem KWE et al (1994) Color doppler myocardial imaging: a new technique for the assessment of myocardial function. J Am Soc Echocardiogr 7: 441–458

11 Qualitätssicherung und Qualifikation: Richtlinien zur selbständigen Durchführung streßechokardiographischer Untersuchungen

11.1 Qualität: Begriffsdefinition

Die deutsche Industrie-Norm (DIN) definiert Qualität als die Summe aller *Eigenschaften,* die gegeben sein müssen, eine bestimmte *Leistung* zu erbringen, um den ihr zugedachten *Zweck* optimal zu erfüllen.

Im Sprachgebrauch des sogenannten „Total Quality Management" verstehen wir unter diesen Eigenschaften die jeweiligen *allgemeinen Voraussetzungen,* die erforderlich sind, um die medizinische Leistung, in diesem Zusammenhang eine *streßechokardiographische Untersuchung,* so durchzuführen, daß sie mit möglichst hoher Sensitivität und Spezifität ihren *diagnostischen Zweck* erfüllt (Abb. 11.1).

Qualität besitzt daher eine Struktur-, Prozeß- und Ergebnisdimension, die wir als *Strukturqualität, Prozeßqualität und Ergebnisqualität* bezeichnen (Abb. 11.2).

11.1.1 Strukturqualität: Allgemeine Voraussetzungen zur Durchführung streßechokardiographischer Untersuchungen

> Die allgemeinen Voraussetzungen zur praktischen Durchführung streßechokardiographischer Untersuchungen sind gleichzusetzen mit den Rahmenbedingungen, unter denen echokardiographische Untersuchungen unter Belastungs- bzw. Streßprovokation erfolgen. Die Güte dieser Rahmenbedingungen wird mit dem Begriff *Strukturqualität* beschrieben.

Die Strukturqualität hängt ihrerseits von vielen Faktoren ab, auf die im folgenden näher eingegangen werden soll.

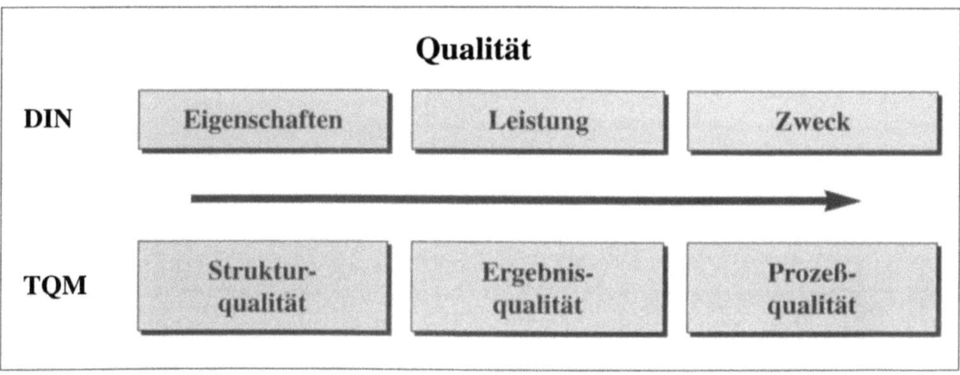

Abb. 11.1. Definition des Begriffs „Qualität"

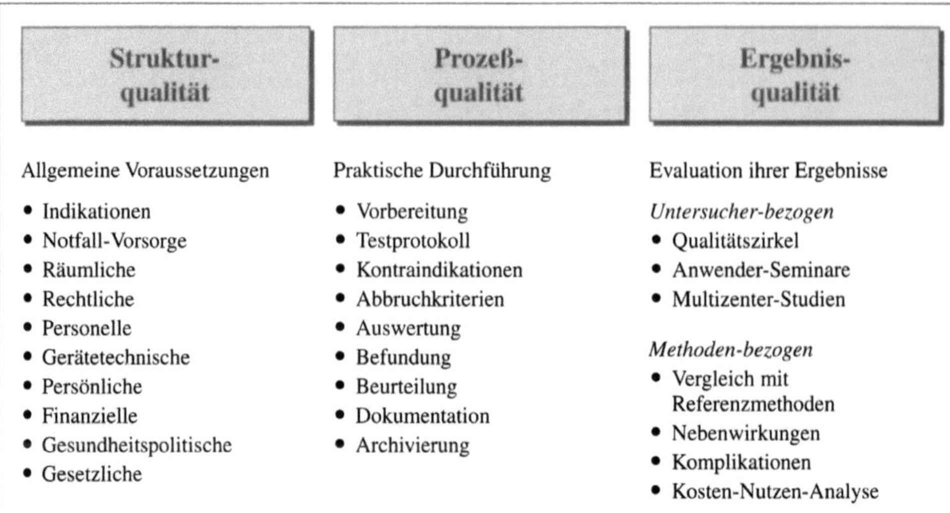

Abb. 11.2. Dimensionen von Qualität: Struktur-, Prozeß- und Ergebnisqualität

11.1.1.1 Indikationen

Die Indikation muß die methodenspezifischen Möglichkeiten und Grenzen streßechokardiographischer Techniken berücksichtigen. Ziel dieser Methoden ist nicht der Nachweis von Koronarstenosen, sondern die *funktionelle Ischämie- und Vitalitätsdiagnostik bei der koronaren Herzkrankheit.* Sie kann erfolgen im Rahmen der KHK-Primärdiagnostik, aber auch zur Risikostratifikation nach einem Myokardinfarkt, präoperativ vor großen operativen Eingriffen und ganz allgemein aus prognostischer Indikation. Ein objektiver Ischämienachweis ist aber auch gefordert vor interventionellen oder operativen revaskularisierenden Maßnahmen (ischämierelevante Koronarmorphologie?) und nach erfolgtem Eingriff, um die Ischämieschwelle und damit die ischämiefreie Belastbarkeit festzustellen und ggf. erneute Probleme (ischämierelevante Progression oder Rezidivstenose?) zu erkennen. Schließlich kann es von akuter, aber auch prognostischer Bedeutung sein, Störungen der regionalen und globalen Myokardkinetik dahingehend zu differenzieren, ob diese einem irreversiblen Strukturschaden entsprechen oder noch vitalem Gewebe. Alle diese Fragen können auch gutachterlich eine Rolle spielen (siehe auch Kapitel 5.1).

Mit streßdopplerechokardiographischen Methoden läßt sich auch die *Dynamik hämodynamischer Fluß-, Gradienten-, Druck- und Volumenparameter* untersuchen. Der Stellenwert dieser Indikationen im Spektrum der kardiologischen Funktionsdiagnostik ist jedoch noch nicht abschließend zu beurteilen (siehe auch Kapitel 5.2).

11.1.1.2 Räumliche Voraussetzungen

Die Anforderungen an die räumlichen Voraussetzungen sind natürlich je nach gewählter Technik unterschiedlich. Die dynamisch-ergometrische Methode erfordert allein für die seitlich kippbare Streßliege einen Platzbedarf von ca. 2 m × 1 m, die Raum-Klima-Bedingungen sollten den bekannten Richtlinien in der Ergometrie entsprechen.

11.1.1.3 Notfall-Vorsorge

Selbstverständlich wird in jedem Streßecho-Labor eine adäquate Notfallvorsorge gefordert. Adäquat bedeutet, auf eine kardiopulmonale Reanimation apparativ-technisch, allgemein personell und persönlich vorbereitet zu sein. Notfallvorsorge erstreckt sich nicht nur auf die allgemein bekannten Notfallmedikamente, sondern auch auf die methodenspezifischen Antidot-Medikamente (Theophyllin, Betablocker) und einen einsatzbereiten Defibrillator und schließt ein regelmäßiges Reanimationstraining ein.

11.1.1.4 Rechtliche Voraussetzungen

Eine adäquate Patientenaufklärung ist für jede streßechokardiographische Methode erforderlich. Adäquat bezieht sich in diesem Zusammenhang auf Form (schriftlich oder mündlich), Umfang und Rechtzeitigkeit.

Rechtzeitig ist im allgemeinen eine Aufklärung dann, wenn sowohl das Aufklärungsgespräch als auch das Einverständnis des Patienten mindestens 24 Stunden vor der Untersuchung erfolgte. Konsequenterweise müßte sie dann von dem Arzt, der die Indikation zur Untersuchung stellt, vorgenommen werden.

Form und Umfang einer Aufklärung haben sich an allgemeinen gesetzlichen Bestimmungen, Richtlinien und Empfehlungen medizinischer Fachgesellschaften, am Nebenwirkungs- und Komplikationsrisiko der gewählten Technik, eventuellen risikoerhöhenden individuellen Besonderheiten des Patienten und seiner vermuteten Erkrankung sowie an den individuellen personellen, gerätetechnischen und logistischen Voraussetzungen der untersuchenden Institution und der persönlichen Erfahrung des Untersuchers zu orientieren.

Daher wird für eine dynamisch-ergometrische Untersuchung im allgemeinen eine *mündliche* Aufklärung ausreichend sein. Eine rechtzeitige *schriftliche* Einverständniserklärung ist zwar für viele Institutionen nicht leicht praktikabel, für pharmakologische Untersuchungen aufgrund ihres wesentlich höheren Risikopotentials aber erforderlich.

Dies gilt ganz besonders für die Substanzen Dobutamin und Dipyridamol, die im Gegensatz zu Arbutamin bis zur Drucklegung dieses Buches für die Indikation Streßechokardiographie vom Bundesinstitut für Arzneimittel und Medizinprodukte noch nicht zugelassen waren. Der Arbeitskreis „Streßechokardiographie“ und die Arbeitsgruppe „Kardiovaskulärer Ultraschall“ der Deutschen Gesellschaft für Kardiologie bemühen sich derzeit, eine Zulassung für beide Substanzen zu erreichen, um mehr Rechtssicherheit zu schaffen.

Mitglieder dieses Arbeitskreises haben ein Aufklärungs- und Einwilligungsformular (siehe Kapitel 12) entworfen, das für dynamisch-ergometrische und für pharmakologische Untersuchungen verwendbar und inzwischen auch kommerziell erhältlich ist (Anschrift siehe Adressenteil in Kapitel 12.6). Dieser Aufklärungsbogen zielt in erster Linie auf die funktionelle Ischämie- und Vitalitätsdiagnostik, ist durch schriftliche Ergänzungen jedoch auch für streßdopplerechokardiographische Untersuchungen hämodynamischer Parameter einsetzbar.

11.1.1.5 Personelle Voraussetzungen

Durchführung, Auswertung und Befundung einer streßechokardiographischen Untersuchung ist grundsätzlich eine ärztliche Tätigkeit. Sie darf nur von einem qualifizierten Arzt durchgeführt werden. Assistenzpersonal ist zur Durchführung zwar nicht unbedingt erforderlich, muß jedoch im Rahmen der Notfallvorsorge unmittelbar verfügbar sein.

11.1.1.6 Persönliche Voraussetzungen

Die eigenverantwortliche Durchführung einer streßechokardiographischen Untersuchung erfordert wie jedes diagnostische Verfahren ein Mindestmaß an Kenntnissen, Erfahrungen und Fertigkeiten. Gut dokumentierte Studien an international anerkannten Referenzinstitutionen zur sogenannten Lernkurve bei der Aneignung dieser neuen Methode belegen die Bedeutung, die dem Erwerb dieser Voraussetzung für eine verläßliche Beurteilung streßechokardiographischer Untersuchungen zukommt (1, 2, 5, 7, 8).

Bei guter kardiologischer Weiterbildung lassen sich 100 selbständig und unter Anleitung eines qualifizierten Untersuchers durchgeführte Streßechokardiographien als Mindestanforderung an eine ausreichende persönliche Qualifikation definieren.

Diese Anforderungen haben daher auch Eingang in die Empfehlungen und Richtlinien medizinischer Fachgesellschaften (siehe Kapitel 11.2) und in die Ultraschallvereinbarung gefunden (siehe Kapitel 11.3).

Die Beherrschung der konventionellen Echokardiographie ist eine unabdingbare Voraussetzung, ein regelmäßiges „Training" durch jährlich mindestens 100 selbständig durchgeführte Streßechokardiographien ist empfehlenswert.

11.1.1.7 Gerätetechnische Voraussetzungen

Die vergleichende streßechokardiographische Wandbewegungsanalyse verlangt ein gut auflösendes 2-D-Echokardiographiegerät. Eine Videodokumentation sollte möglich sein.

Für die dynamische Streßechokardiographie ist ein seitlich kippbares Halbsitzendergometer zu empfehlen (siehe Kapitel 9.1). Für die pharmakologische Streßechokardiograhie mit Dobutamin ist ein mechanisches Präzisions-Infusionssystem (Perfusor oder Infusomat) erforderlich (siehe Kapitel 10.1), für die Dipyridamol-Streßechokardiographie empfehlenswert (siehe Kapitel 10.2). Arbutamin ist nur mit dem GenESA-Closed-Loop-Infusionssystem zur streßechokardiographischen Anwendung zugelassen (siehe Kapitel 10.3).

11.1.1.8 Gesetzliche Voraussetzungen

Die gesetzlichen Voraussetzungen zur Durchführung einer ultraschalldiagnostischen Leistung, insbesondere unter Qualitätssicherungsaspekten, sind u. a. im V. Sozialgesetzbuch § 135 geregelt (10).

Hierauf basieren auch die Empfehlungen und Richtlinien medizinischer Fachgesellschaften zur Qualitätssicherung, die in Kapitel 11.2 beschrieben sind und Qualifikationsrichtlinien und Ausführungsbestimmungen der Kassenärztlichen Vereinigungen, auf die in Kapitel 11.3 näher eingegangen wird.

11.1.2 Prozeßqualität: Praktische Durchführung streßechokardiographischer Untersuchungen

> *Prozeßqualität* beschreibt die qualifizierte Durchführung und Beurteilung streßechokardiographischer Untersuchungen.

11.1.2.1 Vorbereitende Maßnahmen

Der untersuchende Arzt hat zunächst zu prüfen, ob eine adäquate Medikamentenpause durchgeführt und eine 4stündige Nahrungskarenz eingehalten wurde. Er hat sicherzustellen, daß eine adäquate Aufklärung rechtzeitig und wirksam erfolgt ist. Ihm obliegt es, nochmals die Indikation zu überprüfen, Kontraindikationen auszuschließen und die Einsatzbereitschaft aller Maßnahmen zu Notfallvorsorge zu prüfen. Er hat die Eingangs-Watt-Belastung bzw. das zum Einsatz kommende Streßprotokoll festzulegen und die korrekte Zubereitung, Dosierung und Perfusor-/Infusomat-Einstellung bzw. Programmierung des Closed-loop-Infusionssystems sicherzustellen.

11.1.2.2 Testprotokolle und ihre praktische Durchführung

Bei allen Testprotokollen ist eine kontinuierliche Herzfrequenz- und Rhythmusüberwachung auf einem EKG-Monitor, z.B. des Echogerätes, notwendig. Eine EKG-Registrierung in 12-Kanal-Technik unter Verwendung modifizierter Brustwandableitungen sowie eine Blutdruckmessung sollte auf jeder Belastungs- bzw. Streßstufe durchgeführt werden. Die kontinuierliche Herzfrequenz- und Blutdrucküberwachung ist beim Closed-loop-System mit Arbutamin integraler Bestandteil des automatisierten Streßsystems.

Die Belastungs- bzw. Streßprotokolle sollten für die klinische Routine international weitgehend standardisierten Testprotokollen entsprechen, wie sie in diesem Buch für die transthorakale dynamisch-ergometrische Technik in Kapitel 9, für die Dobutamin-Technik in Kapitel 10.1, für Dipyridamol in Kapitel 10.2, für Arbutamin in Kapitel 10.3 und für den transösophagealen Zugangsweg in Kapitel 10.4 ausführlich abgehandelt sind.

11.1.2.3 Ischämie- und Abbruchkriterien, Kontraindikation und Nachsorgemaßnahmen

Als allgemeine Abbruchkriterien gelten die standardisierten *klinischen* subjektiven und objektiven Abbruchkriterien der Ergometrie sowie *methodenspezifische* Abbruchkriterien, die in Kapitel 6 ausführlich beschrieben sind. Unter Qualitätssicherungsaspekten scheint uns besonders wichtig, neu aufgetretene regionale Wandbewegungsstörungen nur dann als Ischämiekriterium zu werten, wenn diese in mindestens zwei benachbarten Segmenten zur Beobachtung kommen oder sich gut abgrenzbare präexistente Wandbewegungsstörungen um mehr als 1 Segment ausweiten. Eine Wandbewegungsstörung liegt nur dann vor, wenn nicht nur die Wandeinwärtsbewegung, sondern auch die Wanddickenzunahme eindeutig vermindert sind.

Zur Abkürzung der klinischen Nachbeobachtungsphase ist es bei der Dobutamin- und Arbutamin-Streßechokardiographie auch ohne aufgetretene Nebenwirkungen oder Komplikationen zulässig, ein kurzwirksames Betablocker-Präparat und bei der Dipyridamol-Streßechokardiographie Theophyllin intravenös zu geben.

11.1.2.4 Auswertung - Befundung - Beurteilung - Dokumentation - Archivierung

Bei der *Auswertung* streßechokardiographischer Untersuchungen ist in jedem Fall eine qualitative *regionale Wandbewegungsanalyse* mit deskriptiver topographischer Zuordnung anhand des international standardisierten 16-Segmentenmodells zu fordern. Empfehlenswert ist eine semiquantitative Beurteilung mittels Wall-Motion-Scoring, wie sie in Kapitel 4.2.1.2 ausführlich beschrieben ist. Eine *quantitative globale Wandbewegungsanalyse,* die Berechnung der Ejektionsfraktion (EF) bzw. des endsystolischen Volumens (ESV), ist nicht zwingend notwendig, aber empfehlenswert. Eine *quantitative regionale Wandbewegungsanalyse* sollte, wo immer möglich und praktikabel, angestrebt und die Schallbarkeit graduiert angegeben werden.

Ein Streßechokardiographie-*Befund* muß das verwendete Belastungs-(Streß-)Protokoll angeben, das Herzfrequenz-, Blutdruck- und EKG-(ST-Strecken-)Verhalten beschreiben, subjektive und objektive allgemeine und methodenspezifische Ischämie- und Abbruchkriterien enthalten, Komplikationen und methodenspezifische Nebenwirkungen erfassen und die getroffenen Nachsorgemaßnahmen erkennen lassen.

Die zusammenfassende *Beurteilung* des methodenspezifischen Befundes sollte mit einer klinischen Bewertung abschließen.

Die *Dokumentation* muß auf geeigneten digitalen Datenträgern erfolgen. Unter Verwendung des 16-Segmenten-Modells müssen auf jeder Belastungs-(Streß-)Stufe bei der dynamischen Belastung mindestens 3–4 Standardschnitte registriert und als bewegte Bildsequenz (Cineloop) digital abgespeichert werden, bei der pharmakologischen Belastung zumindest die Stufen Ruhe, niedrige Dosis, Maximaldosis und das Ende der Nachbelastungsphase. Das computerisierte Auswertungssystem muß über die Möglichkeit der kontinuierlichen Bilddarstellung von mindestens 8 Bildern der Systole eines einzelnen Herzzyklus unter Verwendung der Seit-zu-Seit-Darstellung als Cineloop, zumindest im Quad-screen-Format, verfügen.

Die *Archivierung* sollte die Cineloops der Ruhe, der Maximal- und der Nachbelastungsphase sowie zusätzlich alle entscheidenden Befunde beinhalten.

Abbildung 9.4 zeigt einen standardisierten *Streßechokardiographie-Report,* den wir für unser eigenes Labor entwickelt haben, der die o. g. Parameter der Qualitätssicherung dokumentiert.

11.1.3 Ergebnisqualität: Evaluationsmöglichkeiten der Qualität streßechokardiographischer Befunde

> *Ergebnisqualität* beschreibt das Ergebnis unserer Bemühungen, möglichst optimale Voraussetzungen für eine streßechokardiographische Untersuchung zu schaffen (Strukturqualität) und diese möglichst qualifiziert durchzuführen und zu beurteilen (Prozeßqualität).

Ergebnisqualität hat eine untersucherbezogene und eine methodenbezogene Dimension. Sie hinterfragt zum einen unsere organisatorischen und praktischen Fähigkeiten, unser manuelles Geschick und unsere interpretativen Fähigkeiten, zum anderen die diagnostische Zuverlässigkeit dieser neuen Verfahren im Vergleich zu geeigneten Referenzmethoden unter Würdigung der Nebenwirkungs- und Komplikationsrate sowie der Wirtschaftlichkeit.

11.1.3.1 Untersucherbezogene Evaluation: Qualitätszirkel und Anwenderseminare

> *Qualitätszirkel* sind eines der Instrumente einer auf gesetzlicher Grundlage untersucherbezogenen Qualitätssicherung. Sie dienen der methodenübergreifenden, gelegentlich auch fachübergreifenden qualifizierenden Fortbildung durch kritische Überprüfung der eigenen Tätigkeit sowie eines auf den Erfahrungen der Teilnehmer aufbauenden Lernprozesses.

Qualitätszirkel arbeiten auf freiwilliger Basis, kontinuierlich mit festem Teilnehmerkreis, ergebnisorientiert auf der Grundlage selbst gewählter themenzentrierter Diskussionen unter strukturierender Leitung eines erfahrenen Moderators. Qualitätszirkel sind vorwiegend regional tätig und können intrainstitutionell und interinstitutionell organisiert sein.

Anwenderseminare sind meist überregional organisierte ärztliche Fortbildungen zu einer bestimmten Thematik. Sie richten sich an Kollegen, die mit der betreffenden Themenstellung oder Methodik bereits mehr oder weniger große Erfahrungen gesammelt haben. Sie dienen der fach- und meist auch methodenspezifischen qualifizierenden Fortbildung. Erfahrungsaustausch, Präsentation lehrreicher Fallbeispiele in geeigneter audiovisueller Technik durch erfahrene Referenten, Möglichkeiten zur Optimierung manueller und interpretativer Fähigkeiten und zur Erarbeitung von Problemlösungen der Teilnehmer sind typische Inhalte eines Anwenderworkshops.

Sie tragen entscheidend zur überregionalen interinstitutionellen ärztlichen Kommunikation, zum Konsens in Fragen der Struktur- und Prozeßqualität und damit zur Standardisierung und Qualitätssicherung bei.

Wir haben ausgesprochen gute Erfahrungen mit Anwenderseminaren gemacht (Abb. 11.3a–c). Ohne Anspruch auf Vollständigkeit sind in Kapitel 12.6 Institutionen aufgeführt, die Anwender-Workshops gelegentlich oder regelmäßig selbst organisieren oder die zumindest Kollegen benennen können, die derartige Fortbildungen anbieten.

Multizenterstudien evaluieren interinstitutionell und oft international themen-, methoden- oder fachspezifische Problemstellungen. Obwohl die Kenntnisse, Erfahrungen und Fertigkeiten eines einzelnen oder mehrerer Untersucher häufig ganz entscheidend in derartige Studien mit einfließen, dienen sie unter Qualitätssicherungsaspekten doch mehr einer methodenbezogenen Evaluation.

Sie können dazu beitragen, Schwächen einer Methode beispielsweise in der Interobservervariabilität, Probleme nicht genügend standardisierter Auswertungsparameter, unterschiedlicher Beurteilungskriterien und mangelnde Dokumentationsstandards aufzuzeigen.

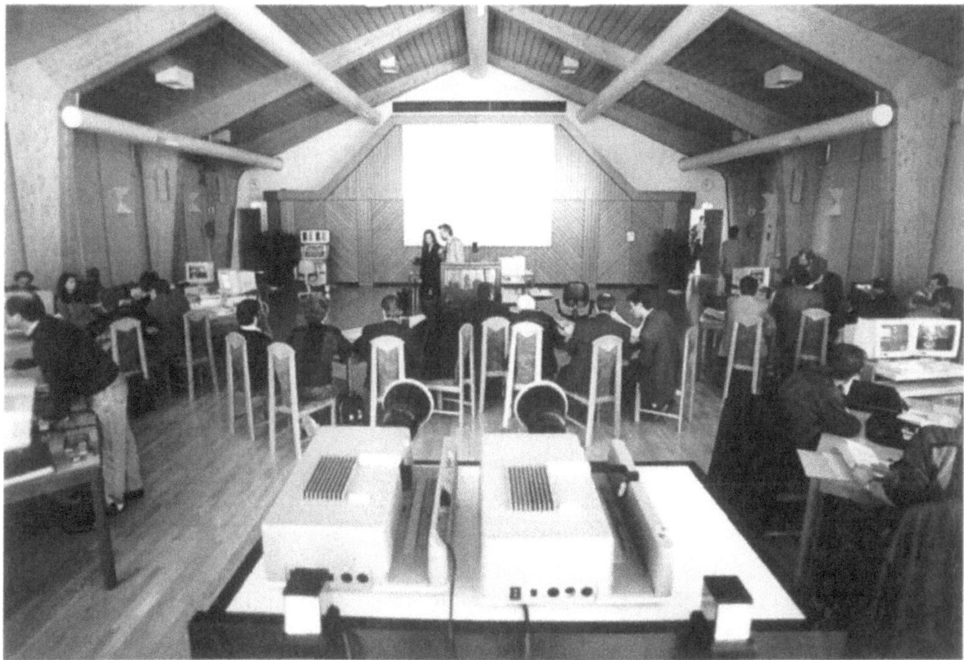

Abb. 11.3. Anwenderseminare **a.** Praxisrelevante Vortragsthemen und Erfahrungsaustausch.

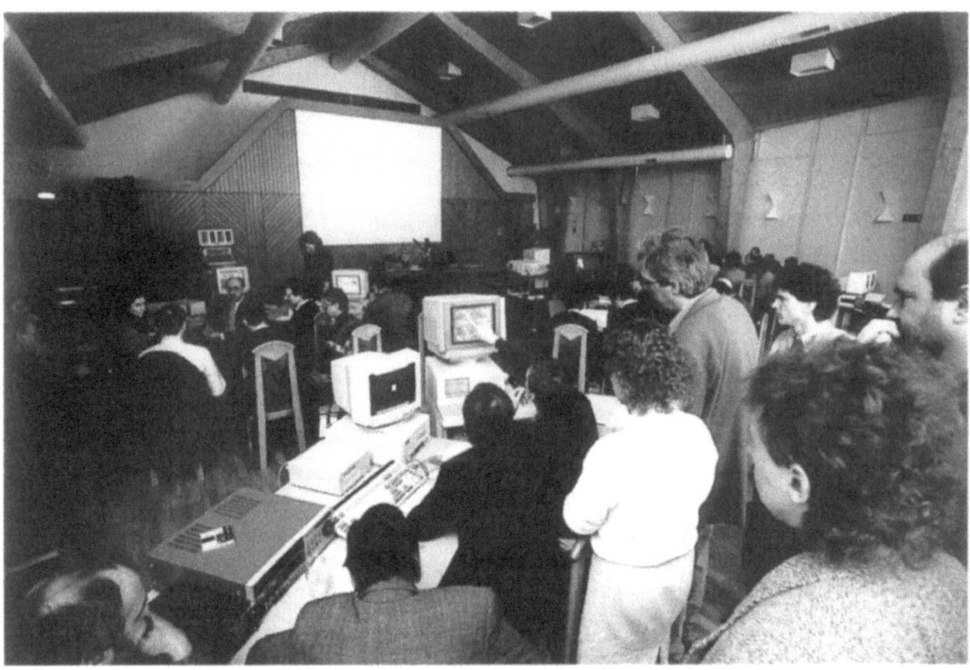

Abb. 11.3b. Arbeit in kleinen Gruppen zur Optimierung interpretativer Fähigkeiten

11.1.3.2 Methodenbezogene Evaluation: Diagnostische Zuverlässigkeit im Vergleich mit geeigneten Referenzmethoden – Nebenwirkungs- und Komplikationsrate – Wirtschaftlichkeit

> Die *diagnostische Zuverlässigkeit streßechokardiographischer Techniken* muß sich messen an den Ergebnissen geeigneter Referenzmethoden.

Obwohl ein Vergleich der Befunde streßechokardiographischer Untersuchungen mit Referenztechniken es auch jedem einzelnen Untersucher ermöglicht, seine persönliche Qualifikation zumindest kasuistisch zu überprüfen, sind solche Vergleichsstudien erfahrener Institutionen doch eher Instrumente einer methodenbezogenen Evaluation. Sie haben am immens steigenden Publikationsaufkommen internationaler streßechokardiographischer Literatur einen großen Anteil und sind einschließlich unserer eigenen Ergebnisse in Kapitel 7.7 ausführlich beschrieben.

Jedes Streßecho-Labor sollte die Ergebnisse zusätzlich veranlaßter Referenzmethoden wie Thallium-SPECT und PET sowie die entsprechenden Koronarangiographie-Befunde sammeln und vergleichend auswerten. Solche Auswertungen liefern eine exzellente Datenbasis zur Überprüfung des eigenen Laborstandards und zur methodenbezogenen Evaluation streßechokardiographischer Routinetechniken außerhalb wissenschaftlicher (Multizenter-)Studien im Rahmen von Erhebungen zum breiten klinischen Einsatz dieser Methode.

> Die Evaluation der Ergebnisqualität unserer diagnostischen Bemühungen darf die *Nebenwirkungs- und Komplikationsrate* dieser prinzipiell nichtinvasiven neuen Methode nicht außer acht lassen. Insbesondere bei den pharmakologischen Verfahren ist eine prospektive Erhebung zu fordern, um die Rate an Nebenwirkungen und Komplikationen beim breiten klinischen Einsatz der verschiedenen Techniken zu erfassen (siehe auch Kapitel 6.1.2).

Streßechokardiographie-Anwenderseminar

Datum
Zeit: 9.00 Uhr (s. t.) bis 17.30 Uhr

Programm

9.00–9.05	**Begrüßung**
9.05–9.15	**Einführung in das Anwenderseminar**
9.15–9.45	**Qualitätssicherung Streßechokardiograpie: Richtlinien zur sebständigen Durchführung der Belastungs-Echokardiographie** (Personelle, räumliche, rechtliche und gerätetechnische Voraussetzungen, Untersucher- und Ausbilderqualifikation, Indikationen, Kontraindikationen, Ischämie- und Abbruchkriterien, Auswertung und Befundung)
9.45–11.00	**Selbständige Befundung von klinischen Fallbeispielen** (Funktionelle Ischämiediagnostik)
11.00–11.30	*Pause*
11.30–13.00	**Gemeinsame Besprechung der Fallbeispiele** (mit Tips und Tricks für die Auswertung)
13.00–14.15	*Mittagessen*
14.15–15.30	**Selbständige Befundung von klinischen Fallbeispielen** (Funktionelle Ischämiediagnostik und funktionelle Diagnostik hämodynamischer Fluß-, Gradienten-, Druck-, Flächen- und Volumenparameter)
15.30–15.45	*Pause*
15.45–17.15	**Gemeinsame Besprechung der Fallbeispiele** (mit Tips und Tricks für die Auswertung)
17.15–17.30	**Schlußbesprechung**
17.30–18.30	*Möglichkeit zur Diskussion eigener mitgebrachter Fallbeispiele mit den Kursleitern*

Dieses Seminar bietet allen Kollegen, die bereits über erste Erfahrungen bei der Durchführung streßechokardiographischer Untersuchungen verfügen, die Möglichkeit zur

- selbständigen Befundung lehrreicher klinischer Fallbeispiele
- gemeinsamen Besprechung der erhobenen Befunde mit erfahrenen Kursleitern unter Vermittlung von Empfehlungen, Tips und Tricks zur kompetenten Durchführung und Auswertung streßechokardiographischer Routinetechniken
- Diskussion eigener mitgebrachter Fallbeispiele mit den Kursleitern im Anschluß an die Veranstaltung

c

Der Arbeitskreis „Streßechokardiographie" der Arbeitsgruppe „Kardiovaskulärer Ultraschall" der Deutschen Gesellschaft für Kardiologie führt eine jährliche Ergebung zur Situation der „Streßechokardiographie in Deutschland" sowie zu „Komplikationen und Nebenwirkungen der Streßechokardiographie" durch. Jeder Streßecho-Anwender ist aufgerufen, sich an dieser bundesweiten Erhebung zu beteiligen!

> In Zeiten limitierter gesundheitsökonomischer Ressourcen hat Ergebnisqualität nicht nur in der Bundesrepublik Deutschland auch eine *Wirtschaftlichkeitsdimension*. Die Ergebnisqualität dieser neuen Methode bemißt sich auch daran, ob sie gesamtwirtschaftlich eher zu einer Kostenexplosion oder zu Einsparungen diagnostisch-therapeutischer Maßnahmen und damit zur Kostensenkung beiträgt.

Für die Gesundheitspolitik der Europäischen Union spielt die Frage der Wirtschaftlichkeit der neuen funktionsdiagnostischen Methode Streßechokardiographie eine bedeutende Rolle. Sie hat dieser Frage deshalb zwei eigene europaweite Forschungsprojekte gewidmet.

Das Projekt „Biomed I“ startete 1992 als konzertierte Aktion der Europäischen Union (Koordinator: Prof. Distante, Pisa) unter der Beteiligung von 22 europäischen Staaten mit dem Titel: „Pharmakologische Streßechokardiographie: Eine neue, effektive und kostengünstige Methode zur nichtinvasiven Diagnose der Koronaren Herzkrankheit in der klinischen Kardiologie.“ Erklärtes Ziel war es, einen europäischen Standard der Streßechokardiographie zu formulieren als rationale Basis zur Verbesserung der gesundheitsökonomisch extrem kostenintensiven konventionellen Diagnostik der KHK.

Hintergrund sind die enormen Kosten, die die koronare Herzkrankheit in Europa verursacht. Weiterhin Haupttodesursache bei Erwachsenen, macht sie bis zu 90% der stationären Behandlungspflegetage kardiologischer Kliniken in Europa aus. Die Diagnostik der KHK basiert europaweit hauptsächlich auf dem Belastung-EKG, der nuklearmedizinischen Bildgebung und der Koronarangiographie. Alle diese Verfahren besitzen bedeutende klinische, technische oder wirtschaftliche Limitationen.

Obwohl gut etabliert, weitverbreitet und in großem Umfang eingesetzt, bleibt die Tatsache, daß 15–30% aller schließlich invasiv diagnostizierten Patienten in Europa weitgehend normale koronararterielle Befunde aufweisen und folglich überhaupt nicht oder lediglich medikamentös behandelt werden. Die Gremien der Europäischen Union sehen daher die kardiovaskuläre Ultraschalldiagnostik ganz allgemein und insbesondere die Streßechokardiographie als eine Methode an, die, konsequent in ein stufenweises diagnostisches Konzept einbezogen, auf rationaler Grundlage enorme gesundheitsökonomische Ressourcen freisetzen könnte. Verständlich wird dies vor dem Hintergrund von etwa 800.000 jährlichen Koronarangiographien in Europa, davon 120.000 bis 240.000 ohne signifikanten pathologischen Befund, und der dadurch verursachten Kosten.

Das Projekt Biomed I hatte Ende 1996 sein Ziel erreicht, Empfehlungen zu Minimalanforderungen an die Durchführung der Streßechokardiographie zu formulieren, die weitgehend deckungsgleich zu den hier in Kapitel 11.2.2 vorgestellten Empfehlungen sind. Das Projekt findet derzeit seine Fortsetzung im Projekt Biomed II, das zum Ziel hat, unter dem Titel: „Kosteneffektivität der Streßechokardiographie bei der Diagnostik der KHK: Konkretisierung von Faktoren, die die Verbreitung nichtinvasiver Techniken in der klinischen Routine einschränken“, den möglichen Beitrag der Streßechokardiographie zur Wirtschaftlichkeit der kardiologischen Diagnostik der KHK zu untersuchen.

Die Evaluation der Wirtschaftlichkeit einer diagnostischen Maßnahme ist äußerst komplex. Sie kann im Rahmen dieses Kapitels für die Methode Streßechokardiographie nur in Grundzügen angesprochen werden.

Ein akzeptiertes Modell, die Wirtschaftlichkeit einer medizinischen Methode zu beschreiben, hat drei Dimensionen: die Art der Kosten, die Art der Kostenanalyse und den Standpunkt, von dem aus diese wirtschaftlich betrachtet werden (Abb. 11.4) (3, 4):

- *Kosten-Identifikation* Kostengegenüberstellung prinzipiell vergleichbarer Methoden.
- *Kosten-Effektivität* Kosten zweier alternativer Verfahren, wobei die Kosten in Geldeinheiten und die Effektivität in klinischen Einheiten gemessen werden.
- *Kosten – Benefit* Kosten des Verfahrens und seiner Konsequenzen in Geldeinheiten (Klinische Ergebnisse werden in Geldeinheiten umgerechnet).
- *Kosten – Nutzen* Vergleich der Kosten und Nutzen eines Verfahrens, wobei die Kosten in Geldeinheiten und das klinische Ergebnis in konstruierten Einheiten gemessen werden.
- *Direkte Kosten* Fixe und variable Kosten, die durch das Verfahren unmittelbar verursacht werden.

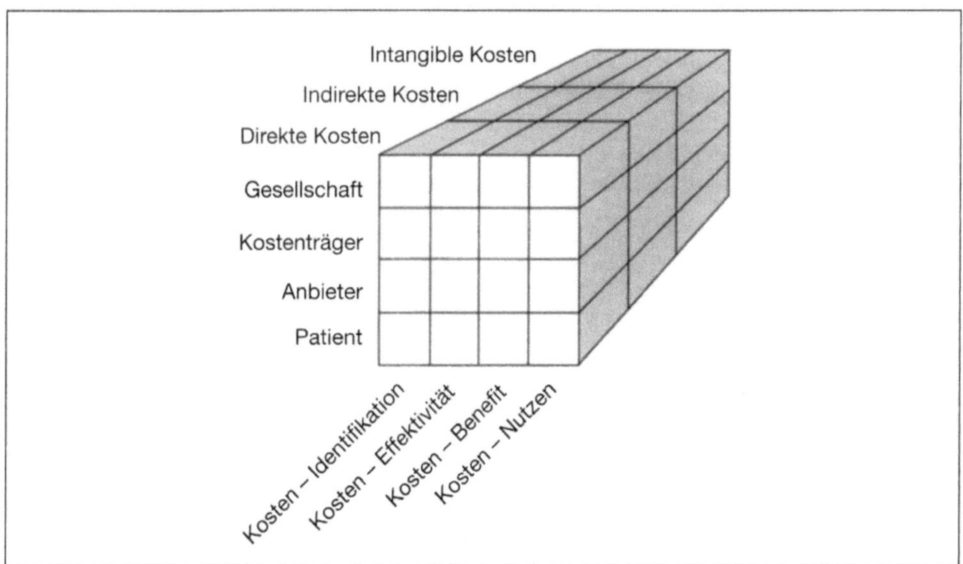

Abb. 11.4. Die drei Dimensionen von „Wirtschaftlichkeit"

- *Indirekte Kosten* — Kosten, die mittelbar durch das Verfahren entstehen, z. B. Ausfälle für die Produktivität.
- *Intangible Kosten* — Nicht berechenbare Kosten wie Schmerzen und Befindlichkeitsstörungen infolge des Verfahrens.

Der Standpunkt, von dem aus die Wirtschaftlichkeit betrachtet wird, kann beispielsweise sein: die Gesellschaft als ganzes, der Kostenträger, der Leistungserbringer oder auch der Patient.

Die Beteiligung ausgewählter Zentren am longitudinalen multivariaten und randomisierenden Projekt Biomed II bietet die einmalige Chance, verläßliche Aussagen zur Wirtschaftlichkeit unterschiedlicher Verfahren einer funktionellen Ischämiediagnostik einschließlich der Streßechokardiographie und damit auch zu dieser Dimension von Ergebnisqualität zu erhalten.

Die einzige wissenschaftlich fundierte Wirtschaftlichkeitsstudie nennenswerten Umfangs wurde am nationalen Forschungsinstitut in Pisa durchgeführt. Es handelt sich um eine retrospektive Kosten-Effektivitätsstudie an nahezu 3000 zur Koronarangiographie stationär eingewiesenen Patienten, betrachtet *aus der Sicht des Kostenträgers* unter ausschließlicher Berücksichtigung *direkter Kosten*. Analysiert und verglichen werden also die Kosten verschiedener diagnostischer Strategien: Belastungs-EKG oder Streßechokardiographie oder SPECT vor der Koronarangiographie oder sofortige Koronarangiographie. Nahezu 30 % der Koronarangiographien erbrachten normale oder nichtsignifikante Befunde, deren Kosten, zumindest in starker Vereinfachung klinischer Entscheidungszwänge und prognostischer Indikationen, zum größten Teil hätten eingespart werden können. Es zeigte sich, daß die Kosten in erster Linie von der KHK-Prävalenz abhingen. Bei geringer KHK-Prävalenz sind die Kosten, wie bereits erwähnt retrospektiv betrachtet, für alle Vorgehensweisen hoch. Bei hoher KHK-Prävalenz entstünden die geringsten Kosten, wenn sofort koronarangiographiert würde. Bei einer mittleren KHK-Prävalenz wären deutliche Kosteneinsparungen durch Vorschalten entweder der (in diesem Falle Dipyridamol-) Streßechokardiographie oder Thallium-SPECT-Untersuchung möglich gewesen.

In einer Schweizer Kosten-Identifikations-Studie an ambulanten Patienten war eine Dobutamin-Streßechokardiographie etwa dreimal teuerer als eine Ergometrie, im Vergleich zur MiBi-Szintigraphie aber um 60% billiger (9).

Die konzertierte Aktion der Europäischen Union sieht daher vor, in die Evaluation der Wirtschaftlichkeit von Maßnahmen zur Diagnostik der KHK alle gängigen nichtinvasiven Tests einschließlich der Streßechokardiographie und der Koronarangiographie mit einzubeziehen.

11.2 Qualitätssicherung: Richtlinien zur selbständigen Durchführung der Streßechokardiographie

Qualitätssichernde Maßnahmen basieren nicht ausschließlich auf der Umsetzung wissenschaftlicher Erkenntnisse. Sie müssen, um praktikabel zu sein und breite Akzeptanz zu finden, bereits vorhandene allgemeine Voraussetzungen (Strukturen) und Vorgehensweisen (Prozesse) und die in breiter klinischer Anwendung durch erfahrene und weniger erfahrene Untersucher erzielten Resultate (Ergebnisse) berücksichtigen.

Sie erst ermöglichen es, qualifizierende Aus- und Fortbildung zielgerichtet zur Optimierung der Strukturqualität zu ergreifen, die Testdurchführung, Auswertung und Beurteilung zur Verbesserung der Prozeßqualität zu standardisieren mit dem Ziel, die Ergebnisqualität in der breiten klinischen Routine dem wissenschaftlich erreichbaren Standard möglichst nahe kommen zu lassen.

Notwendig ist daher zunächst eine Ist-Analyse zur Situation der Streßechokardiographie der Bundesrepublik Deutschland und schließlich eine Soll-Formulierung von Mindestanforderungen an die qualifizierte selbständige Durchführung streßechokardiographischer Untersuchungen.

11.2.1 Ist-Analyse: „Situation der Streßechokardiographie in der Bundesrepublik Deutschland“

Dieser Erkenntnis haben schon recht früh einzelne Mitglieder der damaligen sogenannten „Ad- hoc-Arbeitsgruppe Streßechokardiographie“ (siehe Abb. 11.6), die jetzt in den Arbeitskreis „Streßechokardiographie“ der Deutschen Gesellschaft für Kardiologie aufgegangen ist, Rechnung getragen und bereits Ende 1995 eine erste Bestandsaufnahme zur Situation der Streßechokardiographie in Deutschland in Form einer bundesweiten Umfrage vorgenommen. Erfaßt wurde eine Vielzahl von Variablen; die wichtigsten seien im folgenden für die ersten beiden Jahre der Erhebung kurz vorgestellt. Es ist vorgesehen, diese nationale Erhebung zum Stand dieser neuen Methode im Spektrum kardiologischer Funktionsdiagnostik zukünftig jährlich durchzuführen, um im Einklang mit wissenschaftlichen Erkenntnissen Empfehlungen und Richtlinien für den Routineeinsatz neuen Entwicklungen anpassen zu können.

Tabelle 11.1 zeigt die Institutionen, die Streßechokardiographien routinemäßig durchführen. Sie dokumentiert die große Bedeutung dieser Methode bei der (kassen-)ärztlichen Versorgung breiter Bevölkerungsschichten in der Praxis des niedergelassenen Kardiologen oder kardiologisch arbeitenden Internisten. Die meisten Streßechokardiographien wurden 1995 in kardiologischen Fachpraxen erbracht, gefolgt von den Universitätskliniken. Die allgemeinen Krankenhäuser, obwohl ihrer Zahl nach bei der Erhebung 1995 doppelt so häufig vertreten wie die Universitätskliniken, führten nur in einem sehr geringen Umfang Streßechokardiographien durch. Dieses Bild änderte sich schon 1996 deutlich. An allgemeinen Krankenhäusern scheint sich die neue Methode nun zunehmend zu etablieren.

Die Häufigkeit, mit der Streßechokardiographie-Untersuchungen in den jeweiligen Institutionen durchgeführt werden, variiert stark. Insgesamt ist ein Trend von durchschnittlich etwa 250 zu etwa 300 streßechokardiographischen Untersuchungen pro Institution pro Jahr zu erkennen (Tabelle 11.2).

Die persönliche Qualifikation eines einzelnen Untersuchers bemißt sich zum einen an der Gesamtzahl seiner bisher selbst oder unter Anleitung durchgeführten Streßechokardiographien (kumulative Erfahrung), zum anderen an der Zahl der von ihm selbst weiterhin jährlich erbrachten Untersuchungen (permanente Erfahrung). Diese spiegelt sozusagen seinen „Trainingszustand“ wider. Im Jahr 1995 führte noch in jeder 2. bis 3. kardiologischen Praxis der Untersucher mit der größten permanenten Erfahrung maximal 50 Streßechokardiographien jährlich durch, in mehr als jeder 3. kardiologischen Praxis allerdings ein einzelner Untersucher jährlich bis 100 Streßechokardiographien. Andererseits war in jeder 3. Universitätsklinik und fast der Hälfte der befragten kardiologischen Rehabilitationskliniken mindestens ein Untersucher mit einer permanenten Erfahrung von mehr als 250 jährlich von ihm selbst durchgeführten Streßechokardiographien tätig. Im Jahr 1996 hat sich dieses Bild dahingehend verändert, daß in immer mehr Institutionen wenigstens ein Untersucher tätig ist mit einer persönlichen permanenten Erfahrung von mehr als 100 Streßechokardiographien pro Jahr, einer Zahl, die auch den Empfehlungen des Arbeitskreises „Streßechokardiographie“ der Deutschen Gesellschaft für Kardiologie entspricht (siehe 11.2.2).

Von großer Bedeutung für qualitätssichernde Maßnahmen ist die Verbreitung der einzelnen Streßechokardiographie-Techniken in den verschiedenen Institutionen. (Tabelle 11.2). Sie gibt einen Einblick in Art und Häufigkeit des Einsatzes bestimmter Streßechokardiographie-Techniken in den verschiedenen Einrichtungen der kardiologischen Versorgungsstruktur in der Bundesrepublik Deutschland. Entsprechend ihrem spezifischen Auftrag zur funktionsdiagnostischen Beurteilung der kardiovaskulären Belastbarkeit dominiert die dynamisch-ergometrische Streßechokardiographie in kardiologischen Rehabilitationskli-

Tabelle 11.1. Durchschnittliche- und Gesamt-Zahl streßechokardiographischer Untersuchungen in den verschiedenen Institutionen

	1995			1996		
Institutionen	n	%	SE/Jahr	n	%	SE/Jahr
Unikliniken	14	13	540	15	7	400
Allg. Krankenhäuser	28	26	147	60	30	231
Praxen	55	52	226	118	58	323
Reha-Kliniken	9	9	202	10	5	331
Gesamt	106	100	245	203	100	302

Tabelle 11.2. Streßechokardiographie-Techniken in den verschiedenen Institutionen (AKH = Allgemeine Krankenhäuser)

Institutionen			Gesamt				Dynamisch			
	1995	1996	1995		1996		1995		1996	
Unikliniken	14	15	7565	29%	6012	10%	3635	48%	1801	30%
AKH	28	60	4110	16%	13868	23%	1034	25%	8980	65%
Praxen	55	118	12449	48%	38126	62%	8249	66%	27094	71%
Reha-Kliniken	9	10	1820	7%	3309	5%	1640	90%	2745	83%
Alle Institutionen	106	203	25944	100%	61315	100%	14558	56%	40620	66%

Institutionen	Dobutamin				Dipyridamol				Arbutamin	
	1995		1996		1995		1996		1996	
Unikliniken	3590	47%	3174	53%	340	5%	235	4%	802	13%
AKH	2361	58%	4077	29%	715	17%	313	2%	498	4%
Praxen	3245	26%	5478	15%	955	8%	3893	10%	1661	4%
Reha-Kliniken	130	7%	554	17%	50	3%	0	0%	10	0%
Alle Institutionen	9326	36%	13283	22%	2060	8%	4441	7%	2971	5%

niken absolut, ebenso in akutkardiologischen Kliniken zur überwiegend gefragten Primärdiagnostik der KHK. Zur frühen postinfarziellen Risikostratifikation läßt die Dobutamintechnik die anderen Methoden in den Hintergrund treten. In kardiologischen Fachpraxen kommt ganz überwiegend die dynamisch-ergometrische Technik zum Einsatz. Dies dürfte hauptsächlich auf der schnelleren Durchführbarkeit, besseren Patientenakzeptanz und dem minimalen Nebenwirkung- und Komplikationsrisiko beruhen. In Universitätskliniken, wo sicherlich interventionelle Indikationen überwiegen und andererseits die funktionelle Vitalitätsdiagnostik auch wissenschaftlich gefragt ist, dominiert die Dobutamin-Technik. In diesen akademischen Institutionen kommt die dynamische Streßechokardiographie möglicherweise überwiegend zur wissenschaftlich weniger interessanten Routinediagnostik zum Einsatz.

Bezogen auf die gesamte kardiologische Versorgungsstruktur werden jedoch zwei Drittel aller Streßechokardiographien in Deutschland mit der dynamisch-ergometrischen Technik erbracht, ein knappes Viertel mit der Dobutamintechnik. Die Zahlen für Arbutamin sind noch nicht repräsentativ, da diese Methode erst im Frühjahr 1996 zugelassen wurde. Auf europäischer Ebene verfügen wir bisher noch nicht über eine vergleichbare Datenbasis.

Die Ist-Analysen zur Situation der Streßechokardiographie in Deutschland (Stand Ende 1996) lassen auch eine vorsichtige Schätzung der mittelfristig zu erwartenden Zahl an Streßechokardiographien in Deutschland zu. Aus unserer nationalen Umfrage, die auch alle Hersteller und Vertriebsfirmen digitaler Auswertungssysteme mit einschließt, wissen wir von etwa 1000 bis Ende 1997 verkauften Streßechokardiographie-Computern. Da die durchschnittliche Zahl der pro Institution und Jahr erbrachten Streßechokardiographien etwa bei 250 bis 300 liegt, ist mit bis zu 250.000 Streßechokardiographien pro Jahr zu rechnen (Abb. 11.5), selbst wenn sich diese Entwicklung durch veränderte gesundheitspolitische Rahmenbedingungen verzögern sollte.

> Die Ergebnisse der Ist-Analyse zur Situation der Streßechokardiographie in der Bundesrepublik Deutschland belegen auf eindrucksvolle Weise die zunehmende Bedeutung dieser neuen Methode im Spektrum kardiologischer Funktionsdiagnostik und damit die Notwendigkeit für Empfehlungen und Richtlinien zur selbständigen Durchführung der Streßechokardiographie, zur Struktur-, Prozeß- und Ergebnisqualität und damit allgemein zur Qualitätssicherung.

11.2.2 Soll-Formulierung: „Empfehlung zur selbständigen Durchführung streßechokardiographischer Untersuchungen"

In den vergangenen Jahren haben sich verschiedene Gremien mit der Erarbeitung von Empfehlungen zur selbständigen Durchführung der Streßechokardiographie befaßt.

Schon bei Erscheinen der Erstauflage dieses Buches im Sommer 1994 beschrieben wir entsprechende *Qualifikationskriterien*, die Mitglieder der nun im Arbeitskreis „Streßechokardiographie" der Deutschen Gesellschaft für Kardiologie aufgegangenen sogenannten „Ad-hoc-Arbeitsgruppe Streßechokardiographie" bereits im Januar 1995 weiter präzisierten. Auf diesen *„Empfehlungen zur selbständigen Durchführung streßechokardiographischer Untersuchungen"*, die in Abbildung 11.6 tabellarisch zusammengefaßt sind, basieren auch die weiter oben eingehend vorgestellten Ausführungen zur Struktur-, Prozeß- und Ergebnisqualität.

Weitgehend deckungsgleiche Mindestanforderungen sieht auch der parallel zu diesen Aktivitäten entstandene und mehrfach überarbeitete Entwurf zu „Qualitätsleitlinien" des „Komitees Echokardiographie" der „Arbeitsgruppe Qualitätssicherung in der Kardiologie" vor, der für die klinische Kommission der Deutschen Gesellschaft für Kardiologie erstellt wurde. Bis zur Drucklegung dieses Buches war dieser Entwurf jedoch noch nicht in entsprechende *Richtlinien* umgesetzt und veröffentlicht.

Die Deutsche Gesellschaft für Ultraschall in der Medizin (DEGUM) versucht, basierend auf den Richtlinien der jeweiligen medizinischen Fachgesellschaften, über besonders qualifizierte Seminarleiter innerhalb der einzelnen Fachgebiete, so auch im Bereich der

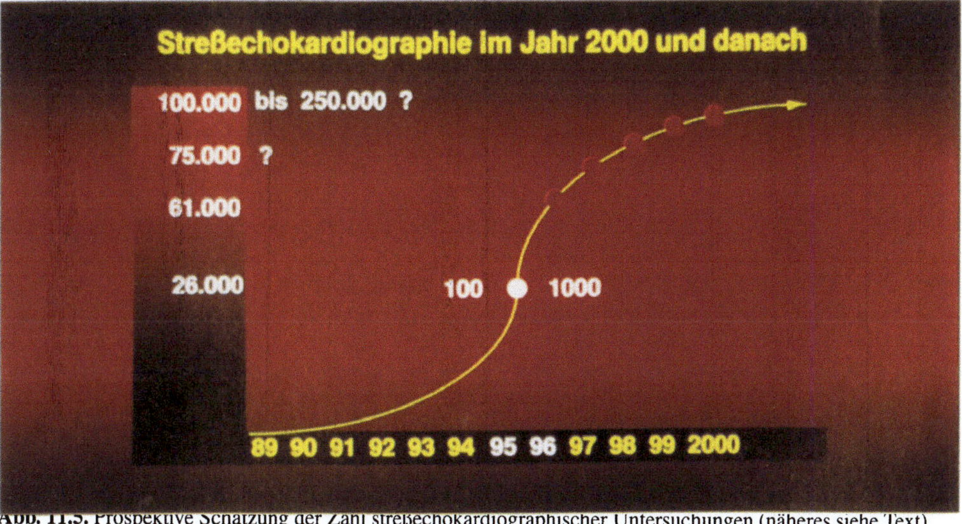

Abb. 11.5. Prospektive Schätzung der Zahl streßechokardiographischer Untersuchungen (näheres siehe Text)

Empfehlungen zur selbständigen Durchführung der Belastungs-(Streß-)Echokardiographie

Ad-hoc-AG Streßechokardiographie („Standardisierung und Qualitätssicherung")
unter Mitarbeit von S. Beckmann, Berlin, W. Fehske, Köln, D.B. Gysan, Köln, G. Haug, Bayerisch Gmain (federführend), U. Kiwus, Berlin, W. Krahwinkel, Wuppertal, U. Nixdorff, Mainz, B. Rappert, Leverkusen, K. Schröder, Berlin/Ahrenshoop und 150 weitere Kardiologen

I. Strukturqualität

1. Indikationen und Differentialindikationen der verschiedenen streßechokardiographischen Methoden

Funktionelle Ischämiediagnostik bei der koronaren Herzkrankheit (KHK)

- KHK-Primärdiagnose (alle Verfahren)
- Risikostratifikation – postinfarziell (alle Verfahren)
  – vor großen operativen Eingriffen (vorwiegend pharmakologische Methoden)
- Prognostische Indikation (alle Verfahren)
- Nicht diagnostische Ergometrie (alle Verfahren)
- Objektiver Ischämienachweis vor und nach interventionellen bzw. revaskularisierenden Maßnahmen (alle Verfahren)
- Ischämieschwelle und ischämiefreie Belastbarkeit mit und ohne kardiale Medikation (vorwiegend dynamische Streßechokardiographie)
- Objektiver Ischämienachweis bei insuffizienter Kollateralisation i. R. eines funktionellen Koronararterienverschlusses ohne Ausbildung einer Narbe (alle Verfahren)
- Gutachterliche Fragestellung (Dynamische Streßechokardiographie, je nach Fragestellung auch andere Verfahren)
- Vitalitätsdiagnostik

Erweiterte Indikationen

Funktionelle Diagnostik intrakardialer Flüsse und Gradienten sowie von Parametern der RV- bzw. LV-Funktion

- Angeborene und erworbene Vitien prä-/postoperativ (überwiegend dynamische Streßechokardiographie)
  Diese Indikationen, insbesondere Indikationen zur Streß-Doppler-Echokardiographie, erschienen vielversprechend im Spektrum kardiologischer Funktionsdiagnostik. Ihr Stellenwert ist jedoch noch nicht abschließend zu beurteilen.

Kontraindikationen

Dynamische Streßechokardiographie

Diese entsprechen den Richtlinien der Fahrrad-Ergometrie:

- akuter Myokardinfarkt (< 6 Tage)
- instabile Angina pectoris
- Herzinsuffizienz NYHA III–IV
- potentiell lebensbedrohliche Herzrhythmusstörungen
- akute Perikarditis, Myokarditis oder Endokarditis
- bekanntes Hauptstamm-Äquivalent
- Aortenstenose höheren Grades
- Schwere arterielle Hypertonie (> 200/120 mmHg)

11.6

- akute Lungenembolie oder Phlebothrombose
- akute Thrombophlebitis oder Phlebothrombose
- schwere allgemeine Erkrankung
- Hypertrophe obstruktive Kardiomyopathie (relativ)
- neurologische, psychiatrische oder orthopädische Erkrankungen, die eine ausreichende dynamische Belastung unmöglich machen
- schwere Stoffwechselstörung
- fehlende Motivation

Dobutamin- und Arbutamin-Streßechokardiographie*

- Hypertroph-obstruktive Kardiomyopathie
- Maligne ventrikuläre HRST
- Myokardinfarkt (< 3 Tage postinfarziell)
- Instabile Angina pectoris
- Aortenstenose höheren Grades (relativ)

* Weitere Kontraindikationen: siehe Fachinformation

Dipyridamol-Streßechokardiographie

- Myokardinfarkt (< 3 Tage postinfarziell)
- Obstruktive Atemwegserkrankungen
- Höhergradige AV-Blockierung
- Arterielle Hypotonie

Atropin-Addition

- Glaukom
- Prostatahypertrophie (relativ)

2. **Räumliche Voraussetzungen**

3. **Notfallvorsorge**

- Adäquate Notfallausrüstung
- Tragbarer Defibrillator
- Möglichkeit zur O2-Gabe
- Intubationsbesteck, Ambu-Beutel, Absaugvorrichtung
- Braunülen, zentraler Venenkatheter
- Infusionslösungen
- Notfallmedikamente: Atropin, Adrenalin, Nitroglycerin, Lidocain, Bicarbonat, Kalziumchlorid
  Theophyllin für die Anwendung von Dipyridamol
  Betablocker für die Anwendung von Dobutamin und Arbutamin
- Telefonmöglichkeit im Raum oder in unmittelbarer Nähe

4. **Rechtliche Voraussetzungen**

- Adäquate Patienten-Aufklärung
- Eine schriftliche Einverständniserklärung ist bei pharmakologischen Untersuchungen erforderlich.

5. **Personelle Voraussetzungen**

- Die Durchführung streßechokardiographischer Untersuchungen ist eine ärztliche Tätigkeit
- Assistenzpersonal muß unmittelbar verfügbar sein

6. **Persönliche Voraussetzungen**

Untersucherqualifikation

- 100 selbständig durchgeführte Streßechokardiographien
- Zusätzlich sind 100 selbständig durchgeführte Streßechokardiographien pro Jahr empfehlenswert
- Die Beherrschung der konventionellen Echokardiographie ist eine unabdingbare Voraussetzung

Ausbilderqualifikation

- 1000 selbständig durchgeführte Streßechokardiographien
- Zusätzlich sind 100 selbständig durchgeführte Streßechokardiographien pro Jahr empfehlenswert

Ausbildungskonzept

- Eine streßechokardiographische Ausbildung in Form von Kursen sollte eingehende Kenntnisse, Erfahrungen und Fertigkeiten vermitteln:
  - Praktisch orientierte pathophysiologische Grundlagen
  - Standardprotokolle der Routine-Methoden
  - Auswertung streßechokardiographischer Routinetechniken (qualitative und quantitative regionale Wandbewegungsanalysen und LV-Volumetrie)
  - Indikationen, Differentialindikationen, Kontraindikationen, Nebenwirkungen
  - Live-Demonstrationen streßechokardiographischer Routinetechniken an Patienten
  - Demonstration normaler und pathologischer Bilddokumentationen
- Hospitationen sollten an Stellen mit Weiterbildungsermächtigung unter Anleitung eines qualifizierten Ausbilders (s. o.) durchgeführt werden

7. **Gerätetechnische Voraussetzungen**

- Hochwertiges 2-D-Echokardiographiegerät
- Eine Möglichkeit zur Videodokumentation sollte vorhanden sein Bildspeicherung EKG-getriggert digital, mindestens 8 Bilder konsekutiv aus einem einzelnen Herzzyklus
- Möglichkeit der kontinuierlichen Bilddarstellung aus einem Herzzyklus unter Verwendung der Seit-zu-Seit-Darstellung, mindestens im Quad-sreen-Format
- Dokumenation auf geeignenten digitalen Datenträgern als Cineloop
- Eine behelfsweise Dokumentation der digital abgespeicherten und EKG-getriggerten Cineloops mit der Möglichkeit zur Seit-zu-Seit-Darstellung der Ruhe- und Belastungs-(Streß-)Phasen zumindest im Quad-Screen-Format, auf ein Videoband kopiert, erscheint für eine Übergangszeit technisch sinnvoll und zulässig
- Eine kontinuierliche Rhythmusüberwachung auf einem EKG-Monitor (Echogerät) und eine RR-Messung auf jeder Belastungsstufe sind notwendig
- Eine EKG-Registrierung in 12-Kanaltechnik (unter Verwendung modifizierter Brustwandableitungen) ist auf jeder Belastungs- bzw. Streßstufe empfehlenswert
- Für die dynamische Streßechokardiographie ist eine seitlich kippbare Halbsitzendliege zu empfehlen
- Für die pharmakologische Streßechokardiographie mit Dobutamin ist ein mechanisches Präszisions-Infusionssystem erforderlich, für die Dipyridamol-Streßechokardiographie empfehlenswert

II. Prozeßqualität

Vorbereitende Maßnahmen

- Adäquate Patienten-Aufklärung
- Eine schriftliche Einverständniserklärung ist bei pharmakologischen Untersuchungen erforderlich
- Eine adäquate Medikamtenauswaschphase ist empfehlenswert
- Patienten sollten 3–4 Stunden vor einer pharmakologischen streßechokardiographischen Untersuchung nüchtern sein
- Bei pharmakologischen Untersuchungen wird eine Venenverweilkanüle als stabiler venöser Zugang empfohlen
- Bei einer Dipyridamol-Strechßechokardiographie sollten mindestens 12 Stunden vor der Untersuchung keine Xanthin-haltigen Nahrungsmittel bzw. Getränke oder Medikamente mehr eingenommen werden

Testdurchführung

- EKG-Überwachung kontinuierlich, mindestens in 1-Kanal-Technik am Bildschirm des Echokardiographiegerätes
- Unter Verwendung des 16-Segmentenmodells müssen auf jeder Belastungs-(Streß-)Stufe bei der dynamischen Belastung mindestens 3–4 Standardschnitte registriert und als bewegte Bilder (Cineloops) digital abgespeichert werden, bei der pharmakologischen Belastung zumindest die Stufen Ruhe, niedrige Dosis, Maximaldosis und Nachbelastungsphase. Die Archivierung sollte die Cineloops der Ruhe, Maximal- und Nachbelastungsstufe sowie alle entscheidenden Befunde beinhalten.
- EKG-Registrierung auf jeder Belastungs-(Streß-)Stufe in 12-Kanal-Technik (s. auch unter gerätetechnischen Voraussetzungen)

Belastungs- bzw. Streß-Protokolle

Dynamische Streßechokardiographie

- Standardisiertes diagnostisches Ergometrie-Protokoll mit stufenweise ansteigender Belastung in 2–3 minütigen Intervallen
- Die submaximale Herzfrequenz sollte erreicht werden

Dipyridamol-Streßechokardiographie

- 0,56 mg/kg KG intravenös über 4 min („low dose"), 4 min Pause, anschließend bei fehlenden Ischämiekriterien 0,28 mg/kg KG i. V. über 2 min („high dose"), ggf. fraktioniert 1 mg Atropin i. v.

Dobutamin-Streßechokardiographie

- Ischämiediagnostik: 5 – 10 – 20 – 30 – 40 – (50) µg/kg KG, bei unzureichendem HF-Anstieg kann fraktioniert 1 mg Atropin dazugegeben werden
- Vitalitätsdiagnostik: (2,5) – 5 – 10 µg/kg KG mit anschließender Steigerung i. S. des diagnostischen Schemas
- Die submaximale Herzfrequenz sollte erreicht werden

Arbutamin-Streßechokardiographie

- Closed-Loop-Infusionsprotokoll

Die transösophageale Echokardiographie mit Vorhofstimulation oder pharmakologischer Belastung stellt eine Alternative zum transthorakalen Zugang bei erheblich reduzierter Beschallbarkeit dar.

Abbruchkriterien

Allgemeine Abbruchkriterien

- Klinische subjektive und objektive Abbruchkriterien entsprechend den Richtlinien in der Ergometrie

Methodenspezifische Abbruchkriterien

- Neu aufgetretene regionale Wandbewegungsstörungen in mindestens 2 unmittelbar benachbarten Segmenten
- Zunahme des endsystolischen Volumens
- Abweichend hiervon ist eine Fortsetzung der Untersuchung bei der dynamischen und der Dobutamin-Streßechokardiographie trotz ST-Streckensenkungen unter der Voraussetzung einer normalen Wandbewegung und Wanddickenzunahme in allen 16 Segmenten und gleichbleibenden bzw. kleiner werdenden Ventrikelvolumina möglich
- Eine Blutdruck-Senkung um mehr als 20 mmHg systolisch während der Dobutamin-Streßechokardiographie stellt ein relatives, jedoch kein absolutes Abbruchkriterium dar
- Bei der Dobutamin- und Arbutamin-Streßechokardiographie kann zur medikamentösen Abkürzung der klinischen Nachbeobachtungsphase ein kurzwirksames Betablocker-Präparat intravenös gegeben werden, bei der Dipyridamol-Streßechokardiographie Theophyllin intravenös

Auswertung und Befundung

- Qualitative Beurteilung mit deskriptiver topographischer Zuordnung anhand des 16-Segmenten-Modells
- Eine semiquantitative Beurteilung mittels Wall-Motion-Scoring anhand des 16-Segmenenmodells ist empfehlenswert
(Normokinesie = 1, Hypokinesie = 2, Akinesie = 3, Dyskinesie = 4)
- Die Berechnung der Ejektionsfraktion (EF) bzw. des endsystolischen Volumens (ESV) ist nicht zwingend notwendig, aber empfehlenswert
- Eine quantitative regionale Wandbewegungsanalyse ist anzustreben
- Das verwendete Belastungs-(Streß-)Protokoll muß angegeben werden
- HF-, RR- und EKG-Verhalten müssen beschrieben werden
- Die Schallbarkeit sollte graduiert angegeben werden
- Subjektive und objektive allgemeine Abbruchkriterien sowie methodenspezifische Abbruchkriterien (s. o.) müssen angegeben werden
- Methodenspezifische Nebenwirkungen müssen dokumentiert werden
- Die zusammenfassende Beurteilung des methodenspezifischen Befundes sollte durch eine klinische Bewertung ergänzt werden

Stellenwert neuer Methoden

Die Möglichkeit der TDI-, 3-D-, Kontrast-, Colour Kinesis-Streßechokardiographie erscheinen vielversprechend, ihr Stellenwert ist aber noch nicht abschließend zu beurteilen.

Literatur

1. A statement for health professionals from the American Heart Association (1990) Exercise Standards. Circulation 82: 2286–2322
2. A statement for physicians from the ACP/ACC/AHA Task Force on Clinical Privileges in Cardiology (1993) Clinical competence in ambulatory electrocardiography. JACC 22: 331–335
3. A report of the American College of Cardiology/American Heart Association Task Force on Assessment of Cardiovascular Procedures (1986) Guidelines for exercise testing. JACC 8: 725–738

4. A report of the American College of Cardiology/American Heart Association Task Force on Assessment of Diagnostic and Therapeutic Cardiovascular Procedures (Subcommittee on Ambulatory Electrocardiography) (1989) Guidelines for ambulatory electrocardiography. JACC 13: 249–258
5. ESC Working Group on Exercise Physiology, Physiopathology and Electrocardiography (1993) Guidelines for cardiac exercise testing. Eur Heart J 14: 969–988
6. Steinbeck G (1994) Qualitätssicherung in der Kardiologie: Ergometrie/Langzeit-EKG. Z Kardiol 83: Suppl 6, 21–25
7. AHA Medical/Scientific Statement (1995) Exercise Standards: A Statement for Healthcare Professionals From the American Heart Association. Circulation 91, 2: 580–615
8. AHA Medical/Scientific Statement (1990) Clinical Competence in Exercise Testing: A Statement for Physicians From the ACP/ACC/AHA Task Force on Clinical Privileges in Cardiology. Circulation 82, 5: 1884–1888
9. AHA Medical/Scientific Statement (1995) Guidelines for Clinical Exercise Testing Laboratories: A Statement for Healthcare Professionals From the Committee on Exercise and Cardiac Rehabilitation, American Heart Association. Circulation 91, 3: 912–921
10. Hanrath P, Job F, Flachskampf F (1994) Qualitätssicherung in der Echokardiographie. Z Kardiol 83: Suppl 6, 15–19
11. Mitteilungen der Deutschen Gesellschaft für Kardiologie, Herz- und Kreislaufforschung (1994) Empfehlungen für die selbständige Anwendung der transösophagealen Echokardiographie. Z Kardiol 83: 790–791
12. Löllgen H und Ullmer HV (1985) Ergometrie-Empfehlungen zur Durchführung und Bewertung ergometrischer Untersuchungen. Klin Wochenschr 63: 651–677

Dr. med. S. Beckmann
I. Innere Medizin
Krankenhaus am Urban
Dieffenbachstr. 1
10967 Berlin

Priv. Doz. Dr. med W. Fehske
Innere Abteilung
St. Vinzenz-Hospital
Merheimer Str. 221–223
50733 Köln

Dr. med. D. B. Gysan
Rolshoverstr. 526
51105 Köln-Poll

Dr. med. G. Haug (federführender Autor)
Rehabilitationsklinik Hochstaufen der BfA
– AHB-Klink –
Herkommerstr. 2
83455 Bayerisch Gmain

Dr. med. U. Kiwus
Rehabilitationsklinik Seehof der BfA
Lichterfelder Allee 55
14513 Teltow bei Berlin

Dr. med. W. Krahwinkel
Herzzentrum Wuppertal
Klinikum Barmen
Mediz. Klinik B – Kardiologie
Heusnerstr. 40
42283 Wuppertal

Dr. med. U. Nixdorff
Johannes Gutenberg Universität
II. Med. Klinik
Langenbeckstr. 1
55101 Mainz

Dr. med. B. Rappert
Friedrich-Ebert-Platz 17
51373 Leverkeusen

Dr. med. K. Schröder
Reha-Klinik Ahrenshoop
18348 Ostseebad Ahrenshoop

Abb. 11.6. Empfehlungen zur selbständigen Durchführung streßechokardiographischer Untersuchungen in der Bundesrepublik Deutschland

Echokardiographie mit ihren verschiedenen Techniken, Einfluß auf das Niveau der Ultraschall-Diagnostik im allgemeinen und der Fortbildungskurse im besonderen zu nehmen. Sie stellt besonders hohe *Anforderungen an die fachliche, wissenschaftliche und didaktische Qualifikation der DEGUM-anerkannten Seminarleiter,* die über die in der Ultraschall-Vereinbarung geforderten Voraussetzungen weit hinausgehen. Sie erläßt darüber hinaus eigene Richtlinien zur zeitlichen und inhaltlichen Ausgestaltung der DEGUM-zertifizierten Kurse, die ebenfalls über den in der Ultraschall-Vereinbarung (siehe Kapitel 11.3) vorgeschriebenen Mindestanforderungen liegen. Da sie jedoch vorwiegend für den verantwortlichen Seminarleiter bindenden Charakter haben, würde es den Rahmen dieses Kapitels sprengen, sie im einzelnen auszuführen.

Schließlich liegen bereits heute *Empfehlungen des „European Board for the Specialty of Cardiology (EBSC)" zur Einbeziehung der Streßechokardiographie in die Anforderungen an die Weiterbildung zum Kardiologen vor.* Im Rahmen der Harmonisierung der kardiologischen Weiterbildung in Europa ist mit der Übernahme dieser Vorgaben in die nationalen Weiterbildungsordnungen zu rechnen.

11.3 Qualifikation: Richtlinien nach der Ultraschallvereinbarung

Die Ultraschall-Vereinbarung beruht auf den Qualifikationsvoraussetzungen gemäß § 135, Abs. 2 des V. Sozialgesetzbuches (SGB) zur Durchführung von Untersuchungen in der Ultraschalldiagnostik. Sie ist zum 1.4.1996 um die Nr. 6.3 „Belastungs-Echokardiographie" ergänzt worden. Die Belastungs-Echokardiographie kann seither in der vertragsärztlichen Versorgung mit der Gebührenordnungsnummer 614 des EBM abgerechnet werden, wenn der Vertragsarzt gegenüber der zuständigen Stelle der Kassenärztlichen Vereinigung die nachfolgenden Anforderungen an die fachliche Qualifikation und die apparativen Voraussetzungen nachgewiesen hat und eine entsprechende Genehmigung erhalten hat.

Der Antragsteller muß entweder Facharzt für Innere Medizin und berechtigt sein, die Schwerpunktbezeichnung Kardiologie zu führen oder als Facharzt für Innere Medizin eine mindestens 12monatige ständige klinische oder vergleichbare ständige praktische kardiologische Tätigkeit nachweisen. Der Antragsteller muß den Nachweis über 100 Streßechokardiographie-Untersuchungen unter Anleitung eines gem. § 7 der Ultraschall-Vereinbarung qualifizierten Ausbilders führen.

Im einzelnen sieht die Ultraschall-Vereinbarung folgende Bestimmungen vor: Paragraph 1 regelt die Voraussetzungen für die Ausführung und Abrechnung von Leistungen der Ultraschalldiagnostik. Die Ausführung und Abrechnung von Leistungen der Ultraschalldiagnostik im Rahmen der vertragsärztlichen Versorgung durch die an der vertragsärztlichen Versorgung teilnehmenden Ärzte ist gemäß § 2 erst nach Erteilung der Genehmigung durch die Kassenärztliche Vereinigung zulässig. Die Genehmigung ist zu erteilen, wenn der Arzt die nachstehenden Voraussetzungen der fachlichen Befähigung und der apparativen Ausstattung erfüllt. Die Erfüllung der Voraussetzungen zur fachlichen Befähigung und zur apparativen Ausstattung ist laut § 3 gegenüber der Kassenärztlichen Vereinigung nachzuweisen. Das Nähere zur Durchführung des Genehmigungsverfahrens (z.B. Inhalte der Kurse und Kolloquien, Zusammensetzung der Kommissionen) regelt die Kassenärztliche Bundesvereinigung in Richtlinien nach § 75 Abs. 7 und § 135 Abs. 3 SGB V.

11.3.1 Anforderungen an die fachliche Befähigung

11.3.1.1 Erwerb der fachlichen Befähigung nach der Weiterbildungsordnung

Soweit die Weiterbildungsordnung in einem Fachgebiet für eine Weiterbildung in der Ultraschalldiagnostik den Erwerb eingehender Kenntnisse, Erfahrungen und Fertigkeiten vorschreibt, gilt laut § 4 die fachliche Befähigung durch die Vorlage ausreichender Zeugnisse gemäß § 11 Abs. 1 als nachgewiesen.

11.3.1.2 Erwerb der fachlichen Befähigung in einer ständigen oder begleitenden Tätigkeit

Soweit eine fachliche Qualifikation nicht nach § 4 nachgewiesen wird, kann gemäß § 5 die fachliche Befähigung in der Ultraschalldiagnostik durch eine ständige oder begleitende Tätigkeit erworben werden. Dabei sind folgende Voraussetzungen zu erfüllen und durch die Vorlage ausreichender Zeugnisse gemäß § 11 Abs. 1 nachzuweisen:

a. Für jeden der in Abs. 2 genannten Anwendungsbereiche eine mindestens 4monatige ständige oder mindestens 24monatige begleitende Tätigkeit in der Ultraschalldiagnostik unter Anleitung.
b. Die Anleitung hat bei einem zur Weiterbildung nach der Weiterbildungsordnung entsprechend ermächtigten Arzt oder bei einem gemäß § 7 in der Ultraschalldiagnostik qualifizierten Arzt stattzufinden.
c. Erbringung der in Abs. 2 genannten Anforderungen und gegebenenfalls Zusatzanforderungen für den jeweiligen Anwendungsbereich (Tabelle 11.3).
   Die Tätigkeitszeiten in der Ultraschalldiagnostik, soweit sie entsprechend den Anforderungen gemäß a. bis c. durchgeführt werden, können während der in den Zusatzanforderungen genannten Zeiten klinischer oder praktischer Tätigkeit abgeleistet werden. Die in den Zusatzanforderungen genannten Zeiten klinischer oder praktischer Tätigkeit können hierdurch entsprechend verkürzt werden.
d. Erfolgreiche Teilnahme an einem Kolloquium gemäß § 11 Abs. 4 nach Erfüllung der genannten Voraussetzungen.

Tabelle 11.3. Anforderungen an die fachliche Befähigung

6 Herz

6.1 Echokardiographie (B-/M-mode-Verfahren)

6.1.1 Erwachsene
- Facharzt für Innere Medizin
- 400 Patienten
- Zusatzanforderung für nicht genannte Ärzte:
- Nachweis einer mindestens 18monatigen ständigen klinischen oder vergleichbaren ständigen praktischen kardiologischen Tätigkeit.

6.3 Belastungs-Echokardiographie
- Facharzt für Innere Medizin/Kardiologie
- 100 Patienten

Zusatzanforderungen:
- Erfüllung der Voraussetzung nach Nr. 6.1.1 (Echokardiographie/Erwachsene)

Weitere Zusatzanforderungen für den Facharzt für Innere Medizin:
- Nachweis einer mindestens 12monatigen ständigen klinischen oder vergleichbar ständigen praktischen kardiologischen Tätigkeit.

11.3.1.3 Erwerb der fachlichen Befähigung durch Ultraschallkurse

Soweit eine Weiterbildung nach §§ 4 und 5 nicht nachgewiesen wird, kann die fachliche Befähigung in der Ultraschalldiagnostik laut § 6 durch Ultraschallkurse erworben werden. Dabei sind folgende Voraussetzungen zu erfüllen und nachzuweisen:

a. Erbringung der in § 5 genannten Untersuchungszahlen unter der Anleitung
   - eines gemäß § 7 qualifizierten Arztes oder
   - eines Arztes, der die Berechtigung für die Ausführung und Abrechnung von Leistungen in der vertragsärztlichen Versorgung des jeweils in § 5 genannten Anwendungsbereiches besitzt oder bei einem zur Weiterbildung nach der Weiterbildungsordnung entsprechend ermächtigten Arzt.

b. Erbringung der in § 5 aufgeführten Zusatzanforderungen im jeweiligen Anwendungsbereich.

c. Erfolgreiche Teilnahme an folgenden Kursen, die unter der Anleitung eines gemäß § 7 a–d (Qualifikation der Ausbilder) in der Ultraschalldiagnostik qualifizierten Arztes stattfinden:

1. **Aufbaukurs** zur Korrektur und Verbesserung der Untersuchungstechnik unter Einschluß praktischer Übungen.
   Der Aufbaukurs kann durch eine Hospitation, die eine mindestens 4wöchige ständige Tätigkeit umfaßt, ersetzt werden, die unter Anleitung eines gemäß § 7 (Qualifikation der Ausbilder) in der Ultraschalldiagnostik qualifizierten Arztes durchgeführt wird.
   Das vom Kursleiter auszustellende Zertifikat über die Teilnahme am Aufbaukurs muß insbesondere folgende Angaben enthalten:
   - Anwendungsbereich und Kursinhalt
   - Bestätigung, daß höchstens 10 Kursteilnehmer in einer Ausbildungsgruppe gleichzeitig unterwiesen wurden

   In dem Zertifikat über die Teilnahme am Aufbaukurs kann bereits die Anzahl der vom Kursteilnehmer vorgelegten Dokumentationen – bis zu einem Drittel der jeweils in § 5 genannten Zahlen – bestätigt werden, wenn die schriftlichen und apparatetypischen Dokumentationen den fachlichen Anforderungen genügen.

2. **Abschlußkurs** zur Vervollständigung der Kenntnisse und Fähigkeiten. *Vorangehend* ist die nach § 5 jeweils erforderliche Anzahl von durchgeführten Ultraschalluntersuchungen in Form von schriftlichen und apparatetypischen sowie den fachlichen Anforderungen genügenden Dokumentationen nachzuweisen, soweit sie nicht bereits im Aufbaukurs (Nr. 2) anerkannt wurde.
   In der Belastungs-Echokardiographie können nur digitale Bilddokumentationen anerkannt werden.
   Das vom Kursleiter auszustellende Zertifikat über die Teilnahme am Abschlußkurs muß insbesondere folgende Angaben enthalten:
   - Anwendungsbereich und Kursinhalt
   - Bestätigung, daß höchstens 10 Kursteilnehmer gleichzeitig in einer Ausbildungsgruppe unterwiesen wurden
   - Anzahl der vorgelegten Dokumentationen, wenn die schriftlichen und apparatetypischen Dokumentationen den fachlichen Anforderungen genügen
   - Bestätigung der erfolgreichen Abschlußprüfung
   - Beurteilung der Befähigung des Antragstellers zur selbständigen Durchführung von ultraschalldiagnostischen Untersuchungen des jeweiligen Anwendungsbereiches

d. Erfolgreiche Teilnahme an einem Kolloquium gemäß § 11 Abs. 4 nach Erfüllung der vorgenannten Voraussetzungen
   Für die Durchführung der Kurse in den jeweiligen Anwendungsgebieten gelten folgende spezielle Anforderungen (Tabelle 11.4):

Tabelle 11.4. Anforderungen an den Aufbau- und Abschlußkurs

Anwendungsbereich	Grundkurs Stunden	An mind. aufeinanderfolgenden Tage	Aufbaukurs Stunden	An mind. aufeinanderfolgenden Tagen	Abschlußkurs Stunden	An mind. aufeinanderfolgenden Tagen
5.3 Belastungs-Echokardiographie	–	–	8	1	8	1

11.3.1.4 Qualifikation der Ausbilder

Qualifizierte Ausbilder im Sinne der Ultraschall-Vereinbarung sind laut § 7 entweder im entsprechenden Fachgebiet nach der Weiterbildungsordnung ermächtigte Ärzte oder Ärzte, die andere Ärzte in der Ultraschalldiagnostik anleiten und ausbilden. Letztere können nur in denjenigen Methoden anleiten und ausbilden, in denen sie persönlich tätig sind. Folgende Voraussetzungen sind dabei zu erfüllen und nachzuweisen:

a. Die Erfüllung der fachlichen und apparativen Voraussetzungen gemäß dieser Vereinbarung für den in § 5 genannten Anwendungsbereich, in der die Ausbildung stattfindet.
b. Eine mindestens 36monatige eigenverantwortliche Tätigkeit im Bereich der Ultraschalldiagnostik.
c. Die zehnfache Zahl der in § 5 spezifisch geforderten Untersuchungszahlen (1000 Belastungs-Echokardiographie-Untersuchungen und 4000 echokardiographische Untersuchungen bei Erwachsenen im B- und M-mode-Verfahren)

11.3.2 Anforderungen an die apparative Ausstattung

Die Ausstattung und Anforderungen an die Untersuchungsgeräte zur Ultraschalldiagnostik muß nach § 8 Mindestanforderungen an die Gerätesicherheit, biologische Sicherheit und technische Leistungsfähigkeit erfüllen und richten sich nach Anwendungsklassen. Für die einzelnen Anwendungsklassen gelten die nachstehend aufgeführten Mindestanforderungen. Die Mindestanforderungen gelten für jeden Arbeitsplatz.

Geräte nach dem Dopplerprinzip zum alleinigen qualitativen Nachweis der Blutströmung und/oder der darauf aufbauenden Druckmessungen sind nicht Gegenstand dieser Vereinbarung (Tabelle 11.5).

11.3.3 Genehmigungsverfahren

Anträge auf Genehmigung zur Ausführung und Abrechnung von Leistungen der Ultraschalldiagnostik sind laut § 9 an die zuständige Kassenärztliche Vereinigung zu stellen. Über die Anträge und über den Widerruf oder die Rücknahme einer erteilten Genehmigung entscheiden die zuständigen Stellen der Kassenärztlichen Vereinigung. Vor Erteilung der Genehmigung zur Ausführung und Abrechnung von Leistungen der Ultraschalldiagnostik sind die vorgelegten Zeugnisse, Zertifikate und Bescheinigungen von der Kassenärztlichen Vereinigung zu überprüfen.

Dem Antrag auf Genehmigung zur Ausführung und Abrechnung von Leistungen der Ultraschalldiagnostik sind insbesondere beizufügen:

1. Zeugnisse gemäß § 11 Abs. 1 oder Zertifikate gemäß § 6 Abs. 1c (Ultraschallkurse) für den Nachweis der fachlichen Befähigung.

Tabelle 11.5. Anforderungen an die apparative Ausstattung

Anwendungsklassen	Mindesausstattung	Mindestanforderungen an die Ausstattung der Untersuchungsgeräte
IV Herz		
4.1 Strukturdarstellung	B-mode-Gerät mit M-mode Darstellung	Scanmodus-Sektorscanner Bildsektor: mind. 45° Bildfolge: mind. 20 Bilder/s Nennfrequenz für: • Säuglinge und Kleinkinder: im Bereich von 5–7,5 Mhz, • Kinder im Bereich von 3–5 Mhz • Erwachsene im Bereich von 2–3,5 Mhz. Möglichkeit der synchronen Schreibung des EKG in allen Betriebsarten sowie ggf. zugeschalteter Signale auf demselben Registriermedium in mindestens 3 Geschwindigkeiten, wobei die niedrigste Geschwindigkeit mindestens einen Zeitabschnitt von 8 Sekunden darstellt.
„Belastungs-Echokardiographie"		Zusätzlich: EKG-getriggerte Bildspeicherung mit der Möglichkeit der kontinuierlichen Bilddarstellung in einem Zyklus unter Verwendung der Seit-zu-Seit-Darstellung.
Transösophageale Darstellung		Nennfrequenz: mind. 5 MHz

2. Nachweis der Erfüllung der Anforderungen an die apparative Ausstattung gemäß § 8. Der Nachweis kann durch die Gewährleistung des Herstellers, daß das verwendete Gerät diesen Anforderungen entspricht, geführt werden.
3. Bei Erwerb der fachlichen Befähigung nach § 5 (ständige/begleitende Tätigkeit): Soweit die Anleitung nicht von einem zur Weiterbildung nach der Weiterbildungsordnung entsprechend ermächtigten Arzt durchgeführt wurde, der Nachweis, daß die Anleitung des Antragstellers bei einem gemäß § 7 (Qualifikation der Ausbilder) qualifizierten Arzt stattgefunden hat. Auf diesen Nachweis kann verzichtet werden, wenn der zuständigen Kassenärztlichen Vereinigung die fachliche Qualifikation gemäß § 7 dieses Ausbilders bereits nachgewiesen ist.
4. Bei Erwerb der fachlichen Befähigung nach § 6 (Ultraschallkurse):
   a. Die Nachweise, daß die Kurse bei einem gemäß § 7 a–d (Qualifikation der Ausbilder) qualifizierten Kursleiter und die Anleitung des Antragstellers bei einem gemäß § 6 Abs. 1a qualifizierten Arzt stattgefunden haben. Auf diese Nachweise kann verzichtet werden, wenn der zuständigen Kassenärztlichen Vereinigung die fachliche Qualifikation des Kursleiters und des anleitenden Arztes bereits nachgewiesen ist.
   b. Bestätigung des gemäß § 6 Abs. 1a anleitenden Arztes, daß die geforderten Untersuchungszahlen unter seiner Anleitung erbracht wurden.
   c. Für jeden der in § 5 genannten Anwendungsbereiche sind 40 Dokumentationen von Patientenuntersuchungen vorzulegen. Dabei müssen mindestens die Hälfte der Dokumentationen pathologische Befunde sein.

Die über eine ultraschalldiagnostische Tätigkeit nach §§ 4 oder 5 vorzulegenden Zeugnisse müssen laut § 11 von dem zur Weiterbildung ermächtigten Arzt oder von dem gemäß § 7 qualifizierten Arzt unterzeichnet sein und insbesondere folgende Angaben enthalten:

- Überblick über die Zusammensetzung des Krankheitsgutes der Abteilung, in der die Weiterbildung stattfand.

- Beschreibung der durchgeführten Untersuchungen und angewandten Techniken.
- Zahl der vom Antragsteller unter Anleitung erbrachten sowie Zahl der selbständig durchgeführten Untersuchungen und diagnostischen Beurteilungen. Zahl der pathologischen Befunde.
- Beurteilung der Befähigung des Antragsstellers zur selbständigen Durchführung von ultraschalldiagnostischen Untersuchungen.

Bestehen trotz der vorgelegten Zeugnisse, Zertifikate und Dokumentationen begründete Zweifel, daß die in dieser Vereinbarung festgelegten Anforderungen an die fachliche Befähigung erfüllt sind, so kann die Kassenärztliche Vereinigung die Erteilung der Genehmigung für die Ausführung und Abrechnung der beantragten Leistungen von der erfolgreichen Teilnahme an einem Kolloquium abhängig machen. Das gleiche gilt, wenn der antragstellende Arzt im Vergleich zu dieser Vereinbarung eine abweichende, aber gleichwertige Befähigung nachweist.
Wird die fachliche Befähigung nach:
a. § 5 in einer ständigen oder begleitenden Tätigkeit oder
b. § 6 in Ultraschallkursen
erworben, darf die Genehmigung zur Ausführung und Abrechnung von Leistungen in der Ultraschalldiagnostik nur nach erfolgreicher Teilnahme an einem Kolloquium erfolgen.

11.4 Praktische Umsetzung der Richtlinien zur Qualitätssicherung und Qualifikation

Die oben beschriebenen *Empfehlungen* und *Richtlinienentwürfe* medizinischer Fachgesellschaften und die gesetzlichen *Qualifikationsrichtlinien nach der Ultraschall-Vereinbarung* lassen gewisse Spielräume bei der inhaltlichen, nicht jedoch bei der *zeitlichen Ausgestaltung* streßechokardiographischer Aufbau- und Abschlußkurse und Hospitationen zu.

Nach § 6 der Ultraschall-Vereinbarung sind der *zeitliche Ablauf- und Umfang der Aufbau- und Abschlußkurse* auf jeweils mindestens 8 Stunden festgelegt und für Hospitationen, die einen Aufbaukurs ersetzen können, eine mindestens vierwöchige Dauer vorgeschrieben. Eine Hospitation kann, um z. B. die geforderte Zahl von 100 Streßechokardiographie-Untersuchungen unter Anleitung eines qualifizierten Anleiters selbständig zu erbringen, zwar auch kürzer sein, sie kann dann jedoch den Aufbaukurs nicht ersetzen (siehe auch Kapitel 11.4.2). Ein Abschlußkurs kann laut Ultraschall-Vereinbarung nur dann anerkannt werden, wenn die spezifisch geforderte Zahl streßechokardiographischer Untersuchungen *vorangehend* nachgewiesen wurde.

Größeren Spielraum läßt die Ultraschall-Vereinbarung bei der *inhaltlichen Ausgestaltung* dieser Veranstaltungen. Sollen sie jedoch KV-anerkannt sein, sollten Programm und Inhalt vorher mit den Kassenärztlichen Vereinigungen, in deren Zuständigkeitsbereich sie organisiert werden, abgestimmt sein und möglichst in Zusammenarbeit mit der jeweiligen Akademie für ärztliche Fortbildung der Landesärztekammer durchgeführt werden.

11.4.1 Aufbau- und Abschlußkurse

Programm und inhaltliche Konzeption unserer eigenen KV-anerkannten Kurse (Abb. 11.7) entsprechen den oben eingehend beschriebenen Empfehlungen und Richtlinien. Seit

Streßechokardiographie-Aufbaukurs

9.15	**Begrüßung**

I. Streßechokardiographie-Grundlagen

9.30–10.00	**Pathophysiologische Basis streßechokardiographischer Techniken** Streß-Modi, normale und pathologische Myokardkinetik
10.00–10.30	**Streßechokardiographie-Methoden** Streß-Modifikationen, dynamische Belastungs- und pharmakologische Streßprotokolle
10.30–11.00	*Pause*
11.00–11.30	**Streßechokardiographie-Auswertung** Auswertungs-Modi, Beurteilungsparameter der Myokardkinetik, Ischämie- und Abbruchkriterien, Schweregrad-Indikatoren
11.30–12.00	**Indikationen, Differentialindikationen, Kontraindikationen und Nebenwirkungen streßechokardiographischer Techniken**
12.00–12.30	**Organisatorische, räumliche, personelle, zeitliche, rechtliche und gerätetechnische Voraussetzungen sowie Qualifikationskriterien zur Durchführung streßechokardiographischer Untersuchungen**
12.30–13.45	*Mittagspause*

II. Streßechokardiographie – Praktische Durchführung

13.45–14.00	Einführung in die praktischen Übungen		
	SE-Labor I **Patienten**	**SE-Labor II** **Normalpersonen**	**Seminarraum** **Digitale Fallbeispiele**
14.00–14.45	Gruppe **A**	Gruppe **B**	Gruppe **C**
14.45–15.30	Gruppe **B**	Gruppe **C**	Gruppe **A**
15.30–16.15	Gruppe **C**	Gruppe **A**	Gruppe **B**
16.15–16.30	*Kaffee-Pause*		

III. Streß-Doppler-Echokardiographie

16.30–17.15	**Indikationen, Kontraindikationen, praktische Durchführung und Beurteilungsparameter einer normalen und pathologischen Fluß-, Druck- bzw. Gradientendynamik**
17.15–17.30	Schlußbesprechung und Ausgabe der Ärztekammer-Zertifikate

a

Streßechokardiographie-Abschlußkurs

9.15	**Begrüßung**
9.30–10.30	**Standardisierte Durchführung und Auswertung streßechokardiographischer Routinetechniken – Deutsche und europäische Empfehlungen –**
10.30–11.00	**Neue Streßechokardiographie-Techniken**
11.00–11.30	*Pause*
11.30–12.30	**Streß-Doppler-Echokardiographie** Indikationen, Kontraindikationen, praktische Durchführung und Beurteilungsparameter einer normalen und pathologischen Fluß- bzw. Gradientendynamik
12.30–14.00	*Mittagessen*
14.00–16.30	**Demonstration und gemeinsame Befundung pathologischer Fälle**
16.30–17.00	**Abschlußprüfung**
17.00–17.30	Schlußbesprechung und Ausgabe der Ärztekammer-Zertifikate

b

Abb. 11.7. Programm und inhaltliche Konzeption eines KV-anerkannten Streßechokardiographie Aufbau- und Abschlußkurses (Beispiel: Bayerisch Gmain)

Kenntnisse *	**Eingehende Kenntnisse, Erfahrungen und Fertigkeiten** **
Vermittlung und Erwerb von Kenntnissen über die	Vermittlung und Erwerb und *Nachweis* besonderer Kenntnisse über die
* pathophysiologische Basis streßechokardiographischer Routinetechniken,	** gängigen Streßechokardiographiemethoden,
* verschiedene Streß- und Belastungsarten,	** Belastungs- bzw. Streßprotokolle streßechokardiographischer Routinetechniken,
* normale und gestörte regionale und globale (hämodynamische) Ventrikelfunktion,	** Beurteilung streßechokardiographisch gewonnener Parameter der normalen und pathologischen regionalen und globalen Myokardkinetik,
* verschiedene Auswertungsarten,	** Indikationen, Differentialindikationen, Kontraindikationen und Nebenwirkungen
* Stellung streßechokardiographischer Routinetechniken im Spektrum der kardiologischen Funktionsdiagnostik unterschiedlicher Anwendungsgebiete	** Ischämie- und Abbruchkriterien
* neuen Techniken zur intrakavitären und myokardialen Bildgebung und Analyse	** Empfehlungen und Richtlinien zur Qualitätssicherung und Qualifikation
* Beurteilung streß-(Doppler-)echokardiographisch gewonnener hämodynamischer Fluß-, Gradienten-, Druck- und Volumenparameter	Erwerb und Nachweis besonderer Erfahrung und Fertigkeiten in der
	** praktischen Durchführung und Beurteilung dynamischer und pharmakologischer streßechokardiographischer Routinetechniken

Abb. 11.8. Kenntnisse, Erfahrungen und Fertigkeiten: Orientierungshilfe für Abschlußkurse und Kolloquien

Anfang 1990 führen wir in unserer Klinik Streßechokardiographie-Untersuchungen durch und seit April 1993 auch regelmäßig Streßechokardiographie-Kurse. Während des jahrelangen Einsatzes dieser Methode im Kontext mit hunderten koronarangiographischer und nuklearkardiologischer Referenzmethoden kristallisierte sich heraus, welche Kenntnisse (markiert mit einem *) zur eigenverantwortlichen Durchführung streßechokardiographischer Untersuchungen wünschenswert und sinnvoll und welche eingehenden Kenntnisse, Erfahrungen und Fertigkeiten (markiert mit **) unerläßlich erscheinen und daher unbedingt erworben und nachgewiesen werden sollten. Diese Gewichtung kann auch als Orientierungshilfe für die in der Ultraschall-Vereinbarung für einen erfolgreichen Abschlußkurs vorgeschriebene Abschlußprüfung und für das sogenannte kollegiale Fachgespräch (Kolloquium) dienen (Abb. 11.8).

11.4.2 Hospitationen

Die Streßechokardiographie hängt in der Zuverlässigkeit ihrer diagnostischen Aussagen ganz wesentlich von der Qualifikation des Untersuchers ab. Eingehende echokardiographische Kenntnisse und eine sichere Beurteilung der 2-dimensionalen Ruhewandbewegung sind die zwingende Voraussetzung. Darauf aufbauend kann die Streßechokardiographie erlernt werden. In vielen Bereichen sind jedoch ein Linksherz-Kathetermeßplatz und ein nuklearmedizinisches Labor zur Erlangung und Überprüfung eines notwendigen streßechokardiographischen Leistungsniveaus in eigener Regie nicht vorhanden. Daher sind streßechokardiographische Hospitationen erforderlich. Nachfolgend wird nun ein Konzept zur Erlernung der Streßechokardiographie vorgestellt, das im Herzzentrum Wuppertal bereits seit Mai 1995 mit Erfolg praktiziert wird.

Die Hospitation umfaßt 2 Wochen. Die Teilnehmerzahl beträgt 3–4 Personen. Die Hospitation fängt mit einer gründlichen theoretischen Einführung an, bei der sowohl Basis- als auch fortgeschrittenes streßechokardiographisches Wissen vermittelt wird. Danach beginnt der praktische Teil der streßechokardiographischen Ausbildung, der den weitaus überwiegenden Teil der Hospitation umfaßt. Im Streßechokardiographie-Labor befinden sich zwei streßechokardiographische Meßplätze, ein fahrradergometrischer und ein pharmakologischer Meßplatz. Während der zweiwöchigen Hospitationsdauer werden 100 fahrradergometrische und pharmakologische Streßechokardiographien durchgeführt. Die Teilnehmer erhalten die Möglichkeit bei jeder Untersuchung unter Anleitung eines erfahrenen Untersuchers selbst zu echokardiographieren. Die Befundung erfolgt im Anschluß an jede Untersuchung, begleitet von einer ausführlichen Erklärung und Diskussion. Hierbei wird besonders auf die selbständige Befundung durch die Teilnehmer geachtet. Die Hospitanden werden in allen praktischen Details und methodischen Besonderheiten von erfahrenen Untersuchern gründlich geschult. Die streßechokardiographischen Befunde werden in Bezug zu Koronarangiographie, Belastungs-EKG und ggf. Myokardsintigraphie interpretiert, die diagnostischen und therapeutischen Konsequenzen ausführlich besprochen. Die Ansicht der entsprechenden Koronarangiographiefilme, der Belastungs-EKG- und ggf. nuklearmedizinischen Dokumentationen wird ermöglicht. Eindrucksvolle weitere streßechokardiographische Fallbeispiele werden zusätzlich von optischen Platten demonstriert. Kursbegleitend und am Ende der Hospitation erfolgt die theoretische Unterweisung in diffizilere streßechokardiographische Fragestellungen und Probleme. Aufbau- und Abschlußkurse können in dieses Hospitationskonzept sehr einfach integriert werden. Am Ende der zweiwöchigen Hospitation sollen die Teilnehmer befähigt sein, selbständig, eigenverantwortlich und mit der nötigen Kenntnis und Selbstkritik streßechokardiographische Untersuchungen durchzuführen.

Literatur zu Kapitel 11

1. Akinboboye O, Sumner J, Gopal A, King D, Shen Z, Bardfeld P, Blanz L, Brown EJ (1995) Visual Estimation of Ejection Fraction by Two-Dimensional Echocardiography: The Learning Curve. Clin Cardiol 18: 726–729
2. Beckmann S, Bocksch W, Schartl M (1996) Praktische Durchführung der Streßechokardiographie – Worauf ist zu achten? Herz 21: 65-70
3. Distante A (1996) Cost effectiviness aspects of stress echo. In: Final report of the concerted action on stress echocardiographic activities in Europe (Biomed 1318)
4. Leung DY, Dawson IG, Haluska BA, Marwick TH (1996) Exercise Echocardiography as the Primary Test for Coronary Disease in Patients With Mitral Valve Prolapse: Accuracy and Cost Implications of a Probabilistic Strategy. Circulation 94: I–448
5. Marwick TH, Rimmerman C, Stewart WJ, on behalf of Cardiovascular Imaging Section (1995) Experience vs Accuracy of Stress Echocardiography Reading: Importance of High Clinical Volume. Circulation 92: Suppl I–90 (Abstract)
6. Orlandini A, Picano E, Lattanzi F, Marini C, Distante A (1990) Stress echocardiography and the human factor: the importance of being expert. J Am Coll Cardiol 15: 52A
7. Picano E (1992) Stress Echocardiography. Springer Berlin, Heidelberg, New York, London, Paris, Tokyo, Hong Kong, Barcelona, Budapest, pp 70–72
8. Picano E, Lattanzi F, Orlandini A, Marini C, L'Abbate A (1991) Stress Echocardiography and the Human Factor: The Importance of Being Expert. J Am Coll Cardiol 17: 666–669
9. Schüpfer C, Chatterjee T, Aeschbacher B, Fluri M, Kaufmann U, Meier B (1996) Dobutamin-Streßechokardiographie: Diagnostische Wertigkeit und Kostenvergleich zur Ergometrie und MIBI-Szintigraphie. Z Kardiol 85 (Suppl 2): 127 (Abstract)
10. Ultraschallvereinbarung: Qualifikationsvoraussetzungen zur Durchführung von Untersuchungen in der Ultraschalldiagnostik

12 „Empfehlungen, Tips und Tricks für die Praxis"

In diesem Kapitel möchten wir Ihnen einige Empfehlungen, Tips und Tricks an die Hand geben, die sich bei der Anwendung der Streßechokardiographie in unserer täglichen Routine als nützlich erwiesen haben. Sie verstehen sich quasi als Zusammenfassung praktischer Aspekte, die in verschiedenen Kapiteln dieses Buches teilweise schon zur Sprache kamen. Wir haben daher gewisse Wiederholungen in Kauf genommen oder Redundanzen in der Information sogar didaktisch bewußt eingesetzt. Dieses Kapitel eignet sich auch zur kurzen Rekapitulation für bereits erfahrene Streßechokardiographie-Anwender. Es soll in diesem Rahmen einen Beitrag leisten zur Harmonisierung und Standardisierung beim Routineeinsatz verschiedener Streßechokardiographie-Verfahren. Ziel ist eine Verbesserung der Voraussetzungen und praktischen Durchführung streßechokardiographischer Untersuchungen, also der Struktur- und Prozeßqualität und damit letztendlich der Ergebnisqualität unserer diagnostischen Bemühungen.

12.1 Vorbereitende Maßnahmen

12.1.1 Streßechokardiographie-Labor

In Kliniken oder Praxen, in denen der Aufbau eines Streßechokardiographie-Labors geplant ist, sollten vor Auswahl der Geräte einige Punkte bedacht werden.

Für die *dynamische Streßechokardiographie* sind spezielle *Ergometrieliegen* entwickelt worden, die auch eine Untersuchung während Belastung in halbliegender Position und Linksseitenlage erlauben (siehe auch Kapitel 3.1). Wichtig ist, daß der Patient während der Untersuchung auf einer Liege mit langem Rückenteil belastet wird, da eine stabile ruhige Lage des Oberkörpers während der Ergometrie die Ableitung der Echokardiographiebilder erleichtert.

Die *pharmakologischen Verfahren* werden hauptsächlich mit Dobutamin, Arbutamin oder Dipyridamol durchgeführt. *Arbutamin* wird mit einer kompletten Infusions- und Überwachungseinheit für Blutdruck und Herzfrequenz angeboten (siehe auch Kapitel 10.3). Für die *Dobutamin*infusion muß ein Präzisionsinfusionssystem (z. B. Perfusor mit 50 ml Spritze oder Infusomat für 250 ml Flaschen) verwandt werden. Auch bei *Dipyridamol* ist ein solches System empfehlenswert. Bei Einsatz eines Perfusors (50 ml Spritze) ist auf eine Stundenleistung des Gerätes von über 100 ml/h zu achten, da sonst bei der üblichen Dipyridamolkonzentration von 5 mg/ml Patienten mit einem höheren Körpergewicht nicht untersucht werden können (bei einer Perfusorleistung von maximal 200 ml/h ist eine Untersuchung von Patienten bis 119 kg Körpergewicht möglich).

Beim *Kauf eines Streßechokardiographie-Computersystems* sollte auch nach technischen Details gefragt werden (siehe auch Kapitel 4.2.3). Es werden Systeme angeboten, die aufgrund geringer Rechner- und Speicherkapazitäten einen „virtuellen" Herzzyklus aus verschiedenen Herzschlägen zusammensetzen, was zu Artefakten führen kann. Da bei der dynamischen Streßechokardiographie aufgrund der atemabhängigen Thoraxexkursionen des Patienten mit wechselnder Verbesserung und Verschlechterung der Anlotungssituation der Zeitpunkt der optimalen Bildqualität nicht exakt vorausgesagt werden kann, ist ein interner Bildspeicher, der kontinuierlich jeweils die letzten Herzzyklen zwischenspeichert, nützlich. Damit kann bei der Akquisition der Bildschleifen auf bereits gesehene und für qualitativ ausreichend empfundene Herzzyklen zurückgegriffen werden (retrogrades Prinzip). Die Speicherung der Bilddaten sollte auf einem austauschbaren, wiederbeschreibbaren und kostengünstigen Massenspeicher erfolgen. Derzeit ist die magnetooptische Platte (MOD) mit Speicherkapazitäten von 1,3 GB am gebräuchlichsten. Die alleinige Speicherung auf einer geräteinternen Festplatte ist nicht sinnvoll, da bei vollem Speicher Bilddaten von Patienten gelöscht werden müßten. Auf eine gute *Triggerung des EKG-Signals,* z. B. bei Patienten mit Linksschenkelblock oder leichtem Zittern der Grundlinie, sollte geachtet werden, da sonst bei der Bildschleifengewinnung Probleme auftreten können. Die Übertragungsqualität der Echobilder auf die digitale Auswertungseinheit muß ausreichend sein (guter Video-„frame-grabber" oder digitaler Rohdatentransfer). Unterschiede zwischen den Systemen bestehen in der Anzahl der abgelegten Einzelbilder pro Bildschleife (zwischen 8 und ca. 50) sowie der Darstellung nur der Systole (Vorteil: geringer Speicherbedarf) bzw. des gesamten Herzzyklus (Vorteil: kein Springen des Bildes zwischen Endsystole und Enddiastole). Für den Routineeinsatz ist eine möglichst unkomplizierte Bedienung, eine freie Konfigurierbarkeit der Anzahl der abgelegten Herzzyklen entsprechend dem angewandten Belastungsprotokoll, gute Archivierung der Bild- und Patientendaten (z. B. Angabe, auf welcher magnetooptischen Platte die Bilddaten gespeichert sind) und eine Nachbearbeitung am Computer (z. B. hell/dunkel, schneller/langsamer, quantitative Analyse) wünschenswert. Während der Untersuchung sollten auch auf einem *S-VHS-Videorekorder* repräsentative Ausschnitte der Untersuchung abgespeichert werden, da Abstürze des Computersystems auftreten können.

Eine regelmäßige *Testung der Notfallausrüstung* und *Kontrolle der Medikamente* mit entsprechender Dokumentation (z. B. der Verfallsdaten) ist zu empfehlen. Plazieren Sie während der Untersuchung insbesondere den Monitor zur Rhythmusüberwachung und ggf. ST-Trend-Analyse so, daß Sie ihn während der gesamten Untersuchung einsehen können. Teilweise ist auch eine Rhythmusüberwachung über das gesonderte EKG-Signal am Echogerät möglich (häufig analoger EKG-Eingang am Echogerät über ein gesondertes Kabel mit Elektroden, Saugbällen oder Armkabel).

Nach unserer Erfahrung ist es bei Patienten, die mit pharmakologischen Methoden untersucht werden, nützlich, nach der Untersuchung eine Sitzmöglichkeit unter Beobachtung (z. B. Wartezimmer in einer Praxis) zur Verfügung zu stellen. Dort kann der Patient z. B. nach der Beendigung der Dipyridamolinfusion eine Tasse Kaffee (koffeinhaltig) oder Tee als weiteres Antidot zu sich nehmen.

12.1.2 Patientenvorbereitung

Eine ausführliche *Aufklärung* des Patienten über Zweck, Ablauf und Nebenwirkungen der Untersuchung hilft insbesondere bei den pharmakologischen Untersuchungsverfahren Ängste abzubauen. *Aufklärungs- und Einverständnisbögen* sind wie für andere Untersuchungen inzwischen auch käuflich zu erwerben (Abb. 12.1). In der Klinik ist es sinnvoll, Patientenvorbereitungs- und Anmeldungsbögen (mit Angabe von Anamnese und Medikamenten durch den Stationsarzt) auf den Stationen zu verteilen (Abb. 12.1). In der Praxis kann der Patient nach dem Aufklärungsgespräch, welches auch über Wash-out-Phänomene der pausierten Medikamente geführt werden sollte, einen *Vorbereitungsbogen* zur Erinnerung (z. B. Absetzen der Medikation, nüchtern, keine xanthinhaltigen Nahrungsmittel) mitnehmen (Abb. 12.1). Für die dynamische Streßechokardiographie gelten hinsichtlich der Aufklärung die gleichen Regeln wie für das Belastungs-EKG. Bei der Verwendung von Dobutamin und Dipyridamol ist zu bedenken, daß diese Substanzen bisher nicht für diese Indikation zugelassen sind. Eine rechtzeitige schriftliche Aufklärung ist deshalb empfehlenswert. Auch die Kontraindikationen und Nebenwirkungen von Atropin sollten

Kardiologie InfoKard10

Praxis / Klinik:

Ultraschall-Untersuchung des Herzens unter Belastung (Streß-Echokardiographie)

Bitte vor dem Aufklärungsgespräch lesen!

Sehr geehrte Patientin, sehr geehrter Patient,

um die Ursachen für Ihre Beschwerden (z.B. Schmerzen in der Brust, Engegefühl in der Herzgegend, Kurzatmigkeit) abzuklären, empfehlen wir Ihnen eine Ultraschall-Untersuchung des Herzens unter Belastung ***(Streß-Echokardiographie).*** Mit dieser Untersuchung läßt sich feststellen, ob unter Belastung eine Minderdurchblutung des Herzmuskels vorliegt, deren Ursache in der Regel Verengungen der Herzkranzgefäße sind. Darüberhinaus läßt sich die Vitalität minderdurchbluteter und in ihrer Pumpfunktion gestörter Herzmuskelbereiche nachweisen.

Kommen andere Untersuchungsmethoden (z.B. *Myokardszintigraphie*) in Ihrem Fall ernsthaft in Betracht, werden wir Sie im Aufklärungsgespräch informieren.

Streß-Echokardiographie

Zur Untersuchung liegen Sie

- auf einer Fahrradliege und müssen eine allmählich ansteigende körperliche Leistung erbringen (vgl. Abb.1)

  oder
- auf einer Untersuchungsliege und erhalten über eine Spritzenpumpe ein oder mehrere Arzneimittel in eine Armvene gespritzt (vgl. Abb. 2).
  Die Arzneimittel simulieren am Herzen eine Situation, die einer körperlichen Belastung ähnelt.

Bei einem Teil der Patienten ist eine Untersuchung unter körperlicher Belastung nicht möglich bzw. nicht sinnvoll.
Wir werden Sie informieren, welche der beiden Belastungsformen für Sie geeignet ist.

Vor, während und nach der Belastung werden die Wandbewegungen Ihres Herzens fortlaufend mittels Ultraschall beobachtet (vgl. Abb. 3) und zu bestimmten Zeitpunkten in einem Computer gespeichert.
Während der gesamten Untersuchung werden EKG und Blutdruck überwacht.

Abb. 1: Ultraschalluntersuchung des Herzens unter körperlicher Belastung

Im Anschluß an die Untersuchung kann die Ärztin/der Arzt die Wandbewegungen des Herzens während der einzelnen Phasen der Belastung miteinander vergleichen und so Veränderungen feststellen, die auf Durchblutungsstörungen hinweisen.

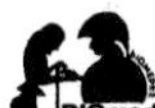

DIOmed-Aufklärungssystem. – 09/95 – Herausgeber: **W. Weißauer.** Autoren: Dr. Th. Ketteler, Dr. W. Krahwinkel, Prof. Dr. W. Weißauer.
Verlagsleitung/Redaktion: Dr. Dagmar Schillik. Illustration: Atelier Gluska.
 Bestell-Nr. 06/060

a

Mögliche Risiken der Untersuchung

In aller Regel ist die Untersuchung unkompliziert.

Etwa jeder achte Patient empfindet während der Untersuchung ein **Druckgefühl in der Brust** (*Angina pectoris*-Beschwerden), das in der Regel nach Beendigung der Belastung bzw. nach Medikamentengabe rasch verschwindet.

Leichtere Nebenwirkungen wie Blutdruckabfall, geringe Atembeschwerden, Kopfschmerzen, Hitzegefühl, Schwindel, Übelkeit, Kribbeln, Herzklopfen und/oder Magenbeschwerden können vorkommen, sind aber nicht behandlungsbedürftig.

Abb. 2: Ultraschalluntersuchung des Herzens unter medikamentöser Behandlung

Extraschläge des Herzens ***(Extrasystolen)*** oder leichte Herzrhythmusstörungen, die während oder kurz nach der Untersuchung auftreten können, klingen in der Regel von selbst ab. Eine Behandlung mit Medikamenten ist nur selten erforderlich.
Noch seltener sind **schwerwiegende Rhythmusstörungen**, die einer sofortigen Behandlung (z.B. *Defibrillation*) bedürfen.
Ähnlichen Risiken sind Sie auch bei vergleichbaren Belastungsuntersuchungen ausgesetzt. Das Risiko von Herzrhythmusstörungen ist bei medikamentöser Belastung im Vergleich zur körperlichen Belastung leicht erhöht. Während der gesamten Untersuchung werden Sie jedoch überwacht, so daß eventuelle Störungen sofort erkannt und behandelt werden können.

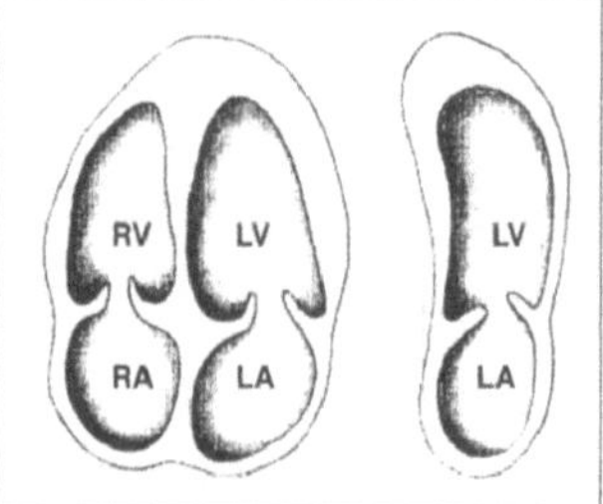

Abb. 3: 4-Kammer-Blick auf das Herz **2-Kammer-Blick**

RV = rechte Kammer (Vertrikel)
RA = rechter Vorhof (Atrium)
LV = linke Kammer
LA = linker Vorhof

In sehr seltenen Fällen können bei dazu veranlagten Patienten vorübergehend **asthmaartige Anfälle** auftreten, die sich durch Medikamente jedoch rasch beenden lassen.

Lebensbedrohende Komplikationen (z.B. Herzinfarkt, Herzstillstand) sind extrem selten. Die Risiken sind erhöht, wenn das Herz bereits schwer geschädigt ist.

Auch eventuelle **vorbereitende** und **begleitende** Maßnahmen (z.B. Injektionen, Behandlung von Herzrhythmusstörungen) sind nicht völlig frei von Risiken. Bitte fragen Sie, wenn Sie mehr dazu wissen möchten.

Bitte unbedingt beachten!

Sofern ärztlich nicht anders anordnet:
Vor der Untersuchung: Ausreichend lange vor der Untersuchung müssen Herz-Kreislauf-wirksame Medikamente abgesetzt werden, da sie das Untersuchungsergebnis verfälschen könnten.
Bitte sprechen Sie mit Ihrer Ärztin/Ihrem Arzt darüber.
4 Stunden vorher nichts mehr essen (auch keinen Kaugummi, Bonbon o.ä.) und trinken. Sagen Sie es dem Arzt, wenn Sie während dieses Zeitraumes versehentlich doch etwas zu sich genommen haben.
Medikamente nur nach ärztlicher Anweisung einnehmen.
Nach der Untersuchung: Im Anschluß an die Untersuchung werden Sie zunächst noch eine gewisse Zeit lang überwacht.
Verständigen Sie bitte sofort die Ärztin/den Arzt bei Schmerzen in der Brust, anderen Herzbeschwerden oder Luftnot.

Kard10

b

Patientenadresse:

Streß-Echokardiographie DokuKard10

Anamnese

Bitte beantworten Sie die folgenden Fragen sorgfältig, damit wir etwaigen Risiken besser vorbeugen können. Arzt oder Pflegepersonal helfen Ihnen gerne beim Ausfüllen.

1. Nehmen Sie zur Zeit **Medikamente** ein? Zutreffendes unterstreichen bzw. ergänzen. ☐ Nein ☐ Ja

   Herzmittel oder Medikamente gegen hohen Blutdruck? ☐ Nein ☐ Ja

   Wenn ja, welche? ____________________

   Schmerzmittel, gerinnungshemmende Mittel (z.B. Marcumar, Aspirin), „Antibabypille"

   oder: ____________________

2. **Wissen Sie oder gibt es Hinweise dafür, daß Sie eine der aufgeführten Erkrankungen haben oder hatten?** Zutreffendes bitte unterstreichen bzw. ergänzen.

   Herz: Angina pectoris, Herzinfarkt, Herzfehler, Rhythmusstörungen, Herzmuskelentzündung ☐ Nein ☐ Ja

   oder: ____________________

   Kreislauf: hoher oder niedriger Blutdruck, Atemnot beim Treppensteigen, abendliches Anschwellen der Beine, häufigeres Wasserlassen bei Nacht ☐ Nein ☐ Ja

   oder: ____________________

   Tragen Sie einen Herzschrittmacher oder eine künstliche Herzklappe? ☐ Nein ☐ Ja
   Falls Sie einen Herzschrittmacherausweis haben, bitte vorlegen.

   Allergie (z.B. Heuschnupfen, Asthma) oder **Unverträglichkeit** von Nahrungsmitteln, Medikamenten, Pflaster, Elektroden, Latex ☐ Nein ☐ Ja

   oder: ____________________

   Haben Sie ein ***Glaukom*** (grüner Star)? ☐ Nein ☐ Ja

3. Für Frauen im gebärfähigen Alter: Könnten Sie **schwanger** sein? ☐ Nein ☐ Ja

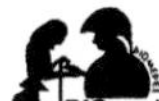

DIOmed-Aufklärungssystem. – 09/95 – Herausgeber: **W. Weißauer.** Autoren: Dr. Th. Ketteler, Dr. W. Krahwinkel, Prof. Dr. W. Weißauer.
Verlagsleitung/Redaktion: Dr. Dagmar Schillik. Illustration: Atelier Gluska.
 Bestell-Nr. 06/060

c

DokuKard10

Aufklärungsgespräch / Einwilligung

Bitte erst nach dem Aufklärungsgespräch ausfüllen und unterschreiben!

☐ Den zum Mitnehmen bestimmten **Informationsteil** habe ich erhalten und gelesen.
Die **Verhaltenshinweise** werde ich beachten.
Die **Fragen** zur Anamnese habe ich nach bestem Wissen beantwortet.

Bitte Zutreffendes unterstreichen bzw. ergänzen.

Im **Aufklärungsgespräch** mit Frau/Herrn Dr. ______________________
wurden u.a. erörtert: das Verfahren, Vor- und Nachteile gegenüber anderen Methoden, mögliche Komplikationen, risikoerhöhende Besonderheiten, wahrscheinliche Neben- und Folgeeingriffe sowie:

____

____

Meine Fragen wurden vollständig und verständlich beantwortet. Ich benötige keine zusätzliche Überlegungsfrist.

Erklärung über die Einwilligung

Nach **gründlicher Überlegung** willige ich ein in die vorgeschlagene **Ultraschall-Untersuchung des Herzens unter**

Bitte Zutreffendes ankreuzen bzw. ergänzen.

☐ **körperlicher Belastung**

☐ **medikamentöser Belastung**

und in notwendige Änderungen oder Erweiterungen der vorgesehenen Untersuchung sowie in erforderliche Neben- und Folgeeingriffe.

Falls Sie mit bestimmten begleitenden Maßnahmen nicht einverstanden sind:

____
(bitte bezeichnen)

☐ Ich **lehne** die vorgeschlagene Untersuchung **ab.**
Ich wurde darüber aufgeklärt, daß sich dadurch Diagnose und Behandlung meiner Erkrankung erheblich verzögern und erschweren können.

______________ ______________________________
Datum Patientin/Patient bzw. Betreuer/Sorgeberechtigte*

____
Ärztin/Arzt

* **Unterschreibt ein Elternteil allein, erklärt er mit seiner Unterschrift zugleich, daß ihm das Sorgerecht allein zusteht, oder daß er im Einverständnis mit dem anderen Elternteil handelt.**

d

Abb. 12.1. Ultraschall-Untersuchung des Herzens unter Belastung. Aus dem DIOmed-Aufklärungssystem, Abdruck erfolgt mit freundlicher Genehmigung der DIOmed Verlags GmbH, An der Lohwiese 8, 97500 Ebelsbach

nicht vergessen werden. Bei der Information der Patienten hat es sich bewährt, sowohl den Untersuchungsablauf kurz darzustellen als auch auf die häufigen subjektiven und in der Regel harmlosen Nebenwirkungen wie Palpitationen, Kribbeln im Kopf, Flush u. a. einzugehen. Wenn diese dann während der Untersuchung auftreten, lösen Sie in der Regel keine Angstgefühle aus. Eine weitere Sorge der Patienten betrifft häufig die Wirkdauer der infundierten Medikamente, so daß auch darauf eingegangen werden sollte. Während der Dobutamininfusion kommt es nicht selten bei Männern zu Miktionsdrang, so daß ein *Toilettenbesuch* vor der Untersuchung sinnvoll ist. Bei einer Hypokaliämie sollte eine Dobutamin- oder Arbutamin-Echokardiographie erst nach *Kalium-Substitution* durchgeführt werden, da beide zu einer Hypokaliämie führen können (7).

12.2 Testdurchführung

12.2.1 Dynamische Streßechokardiographie

Während der Untersuchung sind zwei verschiedene *EKG-Ableitungen* notwendig. Einerseits wird in der Regel eine 3-Kanal-Ableitung für die Rhythmusüberwachung und Triggerung angelegt. Für diese Ableitung ist ein EKG möglichst ohne Grundlinienschwankungen oder Muskelzittern (tritt teilweise auch bei der Untersuchung mit Katecholaminen auf) mit hohen QRS-Potentialen notwendig. Unter Verwendung von *Klebeelektroden* ist, wie in Abbildung 12.2 dargestellt, eine Position über dem Knochen in Schulternähe und am unteren Rippenrand häufig ausreichend. Alternativ können auch *EKG-Armklammern* verwandt werden, die ohne Verbrauchsmaterial auskommen. Die Anlage des 12-Kanal-EKGs (Abb. 12.3) erfolgt modifiziert. Die Brustwandableitungen V_4–V_6 müssen in der Regel einen Interkostalraum tiefer geschrieben werden, um das apikale Schallfenster nicht zu behindern. Eine modifizierte Ableitung nach Frank (x – y – z) ist ebenfalls möglich. Der Untersucher muß bei Verwendung einer nach links schwenkbaren Liege in der Regel von der linken Seite untersuchen (Armlänge von rechts nicht ausreichend), so daß das EKG-Gerät gut auf der rechten Seite plaziert werden kann (Abb. 12.4).

Die Ableitungen in Ruhe und kurz nach Belastungsende können halbschräg in Linksseitenlage durchgeführt werden mit allen parasternalen und apikalen *Schnittebenen.* Auch

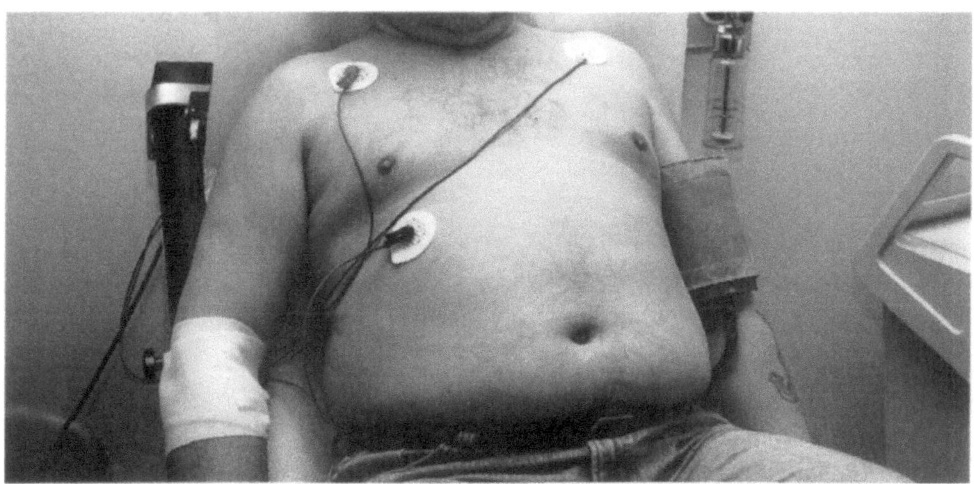

Abb. 12.2. Anlage der Klebeelektroden

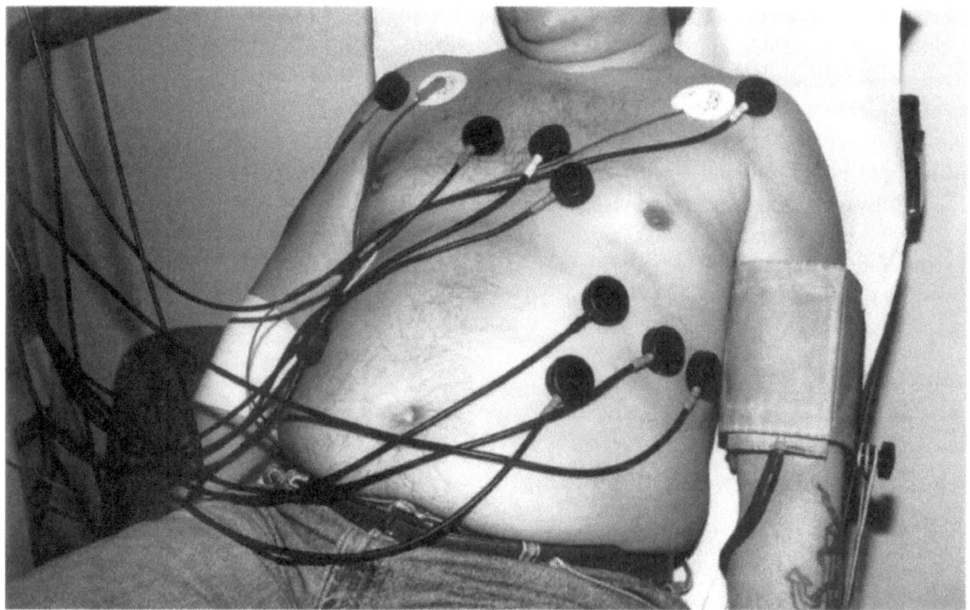

Abb. 12.3. Anlage der Saugelektroden

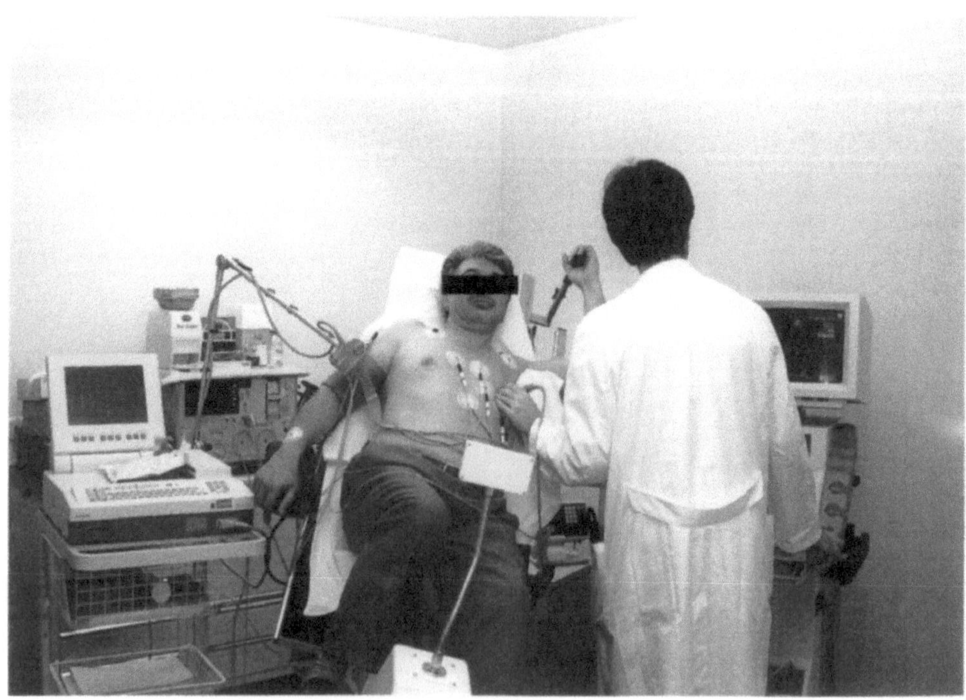

Abb. 12.4. Untersucher-Position (sitzend oder stehend)

hier, sofern möglich, sollten neben den apikalen auch die parasternalen Schnittebenen gesucht werden. Falls dies nicht möglich ist, sollte neben den apikalen 2- und 4-Kammerblicken auch die apikale lange Achse dargestellt werden (Abb. 12.5). Dadurch können die Versorgungsgebiete aller Hauptkoronararterien erfaßt werden. Durch Veränderung der Herzachse in halbsitzender Position im Vergleich zum Liegen können z. T. auch atypische Schallkopfpositionen notwendig werden. Entgegen weitverbreiteter Ansichten ist die *Schallbarkeit* leicht adipöser Patienten in halbsitzender Position häufig besser als die von schlanken Patienten. Dies ist auf die steile Herzachse dieser Patienten, bei der das Herz hinter dem Sternum liegt, zurückzuführen. Es sollte auch bei schlechter Ableitqualität in Ruhe ein Belastungsversuch unternommen werden. Häufig kommt es bei geringer Belastung zu einer erstaunlichen Verbesserung der Bildqualität bei apikaler Anlotung. Diese auf niedriger Belastung gewonnenen Bildschleifen können dann mit denen bei maximaler Belastung verglichen werden. Die Ableitung *während* der Fahrradbelastung ist insbesondere zur Erkennung von koronaren 1-Gefäßerkrankungen notwendig (8) und in der Regel einfacher als die Untersuchung kurz nach Belastung (5): Die Atmung des Patienten ist während Belastung regelmäßiger als kurz danach, so daß eine Anpassung des Untersuchers an die Atemexkursionen des Patienten leichter möglich ist. Dabei hat es sich bewährt, den Handballen der Untersucherhand auf den Thorax zu drücken, um eine stabile Schallkopfposition während der Untersuchung zu gewährleisten (Abb. 12.6). Der Zeitraum, der zur Bildschleifengewinnung zur Verfügung steht, ist länger (je nach Belastungsstufendauer) als kurz nach Untersuchungsende (maximal 1 Minute für alle Anlotungen) (9).

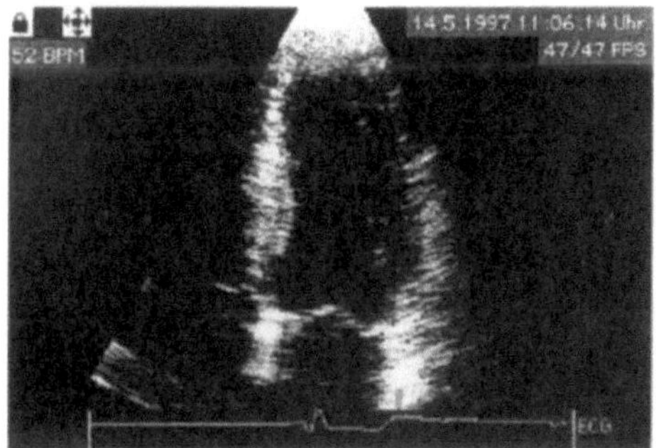

Apikaler 4-Kammerblick

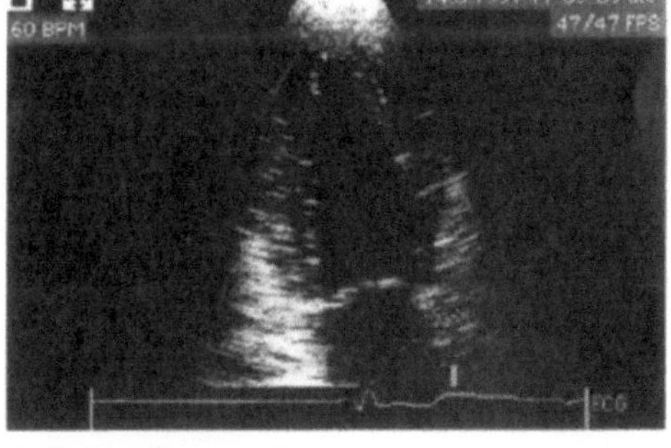

Apikaler 2-Kammerblick

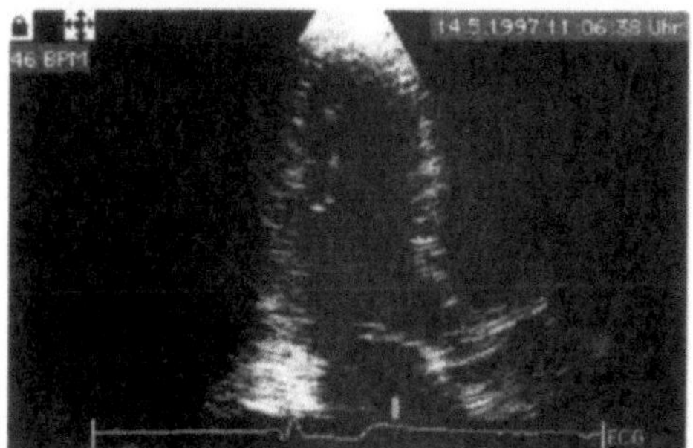

Apikale lange Achse

Abb. 12.5. Apikale Anlotungsebenen endsystolisch

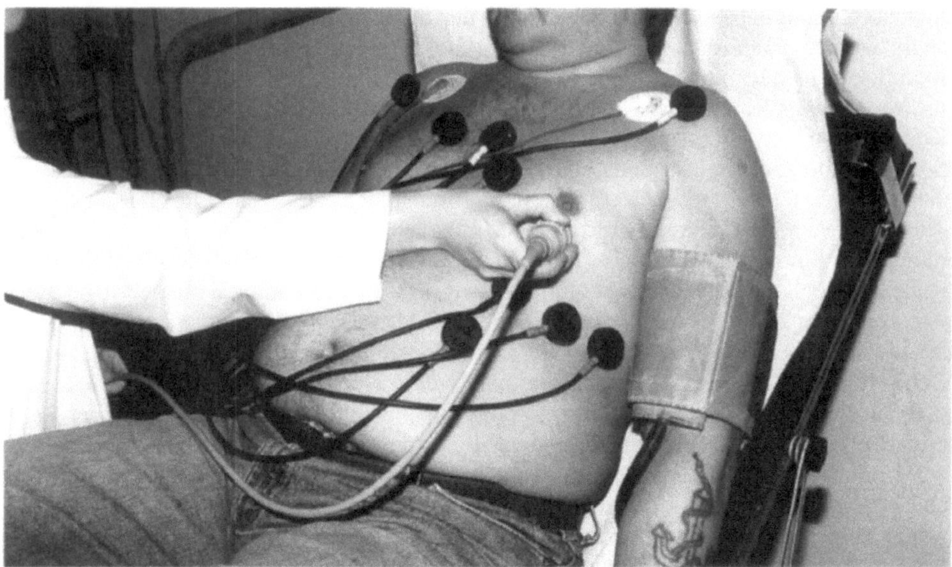

12.6a

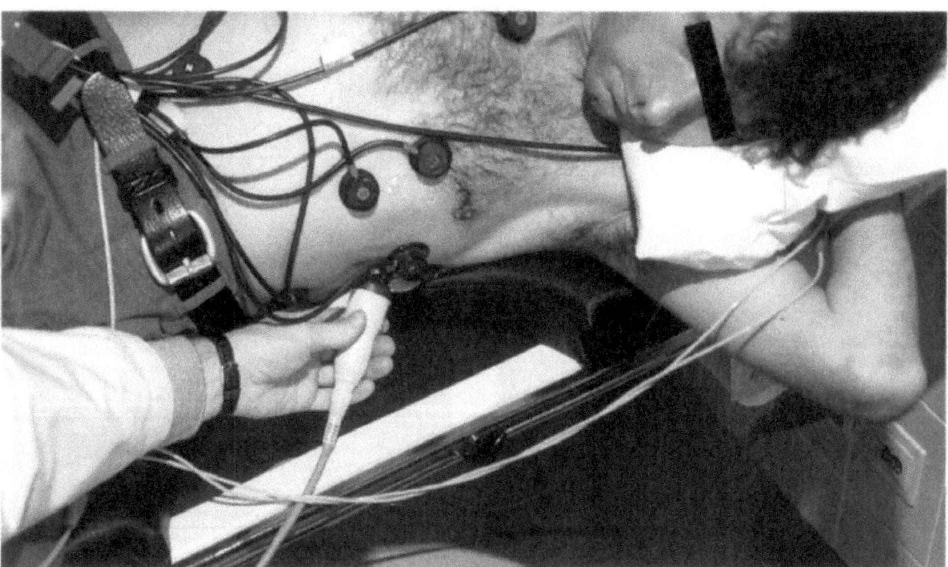

12.6b

Abb. 12.6. Transducerführung **a)** bei rechts stehendem Untersucher **b)** bei links stehendem/sitzendem Untersucher

12.2.2 Pharmakologische Streßechokardiographie

Die *Plazierung der EKG-Elektroden* erfolgt ähnlich wie bei der ergometrischen Belastung. Die Patienten werden in liegender Position in Linksseitenlage untersucht. Bei ambulanten Patienten kann für die Punktion mit einer *venösen Verweilkanüle* und die Infusion des Pharmakons eine Abdeckung der Kleidung als Schutz vor möglichen Blutflecken nützlich sein. Die Verweilkanüle (stabiler Zugang notwendig, keine Punktionsnadel oder Butterfly!) sollte bei Arbutamin und Dobutamin aufgrund der geringen Mengen an infundiertem Medikament nicht zu groß gewählt werden (z.B. 20 Gauge), damit nur eine kurze Füllphase der Kanüle mit dem Pharmakon besteht. Ein *3-Wege-Hahn* zur Atropingabe ist sinnvoll.

Dobutamin wird in der Regel in 10 ml Fertiglösung oder als 250 mg Trockensubstanz angeboten. Wir verdünnen diese mit physiologischer Kochsalzlösung auf 250 ml, so daß eine Konzentration von 1 mg/ml entsteht. Die jeweilige Infusionsgeschwindigkeit läßt sich einfach berechnen. Für die 10 µg/kg KG/min Stufe des Dobutaminschemas ergibt sich die ml/h Menge durch die Formel 6 mal kg KG/10. Die Infusionsmengen der übrigen Stufen lassen sich leicht durch Division und Multiplikation aus dieser Infusionsrate berechnen. Falls mehrere Patienten mit Dobutamin untersucht werden sollen, können die 250 mg Dobutamin natürlich auch auf mehrere Infusionslösungen verteilt werden, da diese Menge in der Regel für die Untersuchung von mindestens zwei Patienten ausreichend ist. Alternativ kann Dobutamin auch in einer Konzentration von 5 mg/ml auf 50 ml in einer Spritze aufgezogen werden und mit einem Perfusor infundiert werden. Eine interessante Beobachtung ist die Tatsache, daß unter der Dobutamin-Echokardiographie bei ca. 10% der Patienten eine Verschlechterung der Ableitungsqualität auftritt (18). Dies betrifft insbesondere die parasternalen Achsen, wo das Herz in der Systole aus der Anlotungsebene verschwindet. Deshalb ist es empfehlenswert, bei der Dobutamin-Echokardiographie in Ruhe auch die apikale lange Achse abzuspeichern, falls diese Anlotungsebene dann später während der Untersuchung zum Vergleich gebraucht wird. Klinisch ist bei den pharmakologischen Verfahren nach den häufig auftretenden subjektiven Nebenwirkungen zu fragen. Manchmal werden unter Dobutamin Palpitationen mit pektanginösen Beschwerden verwechselt. Die Patienten sollten während der Untersuchung sowohl echokardiographisch als auch elektrokardiographisch überwacht werden.

Wie bereits oben erwähnt wird *Dipyridamol* in einer Konzentration von 5 mg/ml angeboten. Für die Routine hat es sich bewährt, eine Tabelle zum Aufziehen der Medikation zu benutzen. Bei Verwendung eines Perfusors kann man bei einer Stundenförderleistung von 300 ml/h die jeweilige Dipyridamolmenge auf 30 ml mit physiologischer Kochsalzlösung verdünnen, so daß am Ende der zweiten Injektionsphase das gesamte Volumen verbraucht wird. Bei Handinjektion sind zwei 10 ml Spritzen ausreichend.

Arbutamin wird als Fertiglösung verkauft und wird nicht verdünnt. Falls möglich, sollte die *Blutdruckmanschette* nicht am Infusionsarm angebracht werden, um eine zu schnelle Pharmaka-Anflutung beim Ablassen des Cuff-Druckes zu vermeiden! Häufiger treten artefaktbedingte Unterbrechungen und Abbrüche der Infusion durch den Infusionscomputer auf, so daß es, falls klinisch vertretbar, sinnvoll sein kann, die Zielherzfrequenz um ca. 10–20 Schläge höher einzustellen, um die eigentlich vorgesehene Ausbelastungsherzfrequenz zu erreichen.

Für die *kontinuierliche echokardiographische Überwachung* haben sich der apikale 2-Kammerblick und die apikale lange Achse als nützlich erwiesen. Durch geringe Drehung des Schallkopfes sind so alle Versorgungsgebiete (2-Kammerblick LAD und RCA, apikale lange Achse LAD und RCX) hinsichtlich bedeutsamer Ischämien zu überblicken. Die Schallkopfposition ist bei der dynamischen Belastungsform in Rückenlage häufig in einem flacheren Winkel zur Thoraxwand als in Linksseitenlage. Es sollte nicht nur auf die Entwicklung regionaler Wandbewegungsstörungen geachtet werden. Bei Hauptstammstenosen oder -Äquivalenten kann es zu einer Ventrikeldilatation mit Zunahme des endsystolischen Volumens kommen ohne wesentliche regionale Betonung, so daß auch auf die Ventrikelvolumina geachtet werden sollte. Falls von der Softwarekonfiguration her möglich, sollten zumindest in Ruhe, bei niedriger Belastung bzw. Infusionsstufe und bei maximaler Infusionsrate bzw. Belastung Bildschleifen abgelegt werden, besser auf allen Stufen mit Löschen eines Teils der Bildschleifen nach Auswertung. Bei Dipyridamol ist grundsätzlich auch eine Dokumentation nach Gabe von Theophyllin zu empfehlen, da auch darunter Ischämien auftreten können. Ergibt sich während der Untersuchung der Verdacht auf eine neu aufgetretene regionale Wandbewegungsstörung, sollten mehrere Bildschleifen einer Anlotungsebene abgelegt werden, um Anlotungsartefakte, die durch geringe Verschiebungen der Schallebene bedingt sein können, zu eliminieren. Die Dokumentation mehrerer Herzzyklen hat auch den Vorteil, daß in der Regel während des Ablegens mehrerer Herzzyklen eine Ausdehnung der Wandbewegungsstörung zu beobachten ist, die ischämische Wandbewegungsstörungen sicherer von Artefakten abgrenzt (Abb. 12.7).

Die *Beurteilung der basalen, klappennahen Segmente* ist schwierig und häufig eine Quelle falsch positiver Befunde (2). Durch leichtes Kippen der Anlotungsebene (4- und 2-Kammerblick) aus der Mitralklappenebene heraus können die basalen Segmente bei Verdacht auf eine neu entstehende Wandbewegungsstörung besser beurteilt werden

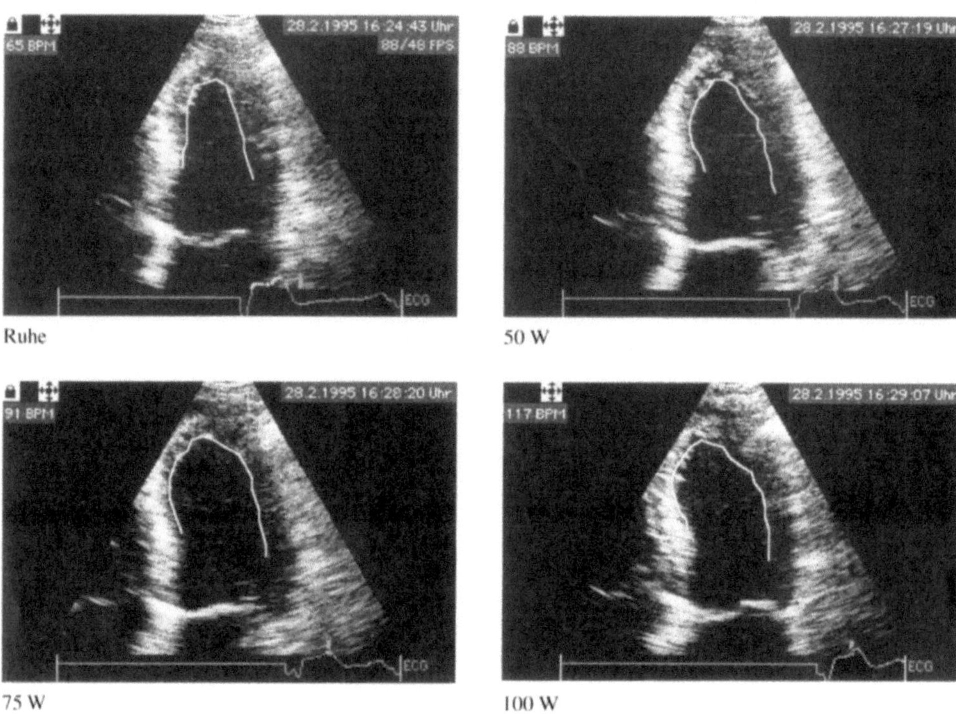

Abb. 12.7. Entwicklung einer Ischämie im LAD-Versorgungsgebiet über mehrere Belastungsstufen im apikalen 4-Kammerblick, endsystolische Darstellung. Typisch ist die Aufweitung der Herzspitze („Beule") und Abknickung im mittleren septalen und basalen oder mittleren lateralen Segment („Break points")

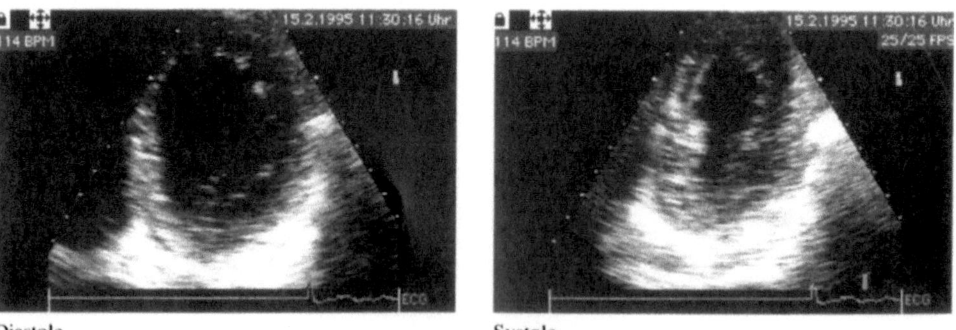

Abb. 12.8. Darstellung der basalen Segmente im 4-Kammerblick. Der Ventrikel ist zur besseren Darstellung der basalen Segmente verkürzt ohne Mitralklappe angelotet.

(Abb. 12.8). Dies erhöht wesentlich die Sensitivität im RCX/RCA-Versorgungsgebiet. Bei Verdacht auf eine Ischämie sollten auch in der Nachbeobachtungsphase Bildschleifen abgelegt werden, um im Falle einer inadäquaten Beurteilungsmöglichkeit bei maximalem Streß die Rückbildung der Wandbewegungsstörungen im Vergleich zur maximalen Belastung als weiteres Kriterium zur Diagnosefindung einsetzen zu können. Die Rückbildung von Wandbewegungsstörungen kann auch eingesetzt werden zur Differenzierung zwischen einer belastungs-(streß-)induzierten ischämischen Wandbewegungsstörung und einem partiellen Strukturschaden als Folge einer Myokarditis oder eines postischämischen Stunning. Diese partiellen intramuralen Myokardnekrosen sind konventionell in Ruhe nicht zu erkennen, die Ruhe-Myokardkinetik ist normal. Der partielle Strukturschaden kann aber durch eine Belastung demaskiert werden, im Vergleich zu angrenzenden hyperkinetischen Segmenten relativ hypokinetisch imponieren und folglich als neue (ischämische) Wandbewegungsstörung fehlinterpretiert werden. Erfüllt diese Wandbewegungsstörung die Abbruchkriterien, kann die sofortige Nitrospraygabe zur Differenzierung hilfreich sein. Eine ischämische Wandbewegungsstörung wird innerhalb weniger Sekunden bis maximal 1 Minute im wahrsten Sinne des Wortes wie „weggeblasen“ sein, im Falle partieller Strukturnekrosen jedoch so lange anhalten, bis auch die Hyperkinesie der angrenzenden Segmente völlig abgeklungen ist (16).

12.3 Überwachungs- und Nachsorgemaßnahmen

12.3.1 Dynamische Streßechokardiographie

Bei der dynamischen Streßechokardiographie sind keine besonderen Nachsorgemaßnahmen notwendig (lediglich eine Nachbeobachtung bis zur Rückbildung von ischämiebedingten Wandbewegungsstörungen).

12.3.2 Pharmakologische Streßechokardiographie

Bei neu aufgetretenen Wandbewegungsstörungen während der pharmakologischen Untersuchung sollte eine echokardiographische Nachbeobachtungsphase über ca. 5 Minuten bzw. bis zur vollständigen Rückbildung der ischämiebedingten Veränderungen durchgeführt werden. Bei einer pharmakologischen Untersuchung ist eine Betreuung des Patienten (z. B. Aufenthalt im Wartezimmer) bis zu 30 Minuten insbesondere bei ambulanten Patienten empfehlenswert.

12.3.2.1 Dobutamin

Dobutamin weist eine kurze Halbwertszeit mit schneller Rückbildung der Kreislaufparameter auf, so daß häufig bei Auftreten von pektanginösen Beschwerden oder Herzrhythmusstörungen eine abwartende Haltung nach Abstellen der Infusion ausreichend ist. Der Patient sollte nach der Untersuchung vor dem Aufstehen für eine kurze Zeit sitzen, da Schwindel, wahrscheinlich durch eine periphere Vasodilatation bedingt, auftreten kann. In einigen Institutionen wird routinemäßig nach der Dobutamin-Echokardiographie ein kurz wirksamer intravenöser β-Blocker wie Esmolol verabreicht, um die Dobutaminwirkung abzukürzen.

12.3.2.2 Dipyridamol

Bei der *Dipyridamol*-Echokardiographie wird in der Regel sowohl bei unerwünschten Wirkungen als auch zum Abschluß der Untersuchung Theophyllin (meist 240 mg langsam i. v.) als Antidot verabreicht. Da darunter ein tachykardes Herzfrequenzverhalten bzw. Koronarspasmen mit Ischämieinduktion auftreten können, sollte der Patient echokardiographisch überwacht werden. In den darauffolgenden Minuten, in der der Patient noch unter klinischer Beobachtung stehen soll, kann koffeinhaltiger Kaffee oder Tee angeboten werden. Dies verkürzt die Wartezeit und ist gleichzeitig als weiteres Antidot wirksam.

12.3.2.3 Arbutamin

Arbutamin weist eine längere Wirkdauer auf. Zwar ist in der Regel die Infusionsdauer geringer als bei Dobutamin, jedoch benötigt die Rückbildung der Kreislaufparameter länger.

12.3.2.4 Transösophageale Streßechokardiographie

Wird eine transösophageale Untersuchung mit pharmakologischer Stimulation durchgeführt, gelten neben den oben genannten Maßnahmen die gleichen Nachsorgerichtlinien wie für sonstige transösophageale Echokardiographien (z. B. nüchtern vor und bei Rachenanästhesie 1–2 Stunden nach der Untersuchung).

12.4 Befundinterpretation und Dokumentation

In der Regel ist bereits während der kontinuierlichen echokardiographischen Überwachung des Patienten über einen positiven oder negativen Testausfall zu entscheiden. Dennoch sollten immer auch die digital abgelegten Bildschleifen befundet werden. Falls daraus keine eindeutige Befunderstellung möglich ist, z. B. bei falscher Triggerung einzelner wesentlicher Herzzyklen, sollte das Videoband ausgewertet werden, da dort eine kontinuierliche Darstellung mehrerer konsekutiver Herzschläge möglich ist.

Die Befundung der regionalen Wandbewegungsstörungen stützt sich vor allem auf die Beurteilung der systolischen Dickenzunahme und Einwärtsbewegung, wobei die Dickenzunahme sensitiver ist. Bei Patienten mit Blockbildern (z. B. Linksschenkelblock) erlaubt die myokardiale Dickenzunahme trotz des asynchronen Bewegungsmusters eine Beurteilung hinsichtlich einer koronaren Belastungsinsuffizienz (siehe auch Abb. 12.22).

Zur verbesserten Beurteilung sollten auch die Möglichkeiten der Computertechnik herangezogen werden. Die Bildschleifen können schnell oder langsam, hell oder dunkel bzw. mehr oder weniger kontrastreich beurteilt werden. Aufgrund der Frequenzsynchronisation zwischen langsamen Herzzyklen in Ruhe und schnellen bei maximaler Belastung erfolgt die Quad-screen-Darstellung häufig nicht in der originalen Aufnahme-Bildrate. Manchmal ist die Erkennung von regionalen Wandbewegungsstörungen einfacher bei der originalen Geschwindigkeit, so daß es hilfreich sein kann, nur Loops bei maximaler Herzfrequenz zu analysieren. Umgekehrt kann auch die Beurteilung jedes einzelnen Bildes innerhalb einer Bildschleife sinnvoll sein.

Die Möglichkeiten der digitalen Nachbearbeitung sollten vor allem genutzt werden, um eine optimale Endokarderkennung zu erreichen. Der Vergleich von Bildschleifen gleicher Anlotungsebene bei niedriger und unter maximaler Belastung erleichtert die Detektion regionaler Wandbewegungsstörungen, da durch die belastungsinduzierte Inotropie Störungen der regionalen Pumpfunktion deutlicher herauskommen. Die teilweise angebotene Kolorierung des Bildes bzw. der Einsatz von Rot- und Blau-Masken sind bisher hinsichtlich ihres Nutzens nicht gesichert (3).

Die während der Belastung aufgetretenen regionalen Wandbewegungsstörungen sollten nach einem anerkannten *Segmentenschema* beurteilt werden. Am weitesten verbreitet ist das 16-Segmenten-Modell der „American Society of Echocardiography" (19). Zur Vermeidung falsch positiver Befunde sollte die Ausdehnung einer neu aufgetretenen regionalen Wandbewegungsstörung über mindestens zwei benachbarte Segmente für einen positiven Ischämienachweis gefordert werden.

Neben diesen klar etablierten Kriterien einer Ischämie gibt es weitere Hilfestellungen, die die richtig positive Ischämieerkennung erleichtern. Bevor eine regionale Wandbewegungsstörung deutlich sichtbar auftritt, entsteht insbesondere bei in Ruhe intakten Ventrikeln der Eindruck eines asynchronen Kontraktionsverhaltens der gesamten Herzkammer. Eine Erklärung mag die im Gewebedoppler erkennbare ischämiebedingte Veränderung des transmyokardialen systolischen Geschwindigkeitsverhaltens sein. Ein typisches Phänomen bei Ischämien im Bereich der Herzspitze ist die Ausbildung einer *„Beule"* (Abb. 12.7). Bei intaktem Ventrikel in Ruhe ist die Herzspitze wie ein gotischer Bogen spitz zulaufend. Unter Ischämiebedingungen gibt es am Übergang von nichtischämischem zu ischämischem Myokard eine typische Knickbildung (häufig am Übergang der mittleren zu den apikalen Segmenten) und eine Rundung der Herzspitze wie bei einem romanischen Bogen. Eine weitere vor allem bei Ischämien im Lateral- und Hinterwandbereich auftretende Auffälligkeit in den apikalen Anlotungen ist eine *Änderung des Bewegungsvektors der ischämischen Wand.* Während in Ruhe bei intaktem Ventrikel eine Einwärtsbewegung in Richtung auf das Schwerpunktzentrum des Ventrikels verläuft („center of gravity"), bewegt sich die ischämische Wand typischerweise nicht mehr einwärts, sondern wird passiv in Richtung Herzspitze gezogen (Abb. 12.9). Ein belastungsinduziertes SERP-Phänomen ist ein noch nicht allgemein anerkanntes frühes Ischämiezeichen. Eine Zunahme des systolischen Volumens unter Belastung ist pathologisch und kann ein Hinweis auf eine koronare Mehrgefäßerkrankung sein. Auf die Besonderheiten der Wandbewegungsanalyse bei vorbestehenden Ruhewandbewegungsstörungen wurde im Kapitel Vitalitätsdiagnostik eingegangen.

Bei der Befunderstellung sollte eine genaue Beschreibung der betroffenen Segmente mit Wandbewegungsstörungen nach einer anerkannten Nomenklatur erfolgen, die mit einer Beschreibung der Ausprägung der Bewegungsstörung (z. B. Akinesie) einhergeht. Die *klinische Befund-Interpretation* insbesondere über eine mögliche Stenoselokalisation oder den Stenosegrad sollte vor allem im Hinterseitenwandbereich mit überlappender Versorgung von rechter Herzkranzarterie und Ramus circumflexus zurückhaltend vorgenommen werden (siehe auch Kapitel 7.5.1).

Die meisten Computersysteme benutzen als Speichermedium magnetooptische Platten (MOD), die günstige Massenspeicher darstellen. Bei der Installation Ihres Streßechokardiographiesystems sollten Sie sich das Vorgehen zum eventuell notwendigen Formatieren der Platten erklären lassen. Ein Textverarbeitungsprogramm zur Befundgestaltung sollte vorhanden sein. Eine Angabe in der Streßechokardiographiesoftware, auf welcher MOD die Bilddaten abgespeichert wurden, erleichtert das Wiederfinden der Bilddaten insbesondere bei höheren Untersuchungszahlen. Ob derzeit ein Datenausgang im DICOM Format zur späteren Vernetzungsmöglichkeit notwendig ist, ist nicht sicher zu beurteilen. Eine Alternative zu MODs stellen CDs dar, die selbst beschrieben werden können. CDs sind zwar billiger als MODs, können aber nicht wiederbeschrieben werden.

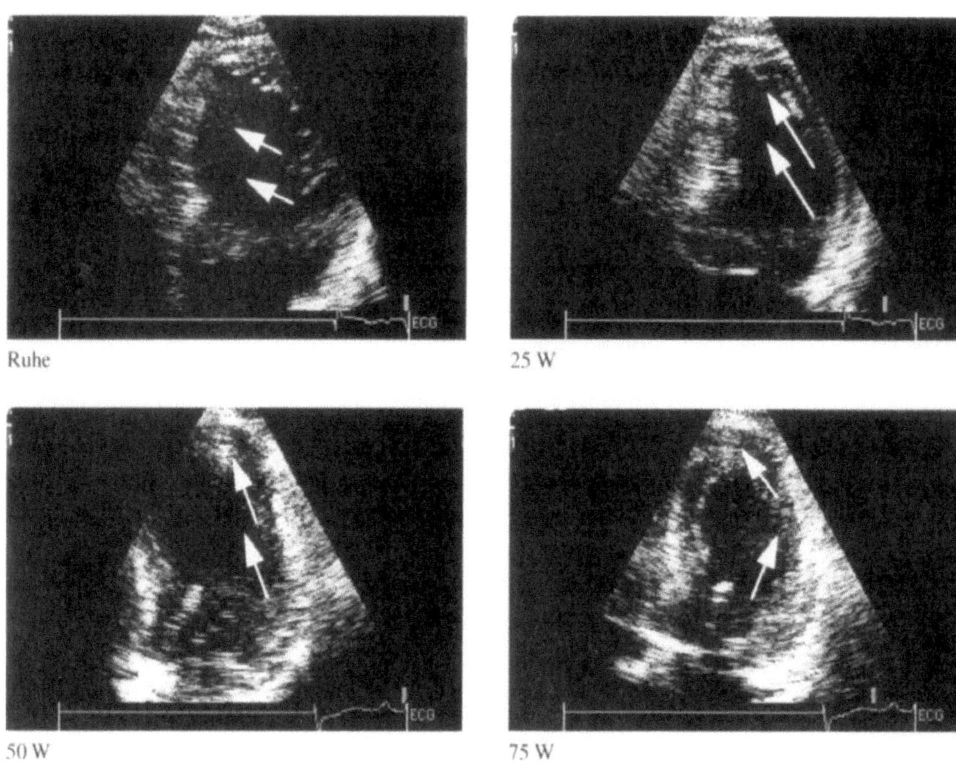

Abb. 12.9. Lateralwandischämie im apikalen endsystolischen 4-Kammerblick. Typisch ist eine Änderung des bewegungsvektors der ischämisch-hypokinetischen und „steifen" Lateralwandsegemente hin zur normokinetischen Herzspitze. Die Pfeile zeigen den Vektor der Wandbewegung

12.5 Optimierung streßechokardiographischer Beurteilungsstrategien

Die qualifizierte Beurteilung streßechokardiographischer Untersuchungen ist wie alle kardiovaskulären Ultraschalltechniken in hohem Maße von der kumulativen und permanenten Erfahrung (siehe auch Kapitel 11) des jeweiligen Untersuchers abhängig. In diese fließen neben den allgemeinen Rahmenbedingungen die methodenspezifischen Indikationsstellungen und natürlich auch die funktionsdiagnostische Strategie (Strukturqualität) ebenso ein wie die manuellen und interpretativen Fähigkeiten bei der praktischen Durchführung einer streßechokardiographischen Untersuchung (Prozeßqualität).

Im vorliegenden Kapitel wurde versucht, unsere Erfahrungen in Form einer Vielzahl von objektiven Empfehlungen und subjektiv gefärbten Tips und Tricks zusammenzutragen mit dem Ziel, zu einer möglichst hohen Ergebnisqualität zu kommen. Wir wollen daher abschließend unsere funktionsdiagnostische Strategie und die von uns benutzten allgemeinen und speziellen Beurteilungsstrategien zur Befundoptimierung streßechokardiographischer Routineuntersuchungen kurz in Text und Bild zusammenfassen.

Die *funktionsdiagnostische Strategie* im Spektrum der kardiologischen Funktionsdiagnostik wird im klinischen Alltag sicherlich stark vom Ergebnis der Ruheechokardiographie beeinflußt. Ist die LV-Funktion noch relativ gut erhalten und weisen im Ruheechokardiogramm nur wenige Segmente Störungen der Myokardkinetik auf und ist daher der „wall-motion-scoring"-Index gering, überwiegen zunächst Fragen nach der regionalen

Myokardkinetik und damit nach der Perfusion, und im Zentrum unserer Bemühungen steht die Risikostratifikation zur Abwendung sog. „soft events". Mit Zunahme der Wandbewegungsstörungen im Ruheechokardiogramm verlagern sich die funktionsdiagnostischen Fragestellungen immer mehr von der reinen Ischämiediagnostik hin zu Fragen nach der globalen LV-Funktion, der Prognose und damit hin zur funktionellen Vitalitätsdiagnostik (Abb. 12.10).

Im ersten Fall beruht die Primärdiagnostik nach wie vor auf dem Belastungs-EKG, nach gelungenem objektiven Ischämienachweis eventuell gefolgt von der Koronarangiographie. Im zweiten Fall werden die Primärdiagnostik nicht selten invasiv erfolgen und erst sekundär offene Fragen funktionell abgeklärt werden, bevorzugt mit Hilfe kardiovaskulärer Ultraschalltechniken unter Belastung (Abb. 12.11). Mit zunehmend schlechterer LV-Funktion verschiebt sich im Rahmen der funktionellen Sekundärdiagnostik das Gleichgewicht zwischen den ergometrischen elektrokardiographischen und streßechokardiographischen Techniken in Richtung einer funktionellen Ischämie- und Vitalitätsdiagnostik mit pharmakologisch-streßechokardiographischen Methoden (Abb. 12.12).

Zur qualifizierten Beurteilung streßechokardiographischer Routineuntersuchungen tragen optimierte Beurteilungsstrategien, die auch integraler Bestandteil sog. Anwenderseminare sind, ganz wesentlich bei.

Zu den *allgemeinen Beurteilungsstrategien* gehört die Kenntnis und der gezielte Einsatz entweder einer *synoptischen oder seriellen Wandbewegungsanalyse* (Abb. 12.13). Ihre Anwendung wurde bereits weiter oben in diesem Kapitel beispielhaft beschrieben. Eine Modifikation der synoptischen Wandbewegungsanalyse besteht im Vergleich von *„low stress"*-Cineloops an Stelle von Ruhe-Cineloops mit *„high stress"*-Aufnahmen (Abb. 12.14). Auch diese Anwendungsmöglichkeit kam bereits weiter oben zur Sprache. Die *Wandbewegungsanalyse* sollte dabei in jeder Schnittebene systematisch *im Uhrzeigersinn* von den basalen über die mittleren zu den apikalen Segmenten und auf der gegenüberliegenden Wand wieder von apikal nach basal erfolgen (Abb. 12.15).

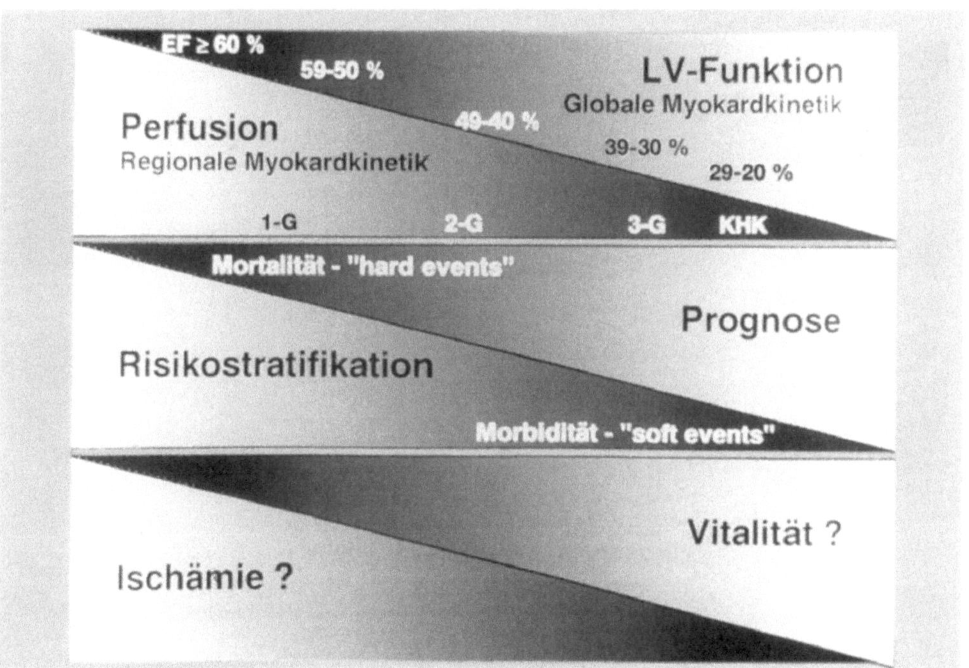

Abb. 12.10. Funktionsdiagnostische Strategie: von der koronariellen Perfusion, klinischen Risikostratifikation und segmentalen Ischämiediagnostik zur globalen LV-Funktion, Prognose und Vitalitätsdiagnostik

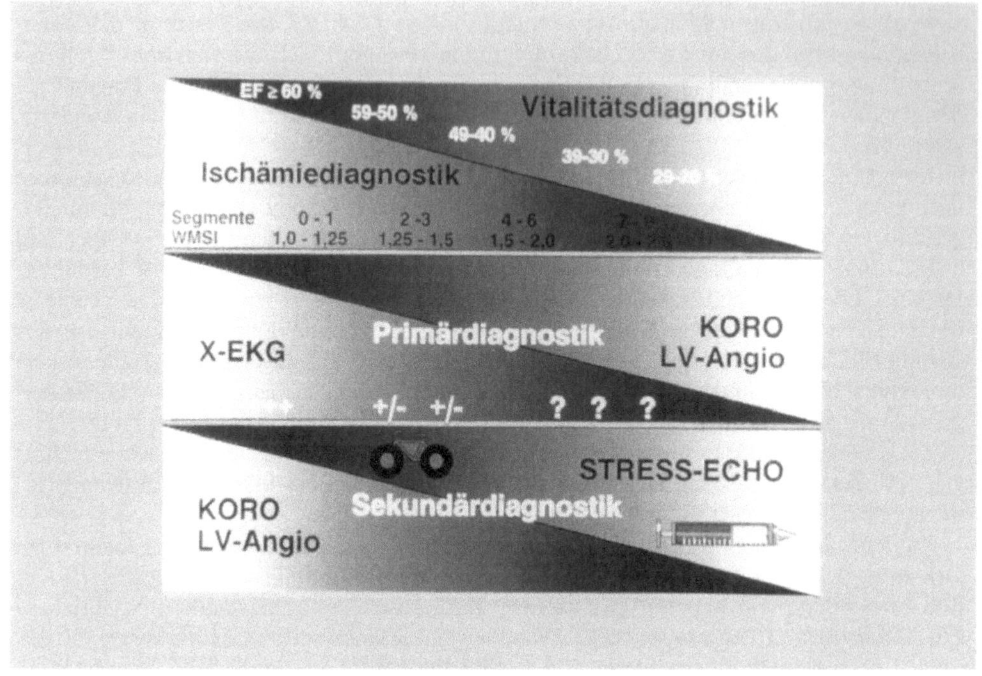

Abb. 12.11. Funktionsdiagnostische Strategie: Primär- und Sekundärdiagnostik (WMSI = Wall Motion Scoring Index)

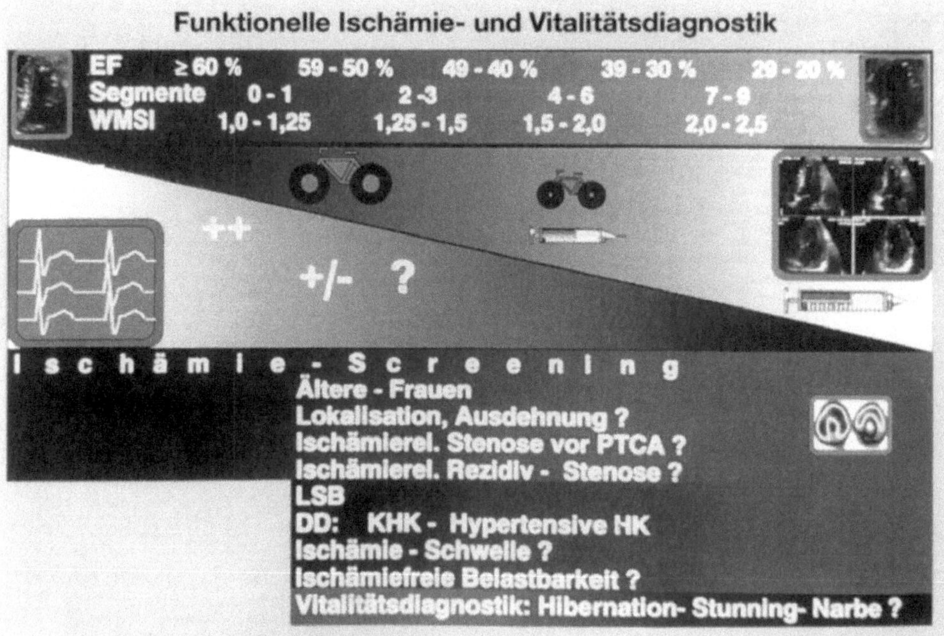

Abb. 12.12. Funktionsdiagnostische Strategie: ergometrisch elektrokardiographische bzw. streßechokardiographische Belastungstests versus pharmakologisch-streßechokardiographischer Streßtests und ihr methodenspezifisch bewährtes Indikationsspektrum

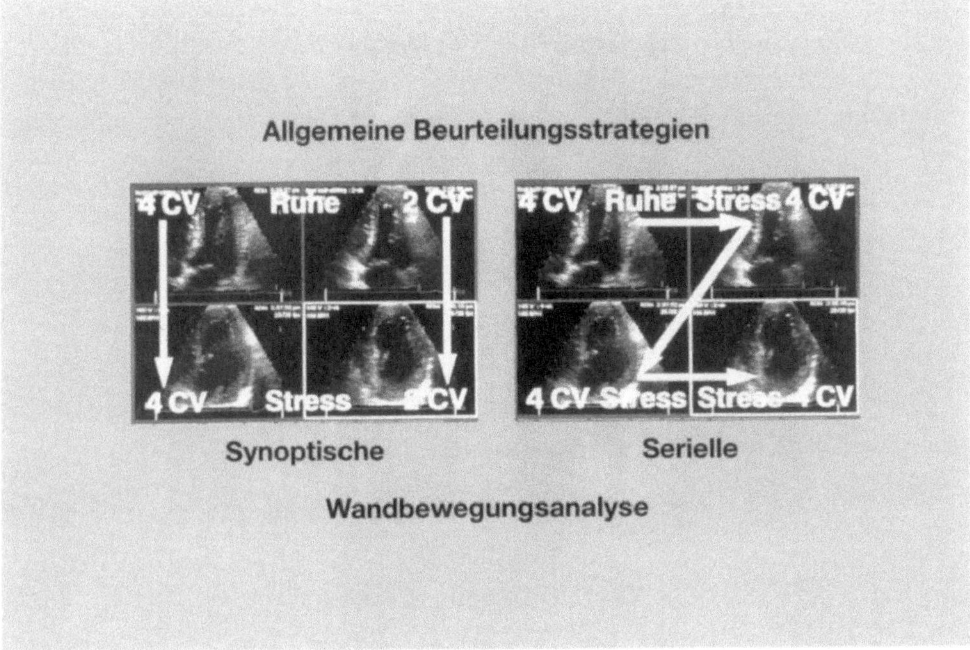

Abb. 12.13. Allgemeine Beurteilungsstrategien: synoptische versus serielle Wandbewegungsanalyse

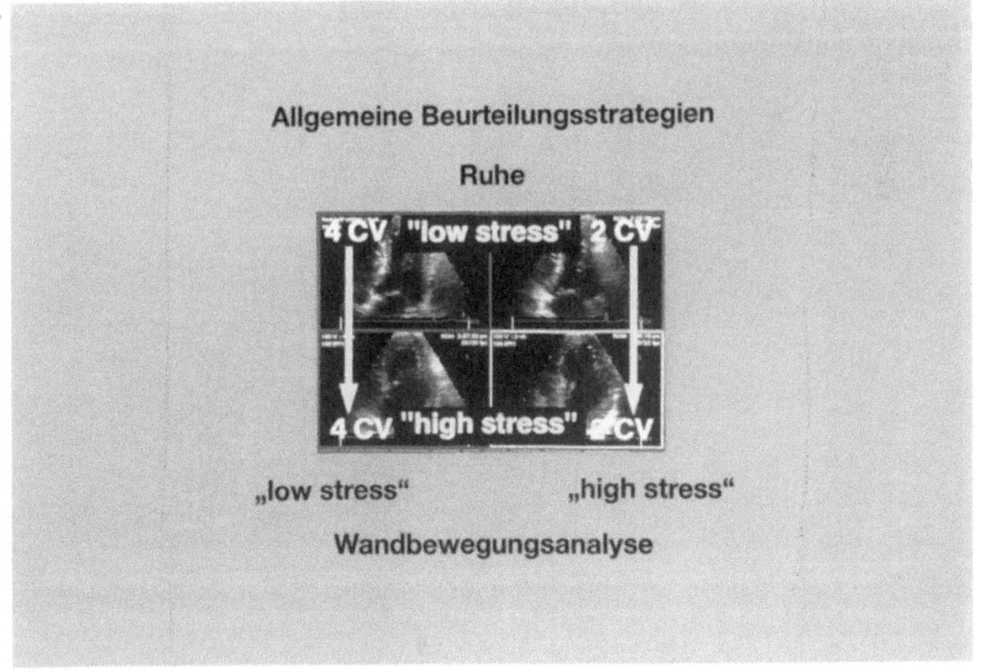

Abb. 12.14. Allgemeine Beurteilungsstrategien: Modifikation der synoptischen Wandbewegungsanalyse in Form der „low stress"–„high stress"-Gegenüberstellung

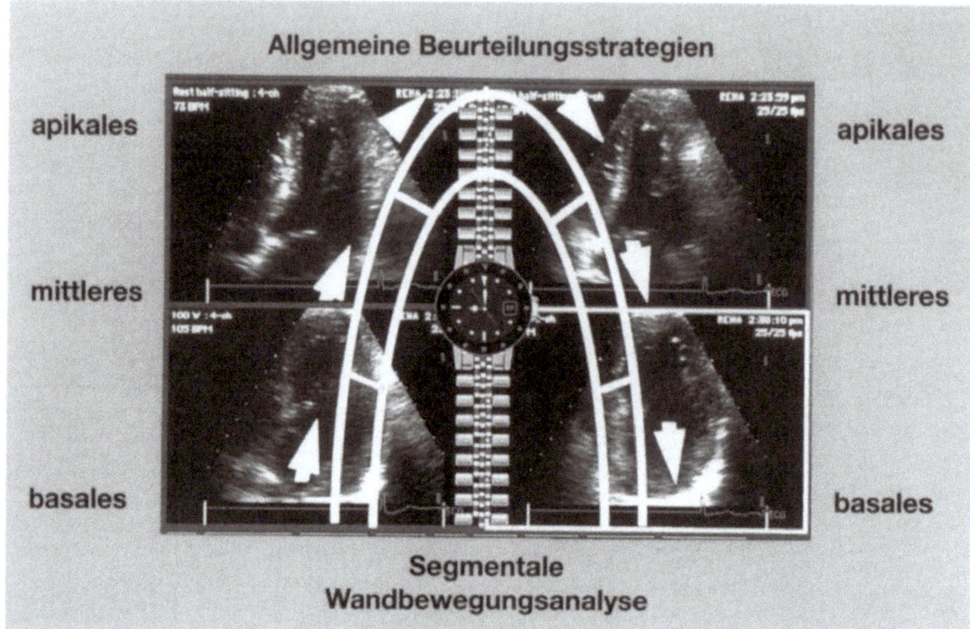

Abb. 12.15. Allgemeine Beurteilungsstrategien: Vorgehen bei der segmentalen Wandbewegungsanalyse

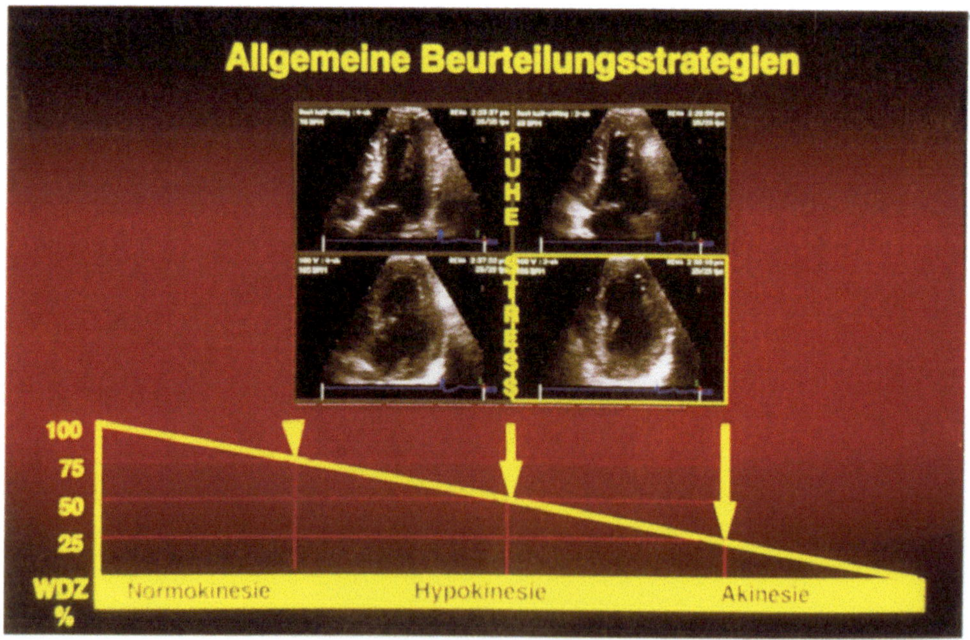

Abb. 12.16. Allgemeine Beurteilungsstrategien: fließende Übergänge zwischen einer Normo-, Hypo- und Akinesie entsprechend ihrer prozentualen relativen Wanddickenzunahme (WDZ %)

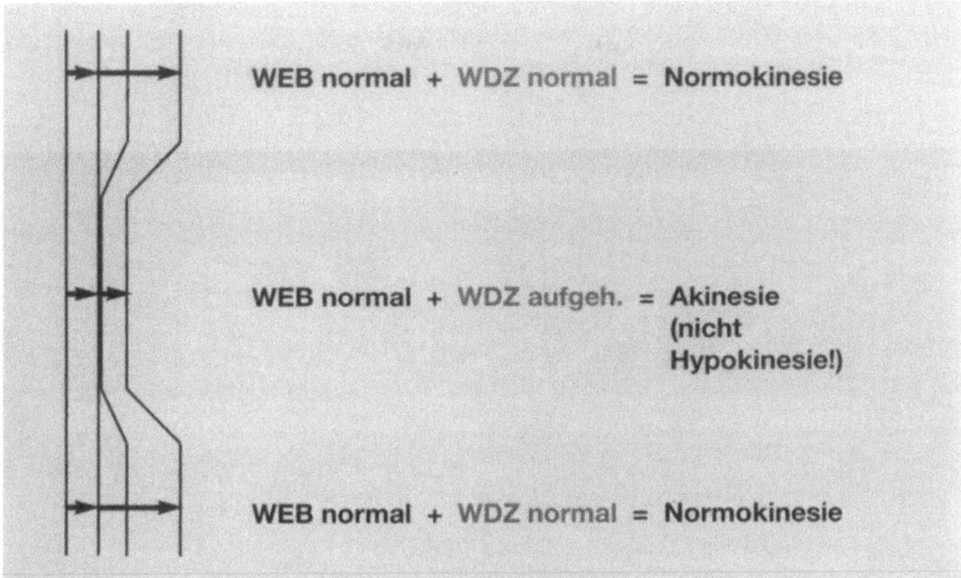

Abb. 12.17. Allgemeine Beurteilungsstrategien: Wanddickenzunahme als Beurteilungskriterium (WEB = Wandeinwärtsbewegung, WDZ = Wanddickenzunahme)

Während jeder segmentalen Wandbewegungsanalyse müssen wir uns der fließenden Übergänge von einer sog. Normokinesie über eine Hypokinesie zur Akinesie bewußt sein, wobei die Beurteilung der Myokardkinetik wesentlich auf dem graduellen Rückgang der segmentalen Wanddickenzunahme beruht (Abb. 12.16 und 12.17). Die Beurteilung einer unter Belastung entweder neu aufgetretenen oder sich verschlechternden segmentalen Störung der Myokardkinetik kann durch die Gabe von zwei Hüben Nitro sublingual auf der Höhe der Belastung wesentlich differenzierter erfolgen. Wir bezeichnen dieses Vorgehen als *„high stress"-Nitrotechnik* (16). Beurteilungskriterium ist hierbei vor allem die Wanddickenzunahme. Diese Technik findet in den Streßecholabors in Bayerisch Gmain, Berlin und Helmstedt bereits regelmäßig Verwendung zur funktionellen Differenzierung zwischen einer belastungsinduzierten Ischämie, einem postischämisch funktionellen und damit im zeitlichen Verlauf prinzipiell reversiblen (stunning) und einem morphologischen und damit irreversiblen (intramurale Nekrose) Strukturdefekt. Sie bedarf noch der wissenschaftlichen Untermauerung, hat sich aber bei uns empirisch im klinischen Alltag absolut bewährt (Abb. 12.18).

Die *speziellen Beurteilungskriterien* zur Optimierung der streßechokardiographischen Beurteilungsstrategie in Myokardsegmenten, die bestimmten koronariellen Versorgungsarealen typischerweise zugeordnet werden können, sind in den Abbildungen 12.19 bis 12.21 schematisch zusammengefaßt, unser Vorgehen bei Patienten mit einem Linksschenkelblock (LSB) in Abb. 12.22 und zur Vitalitätsdiagnostik in Abb. 12.23.

Die *Ausrundung der Ventrikelspitze von der Form eines gotischen Spitzbogens hin zu einem „romanischen Rundbogen", oder profaner, zu einer „Beule"* im Bereich der sog. „letzten Wiese" des LAD-Versorgungsgebietes, die *Ausbildung einer „Bananenform" des linken Ventrikels* im RCX-Versorgungsgebiet, wie sie bereits beispielhaft weiter oben beschrieben wurde, eine *belastungsinduzierte Mitralinsuffizienz* bei einer Ischämie im RCA- oder RCX-Versorgungsgebiet, sowie ganz allgemein eine *Zunahme der segmentalen Echotexturdichte und Steifigkeit* der ischämischen Wandsegmente und nicht zuletzt die *Zunahme des endsystolischen Volumens* und der *Abfall der EF* bei der dynamischen 2D-Volumetrie gehören zu den von uns so genannten *„sekundären Ischämiekriterien"*.

Auch sie wurden weiter oben in diesem Kapitel bereits beispielhaft erläutert. Sie stellen eine außerordentliche Hilfe im streßechokardiographischen Alltag dar und helfen ganz wesentlich, die streßechokardiographische Beurteilung zu optimieren.

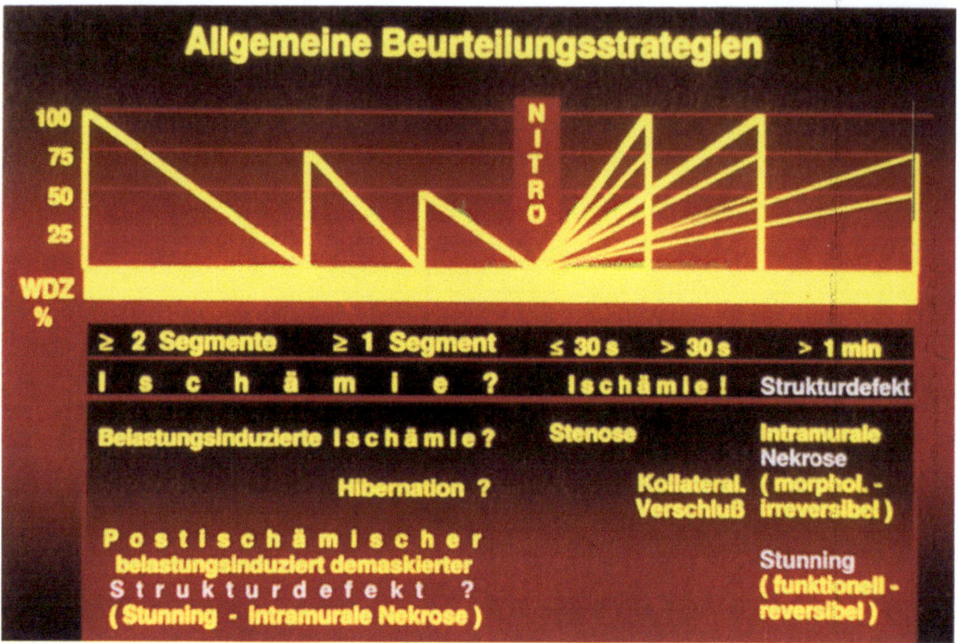

Abb. 12.18. Allgemeine Beurteilungsstrategien: sog. „high stress"-Nitrotechnik nach Nguyen und Schwartz (16)

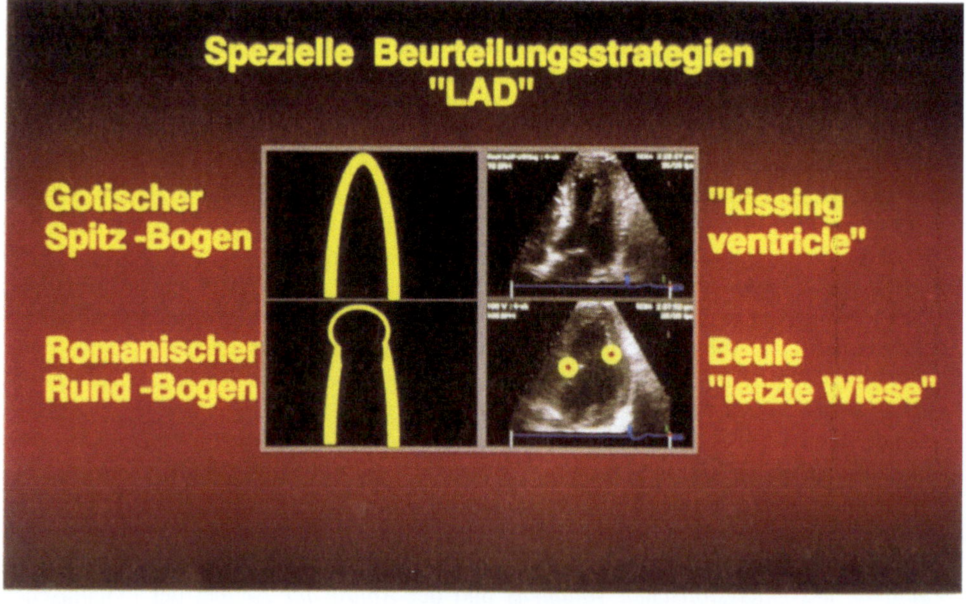

Abb. 12.19. Spezielle Beurteilungskriterien: LAD-Versorgungsgebiet
(○ = Beginn der Knickbildungen, der sog. „break points")

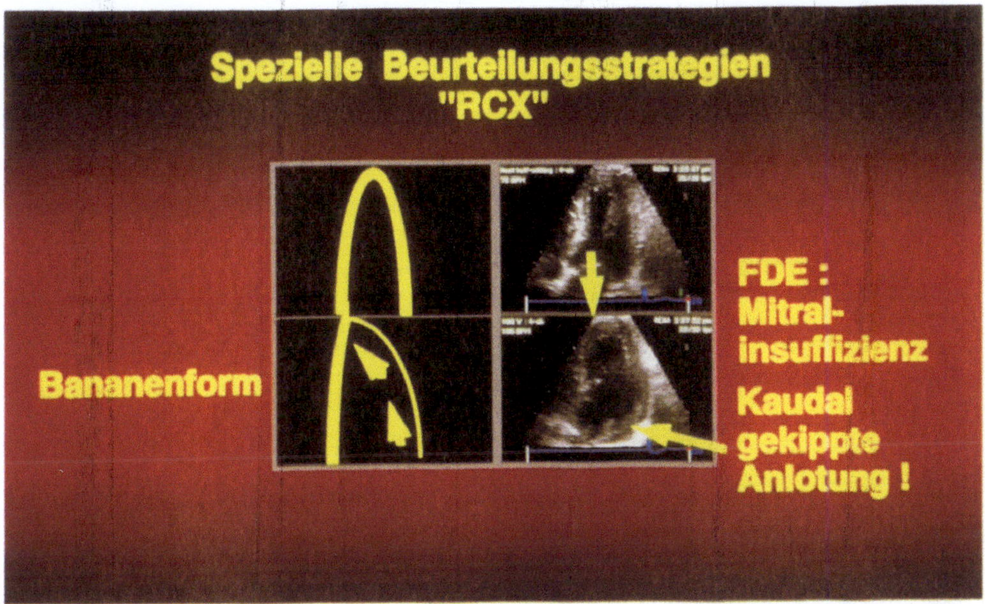

Abb. 12.20. Spezielle Beurteilungskriterien: RCX-Versorgungsgebiet (4-Kammerblick)

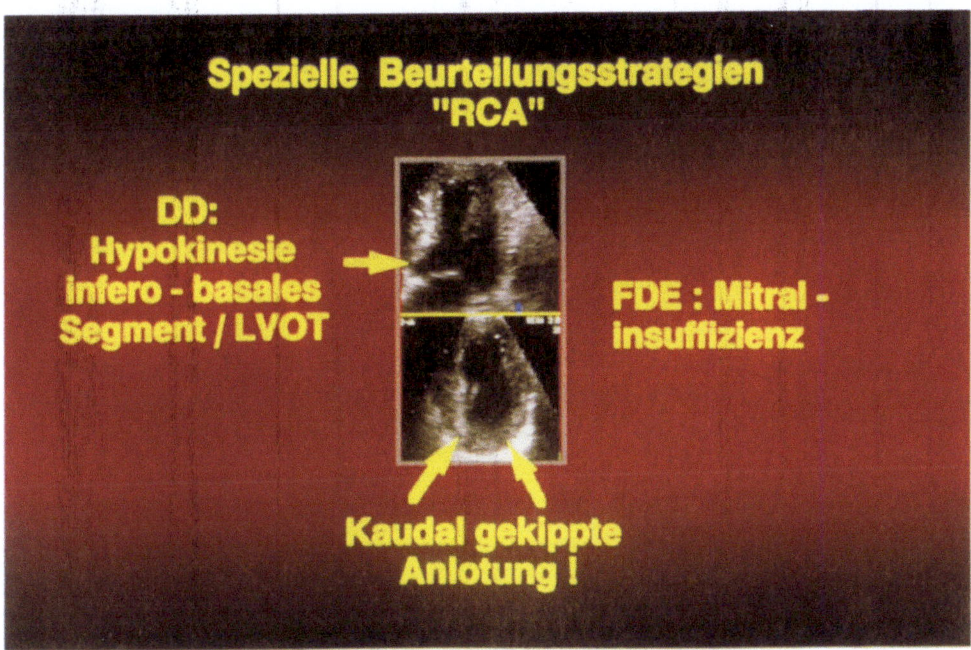

Abb. 12.21. Spezielle Beurteilungskriterien: RCA-Versorgungsgebiet (2-Kammerblick)

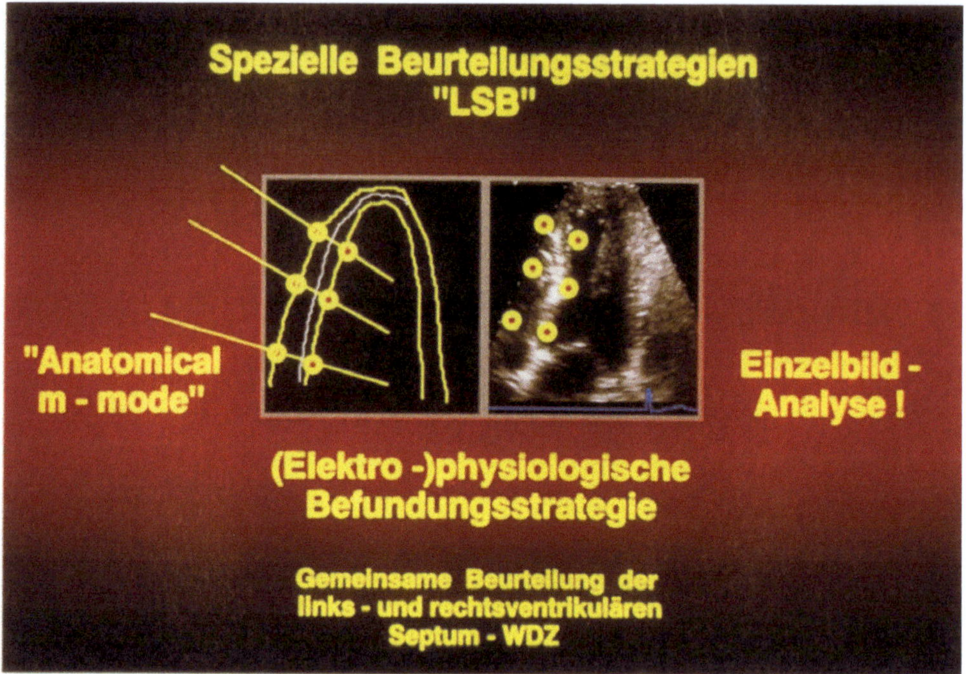

Abb. 12.22. Spezielle Beurteilungskriterien: Linksschenkelblock (LSB)

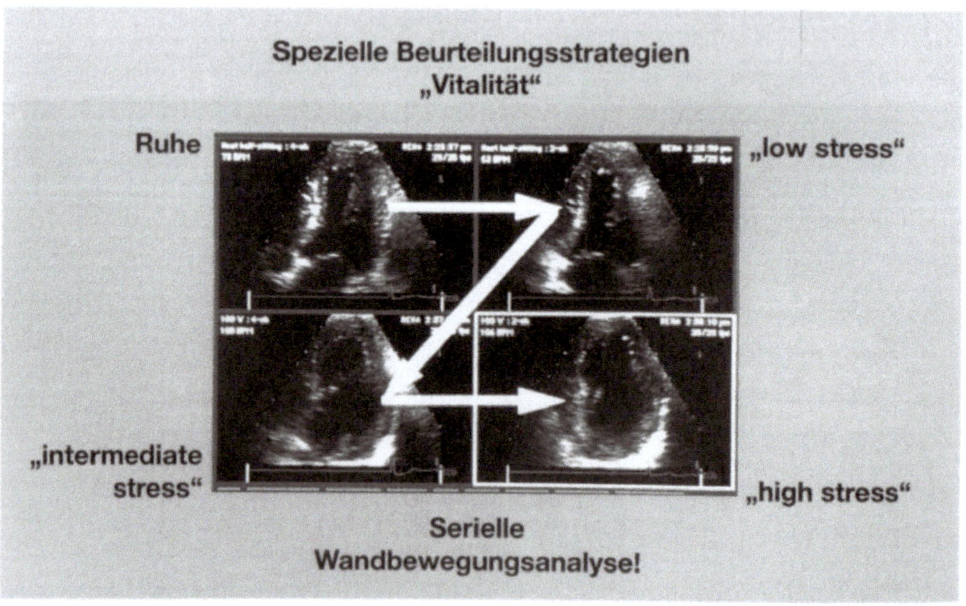

Abb. 12.23. Spezielle Beurteilungskriterien: Vitalitätsdiagnostik

12.6 Fragen und Antworten

12.6.1 Welche Methode für die Praxis?

Für die Indikationsstellungen bei der koronaren Herzkrankheit sind die pharmakologischen Verfahren mit Dobutamin, Arbutamin und Dipyridamol und die dynamische Streßechokardiographie weit verbreitet. Prinzipiell weisen alle Methoden vergleichbare Sensitivitäten und Spezifitäten in der Erkennung einer koronaren Belastungsinsuffizienz auf, wobei die Dipyridamol-Echokardiographie schlechter bei der koronaren 1-Gefäßerkrankungen ist (20). Bei der Entscheidung, welche Streßmodalität hauptsächlich verwandt wird, sollten auch praktische Gesichtspunkte berücksichtigt werden. Die dynamische Untersuchungsform erlaubt Aussagen über die Belastbarkeit des Patienten und kann auch für Fragestellungen der Klappenfunktion oder der globalen linksventrikulären Pumpfunktion bei Vitien genutzt werden. Die Untersuchungsdauer ist in der Regel kürzer als bei den pharmakologischen Verfahren (ca. 30 Minuten inklusive Befunderstellung) und aufgrund weniger subjektiver Nebenwirkungen für den Patienten bestehen auch weniger Complianceprobleme bei erneuten Untersuchungen. Die Entwicklung spezieller Ergometrieliegen für die Streßechokardiographie, die auch eine Untersuchung in Linksseitenlage während der Belastung erlauben, erleichtern das Erlernen der dynamischen Methode. Entgegen der weitverbreiteten Ansicht, daß die Bildqualität unter Belastung schlechter wird, tritt häufig das Gegenteil ein, so daß sich auch *bei in Ruhe schlecht schallbaren Patienten* ein Belastungsversuch lohnt. Zu bedenken ist weiterhin, daß zumindest für die Dobutamin-Echokardiographie die diagnostische Aussagekraft aufgrund einer *hohen Rate an nicht ausbelasteten* (z. B. wegen Nebenwirkungen) Patienten eingeschränkt ist (13). Wie bereits oben erwähnt, sind Dipyridamol und Dobutamin nicht für die Durchführung der Streßechokardiographie zugelassen. Deshalb ist die dynamische Streßechokardiographie in unserer Klinik bei ausreichend belastbaren Patienten Hauptuntersuchungsverfahren zur Ischämiedetektion (auch Vitalitätsdiagnostik möglich) oder zur Vitienuntersuchung. Die pharmakologischen Verfahren dienen für die übrigen Patienten als *Reserveverfahren* (ca. 25 % der Patienten).

12.6.2 Ist ein Absetzen der antianginösen Medikation notwendig?

Zur Erkennung einer koronaren Belastungsinsuffizienz sollte eine streßechokardiographische Untersuchung möglichst ohne antianginöse Medikation durchgeführt werden. Bei der Dipyridamol-Echokardiographie ist ein Absetzen der antianginösen Medikation unumgänglich, da diese die Sensitivität der Untersuchung inakzeptabel absenkt (12). Eine weiterbestehende Betablocker-Medikation kann bei der Dobutamin-Echokardiographie durch die zusätzliche Gabe von Atropin i. v. überspielt werden (15), so daß eine Untersuchung mit ausreichender Ausbelastung durchgeführt werden kann. Arbutamin sollte ohne antianginöse Medikation durchgeführt werden, da keine Zulassung für die zusätzliche Gabe von Atropin besteht. Bei der dynamischen Streßechokardiographie ist die Studienlage widersprüchlich (6, 14), wobei ein submaximaler Test (z. B. unter Betablockern) mit einer erhöhten Rate an falsch negativen Testresultaten einhergeht (14). Für die Fragestellung der Wirksamkeit einer antiischämischen Medikation muß die Medikation natürlich beibehalten werden.

12.6.3 Welches ist ein geeigneter Test bei schlechter Schallbarkeit?

Wie oben aufgeführt, kann bei der dynamischen Streßechokardiographie eine deutlich verbesserte Schallbarkeit unter Belastung auftreten, so daß ein Untersuchungsbeginn mit niedriger Belastung lohnenswert ist. Ist ein Patient weder in Linksseiten- noch in Rückenlage ausreichend schallbar, kann eine transösophageale Untersuchung mit Dobutamin (17), Dipyridamol (1) oder Vorhofstimulation (10) über die Ösophagussonde durchgeführt werden. Inwieweit der Einsatz von intravenös applizierbaren Echokontrastmitteln eine Verbesserung der diagnostischen Genauigkeit bei diesen Patienten bewirkt, ist Gegenstand der Diskussion (5), in die auch Kosten-Nutzen-Gesichtspunkte einfließen müssen.

12.6.4 Ist eine SE-Untersuchung bei Bigeminus oder absoluter Arrhythmie auswertbar?

Falls ein dauerhafter ventrikulärer Bigeminus unter Belastung auftritt, ist die Auswertbarkeit aufgrund des wechselnden Kontraktionsverhaltens nicht mehr eindeutig möglich, so daß die Untersuchung abgebrochen werden sollte. Bei absoluter Arrhythmie hat es sich als hilfreich erwiesen, mehrere Herzzyklen abzuspeichern und eine Bildschleife mit repräsentativer Diastolendauer für die Wandbewegungsanalyse auszusuchen.

Literatur zu Kapitel 12

1. Agati L, Renzi M, Sciomer S, Vizza D, Voci P, Penco M, Fedele F, Dagianti A (1992) Transesophageal dipyridamole echocardiography for diagnosis of coronary artery disease. J Am Coll Cardiol 19: 765–770
2. Bach D, Muller D, Gros B, Armstrong W (1994) False positive dobutamine stress echocardiograms: characterization of clinical, echocardiographic and angiographic findings. J Am Coll Cardiol 24: 928–933
3. Bates J, Segar D, Ryan T, Sawada S, Mertes H, Feigenbaum H (1993) Comparison of regional wall motion interpretation using colorized wall motion analysis and conventional digitized gray scale images. Circulation 88 (Suppl I): I–47
4. Beckmann S, Bocksch W, Schartl M (1996) Praktische Durchführung der Streßechokardiographie – Worauf ist zu achten? Herz 21: 65–70
5. Beckmann S, Schartl M, Bocksch W, Paeprer H (1993) Streßechokardiographie: Beurteilung der linksventrikulären Funktion nach Gabe des lungengängigen Echokontrastmittels SHU 508A. Z Kardiol 82: 317–323
6. Beleslin B, Ostojic M, Stepanovic J, Djordjevic-Dikic A, Stojkovic S, Nedeljkovic M, Stankovic G, Petrasinovic Z, Gojkovic L, Vasiljevic-Pokrajcic Z, Nedeljkovic S (1994) Stress echocardiography in the detection of myocardial ischemia. Head-to-head comparison of exercise, dobutamine, and dipyrdiamole tests. Circulation 90: 1168–1176
7. Cramer M, Jaarsma W, Sutherland G, Nihoyannopoulos P, Fioretti P, Tan LP, Schröder K, Visser C on behalf of the European Arbutamine Study Group (1995) Safety and efficacy of computerized closed-loop delivery of arbutamine: A new pharmacologic myocardial stress modality for the assessment of coronary artery disease. J Am Soc Echocardiogr 8: 854–863
8. Hecht H, DeBord L, Sotomayor N, Shaw Dunlap R, Ryan C (1993) Supine bicycle exercise stress echocardiography: Peak exercise is superior to postexercise imaging. J Am Soc Echo 6: 265–271
9. Hecht H, DeBord L, Shaw R, Dunlap R, Ryan C, Stertzer S, Myler R (1993) Digital supine bicycle stress echocardiography: A new technique for evaluating coronary artery disease. J Am Coll Cardiol 15: 950–956
10. Lambertz H, Kreis A, Trümper H, Hanrath P (1990) Simultaneous transesophageal two-dimensional echocardiography: A new method of stress echocardiography. J Am Coll Cardiol 16: 1143–1153
12. Lattanzi F, Picano E, Bolognese L, Piccimino C, Sarasso G, Orlandini A, L'Abbate A (1991) Inhibition of dipyridamole-induced ischemia by antianginal therapy in humans. Correlation with exercise electrocardiography. Circulation 83: 1256–1262
13. Marwick T, D'Hondt A, Mairesse G, Baudhuin T, Detry J, Melin J (1994) Comparative ability of dobutamine and exercise stress in inducing myocardial ischemia in active patients. Br Heart J 72: 31–38
14. Marwick T, Nemec J, Pashkow F, Stewart W, Salcedo E (1992) Accuracy and limitations of exercise echocardiography in a routine clinical setting. J Am Coll Cardiol 19: 74–81
15. McNeill A, Fioretti P, El-Said E, Salustri A, Feyter P, Roelandt J (1992) Enhanced sensitivity for detection of coronary artery disease by addition of atropine to dobutamine stress echocardiography. Am J Cardiol 70: 40–46
16. Nguyen SH, Schwartz BR (1996) Mündliche Mitteilung
17. Panza J, Laurienzo J, Curiel R, Quyyumi A, Cannon III R (1994) Transesophageal dobutamine stress echocardiography for evaluation of patients with coronary artery disease. J Am Coll Cardiol 24: 1260–1267
18. Sawada S, Segar D, Ryan T, Brown S, Dohan A, Williams R, Fineberg N, Armstrong W, Feigenbaum H (1991) Echocardiographic detection of coronary artery disease during dobutamine infusion. Circulation 83: 1605–1614

19. Schiller N, Shah P, Crawford M, DeMaria A, Devereux R, Feigenbaum H, Gutgesell H, Reichek N, Sahn D, Schnittinger I, Silverman, Tajik J, American Society of echocardiography committee on standards, subcommittee on quantification of two-dimensional echocardiograms (1989) Recommendations for the quantification of the left ventricle by two-dimensional echocardiography. J Am Soc Echo 2: 358–367
20. Schartl M, Beckmann S, Bocksch W (1994) Streßechokardiographie. Eine Standortbestimmung. Z Kardiol 83: 531–547

12.7 Nützliche Adressen

Wir möchten ausdrücklich betonen, daß eine erfolgte oder fehlende Listung einzelner Hersteller, Kollegen oder Institutionen keine Wertung ihrer Bedeutung darstellen soll und kann! Ohne Gewähr für die Richtigkeit der Angaben und ohne Anspruch auf Vollständigkeit sollen Ihnen die nachfolgend genannten Adressen lediglich eine Hilfe im streßechokardiographischen Alltag sein.

12.7.1 Medizinische Fachgesellschaften

Deutsche Gesellschaft für Kardiologie, Herz- und Kreislaufforschung
Heinrich-Heine Universität Düsseldorf, Institut für Experimentelle Chirurgie,
Postfach 10 10 07, 40001 Düsseldorf, Tel.: 0211/81-15255, Fax: 0211/81-13550

Arbeitsgruppe Kardiovaskulärer Ultraschall
Sprecher Prof. Dr. med. H. v. Bibra, Med. Klinik der TU, Klinikum rechts der Isar,
Ismaninger Straße 52, 81675 München, Tel.: 089/41401, Fax: 089/41404914
Stellvertreter PD Dr. med. W. Fehske, St. Vinzenz-Hospital, Merheimer Str. 221–223,
50733 Köln, Tel.: 0221/7712-0, Fax: 0221/7393498

Arbeitskreis Streßechokardiographie
Sprecher Dr. med. G. Haug, Rehabilitationsklinik Hochstaufen der BfA, Herkommerstr. 2,
83457 Bayerisch Gmain, Tel.: 08651/771-160, Fax: 08651/65518,
Stellvertreter PD Dr. med. W. Fehske, St. Vinzenz-Hospital, Merheimer Straße 221–223,
50733 Köln, Tel.: 0221/7712-0, Fax: 0221/7393498

Deutsche Gesellschaft für Ultraschall in der Medizin (DEGUM)
Sektionsleiter Kardiologie PD Dr. med. W. Fehske, St. Vinzenz-Hospital,
Merheimer Straße 221–223, 50733 Köln, Tel.: 0221/7712-0, Fax: 0221/7393498

12.7.2 Hersteller bzw. Vertriebsfirmen von Geräten und Hilfsmitteln zur Streßechokardiographie

12.7.2.1 Streßechokardiographie-Ergometer

Ergoline Vertriebsgesellschaft mbH, Medizinische Meßsysteme, Truchtelfinger Str. 17, 72475 Bitz, Tel.: 07431/98940, Fax: 07431/989427

Preissler Medizintechnik GmbH, Augsburgerstr. 75, 87600 Kaufbeuren, Tel.: 08341/41425, Fax: 08341/54451

12.7.2.2 Präzisionsinfusionsinstrumente (für Arbutamin)

Gensia GmbH, Lünener Str. 211, 59174 Kamen, Tel.: 02307/260010, Fax: 02307/2600120

12.7.2.3 Streßechokardiographie-Auswertungssysteme

ATL-Advanced Technology Laboratories Deutschland, Norbertstr. 8, 42655 Solingen, Tel.: 0212/284101, Fax: 0212/284252

ESAOTE Biomedica Deutschland GmbH, Hanns-Braun-Straße 50, 85375 Neufahrn, Tel.: 08165/6180, Fax: 08165/61820

Individual Software GmbH, Petersbergerstr. 24–26, 36037 Fulda, Tel.: 0661/928590, Fax: 0661/9285922

Kontron Instruments GmbH, Werner von Siemens Str. 1, 85375 Neufahrn, Tel.: 08165/9220, Fax: 08165/922203

Sonotron GmbH, Postfach 1840, 85741 Garching, Tel.: 089/3293040, Fax: 089/3203789

Tomtec GmbH, Edisonstr. 6, 85716 Unterschleißheim, Tel.: 089/32175500, Fax: 089/32175750

12.7.2.4 Streßechokardiographie-Hilfsmittel

Streßechokardiographie interaktiv
Beurteilungsstrategien in Text und Bild plus CD-Rom
Hrsg.: Beckmann, Berlin und Haug, Bayerisch Gmain, Steinkopff Verlag Darmstadt
ISBN 3-7985-1072-5

Checklisten
Aufklärungsbogen
DIOmed Aufklärungssystem, Aktiv Druck &Verlag GmbH, An der Lohwiese 8, 97500 Ebelsbach, Tel.: 09522/279, Fax: 09522/7673

Stichwortverzeichnis

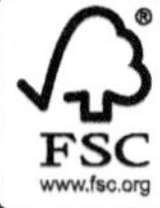

MIX
Papier aus verantwortungsvollen Quellen
Paper from responsible sources
FSC® C105338

If you have any concerns about our products,
you can contact us on
ProductSafety@springernature.com

In case Publisher is established outside the EU,
the EU authorized representative is:
Springer Nature Customer Service Center GmbH
Europaplatz 3, 69115 Heidelberg, Germany

Printed by Libri Plureos GmbH
in Hamburg, Germany